高等医学院校规划教材

供临床医学类及相关专业用

临床基本技能

主　　编　陈晓敏

副 主 编　林　兵　郭　伟　吴佩玲　王高兴

编　　委　（按姓名汉语拼音排序）

班　剑（广西科技大学第一临床医学院）
陈晓敏（广西科技大学第一临床医学院）
古　旗（广西科技大学第二附属医院）
关小勇（广西科技大学第一临床医学院）
郭　伟（广西科技大学第一临床医学院）
黄　丁（广西科技大学第一临床医学院）
黄进瑜（广西科技大学第一附属医院）
李彦嫦（广西科技大学第一附属医院）
梁新梅（广西科技大学第一附属医院）
林　兵（广西科技大学第一临床医学院）
林素珍（广西科技大学第一临床医学院）
刘桂彪（广西科技大学第一附属医院）
罗　兵（广西科技大学第一临床医学院）
庞　莉（广西科技大学第一临床医学院）
覃克达（广西科技大学第一附属医院）
苏　江（广西科技大学第一附属医院）
王高兴（广西科技大学第一附属医院）
吴佩玲（广西科技大学）
袁　俊（广西科技大学第一临床医学院）
赵顺吕（广西科技大学第一附属医院）
周宇芳（广西科技大学第一临床医学院）

编写顾问　吴文其

编写秘书　班　剑　庞　莉　徐　维　袁　俊

北京大学医学出版社

LINCHUANG JIBEN JINENG

图书在版编目（CIP）数据

临床基本技能 / 陈晓敏主编. —北京：
北京大学医学出版社，2018. 8（2021. 7重印）
ISBN 978-7-5659-1839-1

Ⅰ. ①临… Ⅱ. ①陈… Ⅲ. ①临床医学-教材
Ⅳ. ①R4

中国版本图书馆CIP数据核字（2018）第171034号

临床基本技能

主　　编： 陈晓敏
出版发行： 北京大学医学出版社
地　　址：（100191）北京市海淀区学院路38号　北京大学医学部院内
电　　话： 发行部 010-82802230；图书邮购 010-82802495
网　　址： http：//www.pumpress.com.cn
E-mail： booksale@bjmu.edu.cn
印　　刷： 北京溢漾印刷有限公司
经　　销： 新华书店
责任编辑： 法振鹏　**责任校对：** 金彤文　**责任印制：** 李　啸
开　　本： 850 mm × 1168 mm　1/16　**印张：** 28.5　**字数：** 839 千字
版　　次： 2018年8月第1版　2021年7月第2次印刷
书　　号： ISBN 978-7-5659-1839-1
定　　价： 65.00元

前 言

随着社会发展和时代进步，人们对医疗卫生服务的要求越来越高，高等医学教育人才培养模式面临着新的挑战。然而，近年来高等医学教育规模不断扩大，学生人数不断增加，临床教学资源相对短缺的矛盾日益突出，提升医学生临床实践能力和职业道德修养成为我们亟须解决的问题。

为了培养有扎实理论基础及较高临床技能操作能力的实用型医学人才，全面提高人才培养质量，近年来，我院在师资队伍建设、实训基地建设、临床技能教材建设等方面进行了许多卓有成效的探索，取得了可喜的成绩。2008 年，我们组织编写了校本教材《临床基本技能教程》，将诊断学、内科学、外科学、妇产科学、儿科学、急诊医学、眼科学、耳鼻咽喉科学、医学影像学及医学检验学等学科的相关临床技能实训教学内容进行整合与优化，用于临床医学专业及相关专业学生的临床基本技能实训教学。经过几年校内使用，获得了使用教师和学生的一致认可。2013 年，在校本教材的基础上，我们进行了修订，并增加了病例分析、常用护理技能、临床路径、临床执业相关法律法规、医德医风、人文科学等内容，使教材内容更完整、实用，更名为《临床实用基本技能》。

本次重新编写是在总结近年来使用《临床实用基本技能》进行医学生临床技能实践教学的经验，征求同行、专家意见和建议，同时参照《中国医学生临床技能操作指南》的基础上进行的完善与创新，并将教材更名为《临床基本技能》。本教材以国家执业医师资格考试（临床执业助理医师）实践技能考试大纲为依据，从临床实际应用出发，分为临床诊断基本技能、临床基本操作技能、器械检查与实验室检查、临床诊疗思维训练、医学相关法律法规与医疗安全五个篇幅进行编写，全书共十九章。编写时，我们删除了常用护理技能，增加了 CT 检查、超声检查等新内容，更新了临床路径、病例分析和医疗质量安全核心制度，调整了章节排序，使教材更具针对性，内容更为完整、系统，层次分明，便于学习、记忆和掌握，实用性和可操作性强。本书可供高职高专临床医学、全科医学及其他医学相关专业学生使用，也可作为低年资医师、全科医师在职培训用书和参加执业助理医师资格考试应试参考用书。

本书的编写人员均为具有多年丰富临床和教学经验的一线教师，力求教材编排合理，内容充实，实用性强。但因内容涉及众多学科，限于编者的水平和能力，虽经多次审阅，书中难免有一些不尽如人意之处，甚至错误，我们期待同道和学生们多提宝贵意见，以便再版时修正。

在此，我们对为《临床基本技能》出版付出辛勤劳动的全体编委致以衷心的感谢，尤其感谢吴文其教授对本教材编写的倾力相助！

陈晓敏

2018 年 5 月

目录

第一篇 临床诊断基本技能

第二篇 临床基本操作技能

第三篇 器械检查与实验室检查

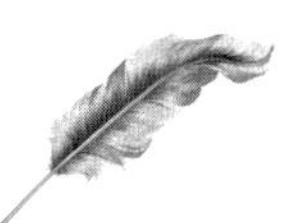

第四篇 临床诊疗思维训练

第五篇 医学相关法律法规与医疗安全

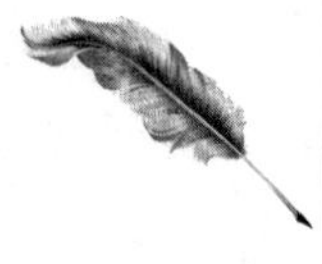

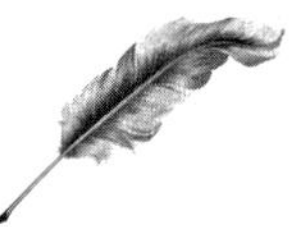

绪 论

医学是一门实践性科学，临床技能是医学的重要组成部分，掌握临床基本技能操作是每位医学生从业的必备条件，也是所有临床医师必备的基本功。

一、临床基本技能的分类

（一）按系统分类

目前比较多的学者采用按系统分类的方法，将临床基本技能按呼吸、循环、消化、泌尿、血液、造血、内分泌、代谢和营养疾病等各系统进行分类。

（二）按医疗分科分类

有的学者按照医疗分科的方法，将临床基本技能分为内科、外科、妇产科、儿科、眼科、耳鼻喉科、口腔科等，在内、外科中又有更细致的分类，如呼吸内科、心血管内科、神经内科、消化内科、内分泌科、血液科、普外科、骨科、胸外科、脑外科、乳腺外科及肛肠科基本技能等。

临床基本技能虽有分类，但在实际工作中，尤其是在急救时，过分强调分科的观念是有害无益的。当一个患者因气道梗阻而突然呼吸停止时，由于一些医师完全不会简单易行的环甲膜穿刺术（或环甲膜切开术），更没有掌握气管切开术，只能依靠麻醉科医师或者耳鼻喉科医师会诊抢救，以至延误急救时间，失去抢救机会。

（三）按技能的功能和作用分类

1．穿刺注射技能　①皮内穿刺注射；②皮下穿刺注射；③肌肉穿刺注射；④血管穿刺包括静脉穿刺注射（输液）、动脉穿刺注射（插管）、中心静脉压测定；⑤羊膜腔穿刺。

2．穿刺引流技能　①胸腔穿刺；②腹腔穿刺；③心包腔穿刺；④脊髓蛛网膜下腔穿刺。

3．穿刺活检技能　①骨髓穿刺；②骨髓活体组织检查；③肝穿刺活检；④肾穿刺活检。

4．急救技能　①心、肺、脑复苏及相关技术（机械通气、氧气疗法、氧气雾化吸入术、电动吸引器吸痰术等）；②气道开放：环甲膜穿刺术、环甲膜切开术；③气管内插管；④气管切开；⑤应急止血；⑥包扎；⑦骨折固定及伤员搬运。

5．插管及相关检查治疗技能　①插胃管 - 鼻饲；②插胃管 - 洗胃；③胃液采集；④十二指肠液引流；⑤胃肠减压；⑥三腔二囊管放置；⑦导尿；⑧灌肠。

6．无菌技术与隔离技术　①无菌术原则；②无菌技术基本操作方法；③患者及手术区无菌技术；④手术操作过程无菌原则；⑤隔离技术。

7．手术基本技能　①切开；②分离；③止血；④结扎；⑤缝合；⑥剪线与拆线；⑦引流；⑧换药。

二、学习临床基本技能的重要性

1．临床基本技能是医学生临床课程的基础与核心内容　临床基本技能是将诊断学部分内容与内科学、外科学、妇产科学、儿科学、眼科学、耳鼻咽喉科学、急诊医学、麻醉学、医学影像学、医学检验学等各临床学科的基本技能整合在一起的一门课程，注重医学生技能操作能力的培养，以及在校教育与就业岗位及继续医学教育的有机衔接，是临床医师进行医疗工作的基础，也是医学生学习临床课程的核心内容。

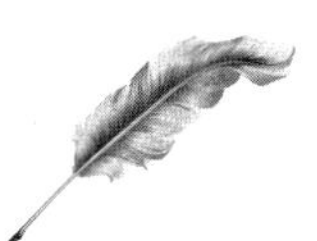

在学习基础医学课程的同时，进行临床基本技能的学习不但可以提高学习的热情与效果，还有利于巩固所学的医学基础知识，使基础医学与临床医学紧密结合、相互渗透。如学生在学习和进行体格检查训练的时候，就必须充分利用所学的解剖知识，准确地对检查部位进行视诊、触诊、叩诊、听诊，以确定检查部位有无病变和脏器的大小、质地、有无压痛等，也可以根据不同的音响了解所叩部位有无病变及病变的性质。要知道心脏的听诊部位与心瓣膜区的解剖关系，就必须把基础与临床结合起来考虑。

2．临床基本技能是各级临床医师必须具备的基本功　临床医师日常工作中大量的医疗活动，是对患者病情的判断和处理，或者是对有个体差异的患者，或者是患者出现特殊情况时进行正确的诊断和治疗。在此过程中医师就要运用许多基本技能，有时候还需要运用比较复杂或者很复杂的临床方法才可以进行诊断和治疗。因此，问诊技巧、体格检查技能、常用基本操作技能、心电图、X线片和实验室检查等，始终是临床医师需要掌握的基本功。一些复杂的疾病也常常需要医师运用临床基本技能，并借助某些仪器设备来达到诊治的目的。近年来迅速发展的血管介入疗法，就是通过动脉穿刺插管，放置某些特殊的装置到一定的部位，使相关疾病得到有效的治疗。

3．临床基本技能是医学执业资格入门考试的重要内容　《中华人民共和国执业医师法》第八条规定“国家实行医师资格考试制度。医师资格考试分为执业医师资格考试和执业助理医师资格考试”。第十条规定“具有高等学校医学专科学历或者中等专业学校医学专业学历，在执业医师指导下，在医疗、预防、保健机构中试用期满一年的，可以参加执业助理医师资格考试”。国家医师资格考试分为技能考试和理论考试两部分，首先参加全国统一的技能考试，考试合格后方有资格参加理论考试。技能考试的内容主要包括病史采集、病例分析、体格检查、基本操作技能、辅助检查结果判读（心电图、实验室检查及影像学检查）等。本教材内容的设计和安排是围绕国家执业助理医师资格实践技能考核内容来进行的。因此，学习本课程不但可以掌握最基本的临床技能，还可使学生在校期间就熟悉国家医师执业资格考试，学习目的明确并具有实际意义。

4．临床基本技能是国家住院医师培训制度的基本内容　自2015年开始，我国全面实行住院医师规范化培训和资格确认制度，高等学校临床医学专业将以“5+3”模式（5年临床医学本科教育+3年住院医师规范化培训）为主体、“3+2”模式（3年临床医学专科教育+2年助理医师规范化培训）为补充形成新的医教协同医学教育模式。该制度要求毕业生参加医院工作后还必须进行为期2～3年的住院医师全面培训，临床基本技能属于其核心培训内容之一。年轻的住院医师边工作边培训，通过医疗实践活动最终掌握好临床基本技能，培训考试合格者，由卫生行政部门颁发住院医师合格证。

三、临床基本技能的学习与应用

（一）怎样学好临床基本技能

1．熟悉各种疾病的临床表现、诊断要点和治疗方法　掌握临床基本操作技能的目的是将临床技能用于疾病的诊断和治疗。任何一种疾病，不管病因是什么，其共同规律是都会出现疾病的某些临床表现，如各种症状、体征，或通过某些辅助检查可以发现的异常情况。所以只要认真采集病史、进行全面细致的体格检查，加上必要的辅助检查，就可以对疾病进行正确的诊断。疾病的临床表现和诊断方法之间关系密切，存在着一定的因果关系，要掌握临床基本技能并正确地运用，就必须熟悉各种疾病的临床表现、诊断要点和治疗方法。学习临床基本技能时应将其作为诊断或治疗疾病不可缺少的部分，而不是仅仅把它当成一门技巧。

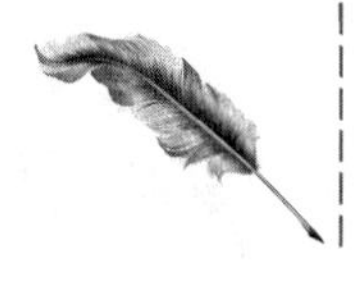

2．掌握临床基本技能的适应证、禁忌证、操作前准备、操作步骤、操作后处理及注意事项　临床基本操作技能的种类很多，具体操作方法也各不相同，但是，它们都有共同的规律，即不管是哪种临床技能，都有各自的适应证、禁忌证，需要做好操作前准备，如物品、人员等，还

有各自的操作步骤和具体方法，只有掌握了这些内容，才能保证操作成功。此外，临床实践中总结的经验教训或注意事项，可以为操作者提供很好的借鉴，避免不必要的失误或事故。

虽然临床基本技能是一种临床工作和实践技能，但技能操作的训练、能力的提升必须要有足够的医学理论知识作为基础。掌握临床基本操作技能，不仅仅要求操作熟练，得心应手，还要求熟知理论，知其所以然，找到基本操作技能的理论依据。例如，进行导尿操作时，操作者不仅仅是能把导尿管插进尿道就可以了，作为临床医师必须知道插尿管前需消毒预防感染的发生及消毒的方法；要在了解尿道解剖的基础上，明确正常情况下插入尿管的部位和深度；尿管插入遇到困难时，要知道产生的原因和解决的办法；还应知道插尿管后的处理和注意事项。

3．正确地选用临床基本技能　诊断某种疾病通常不只有一种方法，如诊断胸腔积液，可以用胸部视诊、触诊、叩诊及听诊的方法，也可以用影像学的诊断方法，还可以用胸腔穿刺的方法进行诊断。选择哪种方法进行诊断，需要结合患者的实际情况来考虑。如果患者体征明显，病情严重，只是为了明确诊断，应该以体格检查的方法为宜；若是诊断比较困难，又需要进行鉴别诊断，那么选用影像学的诊断方法就比较合适；如果既有诊断的需要，又需达到治疗的目的，就可以选择胸腔穿刺引流的方法。临床操作技能的选用应遵循以下原则：

（1）结合患者的实际情况，尤其是要根据病情的轻、重程度来考虑。

（2）用简单的方法就能够明确诊断时，就不要使用复杂的方法。

（3）选用方法首先要考虑安全性，还要考虑方法的准确性和特异性。

（4）患者能否接受医师所选择的方法，医师需与患者有良好的沟通。

（5）选择的方法要考虑实效性和患者的经济负担，时刻为患者着想。

4．重视临床基本技能综合运用能力的培养和提升　一般而言，凡是正确的诊断大多是综合运用临床基本技能来实现的，在学习及临床实践中，医学生和临床医师必须要重视临床基本技能综合运用能力的培养和不断提升。如一个腹胀的患者，为了明确是肠腔的积气或积液，还是腹腔的积气或积液，需要结合病因、症状和体格检查的结果来判断，根据问诊发现患者有肝病史和相应症状，体格检查时发现移动性浊音（+），那么就可以判断为腹腔积液；如果体格检查时无移动性浊音，而听诊时发现肠鸣音亢进、气过水声，病史中提供了腹部手术史、突发性的腹痛和剧烈呕吐症状，就可以确定为肠腔积气和积液所致，并可以进一步推测与某种原因引起的机械性肠梗阻有关。

因此，在进行疾病诊断和治疗时，千万不能只有单向的思维方法，应该用辨证的思维方法，学会综合运用临床基本技能。通过本课程的学习，可以了解目前常用的临床基本技能，熟悉这些技能的具体内容和操作方法，并通过不断的操作技能训练，初步掌握这些技能，为今后进一步学习临床核心课程和进行临床工作奠定基础。

5．反复实践是掌握基本操作技能的重要方法　掌握任何临床操作技能，最重要的实践、实践、再实践。鉴于目前临床教学的现状，结合国际医学教学的经验，在学习临床基本技能时，首先要通过模拟教学来进行训练，在训练的同时，还必须让学生早接触、多接触临床，通过观摩临床实际操作，把模拟训练与现场操作结合起来，尽可能接近临床真实的场景，“模拟 - 临床 - 再模拟 - 再临床”，通过这样的训练模式，尽可能实现学校学习与临床工作的零距离。学生在模拟训练时一定要严肃认真，要将训练模型想象为真实的患者，在模型上的操作就是在患者身上的操作，尽管在某些方面模型的仿真度与真实患者还是有一定的区别，但在掌握基本技能的适应证、禁忌证、操作前准备、操作步骤和注意事项等，是完全一致的。因此，反复实践是掌握基本操作技能最重要的方法，没有捷径。

（二）临床基本技能的应用

1．问诊和体格检查是最重要的临床基本技能　问诊和体格检查是临床医师运用最多、最方便、最重要的临床技能。早在 30 多年前美国心内科专家哈维就提出了“五指诊断法”，即用五个

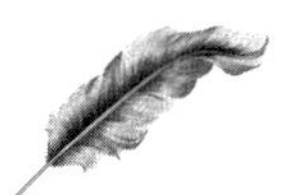

手指代表五种诊断方 法：拇指代表病史，示指代表体格检查，其余三指分别代表心电图、X线检查和实验室检查。尽管当时美国已经有许多先进的仪器检查方法，诸如二维超声、心导管检查、心血管造影、冠状动脉造影等新技术，但哈维非常形象地用五个手指中具有最重要功能的拇指和示指来比喻病史和体格检查的重要性，说明两者是构成诊断的最基本要素，在诊断疾病时居于首要地位。在临床工作中，医师在门诊、查房、会诊、现场急救等医疗活动中，都要运用问诊和体格检查，再经过临床分析即可得到初步诊断，并拟订处理意见。

（1）查房：对于新入院患者，各级医师都要进行详细的问诊和体格检查。细致地问诊和体格检查不仅可以做出全面、准确的诊断，还可以修正门诊或其他医院不正确或遗漏的诊断。诊断的目的是为了治疗，只有诊断准确，才能制订正确的治疗方案。日常的医疗查房，医师应用最简洁的问诊和重点部位的体格检查来了解患者的病情变化，以便发现新的问题，及时修正诊断并调整治疗方案。

（2）会诊：是临床工作中不同医院、不同科室间经常进行的一种医疗活动。会诊时，医师首先要查阅病历或听取邀请方医师的病情汇报，然后亲自询问患者（或家属）并进行重点查体，再结合实验室检查及其他辅助检查结果，最后得出会诊意见，包括诊断和治疗的意见，可以是单一的诊断或治疗意见，也可以是针对患者某个问题的会诊意见。

（3）现场急救：在急救现场，医师需要用最短的时间和最简明扼要的问诊及体格检查来进行诊断和处理。急救时的问诊和查体一定要目的明确、重点突出、快速准确，问诊要围绕最主要的症状来进行。例如，根据头痛、腹痛、各种出血（咯血、上消化道呕血、便血、血尿等）、昏迷、发热等症状进行问诊，再进行必要的体格检查和实验室检查，就能及时做出正确的诊断和有效的治疗。在进行问诊和体格检查时，医师如果发现患者有需要立即处理的紧急情况，如开放性骨折、张力性气胸、大出血、中毒、高热、癫痫发作、急性尿潴留等，应立即采取相应的有效措施进行处理。临床工作中，骨折的固定和搬运、体腔穿刺术、止血包扎、插胃管洗胃、各种降温方法、止痛技术、控制癫痫的措施、导尿术等，都是各科医师需要熟练掌握的临床基本操作技能。

2．运用基本技能可以正确诊断和治疗疾病　医师通常运用简单的基本技能操作就可以对疾病做出正确诊断，有时还能够达到治疗的目的。如某些心、肺部疾患患者，通过视诊、触诊、叩诊及听诊即可得到正确的诊断；通过肛门指检不但可以初步诊断直肠息肉或直肠癌，对于某些带蒂的直肠息肉还可以手法摘除。在气道梗阻呼吸极度困难时，采用简单的环甲膜穿刺术或环甲膜切开术就可以挽救患者生命。大部分的关节脱位和部分骨折，可以通过手法进行关节与骨折复位。通过各种穿刺技术，可以引流囊肿内的囊液、脓肿内的脓液、体腔的积液或积气；通过不同的血管穿刺，可以进行液体、药物的临时或较长期治疗。任何一种手术，无论是简单还是复杂，都是切开、分离、结扎、止血、缝合等基本技能操作的组合，所以学习外科学最基础的操作就是手术基本技术操作。

3．临床基本技能在临床工作中的应用　尽管当前有很多新的检查技术和方法，但在临床工作中应用的最多、最方便而有效的方法，仍然是临床基本技能。

（1）住院部日常医疗工作

1）收治新患者：病史采集与体格检查、静脉穿刺采血、各种注射技术、各种插管术、穿刺术及手术的基本技术操作等。

2）治疗过程中：各种注射技术、插管术、穿刺术及手术的基本技术操作等。

3）出院前：换药拆线、拔管等。

（2）门诊、急诊工作：各种注射技术、止血包扎技术、穿刺引流术、骨折固定及伤员搬运技术、各种插管技术、洗胃术、导尿术、换药术及门诊小手术等。

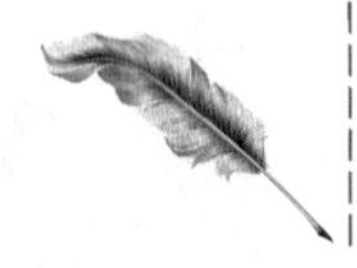

（3）现场急救处理：心、肺复苏术、各种注射术、骨折固定及伤员搬运技术、吸氧术、气管

插管及止血包扎术。

（4）会诊工作：病史采集与体格检查、静脉穿刺采血、各种注射技术及穿刺技术等。

临床基本技能项目多，在临床上使用广泛，是临床医师为患者提供诊断和治疗不可或缺的职业能力，掌握必要的基本技能，既是医师工作的需要，也是保证患者利益的需要。我们只有通过不断地实践，才能真正地掌握临床基本操作技能，并正确地应用到临床工作中，为患者的健康服务。

（陈晓敏）

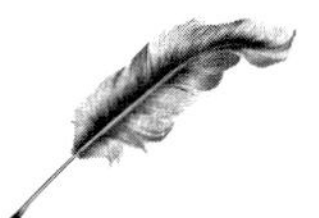

第一篇　临床诊断基本技能

第一章　问诊与常见症状

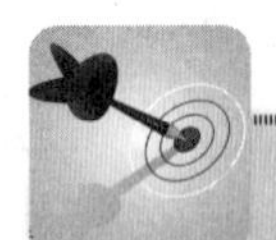

学习目标

1. 掌握问诊的内容和方法；常见症状的概念及临床表现。
2. 熟悉问诊的注意事项。熟悉常见症状的病因。
3. 了解常见症状的发病机制及其伴随症状。
4. 通过学习，熟练进行病史采集，具备问诊过程的综合分析能力。

第一节　问　诊

问诊（inquiry）是医师通过对患者或知情人进行全面、系统询问而获得临床资料的一种诊断方法，又称为病史采集（history taking）。通过问诊可详细了解疾病的发生、发展、诊断及治疗经过、既往健康状况和曾患疾病情况等，从中获取诊断依据，对这些资料进行分析、综合、推理可得出初步临床诊断。

一、问诊的重要性

病史的系统性、完整性和准确性对疾病的诊断与治疗有着重要的影响，因此，问诊是每个临床医师必须掌握的基本技能。采集病史是医师诊治患者的第一步，其重要性还在于它是加强医患沟通、建立良好医患关系的重要时机。正确应用问诊的方法和良好的问诊技巧，是获得患者信任的重要因素。通过问诊了解就诊的确切目的和要求，有利于提供辅助心理治疗。

医师向患者询问病史是诊断的重要方法之一。通过深入细致的问诊，可能对某些疾病做出准确的诊断，而且可为进一步检查与治疗提供线索。在某些疾病，或是在疾病的早期，机体处于功能或病理生理改变的阶段，而患者却已经感受到某些不适，如头晕、乏力、食欲改变、疼痛症状。在此阶段，体格检查、一般辅助检查，甚至特殊检查都可能无异常发现，这时通过问诊获得信息并做出诊断。许多疾病如上呼吸道感染、心绞痛、消化性溃疡、癫痫、糖尿病、疟疾、胆道蛔虫症等，仅通过问诊就可做出初步诊断。

二、问诊的方法与技巧

问诊的方法与技巧关系到病史采集的质量，涉及收集资料、交流技能、医患沟通、信息交流、咨询及健康教育等多个方面。病史采集是否具有真实性、系统性和完整性，很大程度上取决于问诊的方法和技巧。

1．问诊时要注意仪表礼节　外表整洁是对患者的尊重，易获得患者的信任，谦虚礼貌有助于医患和谐的关系建立，问诊时态度要诚恳，要有耐心。

2．询问病史程序化　应从主诉开始，逐步深入进行，有顺序、有层次、有目的地询问。病史采集一般要以主诉为重点，由简单问题开始逐步深入，即由患者感受明显、容易回答的问题问起，先提一些一般性的、简单易答的问题，如“您哪不舒服？”“病了多长时间？”“您为什么来看病？”，待患者适应后，再围绕主诉逐步深入询问病史的全部内容。

3．询问时间要准确　要明确主诉和现病史中症状或体征出现的先后次序，包括症状或体征开始的确切时间及演变过程。如患者主诉胸痛，应问：“您胸痛是在什么时候开始的？”；如有几个症状同时出现，更有必要确定其先后顺序。根据时间顺序追溯症状的演变过程，可避免杂乱无章和遗漏重要的病情资料。

4．询问症状要详细　对主要症状要详细询问特点，包括出现的部位、性质、持续时间和程度、缓解和加剧的因素等。对伴随症状应详细询问其出现的时间、特征及其演变情况，并了解伴随症状与主要症状之间的关系。如患者有两种以上的疾病，则应按其疾病发生前后顺序描述。

5．把握问诊节奏　当问诊进展顺利时，医师应注意聆听，不要轻易打断患者讲话，让患者有足够的时间思考回答问题。如果患者不停地谈论与病史无关的问题，则应恰当地把话题引导至病史线索上来。

6．语言通俗易懂　问诊时不要使用医学术语，如里急后重、纳差、紫癜等，而要用通俗易懂的词语代替难懂的医学术语，以免患者因不理解而受窘或答错。

7．重危患者的处理　在做扼要询问和重点检查后，应立即进行抢救，详细的病史与检查可在病情好转后再作补充，以免延误治疗。

8．避免暗示诱导　暗示诱导性提问是一种能为患者提供带倾向性特定答案的提问方式。问诊时应避免，因为患者易于接受医师的暗示，而不会轻易否定。如“是不是上午发热？”“胸痛放射到上腹部吗？”，以免患者错误地提供符合医师主观所需的资料。

9．避免心理损害　询问病史时，医师要有高度的同情心，要遵循对患者无心理损害的原则，忌用对患者有不良刺激的语言和表情，避免增加患者的思想负担，加重病情。恰当地运用一些评价、赞扬与鼓励的语言。对一些敏感问题要婉转询问，对恶性疾病患者要谨慎询问。

10．避免重复提问　提问时要注意目的性、系统性和侧重性，医师应集中精力倾听患者的回答。有时为了核实资料，需要就同样的问题进行强调，但无计划的重复或杂乱无章的提问是不负责任的表现，会失去患者的信任。

11．及时核对信息　为了收集到尽可能准确的病史，医师应注意及时核对患者陈述中不确切或有疑问的情况，如时间和病情之间的关系、院外诊断和用药的情况，以免影响病史的真实性。若患者用诊断术语描述病史，如“5年前患糖尿病”，医师应询问当时的症状和检查等，以核实信息的准确性。

12．尊重患者隐私　医师应依法保守患者隐私，绝对不可随意泄露，更不得将其隐私作为谈笑资料。尊重患者的个人隐私是医师必须遵守的职业道德。

13．特殊患者要注意问诊技巧　在询问一些特殊患者时，应根据患者的具体情况采取不同的方法与技巧，必要时要陪同人员协助提供病史。

（1）多话与唠叨：对这类患者应根据病情的初步判断，在其提供不相关的内容时巧妙打断。同时仔细观察患者有无思维奔逸或其他精神症状，必要时按精神科要求采集病史和做精神检查。

（2）危重和晚期患者：病情危重患者反应差、迟钝，应予以理解，不要催促。或经初步处理、病情稳定后再详细询问。临危、晚期患者因治疗无望，有拒绝、懊丧、抑郁、孤独等情绪，应特别关心，给予宽慰。对诊断、预后等回答应恰当、中肯，避免造成伤害。

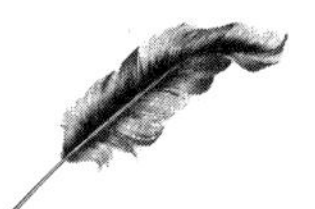

（3）缄默与忧伤：这类患者沉默、敏感、情绪难以控制，医师应有耐心，运用同情、安抚、

等待、减慢问诊速度等方法，使患者镇定后再继续叙述病史。可能由于疾病使患者的情绪难以控制，或医师触及患者敏感的问题而使其伤心、沉默或不悦，对这些都应及时察觉，予以避免。

（4）愤怒与敌意：医师应采取坦然、宽容、理解的态度，冷静与理智地对待患者，尽量发现患者愤怒的原因并予以解释。询问应该有条不紊，把握分寸，对个人史及家族史或其他可能较敏感的问题，询问要谨慎，以免触怒患者。

（5）焦虑与抑郁：对这类患者应给予安慰。鼓励焦虑患者讲出其感受，了解患者的主要问题，确定表述的方式，以免患者产生抵触情绪。询问患者平常的情绪如何，对未来及对生活的看法，如疑为抑郁症，应按精神科要求采集病史和做精神检查。

（6）多种症状并存：有的患者多种症状并存，医师问及的所有症状似乎都有，尤其是慢性过程又无侧重时，应注意抓住主要问题。在排除器质性疾病的同时，考虑其可能由精神因素引起。

（7）残疾患者：对残疾患者要给予更多的同情、关心和耐心。对聋哑人可用简单明了的手势、其他肢体语言或书面交流，也可请患者亲属、朋友解释或代述。对盲人更应细心周到，如搀扶患者就座，向患者自我介绍及介绍现场情况，有利于获得患者的信任和进行问诊。

（8）老年人：因体力、视力、听力及记忆力减退，以及部分患者思维及反应缓慢，可能对问诊有一定的影响。因此，在问诊时要耐心，先提简单清楚、通俗易懂的一般性问题，减慢提问进度，使之有足够的时间思索、回忆，必要时适当地重复，或向其家属及朋友等收集补充病史。

（9）儿童：多不能自述病史，需由家长或保育人员代述。问病史时应注意态度和蔼，体谅家长因子女患病而引起的焦急心情，认真地对待家长所提供的每个症状，因家长最了解情况，最能发现小儿病情变化。6岁以上的小儿，可让他补充叙述一些有关病情的细节，但应注意其记忆及表达的准确性，判断其可靠性。

（10）精神障碍患者：应根据患者对自身疾病的认识能力区别对待。对有自知力的精神障碍患者，一般应由患者本人叙述病情。对缺乏自知力的患者，其病史可从家属或相关人员中获得，同时还要仔细观察患者的情绪反应、语气、面部表情和行为，有时获得的一些资料可以作为其病史的补充。

三、问诊的内容

（一）一般项目

一般项目包括姓名、性别、年龄、籍贯、民族、婚姻、职业、工作单位、通信住址、电话号码、入院日期、记录日期、病史叙述者及可靠程度等。若病史叙述者不是本人，则应注明其与患者的关系。记录年龄时应填写实际年龄。

（二）主诉

主诉是患者感受最主要的症状或体征及其持续时间，也是本次就诊最主要的原因。通过主诉可初步判断是哪种性质或哪个系统的疾病，以及病情的轻重与急缓。主诉记录应简练、扼要，反映疾病的突出问题，同时注明主诉自发生到就诊的时间，如“畏寒、发热、咳嗽伴左侧胸痛2天”。若主诉包括前后不同时间出现的几个症状，则应按其发生的先后顺序排列，如“反复发作上腹痛3年，柏油样便2天”“活动后心悸、气促2年，下肢水肿3天”。对病程长、病情复杂的病例，医师需要根据其病史中主要的症状或就诊的主要原因加以归纳、整理、记录。记录主诉时要将患者诉说的主要痛苦改用医学术语。对当前无症状表现、诊断资料的患者，也可用以下方式记录主诉，如“超声检查发现右肾结石6天”“发现血脂增高3天”。

（三）现病史

现病史是病史中的主体部分，记述患者患病后疾病发生、发展、演变和诊治的全过程。现病史询问应围绕主诉进行，包括以下内容：

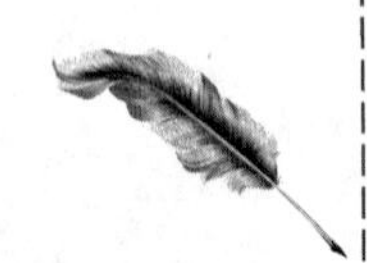

1．起病情况与发病时间　包括起病时的具体时间、环境、发病急缓及诱因或原因。起病时

间一般以年、月、日计算，起病急骤者可按小时、分钟计算。现病史与主诉所描述的时间要一致。详细询问起病的情况，对疾病的鉴别诊断和病因探索具有重要的作用。例如，偏瘫患者如果在夜间睡眠时逐渐发生，提示脑血栓形成；如果在活动时突然偏瘫，则多考虑为脑出血所致。各种疾病起病急缓也不一样，有的疾病起病急骤，如急性胃肠穿孔、急性心肌梗死等；有的疾病则起病缓慢，如结核病、肿瘤等。问诊时尽可能了解本次发病有关的病因（如中毒、外伤、感染、过敏等）或诱因（如气候变化、环境改变、情绪、饮食失调等），有助于明确诊断与拟订治疗方案。病因和诱因并不是每个患者都能觉察出来，问诊时医生应注意仔细询问和分析鉴别。

2．主要症状的特点　包括主要症状出现的部位、性质、持续时间和程度，缓解或加剧的因素等。对疼痛的性质如绞痛、钝痛、胀痛、灼痛、刀割样痛、隐痛以及症状是持续性还是阵发性，发作及缓解的时间等有鉴别意义。了解这些特点对判断疾病所在的系统或器官以及病变的部位、范围和性质很有帮助。如急性右下腹疼痛则多为阑尾炎，女性患者还应考虑到卵巢或输卵管的疾病；患者有反复发作上腹部疼痛（部位）6余年（持续时间），呈烧灼样痛（性质），以秋冬季易于发病（季节性因素），常有气候变化或饮食不当时易于发病（诱因），规律饮食或服抑制和中和胃酸的药物以后病情能缓解（缓解因素），根据这些特点，提示为消化性溃疡。

3．病情的发展与演变　包括患病过程中主要症状的变化或新症状的出现。如起病后主要症状的变化是持续性还是发作性，是进行性加重还是逐渐好转，以及缓解或加重的因素。如有心绞痛史的患者本次发作疼痛加重、持续时间较长时，舌下含服硝酸甘油不能缓解，则应考虑心肌梗死的可能。慢性阻塞性肺疾病的患者，突然感到一侧剧烈的胸痛和严重的呼吸困难，应考虑自发性气胸的可能。

4．伴随症状　指伴随主要症状出现的其他症状。伴随症状常是鉴别诊断的依据。因不同的疾病可出现相同的症状，有时仅凭一个症状无法判断是哪种疾病，必须要问清伴随症状才有助于明确诊断方向。如上腹部胀痛伴呕吐宿食，提示幽门梗阻或胃扩张。当某一疾病按一般规律应出现的伴随症状而实际上没有出现时，也应将其记录于现病史中，以备进一步观察，因为这种阴性症状往往具有重要的鉴别诊断意义。

5．诊治经过　患者本次就诊前曾接受过其他医院诊治时，应问清诊治经过。如做过检查，应问清其结果，如曾接受过治疗，应询问治疗的方法、药物名称、用法、剂量和疗效等，供本次制订治疗方案时参考。如心力衰竭的患者，应仔细询问是否用过洋地黄类药物，服用的剂量、时间及疗效如何。注意不能用既往的诊断代替自己的诊断。

6．病程中的一般情况　包括患病后的精神、体力、食欲、食量、体重、睡眠与大小便等情况，均应详细询问并记录，这些内容有助于全面评价患者的病情、预后及选用辅助治疗措施。

（四）既往史

既往史包括患者既往健康情况、曾患疾病（包括各种传染病）、外伤手术史、预防接种史、过敏史，以及与当前所患疾病有密切关系的情况。要注意既往史不能与现病史混淆，如不应把数年前患过流行性感冒、肺炎的病史写入现病史。而对慢性支气管炎、消化性溃疡患者的病史应记述在现病史中。询问曾患疾病时，也应按次序记录患病时间及诊断名称，如诊断不明，可记症状、体征、治疗结果、并发症或后遗症。

系统回顾是为了避免患者或医生忽略或遗漏其他系统的疾病。按机体各系统疾病的主要症状进行有顺序的询问，以帮助医师在短时间内全面、扼要地了解患者除现病史以外的其他各系统是否发生过当前尚存在或已痊愈的疾病，这些疾病与本次疾病有无因果关系。

1．头颅五官　有无视力障碍、耳聋、耳鸣、眩晕、鼻出血、牙痛、牙龈出血、咽喉痛、声音嘶哑等。

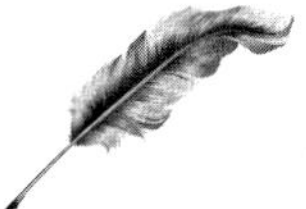

2．呼吸系统　有无咳嗽、咳痰、咯血、胸痛、呼吸困难等症状。咳嗽的程度、性质、发生

和加剧的时间、与体位改变及气候变化的关系；咳痰的颜色、黏稠度和气味；咯血的颜色和量；胸痛的部位、性质以及与咳嗽、呼吸、体位的关系；呼吸困难的性质、程度、出现的时间及与体位的关系；有无畏寒、发热、盗汗、发绀等。

3．循环系统 有无胸痛、心悸、胸闷、晕厥、呼吸困难、水肿等。胸痛尤其是心前区疼痛的性质、程度、出现和持续的时间、有无放射痛、放射部位、发作的诱因和缓解方法；心悸发生的时间与诱因；呼吸困难的诱因和程度，与体位和体力活动的关系，有无咳嗽、咯血等；水肿出现的部位和时间；尿量多少，昼夜间的改变；有无肝区疼痛、腹腔积液等。

4．消化系统 有无吞咽困难、食欲改变、反酸、嗳气、恶心、呕吐、呕血、腹胀、腹痛、腹泻、黑便、便秘等；呕吐发生的时间、诱因、次数，呕吐物的内容、量、颜色及气味；呕血的量及颜色；腹痛部位、程度、性质和持续时间、有无放射痛及放射部位，与饮食、气候等因素的关系、按压后疼痛是减轻还是加重；排便次数、粪便颜色、性状、量和气味，排便时有无腹痛或里急后重；是否伴有发热与皮肤黏膜黄染等。

5．泌尿生殖系统 有无水肿，发生的时间及部位；有无排尿困难、尿频、尿急、尿痛、多尿、少尿、夜尿增多、尿的颜色改变、尿潴留及尿失禁等；是否有腹痛，疼痛的部位、有无放射痛；外生殖器有无溃疡、皮疹、异常分泌物等；性欲有无障碍。

6．造血系统 有无乏力、头晕、眼花、耳鸣等；皮肤及黏膜有无苍白、黄染、出血点、瘀斑、血肿、肝脾淋巴结大、骨骼痛等。

7．内分泌系统与代谢 有无怕热、多汗、乏力、畏寒、视力障碍、食欲异常、烦渴、多尿、水肿等；体重、皮肤、毛发、甲状腺、骨骼的改变；有无肌肉震颤及痉挛；性器官的发育情况。

8．神经系统 有无头痛、失眠、记忆力减退、意识障碍、晕厥、痉挛、震颤、瘫痪、性格改变；有无感觉和运动异常及定向障碍等。

9．运动系统 骨骼发育情况有无异常，有无骨折、畸形、关节肿痛、关节强直或变形；有无肢体肌肉疼痛、麻木、痉挛、萎缩、瘫痪等。

10．精神状态 有无幻觉、妄想、定向力障碍、情绪异常等。

（五）个人史

1．社会经历 包括出生地、居住与旅居地区和居留时间（尤其是传染病和地方病流行区）、受教育程度、经济生活和业余爱好等。

2．职业及工作条件 包括劳动环境、工种，与工业毒物、化学药品、放射性物质的接触情况及时间。

3．习惯与嗜好 个人起居、卫生习惯、饮食的规律与质量。烟酒嗜好的时间、摄入量及其他特殊嗜好如麻醉药品、毒物等。

4．冶游史 有无不洁性交史，是否患过淋病、尖锐湿疣、软下疳等。

（六）婚姻史

婚姻史包括未婚、已婚或再婚，结（再）婚年龄、配偶健康状况、性生活情况等。如丧偶，应询问其死亡的时间和原因。

（七）月经史

月经史记录月经初潮年龄、月经周期和经期天数、经血的量和颜色、有无痛经与白带、末次月经日期、闭经日期、绝经年龄。记录格式如下：

$$\text{初潮年龄}\ \frac{\text{行经期（天）}}{\text{月经周期（天）}}\ \text{末次月经时间（或绝经年龄）}$$

$$\text{例如：}12\ \frac{3\sim5\text{（天）}}{28\sim30\text{（天）}}\ 2018\text{ 年 }4\text{ 月 }22\text{ 日（}49\text{ 岁）}$$

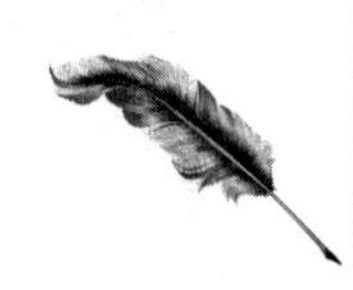

（八）生育史

生育史记录初孕年龄，妊娠与生育次数，人工或自然流产次数，有无早产、死产、难产、手术产、产褥感染及计划生育状况等。男性患者应询问其是否患过影响生育的疾病。

（九）家族史

家族史要询问父母与同胞兄弟、姐妹及其子女的健康情况。特别应询问有无与患者类似的疾病、与遗传有关的疾病，如糖尿病、原发性高血压、白化病、遗传性球形红细胞增多症、血友病、精神病等。对已死亡的直系亲属要问明死因与年龄。某些遗传性疾病还涉及父母双方亲属，也需询问。

第二节　常见症状

症状（symptom）是患者主观感受到不舒适或痛苦的异常感觉或病态改变，包括生理功能变化（如发热、咳嗽、疼痛等）和病理形态改变（如皮疹、黄疸等）。广义的症状还包括体征（sign），体征是医师或其他人能客观检查到的病态改变，如水肿、心脏杂音、淋巴结肿大等。症状是医师进行疾病调查的线索和问诊的主要内容，也是诊断及鉴别诊断疾病的依据和反映病情的重要指标。疾病的症状很多，同一疾病可有不同的症状，同一症状可在多种疾病中出现。因此，在临床诊断中，必须结合所有临床资料进行综合分析，切忌单凭一个或几个症状而做出错误的诊断。

一、发热

发热（fever）是由于各种原因使机体产热和散热失衡，导致体温升高超出正常范围。正常人的体温受体温调节中枢的调控，并通过神经和体液因素使产热和散热过程呈动态平衡，保持体温的相对恒定。正常人体温（腋测法）为 36 ～ 37℃，受个体差异及体内外因素影响略有波动，下午较早晨稍高，剧烈运动或进餐后也轻微升高，但在 24 小时内，波动范围一般不超过 1℃。妇女在月经前和妊娠期体温稍高于正常，老年人体温相对低于青壮年。另外，在高温环境下体温也可轻微升高。

（一）病因与分类

发热可分为感染性与非感染性两大类，临床上以前者多见。

1．感染性发热　各种病原体如病毒、细菌、真菌、支原体、螺旋体、立克次体、寄生虫等引起的感染，不论是急性、亚急性或慢性起病，还是局限性或全身性感染，均可出现发热。

2．非感染性发热

（1）无菌性组织损伤或坏死：由于组织损伤或坏死、组织蛋白分解及坏死产物的吸收，导致无菌性炎症而引起发热，又称吸收热。①物理或化学性损害：如大面积烧伤、严重创伤、大手术后的组织损伤、内出血等；②组织坏死与细胞破坏：如白血病、癌、淋巴瘤、溶血反应等；③血栓形成或血管栓塞：急性心肌梗死、肺栓塞、脾栓塞或肢体坏死等。

（2）抗原 - 抗体反应：如风湿热、结缔组织病、药物热、血清病等。

（3）皮肤散热减少：如广泛性皮炎、鱼鳞病及慢性心力衰竭等，一般为低热。

（4）内分泌代谢疾病：如甲状腺功能亢进症、重度脱水等。

（5）体温调节中枢功能失常：如中暑、重度安眠药中毒、脑出血、脑外伤等，可直接损害体温调节中枢。这类发热称为中枢性发热，其特点是高热无汗。

（6）自主神经功能紊乱：影响正常的体温调节，属功能性发热，多为低热，常见有原发性低

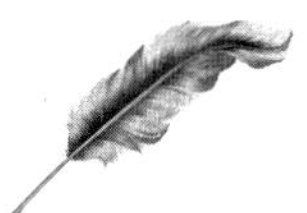

热、感染后低热、夏季低热、生理性低热等。

（二）发生机制

1．致热源性发热　多数发热为此类。致热源可分为外源性和内源性两大类。

（1）外源性致热源：多种病原体及其产物、炎性渗出物、无菌性坏死组织、抗原抗体复合物、某些类固醇物质、多糖体成分、多核苷酸及淋巴细胞激活因子等，多为大分子物质，不能通过血脑屏障直接作用于体温调节中枢引起发热，却能激活血液中的中性粒细胞、嗜酸性粒细胞和单核 - 吞噬细胞系统，产生并释放内源性致热源。

（2）内源性致热源：又称白细胞致热源，如白介素（IL-1）、肿瘤坏死因子（TNF）和干扰素等，其分子量小，能通过血脑屏障直接作用于体温调节中枢，导致体温调定点上移，体温调节中枢重新加以调节，一是通过垂体内分泌因素使代谢增加或通过运动神经使骨骼肌阵缩，产热增多；二是通过交感神经使皮肤血管及竖毛肌收缩，排汗停止，散热减少，这样产热大于散热，体温升高发热。

2．非致热源性发热　①体温调节中枢直接受损：颅脑外伤、脑出血等；②引起散热减少的疾病：广泛性皮肤病、汗腺缺乏；③引起产热过多的疾病：甲状腺功能亢进症、癫痫持续状态等。

（三）临床表现

1．发热的分度　以口腔温度为标准，发热可分四度：低热（37.3 ～ 38℃）、中等度热（38.1 ～ 39℃）、高热（39.1 ～ 41℃）和超高热（41℃以上）。

2．发热的临床过程与特点　发热的临床过程一般分为三个阶段。

（1）体温上升期：该期产热大于散热，使体温上升。在体温上升过程中常有疲乏无力、肌肉酸痛、皮肤苍白、畏寒或寒战等现象。体温上升有两种方式：①骤升型：体温在几小时内达 39 ～ 40℃或以上，常伴有寒战，小儿易发生惊厥。见于流行性感冒、疟疾、肺炎球菌肺炎、败血症、急性肾盂肾炎、输液或某些药物反应等；②缓升型：体温逐渐上升，在数日内达高峰，多不伴寒战。见于结核病、伤寒、布氏杆菌病等。

（2）高热期：是指体温上升达高峰后保持一定的时间，因病因不同而持续时间可有差异。如疟疾可持续数小时，肺炎球菌肺炎、流行性感冒可持续数天，伤寒则可为数周。可伴有皮肤潮红、灼热、脉搏增加、呼吸加深加快、头痛、食欲减退、腹胀或便秘，严重者可出现不同程度的意识障碍。

（3）体温下降期：此期表现为出汗较多，皮肤潮湿。体温下降也有两种方式：①骤降型：体温于数小时内迅速下降至正常，多伴有大汗淋漓。常见于疟疾、肺炎球菌肺炎、输液或某些药物反应等；②缓降型：体温在数日内逐渐降至正常，如伤寒、风湿热等。

3．热型及临床意义　热型是指间隔一定的时间测量发热患者的体温，分别在体温单上记录体温数值，并将各体温数值点连接起来，形成体温曲线。许多发热性疾病具有特征性的热型，对疾病的诊断和鉴别诊断有一定的价值。临床上常见的热型有以下几种：

（1）稽留热：体温恒定在 39 ～ 40℃或以上，24 小时内体温波动范围不超过 1℃，可持续数天或数周。常见于肺炎球菌肺炎、伤寒等疾病的高热期。

（2）弛张热：又称败血症热、消耗热。体温在 39℃以上，24 小时内波动范围超过 2℃，但体温最低时仍高于正常。常见于败血症、风湿热、感染性心内膜炎及重症肺结核等。

（3）间歇热：体温骤升至高峰后持续数小时，又迅速降至正常水平，经过数小时或数天间歇后，体温再次突然升高，如此反复交替出现。常见于疟疾、急性肾盂肾炎等。

（4）波状热：体温逐渐上升达 39℃或以上，数天后又逐渐降至正常，持续数天后又逐渐升高，如此反复多次。常见于布氏杆菌病、结缔组织病、恶性肿瘤等

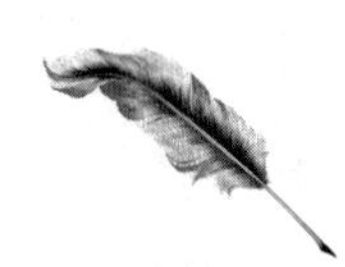

（5）回归热：体温急骤上升至 39℃或以上，持续数天后又骤然降至正常。高热期与无热期各持续若干天后规律性交替一次。可见于回归热、霍奇金（Hodgkin）病。

(6) 不规则热：发热的体温曲线没有一定的规律，可见于结核病、风湿热、支气管肺炎、渗出性胸膜炎、癌性发热等。

热型有助于不同发热疾病的诊断和鉴别诊断。须注意的是，由于抗生素的应用控制了感染，或因解热药或糖皮质激素的应用，可使某些疾病的特征性热型变得不典型或呈不规则热型。另外，热型也与个体反应的强弱有关，如老年人患休克型肺炎时可无发热或低热，而没有肺炎的典型热型。

（四）伴随症状

1．发热伴寒战　常见于肺炎球菌肺炎、急性肾盂肾炎、急性胆囊炎、流行性脑脊髓膜炎、疟疾、钩端螺旋体病、败血症、药物热、急性溶血、输液或某些药物反应等。

2．发热伴单纯疱疹　口唇单纯疱疹多出现于急性发热性疾病，如流行性感冒、肺炎球菌肺炎、流行性脑脊髓膜炎等。

3．发热伴结膜充血　常见于钩端螺旋体病、麻疹、流行性出血热、斑疹伤寒等。

4．发热伴淋巴结肿大　常见于局灶性化脓性感染、淋巴结结核、传染性单核细胞增多症、风疹、丝虫病、白血病、淋巴瘤、转移癌等。

5．发热伴肝脾大　见于传染性单核细胞增多症、病毒性肝炎、肝及胆道感染、布氏杆菌病、疟疾、血吸虫病、结缔组织病、黑热病、白血病及淋巴瘤等。

6．发热伴皮肤黏膜出血　可见于病毒性肝炎、钩端螺旋体病、流行性出血热、斑疹伤寒、感染性心内膜炎、败血症、白血病、重症再生障碍性贫血、恶性组织细胞病等。

7．发热伴皮疹　常见于麻疹、猩红热、风疹、斑疹伤寒、水痘、风湿热、结缔组织病、药物热等。

8．发热伴关节肿痛　常见于败血症、猩红热、布氏杆菌病、风湿热、结缔组织病、痛风等。

9．发热伴昏迷　先发热后昏迷者，常见于流行性乙型脑炎、流行性脑脊髓膜炎、中毒性菌痢、斑疹伤寒、中暑等；先昏迷后发热者，见于脑出血、巴比妥类药物中毒等。

（五）问诊要点

1．发病情况　起病时间、季节、缓急、病程，注意了解体温高低及热型。

2．伴随症状　注意询问有无伴随症状，如是否伴有畏寒、寒战、大汗或盗汗；咳嗽、咳痰、咯血、胸痛；腹痛、腹泻、恶心、呕吐；尿频、尿急、尿痛；皮疹、出血、头痛、肌肉关节痛等。

3．病因诱因　注意询问传染病接触史、疫水接触史、手术史、外伤史、流产或分娩史、职业特点等。

二、头痛

头痛（headache）是指额、顶、颞及枕部的疼痛。很多疾病都可引起头痛，大多无特异性。精神紧张、过度疲劳可有头痛，全身感染发热性疾病往往伴有头痛。但反复发作或持续的头痛，则可能是由某些器质性疾病引起的，进行性加重的头痛提示病情加重或恶化。

（一）病因

1．颅脑病变　①感染：脑炎、脑膜炎、脑膜脑炎、脑脓肿等；②血管病变：脑出血、蛛网膜下腔出血、脑血栓形成、脑栓塞、高血压脑病、脑供血不足、血栓脉管炎、脑血管畸形等；③颅脑外伤：如脑挫伤、颅内血肿、脑震荡、脑外伤后遗症；④占位性病变：脑肿瘤、颅内转移瘤、脑膜瘤、颅内囊虫病或包虫病等；⑤其他：如偏头痛、丛集性头痛、头痛型癫痫、腰椎麻醉及腰椎穿刺后。

2．颅外病变　①颅骨疾病：颅骨骨折、颅骨肿瘤等；②颈部疾病：颈椎病及颈部其他疾病等；③神经痛：三叉神经、枕神经痛及舌咽神经等；④其他：如眼、鼻、耳、腮腺和牙齿等疾病所致的头痛。

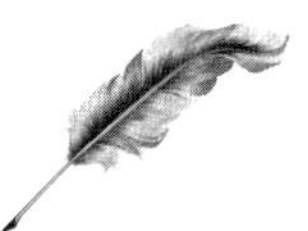

3．全身性疾病　①急性感染：如流行性感冒、肺炎、疟疾、败血症、伤寒等；②心血管疾病：高血压病、心力衰竭等；③中毒：乙醇、一氧化碳、有机磷杀虫剂、铅、某些药物（如颠茄）等中毒；④其他：低血糖、尿毒症、贫血、肺性脑病、系统性红斑狼疮、中暑、月经及绝经期头痛等。

4．精神障碍　神经衰弱及癔症性头痛等。

（二）临床表现

1．发病情况　①急性头痛伴发热者常为感染性疾病；②急性剧烈的头痛并有不同程度的意识障碍，提示急性血管性疾病（如脑出血、蛛网膜下腔出血等）；③慢性进行性头痛并有颅内高压症状（如呕吐、缓脉、视盘水肿）时应注意颅内占位性病变；④慢性头痛突然加剧并伴有意识障碍时，提示可能发生脑疝；⑤青壮年慢性头痛但无颅内高压者，可因焦虑、情绪紧张而发生，多为肌收缩性头痛（或称肌紧张性头痛）；⑥长期反复发作的头痛或搏动性头痛，多为血管性头痛（如偏头痛、丛集性头痛）或神经症。

2．头痛部位　①全身性或颅内感染性疾病引起的头痛，多为整个头部痛；②脑膜炎、脑出血或蛛网膜下腔出血除头痛外尚有颈痛；③高血压引起的头痛多在额部、颞部或整个头部；④偏头痛及丛集性头痛多在一侧；⑤颅内病变引起的头痛常较深而弥散，疼痛多向病灶同侧放射，头痛部位不一定与病变部位相一致；⑥颅外病变引起的头痛多局限及表浅，如眼源性头痛、鼻源性或牙源性疼痛等。

3．头痛程度与性质　头痛的程度与病情的轻重不一定呈平行关系。①剧烈头痛多见于蛛网膜下腔出血、脑出血、脑膜炎、颅内压增高、高血压脑病、偏头痛、三叉神经痛、青光眼、神经痛等；②脑肿瘤引起的头痛多为轻中度；④搏动性头痛可见于高血压病、血管性头痛及发热性疾病；⑤神经痛多呈电击样痛或刺痛；⑥肌收缩性头痛多为重压感或紧箍感样疼痛。

4．头痛发生与持续的时间　①鼻窦炎引起的头痛常在清晨或上午发生；②颅内占位性病变多为持续性，常在清晨加剧；③丛集性头痛多为晚间发生；④女性偏头痛常在月经期发作。

5．影响头痛的因素　①颈肌急性炎症所致的头痛可因颈部运动而加剧；②颅内高压性头痛、血管性头痛、脑肿瘤性头痛及颅内感染性头痛可因咳嗽、打喷嚏、摇头、俯身时加剧；③偏头痛在应用麦角胺后可获得缓解；④慢性或职业性的颈肌痉挛所致的头痛，可因活动按摩颈肌或理疗而逐渐缓解。

（三）伴随症状

1．头痛伴发热　常见于颅内感染或全身性感染等。

2．头痛伴脑膜刺激征　提示有蛛网膜下腔出血或脑膜炎等。

3．头痛伴剧烈呕吐　呈喷射状呕吐见于颅内压增高，头痛在呕吐后减轻见于偏头痛。

4．头痛伴视力障碍　见于青光眼、脑内寄生虫病或脑肿瘤等。

5．头痛伴癫痫发作　可见于脑血管畸形、脑内寄生虫病或脑肿瘤等。

6．头痛伴眩晕　见于椎-基底动脉供血不足、小脑疾病等。

7．慢性头痛突然加剧伴意识障碍　提示可能发生脑疝。

8．头痛伴自主神经功能紊乱（如焦虑、失眠）　可能是神经症性头痛。

（四）问诊要点

1．发病情况　起病时间、缓急、病程、程度、部位与范围、间歇性或持续性、激发或缓解因素等。

2．伴随症状　是否伴有失眠、焦虑、头晕、眩晕、晕厥、出汗、抽搐、视力障碍、剧烈呕吐（是否呈喷射性）、感觉或运动异常、精神异常、意识障碍等相关症状。

3．病因诱因　有无感染、颅脑外伤、高血压病、动脉硬化、肿瘤、癫痫病、精神病、神经症及眼、耳、鼻、口腔等部位病史，职业特点及毒物接触史。

三、胸痛

胸痛（chest pain）主要由胸部疾病所致，少数由其他部位的疾病引起。胸痛的程度因个体痛阈差异而不同，疼痛的程度与原发病的病情轻重不完全一致。

（一）病因

1．胸壁及胸廓疾病　外伤、肋骨骨折、皮下蜂窝织炎、肋间神经炎、肋软骨炎、急性皮炎、带状疱疹、流行性肌炎、多发性骨髓瘤、急性白血病等。

2．呼吸系统疾病　胸膜炎、胸膜肿瘤、气胸、肺炎、肺梗死、支气管肺癌等。

3．心血管疾病　心绞痛、心肌梗死、心肌病、急性心包炎、胸主动脉夹层、主动脉瓣病变、肺栓塞、肺动脉高压以及心血管神经症等。

4．纵隔疾病　纵隔炎、纵隔气肿、纵隔肿瘤等。

5．食管疾病　食管炎、食管裂孔疝、食管癌。

6．其他　肝癌、肝脓肿、脾梗死、膈下脓肿、痛风、过度通气综合征等。

放射痛或牵涉痛是指内脏的疼痛冲动直接激发脊髓体表感觉神经元，引起相应体表区域的痛觉或痛觉过敏区。如心绞痛时除出现胸骨后、心前区疼痛外，也可放射至上腹部、左肩、左臂内侧或左颈、左侧面颊部与咽部等。

（二）临床表现

1．发病年龄　青壮年胸痛多考虑为胸膜炎、气胸、心肌炎、心肌病、风湿性心脏瓣膜病；中老年人须考虑为心绞痛、心肌梗死和支气管肺癌。

2．胸痛部位　①胸壁疾病所致的胸痛常局限于病变部位，且有压痛。胸壁皮肤的炎症，局部可有红、肿、热、痛等表现；②肋软骨炎多侵犯第 1、2 肋软骨，呈单个或多个肿胀隆起，疼痛明显但皮肤无红肿；③肋骨骨折部位有明显的挤压痛；④带状疱疹表现为群集性伴红晕的水疱沿一侧肋间神经分布伴剧痛，疱疹不超过体表中线；⑤心绞痛及急性心肌梗死的疼痛多在胸骨后或心前区，可向剑突下、左颈或面颊部、左肩和左臂内侧放射；⑥胸膜炎、气胸、肺栓塞引起的疼痛多在患侧腋下；⑦食管及纵隔病变引起的胸痛多在胸骨后；⑧肝胆疾病及膈下脓肿引起的胸痛多在右下胸，可放射至右肩部。

3．胸痛的性质和程度　①食管炎多呈烧灼痛；②肋间神经痛为阵发性灼痛或刺痛；③带状疱疹呈刀割样或灼热样剧痛；④心绞痛呈压榨样疼痛伴窒息感；⑤急性心肌梗死为剧烈而持久胸痛并有濒死感；胸膜炎常呈隐痛、刺痛和钝痛；⑥肺栓塞可突然发生胸部剧痛或绞痛，常伴呼吸困难与发绀；⑦气胸、胸主动脉夹层为突然发生的撕裂样剧痛。

4．疼痛持续时间　平滑肌痉挛或血管狭窄缺血所致的疼痛多为阵发性。炎症、肿瘤、梗死或栓塞所致的疼痛呈持续性。如心绞痛发作时间短暂（持续 3 ～ 5 分钟），而心肌梗死疼痛持续时间较长（达 30 分钟以上）。

5．影响胸痛的因素　心绞痛发作可在体力活动或精神紧张时诱发，休息或含服硝酸甘油后很快缓解，而急性心肌梗死所致疼痛服上述药物不能缓解。胸膜炎、心包炎、自发性气胸可因咳嗽、深呼吸使胸痛加剧。食管疾病多在进食时发作或加剧，服用抑酸剂和促动力药物可减轻或消失。

（三）伴随症状

1．胸痛伴呼吸困难　见于气胸、渗出性胸膜炎和肺栓塞等。

2．胸痛伴吞咽困难　多提示食管疾病，如反流性食管炎等。

3．胸痛伴咯血　见于肺结核、肺栓塞、支气管肺癌等。

4．胸痛伴血压下降或休克　多见于心肌梗死、主动脉窦瘤破裂、胸主动脉夹层和肺栓塞。

（四）问诊要点

1．发病情况　发病年龄、缓急、病程、部位、性质、程度、有无放射痛、加重与缓解方式。

2．伴随症状　是否伴有发热、畏寒、寒战、盗汗、咳嗽、咳痰、咯血、呼吸困难、吞咽困难、吞咽时疼痛加重与反酸等。

3．病因诱因　注意询问有无呼吸系统、心血管系统、消化系统疾病史，有无胸壁感染、外伤、手术史，职业特点和嗜好等。

四、腹痛

腹痛（abdominal pain）是临床常见症状，多数由腹部脏器的器质性病变或功能性障碍引起，也可由腹腔外疾病或全身性疾病所致。疼痛的程度除与病情有关外，还受到神经和心理因素的影响。

（一）病因

1．急性腹痛　①腹腔器官急性炎症：急性胃炎、急性肠炎、急性阑尾炎、急性出血坏死性肠炎、急性胰腺炎、急性胆囊炎等；②内脏器阻塞或扩张：肠梗阻、肠套叠、尿道结石、胆道结石、胆道蛔虫症等；③内脏器扭转或破裂：肠扭转、肠系膜或大网膜扭转、肝破裂、脾破裂、卵巢扭转、异位妊娠破裂等；④腹壁疾病：如腹壁外伤及炎症、腹壁脓肿及腹壁皮肤带状疱疹；⑤腹膜炎症：胃肠穿孔、自发性腹膜炎；⑥腹腔内血管阻塞：如缺血性肠病、门静脉血栓形成和腹主动脉夹层等；⑦胸部疾病所致的腹部牵涉性痛：如心绞痛、心肌梗死、急性心包炎、肺炎、肺栓塞、胸膜炎、胸椎结核或肿瘤等；⑧全身性疾病所致的腹痛：如糖尿病酮症酸中毒、尿毒症、腹型过敏性紫癜、铅中毒、血卟啉病等。

2．慢性腹痛　①腹腔脏器的慢性炎症：反流性食管炎、慢性胃炎、十二指肠炎、慢性胰腺炎、慢性胆囊炎及胆道感染、结核性腹膜炎、Crohn 病、溃疡性结肠炎等；②消化性溃疡：胃、十二指肠溃疡；③腹腔脏器包膜的牵张：肝炎、肝淤血、肝脓肿、肝癌等；腹腔脏器的扭转或梗阻：慢性胃、肠扭转，慢性肠梗阻等；⑤腹腔肿瘤压迫及浸润：结肠癌、淋巴瘤等；⑥胃肠神经功能紊乱：功能性消化不良、肠易激综合征等；⑦中毒与代谢障碍：铅中毒、尿毒症等。

（二）发病机制

腹痛的机制分为三种：

1．内脏性腹痛　是腹内某一内脏疾病引起的疼痛由交感神经传入脊髓，引起该节段支配的体表部位疼痛。疼痛特点：①疼痛部位不明确，接近腹中线；②疼痛感觉模糊，多为钝痛、痉挛、不适、烧灼痛；③常伴恶心、呕吐、出汗等其他迷走神经兴奋症状。

2．躯体性内脏痛　是由腹腔的壁层及腹壁受到刺激后产生的痛觉，信号经体神经传入脊神经根，反映到相应脊髓节段所支配的皮肤出现疼痛。疼痛特点：①部位明确，可在腹部一侧；②程度剧烈而持续，局部腹肌强直；③腹痛因咳嗽、体位变化而加重。

3．牵涉痛　指内脏疾病引起的疼痛牵涉到身体体表部位。内脏痛觉刺激信号传至相应脊髓节段，引起该节段支配的体表部位疼痛。疼痛特点：①疼痛部位明确；②程度剧烈；③局部有压痛、肌紧张及痛觉过敏区。

（三）临床表现

1．诱发因素　①暴饮暴食、酗酒可诱发胰腺炎；②高脂肪饮食可诱发胆囊炎、胆石症；③腹部受外部暴力作用引起的剧烈腹部疼痛伴休克，可能是肝、脾、肾破裂。

2．腹痛部位　多为病变所在部位。①胃、十二指肠疾病、急性胰腺炎疼痛多在中上腹部；②肝胆疾病的疼痛多在右上腹部；③小肠疾病疼痛多在脐部或脐周；④结肠和盆腔疾病疼痛多在下腹部；⑤回盲部病变疼痛多在右下腹；⑥急性阑尾炎疼痛在右下腹麦氏点；⑦弥漫性或部位不定的疼痛可见于急性弥漫性腹膜炎、肠梗阻、急性出血坏死性肠炎、腹型过敏性紫癜、血卟啉

病、铅中毒等。

3．腹痛的性质和程度　①慢性周期性、节律性上腹部烧灼痛或钝痛提示为胃、十二指肠溃疡，疼痛突然加剧、呈刀割样，可能为溃疡穿孔；②中上腹持续性剧痛钝痛或刀割样，阵发性加剧应考虑为急性胰腺炎；③突发的持续性、广泛性剧烈腹痛伴腹壁肌紧张或板样强直，提示为急性弥漫性腹膜炎；④阵发性剑突下钻顶样疼痛是胆道蛔虫症的典型表现；⑤阵发性绞痛，疼痛剧烈难以忍受，患者辗转不安，常为尿道结石或胆石症。隐痛或钝痛多为内脏性疼痛，胀痛可能为实质脏器的包膜牵张所致。

4．发作时间　①餐后痛见于胃溃疡、胃部肿瘤、消化不良、胆囊或胰腺疾病等；②饥饿痛呈周期性、节律性发作见于十二指肠溃疡、胃窦炎；③子宫内膜异位症腹痛与月经来潮相关。

5．与体位的关系　①胃黏膜脱垂患者左侧卧位可使疼痛减轻；②十二指肠壅滞症患者膝胸或俯卧位可使腹痛及呕吐等症状缓解；③反流性食管炎患者呈剑突下烧灼痛，在躯体前倾位或卧位时明显，而直立位时减轻；④胰体癌在仰卧位时疼痛明显，前倾位或俯卧位时疼痛减轻。

（四）伴随症状

1．腹痛伴发热、寒战　见于急性腹膜炎、急性胆道感染、肝脓肿、腹腔脓肿等，也可见于腹腔外感染性疾病。

2．腹痛伴黄疸　提示肝、胆、胰疾病。伴血红蛋白尿见于急性溶血性贫血。

3．腹痛伴休克　见于腹腔脏器破裂（如肝、脾破裂，异位妊娠破裂）、胃肠穿孔、急性出血坏死性胰腺炎、绞窄性肠梗阻、肠扭转等。应警惕某些腹腔外疾病可出现腹痛与休克，如急性心肌梗死、重症肺炎等。

4．腹痛伴腹泻　各种原因的食物中毒、肠炎、胰腺疾病及肝病等。

5．腹痛伴血尿　见于尿道结石、肿瘤等。

6．腹痛伴呕吐　见于胃炎、消化性溃疡、幽门梗阻、肠梗阻、胃癌。

（五）问诊要点

1．发病情况　发病年龄、缓急、病程、部位、性质、程度、有无牵涉痛、加重与缓解方式。

2．伴随症状　是否伴有发热、畏寒、寒战、盗汗、恶心、呕吐、反酸、腹胀、腹泻、呕血、便血、血尿、晕厥、黄疸等。

3．病因诱因　注意询问与饮食、活动、体位的关系。有无消化系统、心血管系统疾病史。有无外伤、手术、感染史，职业特点等。女性患者应注意询问月经情况。

五、腰背痛

腰背痛（lumbodorsalgia）是常见的临床症状之一。许多疾病可以引起腰背痛，其中局部病变占多数，可能与腰背部长期负重，其结构易于损伤有关。

（一）病因

1．外伤性　①急性损伤：因各种直接或间接暴力，肌肉拉力所致的腰椎骨折、脱位或腰肌软组织损伤；②慢性损伤：搬运重物、不良体位及姿势等引起的慢性损伤。常在遇到潮湿寒冷等刺激后极易发生腰背痛。

2．炎症性　引起腰骶部疼痛的炎症性病变包括：①感染性：可见于结核性、化脓性或钩端螺旋体病；②无菌性炎症：寒冷、潮湿、变态反应。

3．退行性变　见于胸腰椎的退行性变。一般认为人从 20 ～ 25 岁则开始退行性变。

4．肿瘤性疾患　原发性或转移性肿瘤对胸腰椎及软组织侵犯。

5．先天性疾患　常见于隐性脊柱裂、漂浮棘突、腰椎骶化或骶椎腰化、发育性椎管狭窄和椎体畸形等。此类疾病在年轻时常无症状。

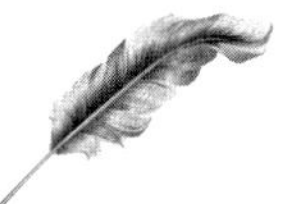

6．腰背部的组织及腰背部的邻近器官病变　见于脊椎骨折、椎间盘突出、增生性脊柱炎、

感染性脊柱炎、脊椎肿瘤、先天畸形、腰肌劳损、脊髓压迫症、急性脊髓炎、颈椎炎等。呼吸系统疾病、循环系统疾病、消化系统疾病、泌尿生殖系统疾病等均可引起放射性腰背部疼痛。

（二）临床表现

1．脊椎病变　①脊椎骨折：有明显的外伤史，骨折部位压痛和叩痛，脊椎可能有后突或侧突畸形，并有活动障碍。②化脓性脊柱炎：患者感剧烈腰背痛，有明显压痛叩痛，伴畏寒高热等全身中毒症状。③结核性脊椎炎：疼痛局限于病变部位。呈隐痛、钝痛或酸痛，伴有低热、盗汗、乏力等结核中毒症状。晚期可有脊柱畸形、冷脓肿及脊髓压迫症状。④增生性脊柱炎：多见于50岁以上患者，晨起时感腰痛、酸胀、僵直而活动不便，活动腰部后疼痛好转，但过多活动后腰痛加重。⑤椎间盘突出：常有搬重物或扭伤史，可突发和缓慢发病。主要表现为腰痛和坐骨神经痛。咳嗽、喷嚏时疼痛可加重，卧床休息时缓解。可有下肢麻木或间歇跛行。⑥脊椎肿瘤：以转移性恶性肿瘤多见，表现为持续性剧烈腰背痛，休息和药物均难缓解，并有放射性神经根痛。

2．脊柱旁组织病变　①腰肌劳损：常因腰扭伤治疗不彻底或累积性损伤，患者自觉腰骶酸痛、钝痛，休息时缓解，劳累后加重；②腰肌纤维织炎：患者大多感到腰背部弥漫性疼痛，晨起时加重，活动数分钟后好转，但活动过度疼痛又加重。

3．脊神经根病变　①脊髓压迫症：主要表现为神经根激惹征，患者常感觉颈背痛或腰痛，并沿一根或多根脊神经后根分布区放射，呈烧灼样或绞窄样痛，咳嗽、喷嚏、脊柱活动时加重，可有感觉障碍；②蛛网膜下腔出血：可引起剧烈的腰背痛，脑膜刺激征阳性；③腰骶神经根炎：主要为下背部和腰骶部疼痛、明显压痛，疼痛向臀部及下肢放射，严重时有节段性感觉障碍，下肢无力，肌萎缩，腱反射减退。

4．内脏疾病引起的腰背痛　①泌尿系统疾病：肾炎、肾盂肾炎、尿道结石、结核、肿瘤等多种疾病可引起腰背痛；②盆腔器官疾病：女性附件炎、宫颈炎、盆腔炎和子宫脱垂可引起腰骶部疼痛，伴有下腹坠胀感和盆腔压痛，男性前列腺癌和前列腺炎可引起下腰骶部疼痛；③消化系统疾病：胃、十二指肠溃疡，后壁慢性穿孔时直接累及脊柱周围组织，上腹部疼痛的同时，引起腰背肌肉痉挛疼痛。急性胰腺炎、胰腺癌，可腰背部放射痛。溃疡性结肠炎和克罗恩病有消化道功能紊乱，常伴下腰痛。

（三）伴随症状

1．腰背痛伴脊柱畸形　外伤后畸形则多因脊柱骨折、错位所致；缓慢起病者见于强直性脊柱炎和脊柱结核。

2．腰背痛伴有活动受限　见于腰背部软组织急性扭伤、脊柱外伤、强直性脊柱炎。

3．腰背痛伴长期低热　见于类风湿关节炎、脊柱结核。

4．腰背痛伴尿频、尿急、排尿不尽　见于尿路感染、前列腺炎或前列腺肥大。

5．腰痛伴痛经、白带过多　见于盆腔炎、宫颈炎、卵巢及附件炎症或肿瘤。

（四）问诊要点

1．发病情况　发病年龄、缓急、部位、性质、程度、病程，有无牵涉痛、加重与缓解方式。

2．伴随症状　是否伴有发热、畏寒、盗汗、消瘦、恶心、呕吐、反酸、腹泻、腹胀、血尿等。

3．病因诱因　注意询问与饮食、活动、体位的关系。有无泌尿生殖系统、消化系统、心血管系统疾病史；有无外伤、手术、感染史，职业特点等；女性患者应注意询问月经及孕产情况。

六、关节痛

关节痛（arthralgia）是指患者自述关节部位的疼痛感觉，是临床上最常见的症状。根据不同病因及病程，关节痛可分急性和慢性，既可以发生在关节局部，也可以是全身疾病的一部分。

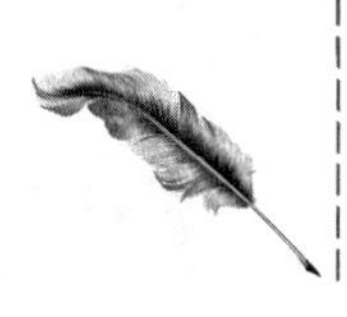

（一）病因及发病机制

1．外伤　急性关节损伤，如关节骨质、肌肉、韧带等结构损伤，可引起关节肿胀疼痛。慢性关节损伤，如关节长期负重，摩擦关节面，使关节软骨及关节面破坏。

2．感染细菌直接侵入关节内　如败血症时细菌经血液到达关节内，外伤后细菌侵入关节，关节穿刺时消毒不严将细菌带入关节内等。

3．变态反应和自身免疫　病原微生物及其产物、药物、异种血清与血液中的抗体形成免疫复合物，沉积在关节腔引起组织损伤和关节病变。如类风湿关节炎、系统性红斑狼疮、关节受累型过敏性紫癜等引起的关节病变。自身抗原刺激机体产生自身抗体，引起器官和非器官特异性自身免疫疾病，关节病变是全身性损害的一部分。

4．退行性关节病　又称增生性关节炎或肥大性关节炎。分为原发和继发两种，原发性无明显局部病因，多见于肥胖老人，女性多见，有家族史，常有多关节受累。继发性骨关节病变多有创伤、感染或先天性畸形等基础病变，与吸烟、肥胖和重体力劳动有关。

5．骨关节肿瘤　良性骨肿瘤和恶性骨肿瘤均可出现关节疼痛。

6．代谢性骨病　维生素 D 代谢障碍所致的骨质软化性骨关节病。骨质疏松性关节病，如老年性失用性骨质疏松、皮质醇增多症性骨病、嘌呤代谢障碍所致的痛风、糖尿病性骨病、甲状腺或甲状旁腺疾病引起的骨关节病等，均可出现关节疼痛。

（二）临床表现

1．外伤性关节痛　急性外伤性关节痛常在外伤后即出现受损关节疼痛、肿胀和功能障碍；慢性外伤性关节炎有明确的外伤史，常于过度活动和负重及寒冷气候等刺激诱发，反复出现关节痛，药物及物理治疗后缓解。

2．化脓性关节炎　起病急，全身中毒症状明显。病变关节红肿热痛。肩关节和髋关节则红肿不明显。患者病变关节持续疼痛，功能严重障碍。

3．结核性关节炎　儿童和青壮年多见。常见于脊柱、髋关节和膝关节。病变活动期可伴有结核中毒症状，病变关节肿胀疼痛，晚期有关节旁窦道、关节畸形和功能障碍。

4．退行性关节炎　早期表现为天气变化、步行和久站时病变关节疼痛，休息后缓解。晚期病变关节疼痛加重，持续并向他处放射，关节有摩擦感，关节周围肌肉挛缩常呈屈曲畸形。

5．痛风性关节炎　常在劳累、饮酒或高嘌呤饮食后引起关节剧痛，局部皮肤红肿灼热。受累关节以第 1 跖趾关节最常见，其余为趾、踝、膝、腕、指、肘关节，病变呈自限性。晚期严重者可见关节畸形及功能障碍，常伴尿酸性尿路结石。

6．风湿性关节炎　起病急，常为链球菌感染后出现，以膝、踝、肩和髋关节多见，病变关节出现红肿热痛，呈多发性、游走性，常在 1 ～ 6 周内自然消肿，不留关节僵直和畸形改变。

7．类风湿关节炎　多以手指指间关节首发疼痛，继之出现腕、膝、踝和髋关节的肿胀疼痛，常为对称性，伴有晨僵。晚期病变可出现关节畸形。

（三）伴随症状

1．关节痛伴高热畏寒，局部红肿灼热　见于化脓性关节炎。

2．关节痛伴低热、乏力、盗汗、消瘦、纳差　见于结核性关节炎。

3．关节痛伴血尿酸升高，同时有局部红肿灼热　见于痛风。

4．关节疼痛呈游走性，伴有心肌炎　见于风湿热。

5．关节对称性疼痛伴有晨僵和关节畸形　见于类风湿关节炎。

6．关节痛伴有低热、皮肤红斑和多器官损害　见于系统性红斑狼疮。

（四）问诊要点

1．发病情况　发病年龄、缓急、病程、部位、性质（是否为游走性关节痛，有无关节红肿热痛，有无关节畸形）、程度、有无牵涉痛、加重与缓解方式。

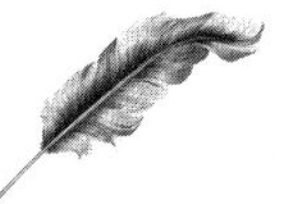

2．伴随症状　是否伴有发热、盗汗、皮疹、肌肉疼痛、肌无力、肌肉萎缩等。

3．病因诱因　注意询问与饮食、活动、体位的关系。有无外伤、手术、感染史及职业特点等。有无家族史。

七、咳嗽与咳痰

咳嗽（cough）是机体的一种保护性反射动作。呼吸道内分泌物进入气道的异物，可通过咳嗽反射而排出体外。咳嗽可使呼吸道内感染扩散。剧烈的咳嗽可导致呼吸道出血，甚至诱发自发性气胸。频繁的刺激性咳嗽影响休息和工作。咳痰（expectoration）是借助咳嗽动作将呼吸道内分泌物或渗出液排出口腔外的现象。

（一）病因

1．呼吸道疾病　物理（包括冷热空气、异物）、化学、过敏因素，以及炎症等对气管、支气管的刺激，均可引起咳嗽。如肺部细菌、结核菌、病毒、真菌、支原体或寄生虫感染，以及肺脓肿、支气管扩张、支气管哮喘、肺部肿瘤等。

2．胸膜疾病　各种胸膜炎、胸膜肿瘤、自发性气胸或胸腔穿刺等可出现咳嗽。

3．心血管疾病　各种原因所致左心衰竭引起肺淤血、肺水肿、肺栓塞等。

4．中枢神经因素　从大脑皮质发出冲动传至延髓咳嗽中枢，可随意引发咳嗽或抑制咳嗽。如脑炎、脑膜炎。

（二）临床表现

1．咳嗽的性质　咳嗽无痰或痰量很少，称干性咳嗽，见于急性或慢性咽喉炎、急性支气管炎初期、气道异物、胸膜炎及肺结核初期等。咳嗽伴有痰液称湿性咳嗽，见于慢性支气管炎、肺炎、肺脓肿、支气管扩张症、支气管胸膜瘘、肺囊肿合并感染及慢性纤维空洞性肺结核等。

2．咳嗽发作与时间规律　①突然发作的咳嗽，多见于刺激性气体所致的急性上呼吸道炎症及气管、支气管异物；②长期反复发作的慢性咳嗽，见于慢性支气管炎、慢性阻塞性肺疾病、支气管扩张症、慢性纤维空洞性肺结核、慢性肺脓肿、尘肺等；③夜间咳嗽明显，见于左心衰竭、肺结核，可能与夜间肺淤血加重及迷走神经兴奋性增高有关；④由于体位改变引起痰液流动所致咳嗽，见于慢性支气管炎、支气管扩张症、慢性肺脓肿等。

3．咳嗽的音色　①咳嗽声音嘶哑，见于声带炎、喉结核、喉炎、喉癌及喉返神经麻痹；②咳嗽声音低微或无力，见于极度衰竭、声带麻痹者；③金属音调咳嗽，见于纵隔肿瘤、主动脉瘤或原发性支气管肺癌压迫气管等；④鸡鸣样咳嗽，阵发性连续剧咳伴有高调吸气回声，见于百日咳、会厌及喉部疾病或气管受压。

4．痰的性质和量　痰的性质可分为黏液性、浆液性、脓性、血性、黏液脓性等。①大量脓性痰，静置后可出现分层现象，上层为泡沫，中层为浆液或浆液脓性，下层为坏死组织，见于支气管扩张症、肺脓肿、支气管胸膜瘘等；②黄脓痰提示为呼吸道化脓性感染；③草绿色痰提示为铜绿假单胞菌感染；④铁锈色痰提示为肺炎球菌肺炎；⑤粉红色泡沫痰提示为急性肺水肿；⑥棕褐色痰提示为阿米巴肺脓肿；⑦痰有恶臭时，提示合并厌氧菌感染；⑧烂桃样痰提示为肺吸虫病。

（三）伴随症状

1．咳嗽伴发热　见于呼吸道感染、肺炎、肺结核、胸膜炎等。

2．咳嗽伴呼吸困难　见于喉水肿、喉肿瘤、气道异物、慢性阻塞性肺疾病、重症肺炎和肺结核、肺淤血、肺水肿、肺栓塞、大量胸腔积液及气胸等。

3．咳嗽伴胸痛　见于胸膜炎、肺炎、自发性气胸、肺癌、肺栓塞等。

4．咳嗽伴大量脓性痰　见于支气管扩张症、肺脓肿、脓胸合并支气管胸膜瘘等。

5．咳嗽伴咯血　见于支气管扩张症、肺结核、肺脓肿、肺癌、二尖瓣狭窄、肺出血-肾炎综合征等。

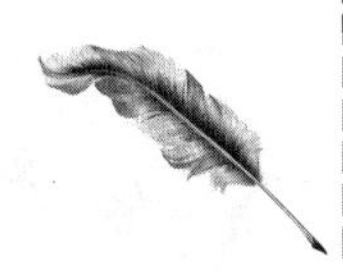

6．咳嗽伴杵状指（趾）　见于支气管扩张症、肺脓肿、原发性支气管肺癌等。

7．咳嗽伴哮鸣音　见于支气管哮喘、慢性喘息性支气管炎、心源性哮喘、气管及支气管异物等。

（四）问诊要点

1．发病情况　发病年龄、缓急、病程、程度，咳嗽的性质、音色、时间与节律，痰的性状和量。

2．伴随症状　是否伴有发热、畏寒、寒战、大汗或盗汗；胸痛、呼吸困难、咯血、哮喘；大量浓痰、杵状指（趾）等。

3．病因诱因　有无结核、支气管扩张、支气管哮喘、慢性支气管炎等病史。有无传染病、疫区疫水接触史。有无异物吸入、外伤、手术、感染史。吸烟情况及职业特点等。有无服药史，服用血管紧张素转化酶抑制剂可引起咳嗽。

八、咯血

咯血（hemoptysis）指喉部及喉以下的呼吸器官出血，经咳嗽由口排出。咯血首先需与口、鼻出血相鉴别。另外，咯血须与消化道出血引起的呕血相鉴别。少量咯血可仅表现为痰中带血，大咯血时血液从口鼻涌出，常可阻塞呼吸道，造成窒息死亡。

（一）病因

引起咯血的原因很多，以呼吸系统疾病和心血管疾病最常见。

1．支气管疾病　常见于支气管扩张症、慢性支气管炎、原发性支气管肺癌、支气管内膜结核、支气管腺瘤、支气管结石等。

2．肺部疾病　常见于有肺结核、肺炎、肺脓肿、肺淤血、肺栓塞、肺真菌病、肺吸虫病、肺囊肿、肺血管畸形等。肺结核是咯血最常见的原因之一。

3．心血管疾病　见于左心衰竭、原发性肺动脉高压、肺栓塞、某些先天性心脏病（如房间隔缺损、室间隔缺损及动脉导管未闭）、肺血管炎、肺动静脉瘘等。心血管疾病引起咯血可表现为小量、粉红色泡沫样血痰和黏稠暗红色血痰。

4．其他　某些急性传染病（如肺出血型钩端螺旋体病、流行性出血热）、血液病（如血小板减少性紫癜、白血病、再生障碍性贫血）、风湿病（如系统性红斑狼疮、结节性多动脉炎、白塞病）、肺出血 - 肾炎综合征、气管、支气管子宫内膜异位症等均可引起咯血。

（二）临床表现

1．年龄　青壮年咯血多见于肺结核、支气管扩张症、风湿性心脏病二尖瓣狭窄等；40 岁以上、有大量吸烟史者，要高度怀疑原发性支气管肺癌。

2．咯血的颜色和性状　咯鲜红血痰常见于肺结核、支气管扩张症、支气管结核、肺脓肿。铁锈色痰主要见于肺炎球菌肺炎。咯砖红色胶冻样血痰见于肺炎克雷伯杆菌肺炎。咯暗红色血痰见于风湿性心脏病二尖瓣狭窄、肺淤血、肺栓塞。咯黏稠暗红色血痰见于肺栓塞。咯浆液性粉红色泡沫样血痰见于急性左心衰竭。

3．咯血量　24 小时咯血量在 100ml 以内为小量咯血。24 小时咯血量 100 ～ 500m1 为中等量咯血。24 小时咯血量 500ml 以上或一次咯血量达 300ml 以上者为大咯血。原发性支气管肺癌所致的咯血主要表现为持续或间断痰中带血，少有大咯血。大咯血主要见于支气管扩张症、肺结核空洞。

3．全身情况　小量咯血多无症状。中等量以上咯血，咯血前患者可有胸闷、喉痒、咳嗽等先兆症状。大咯血常表现为咯出满口血液或短时间内咯血不止，常伴呛咳、呼吸急促、面色苍白、出冷汗、脉搏增快、烦躁不安、恐惧或濒死感。长时间咯血全身情况差，多见于肺结核等。反复咯血而全身情况尚好者，见于支气管扩张症、肺囊肿等。

（三）伴随症状

1．咯血伴发热　见于肺结核、肺炎、肺脓肿、肺出血型钩端螺旋体病等。

2．咯血伴胸痛　见于肺炎球菌肺炎、肺结核、肺栓塞、肺癌等。

3．咯血伴脓痰　见于支气管扩张症、肺脓肿、慢性纤维空洞性肺结核等。

4．咯血伴杵状指（趾）　见于支气管扩张症、慢性肺脓肿、原发性支气管肺癌等。

5．咯血伴皮肤黏膜出血　见于钩端螺旋体病、流行性出血热、血液病等。

6．咯血伴黄疸　见于肺栓塞、钩端螺旋体病、肺炎球菌肺炎等。

（四）问诊要点

1．首先确定咯血还是呕血　询问有无喉部痒、胸闷、咳嗽、上腹不适、恶心、呕吐等症状，咯血的颜色、有无混合物等。

2．发病情况　发病年龄、病程、咯血量、血的颜色和性状。

3．伴随症状　是否伴有畏寒、寒战、发热、盗汗、胸痛、呼吸困难、呛咳、脓痰、杵状指（趾）、黄疸、皮肤黏膜出血等。

4．个人史　有无结核、支气管扩张、慢性支气管炎、肿瘤、心血管疾病、血液病等病史。有无传染病、疫区疫水接触史、生食海鲜史。吸烟情况及职业特点等。女性患者应注意询问月经情况。

九、呼吸困难

呼吸困难（dyspnea）是指患者主观上感觉空气不足，呼吸费力。客观上表现为呼吸运动用力，严重时出现鼻翼扇动、端坐呼吸、发绀，辅助呼吸肌参与呼吸运动，并可有呼吸频率、深度及节律的异常。

（一）病因

呼吸和循环系统疾病是引起呼吸困难的主要原因。

1．呼吸系统疾病

（1）呼吸道阻塞：由喉、气管、支气管的炎症、水肿、异物、肿瘤等所致的狭窄或阻塞所致，如支气管哮喘、慢性阻塞性肺疾病等。

（2）肺部疾病：如肺炎、肺结核、肺不张、肺淤血、肺水肿、肺栓塞、间质性肺疾病、支气管肺癌等。

（3）胸壁、胸廓、胸膜腔疾病：如严重胸廓畸形、胸廓外伤、气胸、大量胸腔积液及严重胸膜肥厚、粘连等。

（4）神经肌肉疾病：如急性炎症性多发性脱髓鞘性神经病、膈麻痹、重症肌无力等。

2．循环系统疾病　由各种原因引起的心力衰竭、心包压塞、肺栓塞及原发性肺动脉高压等。

3．血液系统疾病　如重度贫血、高铁血红蛋白血症及硫化血红蛋白血症等。

4．中毒　如糖尿病酮症酸中毒、吗啡类药物中毒、有机磷农药中毒、急性一氧化碳中毒、氢化物中毒、亚硝酸盐中毒等。

5．神经精神因素　如脑出血、颅脑外伤、脑肿瘤、脑炎、脑膜炎等所致的呼吸中枢功能衰竭。精神因素所致的呼吸困难，如癔症等。

（二）临床表现

1．肺源性呼吸困难　由于呼吸系统疾病引起的肺通气和（或）换气功能障碍，导致缺氧和（或）二氧化碳潴留。临床表现分为三种类型：

（1）吸气性呼吸困难：由喉、气管及支气管狭窄或梗阻引起。其特点是吸气显著困难，吸气时间明显延长，可伴有干咳及高调吸气性喉鸣，严重者吸气时胸骨上窝、锁骨上窝和肋间隙明显凹陷，称为“三凹征”。多见于喉、气管、大支气管的炎症、水肿、痉挛、异物、肿瘤及喉返神经麻痹等。

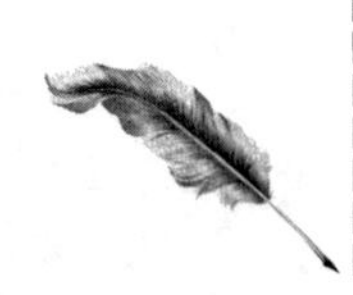

（2）呼气性呼吸困难：由于肺组织弹性减弱、小支气管痉挛或狭窄所致。临床特点为呼气费

力，呼气时间延长，伴有哮鸣音。多见于支气管哮喘、慢性喘息性支气管炎、慢性阻塞性肺疾病等。

（3）混合性呼吸困难：多由于广泛肺部疾病或胸膜腔病变影响换气功能所致。临床特点是吸气与呼气均困难，呼吸浅快，可伴有呼吸音异常或病理性呼吸音。常见于重症肺炎、肺不张、大面积肺栓塞、间质性肺疾病、广泛性胸膜增厚、大量胸腔积液或气胸、神经肌肉疾病等。

2．心源性呼吸困难　左心、右心或全心衰竭时均可出现呼吸困难。左心衰竭发生呼吸困难较严重，主要由于肺淤血所致。右心衰竭发生呼吸困难的主要原因是体循环淤血。

左心衰竭引起的呼吸困难的特点是活动时出现或加重，休息时可减轻或缓解，仰卧位加重，坐位减轻。因坐位时下半身回心血量减少，肺淤血程度减轻，同时，坐位时膈位置降低，活动增强，肺活量可增加 10% ～ 30%，故较严重的患者常被迫采取端坐位。

左心衰竭发作时，常表现为阵发性呼吸困难，多在夜间睡眠中发生，患者常于睡眠中突然感觉胸闷、气促而憋醒，被迫坐起，惊恐不安，用力呼吸，经数分钟或数十分钟后症状逐渐消失，称为夜间阵发性呼吸困难。严重者出现气喘、面色灰白、出汗、发绀、咳粉红色泡沫样痰、两肺湿啰音和哮鸣音、心率加快，称为“心源性哮喘”，见于高血压性心脏病、冠状动脉粥样硬化性心脏病（冠心病）、风湿性心脏病、心肌炎等。

3．中毒性呼吸困难　代谢性酸中毒时，血液中酸性代谢产物强烈刺激颈动脉窦、主动脉体化学感受器及呼吸中枢，出现深而规则的呼吸，常伴有鼾声，称为酸中毒大呼吸（Kussmaul 呼吸）。急性感染时，因体温升高及毒性代谢产物的影响，使呼吸频率增加。某些药物及化学物质中毒，如吗啡、巴比妥类药物、有机磷农药中毒时，呼吸中枢受抑制，致呼吸减慢，严重者可出现潮式呼吸（Cheyne-Stokes 呼吸）或间停呼吸（Biots 呼吸）。

4．血源性呼吸困难　各种原因导致血红蛋白量减少或结构异常，红细胞携氧量减少，血氧含量减低，致呼吸加快，常伴有心率增快。见于重度贫血、硫化血红蛋白血症、高铁血红蛋白血症等。

5．神经精神性呼吸困难　神经性呼吸困难主要是由于呼吸中枢受到侵犯、压迫及血供减少，使呼吸深而慢，常伴有呼吸节律异常。临床上常见于脑出血、脑外伤、脑炎、脑膜炎、脑脓肿及脑肿瘤等。精神性呼吸困难见于癔症患者，可出现呼吸困难，表现为呼吸浅表而快，常伴有肢体麻木和手足搐搦。

（三）伴随症状

1．呼吸困难伴发热　见于肺炎、肺结核、肺脓肿、胸膜炎、败血症、心包炎等。

2．呼吸困难伴咳嗽、咳痰　咳脓痰见于肺炎、肺结核、肺脓肿、慢性阻塞性肺疾病、支气管扩张并发感染等。咳粉红色泡沫痰见于急性左心衰竭。咳大量浆液性泡沫样痰见于有机磷杀虫剂中毒。

3．呼吸困难伴一侧胸痛　见于肺炎球菌肺炎、急性渗出性胸膜炎、肺栓塞、自发性气胸、急性心肌梗死、肺癌等。

4．呼吸困难伴意识障碍　见于脑出血、脑膜炎、休克型肺炎、肺性脑病、糖尿病酮症酸中毒、尿毒症、吗啡或巴比妥类药物中毒、有机磷杀虫剂中毒、一氧化碳中毒等。

（四）问诊要点

1．发病情况　注意发病的年龄、缓急，是突发性还是渐进性；呼吸困难是吸气性、呼气性，还是吸气、呼气都困难，与活动、体位的关系，昼夜是否一样。

2．伴随症状　是否伴有发热、胸痛、发绀、咳嗽（性质）、咳痰（性状）、咯血（量及性状）、哮喘。有无头痛、意识障碍等。

3．病因诱因　注意询问有无呼吸系统疾病、心血管系统疾病、中枢神经系统疾病、泌尿系统疾病、代谢性疾病、精神病等病史，有无异物吸入、药物及毒物接触史等。

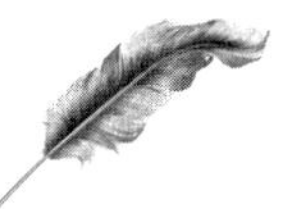

十、心悸

心悸（palpitation）是指自觉心脏搏动的不适感或心慌感，伴有心前区不适感。在心率加快、减慢或心律失常时，往往感到心悸，有时心率和心律正常者亦可有心悸。

（一）发生机制

心悸的发生机制尚未完全清楚，一般认为心脏活动过度是发生心悸的基础，与心动过速、心律失常导致心率及心搏出量改变有关。如突然发生的阵发性心动过速，心悸往往较明显，而许多慢性心律失常的患者，可因逐渐适应而无明显心悸。心悸还与精神因素及注意力有关，焦虑、紧张及注意力集中时易于出现。

（二）病因与临床表现

1．心脏搏动增强

（1）生理性原因：①健康人在剧烈运动、精神过度紧张或情绪波动时；②大量饮酒、喝浓茶或咖啡后；③应用某些药物，如肾上腺素、麻黄碱、氨茶碱、阿托品、咖啡因、甲状腺素等。

（2）病理性原因：①各种器质性心脏病：如高血压性心脏病、心脏瓣膜病、某些先天性心脏病（室间隔缺损、动脉导管未闭）、原发性心肌病等；②其他引起心脏搏出量增加的疾病：如发热或甲状腺功能亢进时，基础代谢率增加，心率加快、心排血量增加。贫血时血液携氧量减少，器官及组织缺氧，机体通过增加心率，提高心排血量来代偿保证氧的供应。嗜铬细胞瘤、低血糖症引起肾上腺素释放增多，心率增快，心脏搏动增强，也可发生心悸。

2．心律失常

（1）心动过速：各种原因引起的快速的心律失常，如窦性心动过速、阵发性室上性或室性心动过速等。

（2）心动过缓：见于病态窦房结综合征、高度房室传导阻滞、窦性心动过缓等。由于心率缓慢，舒张期延长，心室充盈度增加，心搏强而有力，引起心悸，常在心率突然减慢时明显。

（3）心律不齐：如期前收缩、心房扑动或心房颤动等，由于心脏搏动不规则或有代偿间歇，使患者感到心悸，甚至有停搏感。

3．心脏神经症　病因不清，可能与神经类型、环境因素和性格有关，属于功能性神经症的一种。多见于青年女性，尤其是更年期妇女。可有胸闷、叹息样呼吸、心前区或心尖部刺痛或隐痛、疲乏、失眠、头晕、头痛、耳鸣、记忆力减退等自主神经功能紊乱表现，心悸发作常与精神因素有关，焦虑及情绪激动等情况下可发生。

（三）伴随症状

1．心悸伴心前区疼痛　见于冠状动脉粥样硬化性心脏病、心肌炎、心包炎、主动脉瓣狭窄或关闭不全、心脏神经症等。

2．心悸伴晕厥或抽搐　见于高度房室传导阻滞、心室颤动、阵发性室性心动过速、病态窦房结综合征等。

3．心悸伴发热　见于急性感染性疾病、风湿热、心肌炎、心包炎等。

4．心悸伴贫血　见于各种原因引起的急性失血，此时常有虚汗、脉搏微弱、血压下降或休克。慢性贫血的心悸多在劳累后出现。

5．心悸伴呼吸困难　见于急性心肌梗死、心肌炎、心包炎、心力衰竭、重症贫血等。

6．心悸伴食欲亢进、消瘦及出汗　见于甲状腺功能亢进症。

7．心悸伴自主神经功能紊乱症状　见于心脏神经症。

（四）问诊要点

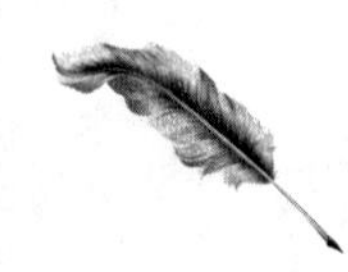

1．发病情况　发作诱因、时间、频率、病程。

2．伴随症状　是否伴有心前区疼痛、发热、头晕、头痛、晕厥、抽搐、呼吸困难、消瘦、多汗、失眠、焦虑等。

3．病因诱因　有无心血管疾病、呼吸系统疾病、内分泌疾病、血液系统疾病、神经症等病史。有无嗜好浓茶、咖啡、烟酒等情况。有无精神刺激史。

十一、水肿

水肿（edema）是指人体组织间隙有过多的液体积聚使组织肿胀。当液体在体内组织间隙呈弥漫性分布时为全身性水肿（常为凹陷性）。液体积聚在局部组织间隙时为局部性水肿，发生于体腔内时称积液，如胸腔积液、关节腔积液、心包积液。一般情况下，水肿这一术语不包括内脏器官局部的水肿，如肺水肿、脑水肿等。

（一）发生机制

产生水肿的主要因素有：①钠、水潴留，如继发性醛固酮增多症等；②毛细血管通透性增高，如急性肾炎等；③毛细血管滤过压升高，如右心衰竭、渗出性心包炎等；④血浆胶体渗透压降低，如低蛋白血症、肾病综合征等；⑤淋巴液或静脉回流受阻，如血栓性静脉炎、丝虫病等。

（二）病因与临床表现

1．全身性水肿

（1）心源性水肿：常见原因是右心衰竭。发生机制是有效循环血量减少，肾血流量减少，肾小球滤过率下降，继发性醛固酮增多导致钠、水潴留以及静脉淤血，引起毛细血管滤过压增高，组织液回吸收减少。心源性水肿的特点是首先出现于身体下垂部位，可随体位变化而变化。非卧床患者最早出现于下肢，特别是踝内侧，活动后明显，休息后减轻或消失；卧床患者水肿以腰骶部明显。水肿为对称性、凹陷性。伴有颈静脉怒张、肝大、静脉压升高，严重时可出现胸腔积液、腹水等。

（2）肾源性水肿：常见原因是各型肾炎和肾病。钠、水潴留是其水肿的基本机制。水肿的特点是疾病早期晨起时有眼睑与颜面水肿，以后发展为全身水肿（肾病综合征时为重度水肿）。常伴有血压升高、尿液改变、肾功能异常的表现。

（3）肝源性水肿：常见原因为肝硬化失代偿期。水肿形成的主要机制是门静脉压力增高、低蛋白血症、肝淋巴液回流障碍、继发性醛固酮增多等。特点为水肿发生较缓慢，常先出现于踝部，以后逐渐向上蔓延，而头、面部及上肢多无水肿。最突出的表现为肝功能损害和腹水等门脉高压的表现。

（4）营养不良性水肿：见于慢性消耗性疾病长期营养缺乏、胃肠吸收功能不良、重度烧伤等所致的低蛋白血症。其特点是水肿发生前常有消瘦、体重减轻等表现。水肿常从足部开始逐渐蔓延至全身。

（5）其他：①黏液性水肿：为非凹陷性水肿，多在眼睑、颜面及下肢，见于甲状腺功能减退症患者；②药物性水肿：可见于应用糖皮质激素、雌激素、雄激素、甘草制剂等，停药后水肿可消退；③经前期紧张综合征：特点为月经前1～2周出现眼睑、手部及踝部轻度水肿，可伴乳房胀痛及盆腔沉重感，月经后水肿逐渐消退；④特发性水肿：多见于女性，常出现在身体下垂部位，站立过久或行走过多后加重，发生原因不明，被认为是内分泌功能失调与直立体位的反应异常所致。

2．局部性水肿

（1）局部静脉回流受阻：见于上腔静脉阻塞综合征、下腔静脉阻塞综合征、肢体静脉血栓形成及血栓性静脉炎等。

（2）淋巴回流受阻：如丝虫病引起的象皮肿，患部皮肤粗糙、增厚，皮下组织也增厚，多出现在下肢、阴囊或大阴唇等处。

（3）血管神经性水肿：为变态反应性疾病，患者多对某些药物或食物过敏。其特征为突然发

作，患处皮肤硬而有弹性，呈苍白色或蜡样光泽，无疼痛。多发生于颜面、口唇和外生殖器等部位，如果伴喉头水肿，可引起窒息，危及生命。

（三）伴随症状

1．水肿伴肝大　见于肝源性或心源性水肿。同时有颈静脉怒张者则为心源性。

2．水肿伴蛋白尿　轻度蛋白尿也可见于心源性、肾源性水肿，重度蛋白尿常为肾源性水肿。

3．水肿伴呼吸困难　见于右心衰竭、上腔静脉阻塞综合征等。

4．水肿与月经有关　见于经前期紧张综合征。

5．水肿伴消瘦或体重减轻　见于营养不良。

（四）问诊要点

1．发病情况　水肿发生的时间、病程。首发部位及发展顺序，是否受体位的影响。水肿发展的速度，水肿的性质，是凹陷性还是非凹陷性水肿。水肿的程度，是局部还是全身水肿。

2．伴随症状　是否伴有肝脾大、颈静脉怒张、胸腔积液、腹水、胸腹壁静脉怒张、黄疸、蜘蛛痣。有无呼吸困难、发绀、咳嗽、咳痰、心悸、蛋白尿、高血压、消瘦、营养不良、失眠、焦虑、烦躁等。与月经的关系。

3．病因诱因　有无高血压、心脏病、肾炎、肾病、肝炎、肝硬化、营养不良、内分泌代谢性疾病史；有无偏食、厌食、节食、服药、感染、过敏等情况。

十二、恶心与呕吐

恶心（nausea）是一种紧迫欲呕吐的胃内不适感觉，严重者常伴迷走神经兴奋的表现，包括皮肤苍白、流涎、出汗、血压降低及心动过缓等。呕吐（vomiting）是胃的反射性强力收缩迫使胃内容物或部分小肠经口排至体外。频繁和剧烈的呕吐可引起失水、电解质紊乱、食管贲门黏膜撕裂和营养缺乏等。

（一）病因与发生机制

引起恶心与呕吐的病因几乎涉及各个系统，按发生机制可归纳为以下几类：

1．反射性呕吐

（1）消化系统疾病：①口咽部炎症、物理或化学刺激；②胃肠疾病，如急性胃肠炎、急性胃扩张或幽门梗阻、慢性胃炎、消化性溃疡活动期、胃癌、消化道梗阻、急性阑尾炎等；③肝、胆、胰疾病，如急性肝炎、肝硬化、急性胰腺炎、急性胆囊炎、胆石症、胆道蛔虫症等；④腹膜与肠系膜疾病，如急性腹膜炎、急性肠系膜淋巴结炎等；⑤药物局部刺激，如口服水杨酸盐类、氨茶碱、奎宁等。

（2）循环系统疾病：如急性心肌梗死、心力衰竭、休克等。

（3）泌尿与生殖系统疾病：如尿道结石、急性肾盂肾炎、异位妊娠破裂、急性盆腔炎等。

（4）眼部疾病：如青光眼、屈光不正等。

（5）刺激：嗅觉、视觉及味觉刺激所引起的呕吐。

（6）急性传染病：如霍乱、细菌性食物中毒、急性肝炎等。

2．中枢性呕吐　由于颅内病变直接压迫或药物等刺激延髓内的呕吐中枢，增加其兴奋性所引起。

（1）中枢神经系统疾病：①中枢神经系统感染，如各种病原体引起的脑膜炎、脑炎；②颅脑损伤，如脑挫裂伤、脑震荡、颅内血肿等；③脑血管疾病，如脑出血、脑栓塞、脑血栓形成、高血压脑病等。

（2）药物或化学毒物的作用：如洋地黄类、某些抗菌药物、重金属、抗癌药物以及有机磷中毒等。

（3）妊娠反应。

（4）内分泌与代谢障碍：如尿毒症、糖尿病酮症酸中毒、甲状腺危象等。

3．前庭功能障碍　如晕动病、梅尼埃病等。

4．精神性呕吐　如神经性厌食、癔症等。

（二）临床表现

1．呕吐的时间　尿毒症、功能性消化不良或慢性乙醇中毒、早期妊娠反应者常在晨起时呕吐。晚上或夜间呕吐见于幽门梗阻。

2．呕吐与进食的关系　餐后近期呕吐，特别是集体发病者，多见于食物中毒。餐后即刻呕吐，可能为精神性呕吐。餐后较久或隔餐后呕吐，见于幽门梗阻。

3．呕吐的特点　颅内高压性呕吐以喷射状为其特点，恶心较轻或缺如。反射性或周围性的呕为非喷射性，常伴有恶心。

4．呕吐物的性质　呕吐物带发酵腐败气味提示为胃潴留。带粪臭味提示为低位小肠梗阻。不含胆汁说明梗阻平面多在十二指肠乳头以上，含多量胆汁则提示在十二指肠乳头以下。含有大量酸性液体者多有胃泌素瘤或十二指肠溃疡。咖啡渣样呕吐物常见于上消化道出血。

（三）伴随症状

1．呕吐伴右上腹痛与发热、寒战、黄疸　见于胆囊炎或胆石症等。

2．呕吐伴腹泻　多见于急性胃肠炎、霍乱、细菌性食物中毒和急性中毒等。

3．呕吐大量隔宿食物　常在晚间发生，提示为幽门梗阻、胃潴留或十二指肠壅滞。呕吐物多且有粪臭者，可见于低位小肠梗阻。

4．育龄妇女呕吐伴停经　呕吐多在早晨，应考虑妊娠反应。

5．呕吐伴眩晕、眼球震颤　见于前庭器官疾病。

6．喷射性呕吐伴头痛　常见于颅内压增高或青光眼。

（四）问诊要点

1．发病情况　呕吐的时间，晨起还是夜间，间歇或持续，与饮食、活动等有无关系。呕吐物的特征，呕吐物的性状及气味。呕吐的特点，是否为喷射性。

2．伴随症状　是否伴有发热、寒战、黄疸、腹痛、腹泻、停经、眩晕、头痛、眼球震颤等。

3．病因诱因　注意询问有无消化系统疾病、心血管系统疾病、中枢神经系统疾病、内分泌代谢性疾病、内耳迷路病变、青光眼、屈光不正、神经症等病史。呕吐与体位、进食、咽部刺激、药物有无关系。女性患者应注意询问月经情况。

十三、呕血

呕血（hematemesis）是上消化道疾病（指屈氏韧带以上的消化器官，包括食管、胃、十二指肠、肝、胆或胰腺疾病）、胃空肠吻合术后的空肠出血或全身性疾病所致的急性上消化道出血，血液从口腔呕出。应注意与鼻腔、口腔、咽喉等部位出血或呼吸道疾病引起的咯血加以鉴别。

（一）病因

1．食管疾病　食管炎、食管静脉曲张破裂、食管癌、食管异物、食管贲门黏膜撕裂等。

2．胃与十二指肠疾病　消化性溃疡、慢性胃炎、急性胃扩张、胃扭转、胃泌素瘤、结核、克罗恩病、恶性肿瘤、由药物（如阿司匹林、吲哚美辛等）和应激（如大手术、大面积烧伤等）所引起的急性糜烂出血性胃炎等。

3．肝、胆疾病　肝硬化门静脉高压、肝癌、肝脓肿、胆道蛔虫、胆囊与胆管结石等。

4．胰腺疾病　急性胰腺炎、合并脓肿胰腺癌等。

5．急性传染病　流行性出血热、钩端螺旋体病、重症肝炎、败血症等。

6．血液疾病　白血病、再生障碍性贫血、血小板减少性紫癜、过敏性紫癜、血友病、弥散

性血管内凝血及其他凝血机制障碍（如应用抗凝药过量）等。

7．其他 尿毒症、呼吸功能衰竭、血管瘤等。

上述呕血的病因中，以消化性溃疡最为常见，其次为食管、胃底静脉曲张破裂，再次为急性糜烂出血性胃炎和胃癌。

（二）临床表现

1．呕血与黑便 呕血前多先有上腹不适及恶心，随后呕出血性胃内容物。出血量多且在胃内停留时间短，呈鲜红色、暗红色或混有凝血块；当出血量较少或在胃内停留时间长，则因血红蛋白与胃酸作用而形成酸化正铁血红素，呕吐物呈咖啡渣样棕褐色。上消化道出血超过 60ml 时，血液经肠道排出体外，可出现黑便。

2．出血量的估计 出血量占循环血容量 10% ～ 20% 时，可有头晕、无力等症状，多无脉搏、血压等变化。出血量达循环血容量的 20% 以上时，则有出冷汗、心悸、脉搏增快、四肢厥冷等症状。如果出血量在循环血容量的 30% 以上，则有神志不清、皮肤苍白、呼吸急促、心率加快、脉搏细弱、血压下降等急性周围循环衰竭的表现。

3．发热 多数出血量大的患者在 24 小时内出现发热，一般体温不超过 38℃，可持续 3 ～ 5 天。

4．血液学改变 急性出血早期血象无改变，出血 3 ～ 4 小时以后由于组织液的渗出及输液等，血液被稀释，出现红细胞与血红蛋白逐渐减少。

5．氮质血症 大量出血进入肠道，血液的分解产物在肠内被吸收，血中尿素氮可增高，称肠源性氮质血症。

（三）伴随症状

1. 呕血伴上腹痛 呕血伴慢性反复发作、周期性、节律性上腹痛史，常为消化性溃疡；中老年人呕血伴上腹痛，无明显规律性，并有厌食、消瘦、贫血者，应考虑胃癌。

2．呕血伴肝脾大 肝增大、质硬，表面凹凸不平或有结节，多为肝癌；大量呕血有蜘蛛痣、肝掌、腹壁静脉曲张或腹水，提示为肝硬化门静脉高压所致食管胃底静脉曲张破裂出血。

3．呕血伴皮肤黏膜出血 见于血液病、败血症、重症肝炎等。

4．呕血伴黄疸 呕血伴黄疸、寒战、发热、右上腹绞痛者，可由胆系疾病所引起；伴黄疸、发热及全身皮肤黏膜有出血倾向者，见于某些传染病，如钩端螺旋体病等。

5．呕血伴左锁骨上淋巴结肿大 见于胃癌和胰腺癌等。

（四）问诊要点

1．发病情况 起病年龄、病程、程度，呕吐物的颜色（鲜红色、暗红色或咖啡色）及量，是否有胃内容物，有无口渴、头晕、心悸、晕厥、皮肤苍白等。

2．伴随症状 是否伴有上腹痛，有无黄疸、发热、寒战、肝脾大、蜘蛛痣、肝掌、皮肤黏膜出血等。

3．病因诱因 应先鉴别是呕血还是咯血。有无暴饮暴食、大量饮酒、毒物、药物摄入史；有无上消化道疾病、肝胆疾病、血液系统疾病、急性传染病等病史；有无大面积烧伤、急性脑血管疾病、颅脑手术、严重外伤等。

十四、便血

便血（hematochezia）是指消化道出血，血液从肛门排出。少量出血不造成粪便颜色改变，须经隐血试验才能确定者，称为隐血便。

（一）病因

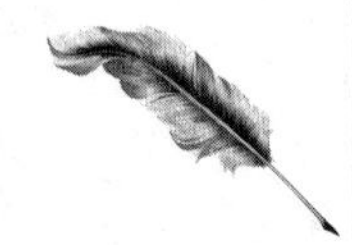

1．上消化道疾病 均可引起便血。

2．下消化道疾病 ①直肠与肛管疾病：直肠癌、直肠炎、直肠息肉、痔、直肠肛管损伤、肛裂、肛瘘等；②结肠疾病：结肠癌、结肠息肉、溃疡性结肠炎、细菌性痢疾、阿米巴痢疾等；③小肠疾病：肠结核、伤寒、肠套叠、急性出血坏死性肠炎、小肠肿瘤等。

3．全身性疾病　白血病、再生障碍性贫血、血小板减少性紫癜、血友病、严重的肝病、尿毒症、流行性出血热、维生素C及K缺乏症、败血症等。

（二）临床表现

血便的颜色可呈鲜红、暗红或黑色（柏油样），颜色的差异主要与以下因素有关：①出血部位；②出血量多少；③血液在肠腔内停留时间长短。出血部位越低，出血量越大、排出越快，则血便颜色越鲜红。上消化道出血多为柏油样便，但上消化道大出血伴肠蠕动加快时，可排出较鲜红血便；下消化道出血往往排出较鲜红血便，但小肠出血时如血液在肠内停留时间较长，亦可呈柏油样便。便血时，粪便可为全血或血与粪便混合。若血色鲜红不与粪便混合，仅黏附于粪便表面或于排便前后有鲜血滴出或喷出者，常见于直肠或肛管疾病出血，如痔、肛裂或直肠肿瘤等。仔细观察血便的颜色、性状及气味等，对寻找病因和确立诊断有一定的帮助，如细菌性痢疾多为黏液脓性鲜血便，阿米巴性痢疾多为暗红色果酱样脓血便，急性出血坏死性肠炎可排出洗肉水样粪便并有腥臭味。

上消化道出血量达到约5ml时，粪便隐血试验可呈现阳性反应。当出血量达50～70ml以上，可表现为黑粪。

（三）伴随症状

1．便血伴腹痛　见于消化性溃疡、肝及胆道出血、恶性肿瘤、急性出血性坏死性肠炎、肠套叠、肠系膜血栓形成或栓塞等。

2．便血伴腹部肿块　应考虑结肠癌、肠结核、肠套叠、小肠恶性淋巴瘤等、克罗恩（Crohn）病。

3．便血伴里急后重　见于细菌性痢疾、直肠炎、直肠癌等。

4．便血伴皮肤黏膜出血　可见于血液病、急性感染性疾病等。

5．便血伴发热　常见于传染病（如流行性出血热、钩端螺旋体病等）、恶性肿瘤、急性出血坏死性肠炎等。

（四）问诊要点

1．发病情况　起病时间、病程、程度，粪便的颜色（鲜红色、暗红色、果酱样、洗肉水样或柏油样便）、量及气味；全为血液或与粪便混合，有无黏液脓血。有无头晕、心悸、晕厥等。

2．伴随症状　是否伴有发热、寒战、腹痛、腹泻、里急后重、皮肤黏膜出血，有无腹部肿块等。

3．病因诱因　有无暴饮暴食、过食生冷、辛辣食物及服药史，大量饮酒、毒物或药物摄入史。有无消化道疾病、血液系统疾病、急性传染病等病史。有无胃肠手术史等。

十五、腹泻

腹泻（diarrhea）是指排便次数增多，粪便稀薄或呈水样，带有黏液、脓血或未消化的食物等。腹泻分为急性腹泻和慢性腹泻，腹泻病程小于3周者属于急性腹泻；腹泻超过2个月属于慢性腹泻。

（一）病因

1．急性腹泻

（1）急性肠道疾病：①急性肠道感染，包括病毒、细菌、真菌、阿米巴、血吸虫等感染；②细菌性食物中毒，如肉毒杆菌、变形杆菌、嗜盐杆菌、金黄色葡萄球菌等。

（2）急性中毒：鱼胆、河豚、毒蕈、有机磷、磷、铅、汞、砷等中毒。

（3）全身性感染：如伤寒、副伤寒、钩端螺旋体病等。

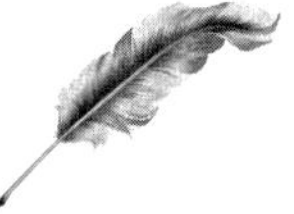

（4）药物性腹泻：泻药、拟胆碱能药、抗生素、抗癌药等。

（5）其他：如变态反应性肠炎、过敏性紫癜、甲状腺危象、肾上腺皮质功能减退危象、胃泌素瘤、类癌综合征等。

2．慢性腹泻

（1）消化系统疾病：①胃部疾病，如慢性萎缩性胃炎、胃大部切除后等；②肠道感染，如慢性细菌性痢疾、慢性阿米巴痢疾、肠结核、血吸虫病、钩虫病、肠道念珠菌病等；③肠道非感染性病变，溃疡性结肠炎、Crohn、放射性肠炎、吸收不良综合征等；④肠道肿瘤，如结肠绒毛状腺瘤、恶性淋巴瘤、结肠癌等；⑤肝胆疾病，如肝硬化、慢性胆囊炎、胆汁淤积性黄疸等；⑥胰腺疾病，如慢性胰腺炎、胰腺癌等。

（2）全身性疾病：①内分泌与代谢障碍疾病，如甲状腺功能亢进症、糖尿病性肠病、类癌综合征、肾上腺皮质功能减退等；②神经功能紊乱，如肠易激综合征、神经功能性腹泻；③药源性腹泻，如口服甲状腺素、利血平、洋地黄类药物等；④其他系统疾病，如系统性红斑狼疮、硬皮病、尿毒症等。

（二）发生机制

1．分泌性腹泻　由各种因素使胃肠黏膜分泌过多的液体，并超过肠黏膜的吸收能力而引起腹泻。如细菌肠毒素、体液性促分泌物等刺激肠道所致。见于霍乱、大肠埃希菌感染、胃泌素瘤等。

2．渗透性腹泻　由于摄入大量不吸收的高渗溶质，使肠腔内渗透压增高，阻碍肠内水分与电解质的吸收而引起，如乳糖酶缺乏，乳糖不能水解即形成肠内高渗，服用盐类泻剂或甘露醇等引起的腹泻。

3．渗出性腹泻　由于肠黏膜炎症导致血浆、黏液、脓血渗出，见于各种肠道炎症疾病。

4．吸收不良性腹泻　由肠黏膜的吸收面积减少或吸收障碍所引起，如吸收不良综合征、小肠大部分切除等。

5．动力性腹泻　由于肠蠕动过快，致使肠内食糜停留时间缩短，没有充分吸收所致的腹泻，如胃肠功能紊乱、甲状腺功能亢进等。

（三）临床表现

1．年龄与性别　肠易激综合征、甲状腺功能亢进症多见于女性；肠结核多见于中青年，而结肠癌多见于中老年人；血吸虫病多见于流行区农民和渔民。

2．起病及病程　起病急骤伴有发热、腹泻次数频繁，多为肠道感染或食物中毒所致。溃疡性结肠炎、肠易激综合征、吸收不良综合征等引起的腹泻可长达数年至数十年之久，且常呈间歇性发作。结肠癌引起的腹泻病程一般相对较短。

3．腹泻次数与粪便性状　急性细菌感染性腹泻常有黏液血便或脓血便，每天排便可多达10次以上。阿米巴痢疾的粪便呈暗红色或果酱样。慢性腹泻每天排便数次，可为稀便，亦可带黏液、脓血，见于慢性痢疾、炎症性肠病及结肠、直肠癌等。粪便中带黏液而无病理成分者常见于肠易激综合征。霍乱或副霍乱大便呈米泔样。大便稀薄如水样，多见于食物中毒、小肠炎症等。

4．腹泻与腹痛的关系　急性感染性腹泻常有腹痛。分泌性腹泻往往无明显腹痛。结肠疾病疼痛多在下腹，便后疼痛常可缓解或减轻。小肠疾病的腹泻疼痛常在脐周，便后腹痛多不缓解。

（四）伴随症状

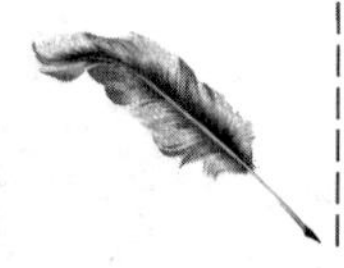

1．腹泻伴发热　可见于急性细菌性痢疾、肠结核、伤寒或副伤寒、溃疡性结肠炎急性发作期、败血症、肠道恶性淋巴瘤等。

2．腹泻伴明显消瘦　可见于小肠病变，如胃肠道恶性肿瘤、甲状腺功能亢进症、肠结核及吸收不良综合征等。

3．腹泻伴关节肿痛　考虑系统性红斑狼疮、Crohn 病、肠结核等。

4．腹泻伴腹部包块　提示为肿瘤或炎性病变，见于消化系统癌、克罗恩病、肠结核等。

5．腹泻伴里急后重　提示病变以结肠直肠为主，见于急性细菌性痢疾、直肠癌、直肠炎等。

（五）问诊要点

1．发病情况　起病时间、病程、程度、缓急，腹泻的次数、大便的性状、量及气味，有无乏力、晕厥、抽搐，有无集体发病等。

2．伴随症状　有无发热、寒战、腹痛、里急后重、便血、消瘦和（或）营养不良、腹部肿块等。

3．病因诱因　有无不洁食物、感染，服食毒蕈、海鲜、服药及农药史。有无疫区、疫水及传染病接触史。有无胃肠手术史等。有无消化系统疾病、内分泌及代谢性疾病、神经功能紊乱等病史。

十六、黄疸

黄疸（jaundice）是由于血清中胆红素升高（正常范围为 1.7 ～ 17.1μmol/L）致使皮肤、黏膜、巩膜及其他组织和体液被染成黄色。若血清中胆红素在 17.1 ～ 34.2μmol/L 范围内而临床未察觉黄疸，称为隐性黄疸。超过 34.2μmol/L 时临床可见黄疸。

（一）分类

按病因学分为溶血性黄疸、肝细胞性黄疸、胆汁淤积性黄疸、先天性非溶血性黄疸，以前三型最为多见。按胆红素性质分为以非结合胆红素（UCB）增高为主的黄疸和以结合胆红素（CB）增高为主的黄疸。

（二）病因、发生机制和临床表现

1．溶血性黄疸

（1）病因：溶血性黄疸常由各种溶血性疾病引起。①先天性溶血性贫血，如海洋性贫血、遗传性球形红细胞增多症；②后天性获得性溶血性贫血，如自身免疫性溶血性贫血、新生儿溶血、不同血型输血后的溶血以及蚕豆病、蛇毒、毒蕈、伯氨喹啉、阵发性睡眠性血红蛋白尿等。

（2）发生机制：溶血时由于红细胞的破坏增多，形成大量的非结合胆红素，超过肝细胞的摄取、结合与排泌能力；由于大量红细胞破坏造成的贫血、缺氧和红细胞破坏产物的毒性作用，使肝细胞对胆红素的代谢功能减弱，结果导致非结合胆红素在血中潴留，超过正常水平而出现黄疸。

（3）临床表现：一般黄疸为轻度，呈浅柠檬色，不伴皮肤瘙痒。急性溶血时临床表现可有突然寒战、发热、头痛、呕吐、四肢酸痛，并有不同程度的贫血和血红蛋白尿（尿呈酱油色或浓茶色），严重者可有急性肾衰竭；慢性溶血时症状多轻微，可有轻度或间歇性黄疸，常伴有贫血及脾大，多为遗传性或家族性。

（4）实验室检查：①血清总胆红素增加，以非结合胆红素为主，结合胆红素基本正常或代偿性增加；②由于血中 UCB 增多，故 CB 形成也代偿性增加，从胆道排入肠道的尿胆原增加，粪胆素随之增加，粪色加深；③从肠内吸收回肝的尿胆原增加，肝处理超出正常尿胆原的能力降低，故尿中尿胆原增多，但无胆红素；④急性溶血时尿中有血红蛋白排出，故隐血试验阳性；⑤血液检查除贫血外，尚有网织红细胞增加、骨髓红细胞系增生旺盛等。

2．肝细胞性黄疸

（1）病因：由各种原因使肝细胞广泛损害的疾病均可引起肝细胞性黄疸，如病毒性肝炎、肝硬化、中毒性肝炎、钩端螺旋体病、肝癌、败血症等。

（2）发病机制：由于肝细胞的损伤，致使肝细胞对胆红素的摄取、结合及排泄功能降低，因

而血中的UCB增加，而未受损的肝细胞仍能将部分UCB转变为CB。但CB一部分仍经毛细胆管从胆道排泄，一部分经已损害或坏死的肝细胞周围与血窦间隙反流入血液中；因肝细胞炎症、肿胀等因素压迫肝内胆管系统，使胆汁排泄受阻而反流进入血液循环，致使血中CB亦增加而出现黄疸。

（3）临床表现：皮肤、黏膜浅黄至深黄色，可伴有轻度皮肤瘙痒，其他为肝原发病的表现，如急性病毒性肝炎引起者，多为疲倦、乏力、食欲减退、厌油、恶心、呕吐、腹胀、肝区疼痛、肝大伴有明显压痛等；肝硬化患者多有消瘦，常可见蜘蛛痣，肝可变小、质硬而无明显压痛，且有腹壁静脉曲张、脾大、腹水等门脉高压征。严重肝病时尚有出血倾向，甚至昏迷。

（4）实验室检查：血液检查有不同程度的肝功能损害。血中CB与UCB均增加，黄疸型肝炎时，CB增加幅度多高于UCB。尿中CB定性试验阳性，尿胆原可因肝功能障碍而增高。

3．胆汁淤积性黄疸

（1）病因：胆汁淤积性黄疸可分为肝外性和肝内性。肝外阻塞见于急性胆囊炎、胆总管结石、肿瘤、炎症水肿及蛔虫等；肝内性又可分为肝内胆汁淤积和肝内阻塞性胆汁淤积。前者见于病毒性肝炎、药物性胆汁淤积（如氯丙嗪、甲睾酮等）、原发性胆汁性肝硬化、妊娠期复发性黄疸等。后者见于肝内泥沙样结石、癌栓、寄生虫病（如华支睾吸虫病）等。

（2）发病机制：胆道系统发生阻塞时，阻塞上方压力升高，胆管扩张，最后导致小胆管与毛细胆管破裂，胆汁中的胆红素反流入血。有些肝内胆汁淤积是由于胆汁分泌功能障碍、毛细胆管的通透性增加、胆汁浓缩而流量减少，导致胆道内胆盐沉淀与胆栓形成。

（3）临床表现：皮肤呈暗黄色，完全阻塞时颜色更深，严重者皮肤呈黄绿色，并有皮肤瘙痒，心动过缓，尿色深，粪便颜色变浅或呈白陶土色。由于肠道缺乏胆汁，可出现腹泻、腹胀，脂溶性维生素K吸收障碍、夜盲症、出血倾向。

（4）实验室检查：①血清CB增加；②尿胆红素试验阳性，尿胆原及粪胆素减少或缺如；③血清碱性磷酸酶及总胆固醇增高。

4．先天性非溶血性黄疸　系由于肝细胞对胆红素的摄取、结合和排泄有先天性缺陷所致。本组疾病临床上少见，多为家族遗传性。

（三）伴随症状

1．黄疸伴发热　见于急性胆管炎、肝脓肿、钩端螺旋体病、败血症等、病毒性肝炎、疟疾及急性溶血等。常先有发热而后出现黄疸。

2．黄疸伴腹痛　伴上腹剧烈疼痛者，见于胆道结石、胆道蛔虫病；持续性右上腹钝痛或胀痛者，见于病毒性肝炎、肝脓肿或原发性肝癌等。

3．黄疸伴胆囊肿大　见于胆总管结石、胰头癌、胆总管癌、壶腹癌等引起的胆总管梗阻等。

4．黄疸伴肝大　肿大不明显而质地较硬、边缘不整、表面有小结节者多见于肝硬化。若轻至中度肿大、质地软或中等硬度，见于病毒性肝炎、胆道阻塞或急性胆道感染等。明显肿大、质地坚硬、表面凹凸不平有结节者见于原发或继发性肝癌。

5．黄疸伴脾大　可见于病毒性肝炎、肝硬化、钩端螺旋体病、溶血性贫血、败血症、疟疾及淋巴瘤等。

6．黄疸伴腹水　见于重症肝炎、肝癌、肝硬化失代偿期等。

（四）问诊要点

1．发病情况　发病年龄、病程、程度、缓急，皮肤黏膜的颜色（浅黄、深黄、黄绿等），粪便、尿的颜色等。

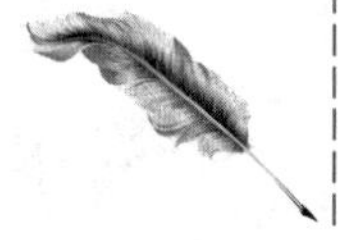

2．伴随症状　是否伴有发热、寒战、右上腹痛；有无头痛、腰痛、血红蛋白尿及贫血。有无肝脾大、胆囊肿大、腹水。有无食欲减退、厌油腻、恶心、呕吐、乏力。有无皮肤瘙痒、视力障碍、神经功能障碍等。

3．病因诱因　首先明确是否为黄疸。注意发病年龄，是否为溶血性黄疸，是先天性溶血性黄疸或是后天性获得性溶血性黄疸。有无输血、药物或毒物接触史、蛇咬伤、服食蚕豆或毒蕈等；有无肝炎、胆道疾病、长期酗酒、肝硬化、肿瘤等病史。有无疫区、疫水及传染病接触史。

十七、消瘦

消瘦（emaciation）是指由于各种原因造成体重低于正常低限的一种状态。体重低于标准体重的10%，即可称为消瘦。有些低体重者体重长期保持稳定，这是一种体质性消瘦。病理性的消瘦一般都是短期内体重呈进行性的下降。脱水与水肿消退后引起的体重下降，不能称为消瘦。

（一）病因及发病机制

1．食物摄入不足

（1）食物缺乏、偏食或饮食不当引起的消瘦：可见于小儿营养不良等。

（2）食欲减退引起的消瘦：常见于长期服用某些药物、神经性厌食、下丘脑综合征、心功能衰竭、胃肠道疾病、肾上腺皮质功能减退、急慢性感染、慢性肝肾疾病及恶性肿瘤等。

（3）摄食障碍引起的消瘦：常见于口腔与咽部炎症、食道与胃肠道炎症、痉挛、下颌关节炎、食管肿瘤等引起梗阻或恶心。

2．食物消化、吸收、利用障碍

（1）慢性胃、肠、肝、胆、胰疾病：胃及十二指肠溃疡、慢性胃炎、慢性结肠炎、慢性肝炎、肝硬化、慢性胆道感染、慢性胰腺炎、肿瘤等。

（2）内分泌与代谢性疾病：常见于脑垂体前叶功能减退、慢性肾上腺皮质功能减退等。

（3）其他：长期服泻剂或对胃肠有刺激的药物。

3．食物需要增加或消耗过多

（1）对食物需要增加，如生长、发育、妊娠、哺乳。

（2）某些药物、过劳、甲状腺功能亢进、糖尿病、长期发热、慢性消耗性疾病、恶性肿瘤、创伤及手术后等，可促进机体代谢明显增加。

（二）临床表现和伴随症状

1．食物摄入不足消化、吸收及利用障碍的所致疾病

（1）口腔和咽部疾病：包括口腔溃疡、舌炎、牙齿及牙龈病变（如龋齿、牙龈炎、牙槽脓肿）、咽喉和食管肿瘤等。

（2）胃肠疾病及其他疾病：胃肠疾病伴发食欲减退、恶心、呕吐、腹泻或吞咽困难等消化道症状。尿毒症、妊娠等引起的呕吐腹泻。长期服用某些泻剂或对胃肠有刺激的药物。

（3）肝胆疾病：常伴发热、黄疸、上腹痛不适及大便性状的变化。

（4）胰腺病变：常伴有上腹不适、腹痛、恶心、呕吐及严重的胰源性腹泻。

2．慢性消耗性疾病

（1）消化道疾病：消化道疾病的症状和体征。

（2）结核病：可伴有低热、盗汗、咳嗽、咯血等。

（3）肿瘤：可伴有恶病质以及各种肿瘤特有的症状体征。

（4）慢性感染：可因不同的感染疾病而出现相应的症状和体征。如慢性肝炎可伴乏力、纳差、恶心、腹胀、肝区疼痛，可有黄疸和低热。

3．内分泌疾病

（1）甲状腺功能亢进症：可伴有怕热多汗、性情急躁、手颤、心悸、多食多便、突眼、甲状腺肿大。

（2）糖尿病：常伴有多饮、多食、多尿和消瘦。

（3）艾迪生病（Addison's disease）：肾上腺皮质功能减退症可伴有皮肤黏膜色素沉着、乏力、

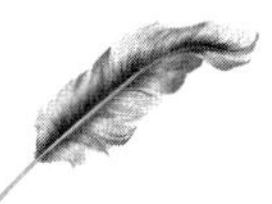

纳差、低血压、低血糖和抵抗力下降。

（4）席汉综合征（Sheehan's syndrome）：可伴有性腺功能低下、闭经、乳房萎缩、皮肤苍白和毛发脱落等肾上腺皮质功能低下的表现。女性应询问月经史、生育史，有无产后大出血史。

（5）嗜铬细胞瘤可伴有阵发性或持续性血压升高。

4．神经性厌食　年轻女性多见，年龄多低于25岁，对进食、营养或体重具有顽固性偏见。体重较病前下降25%以上，伴闭经、心动过缓、与体重下降不相称的活动能力、厌食等。

5．精神性疾病　如抑郁症、精神分裂症，可因厌食或拒食而导致重度消瘦。

（三）问诊要点

1．发病情况　起病的急缓、询问经济状况，饮食习惯、食谱构成、性格类型，工作及生活压力。成年患者询问月经、性功能及生育状况。有无遗传和家族史。

2．伴随症状　有无食物摄入不足、慢性消耗性疾病、内分泌及代谢疾病、神经性及精神性疾病等。

3．病因诱因　注意询问有无脑、心、肝、肾、肺等脏器疾病史及用药情况，引起变化的诱因。

十八、尿频、尿急与尿痛

尿频（frequent micturition）是指单位时间内排尿次数增多。正常成人白天排尿3～6次，夜间0～2次。尿急（urgent micturition）是指患者一旦有尿意就迫不及待需要排尿，难以控制。尿痛（urodynia）是指患者排尿时感觉尿道、会阴部和耻骨上区有疼痛或烧灼感。尿频、尿急和尿痛合称为膀胱刺激征。

（一）病因与临床表现

1．尿频

（1）生理性尿频：常因饮水过多，气候寒冷或精神紧张时排尿次数增多。特点是不伴随尿频尿急等其他症状。

（2）病理性尿频：①多尿性尿频：排尿次数增多，全日总尿量增多。见于糖尿病、尿崩症、使用有利尿作用的药物和急性肾衰竭的多尿期。②炎症性尿频：尿频而且每次尿量少，多伴有膀胱刺激征，尿液镜检可见炎性细胞。见于尿道炎、前列腺炎、膀胱炎、膀胱或尿道邻近部位的感染等。③膀胱容量减少性尿频：尿频呈持续性，每次尿量少。见于膀胱占位性病变（如结石、肿瘤）、膀胱纤维性缩窄、憩室膀胱、尿道内异物刺激等。妊娠晚期子宫增大或卵巢囊肿等压迫膀胱。④尿道口周围病变：尿道口息肉，尿道旁腺囊肿和处女膜伞等引起尿频。⑤神经性尿频：每次尿量少，不伴尿急、尿痛，尿液检查无炎性细胞。见于中枢及周围神经病变。

2．尿急

（1）炎症：急性膀胱炎、尿道炎、前列腺炎。

（2）异物和结石：异物、膀胱和尿道结石刺激黏膜产生尿急。

（3）肿瘤：前列腺癌和膀胱癌。

（4）化学刺激：某些药物、高酸性尿刺激膀胱和尿道。

（5）神经源性：精神因素和神经源性刺激膀胱。

3．尿痛　疼痛部位多在尿道、耻骨上区和会阴部，疼痛性质可为灼痛或刺痛。尿道炎多在排尿开始时出现疼痛。后尿道炎、前列腺炎和膀胱炎常在排尿终末期痛。

（二）伴随症状

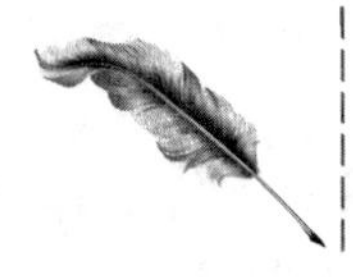

1．尿频伴有多饮、多尿和口渴　不伴尿急和尿痛，见于精神性多饮、糖尿病和尿崩症。

2．尿频伴有尿急和尿痛　见于尿道炎、膀胱炎和肾盂肾炎。

3．尿频、尿急伴无痛性血尿　见于膀胱癌。

4．尿频、尿急、尿痛伴有血尿　见于膀胱结核、尿路结石。伴有尿流突然中断，见于结石引起尿路梗阻。

5．老年男性尿频、尿急伴有尿线变细　见于前列腺增生。

（三）问诊要点

1．发病情况　发作诱因、时间、频率、病程。

2．伴随症状　尿频是否伴有尿急和尿痛。是否伴有全身症状，如发热、腰痛、腹痛、血尿、脓尿、排尿困难和尿道口分泌物等。

3．病因诱因　如劳累、月经期，是否接受导尿术、尿路器械检查、盆腔手术史。既往有无相关病史，如泌尿系统感染、尿路结石、糖尿病、结核病、肾炎和盆腔疾病。有无尿路感染的反复发作史。询问患者本人或其配偶有无不洁性交史。

十九、少尿、无尿与多尿

正常成人24h尿量为1000～2000ml。如24h尿量少于400ml，或每小时尿量少于17ml称为少尿（oliguria）；24h尿量少于100ml，或12h完全无尿称为无尿（anuria）；24h尿量超过2500ml称为多尿（polyuria）。

（一）病因

1．少尿、无尿

（1）肾前性：①血容量不足：各种原因引起的休克、大出血、严重脱水、肾病综合征、肝硬化和重度低蛋白血症等。大量水分渗入组织间隙和浆膜腔，有效血容量减少，肾血流减少。②心脏排血功能下降：心功能不全、严重的心律失常、心包压塞、急性心肌梗死、急性肺栓塞等。血压下降致肾血流减少。③肾血管病变：肾血管狭窄、肾动脉血栓形成、多发性大动脉炎累及肾动脉，高血压危象、妊娠期高血压疾病等引起肾动脉持续痉挛及肾缺血。

（2）肾性：①肾小球病变：急性肾小球肾炎、急进性肾炎、慢性肾小球肾炎、Wegner肉芽肿、肾移植后急性排斥反应、狼疮性肾炎和肾毒性药物引起肾功能急剧恶化；②肾小管病变：各种原因引起的急性肾小管坏死、坏死性肾乳头炎、急性间质性肾炎及急性高尿酸血症等。

（3）肾后性：①各种原因引起的机械性尿路梗阻：如结石、肿瘤、血凝块、脓块、乳糜块、坏死组织阻塞，或慢性感染（如结核）纤维增生粘连、肾下垂或游走肾等，可导致输尿管狭窄或阻塞；②尿路的外压：如前列腺肥大、肿瘤、腹膜后淋巴瘤、特发性腹膜后纤维化；③其他：如神经源性膀胱等。

2．多尿

（1）暂时性多尿：短时间内大量饮水或食用含水分过多的食物，使用利尿剂或有利尿作用的药物后，可出现短时间内多尿。

（2）持续性多尿：

1）内分泌-代谢障碍：垂体性尿崩症、糖尿病、原发性甲状旁腺功能亢进、原发性醛固酮增多症。

2）肾脏疾病：①肾性尿崩症，肾远曲小管和集合管存在先天或获得性缺陷，对水分重吸收减少；②肾小管浓缩功能不全，如急性肾衰竭多尿期、慢性肾炎、慢性肾盂肾炎、肾小球硬化、肾小管酸中毒。药物、化学物品或重金属对肾小管的损害。

3）精神因素：精神性多饮患者常自觉烦渴而大量饮水引起多尿。

（二）临床表现与伴随症状

1．少尿、无尿

（1）少尿、无尿伴肾绞痛见于肾结石、肾动脉血栓形成或栓塞。

（2）少尿、无尿伴心悸、气促、胸闷、不能平卧见于心功能不全。

(3) 少尿、无尿伴大量蛋白尿、低蛋白血症、水肿和高脂血症见于肾病综合征。

(4) 少尿、无尿伴有排尿困难见于前列腺肥大。

(5) 少尿、无尿伴有发热、腰痛、尿频、尿急、尿痛见于急性肾盂肾炎。

(6) 少尿、无尿伴血尿、蛋白尿、高血压和水肿见于急性肾炎、急进性肾炎。

(7) 少尿、无尿伴有乏力、食欲减退、蜘蛛痣、腹水和皮肤黄染见于肝肾综合征。

2．多尿

(1) 多尿伴有烦渴、多饮、夜尿增多及低比重尿见于尿崩症。

(2) 多尿伴有多饮、多食和消瘦见于糖尿病。

(3) 多尿伴有高血压、高血钠、代谢性碱中毒、低血钾及周期性瘫痪等见于原发性醛固酮增多症。

(4) 多尿伴有酸中毒、骨痛、低血钾甚至周期性瘫痪见于肾小管性酸中毒。

(5) 少尿数天后出现多尿可见于急性肾小管坏死恢复期。

(6) 多尿伴神经精神症状可能为精神性多饮。

(三) 问诊要点

1．少尿、无尿

(1) 发病情况：发病开始出现少尿的时间、缓急、少尿程度、尿色、加重或缓解因素。

(2) 伴随症状：有无尿频、尿急、尿痛、发热、腹痛、排尿困难等。

(3) 病因诱因：有无感染、大失血、休克、脱水、心力衰竭、肾炎、尿道结石、前列腺肥大等。有无肾毒性药物、化学药品或食用过生鱼胆、毒蕈、射线接触史等。有无疫区、疫水接触史。

2．多尿

(1) 发病情况：开始出现多尿的时间、具体尿量，是否有夜尿增多等。

(2) 伴随症状：是否伴烦渴、多饮、多食、消瘦、乏力、心悸、周期性瘫痪、高血压等。

(3) 病因诱因：多尿之前是否有少尿或无尿病史。有无大量饮水、精神紧张、服用利尿剂或有利尿作用的药物等。有无毒物接触史。

二十、血尿

尿液中红细胞异常增多，称为血尿 (hematuria)。正常人尿液中无红细胞或偶有微量的红细胞。血尿可轻可重，轻症者尿色正常，须在显微镜下检查才能确定，通常离心沉淀后的尿液镜检每高倍视野有 3 个以上红细胞，称为“镜下血尿”。肉眼可见尿色呈洗肉水色或血色，称为“肉眼血尿”。

(一) 病因

引起血尿的原因很多，最常见病因是泌尿系统疾病所致，少数是由全身或泌尿系统邻近组织疾病和其他原因。

1．泌尿系统疾病　尿道结石、尿路感染、肾小球肾炎、肿瘤、多囊肾、血管疾病、畸形等。

2．尿路邻近器官疾病　急性盆腔炎、输卵管炎、阴道炎或邻近器官肿瘤等刺激或侵犯泌尿系统。

3．全身性疾病　①感染性疾病：如败血症、钩端螺旋体病、流行性出血热、流行性脑膜炎等；②血液病：如白血病、再生障碍性贫血、血小板减少性紫癜、过敏性紫癜、凝血因子缺乏等；③免疫和自身免疫性疾病：系统性红斑狼疮、结节性多动脉炎、类风湿关节炎等；④心血管疾病：高血压病、慢性心力衰竭、亚急性感染性心内膜炎、糖尿病肾病、肾动脉栓塞等。

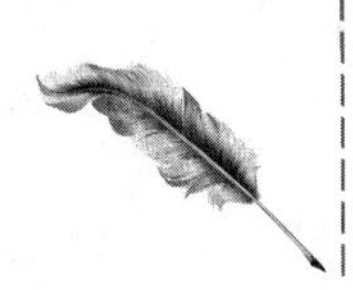

4．理化因素　放射性肾炎和膀胱炎，磺胺药、吲哚美辛、甘露醇，汞、铅、锡等重金属对

肾小管的损害，环磷酰胺引起的出血性膀胱炎，抗凝剂如肝素和华法林等过量。

5．功能性血尿　平时运动量小的健康人突然加大运动量可出现运动性血尿。

（二）临床表现

1．尿颜色的改变　血尿的颜色因尿中含血量和尿酸碱度的不同而异，当尿液酸性时颜色深，呈棕色或暗黑色；尿液碱性时则呈红色。镜下血尿颜色正常，肉眼血尿呈淡红色洗肉水样，提示每升尿含血量超过 1ml。严重出血时尿可呈血液样，有时有血凝块。红色尿不一定是血尿，要排除子宫、阴道出血以及痔出血污染尿液；某些是药物、染料、试剂或食物所致的红色尿。注意血红蛋白尿由溶血引起，尿呈均匀暗红色或葡萄酒色，如含大量血红蛋白时呈酱油色，镜检无红细胞或偶见红细胞。

2．尿三杯试验　血尿时做尿三杯试验可大概了解血尿的来源。嘱患者排尿时将前、中、后三段分别排入三个玻璃杯中，如第一杯（即前段）尿含血液或镜下有较多红细胞，表示病变位于尿道；如第三杯（即后段）呈血尿或镜下有较多红细胞，表示病变在膀胱颈部和三角区或后尿道等部位；三段尿均呈红色即全程血尿提示血尿来源于肾或输尿管。用位相显微镜观察尿中红细胞形态，可鉴别肾小球源性血尿（畸形红细胞、血红蛋白含量异常）与非肾小球源性血尿（正常形态红细胞）。

（三）伴随症状

1．血尿伴尿频、尿急、尿痛　表明病变在膀胱或后尿道，见于膀胱炎、尿道炎、前列腺炎、结核、肿瘤等；而伴腰痛、高热、畏寒常为肾盂肾炎。

2．血尿伴尿流中断或排尿困难　见于膀胱和尿道结石。

3．血尿伴肾绞痛　见于肾或输尿管结石。

4．血尿伴水肿、高血压、蛋白尿　见于肾小球肾炎。

5．血尿伴肾肿块　单侧可见于肿瘤、肾积水和肾囊肿；双侧肿大见于先天性多囊肾；触及移动性肾见于肾下垂或游走肾。

6．血尿伴皮肤黏膜及其他部位出血　见于血液病和某些感染性疾病。

7．血尿伴乳糜尿　见于丝虫病。

8．无症状性血尿　多见于 LgA 肾病、薄基底膜肾病、肾肿瘤等。

（四）问诊要点

1．发病情况　发病年龄、病程、程度、缓急，尿液的颜色。血尿的时段，是排尿初始、中间、结束时，还是全程血尿，是否有血凝块等。

2．伴随症状　是否伴有发热、寒战、腰痛、膀胱刺激征，有无高血压、水肿、腹部肿块等。

3．病因诱因　女性患者首先注意排除阴道或肠道出血。有无泌尿系统疾病、血液病、感染性疾病、心血管系统疾病、内分泌代谢疾病等病史；有无服药、外伤手术史；职业特点，有无化学物质、重金属、动植物毒素中毒情况等。

二十一、抽搐与惊厥

抽搐（tic）与惊厥（convulsion）均属不随意运动。抽搐是指全身或局部成群骨骼肌非自主的抽动或强烈收缩，常可引起关节运动与强直。当肌群收缩表现为强直性和阵挛性时，称为惊厥。惊厥表现的抽搐一般为全身性、对称性、伴有或不伴有意识丧失。

（一）病因

抽搐与惊厥的病因可分为特发性与症状性。特发性常由于先天性脑部不稳定状态所致。症状性病因有：

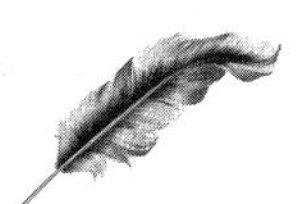

1．脑部疾病　①感染：脑炎、脑膜炎、脑结核、脑脓肿等；②外伤：如颅脑外伤、产伤等；

③血管疾病：如脑出血、蛛网膜下腔出血、脑栓塞、脑血栓形成、高血压脑病、脑缺氧等；④肿瘤：包括原发性脑肿瘤和脑转移瘤；⑤寄生虫病：脑囊虫病、脑棘球蚴病、脑包虫病、脑血吸虫病、脑型疟疾等；⑥其他：如先天性脑发育障碍、核黄疸、结节性硬化等。

2．全身性疾病　①感染：如急性胃肠炎、中毒性菌痢、百日咳、狂犬病、破伤风、败血症、中耳炎等，小儿高热惊厥主要由急性感染所致；②中毒：患尿毒症、肝性脑病等疾病，乙醇、苯、铅、汞、樟脑、阿托品、有机磷等中毒；③心血管疾病：高血压脑病或阿-斯综合征等；④代谢障碍：低钙、低血糖、低镁血症、维生素 B_6 缺乏等，其中低血钙可表现为典型的手足搐搦症；⑤风湿病：系统性红斑狼疮、脑血管炎等；⑥其他：突然撤停安眠药、抗癫痫药、溺水、窒息、触电、热射病等。

3．神经症　如癔症性惊厥和抽搐。

（二）临床表现

由于病因不同，抽搐和惊厥的临床表现通常可分为全身性和局部性两种。

1．全身性抽搐　以全身骨骼肌痉挛为主要表现，典型者为癫痫大发作（惊厥），表现为患者突然意识模糊或丧失，全身强直、呼吸暂停，继而四肢发生阵挛性抽搐，呼吸不规则，尿便失控，发绀，发作约半分钟自行停止，也可反复发作或呈持续状态。发作时可有瞳孔散大，对光反射消失或迟钝、病理反射阳性等。发作停止后不久意识恢复。由破伤风引起者为持续性强制性痉挛，伴肌肉剧烈的疼痛。

2．局部性抽搐　以身体某一局部连续性肌肉收缩为主要表现，大多见于口角、眼睑、手足等。手足搐搦症表现为间歇性双侧强直性肌痉挛，双手呈“助产士手”样表现。

（三）伴随症状

1．伴发热　多见于小儿的急性感染，也可见于重度失水、胃肠功能紊乱等。但须注意，惊厥也可引起发热。

2．伴血压增高　可见于高血压病、肾炎、子痫、铅中毒等。

3．伴脑膜刺激征　可见于脑膜炎、脑膜炎、脑出血、蛛网膜下腔出血等。

4．伴意识丧失　见于癫痫大发作、重症颅脑疾病等。

5．伴瞳孔散大和舌咬伤　见于癫痫大发作。

6．剧烈头痛　见于高血压、颅脑外伤、蛛网膜下腔出血、急性感染、颅内占位性病变等。

（四）问诊要点

1．发病情况　发病年龄、病程、程度、缓急、持续时间、加重或缓解因素。有无意识模糊或丧失、肌肉强直、手足抽搐、呼吸暂停、发绀、尿便失禁等。

2．伴随症状　是否伴有发热、脑膜刺激征、血压增高、头痛、喷射性呕吐等。

3．病因诱因　女性患者应注意月经期或妊娠期。注意是否有心律紊乱、严重睡眠障碍、饥饿、情绪刺激、环境刺激等。有无化学物质、重金属、动植物毒素等接触史。有无脑部疾病、全身性疾病等病史及相关症状。病儿应询问分娩史、生长发育史。

二十二、意识障碍

意识障碍（disturbance of consciousness）是指人对周围环境及自身状态的识别和觉察能力出现障碍。多由于高级神经中枢功能活动受损引起，可表现为嗜睡、意识模糊、谵妄、昏睡和昏迷。

（一）病因

引起意识障碍的病因可分为脑部原发性损害和全身其他系统病变两大类。临床常见病因有：

1．颅脑疾病　①颅脑感染性疾病：如各种脑膜炎、脑炎及脑型疟疾等；②脑血管病：如脑出血、蛛网膜下腔出血、脑梗死、高血压脑病等；③颅脑损伤：脑震荡、脑挫裂伤、外伤性颅内血肿等；④颅内占位性病变：如脑肿瘤、脑脓肿等；⑤癫痫大发作及癫痫持续状态。

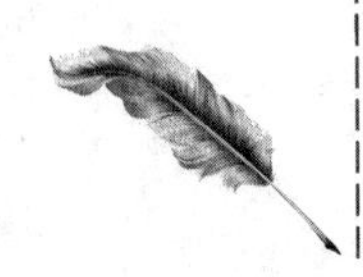

2．全身性疾病　①缺氧、缺血：各种原因所致的肺泡换气不足（肺炎、肺水肿）、窒息、呼吸肌麻痹、高山病、严重心律失常、心力衰竭及心搏骤停等；②重度感染性疾病：如肾综合征出血热、大叶性肺炎、败血症、中毒性菌痢等；③药物与化学毒品中毒：如安眠药、有机磷农药、一氧化碳、乙醇、氰化物和吗啡等中毒；④内分泌与代谢障碍性疾病：如尿毒症、肝性脑病、肺性脑病、甲状腺危象、糖尿病高渗性昏迷、低血糖、水电解质及酸碱平衡紊乱等；⑤物理因素：如高温中暑、溺水、触电等。

（二）发生机制

脑缺血、缺氧、葡萄糖供给不足、酶代谢异常等因素可引起脑细胞代谢紊乱，从而导致网状结构功能损害和脑活动功能减退，均可产生意识障碍。

（三）临床表现

1．嗜睡（somnolence）　是最轻的意识障碍，是一种病理性倦睡。患者陷入持续睡眠状态，可被唤醒，并能正确回答和做出各种反应，但停止刺激后即很快再入睡。

2．意识模糊（confusion）　是意识水平轻度下降，较嗜睡为深的意识障碍。患者能保持简单的精神活动，但对时间、地点、人物的定向能力发生障碍。可有幻觉、错觉、思维紊乱、记忆模糊等。

3．昏睡（stupor）　是接近于人事不省的意识状态。患者处于熟睡状态，虽在强烈刺激下（如压迫眶上神经、摇动其身体等）可被唤醒，醒时答话含糊或答非所问，但很快又进入昏睡。

4．昏迷（coma）　是严重的意识障碍，预示病情危重。表现为意识持续的中断或完全丧失，不能唤醒，无自主运动。按其程度可分为三个阶段：①轻度昏迷：意识大部分丧失，无自主运动，对声、光刺激无反应，对疼痛刺激尚可出现痛苦表情或肢体退缩等防御反应。眼球运动、吞咽反射、角膜反射、瞳孔对光反射等存在。②中度昏迷：意识完全丧失，对周围事物及各种刺激均无反应，对剧烈刺激可出现防御反射，角膜反射减弱，瞳孔对光反射迟钝，眼球无转动。③深度昏迷：全身肌肉松弛，对各种刺激均无反应，深、浅生理反射及眼球运动等均消失。生命体征常有改变。

此外，以兴奋性增高为主的高级神经中枢急性活动失调状态，称为谵妄（delirium）。表现为意识模糊、精神异常、定向力丧失、感觉错乱（幻觉、错觉）、躁动不安、言语杂乱。可发生于急性感染的发热期间、某些中毒（如颠茄类药物中毒）、急性乙醇中毒、代谢障碍（如肝性脑病）、循环障碍或中枢神经疾病等。

（四）伴随症状

1．意识障碍伴发热　先发热后有意识障碍，可见于重症感染性疾病。先意识障碍后有发热，见于脑出血、蛛网膜下腔出血、巴比妥类药物中毒等。

2．意识障碍伴呼吸缓慢　为呼吸中枢受抑制表现，可见于吗啡、有机磷杀虫药、巴比妥类等中毒，银环蛇咬伤等。

3．意识障碍伴瞳孔改变　瞳孔扩大见于颠茄类药物、乙醇、氰化物等中毒，癫痫、低血糖状态等。瞳孔缩小见于有机磷杀虫药、巴比妥类、吗啡类等中毒。

4．意识障碍伴心动过缓　见于颅内高压症、高度房室传导阻滞、病态窦房结综合征、吗啡及毒蕈等中毒。

5．意识障碍伴高血压　见于高血压脑病、急性脑血管疾病、尿毒症等。

6．意识障碍伴低血压　见于各种原因的休克。

7．意识障碍伴偏瘫　见于脑出血、脑梗死或颅内占位性病变等。

8．意识障碍伴皮肤黏膜改变　如有出血点、瘀斑和紫癜等，可见于严重感染和出血性疾病。口唇呈樱桃红色提示为一氧化碳中毒。

9．意识障碍伴脑膜刺激征　见于脑膜炎、蛛网膜下腔出血等。

（五）问诊要点

1．发病情况 起病的急缓、意识障碍的进程及意识障碍的类型。

2．伴随症状 是否伴有发热、呼吸缓慢、瞳孔扩大、瞳孔缩小、抽搐、心悸、心动过缓、高血压、低血压、瘫痪、脑膜刺激征、皮肤黏膜改变等。

3．病因诱因 注意询问有无脑、心、肝、肾、肺等脏器疾病史及用药情况。注意发生意识障碍的环境和现场特点，包括季节、时间、地点；有无颅脑外伤的可能；有无药物、农药、有毒气体、食物中毒等情况。注意现场的药瓶、药片及呕吐物等，应收集备验。

（林 兵）

第二章 体格检查

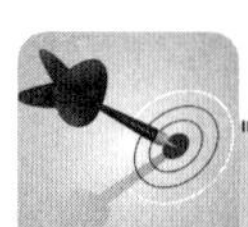

学习目标

1．掌握视诊、触诊、叩诊、听诊和嗅诊五种基本检查方法和各系统的具体检查方法。
2．熟悉体格检查中正常和异常表现的临床意义；体格检查的注意事项。
3．通过体格检查基本方法和各系统检查的练习，具备为患者进行体格检查的能力及阳性体征辨别能力。

第一节 概 述

体格检查是医师运用自己的感官或借助简单的工具如听诊器、血压计、体温表、叩诊锤等，对被检者身体状况进行客观了解和初步评估的一系列最基本的检查方法。检查方法包括视诊、触诊、叩诊、听诊和嗅诊。

【准备工作】

1．环境 安静、整洁、光线充足、温度适宜。

2．医师 应仪表端庄，举止大方，剪平指甲，去除饰物等。

3．用物准备 托盘1个，听诊器、血压计各1个等。

【基本检查方法】

（一）视诊

视诊是医师用眼睛观察患者全身或局部情况的检查方法。可用于全身一般状态和许多体征的检查，如性别、年龄、发育、营养、意识、面容、表情、体位、姿势与步态等。局部视诊可了解患者身体各部分的改变，如皮肤、黏膜、舌、头颈、胸及腹部外形，四肢、肌肉、脊柱及关节外形等。必要时可借助某些器械如检耳镜、检眼镜、内镜等协助观察。

注意事项：视诊时应充分暴露被检查部位，在自然光线下进行。这样有利于观察黄疸、发绀、皮疹、出血点等。侧面光线有利于观察心尖搏动或肿物轮廓。

（二）触诊

触诊是医师通过手接触被检部位时的感觉来进行判断的一种方法。

1．浅部触诊法 适用于体表浅表的病变（浅部动脉、静脉、神经、精索、阴囊等）的检查。腹部浅部触诊可触及的深度约为1cm。触诊时，将一手放在被检查的部位，用掌指关节和腕关节的协同动作以旋转或滑动方式轻压触摸。

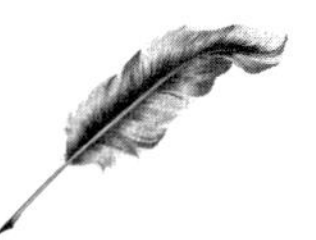

2．深部触诊法 检查者可用单手或双手重叠由浅入深，逐渐加压以达到深层触诊的目的。

腹部深部触诊法触及的深度约为 2cm 以上，有时可达 4 ～ 5cm，按检查目的和手法不同可分为以下几种：

（1）深部滑行触诊法：适于腹部检查。被检者平卧，下肢屈曲略分开立起、张口平静呼吸、放松腹肌，医师右手掌平置于腹壁，腕关节伸直，通过掌指关节的屈伸运动，2 ～ 5 指向腹部深位触诊，对被检查的脏器或肿块做上下左右滑动触摸，了解其形态、大小及硬度等。

（2）双手触诊法：又称双合诊法，用左手托于被检查部位（或器官）的后腹壁或腔内（阴道、肛门），右手置于前腹壁触诊。使被检查器官或包块位于双手之间，以便于触清。可用于肝、脾、肾、子宫等脏器的检查。

（3）深压触诊法：用于腹部检查。以 1 至 2 个并拢手指逐渐用力深压被检查部位，以了解有无局限触痛点及反跳痛。如阑尾压痛点、胆囊压痛点、输尿管压痛点等。检查反跳痛时，在手指深压的基础上迅速将手抬起，并询问患者是否感觉疼痛加重或察看面部是否出现痛苦表情。

（4）冲击触诊法：又称浮沉触诊法，用于大量腹水时肝、脾及腹部包块难以触及者。检查时，右手将 2 ～ 5 指并拢、伸直，与腹壁成 70° ～ 90°，适当用力急促地有节律地从腹壁体表向腹深部冲击数次，指端可感触到肿块或实体脏器表面状况、质地，并有浮沉感。此法检查患者有不适感，用力不能过猛（图 2-1）。

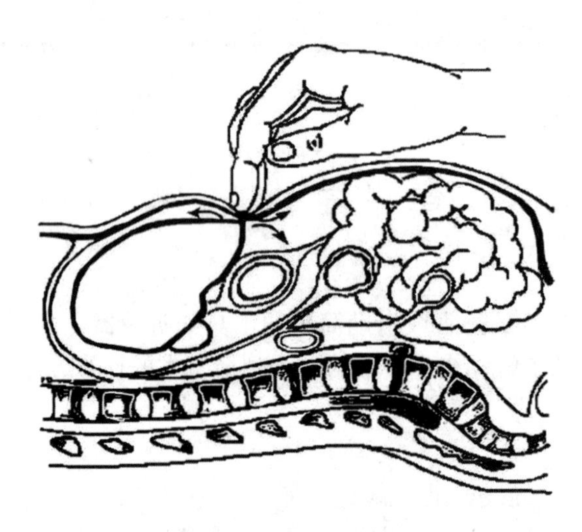

图 2-1 冲击触诊示意图

注意事项：①向患者讲清检查目的，取得配合；②腹部检查时患者先排尿，一般为仰卧位，屈膝、屈髋、下肢略分开，必要时可采用半坐位、立位和侧卧位；③医生手要温暖，站于仰卧位被检者右侧，手法要轻柔，由浅而深、由轻到重，发现异常时边检查边分析思索，并注意被检者的表情。

（三）叩诊

叩诊是医师用手指叩击被检者某部位体表使之震动产生音响，根据震动和声响的特点，判断检查部位脏器状况有无异常的方法。根据叩诊的目的和方法的不同可分为以下两种：

1．直接叩诊法　医师右手中间三指并拢，用其掌面直接轻轻叩打（或拍打）被检查部位体表，借助拍击后的反响音及指下的震动感来判断病变情况的方法。适用于胸、腹部范围较广泛的病变。如大量胸腔积液、积气及大片肺实变、腹水等。

2．间接叩诊法　又称指指叩诊法，是临床最常用的叩诊法。医师以左手中指第二指节为板指，紧贴于被检查部位，其余手指稍微抬起；右手各指自然弯曲，用中指指端垂直叩击板指第二指远端（或远端指间关节）。叩击要灵活而富有弹性，用力要均匀，以掌指关节及腕关节运动为主，不要将叩诊指停留在板指指背上（图 2-2）。对每一叩诊部位连续叩击 2 ～ 3 下，稍停片刻，

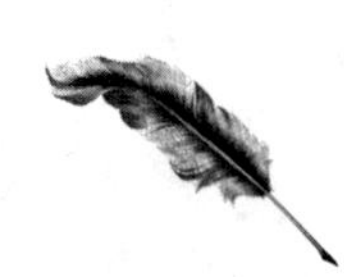

辨别叩诊音。因叩击用力不同可分为轻叩诊法和重叩诊法。被叩诊的部位产生的反响称叩诊音，临床上根据音调高低（频率高低）、音响强弱（振幅大小）、持续时间长短等，分为清音、鼓音、浊音、实音和过清音五种。

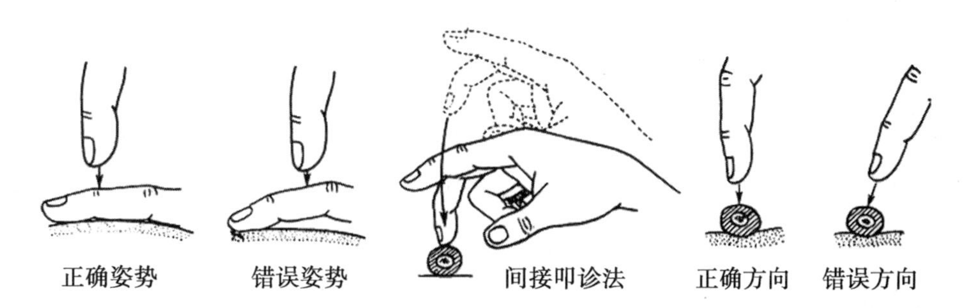

图 2-2 间接叩诊法正误图

注意事项：①被检者体位要舒适，叩诊部位肌肉要松弛，否则会影响叩诊音音调与音响；②叩诊时用力要均匀，按叩诊目的采用轻叩法或重叩法；③叩诊动作要规范，避免肘关节和肩关节参与叩诊动作；④叩诊时应注意叩诊音的变化，应结合板指所感受的局部组织振动综合判断。

（四）听诊

听诊是医师根据被检者身体各部分活动时发出的声音判断正常与否的一种诊断方法。可分为以下两种方法：

1．直接听诊法　医生用耳直接贴于（或接近）被检者体表某部位，听取相关的声音。目前只用于某些特殊情况或紧急情况下。

2．间接听诊法　使用听诊器听诊。为临床常用方法，可用于身体任何部位，听诊内容广泛。

注意事项：①检查环境要温暖、安静，避免外界噪声及寒冷引起肌肉震颤，而影响听诊效果；②被检者体位应根据需要采取坐位、卧位、变换体位，但病情严重者尽量减少体位的变动；③听诊器各部连接要紧密、无松动，胶管无阻塞或破裂，听诊过程医师要集中注意力，排除其他音响的干扰，如听心音时应摒除呼吸音干扰，听呼吸音时又要摒除心音干扰；④听诊器不能与衣服或皮肤摩擦，以免干扰听诊的准确性。

（五）嗅诊

嗅诊是通过嗅觉来判断发自患者的异常气味与疾病之间关系的一种诊断方法。因疾病不同，皮肤黏膜气味、呼出气味、口腔气味、痰气味、呕吐物气味、分泌物、排泄物等气味各不相同。

注意事项：①体格检查环境安静、整洁、光线充足、温度适宜。②应以患者为中心，关心体贴患者，要有高度的责任感和良好的医德修养。③医师应仪表端庄，举止大方，态度诚恳和蔼。④医生应站在患者的右侧。检查前向患者说明体检目的、要求，取得配合。检查手法应规范轻柔，检查部位暴露应充分。⑤全身体格检查时应全面、有序、重点、规范和正确。体格检查要按一定顺序进行，避免重复和遗漏，避免反复翻动患者，通常首先进行生命征和一般检查，然后按头、颈、胸、腹、脊柱、四肢、神经系统的顺序进行检查，必要时进行生殖器、肛门及直肠检查。⑥需急救的危重患者，要重点检查、掌握基本病情，尽快投入抢救。待病情稳定后再做详细体查。⑦根据病情变化及时复查，及时发现阳性体征以利于补充和修正诊断。

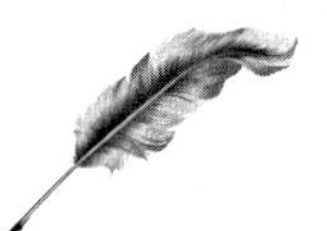

第二节 一般检查

【准备工作】

1．环境 安静、整洁、光线充足、温度适宜。

2．医师 仪表端庄，举止大方，剪平指甲，去除饰物等。

3．用物准备 托盘1个，内有血压计1台、听诊器1个、手电筒1个、压舌板1包、棉签1包、体温表1支等。

一、全身状态检查

【检查内容及方法】

1．性别 正常人，根据体貌、性征、生殖器官检查容易辨清性别。

2．年龄 随着年龄的增长，机体出现生长、发育、成熟、衰老等一系列改变，年龄与疾病的发生及预后有密切关系。

3．生命征 是评估人生命活动存在与否及其质量的指标，包括体温、呼吸、脉搏和血压。为体格检查时必须检查的项目之一。测量之后应及时而准确地记录于病历和体温记录单上。

（1）体温：测量体温（T）通常有三种方法：①口测法：将消毒的体温计水银球部放于舌下隐窝，闭口测量5分钟，取出、读数、并记录。小儿、抽搐惊厥者、昏迷者禁用此法。正常值36.3 ~ 37.2℃。②腋测法：将腋表水银球部放于腋窝深处，夹紧上臂，测量10分钟，取出、读数、并记录。此法操作方便，安全、不易交叉感染，最常用。正常值36 ~ 37℃。③肛测法：将肛表水银球部涂液体石蜡油，插入肛管，深度为体温计长度的1/2，医务人员扶持勿脱出，测量5分钟，取出、读数、并记录。多用于婴幼儿及神志不清者。正常值36.5 ~ 37.7℃。

注意事项：①在测量口温前15分钟内不能喝过热、过冷饮料，也不能用热、冷水漱口。②测腋温，先用干毛巾擦净腋窝汗液。腋窝使用致冷、致热物品者，去除冷、热物后，待局部恢复到实际温度后方可测温。③消瘦患者，腋测法多夹闭不紧，可用其他方法测量。④测量前一定将水银柱甩到35℃以下。

（2）脉搏：检查者用示指、中指和环指的末节指腹平放在桡动脉近腕横纹处进行触诊。至少计数30秒，检查时要注意脉率、节律、紧张度、强弱、动脉壁弹性、波形变化、脉搏与呼吸的关系等。

（3）呼吸：观察胸式呼吸和腹式呼吸，并测量呼吸的频率、节律、深度。对呼吸运动微弱的昏迷患者，检查者持少许棉絮置其口鼻前方，观察棉絮每分钟随呼吸移动的次数。

（4）血压：测量血压的方法有直接测压法和间接测量法。袖带加压法血压测量操作规程：①被检者安静休息10分钟，取坐位或仰卧位，暴露右上臂，调整其手臂位置，稍外展，并使肱动脉听诊点、血压计汞柱刻度管0点、右心房（坐位平第4肋软骨，平卧位平腋中线）在同一水平；②打开血压计水银槽开关；③缠袖带于被检者右上臂，松紧适度（可插入1指），袖带下缘距肘横纹2 ~ 3cm；④正确戴听诊器，用手指触及肘部肱动脉搏动；⑤向袖带内充气，待肱动脉搏动消失后，再将汞柱上升20 ~ 30mmHg；⑥将听诊器体件按在肘部原肱动脉搏动处；⑦缓慢放气，使汞柱缓慢下降2mm/s，同时听诊肱动脉搏动音，第一声“咚”音处为收缩压值，“咚”音变调突然消失处为舒张压值，正确读出测量结果；⑧血压至少应测量2次，间隔1 ~ 2分钟；⑨如收缩压或舒张压2次读数相差5mmHg以上，应再次测量，以3次读数的平均值作为测量结果，按收缩压/舒张压（mmHg）格式记录；⑩整理好血压计。

4．发育与体型 发育通常以年龄、智力、体格成长状态（身高、体重和第二性征）之间的关系进行综合评价。发育正常者，上述各项是比较均衡和协调的。发育正常的成年人，其胸围为身高的一半，两上肢展开的长度约等于身高，坐高等于下肢长度。体型是身体各部发育的外观表现，包括骨骼、肌肉生长、脂肪分布状态等。成年人分三型：①无力型（瘦长型）：体高肌瘦，颈细长，肩窄下垂，胸廓扁平，腹上角锐角，易见内脏下垂；②正力型（匀称型）：身体各部匀称适中，腹上角约为直角；③超力型（矮胖型）：身材矮、粗壮，肌肉坚实，颈粗短，肩宽，腹上角为钝角。

5．营养状态　是根据皮肤、皮下脂肪、肌肉发育、毛发、指甲等情况综合判断。检查营养状态可称量体重、测量一定时间内的体重变化、捏提上臂背侧下 1/3 的皮下脂肪观察其厚度。临床上通常用良好、中等、不良三个等级来描述。①良好：皮肤润泽，弹性好，皮下脂肪丰满，肌肉结实，指甲、毛发柔韧有光泽；②不良：皮肤干燥，弹性差，皮下脂肪菲薄，肌肉松弛，指甲粗糙松脆，毛发干燥易折断脱发，胸骨上窝、锁骨上窝、肋间隙明显凹陷，浅表骨骼突出，极度营养不良称为恶病质；③中等：介于二者之间。

6．意识状态　是大脑功能活动的综合表现。正常人意识清楚，定向力正常，思维和情感活动合理，语言流畅，表达清晰，对刺激有正确的反应。意识状态检查方法可通过与被检者谈话来了解其思维、情感、计算能力和定向力（对时间、场所、人物的分析能力），以及感觉、反射检查等以评估意识障碍程度。

7．语调与语态　语调指语言过程中的语音和声调，语音障碍可分为失音（不能发音）、失语（不能言语，包括运动性失语和感觉性失语）和结语。语态指言语过程中的节奏。

8．面容与表情　面容是指面部呈现的状态；表情是在面部或姿态上思想感情的表现。健康者表情安详，神态自若。当疾病困扰或疾病发展到一定程度时，视诊可见到相关的特征性面容和表情，对诊断有重要价值。

9．体位　是指患者身体所处的状态。体位的改变对某些疾病的诊断具有一定意义。常见体位如下：

（1）自主体位：身体活动自如，不受限制。见于正常人、病情较轻者或重病早期。

（2）被动体位：患者不能自己调整或变换身体的位置。见于昏迷、瘫痪、极度衰弱患者。

（3）强迫体位：患者为减轻痛苦，被迫采取某种特殊的体位。如强迫仰卧位、强迫俯卧位、强迫坐位、强迫蹲位、强迫停立、辗转体位等。

10．姿势与步态　是指举止的状态。健康人躯干端正，肢体动作灵活适度。步态即走路的姿态。

二、皮肤

【检查内容及方法】

1．皮肤颜色　除与种族有关外，还与毛细血管的分布、血管充盈度、色素量、皮下脂肪厚薄等因素有关。检查时注意有无苍白、发红、发绀、黄染以及色素沉着或脱失等改变。最好在良好自然光线下进行。

2．湿度与出汗　皮肤的湿度与汗腺分泌功能有关，出汗多者皮肤比较湿润，出汗少者比较干燥，正常人在气温高、湿度大的环境里出汗增多是生理的调节。

3．皮肤弹性　与年龄、营养状态、皮下脂肪及组织间隙所含液体量有关。皮肤弹性检查部位常在手背或上臂内侧下 1/3 处皮肤，医生用拇指与示指将皮肤捏起，片刻后松手，正常人皱褶迅速平复称为皮肤弹性良好。

4．皮疹　正常人通常无皮疹。检查时应观察其初现部位、出疹顺序、分布情况、形态大小、颜色、平坦或隆起、压之是否褪色、持续及消退时间、有无痛痒和脱屑等。

5．脱屑　正常皮肤表层不断角化和更新，但由于数量少，一般不易察觉。

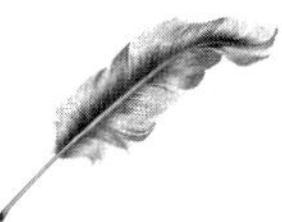

6．皮下出血　病理情况下可出现皮下出血。根据其直径大小及伴随情况分为以下几种：直

径＜3mm称出血点；直径为3～5mm者紫癜；直径＞5mm为瘀斑；片状出血并伴有皮肤隆起称为血肿。

7．蜘蛛痣与肝掌 蜘蛛痣是由皮肤小动脉末端分支性扩张所形成的血管痣，形似蜘蛛，故称蜘蛛痣。慢性肝病者手掌大、小鱼际处常充血发红，称为肝掌。

8．水肿 由皮下组织的细胞内及组织间隙液体潴留过多所致。水肿的检查应以视诊和触诊相结合。根据水肿的范围和程度，临床上分为轻、中、重三度。

9．溃疡与瘢痕 溃疡应注意其部位、大小、数目、形状、深浅和表面分泌物的情况。瘢痕是皮肤创面愈合后新生结缔组织增生的痕迹。

10．皮下结节 正常人皮肤无结节。出现结节时应注意大小、硬度、部位、活动度、有无压痛等。

11．毛发 毛发的颜色、多少与种族、遗传、营养状况、年龄、内分泌功能等因素相关。

三、淋巴结

淋巴结分布于全身，体格检查时只能检查身体各部表浅淋巴结。正常淋巴结体积很小，直径多为0.2～0.5cm，质地柔韧，表面光滑，单个散在，无压痛，与毗邻组织无粘连，不易触及，亦无压痛。

【检查内容及方法】

1．检查顺序 耳前、耳后、枕部、颌下、颏下、颈前三角、颈后三角、锁骨上窝、腋窝、滑车上、腹股沟、腘窝。腋窝淋巴结应按尖群、中央群、胸肌群、肩胛下群和外侧群的顺序进行。

2．方法 检查淋巴结的方法是视诊和触诊。视诊时不仅要注意局部征象（包括皮肤是否隆起，颜色有无变化，有无皮疹、瘢痕、瘘管等），也要注意全身状态。

触诊是检查淋巴结的主要方法。检查者将示、中、环指并拢，其指腹平放于被检查部位的皮肤上由浅入深进行滑行触诊。被检者取坐位或仰卧位，医生站位得当，方便操作。

（1）耳前、耳后、枕部淋巴结检查：检查者站在被检者前面或后面，用示指、中指的指腹缓慢、仔细、滑动触诊耳前、耳后、枕骨部。

（2）颌下、颏下淋巴结检查：检查颌下淋巴结时，嘱被检者头稍低而偏向检查侧，屈曲手指于颌下由浅入深、由内向外滑动触诊；检查颏下淋巴结时嘱被检者头稍低，屈曲手指于颏下中线处触诊。

（3）颈部淋巴结检查：被检者头稍低并偏向检查侧，颈前淋巴结于胸锁乳突肌前缘之前浅表处触诊，颈后淋巴结于胸锁乳突肌后缘之后浅表处触诊。

（4）锁骨上窝淋巴结检查：被检者头前屈，并偏向检查侧，用左手检查右侧，以右手检查左侧，分别检查锁骨上窝淋巴结。

（5）腋窝淋巴结检查：检查者以右手检查左侧，左手检查右侧。一般先检查左侧，检查者左手抓住患者左腕向外上屈肘外展抬高约45°，右手指并拢，掌面贴近胸壁向上逐渐达腋窝顶部，滑动触诊，然后依次触诊腋窝尖群、中央群、胸肌群、肩胛下群后再翻掌向外将患者外展的上臂下垂，触诊腋窝外侧群。触诊时由浅及深至腋窝各部。以同样方法检查右侧。

（6）滑车上淋巴结检查：检查者左手托住被检者左腕部，屈肘90°，以右手示指抵在肱骨内上髁上，示、中、环指并拢在肱二头肌与肱三头肌间沟中纵行、横行触诊。以同样方法检查右侧。

（7）腹股沟淋巴结检查：以右手中间3指紧贴腹股沟皮肤，横行滑动触诊检查腹股沟水平组（上群）淋巴结，纵行滑动触诊检查腹股沟垂直组（下群）淋巴结。

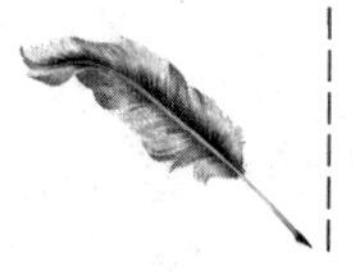

3．检查内容 淋巴结肿大时，应注意部位、大小、数目、硬度、压痛、活动度、有无粘连，局部皮肤有无红肿、瘢痕、瘘管等。并注意寻找引起淋巴结肿大的原发病灶。

第三节　头颈部检查

【准备工作】

1. 环境　安静、整洁、光线充足、温度适宜。

2. 医师　仪表端庄，举止大方，剪平指甲，去除饰物等。

3. 用物准备　托盘 1 个，听诊器 1 个、手电筒 1 个、压舌板 1 包、大头针数枚、棉签 1 包、软尺 1 条、音叉、秒表及视力表等。

一、头颅检查

【检查内容及方法】

1. 被检者取坐位或仰卧位。

2. 头颅的大小以头围来衡量，测量时以软尺自眉间绕到颅后，经过枕骨粗隆绕头一周。新生儿约为 34cm，18 岁可达 53cm 或以上。

3. 观察头颅的外形变化，有无小颅、巨颅、方颅、尖颅等。

4. 头颅压痛及包块检查。触诊时注意触摸头颅的每一个部位，了解其外形，有无压痛和异常隆起。

5. 视诊有无运动异常。

6. 头皮检查需拨开头发观察头皮颜色、头皮屑，有无头癣、炎症、外伤、血肿、疖痈及瘢痕等。

二、头部器官检查

【检查内容及方法】

1. 眼

(1) 外眼的检查：眼部检查应从外向内按一定的顺序进行，即眼眉、眼睑、结膜、巩膜、角膜、虹膜、瞳孔、眼球及视力等。眼部的一些变化可以是全身性某些疾病的反映。

1）眼眉：正常人眉毛的疏密不完全相同，一般内侧与中间部分比较浓密，外侧部分较稀疏。

2）眼睑：注意有无下垂、水肿或闭合障碍；有无包块，内、外翻及倒睫等。

3）结膜：被检者取坐位或仰卧位，检查者用右手检查被检者左眼，左手检查右眼。结膜分睑结膜、穹窿结膜和球结膜三部分。检查睑结膜、穹窿部结膜时须翻转眼睑才能进行。翻转下睑时，将拇指放在下睑中央部睑缘稍下方轻轻向下牵拉下睑，同时嘱被检者向上看，下睑结膜和下穹窿部结膜即可暴露。翻转上睑时，用示指和拇指捏住上睑中外 1/3 交界处的边缘，嘱被检者向下看，此时轻轻向前下方牵拉，然后示指向下压迫睑板上缘，并与拇指配合将睑缘向上捻转即可将上睑翻开（图 2-3）。结膜检查应注意有无充血、苍白、出血、黄疸、颗粒及滤泡等。

4）眼球：检查时应注意眼球的外形及运动。双侧眼球突出见于甲状腺功能亢进。患者除突眼外还有以下眼征（图 2-4）：① Graefe 征：眼球下转时上睑不能相应下垂；② Stellwag 征：瞬目减少；③ Mobius 征：集合运动减弱；④ Joffroy 征：上视时无额纹出现。

眼球运动检查时，医师将目标物（棉签或手指）置于被检者眼前 30 ~ 40cm 处，嘱患者固定头位，眼球随目标方向移动，一般按左→左上→左下，右→右上→右下 6 个方向的顺序进行，每一方向代表双眼的一对配偶肌的功能（图 2-5）。

双侧眼球发生一系列有规律的快速往返运动，称眼球震颤。运动方向以水平方向常见，垂直和旋转方向较少见。检查方法：嘱患者眼球随医生手指所示方向（水平或垂直）运动数次突然停下，观察患者眼球运动是否停止或出现震颤。自发的眼球震颤常见于耳源性眩晕、小脑疾患等。

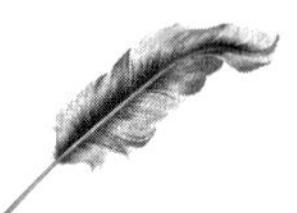

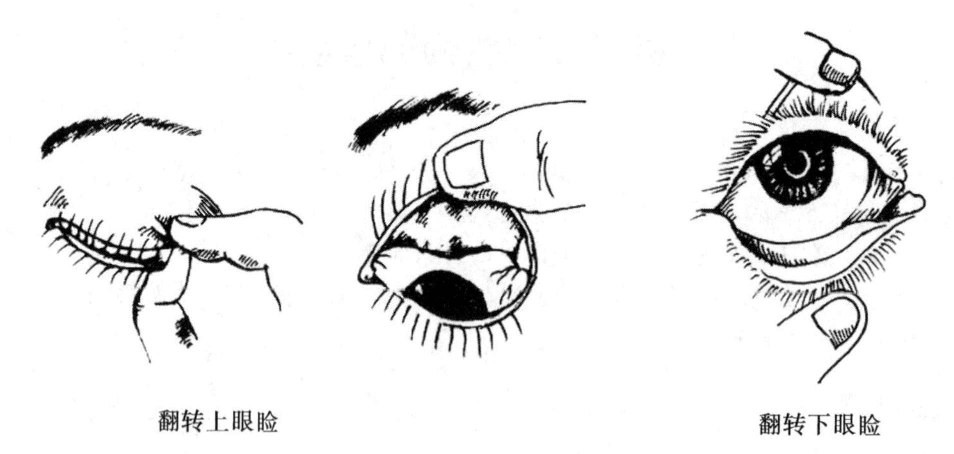

图 2-3 翻转眼睑检查上下睑结膜示意图

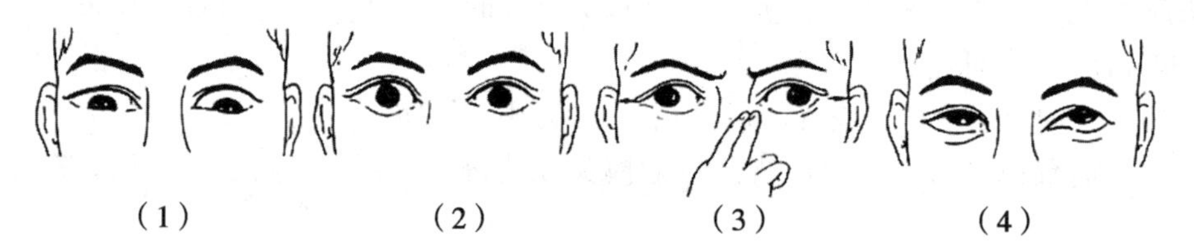

图 2-4 甲状腺功能亢进的眼部特征示意图

（1）Graefe 征；（2）Stellwag 征；（3）Mobius 征；（4）Joffroy 征

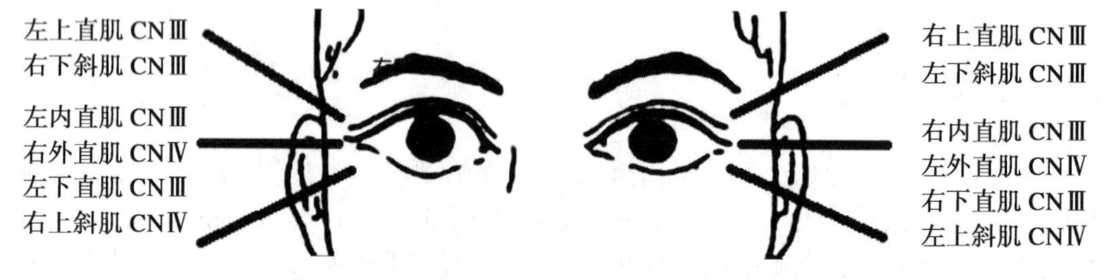

图 2-5 眼球六个方向的运动、相应的配偶肌和神经支配示意图

（2）眼内检查

1）巩膜：不透明，血管极少，呈瓷白色。

2）角膜：表面有丰富的感觉神经末梢，因此感觉十分灵敏。检查时应注意透明度，有无云翳、白斑、软化、溃疡、新生血管等。

3）虹膜：为眼球葡萄膜的最前部分，正常虹膜呈圆盘形，中央有圆形孔洞即瞳孔。虹膜内有瞳孔括约肌与扩大肌，能调节瞳孔的大小。虹膜的颜色与色素多少有关，东方民族多为棕色。正常虹膜纹理呈放射状排列，在充分光线下观察有无纹理模糊或消失，颜色是否变淡，虹膜形态有无异常或有裂孔等。

4）瞳孔：虹膜中间的孔洞，正常直径为 3 ~ 4mm。检查瞳孔时应注意其形状、大小，两侧是否等大、等圆，对光及调节反射等。①对光反射：分直接反射和间接反射。检查方法：嘱被检者注视正前方，通常用手电筒光照射一侧瞳孔，被照的瞳孔立即缩小，移开光源后瞳孔迅速复原，称直接对光反射。用手隔开两眼，光照一侧瞳孔，观察对侧瞳孔反射的情况，若对侧瞳孔也立即缩小，称间接对光反射。瞳孔对光反射迟钝或消失，见于昏迷患者。②调节与集合反射：嘱被检者注视 1m 以外的目标（通常是检查者的示指尖），然后将目标逐渐移近眼球（距眼球

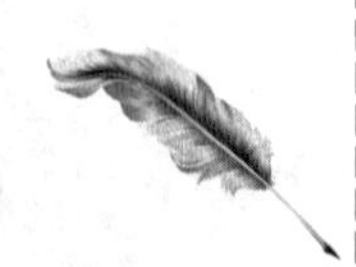

5～10cm 处），正常人此时瞳孔逐渐缩小，称为调节反射；如同时双侧眼球向内聚合，称为集合反射。

（3）眼的功能检查

1）视力：近距离视力表是在距视力表 33cm 处能看清“1.0”行视标者为正常视力。近距离视力表能测定眼的调节功能。在用视力表测定时，光线要充足，光线来源要适当。检测时宜将对侧眼睛用硬纸壳遮拦，但避免用手指压眼球。两侧分别进行测验。

2）视野：采用对比检查法可粗略地测定视野，可利用视野计作精确的视野测定。

3）色觉：色觉的异常可分为色弱和色盲两种。色弱为对某种颜色的识别能力减低；色盲对某种颜色的识别能力丧失。眼底检查：眼底需借助眼底镜才能看到。

2．耳

（1）视诊：检查时注意耳郭外形有无外伤、结节及大畸形等。借助手电筒观察外耳道有无分泌物，鼓膜是否有内陷、外凸或穿孔等。

（2）触诊：双侧外耳及耳后有无结节及触痛。

（3）听力：以粗测法了解被检者的听力情况。即在静室内嘱被检者闭目坐在椅子上，并用手指堵塞一侧耳道，将机械表（或捻手指）自 1m 以外逐渐移近被检者耳部，直到被检者听到声音为止。与正常侧对照，听力正常时，一般约在 1m 处即可听到机械表与捻指声。精确法检测听力则需用一定频率的音叉或电测听器等手段进行。

3．鼻　检查鼻应注意外形、有无鼻翼扇动、鼻道是否通畅、有无脓血分泌物、鼻中隔有无偏曲、鼻黏膜情况及鼻窦有无压痛等。

（1）视诊：注意其形态和皮肤颜色。有无鞍鼻、蛙状鼻、酒渣鼻等异常。

（2）触诊：医师用左手的示指和中指自被检者的额部向下滑压至鼻尖，检查有无鼻梁塌陷和触痛。检查鼻中隔时医师将左手拇指置于鼻尖，其他手指置于额部，以拇指上推鼻尖，右手持手电筒观察鼻中隔是否居中，有无穿孔，鼻黏膜有无充血、流涕、鼻塞及分泌物等。

（3）鼻窦：为鼻腔周围含气的骨质空腔，有 4 对，鼻窦压痛检查方法如下（图 2-6）：

1）额窦：一手扶持患者枕部，用另一拇指或示指置于眼眶上缘内侧，用力向后、向上按压，双手拇指置于眼眶上缘内侧向后、向上按压，询问有无压痛，两侧有无差异。

2）筛窦：双手固定患者两侧耳后，双侧拇指分别置于鼻根部与眼内眦之间，向内后方按压。

3）上颌窦：医师双手固定于患者的两侧耳后，将拇指分别置于左右颧部，向后按压。

4）蝶窦：因解剖位置较深，不能在体表进行检查。

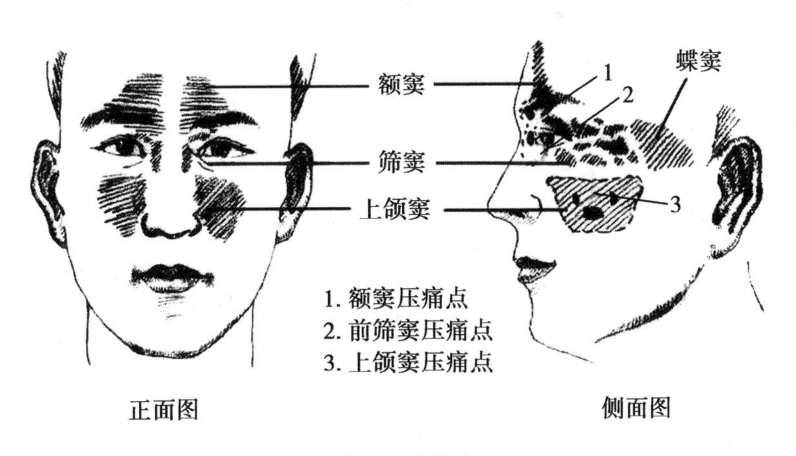

图 2-6　鼻窦压痛检查示意图

4．口

（1）口唇：观察有无疱疹，口唇颜色、口角糜烂。

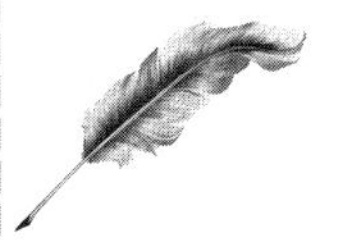

（2）口腔黏膜：检查者应在充分的自然光线下进行，可用手电筒照明。观察有无出血点、瘀斑、溃疡、麻疹黏膜斑（Koplik 斑）或色素沉着斑等。

（3）牙齿与牙龈：观察有无龋齿、残根、缺齿及义齿等，牙龈有无肿胀、出血、溢脓、瘘管及齿龈缘有无铅线等。若有病变可按下列格式表明所在部位：

右 8 7 6 5 4 3 2 1	上 1 2 3 4 5 6 7 8 左
8 7 6 5 4 3 2 1	下 1 2 3 4 5 6 7 8

1 是中切牙；2 是侧切牙；3 是尖牙；4 是第一前磨牙；5 是第二前磨牙；6 是第一磨牙；7 是第二磨牙；8 是第三磨牙。举例：2 为右上侧切牙；4 为右下第一前磨牙。

（4）舌：被检者取坐位或仰卧位，观察舌形态及运动有无异常。让被检者伸舌，观察有无偏斜、萎缩和震颤；观察舌苔改变。

（5）咽部及扁桃体：被检者取坐位头略后仰，口张大并发“啊”音，检查者用压舌板在舌的前 2/3 与后 1/3 交界处迅速下压，此时软腭上抬，在照明的配合下即可见软腭、腭垂、软腭弓、扁桃体、咽后壁等。注意咽部黏膜有无充血、红肿、分泌物、扁桃体是否肿大等。扁桃体增大一般分为三度：不超过咽腭弓者为Ⅰ度，超过咽腭弓者为Ⅱ度，达到或超过咽后壁中线者为Ⅲ度（图 2-7）。

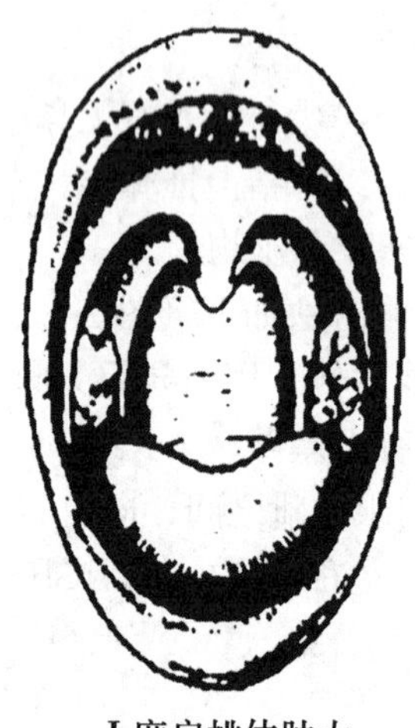
Ⅰ度扁桃体肿大

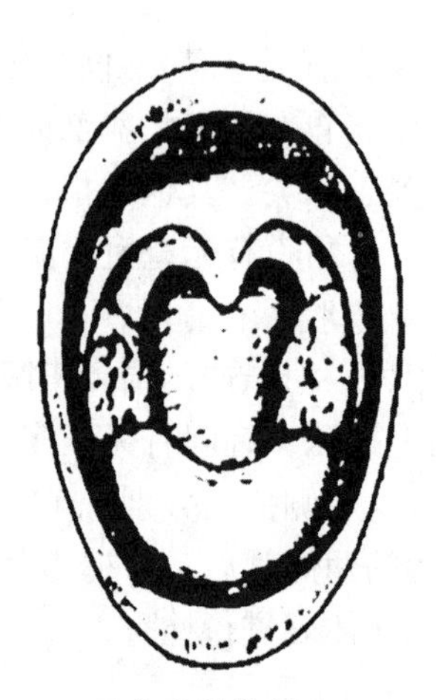
Ⅱ度扁桃体肿大

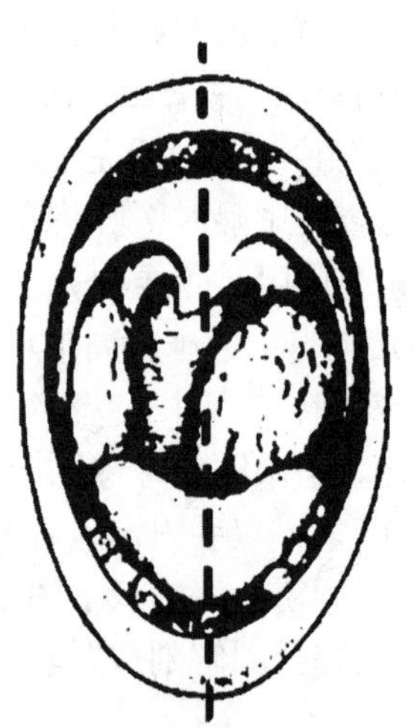
Ⅲ度扁桃体肿大

图 2-7　扁桃体位置及其肿大分度

三、颈部检查

【检查内容及方法】

1．颈部血管

（1）颈静脉：正常人立位或坐位时，颈外静脉（简称颈静脉）常不显露，平卧时可稍见充盈，充盈的水平仅限于锁骨上缘至下颌角距离的下 2/3 以内。若取 30° ～ 45° 半卧位时静脉充盈度超过正常水平，称为颈静脉怒张（图 2-8），提示静脉压增高，见于右心衰竭、缩窄性心包炎、心包积液或上腔静脉回流受阻。正常情况下不出现颈静脉搏动，只在三尖瓣关闭不全伴有颈静脉怒张时才能看到。

（2）颈动脉：正常人在安静状态下不易看到颈动脉搏动，只在剧烈活动后可见，且很微弱。如见明显搏动，提示心脏搏出量异常增加，多见于主动脉瓣关闭不全、高血压、甲状腺功能亢进及严重贫血患者。

（3）颈部血管听诊：在颈部大血管区听到血管性杂音，且在收缩期明显，则应考虑由动脉硬化或大动脉炎所致的管腔狭窄，如颈动脉或椎动脉狭窄。若在锁骨上窝处听到杂音，可能为锁骨下动脉狭窄，见于结节性动脉炎或颈肋压迫。若在右锁骨上窝处听到连续性静脉“营营”样杂音，则可能为颈静脉血液流入上腔静脉口径较宽的球部所产生，这种杂音是生理性的，用手指压迫颈静脉后即可消失。

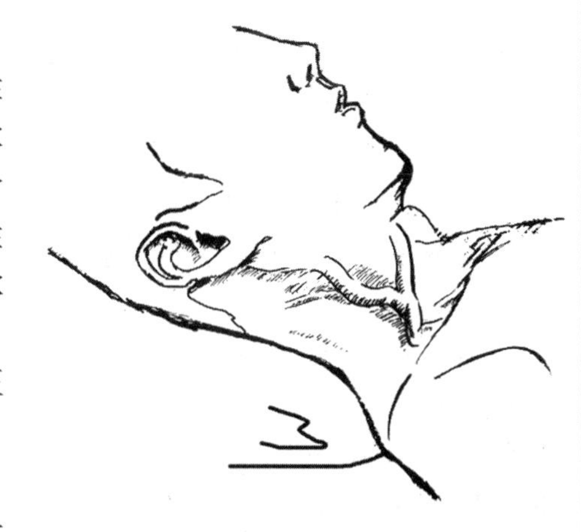

图 2-8　颈静脉怒张

2．甲状腺

（1）视诊：直接观察甲状腺是否肿大。正常人甲状腺外观不明显，女性在青春发育期可略增大。检查时嘱被检者做吞咽动作，可见甲状腺随吞咽动作向上移动，如不易辨认，再嘱被检者两手放于枕后，头向后仰，然后仔细观察。

（2）触诊：触诊比视诊更能明确甲状腺的大小及病变的性质，是甲状腺检查的基本方法。根据医生和被检者的位置关系不同，有后面触诊和前面触诊两种方法。

甲状腺峡部位于环状软骨下方第二到第四气管环前面。站于被检者前面用拇指或站于被检者后面用示指从胸骨上切迹向上触摸，可感到气管前软组织，嘱被检者做吞咽动作，可感到此组织在手下滑动，判断有无增厚、肿块等。

检查甲状腺侧叶嘱被检者头微前屈，并偏向检查侧以松弛皮肤和肌肉。

1）前面触诊：一手拇指施压于一侧甲状软骨，将气管推向对侧，另一手示、中指放在对侧胸锁乳突肌后缘，向前推挤甲状腺侧叶，拇指在胸锁乳突肌前缘触诊，配合吞咽动作重复检查，可触及被推挤的甲状腺。用同样方法检查另一侧甲状腺。

2）后面触诊：类似前面触诊。一手示、中指施压于一侧甲状软骨，将气管推向对侧，另一手拇指在对侧胸锁乳突肌后缘向前推挤甲状腺，示、中指在其前缘触诊甲状腺。配合吞咽动作重复检查。用同样方法检查另一侧甲状腺。甲状腺肿大可分为三度：Ⅰ度：不能看出肿大但能触及者；Ⅱ度：能看见肿大又能触及，但在胸锁乳突肌外缘以内者；Ⅲ度：超过胸锁乳突肌外缘者。

（3）听诊：当触到甲状腺肿大时，用钟型听诊器直接放在肿大的甲状腺上，如听到低调的连续性静脉“嗡鸣”音，对诊断甲状腺功能亢进症很有帮助。另外，在弥漫性甲状腺肿伴功能亢进者还可听到收缩期动脉杂音。

3．气管　正常人气管位于颈前正中部。检查时嘱被检者取舒适坐位或仰卧位，使颈部处于自然正中位置，医生面对被检者，将示指与环指指端分别置于两侧胸锁关节上，然后将中指置于胸骨上窝气管正中处，观察中指是否位于示指与环指中间。若两侧距离不等，则提示有气管移位。

第四节　胸部检查

【准备工作】

1．环境　安静、整洁、光线充足、温度适宜。

2．医师　仪表端庄，举止大方，剪平指甲，去除饰物等。

3．用物准备　托盘 1 个，听诊器、直尺及标记笔等。

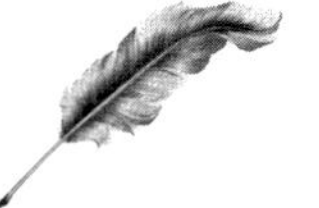

一、胸壁、胸廓及乳房

【检查内容及方法】

1．胸壁 检查胸壁时，应注意检查皮肤、皮下脂肪、淋巴结及肌肉等，检查时观察有无静脉曲张、皮下气肿、轻压胸壁有无疼痛等。

2．胸廓 正常胸廓外形两侧大致对称，成人胸廓前后径短于左右径，二者之比约为 1 ∶ 1.5；婴幼儿和老年人前后径与横径几乎相等，胸廓近似圆柱形。常见的胸廓外形改变有扁平胸、桶状胸、佝偻病胸（鸡胸、漏斗胸、肋膈沟、佝偻病串珠）、胸廓一侧或局部变形等。

3．呼吸运动 正常人呼吸运动规则，两侧对称。正常成人平静呼吸时，呼吸为 16 ~ 20 次 / 分，呼吸与脉搏之比为 1 ∶ 4，且节律规整、深浅适度。正常男性和儿童的呼吸以膈肌运动为主，胸廓下部及上腹部起伏较大，称为腹式呼吸；女性呼吸以肋间肌运动为主，整个胸部起伏比较大，称为胸式呼吸。正常人通常表现为两种呼吸运动的混合形式。检查呼吸运动时，视线应与胸壁表面在同一平面上。呼吸运动的形式可因某些疾病而发生改变。

4．乳房 正常儿童及男子乳房一般不明显。妇女青春期乳房逐渐长大，呈半球形，乳头呈圆柱形，一般两侧对称，乳头大约位于锁骨中线第 4 肋间隙。检查乳房时，让被检者取坐位或仰卧位，充分暴露检查部位。

（1）视诊：注意两侧乳房大小、形状及乳头位置是否对称。乳房皮肤色泽有无异常，乳头是否内陷、肿胀、溢液、裂痕、瘘管、溃疡。

（2）触诊：被检者采取坐位，两臂下垂，检查者将手指和手掌平放乳房上，逐渐向胸壁按压作浅部滑动触诊检查，先查健侧后查患侧，然后双臂高举超过头部或双手叉腰再进行检查。以乳头为中心作一水平线和垂直线，可将乳房分为四个象限，以便于记录病变部位。检查顺序为：左乳房由外上象限开始，沿顺时针方向，由浅至深触摸，而后触诊尾部及乳头。同法触诊右侧乳房，但沿逆时针方向进行。发现病变应注意描述和详细记录其部位、大小、数目、外形、质地、活动度及压痛等。

二、肺和胸膜

【检查内容及方法】

检查时嘱被检者取坐位、仰卧位或侧卧位，使其胸部充分暴露。室内环境应温暖舒适并具有良好的自然光线，排除因寒冷诱发的肌颤干扰和肺部听诊音。检查顺序一般为先上后下，先前胸，后侧胸，再背部，左右对比。

1．视诊 同“胸壁、胸廓及乳房的呼吸运动”。

2．触诊

（1）胸廓扩张度：检查者两手掌平置于前胸廓下面的两侧对称部位，两拇指分别沿两侧肋缘指向剑突，拇指尖置于前正中线两侧对称部位，嘱被检者做深呼吸运动时，观察两拇指尖移动的距离是否相等（图 2-9）。

（2）语音震颤：检查者将手掌或手尺侧小鱼际肌部放于被检者两侧对称部位，嘱被检者用拉长的低音调重复发“yi”，此时检查者手掌感到有细微震动。检查顺序可由上而下，由内到外，先前胸，后侧胸，再后胸。因两手掌敏感性不同，可交叉进行，两侧对比。

（3）胸膜摩擦感：检查者两手分别平放在两侧胸廓呼吸运动幅度最大的前下部，嘱被检者作深呼吸运动。当急性胸膜炎时，纤维蛋白沉着于胸膜的表面使其粗糙，深呼吸时壁层和脏层相互摩擦，检查者两手有似两层皮革摩擦的感觉，称为胸膜摩擦感。

3．叩诊

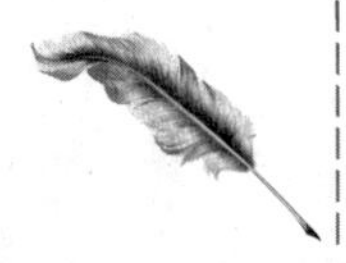

（1）体位：嘱被检者采取坐位或仰卧位，姿势对称，呼吸均匀，两侧保持平衡，裸露被检部

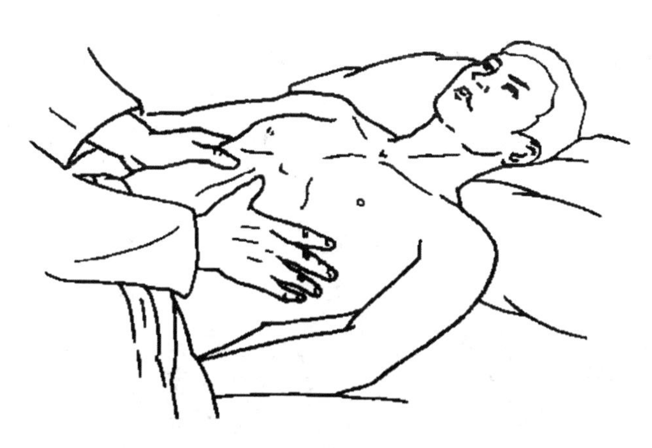

图 2-9　胸廓扩张度检查

位。检查前胸时，胸部稍向前挺；检查侧胸时，两手举起置于头部；检查背部时，嘱两手交叉抱肘或抱肩，头向前低垂，身体稍向前弯。

（2）方法：一般采用间接叩诊法，病变范围大也采取直接叩诊法。间接叩诊法：叩诊前胸及两侧时，左手中指（扳指）置于肋间隙并与肋间隙平行，叩诊背部肩胛间区时，扳指与脊柱平行。

（3）顺序：先前胸，后侧胸，再背部。由肺尖开始，沿肋间隙进行叩诊，自上而下，由外向内，左右、上下进行对比。

（4）内容：①正常肺部叩诊呈清音，其音调高低及音响强弱与肺含气量、胸壁厚薄及邻近器官的影响有关。正常肺与肝和心交界处之重叠部分呈浊音。未被肺组织覆盖的心脏和肝区域呈实音，又称绝对浊音区。叩击含有大量气体的空腔脏器呈鼓音。正常人可见于胃泡区和腹部（图 2-10）。②肺上界即肺尖宽度：自斜方肌前缘中央部开始叩诊为清音，逐渐叩向外侧，叩诊音由清音变浊音时止，然后转向内侧叩诊，直至清音变为浊音时止，内、外侧间的宽度为肺尖宽度（称 Kronig 峡）。正常成人宽度为 4 ～ 6cm。③肺下界：平静呼吸时，沿两侧垂直线自上向下叩诊，当音响由清变浊时即为肺下界。正常成人肺下界于锁骨中线为第 6 肋间隙，腋中线为第 8 肋间隙，肩胛下角线为第 10 肋间隙。④肺下界移动度：相当于肺下界的移动范围。叩诊时，首先让被检者平静呼吸，沿肩胛下线自上而下叩诊，叩出肺下界，再嘱被检者深吸气后屏气，迅速向

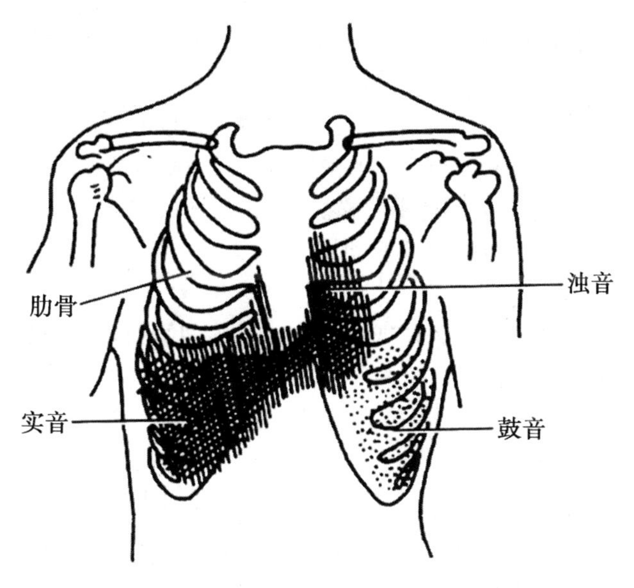

图 2-10　正常前胸叩诊音

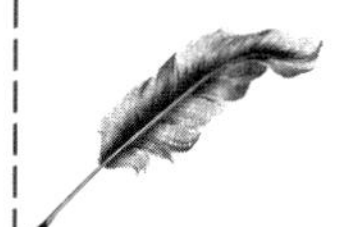

下沿肩胛下线叩出此时的肺下界并用笔标记。然后再嘱被检者深呼气后屏气，由平静呼吸时的肺下界迅速向上沿肩胛下线叩出此时肺下界并用笔标记。测量深吸气和深呼气两标记点间距离，即为肺下界移动度。两侧腋中线和肩胛下角线均可叩出肺下界移动度。正常成人肺下界移动度为6 ~ 8cm（图 2-11）。

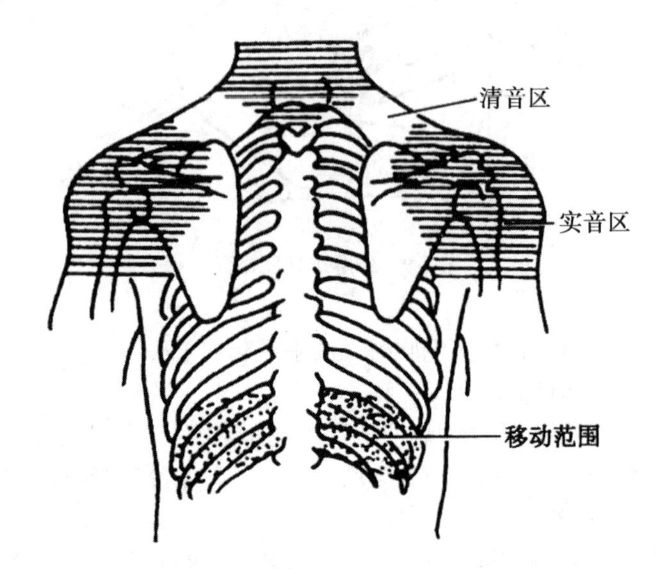

图 2-11 正常肺尖宽度与肺下界移动度

4．听诊 肺部听诊是肺部检查的重要方法之一。被检者宜取坐位，病情严重者取卧位，微张口均匀呼吸，必要时可做深呼吸或咳嗽数次。听诊顺序同叩诊，自肺尖开始，自上而下，且左右、上下对称部位进行对比。按先前胸、后侧胸、再背部循序沿肋间隙进行检查。肺部听诊内容包括正常呼吸音、异常呼吸音、啰音、语音共振和胸膜摩擦音等。

三、心脏检查

【检查内容及方法】

1．视诊 患者尽可能取卧位，先观察被检者胸廓轮廓，医师再将视线与被检者胸廓同高，逐渐抬高视线，使视线与胸廓呈切线方向观察；如患者为坐位，则先从被检者前方观察胸廓，再从侧方逐渐将视线前移观察。

（1）心前区外形：主要观察有无隆起与凹陷，正常人心前区与右侧相应部位基本对称，无隆起与凹陷。

（2）心尖搏动：应注意其位置、频率、节律、强度及范围有无异常改变。正常人心尖搏动位于左侧第 5 肋间锁骨中线内 0.5 ~ 1cm 处，频率为 60 ~ 100 次 / 分，节律整齐，搏动范围直径为 2.0 ~ 2.5cm。部分正常人的心尖搏动不明显。

（3）观察有无心前区其他部位的异常搏动。

2．触诊

（1）体位：被检者应取坐位、仰卧位或半卧位，身体勿倾斜，以免影响心脏正常位置。

（2）方法：多采用两步法。检查者将右手全手掌置于被检者的心前区，然后逐渐缩小到用手掌尺侧（小鱼际）或示指、中指指腹并拢，触诊心尖搏动或其他搏动的位置。

（3）内容：①心尖搏动与心前区搏动：用触诊方法可进一步证明视诊所见的心尖搏动及其他搏动，并能确定搏动部位及范围，也可发现视诊看不到的心尖搏动。心尖搏动的凸起冲动，标志着心室收缩的开始，故可利用触诊心尖搏动来确定心音、杂音及震颤出现的时间。②震颤：用手触知的一种微细的振动感，又称猫喘。正常人心前区触不到震颤。③心包摩擦感：正常心包膜光

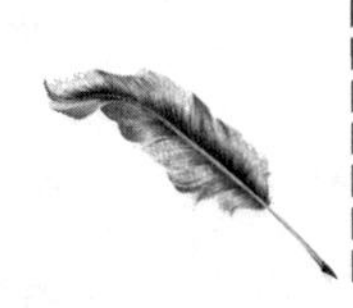

滑，腔内有少量液体，借以滑润心包膜的脏层与壁层，故无心包摩擦感。当心包膜发生炎症时，表面因纤维蛋白渗出而粗糙，心脏搏动时，心包的脏层和壁层相互摩擦产生振动传到胸壁被手掌感觉，称心包摩擦感。一般在胸骨左缘第4肋间易触及。

3．叩诊

（1）心脏浊音界叩诊方法：患者取仰卧位或端坐位，平静呼吸，检查者站在患者右侧或面对患者，用间接叩诊法在肋间隙按一定顺序进行叩诊。平卧位时，板指应与肋间平行并紧贴其上；坐位时，板指应与肋间垂直并紧贴胸壁。叩诊时板指（左手中指第二节末端）置于心前拟叩部位，右手中指借右腕关节活动叩击板指，由外向内逐渐移动板指，板指每次移动距离不超过0.5cm，由清音转为浊音为心相对浊音界。发现由清音变相对浊音时，需往返叩诊数次，以求准确。一般叩心左侧相对浊音界以轻叩法为宜，叩右侧相对浊音界以较重叩法为宜。叩诊时还应根据被检者的胖瘦调整叩诊力度，胖者稍重，瘦者稍轻。

（2）叩诊顺序：先叩左界后叩右界。左侧在心尖搏动外2～3cm处开始，由外向内，逐个肋间向上，直到第2肋间。右界先在右锁骨中线叩出肝上界，然后于其上一肋间由外向内，逐一肋间向上叩诊，直到第2肋间。对各肋间叩得浊音界逐一标记，并测量其与前正中线的垂直距离。

（3）正常心界（相对浊音界）：正常人心脏相对浊音界及距前正中线的平均距离（图2-12，表2-1）。

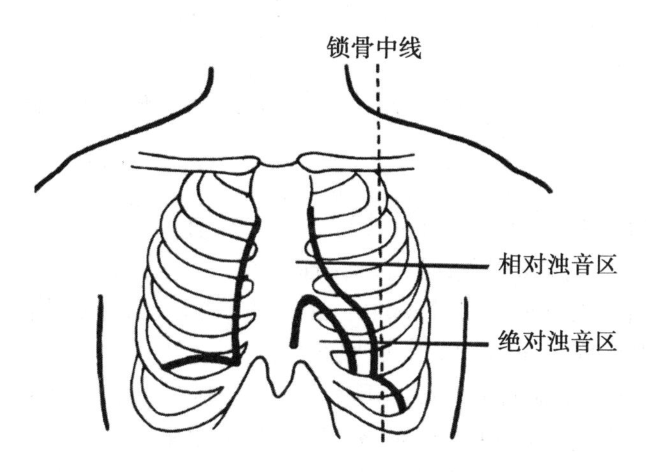

图2-12　心浊音界

表2-1　正常成年人相对浊音界距前正中线的距离

心右界（cm）	肋间	心左界（cm）
2～3	Ⅱ	2～3
2～3	Ⅲ	3.5～4.5
3～4	Ⅳ	5～6
	Ⅴ	7～9

正常成年人左锁骨中线至前正中线的距离为8～10cm

4．听诊

（1）心脏瓣膜听诊区（图2-13）

1）二尖瓣听诊区：心尖搏动最强处为二尖瓣听诊区。

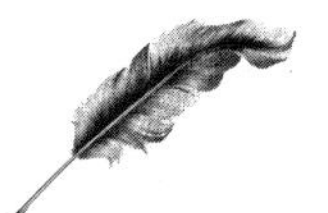

2）肺动脉瓣听诊区：在胸骨左缘第 2 肋间。

3）主动脉瓣听诊区：在胸骨右缘第 2 肋间。

4）主动脉瓣第二听诊区：在胸骨左缘第 3 肋间。

5）三尖瓣区：胸骨下端左缘，即胸骨左缘第 4、5 肋间。

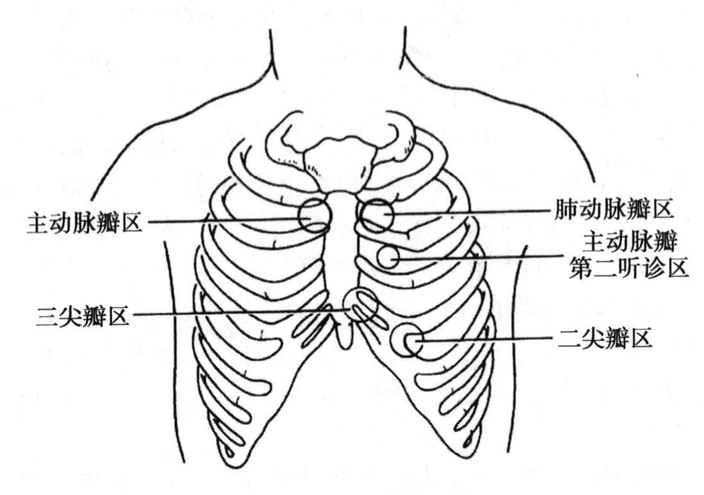

图 2-13 心脏瓣膜听诊区

（2）听诊顺序：二尖瓣听诊区→肺动脉瓣听诊区→主动脉瓣听诊区→主动脉瓣第二听诊区→三尖瓣听诊区。

（3）听诊内容：心率、心律、心音、额外心音、心脏杂音及心包摩擦音等。

四、血管检查

1．视诊 ①颈静脉：被检者可取半卧位或坐位，观察有无颈静脉怒张；②腹 - 颈静脉回流征：用手按压被检者上腹部，颈静脉充盈更明显为阳性。

2．触诊 ①触诊部位：桡动脉、颞动脉、颈动脉、肱动脉、股动脉、足背动脉等；②感受内容：脉率、脉律、紧张度、强弱、波形及动脉壁的情况。

3．周围血管征 ①毛细血管搏动征：用手指轻压被检者指甲末端或以玻片轻压被检者口唇黏膜，可使局部发白，发生有规律的红、白交替改变即为毛细血管搏动征；②水冲脉：检查者右（左）手握紧被检者右（左）手腕掌面，示指、中指、环指指腹触于桡动脉上，逐渐将其前臂高举超过头部，有水冲脉者可使检者明显感知犹如水浪冲击的感觉；③枪击音：在外周较大动脉表面（常选择股动脉），轻放听诊器胸件可闻及与心搏一致、短促如射枪的声音；④杜柔二重杂音：将听诊器放在浅表大动脉处，将听诊器体件稍加压力，可听到收缩期和舒张期非连续性双重杂音。

第五节 腹部检查

【准备工作】

1．环境 安静、整洁、光线充足、温度适宜。

2．人员

（1）医师：仪表端庄，举止大方，剪平指甲，去除饰物等；站在被检者右侧。

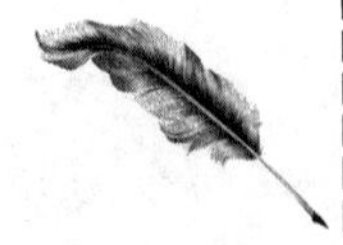

（2）被检者：①解小便，排空膀胱；②取仰卧位，小枕置于头下，两手自然置于身体两侧，双腿弯曲，腹肌及全身肌肉松弛；③正确暴露腹部，从乳房至耻骨联合，女患者应盖住乳头。

3．用物准备　托盘1个，听诊器、软尺等。

【检查内容及方法】

一、视诊

检查者应立于被检者的右侧，自上而下进行全面观察，有时检查者需要将视线降低至腹平面，从侧面呈切线方向观察腹部细小征象。观察腹部外形、呼吸运动、有无胃肠型和蠕动波、有无腹壁静脉曲张，检查腹壁曲张静脉的血流方向，有助于判定静脉阻塞的部位。检查血流方向时可选择一段没有分支的腹壁静脉，检查者将右手示指和中指并拢压在静脉上，然后一手指紧压静脉向外滑动，排空该段静脉内的血液，至一定距离放松该手指，另一手指压紧不动，看静脉是否迅速充盈，用同法放松另一手指即可看出血流方向。如果被挤空的静脉迅速充盈，表示血流方向是从放松手指的一端流向紧压手指的一端。

二、触诊

1．腹部浅触诊的方法

（1）被检者取仰卧位，头垫低枕，两手自然放入躯干两侧，两下肢屈曲，做缓慢深呼吸。检查者站在被检者右侧，前臂应与其腹部表面在同一水平。

（2）检查者态度和蔼，手要温暖，动作要轻柔，由浅入深。右手四指并拢，手掌平放于腹部，利用掌指关节和腕关节的活动，柔和地进行滑动触摸。

（3）一般自左下腹开始逆时针方向检查，由下向上，先左后右。原则是先触诊“正常”的部位，逐渐移向“病变”部位。边触诊边观察被检者的反应与表情，同时与患者交谈，转移其注意力而减少腹肌紧张，以保证顺利完成检查。

（4）用于腹壁紧张度、压痛、搏动、包块和肿大脏器等的触诊。

2．肝触诊　嘱被检者取仰卧位，两膝关节屈曲，使腹肌放松，并做均匀深呼吸以使肝上下移动。医生用单手触诊法、双手触诊法或钩指触诊法进行触诊。

（1）检查方法

1）单手触诊法：检查者站在被检者右侧，右手掌平放在右侧腹壁，三指并拢，与肋缘大致平行，使示指和中指前端的桡侧缘与肋缘平行，自右髂前上棘平面开始，逐渐向上移动触诊。触诊应与呼吸配合，随患者呼气时，手指压向腹深部，再次吸气时，手指向上迎触下移的肝缘；如此反复进行中，手指逐渐向肋缘移动，直至触到肝缘或肋缘为止（图2-14）。

2）双手触诊法：检查肝时，用左手托住被检者的右腰部，大拇指张开置于肋部，右手的触诊方法同前（图2-15）。触诊应在右锁骨中线上及前正中线上进行。当触及肝时应测量其肝缘与肋缘或剑突根部的距离。

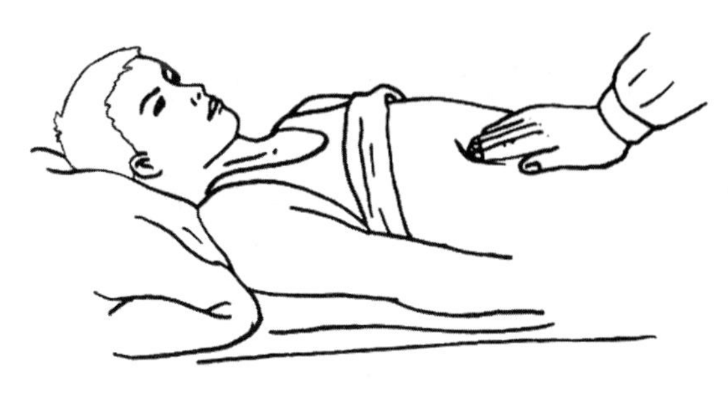

图2-14　肝单手触诊法

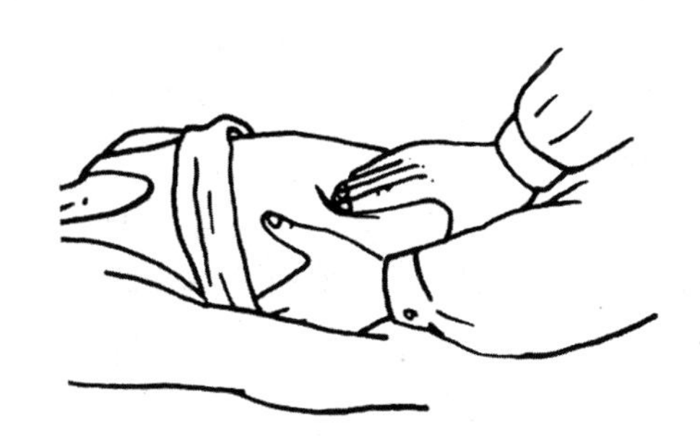

图2-15　肝双手触诊法

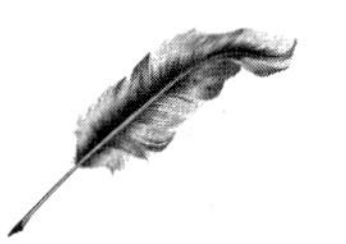

(2) 触诊肝时，应注意下列内容：①大小：正常人的肝一般在肋缘下触不到。当腹壁松软、体形较瘦的人，在深吸气时可分别于肋弓下及剑突下触及肝下缘，但分别不超过 1cm 和 3cm。若超过上述标准，应考虑肝下移或肝大，此时可参照肝上界确定。②质地：一般将肝的质地分三级，即质软、质韧（中等硬度）及质硬。正常肝质地柔软，如触口唇；质韧如触鼻尖；质地坚硬，如触前额。③表面形态和边缘：正常肝表面光滑，边缘整齐，且薄厚一致。边缘钝见于脂肪肝或肝淤血。表面不光滑，呈结节状，见于肝癌、肝硬化和肝包虫病。④压痛：正常肝无压痛。⑤搏动：正常肝不伴有搏动，较大的腹主动脉瘤时，因肝传导了其下面的腹主动脉的搏动可有传导性搏动。检查时放在肝表面的两手掌有被推向上的感觉。严重三尖瓣关闭不全时，肝可有扩张性搏动，是因为三尖瓣关闭不全时，右心室收缩搏动通过右心房、下腔静脉而传导至肝，使肝本身呈扩张性，检查时两手掌置于肝左右叶上，感到两手被推向两侧即是。

3．胆囊触诊　方法同肝触诊，正常胆囊不能触及。胆囊触痛征（Murphy 征）检查方法：检查者以左手掌平放于被检者的右肋缘部，左手拇指勾压右侧腹直肌外缘与肋弓交界处（胆囊点），首先以拇指用力按压腹壁，然后让患者缓慢深吸气，如在吸气过程中因疼痛而突然屏气，则称胆囊触痛征阳性，见于急性胆囊炎。

4．脾触诊　检查方法：被检者取仰卧位，两腿稍屈曲，检查者左手绕过被检者前方，手掌置于其左腰部第 7 ~ 10 肋处，试将其脾从后向前托起，右手掌平放于上腹部，与肋弓成垂直方向，嘱其深呼吸，以手指弯曲的力量下压腹壁，随腹部起伏自下而上触诊。在脾轻度大而仰卧位不易触到时，可嘱患者取右侧卧位，右下肢伸直，左下肢屈曲进行触诊，则较易触到（图 2-16）。

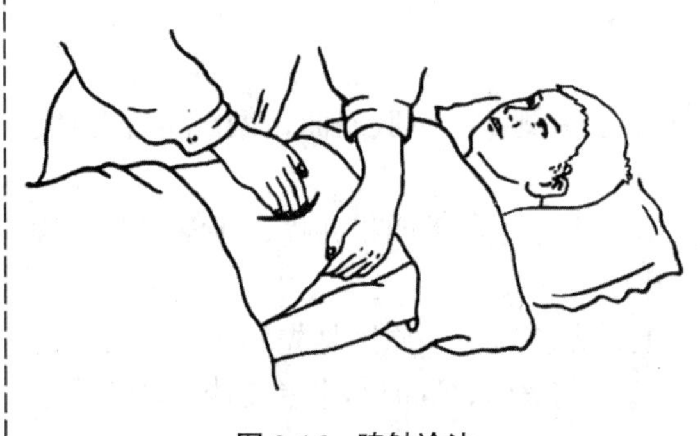

图 2-16　脾触诊法

脾大的测量法有以下几种：

(1) 第Ⅰ线指左锁骨中线与左肋缘交点至脾下缘的距离。

(2) 第Ⅱ线指左锁骨中线与左肋缘交点至脾最远点的距离。

(3) 第Ⅲ线指脾右缘与前正中线的距离。如脾高度增大向右越过正中线，则测量脾右缘至正中线的最大距离，以“+”表示；如未超过正中线，则测量脾右缘与正中线的最短距离，以“-”表示（图 2-17）。

临床上，将脾大分为轻、中、高三度：①轻度肿大：深吸气时，脾缘不超过肋下 2cm；②中度肿大：超过 2cm 至脐水平线之间；③高度肿大：超过脐水平线或前正中线，即巨脾，此时应加测第Ⅱ、Ⅲ线，并作图表示。

触诊脾时要注意大小，质地、表面情况、有无压痛及摩擦感等。脾切迹是其特有表现，有助于鉴别。

5．压痛及反跳痛　被检者取仰卧位，头垫低枕，两手自然放入躯干两侧，两下肢屈曲，做缓慢深呼吸。检查者站在被检者右侧，用右手示指、中指由浅入深按压，观察被检者是否有痛苦表情和疼痛。

反跳痛检查方法：当触诊腹部出现压痛后，用并拢的示指、中指和环指可于原处稍停片刻，然后迅速将手抬起，如此时患者感觉腹痛骤然加重，并有痛苦表情，称为反跳痛。反跳痛是腹膜壁层已受炎症累及的征象，多见于腹膜炎。压痛、反跳痛、腹肌紧张是腹膜炎的重要体征，三者统称为腹膜刺激征。

6．波动感　亦称液波震颤，检查方法：被检者平卧，检查者以一手掌面贴于被检者一侧腹壁，另一手四指并拢屈曲，用指端叩击对侧腹壁，如有大量液体存在，则贴于腹壁的手掌有被液

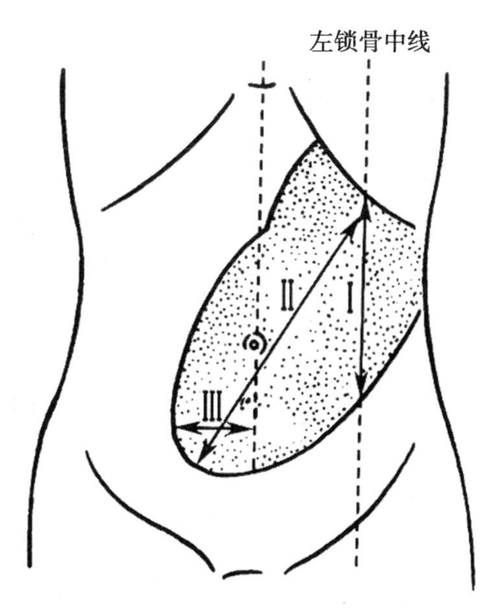

图 2-17　脾大测量法

体冲击的感觉，即波动感。为防止腹壁本身的震动传至对侧，让助手手掌尺侧缘压于脐部腹中线上，再按上法叩击时，即可阻止腹壁振动的传导。此法用于检查大量腹水患者，需有 3 000ml 以上液体方可查出。

7．肾触诊　触诊检查方法：一般用双手触诊法。嘱被检者取仰卧位，两腿屈曲并做深呼吸。检查者位于患者右侧，触诊右肾时，以左手掌托住其右腰部向上推起，右手掌平放在右上腹部，手指方向大致平行于右肋缘，于被检者吸气时双手相对挤压。如触到光滑钝圆的脏器，且极易从触诊者手中滑脱，可能为肾下极。如能在双手间握住更大部分，则略能感知其蚕豆状外形，握住时被检者常有酸痛或类似恶心的不适感。左肾检查方法同右肾。

当肾和尿路有炎症或其他疾病时，可在一些部位出现压痛点。临床上常用的有：①季肋点：在第 10 肋骨前端；②上输尿管点：在脐水平线上腹直肌外缘；③中输尿管点：在髂前上棘水平腹直肌外缘，相当于输尿管第二狭窄处；④肋脊点：背部第十二肋骨与脊柱的夹角（肋脊点）的顶点；⑤肋腰点：背部第十二肋骨与腰肌外缘的夹角（肋腰角）顶点（图 2-18）。

检查方法：双手拇指依次深压两侧第 10 肋骨前端（即季肋点）、脐水平腹直肌外缘（上输尿管点）和髂前上棘水平腹直肌外缘（中输尿管点），背部第 12 肋与脊柱夹角的顶点（即肋脊点）和第 12 肋与腰肌外缘的夹角顶点（即肋腰点），同时询问被检者有无疼痛。

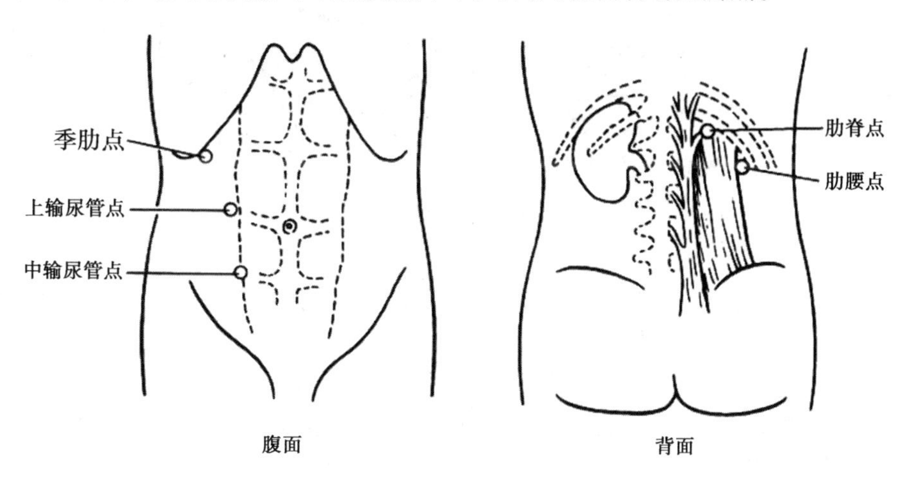

图 2-18　输尿管压痛点

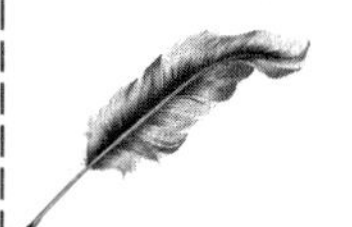

三、叩诊

1．肝叩诊 用叩诊法可确定肝的大小。一般都是沿右锁骨中线，由肺部向下叩诊。当由清音转为浊音时，即为肝上界。此处相当于被肺遮盖的肝上缘，故又称肝相对浊音界。再向下叩1～2肋间，则浊音变为实音，此处的肝不再为肺遮盖而直接贴近胸壁，称肝绝对浊音界。确定肝下界时，从髂前上棘向上叩，由鼓音转为浊音处即为肝下界。匀称体型者的肝正常在右锁骨中线上，其上界在第5肋间，下界位于右季肋下缘，二者之间的距离正常为9～11cm；右腋中线肝上界为第7肋间，右肩胛线为第10肋间。体型矮胖者肝浊音界上移一个肋间，体型瘦长者则可下移一个肋间。

肝区叩击痛的检查方法：检查者将左手掌平置于右胸下部，右手握拳，叩击左手手背，询问被检者有无疼痛。正常人肝无叩击痛，而在肝炎、肝脓肿者肝区可有叩击痛。

2．脾叩诊 如同肝叩诊一样采用间接叩诊法。在左腋中线上，由肺区向下叩诊，由清音转为实音，即为脾所在。正常时在左腋中线第9～11肋间叩到脾浊音，长度为4～7cm，其前不超过腋前线。

3．移动性浊音 腹腔内有较多的液体存留时，因重力关系，液体多积存于腹腔的低处，故在此处叩诊呈浊音。当因体位不同可出现浊音区变动的现象，称移动性浊音。当仰卧位时，腹中部由于肠管内有气体而在液面浮起，叩诊呈鼓音，两侧腹部因腹水积聚叩诊呈浊音。患者向一侧卧位时，位置低的一侧腹部因腹水积聚呈更大范围的浊音，而在上面的另一侧腹部转为鼓音。再向另一侧卧位时，浊音侧转为鼓音，而浊音移至靠床的另一侧腹部。这是诊断腹水常用的重要检查方法之一。当腹腔内游离腹水在1 000ml以上时，即可查出移动性浊音（图2-19）。

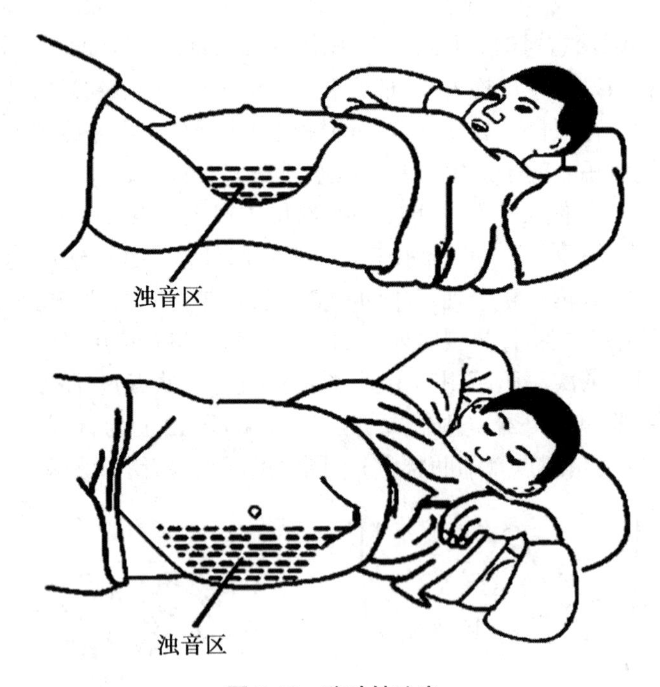

图2-19 移动性浊音

检查方法：被检者先取仰卧位，叩诊先从脐部开始，沿脐水平向左侧方向移动，当叩诊音由鼓音变为浊音，板指位置固定，嘱被检者右侧卧位，稍停片刻，重新叩诊该处，听取音调是否变为鼓音。然后向右侧移动叩诊，移动不便时可改变指尖方向，叩得浊音后，叩诊板指固定位置，嘱被检者再向左侧翻身180°呈左侧卧位，停留片刻后再次叩诊，听取叩诊音的变化。

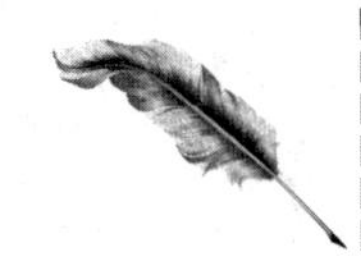

腹部外形呈蛙腹状，或膨隆呈球状，脐部外突，波动感，移动性浊音阳性，统称为腹水征。

其中以移动性浊音较为灵敏、可靠。

4．肾叩诊　肾叩痛检查方法：嘱被检者取坐位或侧卧位，医生用左手掌平放在其肋脊角处（肾区），右手握拳用尺侧以轻到中等的力量叩击左手背，同时询问被检者有无疼痛。

5．膀胱叩诊　用叩诊来判断膀胱膨胀的程度。一般由脐水平线叩向耻骨联合。如发现由鼓音转浊音，且浊音区一直延续到耻骨联合上缘，并隐没于其后，呈圆形浊音区，则可能为胀大的膀胱，若当尿液排出后，浊音区叩诊则变为鼓音。而妊娠子宫、卵巢囊肿或子宫肌瘤时，在膀胱区均叩得浊音，应注意鉴别。

四、腹部听诊

听诊的内容主要有肠鸣音、振水音、血管杂音等。妊娠5个月以上的妇女还可在脐下方听到胎心音。听诊时重点注意上腹部，脐部，侧腹部及肝、脾各区。

检查方法：被检者取平卧位，检查者将已温暖的听诊器的胸件置腹壁上，有步骤地在腹部进行全面听诊。

1．肠鸣音　肠蠕动时，肠管内气体和液体随之而流动，产生一种断断续续的咕噜声（或气过水声）称为肠鸣音。正常情况下，肠鸣音每分钟为4～5次。

2．振水音　检查方法：被检者取仰卧位，检查者用左耳凑近上腹部，或用听诊器胸件置于上腹部，示、中、环三指并拢置于上腹部，手指与腹壁呈70°作数次急速有力的冲击动作，如能听到气、液撞击的声音，即为振水音。亦可用双手扶着患者腰部，左右摇晃，此时即可听到液气相互撞击的声音。正常人饮大量水后，可出现振水音。若在空腹或饭后6小时以上仍有振水音，表示胃液潴留，见于幽门梗阻、胃扩张等。

3. 血管杂音　正常腹部无血管杂音。血管杂音有动脉性和静脉性杂音。动脉性杂音的听诊主要在腹主动脉、肾动脉、髂动脉及股动脉处进行（图2-20）。若这些部位出现杂音则提示为腹主动脉瘤或腹主动脉狭窄、肾动脉狭窄、左叶肝癌压迫肝动脉或腹主动脉。静脉性杂音为连续的嗡鸣声或"潺潺"声，无收缩期与舒张期性质，常出现于脐周或上腹部，尤其是腹壁静脉曲张严重处，此音提示为门静脉高压时的侧支循环形成。

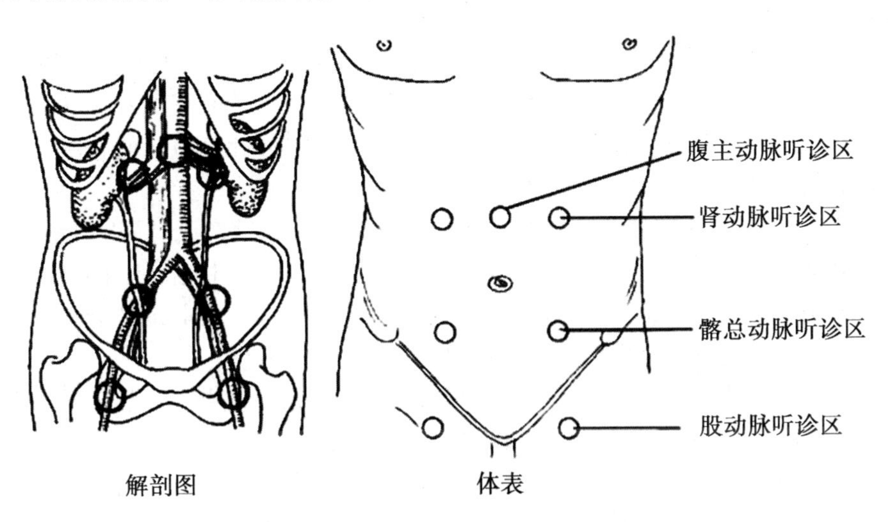

图2-20　腹部血管杂音听诊部位

注意事项：①嘱患者解小便，排空膀胱；②正确暴露腹部，从乳房至耻骨联合，对女患者应盖住乳头；③腹部检查时，腹部触诊和叩诊可能影响肠鸣音的活跃程度，可根据专科情况，腹部检查改为视、听、触、叩的顺序进行，但记录顺序仍然是视、触、叩、听。

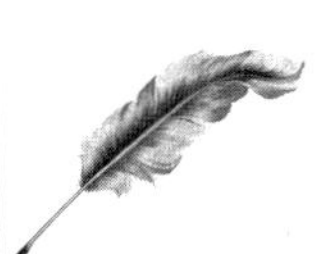

第六节 脊柱、四肢、肛门与直肠检查

【准备工作】

1．环境 安静、整洁、光线充足、温度适宜。

2．医师 仪表端庄，举止大方，剪平指甲，去除饰物等。

3．用物准备 卷尺、多用叩诊锤、量角器等。

一、脊柱检查

【检查内容及方法】

1．视诊 患者取站立位，检查者从侧面观察脊柱有四个生理性弯曲：即颈段稍向前凸、腰椎明显向前凸；胸椎稍向后凸、骶椎明显向后凸；从后面观察脊柱无侧弯。

2．触诊

（1）脊柱弯曲度：检查者用示指与中指在患者的棘突上从上向下快速压划，皮肤可见一条红线，可以此判断有无脊柱侧弯。

（2）棘突及椎旁肌肉压痛：检查者用右手拇指自上而下逐一按压脊柱每一棘突及椎旁肌肉检查有无压痛。

3．脊柱压痛与叩击痛 ①直接叩诊：检查者用叩诊锤或手指叩击每个棘突，正常人应无叩痛；②间接叩诊：被检者坐直，检查者将左手置于患者头顶，右手半握拳用小鱼际肌部叩击左手背，检查有无叩击痛。

4．脊柱活动度 正常人脊柱有一定活动度，但各部位活动范围明显不同。颈椎段和腰椎段的活动范围最大，胸椎段的活动范围最小，骶椎和尾椎已融合几乎无活动度。检查时嘱被检者躯干做前屈、后伸、侧弯及旋转等动作，观察脊柱的活动有无受限。

二、四肢与关节检查

【检查内容及方法】

1．上肢 检查者应要求患者脱去上衣，暴露从指端到肩部的全部上肢。观察双上肢的形态、双侧对称性，有无损伤、瘢痕、红斑、瘀斑、肌肉萎缩、畸形、有无发绀和杵状指，并测量其长度（嘱被检者双上肢向前并拢测量肩峰至桡骨茎突或中指指尖的距离），然后以关节为单位，从远心端向近心端按视诊、触诊、活动度的内容进行检查。

（1）指间关节及掌指关节的检查：视诊皮肤有无病变，关节有无肿胀畸形。触诊关节有无结节及触痛。嘱被检者做手指弯曲、握拳、伸展及拇指对掌动作来检查关节的活动度。毛细血管搏动征：检查者用手指轻压患者指甲末端，使局部发白，观察当心脏收缩和舒张时发白的局部边缘，有无规律的红白交替改变，如果出现则毛细血管搏动征阳性。

（2）腕关节：视诊皮肤有无病变，关节有无肿胀畸形。触诊关节有无结节及触痛。嘱被检者做背伸、掌屈、内收、外展运动。

（3）肘关节：视诊皮肤有无病变，关节有无肿胀畸形，提携角是否正常。触诊关节有无结节及触痛。检查肱骨内外上髁和尺骨鹰嘴的关系。正常人在伸肘时三者在一条直线上，屈肘成90°三者形成一等腰三角形。嘱被检者做屈肘、伸肘、双前臂主动向内旋转（旋前）、向外旋转（旋后）运动。

（4）肩关节：视诊皮肤有无病变，关节有无肿胀畸形。嘱被检者固定头部，左手绕头触及右侧耳朵，右手绕头触及左侧耳朵。

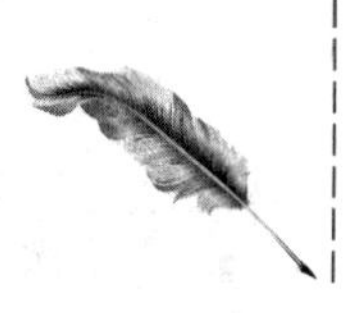

2．下肢检查 充分暴露后大体观察双下肢的形态、双侧对称性，有无损伤、瘢痕、红斑、瘀

斑、肌肉萎缩、畸形、有无发绀和杵状趾，并测量其长度（嘱被检者双下肢伸直并拢测量髂前上棘至内踝的距离），然后以关节为单位，从近心端向远心端按视诊、触诊、活动度的内容进行检查。

（1）髋关节：视诊皮肤有无病变，关节有无肿胀畸形。触诊关节有无结节及触痛。髋关节位置较深，只能触及其体表位置，腹股沟韧带中点后下 1cm、再向外 1cm，触及此处有无压痛及搏动感。嘱被检者做屈曲、后伸、内收、外展、旋转运动。

（2）膝关节：视诊关节有无肿胀畸形，肌肉有无萎缩。触诊关节有无压痛、肿块、摩擦感。关节肿胀时注意检查浮髌试验，嘱被检者平卧、放松膝关节，检查者左手虎口卡于患侧髌骨上极并加压髌上囊，使关节液集中于髌骨底面，另一手示指垂直按压髌骨并迅速抬起，按压时髌骨与关节面有碰触感，松手时髌骨浮起，即为浮髌试验阳性，提示有中等量以上的关节积液（50ml）。嘱被检者做屈膝、伸膝、内旋、外旋运动。

（3）踝关节：视诊关节有无肿胀畸形，检查有无压痛点，跟腱有无触痛。检查活动度时嘱被检者做跖屈、背伸、内翻、外翻运动。

（4）趾间关节：视诊皮肤有无病变，关节有无肿胀畸形。触诊关节有无结节及触痛。足背动脉搏动情况。检查活动度时嘱被检者做跖屈、背伸、内收、外展运动。

（5）凹陷性水肿：医师用手指按压胫骨前缘中下 1/3 处，检查皮肤有无凹陷及其恢复程度，以此判断有无水肿及其程度。

三、肛门与直肠检查

【检查内容及方法】

1．常用的检查体位

（1）肘膝位：患者背向光线，双肘关节屈曲，弯曲上身，使前胸及一侧面紧贴检查台面，双膝跪在检查台上，臀部抬高。此种体位适用于前列腺、精囊、直肠前部及内镜检查（图 2-21）。

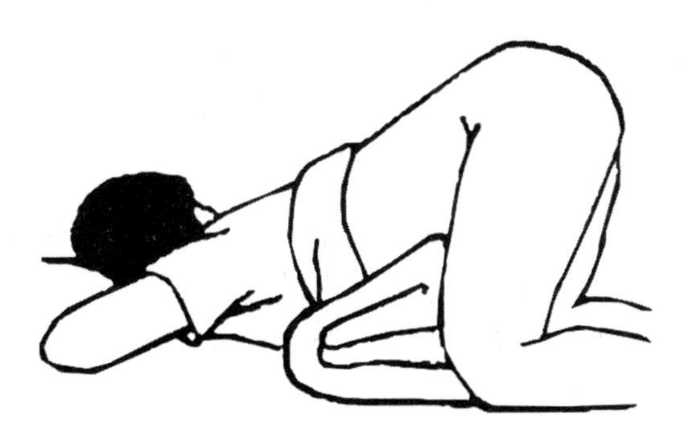

图 2-21　肘膝位

（2）前俯位：让患者背向光线站立，上身向前弯曲匍伏床边，使髋部弯曲成 90° 姿势，检查者用双手拇指将臀部肌肉轻轻分开，露出肛门。此种体位适用于门诊或轻症患者。

（3）左侧卧位：被检者背向光线取左侧卧，右腿向腹部屈曲，左腿伸直，臀部靠近检查台边；医生站在背后检查。适用于危重患者、年老体弱或女性患者（图 2-22）。

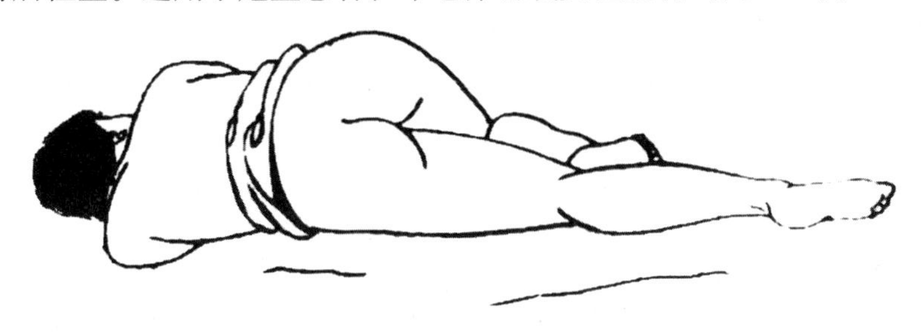

图 2-22　左侧卧位

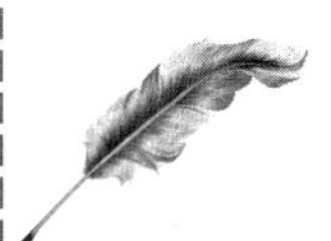

根据病情需要还可采取仰卧位或截石位、蹲位等。

2．视诊 检查者用手分开被检者臀部，观察肛门周围皮肤颜色及皱褶，同时注意有无红肿、脓血、瘢痕、痔、肛裂及瘘管等。

3．触诊 常称为肛门及直肠指诊。方法简便易行，除对肛门、直肠局部病变诊断有重要价值外，还用于检查盆腔疾病。

检查方法：患者可任取肘膝位、前俯位、左侧卧位等体位的一种，全身放松，避免肛门括约肌紧张。检查者右手戴手套或指套，示指涂以润滑剂如肥皂液、液状石蜡油、凡士林等，先以示指指腹于肛门外口轻轻按摩，待患者肛门括约肌松弛后，再徐徐插入肛门、直肠内进行检查（图2-23）。先检查肛门及括约肌的紧张度，再有顺序地上下左右全面检查肛管、直肠内壁，注意有无压痛、表面光滑度，有无肿块及搏动感。男性可触诊前列腺与精囊，女性可查子宫、子宫颈、输卵管等器官。检查完毕后取出指套，观察其上有无脓血等分泌物，必要时送检。

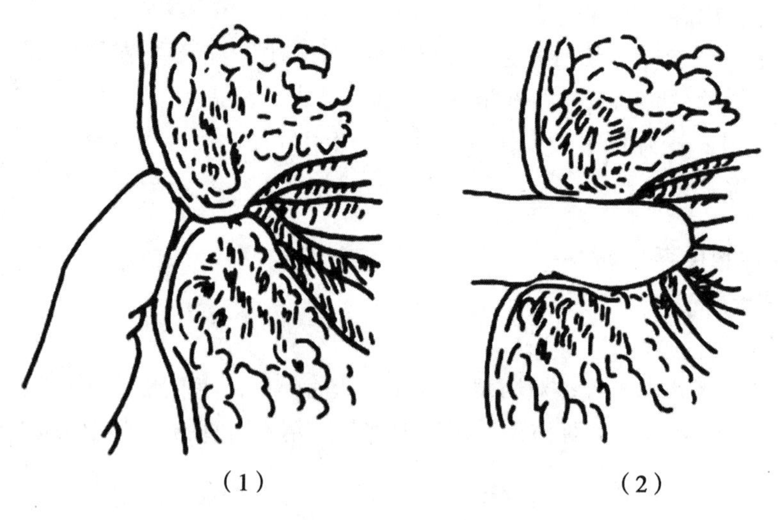

图 2-23 直肠指诊示意图
（1）先于肛门外口轻轻按摩；（2）徐徐插入肛门

注意事项：①触痛剧烈，常见于肛裂或局部感染引起；②肛管内壁触及压痛伴波动感肿块，见于直肠、肛门周围脓肿或坐骨直肠窝脓肿；③直肠内触及柔软、光滑、活动无压痛、有弹性的包块，多为直肠息肉；④触及硬而凹凸不平的肿块，应考虑为直肠癌；⑤指诊后指套表面带有黏液或脓血，应取其标本做镜检或细菌学检查。

第七节 神经系统检查

【准备工作】

1．环境 安静、整洁、光线充足、温度适宜。

2．医师 仪表端庄，举止大方，剪平指甲，去除饰物等。

3．用物准备 托盘1个，棉签、盛有冷水和温水的试管、叩诊锤、音叉、手电筒及大头针等。

一、神经反射检查

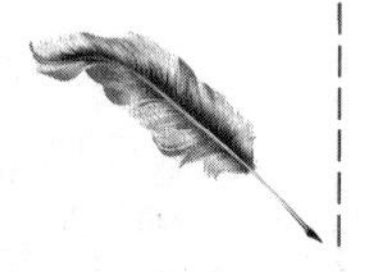

【检查内容及方法】

1．浅反射 为刺激皮肤、黏膜所引起的反射。临床常用的浅反射检查有以下几种：

（1）角膜反射：被检者向内上方注视，检查者用细棉签毛由角膜外缘轻触被检者的角膜。正常时，被检者眼睑迅速闭合，称为直接角膜反射。同时和刺激无关的另一只眼睛也会同时眼睑迅速闭合，称为间接角膜反射。

（2）腹壁反射：被检者仰卧，下肢稍屈曲，检查者以竹签分别沿肋缘下、脐水平、腹股沟自外向内轻划上、中、下腹壁皮肤，正常可引起被刺激的局部腹壁肌肉收缩。其反射弧中枢分别位于胸髓 7 ～ 8 节、胸髓 9 ～ 10 节、胸髓 11 ～ 12 节。

（3）提睾反射：以钝竹签由下而上轻划股内侧上方皮肤，正常可出现同侧提睾肌收缩，睾丸上提。其反射弧中枢位于腰髓 1 ～ 2 节段（图 2-24）。

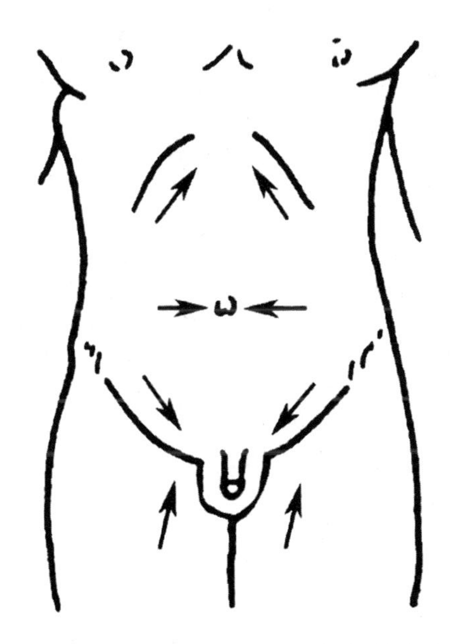

图 2-24　腹壁反射与提睾反射皮肤轻划部位与方向

（4）跖反射：被检者仰卧，下肢伸直，检查者手持被检者踝部，用钝竹签划足底外侧，即由足跟沿外侧划向小趾跖趾关节处再转向拇趾侧。正常反应为五足趾跖屈。其反射弧中枢位于骶髓 1 ～ 2 节段。

2．深反射

（1）肱二头肌腱反射：被检者前臂半屈，检查者左手托住被检者肘部，左拇指按住其肱二头肌肌腱，右手持叩诊锤叩击置于肱二头肌腱上的左手拇指。正常反应为出现肱二头肌收缩，前臂快速屈曲（图 2-25）。其反射弧中枢位于颈髓 5 ～ 6 节。

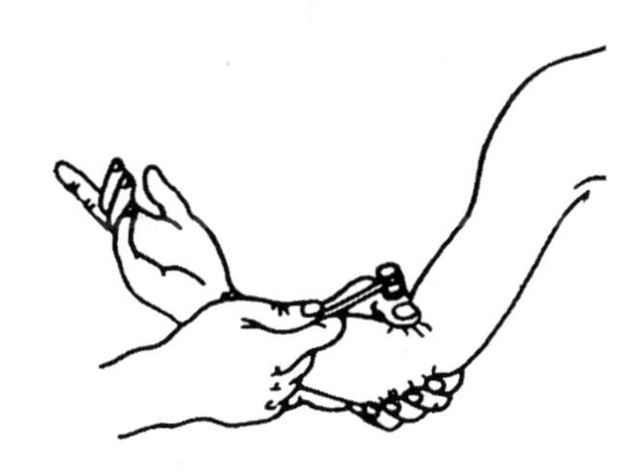

图 2-25　肱二头肌腱反射

（2）肱三头肌腱反射：被检者前臂半屈、旋前，上臂外展，检查者左手托住其肘部，右手持叩诊锤直接叩击鹰嘴突上方肱三头肌腱。正常反应为出现肱三头肌收缩，引起前臂伸展（图

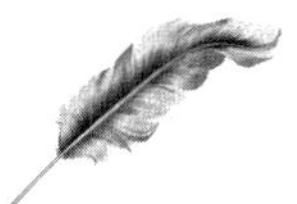

2-26）。其反射弧中枢位于颈髓 6 ～ 7 节。

（3）桡骨膜反射：被检者前臂半屈，检查者以左手托住其腕部，并使腕部自然下垂，右手持叩诊锤直接叩击桡骨茎突。正常表现为屈肘及前臂旋前（图 2-27）。其反射弧中枢位于颈髓 5 ～ 8 节。

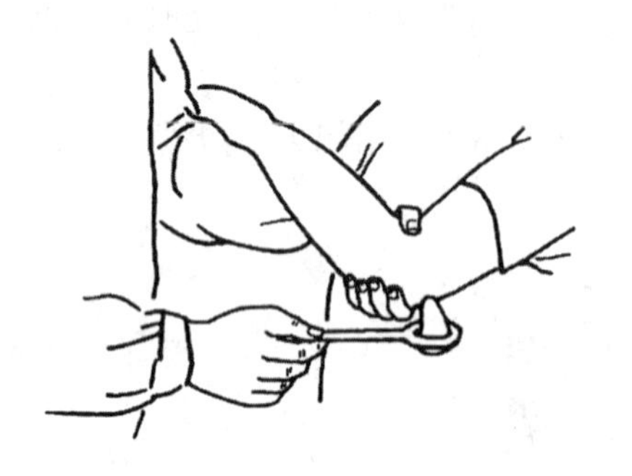

图 2-26 肱三头肌腱反射

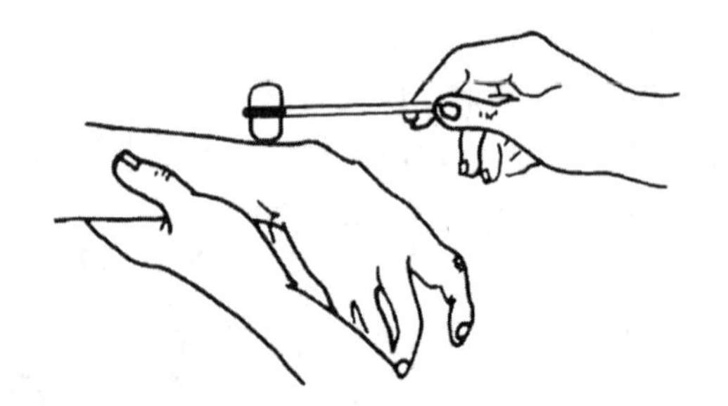

图 2-27 桡骨膜反射

（4）膝腱反射：被检者取坐位或仰卧，坐位时，两小腿自然悬垂或足着地；仰卧时，膝稍屈，检查者以左手托腘窝，右手持叩诊锤叩击髌骨下缘股四头肌肌腱。正常反应引起小腿伸展（图 2-28）。其反射弧中枢位于腰髓 2 ～ 4 节。

（5）跟腱反射：又称踝反射，被检者仰卧，屈髋屈膝，下肢外旋、外展，两腿分开，检查者左手轻扳其足使其背屈成直角，右手持叩诊锤叩击其跟腱。正常反应为腓肠肌收缩，足跖屈（图 2-29）。其反射弧中枢位于骶髓 1 ～ 2 节。

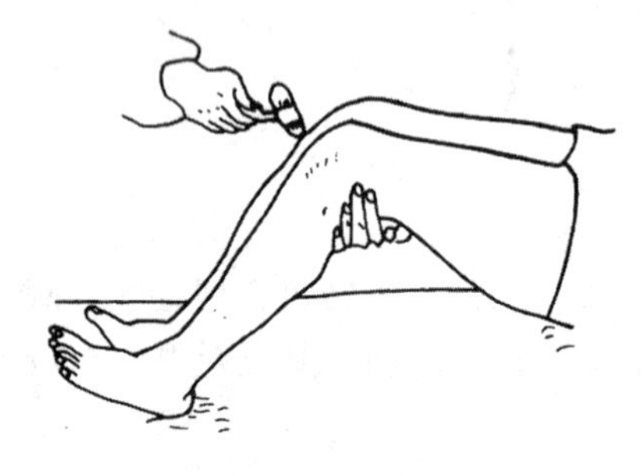

图 2-28 膝腱反射

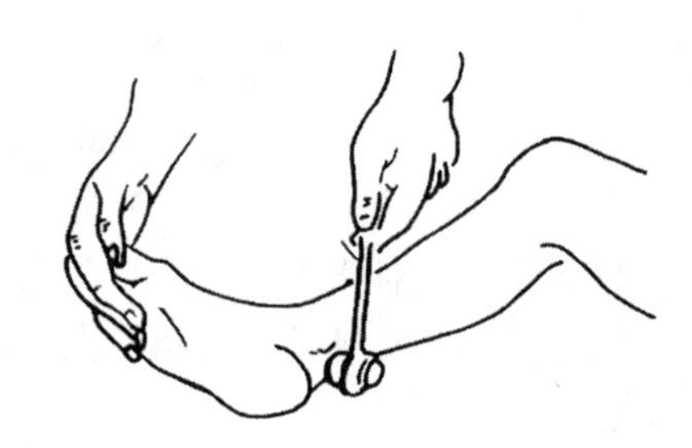

图 2-29 跟腱反射

（6）霍夫曼（Hoffmann）征：检查者左手握被检者手腕部，右手示、中指夹住被检者中指并向上提，将腕稍背屈，其余四指半屈放松，检查者以拇指急速弹刮被检者中指指甲，引起拇指及其余各指掌屈者为阳性（图 2-30）。其反射弧中枢位于颈髓 7 节～胸髓 1 节。以往此征被列入病理反射，实际为牵张反射，阳性视为深反射亢进。

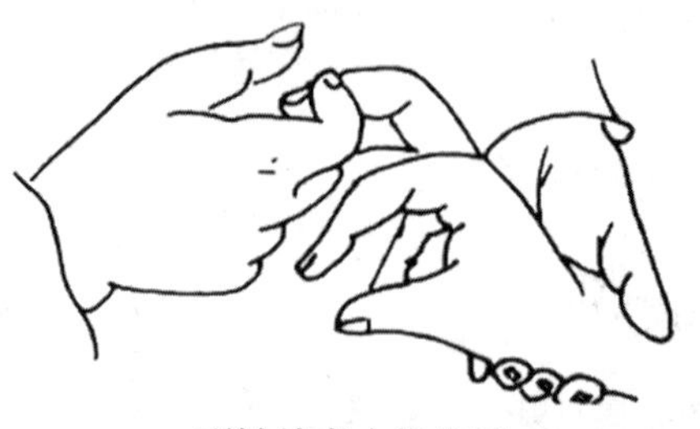

刮被检者中指指甲

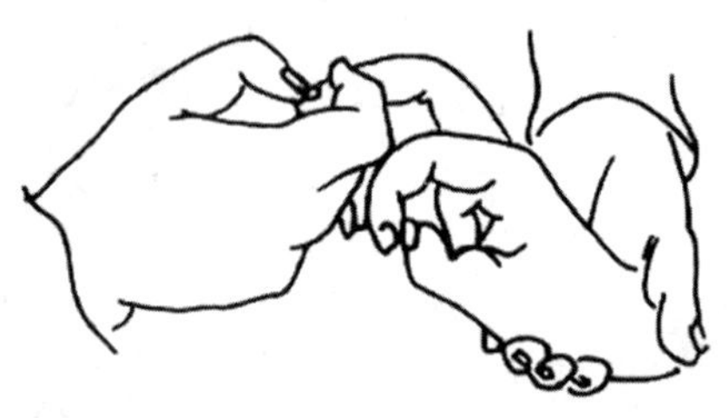

反射阳性

图 2-30 Hoffmann 征

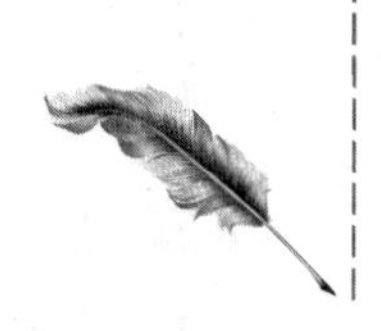

（7）阵挛：当深反射亢进时，如突然牵拉相关肌腱使之处于持续紧张状态，则出现该牵拉部位的肌肉发生持续性、节律性收缩，称阵挛。主要见于上运动神经元性瘫痪。

1）踝阵挛：被检者仰卧，检查者一手托其腘窝使其膝髋关节稍屈，另一手持足掌前端，突然用力使足背屈并维持之，引起腓肠肌、比目鱼肌节律性收缩致足部快速节律性伸屈不止为阳性（图 2-31）。

2）髌阵挛：被检者仰卧，下肢伸直，检查者以拇、示指置髌骨上缘，突然向远端用力推髌骨数次后维持推力，如出现股四头肌收缩，引起髌骨节律性上下运动不止为阳性。

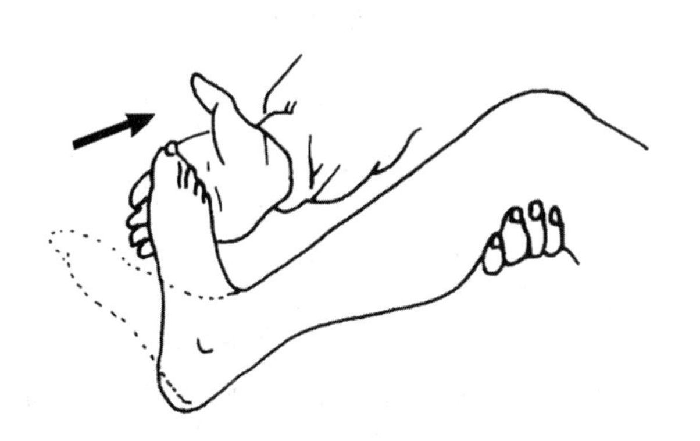

图 2-31 踝阵挛

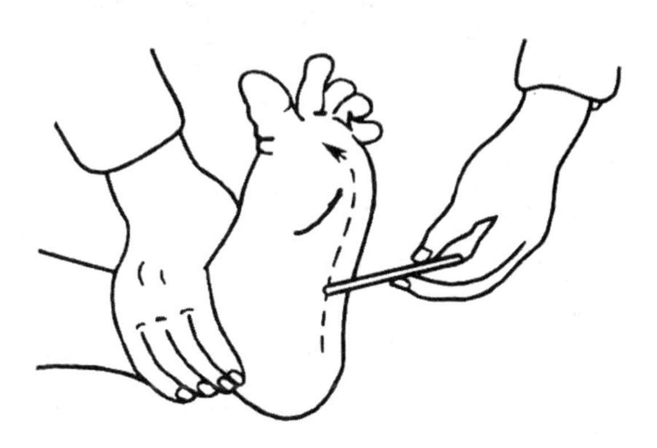

图 2-32 Babinski 征阳性

二、病理反射

锥体束受损时，大脑失去了对脑干和脊髓的抑制作用而出现的异常反射称病理反射。1 岁半以内的婴幼儿由于神经系统发育不完善，正常可出现此种反射，不属于病理性。

【检查内容及方法】

1．巴宾斯基（Babinski）征　检查方法同跖反射。阳性反应表现为拇趾背屈，其余四趾扇形分开（图 2-32）。

2. 奥本海姆（Oppenheim）征　检查者以拇、示指沿被检者胫骨自上向下滑压，阳性表现同 Babinski 征（图 2-33）。

3．戈登（Gordon）征　检查者用手用力挤压被检者腓肠肌，阳性反应同 Babinski 征（图 2-34）。

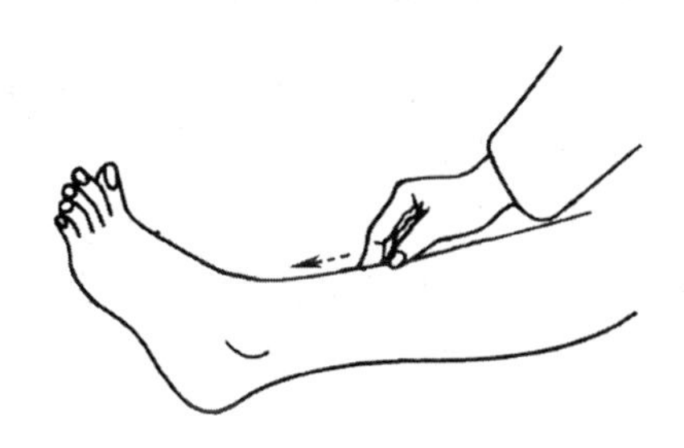

图 2-33 Oppenheim 征

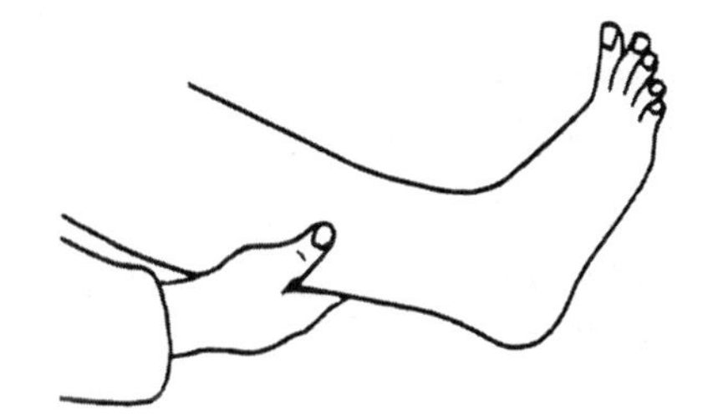

图 2-34 Gordon 征

三、脑膜刺激征

1．颈强直　被检者平卧，检查者一手置胸前，另一手托住其枕部并抬手使其被动作屈颈动作，见图 2-35，此时有抵抗，即为颈部阻力增高或颈强直。

2．凯尔尼格（Kernig）征　被检者仰卧，一侧屈髋屈膝呈直角，检查者将其小腿抬高、伸膝（图 2-36）。正常人膝关节可伸达 135° 以上。如伸展小于 135° 并有疼痛及阻力者为阳性。

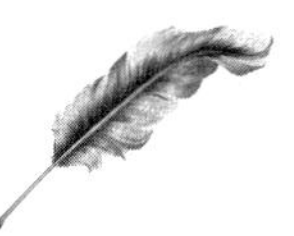

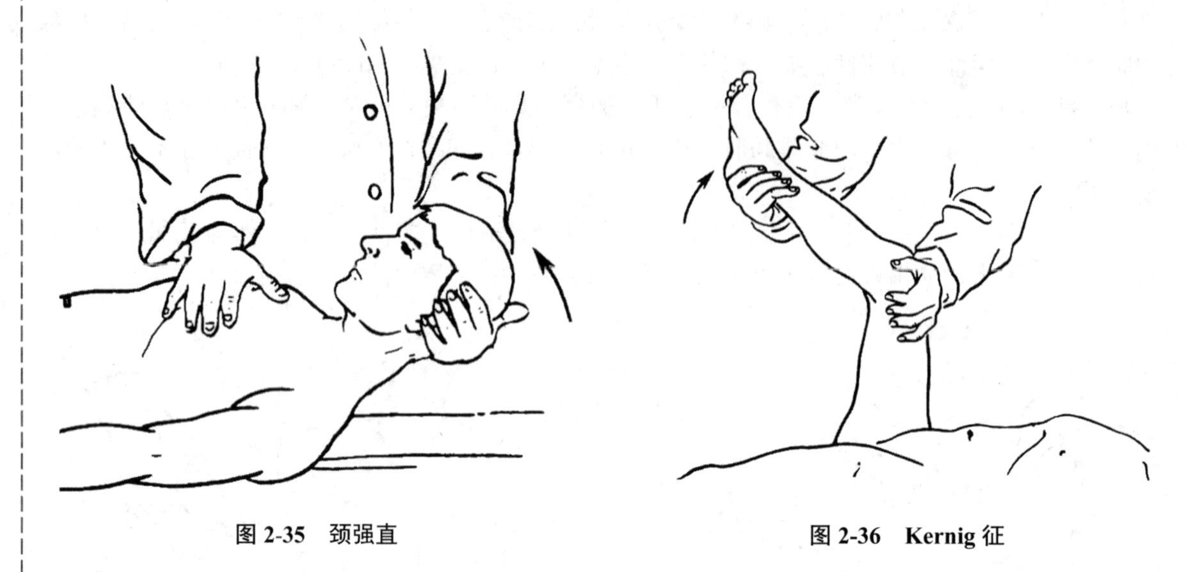

图 2-35 颈强直　　图 2-36 Kernig 征

3．布鲁津斯基（Brudzinski）征　被检者仰卧，下肢伸直，检查者一手托住其枕部，另一手置胸前，然后检查者用力将被检者头向胸部屈颈。阳性表现为引起双下肢髋关节、膝关节屈曲（图 2-37）。

4．拉塞格（Lasegue）征　又称直腿抬高试验。被检者仰卧，双下肢伸直，检查者将被检者的一侧下肢抬高（图 2-38）。正常情况下肢抬高 70° 以上无疼痛。如抬高 30° 以内出现疼痛为阳性，为神经根受到刺激所致。见于坐骨神经痛、腰椎间盘突出症、腰骶神经炎等。

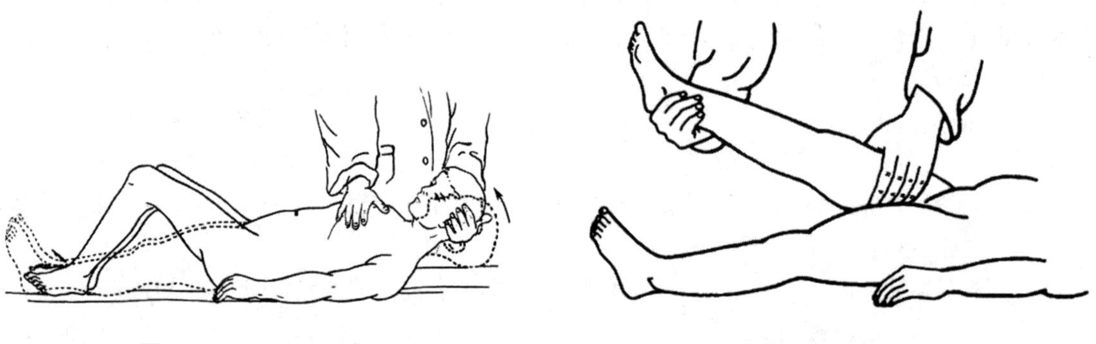

图 2-37 Brudzinski 征　　图 2-38 Lasegue 征

注意事项：①体检过程中要随时关心、体贴患者，注意保暖，协助患者整理衣物。如在体检过程中遇到患者不适或病情有变化，应立即停止检查并报告。胸部听诊先用膜式胸件，酌情用钟式胸件补充。②注意保护患者隐私，只有病情需要的情况下才进行生殖器、肛门、会阴部位的检查；③注意消毒隔离，不能坐在病床上，不能将所携带物品放在患者床上；④检查前后注意洗手，防止交叉感染。

（袁　俊）

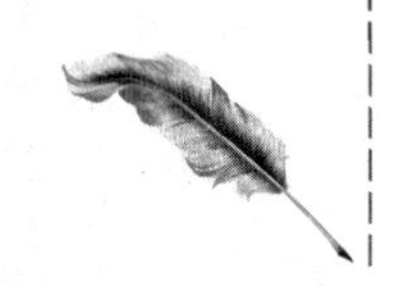

第三章　病历书写

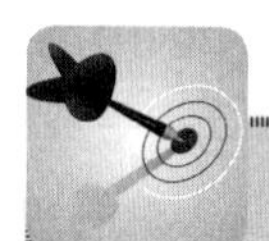

学习目标

1．掌握住院病历的基本要求。
2．熟悉住院期间其他常用医疗文书的书写要求和部分医疗文书的格式。

第一节　病历书写基本要求与内容

（一）病历是指医务人员在医疗活动过程中形成的文字、符号、图表影像、切片等资料的总和，包括门（急）诊病历和住院病历。

（二）病历书写是指医务人员通过问诊、查体、辅助检查、诊断、治疗、护理等医务活动获得有关资料，并进行归纳、分析、整理形成医疗活动的行为。

（三）病历书写应当客观、真实、准确、及时、完整、规范。

（四）病历书写应当使用蓝黑墨水、碳素墨水，需复写的病历资料可以使用蓝或黑色油水的圆珠笔（如麻醉记录单、疾病证明书及某些其他需复写的医疗文书）。计算机打印的病历应当符合病历保存的需求。

（五）病历书写应当使用中文，通用的外文缩写和无正式中文译名的症状、体征、疾病名称等可以使用外文，但疾病名称不能中外文混用（如肺 Ca）、简化字、外文缩写字母，一律按国家规定和国际惯例书写，不得自行滥造。

（六）病历书写应该规范使用医学术语，文字工整，字迹清晰，表述准确，语句通顺，标点正确。

（七）病历书写过程中出现错字时，应当用双线画在错字上，保留原记录清楚、可辨，修改人签名，并注明修改时间。不得采用刮、粘、涂等掩盖或去除原来的字迹。每页面修改不超过两处，否则由原来记录者及时重抄（上级医师审阅修改者除外）。

（八）病历应当按照规定的内容、格式书写，并有相应医务人员签名。上级医务人员有审查、修改下级医务人员书写病历的责任。

实习医务人员和试用期医务人员书写的病历，应当经过本医疗机构注册的医务人员审阅、修改并签名。修改时应当使用红色墨水，保持原来记录清晰可辨，并在下级医务人员签名前签名，注明修改日期。

进修医务人员由医疗机构根据其胜任本专业工作实际情况认定后书写病历。

（九）病历书写一律使用阿拉伯数字书写日期和时间，采用 24 小时制记录。

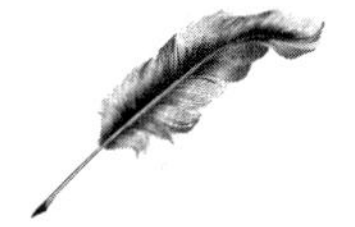

（十）对需取得患者书面同意方可进行的医疗活动，应当由患者本人签署知情同意书。患者不具备完全民事行为能力时，应当由其法定代理人签字，患者因病无法签字时，应当由其授权的人员签字；为抢救患者，在法定代理人或授权人无法及时签字的情况下，可由医疗机构负责人或者授权的负责人签字。

因实施保护性医疗措施不宜向患者说明情况的，应当将有关情况告知患者亲属，由患者近亲属签署知情同意书，并及时记录。患者无近亲属的或者患者近亲属无法签署同意书的，由患者的法定代理人或者关系人签署同意书。

（十一）“相应医师”的界定及要求：经治医师是指取得医师资格并注册后的医师；试用期医学毕业生指被医疗机构录用尚未取得执业医师资格的医学毕业生（以下简称“试用期医学毕业生”）；实习期医师指最后一年临床实习阶段的医学生。

（十二）病历中的各种检查报告单应分类按检查时间顺序粘贴，用红色墨水标记。

（十三）病历中的疾病诊断、手术、各种治疗操作的名称书写和编码应符合卫健委规定使用版本的《国际疾病的分类》（ICD-11 或《手术与操作编码系统》ICD-9-CM-3）的规范要求。

（十四）病历中的长期遗嘱栏内，医生根据患者的病情和生活自理能力开具护理级别，并且根据患者的病情变化进行动态调整。

分级护理分为四个级别：特级护理、一级护理、二级护理和三级护理。

1．特级护理（具备以下情况之一的患者，可以确定为特级护理）

（1）病情危重，随时可能发生病情变化需要进行抢救的患者。

（2）重症监护患者。

（3）各种复杂或大手术后的患者。

（4）严重创伤或大面积烧伤的患者。

（5）使用呼吸机辅助呼吸，并需要严密监护病情的患者。

（6）实施连续性肾替代治疗（CRRT），并需要严密监护生命体征的患者。

（7）其他有生命危险，需要严密监护生命体征的患者。

2．一级护理（具备以下情况之一的患者，可以确定为一级护理）

（1）病情趋势向稳定的重症患者。

（2）手术后或者治疗期间需要严格卧床的患者。

（3）生活完全不能自理且病情不稳定的患者。

（4）生活部分自理，病情随时可能发生变化的患者。

3．二级护理（具备以下情况之一的患者，可以确定为二级护理）

（1）病情稳定，仍需卧床的患者。

（2）生活能部分自理的患者。

4．三级护理（具备以下情况之一的患者，可以确定为三级护理）

（1）生活能完全自理且病情稳定的患者。

（2）生活能完全自理且处于康复期的患者。

（十五）对各种法定传染病，按规定填报传染病卡片，与其相关的检查报告单应及时收入病历中。

（十六）医疗文书中的各级签名均不得代签，也不得模仿他人签名。

（十七）门（急）诊病历内容包括门（急）诊病历首页 [门（急）诊手册封面]、病历记录、化验单（检验报告）、医学影像检查资料等。

（十八）门（急）诊病历首页内容应当包括患者姓名、性别、出生年月日、民族、婚姻情况、职业、工作单位、住址、药物过敏史等项目。

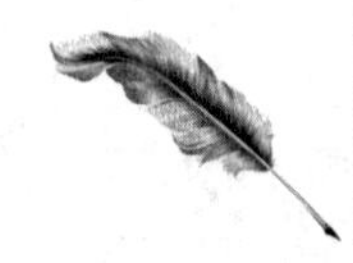

门诊手册封面内容应当包括患者姓名、性别、年龄、工作单位或住址、药物过敏史等项目。

（十九）门（急）诊病历记录分为初诊病历记录和复诊病历记录。

初诊病历记录书写内容应当包括就诊时间、科别、主诉、现病史、既往史、阳性体征、必要的阴性体征和辅助检查结果、诊断及治疗意见和医师签名等。

复诊病历记录书写内容应当包括就诊时间、科别、主诉、病史、必要的体格检查和辅助检查结果、诊断、治疗处理意见和医师签名等。

急诊病历书写就诊时间应当具体到分钟。

（二十）门（急）诊病历记录应当由接诊医师在患者就诊时及时完成。

（二十一）急（门）诊留观记录是急诊患者因病情需要留院观察期间的记录，重点记录观察期间病情变化和诊疗措施，记录简明扼要，并注明患者去向。抢救危重患者时，应当书写抢救记录。门（急）诊抢救记录书写内容及要求按照住院病历抢救记录书写内容及要求执行。

（二十二）住院病历内容包括住院病案首页、入院记录、病程记录、手术同意书、麻醉同意书、输血治疗知情同意书、特殊检查（特殊治疗）同意书、病危（重）通知书、医嘱单、辅助检查报告单、体温单、医学影像检查资料、病理资料等。

（二十三）入院记录是指患者入院后，由经治医师通过问诊、查体、辅助检查获得有关资料，并对这些资料归纳分析书写而成的记录。可分为入院记录、再次或多次入院记录、24 小时内入出院记录、24 小时内入院死亡记录。

入院记录、再次或多次入院记录应当于患者入院后 24 小时内完成，24 小时内入出院记录应当于患者出院后 24 小时内完成，24 小时内入院死亡记录应当于患者死亡后 24 小时内完成。

（二十四）入院记录的要求及内容。

1．患者一般情况包括姓名、性别、年龄、民族、婚姻状况、出生地、职业、入院时间、记录时间、病史陈述者。

2．主诉是指促使患者就诊的主要症状（或体征）及持续时间。

3．现病史是指患者本次疾病的发生、演变、诊疗等方面的详细情况，应当按时间顺序书写。内容包括发病情况、主要症状特点及其发展变化情况、伴随症状、发病后诊疗经过及结果、睡眠和饮食等一般情况的变化，以及与鉴别诊断有关的阳性或阴性资料等。

（1）发病情况：记录发病的时间、地点、起病缓急、前驱症状、可能的原因或诱因。

（2）主要症状特点及其发展变化情况：按发生的先后顺序描述主要症状的部位、性质、持续时间、程度、缓解或加剧因素，以及演变发展情况。

（3）伴随症状：记录伴随症状，描述伴随症状与主要症状之间的相互关系。

（4）发病以来诊疗经过及结果：记录患者发病后到入院前，在院内、外接受检查与治疗的详细经过及效果。对患者提供的药名、诊断和手术名称需加引号（“”）以示区别。

（5）发病以来一般情况：简要记录患者发病后的精神状态、睡眠、食欲、大小便、体重等情况。

与本次疾病虽无紧密关系，但仍需治疗的其他疾病情况，可在现病史后另起一段予以记录。

4．既往史是指患者过去的健康和疾病情况。内容包括既往一般健康状况、疾病史、传染病史、预防接种史、手术外伤史、输血史、食物或药物过敏史等。

5．个人史、婚育史、月经史、家族史

（1）个人史：记录出生地及长期居留地，生活习惯及有无烟、酒、药物等嗜好，职业与工作条件及有无工业毒物、粉尘、放射性物质接触史，有无冶游史。

（2）婚育史、月经史：婚姻状况、结婚年龄、配偶健康情况、有无子女等。女性患者记录初潮年龄、行经期天数、间隔天数、末次月经时间（或闭经年龄）、月经量、痛经及生育等情况。

（3）家族史：父母、兄弟、姐妹健康情况，有无与患者类似疾病，有无家族遗传倾向的疾病。

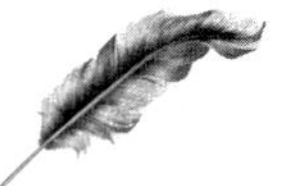

6．体格检查应当按照系统循序进行书写。内容包括体温、脉搏、呼吸、血压、一般情况、

皮肤、黏膜、全身浅表淋巴结、头部及其器官、颈部、胸部（胸廓、肺部、心脏、血管）、腹部（肝、脾等）、直肠、肛门、外生殖器、脊柱、四肢、神经系统等。

7．专科情况应当根据专科需要记录专科特殊情况。

8．辅助检查指入院前所做的与本次疾病相关的主要检查及其结果。应分类按检查时间顺序记录检查结果，如是在其他医疗机构所做检查，应当写明该机构名称及检查号。

9．初步诊断是指经治医师根据患者入院时的情况，综合分析所做出的诊断。如初步诊断为多项时，应当主次分明。对待查病例应列出可能性较大的诊断。应对病例进行分型，修正诊断有变化应及时修正。病例分型单列一行。

10．书写入院记录的医师签名（含职称）。

11．初步诊断有变化时，应及时做出修正或补充诊断，有记录时间和医师签名。

（二十五）再次或多次入院记录，是指患者因同一种疾病再次或多次住入同一医疗机构时书写的记录。要求及内容基本同入院记录。主诉是记录患者本次入院的主要症状（或体征）及持续时间；现病史中要求首先对本次住院前历次有关住院诊疗经过进小结，然后再书写本次入院的现病史。

（二十六）患者入院不足 24 小时出院的，可以书写 24 小时内入出院记录。内容包括患者姓名、性别、年龄、职业、入院时间、出院时间、主诉、入院情况、入院诊断、诊疗经过、出院情况、出院诊断、出院医嘱、医师签名等。

（二十七）患者入院不足 24 小时死亡的，可以书写 24 小时内入院死亡记录。内容包括患者姓名、性别、年龄、职业、入院时间、死亡时间、主诉、入院情况、入院诊断、诊疗经过（抢救经过）、死亡原因、死亡诊断、医师签名等。

（二十八）病程记录是指继入院记录之后，对患者病情和诊疗过程所进行的连续性记录。内容包括患者的病情变化情况、重要的辅助检查结果及临床意义、上级医师查房意见、会诊意见、医师分析讨论意见、所采取的诊疗措施及效果、医嘱更改及理由、向患者及其近亲属告知的重要事项等。

病程记录的要求及内容：

1．首次病程记录　指患者入院后由经治医师或值班医师书写的第一次病程记录，应当在患者入院 8 小时内完成。首次病程记录的内容包括一般项目、病例特点、拟诊讨论（诊断依据及鉴别诊断）、诊疗计划等。

（1）一般项目：患者姓名、性别、年龄、主诉、入院时间及急诊、非急诊入院。

（2）病例特点：应当对病史、体格检查和辅助检查进行全面分析、归纳和整理后写出本病例特征，包括阳性发现和具有鉴别诊断意义的阴性症状和体征等。

（3）拟诊讨论（诊断依据及鉴别诊断）：根据病例特点，提出初步诊断和诊断依据包括主要、次要的疾病，对待查病例应列出可能性较大的诊断，对诊断不明的写出鉴别诊断并进行分析；单列诊断依据及鉴别诊断，并对下一步诊治措施进行分析。

（3）诊疗计划：提出有针对性的检查及治疗措施安排。

2．为了更有利病历的质量管理与控制，推荐各级医院使用“病例分型管理”

（1）病例分型标准及原则：病例分型可作为病例医疗质量管理控制、病种付费的判断参考，也可作为制订诊疗计划和护理计划的依据。因此，使用病例分型的医院，经治医师除在病案首页上填写外，还要在患者入院 24 小时内在“入院记录”中初步诊断下面写明“病例分型”。

（2）病例分型标准

A 型：一般病例——凡病种单纯，病情稳定（包括诊断明确、病情稳定的肿瘤患者），无其他合并症的一般住院病例。

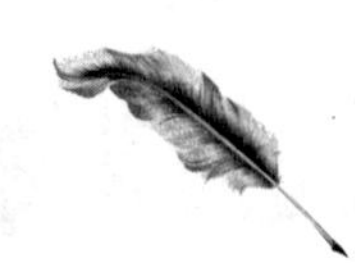

B 型：普通急症病例——凡急需紧急处理，但病种单纯，病情较稳定，无其他合并症的病例。

C 型：复杂疑难病重病例——凡病种或病情复杂，或具有合并症；病情较重，诊断治疗有很大难度，预计以后较差的病例。

D 型：病危病例——凡病情复杂危重，有循环、呼吸、肝、肾、中枢神经等重要器官功能衰竭病变之一者，住院期间随时有生命危险的病例。

（3）病例分型的确定及变更

1）病例分型由值班或经治医师在接诊患者时及时全面了解分析病情后，做出分型判断，记录在“入院记录”中。

2）病例分型的变更：如患者入院时已潜伏疑难或为重的病理改变而当时未能正确判断，入院 3 天内由主治医师以上职称的人员按病例分型标准修改入院时不适当的分型，但不准随意将一般病例定为疑难病重危病例，也不准因患者病情在住院后有了新的发展或因诊治失误致使病情恶化而改变入院时的病例分型。病例分型需要修正时，相应的病程记录中应体现上级医师的修正意见和理由，并于入院记录“病例分型”之后用红笔记录修正后的病例分型及修正日期，并应有医师签名。

3．日常病程记录　是指对患者住院期间诊疗过程的经常性、连续性记录。由经治医师书写，也可以由实习医务人员或试用期医务人员书写，但应有经治医师签名。书写日常病程记录时，首先标明记录时间，另起一行记录具体内容。对病危患者应当根据病情变化随时书写病程记录，每天至少一次，记录时间应当具体到分钟。对病重患者，至少两天记录一次病程记录。对病情稳定的患者，指少三天记录一次病程记录。具体包括下列各项：

（1）患者的病情变化情况：包括患者的主观感觉和医务人员客观检查所见，如患者的症状、体征，尤其是新出现的症状与体征，以及患者的一般情况，包括情绪、神志、饮食、行动、睡眠、体温、大小便等，同时对发生变化的原因加以分析讨论。

（2）诊疗计划执行情况：各种诊疗措施的效果及出现的不良反应，原计划是否继续执行或修改、补充及其依据；医嘱增加、更改、停止的理由；以及结合本学科最新进展对患者的诊疗提出个人的见解等。

（3）各种会诊的意见及执行情况：除单独专页的“会诊单”外，当天的病程记录也应简明扼要记录会诊意见，包括会诊医师对病史、体征的补充、进一步诊疗意见以及执行情况。

（4）重要的实验室及器械检查结果：进行前后对比，分析其在诊断及治疗的意义，提出应采取的措施。

（5）在病程记录中反映重要诊疗操作项目：按照操作规程做好相关记录（大型、特殊复杂项目可根据医疗机构具体要求另页记录），有操作者、记录者签字。

（6）病程记录中应有出院前一天（或出院当天）的情况记录：包括症状、体征、上级医师是否同意出院的意见、出院带药及向患者及其家属交代的事项。

（7）手术科室患者的病程记录除了一般内容外，还应有以下内容：

1）术前讨论记录：是指因患者病情较重或手术难度较大，手术前在上级医师主持下，对拟实施手术方式和术中可能出现的问题及应对措施所做的讨论。新开展手术、第一次手术后出现并发症再次手术的也要求术前讨论。讨论内容包括术前准备情况、手术指征、手术方案、可能出现的意外及防范措施、参加讨论者的姓名及专业技术职务、具体讨论意见及主持人小结意见、讨论日期、记录者的签名等。

2）手术前一天应书写术前小结，内容包括简要病情、术前诊断、手术指征、拟施手术名称和方式、拟施麻醉方式、注意事项并记录手术者术前查看患者相关情况等。

3）术后首次病程记录（术后小结）：是指参加手术的医师在患者术后即时完成的病程记录。包括手术时间、术中诊断、麻醉方式、手术方式、手术简要经过、术后处理措施、术后应当特别注意观察的事项等。术后至少连续 3 天书写病程记录（包括术后当天书写的术后首次病程记录），

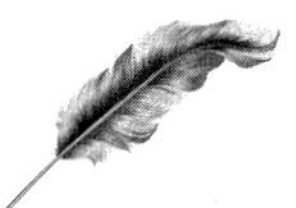

在此3天内要有手术者的查房记录。如是转入ICU病房的患者，术后3天内参与手术者至少每天与ICU病房主管医师共同查房，并由参与手术者书写术后病程记录，以及由ICU病房经治医师书写病情监护及处理意见记录。

4）应有术前、术后麻醉医师访视患者的记录（应在术前术后48小时内，危重、病重患者术后24小时内访视），急诊手术亦应访视（时间不允许的除外）。记录内容要求具体由麻醉医师另页书写。

5）手术患者的病程记录应有出院前一天（或出院当天）的情况记录（不能以出院记录作代替），包括症状、体征、术后伤口情况、有无引流管、拆线与否、出院带药以及向患者及其家属交代相关事项等内容。

4．上级医生查房　包括主治医师、副主任医师、主任医师查房，查房时应有经治医师和相关人员参加；高级职称医师或科主任查房每周1次并有查房记录；主治医师或科主任每周1～2次并有查房记录。上级医师查房记录可由经治医师书写，也可由试用期医学毕业生及实习医师书写，但须经具备合法执业资格的带教老师修改、审批并签名，上级医师审阅后签名。经治医师应在查房后24小时内完成上级医师查房记录的书写。上级医师应在查房后48小时内对查房记录进行修改并在下级医师签名前面的空格处签字。

（1）主治医师查房记录要求

1）病危患者：入院当天要有主治医师查房记录。72小时内要有不同级别的三级医师查房记录。

2）病重患者：入院24小时内要有主治医师及以上医师查房记录。

3）一般患者：入院48小时内要有主治医师及以上医师查房记录。

4）查房内容：要求核实下级医师书写的病史有无补充，体征有无新发现，陈述诊断依据和鉴别诊断，提出下一步诊疗计划和具体医嘱，查房时对下级医师的病历书写要进行检查，及时发现问题并给予具体指导。对诊断不明确或治疗困难的患者提请上级医师查房及其他专科会诊协助解决。对疑难病例及有教学价值的病例提请上级医师组织定期全科查房。

（2）对主任医师和副主任医师查房记录要求

1）新入院患者：3日内必须有1次副主任以上的医师查房记录。

2）查房内容：解决疑难问题、审查新入院及危重患者的诊断和治疗计划、提出需要解决的问题；决定重大手术及特殊检查治疗、新的治疗方法等，做出肯定性的指示。抽查病历、医嘱、护理质量，检查诊疗中有无缺陷，纠正错误，指导实践，提高医疗水平。利用典型、特殊病例进行教学查房，提高教学、医疗水平。对查房记录进行修改、签字。

5．疑难病例讨论记录　是指由科主任或具有副主任医师以上专业技术任职资格的医师主持、召集有关医务人员对确诊困难或疗效不确切病例讨论的记录。内容包括讨论日期、主持人、参加人员姓名及专业技术职务、具体讨论意见及主持人小结意见等。

6．交（接）班记录　是指患者经治医师发生变更之际，交班医师和接班医师分别对患者病情及诊疗情况进行简要总结的记录。交班记录应当在交班前由交班医师书写完成；接班记录应当由接班医师于接班后24小时内完成。交（接）班记录的内容包括入院日期、交班或接班日期、患者姓名、性别、年龄、主诉、入院情况、入院诊断、目前情况、目前诊断、交班注意事项或接班诊疗计划、医师签名等。

7．转科记录　是指患者住院期间需要转科时，经转入科室会诊并同意接收后，由转出科室和转入科室分别书写的记录，包括转出记录和转入记录，转科记录不另立专页而是在病程记录内接着写。转出记录由转出科室医师在患者转出科前书写完成（紧急情况除外）。转出记录内容包括姓名、性别、年龄、入院日期、转出时间、主诉、入院时情况、入院诊断、诊疗经过、目前情况、目前诊断、转科目的、会诊意见、注意事项、医生签名等。转入记录由转入科室医师于患

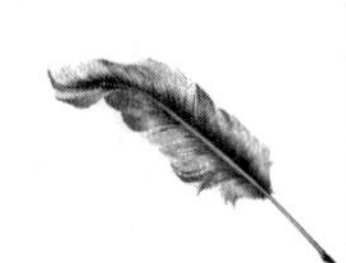

者转入后24小时内完成。转入记录内容及要求同转出记录，应重点突出转入科诊治疾病的情况，补充必要的病史及体格检查，然后提出当前的诊疗计划。

8．阶段小结 是指患者住院时间较长，由经治医师每月所做病情及诊疗情况总结（住院天数在37天内的可不写）。内容包括患者姓名、性别、年龄、主诉、入院日期、入院情况、入院诊断、诊疗经过、目前情况、目前诊断、诊疗计划、医师签名等。阶段小结中对原诊断的修改及新诊断的提出，均应说明理由。交（接）班记录、转科记录可代替阶段小结。

9．抢救记录 是指患者病情危重，采取抢救措施时做的记录。因抢救急危患者，未能及时书写病历的，有关医务人员应当在抢救结束后6小时内据实补记，并加以注明。内容包括病情变化情况、抢救时间及措施、参加抢救的医务人员姓名及专业技术职称等。记录抢数时间应当具体到分钟。

10．有创诊疗操作记录 是指在临床诊疗活动过程中进行的各种治疗性操作（如胸腔穿刺、腹腔穿刺等）的记录。应当在操作完成后即刻书写。内容包括操作名称、操作时间、操作步骤。结果及患者一般情况，记录过程是否顺利、有无不良反应，术后注意事项及是否向患者说明，操作医师签名。

11．会诊记录（含会诊意见） 是指患者在住院期间需要其他科室或者其他医疗机构协助诊疗时，分别由申请医师和会诊医师书写的记录。会诊记录应另页书写。内容包括申请会诊记录和会诊意见记录。申请会诊应由主治或以上医师提出，经治医师（进修医师）填写申请会诊记录，主治或以上医师审签（夜间急会诊可由总住院医师审签）。院内多科会诊或院外会诊应由科主任审签，院外会诊需经医务科（部）批准。申请会诊记录应当简要载明患者病情及诊疗情况、申请会诊的理由和目的，申请会诊医师签名等。院内会诊者，一般会诊应于48小时内完成，急会诊应在10分钟内到场，并在会诊结束后即刻完成会诊记录。会诊记录内容包括会诊意见（多学科会诊应记录参加者的讨论发言具体内容，不能只记录综合意见）、会诊医师所在的科别或者医疗机构名称、会诊时间及会诊医师签名等。科间会诊记录不用另立专业书写，可在会诊申请单的记录中体现，申请会诊医师应在病程记录上简要记录会诊意见并说明中意见执行情况。如果是多科会诊（或院外会诊）则要另外专页书写。

12．术前小结 是指在患者手术前，由经治医师对患者病情所做的总结。内容包括简要病情、术前诊断、手术指征、拟施手术名称和方式、拟施麻醉方式、注意事项，并记录术前一天手术者术前查看患者的意见等。用“术前小结”做标题，由具有执业医师资格的经治医师书写，并要求术者签名确认。

13．术前讨论记录（另页书写） 是指因患者病情较重、新开展的手术、手术难度较大或第一次手术后出现严重并发症再次手术病例，手术前在上级医师主持下，对拟实施手术方式和术中可能出现的问题及应对措施所做的讨论。讨论内容包括术前准备情况、手术指征、手术方案、可能出现的意外及防范措施、参加讨论者的姓名及专业技术职务、讨论日期，参加者的讨论发言内容具体记录及主持人小结意见、记录者的签名等。

14．麻醉术前访视记录 是指在麻醉实施前，由麻醉医师对患者拟施麻醉进行风险评估的记录。麻醉术前访视可另立单页，也可在病程中记录。内容包括姓名、性别、年龄、科别、病案号、患者一般情况、简要病史、与麻醉相关的辅助检查结果、拟行手术方式、拟行麻醉方式、麻醉适应证及麻醉中需注意的问题、术前麻醉医嘱、麻醉医师签字并填写日期。

15．麻醉记录 是指麻醉医师在麻醉实施中书写的麻醉经过及处理措施的记录。麻醉记录应当另页书写，内容包括患者一般情况、术前特殊情况、麻醉前用药、术前诊断、术中诊断、手术方式及日期、麻醉方式、麻醉诱导及各项操作开始及结束时间、麻醉期间用药名称与方式及剂量、麻醉期间特殊或突发情况及处理、手术起止时间、麻醉医师签名等。

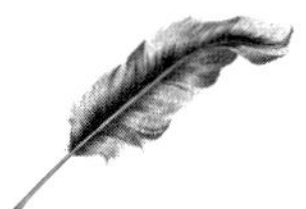

16．手术记录 是指手术者书写的反映手术一般情况、手术经过、术中发现及处理等情况的

特殊记录，应当在术后24小时内完成。特殊情况下可由第一助手书写时，应有手术者签名。手术记录应当另页书写，内容包括一般项目（患者姓名、性别、科别、病房、床位号、住院病历号或病案号）、手术日期、术前诊断、术中诊断、手术名称、手术者及助手姓名、麻醉方法、手术经过、术中出现的情况及处理等。

17．手术安全核查记录　是指由手术医师、麻醉医师和巡回护士三方，在麻醉实施前、手术开始前和患者离室前，共同对患者身份、手术部位、手术方式、麻醉及手术风险、手术使用物品清点等内容进行核对的记录，输血的患者还应对血型、用血量进行核对。应有手术医师、麻醉医师和巡回护士三方核对、确认并签字。

18．手术清点记录　是指巡回护士对手术患者术中所用血液、器械、敷料等的记录，应当在手术结束后即时完成。手术清点记录应当另页书写，内容包括患者姓名、住院病历号（或病案号）、手术日期、手术名称、术中所用各种器械和敷料数量的清点核对、巡回护士和手术器械护士签名等。

19．术后首次病程记录　是指参加手术的医师在患者术后即时完成的病程记录。内容包括手术时间、术中诊断、麻醉方式、手术方式、手术简要经过、术后处理措施、术后应当特别注意观察的事项等。

20．麻醉术后访视记录　是指麻醉实施后，由麻醉医师对术后患者麻醉恢复情况进行访视的记录。麻醉术后访视可另立单页，也可在病程中记录。内容包括姓名、性别、年龄、科别、病案号、患者一般情况、麻醉恢复情况、清醒时间、术后医嘱、是否拔除气管插管等，如有特殊情况应详细记录，麻醉医师签字并填写日期。

21．出院记录　是指经治医师对患者此次住院期间诊疗情况的总结，应当在患者出院后24小时内完成。内容主要包括入院日期、出院日期、入院情况、入院诊断、诊疗经过、出院诊断、出院情况、出院医嘱、医师签名等。

（1）一般情况：姓名、性别、年龄、入院科别、出院科别、入院日期、出院日期、住院天数。

（2）入院时病情摘要：主诉、简要病史、体征、相关检验及特殊检查结果。

（3）入院诊断。

（4）诊疗经过：住院期间病情演变过程，检查阳性结果，包括病理或造影等重要结果，详述诊疗经过和治疗效果。如有使用特殊药物如激素或化疗、放疗等，要注明药名和使用剂量及时限、拟继续使用的疗程、总剂量及具体用法；如为手术患者要注明手术名称及病理检查结果。诊疗还存在问题需说明。出院时情况需详细介绍疾病或术后恢复情况，出院时必须记录前一天患者的生命体征情况，是否还遗留症状，是否遗留留置引流管、石膏及拆线等情况。

（5）出院诊断。

（6）出院医嘱：包括出院后注意事项（要求具体），如定期复查血象、在医师指导下逐减激素用量，以及随诊日期、复查内容等。出院带药的名称、剂量、用法。

（7）医师签名。

（8）同样内容记入门诊病历手册由患者携带出院。

22．死亡记录　是指经治医师对死亡患者住院期间诊疗和抢救经过的记录，应当在患者死亡后24小时内完成。内容包括入院日期、死亡时间、入院情况、入院诊断、诊疗经过（重点记录病情演变、抢救经过）、死亡原因、死亡诊断等。记录死亡时间应当具体到分钟。

23．死亡病例讨论记录　是指在患者死亡一周内，由科主任或具有副主任医师以上专业技术职务任职资格的医师主持，对死亡病例进行讨论、分析的记录。内容包括讨论日期、主持人和参加人员姓名及专业技术职务、具体讨论意见及主持人小结意见、记录者的签名等。

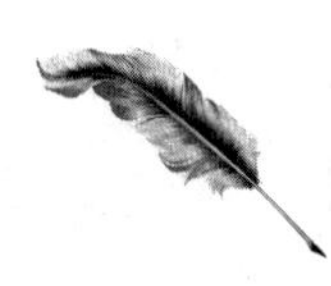

24．病重（病危）患者护理记录　是指护士根据医嘱和病情对病重（病危）患者住院期间护理过程的客观记录。病重（病危）患者护理记录应当根据相应专科的护理特点书写。内容包括患者姓名、性别、年龄、科别、床位号、住院病历号（或病案号）、诊断、入院日期、页码、记录日期和时间、出入液量、体温、脉搏、呼吸、血压等病情观察、护理措施和效果、护士签名等。记录时间应当具体到分钟。

25. 抢救记录　抢救记录是指患者病情危重采取抢救措施时做的记录。由在场的主管医师或值班医师及时详细记录，内容包括病情变化情况、抢救时间及措施、参加抢救的医务人员姓名及专业技术职称。记录抢救时间应当具体到分钟。

26. 转院记录书写要求　住院患者因病情需要转他院治疗，必须书写转院记录，交患者或者家属携带。转院记录最后由科主任审查签字。内容包括：①一般项目如患者姓名、性别、年龄、婚姻、籍贯、民族、职业、地址、主诉、入院时间、入住科室、转院时所在的科室或病区等；②主要病史、体征、相关检查、入院诊断及病情演变和诊疗经过；③转院原因及必要说明；④患者或其家属意见；⑤最后诊断；⑥转院时经治医师姓名及科主任所在具体科室；⑦科主任签名。

（二十九）手术同意书是指手术前，经治医师向患者告知拟施手术的相关情况，并由患者签署是否同意手术的医学文书。内容包括术前诊断、手术名称、术中或术后可能出现的并发症、手术风险、患者签署意见并签名，经治医师和术者签名等。

（三十）麻醉同意书是指麻醉前，麻醉医师向患者告知拟施麻醉的相关情况，并由患者签署是否同意麻醉意见的医学文书。内容包括患者姓名、性别、年龄、病案号、科别、术前诊断、拟行手术方式、拟行麻醉方式，患者基础疾病及可能对麻醉产生影响的特殊情况，麻醉中拟行的有创操作和监测，麻醉风险、可能发生的并发症及意外情况，患者签署意见并签名，麻醉医师签名并填写日期。

（三十一）输血治疗知情同意书是指输血前，经治医师向患者告知输血的相关情况，并由患者签署是否同意输血的医学文书。输血治疗知情同意书内容包括患者姓名、性别、年龄、科别、病案号、诊断、输血指征、拟输血成分、输血前有关检查结果、输血风险及可能产生的不良后果、患者签署意见并签名、医师签名并填写日期。

（三十二）特殊检查、特殊治疗同意书是指在实施特殊检查、特殊治疗前，经治医师向患者告知特殊检查、特殊治疗的相关情况，并由患者签署是否同意检查、治疗的医学文书。内容包括特殊检查、特殊治疗项目名称、目的、可能出现的并发症及风险、患者签名、医师签名等。

（三十三）病危（重）通知书是指因患者病情危（重）时，由经治医师或值班医师向患者家属告知病情，并由患方签名的医疗文书。内容包括患者姓名、性别、年龄、科别、目前诊新及病情危重情况，患方签名、医师签名并填写日期。一式两份，一份交患方保存，另一份归入病历中保存。

（三十四）医嘱是指医师在医疗活动中下达的医学指令。医嘱单分为长期医嘱单和临时医嘱单。

长期医嘱单内容包括患者姓名、科别、床号、住院病历号（或病案号）、页码、起始日期和时间、长期医嘱内容、停止日期和时间、医师签名、执行时间、执行护士签名。临时医嘱单内容包括医嘱时间、临时医嘱内容、医师签名、执行时间、执行护士签名等。

医嘱内容及起始、停止时间应当由医师书写。医嘱内容应当准确、清楚，每项医嘱应当只包含一个内容，并注明下达时间，应当具体到分钟。医嘱不得涂改。需要取消时，应当使用红色墨水标注“取消”字样并签名。

一般情况下，医师不得下达口头医嘱。因抢救急危患者需要下达口头医嘱时，护士应当复诵一遍。抢救结束后，医师应当即刻据实补记医嘱。

（三十五）辅助检查报告单是指患者住院期间所做各项检验、检查结果的记录。内容包括患者姓名、性别、年龄、住院病历号（或病案号）、检查项目、检查结果、报告日期、报告人员签名或者印章等。

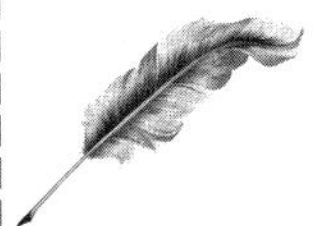

（三十六）体温单为表格式，以护士填写为主。内容包括姓名、性别、年龄、入院时间、住院病历号（或病案号）、日期、住院天数、手术后天数、体温、脉搏、呼吸、血压、大便次数、出入液量、体重、住院周数等。

（三十七）打印病历是指应用字处理软件编辑生成并打印的病历（如 Word 文档、WPS 文档等）。打印病历应当按照规定的内容录入并及时打印，由相应医务人员手写签名。

（三十八）医疗机构打印病历应当统一纸张（A4）、字体、字号及排版格式。打印字迹应清楚易认，符合病历保存期限和复印的要求。

（三十九）打印病历编辑过程中应当按照权限要求进行修改，已完成录入打印并签名的病历不得修改。

（四十）住院病历首页按照《卫生部关于修改下发住院病案首页的通知》（卫医发 [2001]286 号）的规定书写。

（四十一）特殊检查、特殊治疗按照《医疗机构管理条例实施细则》（1994 年卫生部令第 35 号）有关规定执行。

（四十二）中医病历书写基本规范由国家中医药管理局另行制定。

（四十三）电子病历基本规范按卫健委《电子病历基本规范（试行）》执行。

第二节 住院病历范例

入院记录

住院号__________

姓名：张 ×× 性别：女 年龄：49 岁 婚姻：已婚 民族：汉 籍贯：广西柳州市

出生地：广西柳州市 户籍所在地：广西柳州市 ×× 区 ×× 街 ×× 号

职业：保管员 单位：柳州市 ×× 厂

住址：柳州市 ×× 区 ×× 街 ×× 号

入院日期：2018 年 2 月 5 日 10 时 20 分 病史叙述者：患者本人

主诉：劳累后心悸、气短 6 年，加重伴下肢水肿 2 周。

现病史：患者于 6 年前开始走上坡路及登楼时出现心悸、气短，短时休息可缓解，因症状不重，未就医。3 年前出现睡眠中憋醒，呼吸困难，伴咳嗽，有少量白色泡沫样痰，需坐起约 20 分钟好转，可再入睡。当时在市某医院诊断为“风湿性心脏瓣膜病”，经服用“地高辛”及“氢氯噻嗪”（剂量不详）后好转出院。近 2 周因受凉后出现双下肢水肿，走平路亦感心悸、气短，且症状逐渐加重，感腹胀，食欲明显减退，每日尿量为 300 ~ 400ml，不能平卧。曾间断服用“氢氯噻嗪”，症状未见好转而入我院。近 2 年未再使用过“洋地黄”类药物。近来精神、食欲、睡眠差，大便尚正常，体重未称。

既往史：患者平素体质较弱，幼时常咽痛不适，近年来亦时有发作。25 年前有膝、踝关节游走性疼痛，但无明显红肿，曾诊断为“风湿性关节炎”，近年来未再发作。无糖尿病、高血压。否认肝炎、结核、伤寒等传染病史。无药物、食物过敏史。无外伤及手术史，无输血史，无传染病接触史。

个人史：生于柳州市，未久居外地，无烟酒及其他不良嗜好。否认本人及配偶有性病史及冶游史。

月经及婚育史：月经 16 岁初潮，末次月经 2012 年 1 月 27 日，量中等，无血块、白带量不多，无异味，无痛经史。23岁结婚，其夫健康。孕2产1，25岁时（24年前）足月顺产一女婴，妊娠及分娩期无明显心悸、气促史。18年前人工流产一次，过程顺利。

家族史：父亲76岁时死于“急性心肌梗死”，母亲、女儿及一兄体健。家族中无肝炎、结核等传染病史，亦无糖尿病、高血压病史。

体格检查

体温37℃，脉搏92次/分，呼吸30次/分，血压100/70mmHg，身高154cm，体重60kg。

一般情况状态：发育正常，营养中等，正力体型，神志清醒，意识清晰，半卧位，呼吸急促，检查合作。

皮肤黏膜：面颊轻度发绀，全身皮肤黏膜未见黄染、皮疹、出血点及蜘蛛痣，毛发分布正常。

淋巴结：两侧颌下各可触及一个淋巴结，左侧约1cm×1cm，右侧约1.5cm×1.5cm，质稍硬，表面光滑，轻度压痛，其他部位浅表淋巴结未触及。

头部及其器官：头颅无畸形、瘢痕、压痛及结节，头发润泽。眉毛无脱落，眼睑无水肿、下垂及闭合障碍，眼球运动自如，无突出、斜视及震颤，结膜稍苍白，无出血点、瘢痕、颗粒及滤泡，巩膜无黄染，角膜透明，双侧瞳孔大小正常，等大等圆，对光反射灵敏，调节反射正常。耳郭无畸形，无结节，外耳道无分泌物，乳突无压痛。鼻无畸形，无鼻翼扇动，鼻通气良好，中隔无弯曲，鼻黏膜正常，无出血及脓性分泌物，鼻旁窦区无压痛。口唇轻度发绀，颊黏膜无出血点、溃疡，无口臭，牙齿排列整齐，无龋齿，牙龈无红肿、溢脓，无沿线，舌体大小正常、居中，舌苔薄白，舌质暗紫，咽轻度充血，两侧扁桃体Ⅱ度肿大、充血，无脓性分泌物。两侧腮腺不肿大，无压痛。

颈部：柔软，两侧对称，可见颈静脉怒张，腹-颈静脉反流征阳性，气管居中，甲状腺未触及。

胸部

胸廓：胸廓对称，无畸形，无胸壁静脉曲张及皮下气肿，胸骨无压痛，肋骨无叩痛，两侧乳房对称，无肿块。

肺：两侧呼吸运动对称，呼吸30次/分。两肺呼吸活动度对称，语颤正常，无胸膜摩擦感。叩诊呈清音，两肺下界在锁骨中线第6肋间、腋中线第8肋间、肩胛下角线第10肋间，肺下界活动度因合作不好，未叩出。两肺呼吸音粗糙，两肺底可闻少量小水泡音，语音共振无异常，无胸膜摩擦音。

心脏：心前区无隆起，心尖搏动弥散，于第5肋间左锁骨中线外1.5cm，直径约3.5cm。心尖搏动位置同上，心尖部可触及舒张期震颤。心界向两侧扩大。心率110次/分，心律绝对不齐，第一心音强弱不等，肺动脉瓣区第二心音亢进，心尖部可闻及收缩期4/6级吹风样杂音，向左腋下传导，并闻及舒张中期隆隆样杂音。未闻及二尖瓣开瓣音、奔马律及心包摩擦音。

周围血管：脉率92次/分，律不齐，搏动强弱不等，两侧桡动脉搏动频率一致。脉搏短绌，无毛细血管搏动征，无枪击音及水冲脉、奇脉。

腹部：腹平坦，两侧对称，无皮疹、瘢痕及腹壁静脉曲张，无胃肠型及胃肠蠕动波。腹软，无压痛，无反跳痛及波动感，未触及包块。肝下界在右锁骨中线肋下6cm，剑突下10cm，质地中等，边钝，轻度压痛，脾未触及。叩诊肝上界在右锁骨中线上第5肋间，无移动性浊音，双肾区无叩击痛。肠鸣音正常，胃区无振水音，未闻及气过水声及血管杂音。

肛门、直肠、外生殖器：未检。

脊柱、四肢：脊柱生理弯曲存在，无畸形，无压痛及叩击痛，活动自如，腰骶部中度凹陷性水肿。指端轻度发绀，双下肢中度凹陷性水肿。四肢关节无红肿痛，无畸形，无杵状指（趾）。

神经反射：腹壁反射、肱二、三头肌反射、膝腱反射均存在，病理反射未引出，脑膜刺激征

阴性。

专科情况：心尖搏动弥散，于第5肋间左锁骨中线外1.5cm，直径约3.5cm。心尖部可触及舒张期震颤。心界向两侧扩大。心率110次/分，心律绝对不齐，第一心音强弱不等，肺动脉瓣区第二心音亢进，心尖部可闻及收缩期4/6级吹风样杂音，向左腋下传导，并闻及舒张中期隆隆样杂音。未闻及二尖瓣开瓣音、奔马律及心包摩擦音。

辅助检查

血常规：红细胞4.0×10^{12}/L，血红蛋白100g/L，白细胞6.7×10^{9}/L，中性分叶核粒细胞0.65，杆状核细胞0.06，淋巴细胞0.29。

尿常规：深黄色，微浊，酸性，比重1.020，蛋白（+），糖（-）。沉渣：白细胞1～2个/高倍视野（HP）。

其他检查：红细胞沉降率40mm/h。心电图提示为心房颤动。

初步诊断：1．风湿性心脏瓣膜病

二尖瓣狭窄并关闭不全

心房颤动

心功能Ⅳ级

2．慢性扁桃体炎

病例分型：D型

××/××（医师签名）

首次病程记录

2018-3-18 8：00

一般项目：刘××，女，69岁，因“发作性胸痛3年，加重1天”于2018年3月18日7时30分急诊平车入院。

病例特点：1. 老年女性，慢性病情急性发作。2. 主要症状：该患者3年前出现发作性、紧缩性胸骨后疼痛，向左上肢放射，每次持续3～5分钟，活动可诱发，停止活动后可缓解。10个月前因胸痛剧烈，在××医院就诊，诊断为“冠心病，急性下壁心肌梗死”，经治疗好转后出院。出院后未坚持服药，偶有胸痛发作，每次2～3分钟后缓解。平日无明显胸闷及呼吸困难症状。1天前情绪激动再次诱发，快步行走及登楼三层均可诱发，每次持续10～15分钟，含硝酸甘油1片（0.5mg）可迅速缓解。休息时无胸痛发作。约1小时前患者晨练时突感胸骨后痛、闷，左上肢麻、胀，大汗淋漓，含硝酸甘油1片无好转。紧急呼叫市急救中心救护车赶至现场，当即查血压150/92mmHg，心率90次/分，心律齐，心电图示窦性心律，Ⅱ、Ⅲ、aVF导联见异常Q波，V_4～V_6导联ST段水平型下移0.1mV，先后给予硝酸甘油2片舌下含服，症状好转后送入我院。3. 否认高血压及糖尿病史。有冠心病家族史。4. 入院查体T 36.8℃，P 83次/分，R 18次/分，BP 136/64mmHg。神清，平车推入病房，平卧位，口唇无发绀，无颈静脉怒张，双肺未闻及干、湿性啰音，心界叩诊不大，心率83次/分，心律齐，心尖区第一心音减弱，$A_2 > P_2$，各瓣膜听诊区未闻及杂音，未闻及心包摩擦音。腹部平软，无压痛，肝、脾肋下未触及，双下肢无水肿。辅查：血常规：WBC 8.9×10^{9}/L，N 65%，L 35%；心电图：窦性心律，Ⅱ、Ⅲ、aVF导联可见异常Q波，ST段无偏移。

初步诊断：冠心病-不稳定型心绞痛

心功能Ⅱ级

陈旧下壁心肌梗死

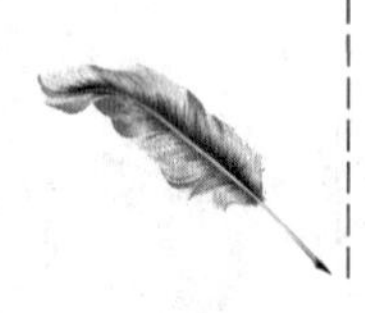

诊断依据：1. 患者为老年女性，有发作性胸骨后疼痛3年，10个月前曾被诊为急性下壁心

肌梗死。目前心电图示Ⅱ、Ⅲ、aVF 导联仍见异常 Q 波。

2．近期胸痛再次发作，为胸骨后紧缩性痛，向左上肢放射，每次 10 ~ 15 分钟，活动可诱发，含硝酸甘油可缓解，发作期心电图 V_4 ~ V_6 导联 ST 段水平型下移 0. 1mV，而胸痛缓解后 V_4 ~ V_6 导联 ST 段恢复正常。

鉴别诊断：1. 急性心肌梗死：胸痛持续时间长，硝酸甘油无法有效缓解疼痛，心电图、心肌损伤标志物、冠状动脉造影可鉴别。

2．主动脉夹层：疼痛多为刀割样、撕裂样或针刺样的持续性疼痛，新发主动脉瓣关闭不全，低血压或休克，主动脉 CT 血管成像可鉴别。

3．肺栓塞：常见呼吸困难及气促，呼吸频率增快、口唇发绀，肺动脉第二心音亢进或分裂、肝颈静脉回流征阳性，CT 肺血管成像可鉴别。

4．反流性食管炎：有反酸，嗳气，胸骨后烧灼样痛，平卧时易出现，电子胃镜检查可鉴别。

诊治计划：1. 急查肌红蛋白、肌钙蛋白 T（TnT）、肌钙蛋白 I（Tnl）、肌酸激酶（CK）及其同工酶（CK-MB）、脑利钠肽（BNP）、血糖及凝血功能、18 导联心电图。

2．给予一级护理，心电监护，吸氧，阿司匹林 100mg/d（首次嚼服 300mg），氯吡格雷 75mg/d（首剂 300mg），美托洛尔 50mg/d，阿托伐他汀 20mg/d，硝酸甘油 10mg 加入 5% 葡萄糖液 50ml 中，以 2ml/h 泵注。

3．行急诊冠状动脉造影，必要时 PCI。

4．纳入临床路径管理。

医师职称：__________　签名：__________

2018-3-18　15：00

入院后患者未再出现胸痛及胸闷症状。心电监护示窦性心律，心率波动于 70 ~ 80 次 / 分，偶见房性期前收缩，血压波动于 108 ~ 138/60 ~ 66mmHg。入院急测肌红蛋白、TnT、TnI、CK、CK-MB、APTT、BNP 及血糖值均正常，起病约 6h 后复查 TnT、TnI、CK、CK-MB 均在正常范围内，复查心电图与入院时相比较，无明显改变，可初步排除急性心肌梗死。血脂化验结果：胆固醇 6.03mmol/L、三酰甘油 1.92mmol/L、高密度脂蛋白胆固醇 1.02mmol/L、低密度脂蛋白胆固醇 4.14mmol/L，显示该患者 TC、TG 及 LDL-C 均增高，HDL-C 降低，患者自诉原已有血脂异常。已嘱咐患者饮食应清淡易消化。患者及其家属了解冠状动脉造影实施的必要性，仍不同意进行冠状动脉造影。

×××（医生签名）

2018-3-19　9：00　　主治医师查房记录

患者昨晚睡眠约 6 小时，一夜无胸痛发生。今晨查血压 132/64mmHg，心率 75 次 / 分，律齐。8 时左右接长途电话后，患者异常兴奋，9 时许又觉胸痛，但症状较前减轻，2 ~ 3 分钟即缓解，当时查心电图 ST-T 及 QRS 波群与入院时相比无明显变化。主治医师张 ×× 查房意见：（1）诊断：①冠心病，不稳定型心绞痛，心功能Ⅱ级，陈旧下壁心肌梗死。诊断依据：老年女性有发作性胸痛史 3 年，其胸痛的部位、性质、持续时间、诱因及缓解方式均符合心绞痛的临床表现；近几天患者发作次数增多，持续时间延长，一般体力活动即诱发，发作时可见 V_4 ~ V_6 导联 ST 段明显水平下移，胸痛缓解后，ST 段恢复，表明心绞痛处于不稳定期，为不稳定型心绞痛的表现；患者 10 个月前因剧烈胸痛，曾于 ×× 医院诊断为急性下壁心肌梗死，目前心电图仍可见Ⅱ、Ⅲ、aVF 导联有异常 Q 波，为陈旧性下壁心肌梗死；②混合性高脂血症。诊断依据：患者原有血脂异常，此次化验 TC、TG 及 LDL-C 均增高，HDL-C 降低。（2）鉴别诊断：患者入院当天胸痛持续时间长、症状重，要警惕再发急性心肌梗死。昨日复查心肌酶、肌红蛋白和肌钙蛋白结果正常，心电图无新发心肌梗死的表现，故心肌再梗死暂可除外。但患者入院后仍有胸痛发作，尚需继续监测心电图及血清心肌标记物。（3）治疗：①一般治疗：一级护理、卧床休息、吸

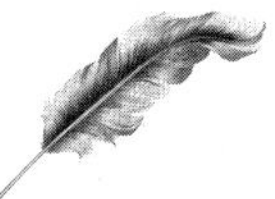

氧、持续心电监护，可给缓泻药以保持大便通畅；②抗血小板治疗：阿司匹林 300mg/d，1 天后改为 100mg/d 维持，氯吡格雷 75mg/d 双联抗血小板治疗；③抗凝血酶治疗：低分子肝素，皮下注射；④硝酸酯类：硝酸异山梨酯静脉滴注及口服；⑤ β - 受体阻滞剂：美托洛尔口服；⑥调脂及稳定斑块，给予阿托伐他汀 20mg/d 或者瑞舒伐他汀 10mg/d；⑦向患者讲明：心肌梗死二级预防药物（阿司匹林、β - 受体阻滞剂、他汀类药物）应长期坚持服用；⑧建议行冠状动脉造影，必要时 PCI。

×××（医生签名）

（袁　俊）

第四章　急救基本操作技能

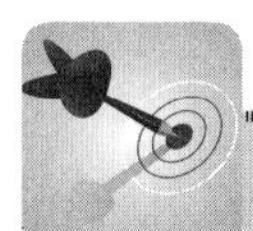

学习目标

1．掌握心肺复苏、胸外心脏电复律、心电监测、经口插管、呼吸机、环甲膜穿刺等的操作步骤。
2．熟悉基础生命支持阶段、心脏电复律、心电监测、呼吸机、气管插管、环甲膜穿刺的适应证、禁忌证及注意事项；插管用具的准备。
3．了解心搏骤停的类型、脑缺血的病理生理、脑死亡的概念与判断标准；同步电复律的术前准备；心电监测仪器的种类；喉镜的结构、使用方法，麻醉方法；常用呼吸机的类型。

第一节　心肺复苏术

【操作目的】 早期识别心搏骤停，迅速启动紧急医疗服务体系，尽快实施心肺复苏术及电除颤，重建自主循环及呼吸功能，实现拯救生命的目的。

【适应证】 各种原因所造成的循环骤停或呼吸骤停。

【禁忌证】

1．胸外心脏按压的相对禁忌证　①严重胸廓畸形；②严重张力性气胸；③多发肋骨骨折；④心包填塞；⑤胸主动脉瘤破裂。

2．凡已明确心、肺、脑等重要器官功能衰竭无法逆转者　可不必进行复苏术，如晚期癌症。

【操作步骤】

一、基础生命支持

（一）心搏呼吸停止的判断

心搏呼吸停止的判断越迅速越好，只需进行患者有无应答反应、有无呼吸及有无心搏三方面的判断（图4-1）。

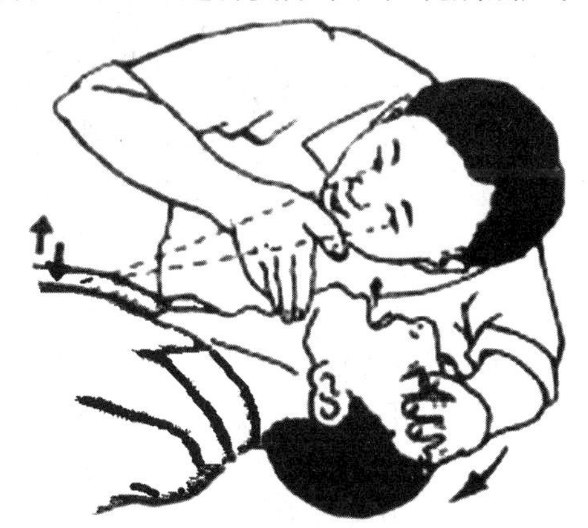

图 4-1　判断心搏呼吸停止

1．判断患者有无反应　立即拍打或摇动患者，并大声呼唤“你怎么了”，如呼之不应，确定为意识丧失。

2．判断有无呼吸　心搏停止者大多呼吸停止，偶尔也有叹息样或不规则呼吸，有些患者则有明显气道梗

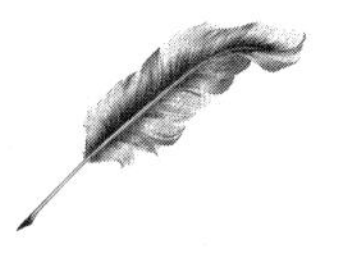

阻表现。判断的方法是，用眼睛观察胸廓有无隆起的同时，施救者将自己的耳面部靠近患者口鼻，感觉和倾听有无气息。判断时间不应超过 10 秒。若不能肯定，应视为呼吸不正常，立即采取复苏措施。

3. 判断有无心搏 徒手判断心搏停止的方法是触颈总动脉搏动。首先用示指和中指触摸到甲状软骨，向外侧滑到甲状旁沟即可，应在 10 秒内完成。若 10 秒钟内不能确定存在脉搏与否，立即进行胸外按压。

（二）胸外按压

胸外按压对恢复自主循环和减轻脑缺氧损害至关重要。高质量的胸外按压是复苏成功的关键。

1．摆好复苏体位 患者仰卧于硬板床或地面呈直线，解开患者衣服。

2．确定按压部位 定位方法：①胸骨下半部分的中间（胸骨中下 1/3 交界处）；②双乳头连线与前正中线交界处；③剑突上 2 横指水平（图 4-2）。

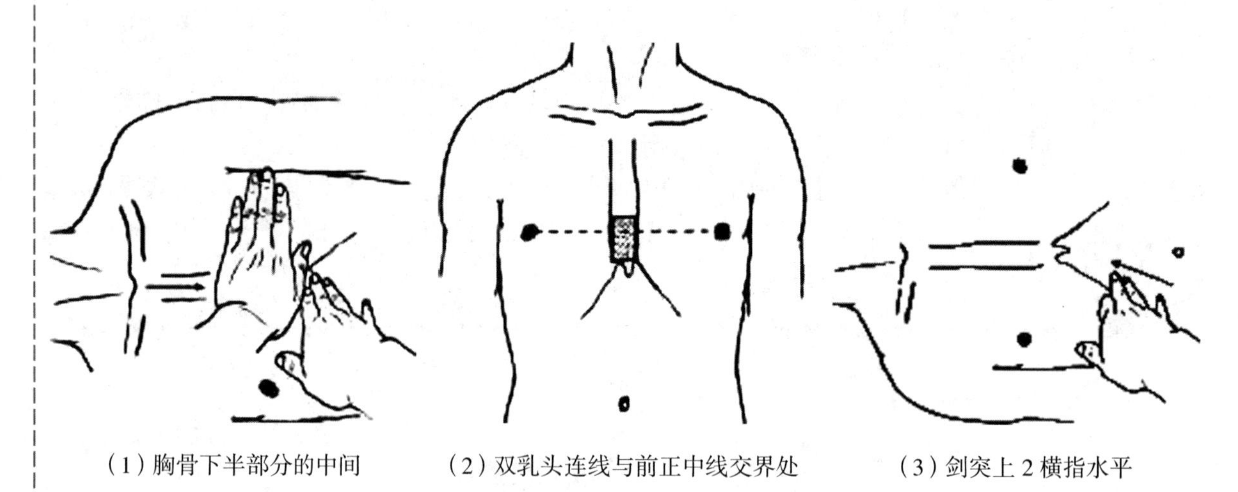

（1）胸骨下半部分的中间　（2）双乳头连线与前正中线交界处　（3）剑突上 2 横指水平

图 4-2 按压部位定位方法

3．按压手法 施救者用一手的掌根置于按压部位，另一手掌重叠于其上，手指交叉并翘起。双肘关节与胸骨垂直，利用上身的重力快速下压胸壁（图 4-3）。

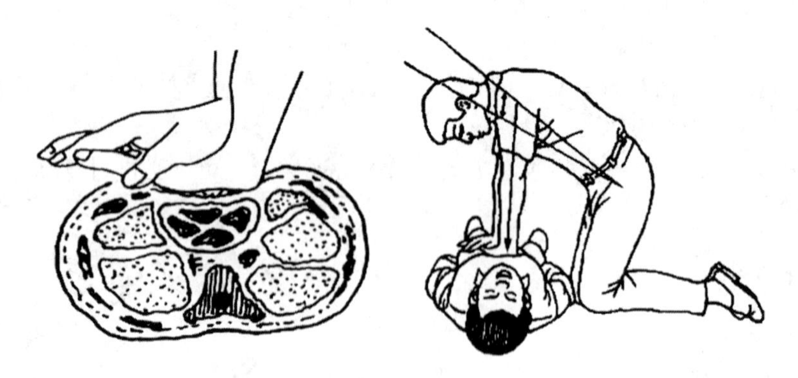

图 4-3 胸外按压手法

4．按压要求

（1）按压频率：成人患者按压频率为 100 ～ 120 次 / 分。

（2）按压深度：成人胸骨下陷至少为 5cm，但应避免超过 6cm。

（3）按压和放松时间大致相当，放松时手掌不离开胸壁，但必须让胸廓充分回弹。

（4）按压 / 通气比：对所有年龄段患者实施单人 CPR 以及对成人实施双人 CPR 均按照

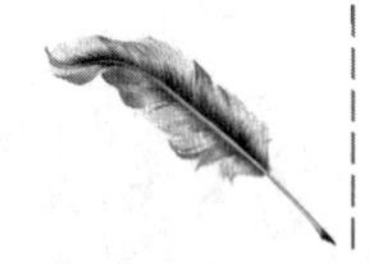

30 ： 2 给予按压和通气。因小儿停跳多是窒息所致，故专业急救人员对婴儿及青春期前儿童进行双人 CPR 时，可采用 15 ： 2 的按压 - 通气比。而新生儿 CPR 时，对氧合和通气的要求远远高于胸外按压，故保留 3 ： 1 按压 / 通气比。

（5）保证按压的连续性，最大限度地减少按压中断的次数和时间（按压分数 > 60%）。正确的胸外按压极易疲劳，多人施救应尽可能轮换进行，以免影响按压质量。一般约 2 分钟轮换 1 次，尽量在 5 秒内完成换位，可利用轮换时间进行心律检查。

（三）开放气道

心搏骤停后昏迷的患者舌根、软腭及会厌等口咽软组织松弛后坠，必然导致上呼吸道梗阻。解除上呼吸道梗阻的手法有：

1．仰头抬颏法　施救者一手置于患者额头，轻轻使其头部后仰，另一手置于患者颏下，轻轻抬起下颌使其颈部前伸（图 4-4）。

2．托颌法　施救者的示指及其他手指置于下颌角后方，向上和向前用力托起，并利用拇指轻轻向前推动颌部使口张开（图 4-5）。托颌法适用于怀疑存在颈椎损伤（如高处坠落伤、头颈部创伤和浅池跳水受伤等）患者。如托颌法未能成功开放气道，应改用仰头抬颏法。

若口腔内可见口腔异物，应立即用手指清除。患者若戴有义齿，已经破损或不能恰当固定者，应该取除。固定良好的完好义齿可保留，以维持口腔的整体外形，便于面罩加压通气时的有效密闭。

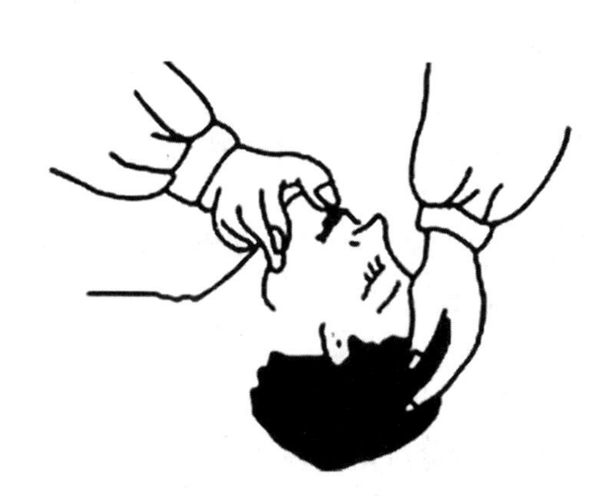

图 4-4　仰头抬颏法

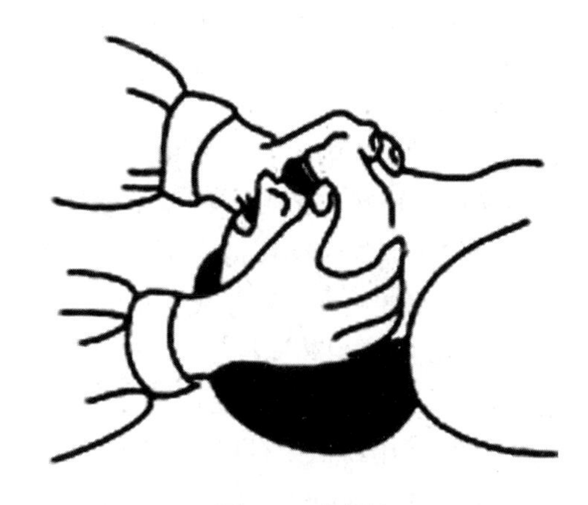

图 4-5　托颌法

（四）人工呼吸

1．口对口和口对鼻通气　CPR 的基本技术之一。施救者一手捏住患者鼻子，用小鱼际肌下按患者前额，另一手托起患者颏部保持气道开放，眼睛观察胸廓运动。平静吸气（不必深吸气）后，用口包住患者口腔向里吹气。吹气时间 1 秒钟左右，观察到胸廓隆起即可（图 4-6）。对口腔严重创伤而不能张开者、口对口通气无法密闭者或溺水者在水中施救等，可采用口对鼻通气。

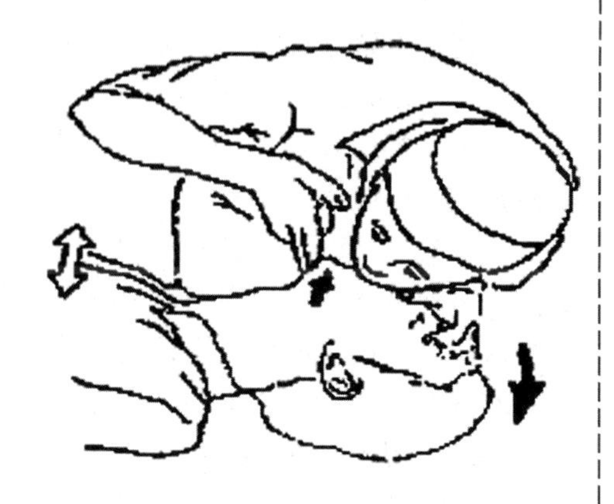

图 4-6　口对口人工呼吸

2．应用气囊 - 面罩进行人工通气　院内 CPR 是一般用气囊 - 面罩进行人工通气。单人进行气囊 - 面罩通气时，施救者用一手拇指和示指扣压面罩，中指及其他手指抬起下颌，另一只手捏气囊，技术要求颇高，且容易疲劳。双人操作则容易保障有效地开放气道和通气。无论单人还是双人操作，通气量只需使胸廓隆起即可（每次送气 400 ～ 600ml），频率保持在 10 ～ 12 次 / 分，避免快速和过分用力加压通

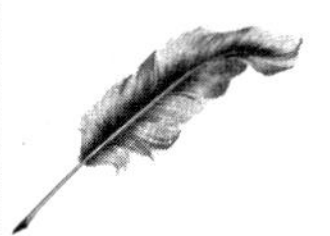

气。应避免过度通气。

二、高级心脏生命支持

(一)体表电除颤

1．早期体表电除颤是心搏骤停后存活的关键　其理由如下：①目击下心搏骤停最常见的初始心律是心室颤动；②电击除颤是治疗心室颤动的有效手段；③除颤成功的可能性随时间推移而迅速降低；④若不能及时终止心室颤动，有可能在数分钟内转变为心室停顿等更加难治的心律失常。

2．除颤器的类型　按所输出的电流特征可分为单相波除颤器和双相波除颤器。

3．电除颤的适应证　心室颤动或无脉搏的室速是电除颤治疗的适应证。对院外心搏骤停者，应立即开始 CPR，尽早电除颤。

4．电击除颤的技术

（1）除颤电极：使用前需涂导电胶以减少与胸壁的电阻抗，电极分别置于胸骨右缘第 2 肋间和左第 5 肋间腋中线。

（2）双相波电击使用 200J，单相波电击使用 360J。

（3）对院外心搏骤停者，应立即开始 CPR，尽早电除颤。

（4）电击次数：对所有心室颤动或无脉搏的室速电除颤治疗时，均采用单次电击策略。单次电除颤完毕立即恢复 CPR，首先行胸外心脏按压，完成 5 个 30 ∶ 2 周期（约 2 分钟）的 CPR 后，再停止 CPR（暂停时间不超过 10 秒钟）检查是否恢复自主心律及脉搏。

(二)呼吸管理

开放呼吸道和保障充分通气仍然是重要任务。有条件者应进行气管插管，但应注意操作时须中断胸外按压，应尽可能缩短按压中断时间。放置高级气道后便可连接呼吸机或呼吸球囊进行辅助或控制通气。通气频率保持在 10 ～ 12 次 / 分，不必考虑通气 / 按压比，也无需中断胸外按压。复苏时应给予纯氧吸入，复苏成功后下调吸入氧浓度，维持氧饱和度为 95% 左右。

(三)建立复苏用药途径

抢救心搏骤停的用药途径首选静脉途径，又分为外周静脉和中心静脉两种。与外周静脉比较，经中心静脉用药血浆药物峰浓度高，循环时间短。但中心静脉置管操作需要中断 CPR，并且有许多并发症，而外周静脉置管快捷简便，一般作为首选。

某些抢救药物可通过气管给予。但是通过气管给药所达到的血浆药物浓度难以准确预知，最佳用药剂量也不完全明了。已证明，CPR 时气管内应用肾上腺素的剂量是静脉用药剂量的 3 ～ 10 倍。故肾上腺素气管内给药时，单次剂量为 3mg，用至少 10ml 的注射用水稀释后应用。

(四)复苏用药

复苏给药时不应中断 CPR，抢救人员应该在下一次检查脉搏前准备下一剂药物，以便在脉搏检查后尽快使用。

1．肾上腺素　首选，用法是 1mg 静脉注射，每 3 ～ 5 分钟重复 1 次。若静脉通路未能及时建立，可通过气管导管使用肾上腺素，剂量为 3mg。有时自主循环恢复后仍然需要用肾上腺素输注维持血压，剂量过大可能导致心动过速和加重心肌缺血，并可能诱发 VF 和 VT。

2．胺碘酮　对 CPR、电击除颤和缩血管药等治疗无反应的 VF/ 无脉搏 VT 患者，初始剂量为 300mg，用 5% 葡萄糖稀释到 20ml 静脉或骨髓腔内注射，随后可追加 150mg。

3．利多卡因　是一种相对安全的抗心律失常药，但用于心搏骤停的抢救治疗，其短期或长期效果均没有得到证实。没有胺碘酮或使用禁忌时应用利多卡因抢救心搏骤停，可考虑静脉注射利多卡因 100mg（1 ～ 1.5mg/kg）。若 VF/VT 持续存在，每隔 5 ～ 10 分钟追加 0.5 ～ 0.75mg/kg，第 1 小时的总剂量不超过 3mg/kg。

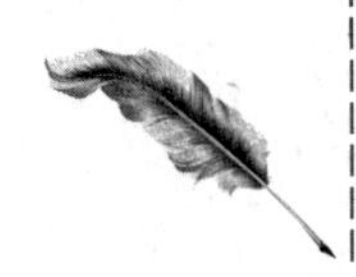

4．阿托品　2010 年 AHA 指南不再建议在治疗无脉搏性心电活动、心搏停止时常规使用阿托品。

【提高抢救成功率的主要因素】

1．将重点继续放在高质量的 CPR 上。

2．按压频率 100 ～ 120 次 / 分。

3．成人按压深度 5 ～ 6cm。

4．按压后保证胸廓充分回弹。

5．胸外按压时最大限度地减少中断（按压分数＞ 60%）。

6．避免过度通气。

【停止心肺复苏术的标准】

1．患者已恢复自主的呼吸和心搏。

2．心肺复苏术持续 1 小时以上，患者瞳孔散大，对光反射消失，呼吸、心电活动不恢复。

【注意事项】

1．口对口吹气量不宜过大，一般不超过 1 200ml，胸廓稍起伏即可。吹气时间不宜过长，过长会引起急性胃扩张、胃胀气和呕吐。吹气过程要注意观察患者气道是否通畅，胸廓是否被吹起。

2．胸外心脏按压术只能在患者心搏停止下才能施行。

3．口对口吹气和胸外心脏按压应同时进行，严格按吹气和按压的比例操作，吹气和按压的次数过多和过少均会影响复苏的成败。

4．胸外心脏按压的位置必须准确，否则容易损伤其他脏器。按压的力度要适宜，过大过猛容易使胸骨骨折，引起气胸、血胸；按压的力度过轻，胸腔压力小，不足以推动血液循环。

5．施行心肺复苏术时应将患者的衣扣及裤带解松，以免引起内脏损伤。

【相关知识】

心肺复苏术是指对呼吸心搏停止的抢救措施（CPR）。除心脏本身的疾病外，缺氧、休克、严重水电酸碱平衡紊乱、中毒和呼吸系统疾病等均可导致心搏骤停。心跳呼吸骤停后，脑细胞在循环停止 4 ～ 6 分钟即发生严重损害，甚至不能恢复。在常温情况下，心搏停 3 秒钟即发生头晕，10 ～ 20 秒钟即发生昏厥，40 秒钟即出现抽搐；30 ～ 40 秒钟后瞳孔散大。呼吸停止 60 秒后大小便失禁，4 ～ 6 分钟后脑细胞发生不可逆转的损害。呼吸心搏停止的患者处于“临床死亡”状态，给予积极组织抢救是有可能实现心肺复苏成功。心搏、呼吸骤停，必须在数分钟内（越快效果越好）采取急救措施，促使心脏、呼吸功能恢复正常从而保护和促进脑功能的恢复，心肺复苏的最终目的是完全恢复脑功能，恢复患者的社会行为能力。因此，心肺复苏又发展为心肺脑复苏。大量实践证明，4 分钟开始复苏者可能有 50% 存活；4 ～ 6 分钟内开始复苏者可能有 10% 存活；6 分钟后开始复苏者可能有 4% 存活；8 分钟以上开始复苏者不足 1% 存活。

心搏骤停常见的心电图类型包括心室颤动（VF）、无脉搏性室性心动过速（VT）、心室停搏和无脉搏电活动等几种。VF 和无脉搏 VT，发病率最高，抢救成功率也最高。心室停搏和无脉搏电活动，复苏效果普遍极差。

心搏骤停的临床特征：①患者神志突然丧失，呼之不应；②大动脉（颈动脉或股动脉）搏动消失，心音消失；③呼吸呈叹气样或停止；④瞳孔散大，对光反射消失；⑤面色苍白或发绀。其中以①、②两点最重要，凭这两个特征，即可判断心搏骤停。

心肺复苏术分为基础生命支持、高级心脏生命支持和停搏后处理三个阶段，后者见于《急诊医学》相关章节。

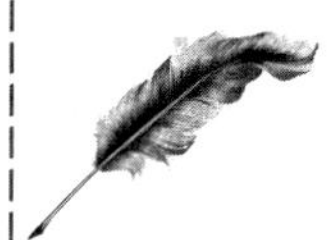

第二节 简易呼吸器的使用

人工呼吸器亦称简易呼吸器或简易急救呼吸囊（图 4-7），可以在保证高流量新鲜气流的情况下给面罩或气管内导管提供很高的氧浓度。工作原理：呼吸器活瓣在自主吸气或控制吸气时打开，允许呼吸囊内气体进入患者呼吸道。通过活瓣的呼出口将呼出气排放到大气内。呼吸囊还有入口瓣膜，新鲜气体通过该口进入呼吸囊使其充盈。瓣膜在加压时关闭，保证正压通气。在入口瓣膜处接一个储气囊，储气囊瓣膜包括了两个单向瓣膜，入口瓣膜允许储气囊内的气体在新鲜气流不足时进入通气囊，出口瓣膜新鲜气流过高压力过高时打开释放出气体。

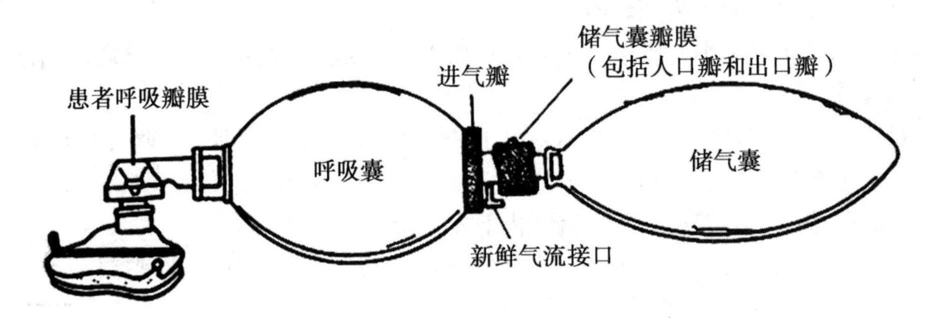

图 4-7 简易呼吸器

【适应证】 主要用于现场急救、重症患者转运及各种病房外检查，亦可用于气管插管前麻醉诱导。

【操作方法】

1．应用前检查

（1）检查人工呼吸囊表面有无裂痕、破口等。

（2）堵住呼吸囊的患者接口处，用手挤压膨性呼吸囊，检查呼吸囊气密性是否完好。

（3）挤空膨性呼吸囊内的气体，然后堵住呼吸囊的患者接口，再松开呼吸囊观察充气情况，检查呼吸囊充气阀的功能。

（4）在人工呼吸囊的患者接口处装上一呼吸囊，然后挤压膨性呼吸囊给呼吸囊充气，放松自膨性呼吸囊，观察呼吸囊的排气情况。

2．操作方法

（1）人工呼吸器可以接面罩或气管内导管。

（2）应用人工呼吸器 - 面罩通气时，首先选择合适的呼吸囊和面罩。

（3）成人氧流量为 10 ～ 15 L/min，小儿适当降低氧流量。

（4）患者取仰卧位，头后仰，以开放呼吸道。

（5）操作者一手将面罩与患者的口鼻相密接，同时将下颌向前拉，另一手挤压膨性呼吸囊，压力大小观察患者胸部上抬即可。

（6）每分钟挤压 10 ～ 20 次，吸呼比为 1 ∶ 2 ～ 1 ∶ 1。

【注意事项】

1．连接有储气囊的呼吸器需要 10 L/min 的流量才能达到 100% 的吸入氧浓度（FiO_2）。需要较高的新鲜气流速以取得较高的 FiO_2。

2．虽然功能正常的活瓣对患者吸气、呼气的阻力都很小，但患者呼出的湿气会使瓣膜粘连。

3．无重复呼吸活瓣可产生高气流阻力，自主呼吸中可出现极高的气道负压。

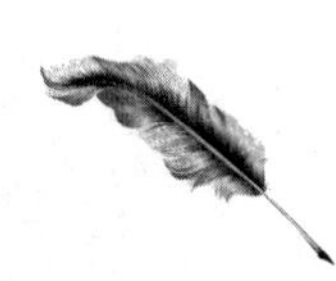

4．大多成人呼吸器的最大 V_T 为1000ml。

（李彦嫦）

第三节 电复律

【操作目的】 通过电复律将异位心律转复为正常的窦性心律。同步电复律通过控制放电时间，使电击脉冲刚好落在心电图心室除极波（R 波）降支，避开心室的易损期（T 波顶峰前 20 ～ 30ms，约相当于心室的相对不应期），达到终止有 R 波存在的某些异位快速性心律失常，并使之转为窦性心律。非同步电复律则可在在心动周期中任何时间放电，主要用于消除心室颤动、心室扑动。

【适应证】

1．非同步电复律适用于心室颤动、心室扑动。

2．同步电复律适用于任何快速型的心律失常，如导致血流动力学障碍或心绞痛发作加重，药物治疗无效者，均应考虑电复律或电除颤，包括心房颤动、心房扑动、室上性心动过速、室性心动过速。

【禁忌证】 同步电复律相对禁忌证：

1．病态窦房结综合征者。

2．心房颤动伴高度或完全传导阻滞者。

3．近三个月有栓塞史者。

4．风湿性心脏病风湿活动期、严重风湿性心脏病二尖瓣狭窄伴左心室显著增大者。

5．洋地黄中毒或（和）低钾血症引起的快速异位心律失常。除非心室颤动，一般不考虑电复律。

6．持续性房颤伴缓慢心室率者、反复发生心房颤动电复律后不具备长期用药维持治疗者。

【准备工作】

1．环境　安全，符合电复律要求。

2．用物　除颤器、导电糊或盐水纱布。应配备各种复苏设施，例如氧气、急救箱、吸引器、血压、气管插管和心电监护设备。

3．人员

（1）操作者准备：核对患者信息，熟悉患者病情，掌握电复律操作的相关知识及操作技能。

（2）患者准备：①停用洋地黄类类药物 24 ～ 48 小时；②纠正电解质紊乱，尤其是低钾血症；③心房颤动患者复律前 3 天开始口服奎尼丁，或前一周口服胺碘酮；④有静脉栓塞或可疑附壁血栓者，应先抗凝治疗 2 周；⑤心室颤动、心室扑动时意识已经丧失而无需麻醉；⑥同步电复律：手术当日晨禁食，吸氧、建立静脉通道，除患者已处于麻醉状态或意识已经丧失而无需麻醉外，一般均需要快速、安全和有效的麻醉，目前最常使用的是丙泊酚、咪达唑仑或地西泮静脉注射，同时让患者计数，待患者进入朦胧状态时放电。

【操作步骤】 电复律和电除颤分为体外与体内电复律和电除颤，体外电复律和电除颤的操作步骤如下：

1．患者仰卧位，暴露整个胸部，避免与水或金属接触。

2．接通除颤器电源，打开电源开关。显示器出现心电图图像，选择 R 波较高导联进行示波观察。

3．选择非同步除颤或同步电转复。

4．选择输出功率：同步电转复的电量为 50 ～ 200J，心室颤动、心室扑动非同步电复律为 200 ～ 360J，第一次除颤的电量从小功率开始。

5．两电极板均匀涂以导电糊或垫以生理盐水纱布，或使用导电电极贴。

6．电极板放置位置：①胸前位：胸骨右 2 ～ 3 肋间和心尖部（避开胸骨）沿心脏长轴放；②前后位：胸骨右 2 ～ 3 肋间和左背部（避开椎骨）。两电极间隔大于 10cm；佩戴起搏器时，电极板绝不可放其上，最少要隔 8cm。

7．按下充电按钮，达到所需功率。

8．将电极板紧压患者胸部皮肤，并有一定压力。准备放电时，确认没有操作人员及人员接触患者、病床后以及同患者相连接的仪器后，同时按下两个放电按钮进行电复律。从显示器观察电复律情况，如果不成功再次电复律，可增加输出能量。如果仍未成功，应寻找失败原因并采取相应措施。

9．使用完毕，将电极板擦拭干净放回除颤器箱内，如应用盐水纱布，应擦干后换上新纱布备用。

【注意事项】

1．电复律后立即进行心电监测，并严密观察患者的心率、心律、血压、呼吸和神志。监测应持续 24 小时。

2．检查静脉通路及监测管道是否通畅，以确保急救用药及血流动力学监测。

3．观察有无局部皮肤有无灼伤、栓塞、低血压、心律失常、急性肺水肿、心脏损伤 ST-T 改变，血清心肌酶增高等并发症发生。

第四节　心电监测

【操作目的】 通过心电监测，连续、动态观察、监测患者心脏电活动，及时发现异常情况并进行分析、处理。

【适应证】

1．心血管疾病危重患者，如心肌梗死、心肌缺血、严重心律失常或有心律失常危险、安装起搏器及估测起搏器功能的患者。

2．非心脏性危重患者，如严重创伤、休克及感染等急性病理因素导致的多系统器官功能衰竭；电解质代谢紊乱、代谢性疾病、药物及毒物中毒、神经系统危重症等。

3．心肺复苏过程中的心电监护有助于分析心搏骤停的原因和指导治疗；监测体表心电图可及时发现心律失常；复苏成功后应监测心律、心率变化，直至稳定为止。

4．应用麻醉、大手术、特殊检查及介入治疗。

5．不明原因反复晕厥患者。

6．监测药物的治疗效果及药物对心脏的副作用。

【操作步骤】

1．接通电源，打开电源开关，检查各部件衔接，调试是否正常。

2．正确放置电极的位置，应先将电极片连于导联线上，再将电极安置于皮肤上。常用的有普通监测导联（MⅠ、MⅡ、MⅢ）和一些改良监测导联。普通监测导联的连接方法（表 4-1），其中 MⅡ导联图形近似 V_5 导联是 CCU/ICU 监测心律失常的常用导联之一。

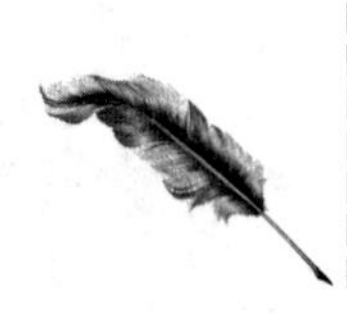

3．显示器上心电图波振幅要适中。最好使用标准振幅，以便与常规 12 导联心电图作波形分

析比较。

4．常规启用监测仪的滤波功能以减少干扰。

5．正确设置各种监测参数的报警上限及下限。

表 4-1　普通监测导联连接方法

监测导联	ECG 电极		
	正极	地线	负极
M Ⅰ	左侧锁骨下外 1/4	右侧腋前线肋缘处	右侧锁骨下外 1/4
M Ⅱ	左侧胸大肌下缘或左腋前线肋缘处	右侧腋前线肋缘处	右侧锁骨下外 1/4
M Ⅲ	左侧胸大肌下缘或左腋前线肋缘外	右侧腋前线肋缘处	左侧锁骨下外 1/4

6．心电图图像分析程序

（1）分析心律：观察 P-P、R-R 是否规则；如不规则，应注意是绝对不规则，还是有节奏的不规则。

（2）计算心率，如是异位心律，应分别计算心房率与心室率。

（3）QRS 波群之前是否都有 P 波；有无 P 波落在 QRS 波群之后；P-QRS 形状是否一致。

（4）P-R 及 QRS 时限是否正常。

（5）有无 ST-T 变化情况。如有变化，应结合临床及 12 导联心电图判断其心律失常及 ST-T 变化的临床意义。

【注意事项】

1．根据监测目的，选择合适的心电图监测导联，必要时结合常规 12 导联心电图进行分析。应注意任何心电监测导联都不能取代常规 12 导联心电图，因为它们不能提供与常规 12 导联心电图相对应的一些重要参数和诊断标准。

2．导联线不能接错。

3．如无特殊监测要求，为了便于监测期间进行心脏听诊和紧急电复律，放置电极时应避开心前区。

4．伪差和干扰　造成伪差和干扰的原因：①活动、肌肉阵颤及碰撞电极等；②电极与皮肤接触不良、导线连接松动或断裂；③呼吸、咳嗽、呃逆及呕吐使膈肌运动增加，可造成基线不稳；④交流电器干扰。上述各种情况均应及时识别与处理。

消除伪差和防止干扰的方法：①一次性使用电极，安置电极处的皮肤应剃毛并洗净擦干，可用乙醇擦洗脱脂，在皮肤与电极间涂抹电极膏；②各种接头连接均应牢靠，使传导良好；③导联线应从颈部引出而不要从腋下或剑突下引出，以免造成拉脱电极、折断导联线等情况；④接好监测仪地线；⑤拔除各种电器插头重新连接。

5．应注意预防触电、皮肤对电极或电极膏过敏。

【相关知识】 心电监测是监测心脏电活动的一种手段。普通心电图只能观察描记心电图当时短暂的心电活动情况。而心电监测则能通过显示屏连续观察监测心脏电活动，是一种无创性监测方法，对及时发现致命性心律失常，影响血流动力学的节律变化，对电复律、心脏起搏和抗心律失常药物的应用及治疗效果的观察都有重要作用。常用心电监测仪器的种类：

1．床旁心电监测仪　设置在患者床边，常同时监测心电、血压、呼吸、体温、血氧饱和度及其他功能，有的还配有除颤器、起搏器等心脏复苏设备。常配备在抢救室、手术室等场所使用。

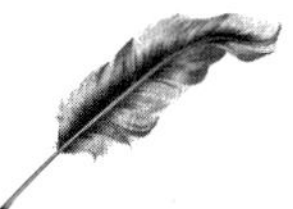

2．无线遥测心电监测仪　通过佩戴于患者身上的无线电发射器将患者的心电信号发射至遥测心电监测仪内的无线电接收器，遥测半径一般在 30 ～ 100m。因不需用导联线与心电监测仪相

连，患者可以起床在可遥测范围内活动。

3．中央心电监测系统　由一台中央监测仪和 4 ～ 8 台床旁监测仪组成，床旁监测仪的心电信号通过导线遥控输入中央监测台，中央台可有 4 ～ 16 个显示通道，监测多个患者的生命体征。

目前临床上多采用多参数监护仪，该监护仪能为医学临床诊断提供重要的患者信息，通过各种功能模块，可实时检测人体的心电信号、心率、血氧饱和度、血压、呼吸频率和体温等重要参数，实现对各参数的监督报警。

第五节　气管内插管术

【操作目的】 通过气管内插管解除患者呼吸道梗阻、保证呼吸道通畅、清除呼吸道分泌物、防止误吸、进行辅助或控制呼吸等。常用于气管内麻醉和危重患者的抢救。

【适应证】

1．呼吸心搏骤停进行心肺复苏者。

2．呼吸功能不全或呼吸衰竭、呼吸肌麻痹和呼吸抑制者需进行有效的加压给氧和辅助呼吸者。

3．保持呼吸道通畅，及时吸出清除气管、支气管内的血液、分泌物和异物。

4．全身麻醉药或使用肌松剂时便于呼吸道管理和气管内给药。

【禁忌证】

1．绝对禁忌　喉头水肿、喉头黏膜下血肿、急性喉炎、插管损伤可引起严重出血，除非急救，禁忌气管内插管。

2．相对禁忌　①呼吸道不全梗阻者有插管适应证，但禁忌快速诱导插管；②出血性血液病（如血友病、血小板减少性紫癜等）患者，插管损伤易诱发喉头声门或气管黏膜下出血或血肿；③主动脉瘤压迫气管者，插管可能导致主动脉瘤破裂；④术者对气管插管技术不熟练或插管设备不完善者。

【准备工作】

1．环境　安静、清洁，温度适宜。

2．用物

（1）喉镜：注意镜片大小，电源接触及亮度。

（2）气管导管及管芯：选择管径合适的导管，并备有比选用导管大及小 1 号的导管各 1 根。一般成人用内径 7 ～ 8.5 导管。

（3）喷雾器：应注明局麻药名称和浓度。

（4）牙垫、衔接管、插管钳等。

3．人员

（1）操作者：穿工作服、戴口罩、帽子、手套。

（2）患者：仰卧位，是否应麻醉视病情而定：①咀嚼肌松弛、咽喉反射迟钝或消失的患者，可直接进行气管内插管；②咽喉反射活跃者，用 1% 丁卡因喷雾咽喉、气管施行黏膜表面麻醉；③患者清醒或躁动不安，给予适量镇静及催眠药的状态下，施行完善的表面麻醉，然后插管。

【操作步骤】 根据支气管内插管的途径，气管内插管术分为经口腔和经鼻腔插管，利用喉镜在直视下暴露声门后，将气管导管插入气管内为明视插管术，不用喉镜也不显露声门的探插方法为盲探插管术。经口腔明视插管术的具体步骤：

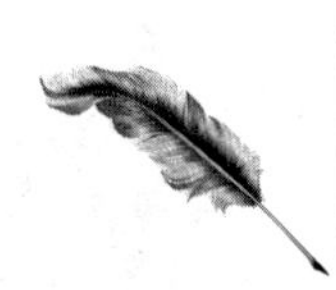

1．将患者头部后仰，颈部抬高，加大经口腔和经喉头轴线的角度。

2．左手持喉镜由口腔的右边放入（在舌右缘和颊部之间），当喉镜移向口腔中部时，舌头便自动被推向左侧，显露腭垂（悬雍垂），再沿咽部自然弧度慢推镜片，使其顶端抵达舌根，镜片进入咽喉部并垂直挑起前移可见到会厌。

3．挑起会厌以显露声门。如直型镜片顶端应放于会厌后壁，至会厌的声门侧后再将镜柄向前上方提起才能显露声门；采用弯型镜片顶端应放于舌根与会厌之间的会厌隐窝内，向上提起，使舌骨会厌韧带紧张，会厌翘起紧贴喉镜片，声门才能得以显露。

4．看到声门后，将以右手持气管导管，用拇指、示指及中指如持笔式持住管的中、上段，由右侧方进入口腔，直到导管已接近喉头才将管端移至喉镜片处，同时双目经过镜片与管壁间的狭窄间隙监视导管前进方向，准确地将导管尖插入声门。插入气管内深度成人为 4 ～ 5cm，导管尖端至门齿的距离为 18 ～ 22cm。

5．当借助管芯插管时，在导管尖端入声门后，可令助手小心将其拔出，同时操作者必须向声门方向顶住导管，以防将导管拔出，管芯拔出后，立即顺势将导管插入气管内。

6．通过看、量、听三个要素决定和调整导管插管深度，经上述方法确认导管插入气管。向导管气囊内注入 3 ～ 5ml 气体，注气量不宜过多，以气囊恰好封闭气管而不漏气为原则，且两肺呼吸音都好后再予以放入牙垫退出喉镜，妥善固定导管和牙垫。

【并发症】

1．损伤　如牙齿松动或脱落、黏膜出血等。

2．过度应激　如引起剧烈呛咳、喉痉挛、支气管痉挛、血压升高、心律失常、甚至心搏骤停。

3. 炎症　如插管后引起喉炎、喉水肿、声带麻痹、呼吸道炎症等。

4．呼吸道梗阻或肺不张　导管因压迫、扭折而使导管堵塞，呼吸道分泌物较多。气管内导管插管过深误入支气管内，一侧肺不通气，引起通气不足、缺氧或术后肺不张。

【注意事项】

1．根据患者年龄、性别、身材大小等选择管径合适的导管。

2．插管时操作技术要熟练，动作轻柔，切忌粗暴操作，防止损伤。

3．导管插入气管后，应检查两肺呼吸音是否正常，胸部听诊以确定导管的位置和深度，如一侧呼吸音降低常提示导管插入过深。

4．吸引气管内分泌物，一次吸痰时间不应超过 15 秒，吸痰管不要太粗，负压不能太大，吸痰时不能边送入吸痰管边吸引，应在吸痰管进入到吸痰部位后再吸引。以期检查导管是否通畅，有无扭曲。

5．气管导管套囊的管理　注入导管套囊内的气量以机械通气时不漏气和囊内压为 20 ～ 30mmHg 为宜，一般不高于 4kPa（30mmHg）。导管套囊漏气或充气不足会导致通气不足；套囊过度充气，时间过长，气管黏膜会出现缺血坏死。因此，每 4 ～ 6 小时放气一次，每次 5 ～ 10 分后再充气，放气前应吸净堆积于套囊上方气管及咽喉部的分泌物或血液，以免误吸入肺。

6．气管导管的留置时间　一般硅胶气管导管可留置1周。

第六节　呼吸机的使用

【操作目的】 通过呼吸机的应用改善肺的通气和换气功能，保持呼吸道通畅，减少呼吸功和耗氧量，增加肺内压，改善肺水肿，促进气体弥散，纠正通气/血流比例失调，从而提高氧分压。

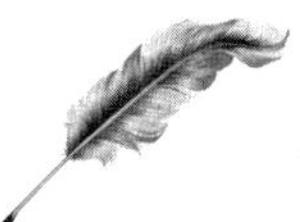

【适应证】

1．呼吸突然停止或有发生呼吸停止高度危险性的患者。

2．急、慢性呼吸衰竭，如极度呼吸困难、发绀、咳痰无力、呼吸浅慢、不规则；呼吸频速、呼吸频率大于 35 次 / 分、出现意识障碍、循环功能不全时。

3．患者不能维持自主呼吸，近期内预计也不能恢复有效的自主呼吸。

4．呼吸性酸碱平衡失调、严重缺氧和二氧化碳潴留。在吸入 100% 氧气的情况下，动脉血氧分压仍达不到 50mmHg，二氧化碳分压＞ 70mmHg。

【禁忌证】

1．未经减压的气胸、纵隔气肿。

2．肺大疱或重度肺囊肿。

3．大咯血。

4．急性心肌梗死。

5．低血容量性休克未补充血容量之前。

【操作步骤】

1．接通电源，打开呼吸机电源开关，检查呼吸器各部件、衔接各部件及管道，调试呼吸机的送气是否正常，确定无漏气。然后将呼吸机送气管道末端与患者连接。

2．呼吸机与患者常用连接方式 ①面罩：适用于神志清楚合作的患者，短期或间断应用，一般为 1 ～ 2 小时；②气管插管：适用于神志不清或昏迷的患者，应用橡胶导管只能保留 72 小时，合成材料制成的插管导管，插管可保留 14 日左右甚至更长时间；③气管切开：应用于长期做机械通气的患者。

3．呼吸机的调节

（1）呼吸频率：成人 12 ～ 20 次 / 分，新生儿 40 次 / 分，婴幼儿 30 次 / 分，学龄儿童 20 次 / 分。

（2）潮气量：成人 8 ～ 15ml/kg，一般为 600 ～ 800ml，儿童 5 ～ 6ml/kg。每分通气量成人 90 ～ 120ml/kg，每分通气量为 10000 ～ 15000ml，儿童 120 ～ 150ml/kg。

（3）吸 / 呼时间比：吸气由呼吸机正压送气，而呼气需依赖膈及肺胸弹性回缩完成。通常吸气时间为 0.5 ～ 1.5s，一般吸 / 呼时间比 1 ∶ 1.5 ～ 2 调节。对阻塞性通气障碍的患者，宜选用较大潮气量，较慢频率的呼吸，吸 / 呼时间比为 1 ∶ 2 ～ 4；急性肺水肿、限制性通气障碍的患者，宜选用较小潮气量，较快频率，吸 / 呼时间比为 1 ∶ 1 ～ 1.5。

（4）通气压力：一般成人为 12 ～ 20cmH_2O（1.18 ～ 1.96kPa），小儿为 8 ～ 20cmH_2O。该参数应根据气道阻力和肺顺应性而定，肺内轻度病变时为 12 ～ 20cmH_2O（1.18 ～ 1.96kPa），中度病变为 20 ～ 25cmH_2O（1.96 ～ 2.45kPa），重度病变为 25 ～ 30cmH_2O（2.45 ～ 2.94kPa）。造成导管系统压力过高的原因有管道阻塞、受压、扭曲或患者与呼吸机拮抗等；导管系统压力突然降低可能是导管系统漏气。

（5）通气方式：①控制呼吸模式：患者的呼吸频率、通气量、气道压力完全受呼吸机控制，适用于重症呼吸衰竭患者的抢救。最常用的呼吸方式是容量控制通气，优点是可以保证通气量；②辅助呼吸模式：在自主呼吸的基础上，呼吸机补充自主呼吸通气量的不足，呼吸频率由患者控制，吸气的深度由呼吸机控制，适用于轻症或重症患者的恢复期。当患者自主呼吸与呼吸机发生对抗时，适当调节呼吸机的同步呼吸的灵敏度，当患者的吸气在呼吸道内产生的负压（-0.098 ～ -0.196kPa）时可触发呼吸机，从而达到自主呼吸和呼吸机的同步。

（6）吸入氧浓度：开始时，吸氧浓度应为 100%，以防止任何可能出现的低氧血症，可依血气分析测定后调整吸氧浓度。低浓度氧（一般用 24% ～ 28%，不超过 40%）适用于慢性阻塞性肺部疾病；中浓度氧（40% ～ 60%）适用于缺 O_2 而 CO_2 潴留时；高浓度氧（＞ 60%）适用于急性左心力衰竭、心源性休克、CO 中毒。吸入高浓度氧不应超过 1 ～ 2 天，长时间吸入高浓度氧

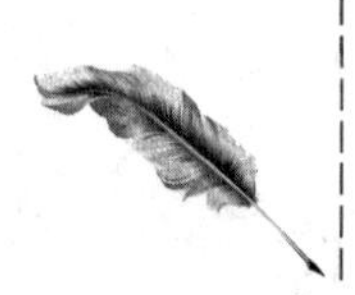

会致氧中毒。

（7）呼吸道湿化：依据室温和通气量，调节湿化器的温度和湿度。调节恒温湿化器至吸入气体的相对湿度应达到 100%，温度则接近 32℃，每日湿化水量为 500 ～ 600ml。

（8）停用呼吸机：原有基础疾病已稳定或得到明显改善，吸氧浓度小于 40% 时，血气分析正常，可短暂停机试验，每日停用 3 ～ 5 次，每次 5 ～ 10 分钟。停用时观察一般情况，如无异常逐渐增加停用次数和时间，直到完全停用。

【注意事项】

1．应自始至终保证呼吸道通畅，避免将管道折叠或牵拉，防止脱出。

2．注意各项呼吸机工作参数量是否正常。

3．监测血气变化及患者的生命体征变化。

4．确定加湿器内已经加有纯净水或蒸馏水，且不能超过规定位置。

5．每天清洗一次面罩，每三天清洗一次过滤片和管道。

【相关知识】 呼吸机是一种能代替、控制或改变人的正常生理呼吸，增加肺通气量，改善呼吸功能，减轻呼吸功消耗，节约心脏储备能力的装置。按照通气模式呼吸机的类型有：

1．定容通气机（容量切换）　按预设输出气量完成呼气与吸气转换。

2．定压通气机（压力切换）　按预设气道压力值完成呼气与吸气转换。

3．定时通气机（时间切换）　按预设时间完成呼气与吸气转换。

4．定流通气机（流速切换）　按预设气体流速值完成呼气与吸气转换。

第七节　环甲膜穿刺术

【操作目的】 通过环甲膜穿刺，紧急开放气道，解除上呼吸道梗阻，缓解严重呼吸困难和窒息，并可进行气管内药物注射。

【适应证】

1．急性上呼吸道道梗阻需要紧急快速开放气道者。

2．喉源性呼吸困难（如白喉、喉头水肿等）。

3．头面部严重外伤。

4．无气管切开条件，气管插管失败或有气管插管禁忌且来不及行气管切开者。

【禁忌证】

1．绝对禁忌证　已经明确呼吸道梗阻发生在环甲膜水平以下者。

2．相对禁忌证　有出血倾向者。

【准备工作】

1．环境　安静、清洁，温度适宜。

2．用物　0.5% 聚维酮碘、无菌棉签、2% 利多卡因溶液、无菌手套、胶布、10ml 无菌注射器、12 ～ 16 号带套管的静脉穿刺针、0.9% 氯化钠溶液、氧气、简易呼吸器 / 呼吸机，急救所需药品。

3．人员

（1）操作者准备：穿工作服、戴口罩、帽子，操作前洗手。

（2）患者准备：情况许可时，向患者或家属告知患者穿刺目的、操作过程及注意事项，并签署知情同意书。监测患者血压、呼吸、脉搏。

【操作步骤】

1．体位 患者平卧，肩下垫一薄枕，头后仰，使气管向前突出，不能耐受者可取半卧位。操作者站于患者右侧。

2．消毒 使用0.5% 聚维酮碘消毒液（或用碘酊、乙醇）常规消毒皮肤。消毒范围不少于15cm。紧急情况或无消毒用品时可不考虑消毒。

3．麻醉 自甲状软骨下缘至胸骨上窝，用2% 利多卡因于颈前中线作皮下和筋膜下浸润麻醉。昏迷、窒息等其他危重情况紧急可不麻醉。

4．穿刺

（1）确定穿刺位置：环甲膜位于甲状软骨下缘和环状软骨之间，为上下窄、左右宽的筋状组织，手指触摸呈一椭圆形小凹陷，正中部位最薄，为穿刺部位。

（2）准备：检查穿刺针是否完好、通畅。注射器内装 2 ~ 5ml 生理盐水备用。

（3）操作者戴无菌手套，以左手示指、中指固定环甲膜两侧，右手持注射器，在正中线环甲膜处进针，针尖朝向患者足部，针柄与颈长轴的垂直线 45° 角刺入。当针头进入气管时，可感到阻力突然消失。立即接注射器并回抽，可见大量气泡进入注射器，表明穿刺成功。

（4）将外套管向气管内推入，同时除去穿刺针针芯及注射器，确认位置后用胶带固定穿刺针于颈部。

（5）连接气管插管接头，连接呼吸球囊进行通气。也可将套管直接连接高频喷射呼吸机。

（6）操作完毕，拔出穿刺针。

（7）穿刺点用消毒棉球压迫片刻，用无菌纱布包裹并固定。

【并发症】

1．皮下气肿或纵隔积气 穿刺后不可过长时间通气，有条件时做正规气管切开术。

2．出血 对凝血功能障碍者应慎重穿刺。

3．食管穿孔 穿刺时避免穿透气管，形成食管 - 气管瘘。

4．假道形成 准确定位环甲膜，谨慎穿刺，避免假道形成。

【注意事项】

1．环甲膜穿刺与切开是一种急救措施，在尽可能短的时间内实施完成。

2．术后床边应备有氧气、吸引器、气管切开器械及急救药品，以及另一套同号气管套管。

3．置针留置时间一般不超过 24 小时。

4．如果有血凝块或分泌物阻塞套管，可用注射器注入空气，或用少许生理盐水冲洗，以保证其通畅。

5．防止外套管脱出。

（林 兵）

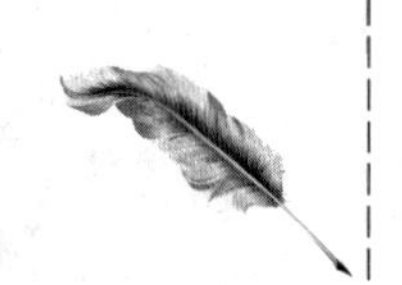

第五章　内科基本操作技能

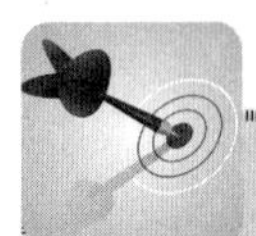

学习目标

1．掌握内科基本操作技能的操作方法。
2．熟悉内科基本操作技能的适应证、禁忌证及注意事项。
3．了解内科基本操作技能的操作前准备。

第一节　胸膜腔穿刺术

【操作目的】 通过对有胸膜腔积液或（和）积气的患者进行胸膜腔穿刺，抽取积液或积气以达到诊断和治疗疾病的目的。

【适应证】

1．诊断性穿刺　抽取胸膜腔积液，以确定积液的性质，协助临床诊断。

2．减压穿刺　穿刺抽液或抽气以减轻对肺的压迫，缓解呼吸困难症状。

3．治疗性穿刺　需要胸腔内注射药物达到治疗目的的穿刺。

【禁忌证】

1．出血性疾病。

2．体质衰弱，病情危重，不能耐受操作者。

3．穿刺部位皮肤有严重感染者。

【准备工作】

1．环境　安静、清洁，温度适宜。

2．用物　胸腔穿刺包、无菌手套、治疗盘（消毒液、棉签、胶布、局部麻醉药等）、背靠椅子、试管、盛放积液的容器、麻醉药（2% 盐酸利多卡因）。如需胸腔内注药，应准备好所需药品。胸膜反应抢救药品 0.1% 肾上腺素。

3．人员　向患者说明穿刺的目的、风险、并发症等，签署知情同意书。

【操作步骤】

1．患者体位　嘱患者取坐位，面向椅背，两前臂置于椅背上，前额伏于前臂上。不能起床者可取半卧位，患侧前臂上举抱于枕部（图 5-1）。

2．穿刺点定位　穿刺点定位后可用蘸甲紫（龙胆紫）的棉签在皮肤上作标记。

（1）胸腔穿刺抽液：选择胸部叩诊实音最明显部位进行穿刺，胸液多时一般常选择肩胛线或腋后线第 7 ～ 8 肋间，也可选腋中线第 6 ～ 7 肋间或腋前线第 5 肋间。

（2）气胸抽气减压：穿刺部位一般选取患侧锁骨中线第 2 肋间或腋中线第 4 ～ 5 肋间（图 5-1）。

（3）包裹性积液：结合 X 线透视或超声波检查定位。

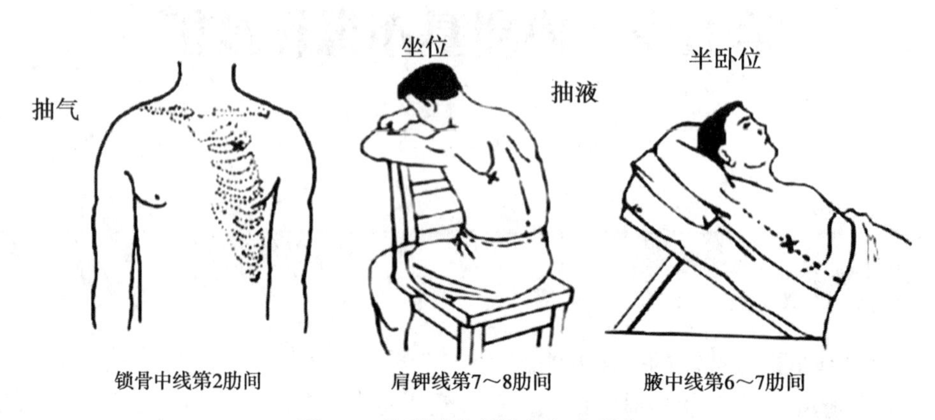

图 5-1 胸膜腔穿刺体位与穿刺点

3．消毒 用消毒液以穿刺点为中心，由内向外环形进行皮肤消毒，消毒范围直径约 15cm。打开穿刺包，戴无菌手套，检查穿刺包内器械，注意穿刺针是否通畅，铺消毒洞巾。

4．局部麻醉 用 2% 盐酸利多卡因 2ml 在穿刺点靠肋骨上缘处自皮肤至胸膜壁层进行局部浸润麻醉，注药前先回抽，观察无气体、血液、胸腔积液后，方可推注麻醉药。

5．穿刺 术者先用血管钳夹住穿刺针后的橡皮胶管，以左手示指与中指固定穿刺部位的皮肤，右手持穿刺针，沿麻醉部位垂直缓慢刺入，当针锋抵抗感突然消失时表示针尖已进入胸膜腔，接上 50ml 注射器，松开止血钳即可抽液（图 5-2）。助手用止血钳协助固定穿刺针，以防针刺入过深损伤肺组织，并随时夹闭乳胶管，以防空气进入。将抽取液注入盛液容器或试管中，以便计量和送检。

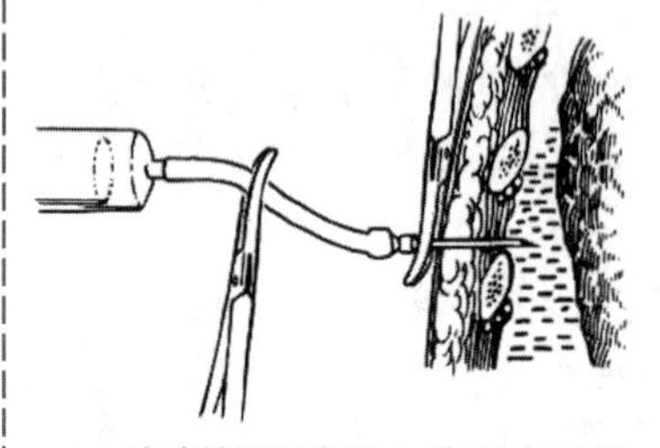

穿刺针沿肋骨上缘垂直进针

图 5-2 胸膜腔穿刺法

如需胸腔内注射给药，在抽液完后，将药液用注射器抽好，接在穿刺针胶管上，回抽少量胸腔积液稀释，然后缓慢注入胸膜腔内。

气胸抽气减压治疗，在无特殊抽气设备时，可以按抽液方法，用注射器反复抽气，直至患者呼吸困难缓解为止。若有气胸箱，应采用气胸箱测压抽气，抽吸胸内压至 0 左右为止。

6．术后处理 抽液完毕后拔出穿刺针，覆盖无菌纱布，稍用力压迫穿刺部位片刻，用胶布固定后嘱患者静卧休息，并观察术后有无不良反应。

【注意事项】

1．操作前应向患者说明穿刺目的，消除顾虑；对精神紧张者，可于术前半小时给地西泮（安定）10mg 或可待因 0.03g 以镇静止痛。

2．操作中应密切观察患者的反应，如有头晕、面色苍白、出汗、心悸、胸部压迫感或剧痛、昏厥等胸膜过敏反应；或出现连续性咳嗽、气短、咳泡沫痰等现象时，须立即停止抽液，并皮下注射 0.1% 肾上腺素 0.3 ～ 0.5ml，或静脉注射葡萄糖液处理。

3．一次抽液不宜过多、过快。诊断性抽液 50 ～ 100ml 即可；减压抽液或抽气，首次不超过 600ml，以后每次不超过 1 000ml；如为脓胸，每次应尽量抽尽脓液；疑为化脓性细菌感染时，应用无菌试管留取标本，行涂片革兰染色镜检、细菌培养及药敏试验；做细胞学检查至少需 100ml，并应立即送检，以免细胞自溶。

4．严格无菌操作，操作中要防止空气进入胸腔，始终保持胸腔负压。

5．应避免在第 9 肋间以下穿刺，以免穿透膈肌损伤腹腔脏器。

6．局部麻醉药一般使用 2% 盐酸利多卡因，如需使用普鲁卡因，术前应做皮试。

第二节 腹膜腔穿刺术

腹膜腔穿刺术是借助穿刺针直接从腹前壁刺入腹膜腔的一项诊疗技术。

【操作目的】 用于检查腹水的性质、给药、抽取积液，进行诊断和治疗。

【适应证】

1．诊断性穿刺 明确腹腔内有无积液、积脓、积血；穿刺抽取腹水送检，做常规、生化、细菌及病理学检查，了解腹水的性质，协助临床诊断。

2．减压穿刺 对大量腹水引起严重胸闷、气促、少尿等症状，患者难以忍受时，可适当抽放腹水缓解症状。

3．治疗性穿刺 腹腔内注射药物，如抗生素、化疗药物等，以协助治疗疾病。

【禁忌证】

1．严重肠胀气。

2．妊娠。

3．既往因手术或炎症使腹膜腔内广泛粘连者。

4．意识障碍、电解质严重紊乱者，穿刺部位有感染病灶。

【准备工作】

1．环境 安静、清洁，温度适宜。

2．用物 腹腔穿刺包 1 个、无菌手套、治疗盘（碘酒、乙醇、棉签、胶布、2% 盐酸利多卡因、试管架、试管、容器、多头绷带）。

3．人员 向患者说明穿刺的目的，并嘱患者排空尿液，以免穿刺时损伤膀胱。若需放液者，放液前应测量腹围、脉搏、血压和腹部体征，以观察病情变化。

【操作步骤】

1．体位 患者取平卧、半卧或侧卧位。

2. 选择适宜穿刺点 一般选左下腹脐与髂前上棘连线中外 1/3 交点处，或脐与耻骨联合中点上 1cm 偏左或右 1.5cm 处，或侧卧位脐水平线与腋前线或腋中线的交点（图 5-3）。对少量或包裹性腹水，需在 B 超指引下定位穿刺。

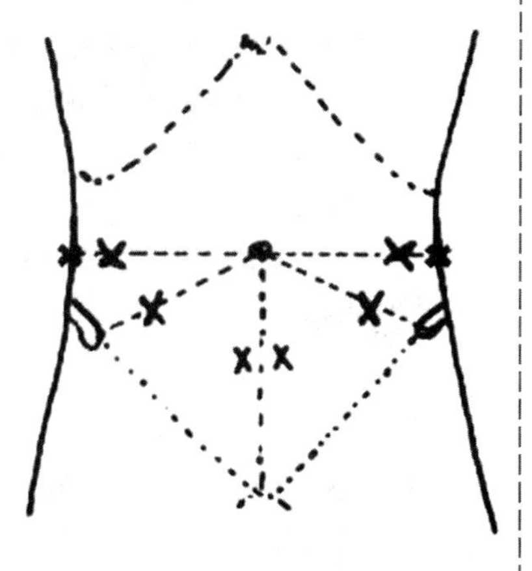

图 5-3 腹膜腔穿刺点

3．局部麻醉 常规消毒穿刺部位，戴无菌手套，铺消毒洞巾，自皮肤至腹膜壁层用 2% 利多卡因逐层局部浸润麻醉。

4．诊断性穿刺 做诊断性穿刺抽液时，可用 17 ～ 18 号长针头连接注射器，直接由穿刺点自上而下斜行刺入，抵抗感突然消失时，表示已进入腹腔。迅速抽液后拔出穿刺针，揉压针孔，局部涂以聚维酮碘，盖上无菌纱布，用胶布固定。

5．放液穿刺 如常规腹腔穿刺抽液时，术者左手固定穿刺处皮肤，右手持针经麻醉处逐步刺入腹壁，待感到针尖抵抗感突然消失时，表示针尖已穿过腹膜壁层，即可行抽取和引流腹水，并置腹水于消毒试管中做检验用。大量放液时可用针尾连接橡皮管的 8 号或 9 号针头，助手用消毒血管钳固定针尖并夹持橡皮管，用输液夹子调整放液速度，将腹水引流入容器中记量或送检。

腹水不断流出时，应将预先绑在腹部的多头绷带逐步收紧，以防腹压骤然降低，内脏血管扩张而致血压下降甚至发生休克。

6．拔针处理　放液结束后拔出穿刺针，盖上消毒纱布，并用多头绷带将腹部包扎，如遇穿刺孔继续有腹水渗漏时，可用蝶形胶布封闭。

【注意事项】

1．有肝性脑病先兆者，禁忌腹腔穿刺放腹水。

2．术中应密切观察患者，如发现头晕、恶心、心悸、气促、脉快、面色苍白应立即停止操作，并做适当处理。

3．腹膜腔放液不宜过快过多，肝硬化患者一次放腹水一般不超过 3000ml，过多放液可诱发肝性脑病和电解质紊乱，但在补充输注大量白蛋白的基础上，也可以大量放液。

4．在放腹水时若流出不畅，可将穿刺针稍作移动或变换体位。

5．大量腹水患者，为防止腹腔穿刺后腹水渗漏，在穿刺时注意勿使皮肤至腹膜壁层位于同一条直线上，方法是当针尖通过皮肤到达皮下后，即在另一手协助下稍向周围移动一下穿刺针尖，然后再向腹腔刺入。

6．注意无菌操作，以防止腹膜腔感染。

第三节　腰椎穿刺术

【操作目的】 通过腰椎穿刺抽取脑脊液，用于检查脑脊液的性质，对诊断脑膜炎、脑炎、脑血管病变、脑瘤等神经系统疾病有重要意义。也可测定颅内压力和了解蛛网膜下腔是否阻塞等，以及用于鞘内注射药物。

【适应证】

1．诊断脑和脊髓炎症性、血管性病变。

2．鉴别阻塞性和非阻塞性脊髓病变。

3．气脑造影和脊髓腔碘油造影。

4．早期颅内高压的诊断性穿刺。

5．鞘内给药。

6．蛛网膜下腔出血放出少量血性脑脊液以缓解症状。

【禁忌证】

1．颅内占位性病变。

2．脑疝或疑有脑疝者。

3．腰椎穿刺处局部感染或脊柱病变。

【准备工作】

1．环境　安静、清洁，温度适宜。

2．用物　腰椎穿刺包、无菌手套、闭式测压表或玻璃测压管、治疗盘（聚维酮碘、乙醇、棉签、胶布、2% 盐酸利多卡因 1 支）、试管，需做细菌培养者，准备培养基。

3．人员　向患者说明穿刺的目的、风险和并发症，签署知情同意书。操作者穿工作服、戴口罩、帽子。

【操作步骤】

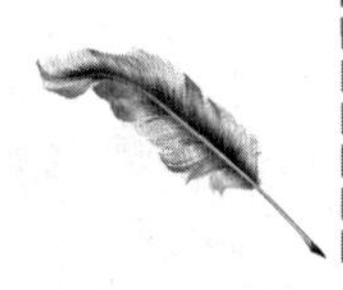

1．体位　患者侧卧于硬板床上，背部与床面垂直，屈髋抱膝使腰椎后凸，椎间隙增宽，以利进针。

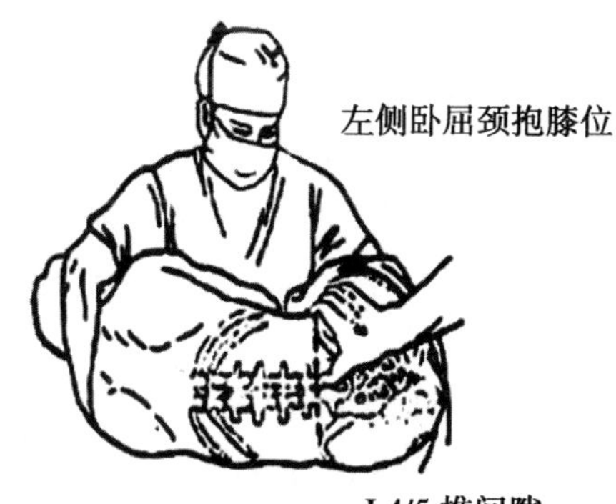

图 5-4　腰椎穿刺体位与定位

2. 确定穿刺点　通常取两髂嵴最高点连线与后正中线的交会处为穿刺点，即相当于第 4 ～ 5 腰椎棘突间隙；也可取上一或下一腰椎间隙进行（图 5-4）。

3．局部麻醉　常规消毒皮肤后戴无菌手套、盖洞巾，用 2% 盐酸利多卡因自皮肤到椎间韧带作局部麻醉。

4．穿刺　术者用左手固定穿刺点皮肤，右手持穿刺针以垂直背部、针尖稍斜向头部的方向缓慢刺入，成人进针深度为 4 ～ 6cm，儿童为 2 ～ 4cm。当针头穿过韧带与硬脑膜时，有阻力突然消失落空感（图 5-5）。此时可将针芯缓慢抽出，可见脑脊液流出。

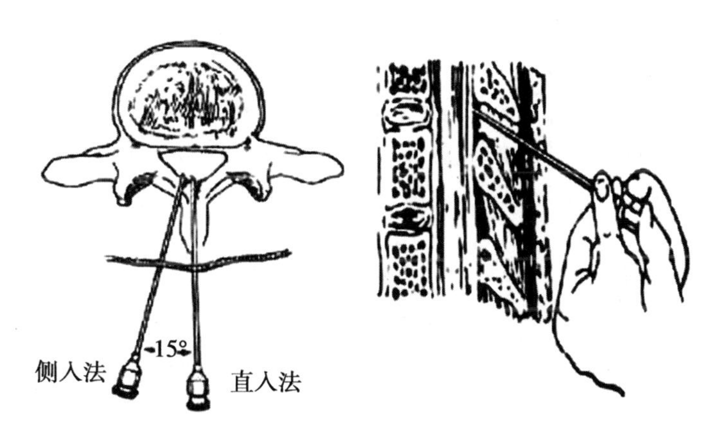

图 5-5　腰椎穿刺

5．测颅内压　放液前先接上测压管测量压力。正常侧卧位脑脊液压力为 70 ～ 180mmH_2O 或 40 ～ 50 滴 / 分。

6．收集标本　撤去测压管，收集脑脊液 2 ～ 5ml 送检；如需做培养时，应用无菌试管留标本。

7．拔针　术毕，将针芯插入后一起拔出穿刺针，覆盖消毒纱布，用胶布固定。

8．术后处理　去枕平卧 4 ～ 6 小时，以免引起术后低颅压性头痛。

【注意事项】

1．严格掌握禁忌证，凡疑有颅内压升高者必须先做眼底检查，如有明显视盘水肿或有脑疝先兆者，禁忌穿刺。凡患者处于休克、衰竭或濒危状态以及局部皮肤有炎症、颅后窝有占位性病变者均列为禁忌。

2．穿刺时患者如出现呼吸、脉搏、面色异常等症状时，立即停止操作，并做相应处理。

3．鞘内给药时，应先放出等量脑脊液，然后再等量置换性药液注入。

第四节　骨髓穿刺术

【操作目的】 利用骨髓穿刺针抽吸骨髓液，用于细胞学、病原生物学等检查，以协助诊断造血系统疾病、感染或肿瘤的诊断，观察疗效和判断预后，还可为骨髓移植提供骨髓。

【适应证】

1．各种血液病（如白血病、缺铁性贫血、再生障碍性贫血、原发性血小板减少性紫癜等）

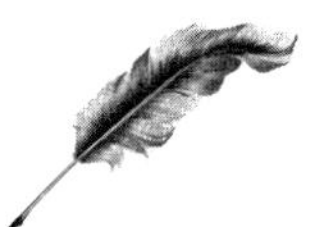

的诊断及疗效观察。

2．某些传染病或寄生虫病须行骨髓细胞培养或涂片查找病原体者。

3．诊断部分恶性肿瘤，如多发性骨髓瘤、淋巴瘤、骨髓转移肿瘤等。

4．不明原因的肝、脾、淋巴结肿大或长期发热者。

5．了解骨髓造血功能，指导抗癌药及免疫抑制药的使用。

【禁忌证】

1．凝血因子缺乏，有严重出血倾向者，如血友病。

2．穿刺部位有感染者。

【准备工作】

1．环境　安静、清洁，温度适宜。

2．用物　骨髓穿刺包1个（弯盘1个，骨髓穿刺针1个，布巾钳2把，纱布2块、无菌洞巾等），无菌手套1副，治疗盘（聚维酮碘、乙醇、棉签、胶布、砂轮、2%盐酸利多卡因1支），5ml注射器1个，10ml或20ml注射器1个，载玻片10张，推玻片1张。需做细菌培养时，准备培养基。

3．人员　向患者说明穿刺的目的和意义，签署知情同意书。操作者穿工作服，戴口罩、帽子，洗手。

【操作步骤】

1．选择穿刺部位　①髂前上棘穿刺点：选择髂前上棘后1～2cm的骨面平整处，该处骨面平坦，易于固定，操作方便；②髂后上棘穿刺点：骶椎两侧、臀部上方骨性突出的部位，此次容易穿刺且安全，是最常用的穿刺点；③胸骨穿刺点：选择胸骨柄或胸骨体平第1或第2肋间隙的部位，此处胸骨的骨髓液丰富，但由于胸骨较薄（约1cm），且其后有大血管和心房，穿刺时务必小心，以防穿透胸骨而发生意外；④腰椎棘突穿刺点：腰椎棘突突出处；⑤胫骨穿刺点：胫骨粗隆下1cm前内侧，用于小于2岁的小儿（图5-6）。

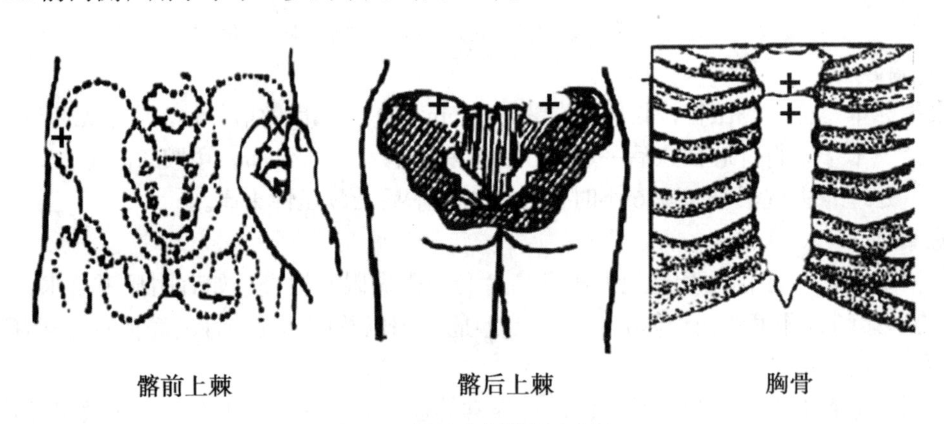

图5-6　骨髓穿刺常用穿刺点

2．协助患者采取适宜的体位　采用髂前上棘和胸骨穿刺时，患者取仰卧位，采用髂后上棘穿刺时，患者取侧卧位；采用腰椎棘突穿刺时，患者取坐位或侧卧位。

3．局部麻醉　常规消毒局部皮肤，操作者戴无菌手套，铺无菌洞巾。然后用2%盐酸利多卡因2ml做自皮肤、皮下至骨膜的局部浸润麻醉。

4．固定穿刺针长度　将骨髓穿刺针的固定器固定在适当的长度上。髂骨穿刺约1.5cm，胸骨穿刺约1.0cm。

5．穿刺　操作者左手拇指和示指固定穿刺部位，右手持骨髓穿刺针与骨面垂直刺入，若为胸骨穿刺则应与骨面30°～40°角刺入。当穿刺针针尖接触骨质后，沿穿刺针的针体长轴左右旋转穿刺针，并向前推进，缓缓刺入骨质。当突然感到穿刺阻力消失，且穿刺针能固定，表明穿刺针已进入骨髓腔。如果穿刺针尚未固定，则应继续刺入少许以达到固定为止。

6．抽取骨髓液 拔出穿刺针针芯，接上干燥的 10ml 或 20ml 的注射器，用适当的力量抽取骨髓液。抽吸时患者感到有尖锐酸痛，抽取的骨髓液一般为 0.1 ～ 0.2ml，若用力过猛或抽吸过多，会使骨髓液稀释。如果需要做骨髓液细菌培养，应在留取骨髓液计数和涂片标本后，再抽取 1 ～ 2m1，用于细菌培养。若未能抽取骨髓液，则可能是针腔被组织块堵塞或“干抽”，此时应重新插上针芯，稍加旋转穿刺针或再刺入少许，拔出针芯，如果针芯带有血迹，再次抽取即可取得红色骨髓液。

7．涂片 将骨髓液滴在载玻片上，立即做有核细胞计数和制备骨髓液涂片数张。

8．加压固定 骨髓液抽取完毕，重新插入针芯。左手取无菌纱布置于穿刺处，右手将穿刺针拔出，并将无菌纱布敷于针孔上，按压 1 ～ 2 分钟后，再用胶布加压固定。

【注意事项】

1．骨髓穿刺针和注射器必须干燥，以免发生溶血。

2．穿刺针针头进入骨质后要避免过大摆动，以免折断穿刺针。胸骨穿刺时不可用力过猛、穿刺过深，以防穿透内侧骨板而发生意外。

3．穿刺过程中，如果感到骨质坚硬、难以进入骨髓腔时，不可强行进针，以免断针。应考虑为大理石骨病的可能，及时行骨骼 X 线检查，以明确诊断。

4．做骨髓细胞形态学检查时，抽取的骨髓液不可过多，以免影响骨髓增生程度的判断、细胞计数和分类结果。

5．由于骨髓液中含有大量的幼稚细胞，极易发生凝固。因此，穿刺抽取骨髓液后立即涂片。

6．送检骨髓液涂片时，应同时附送 2 ～ 3 张血涂片。

第五节 吸 氧 术

【操作目的】 通过给氧，提高动脉血氧分压和动脉血氧饱和度，增加动脉血氧含量，纠正各种原因造成的缺氧状态，促进组织的新陈代谢，维持机体生命活动。

【适应证】 各种原因引起的组织缺氧均可吸氧治疗。

1．呼吸系统疾病 肺源性心脏病、支气管哮喘、重症肺炎、肺水肿、气胸等。

2．心血管系统疾病 心源性休克、心力衰竭、心肌梗死、严重心律失常等。

3．中枢神经系统疾病 颅脑外伤、各种原因引起的昏迷等。

4．其他 严重贫血、出血性休克、一氧化碳中毒、麻醉药物及氰化物中毒、大小手术后、产程过长等。

【准备工作】

1．环境 安静、清洁，温度适宜。

2．用物 氧气筒装置 1 套（氧气筒、减压器、安全阀、压力表、流量表、湿化瓶）（图 5-7）、一次性吸氧管、湿化液（蒸馏水或生理盐水）、治疗碗（内盛温开水）、棉签、纱布、弯盘、手电筒、用氧记录单、笔、橡皮筋、扳手。

3．人员 向患者解释吸氧的目的，以取得配合。操作者穿工作服，戴口罩、帽子，洗手。

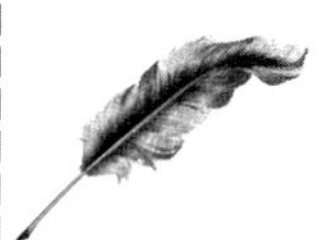

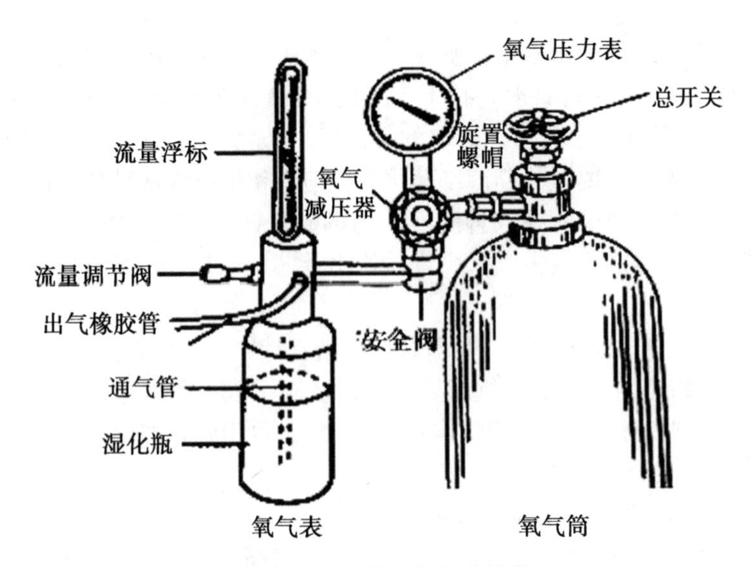

图 5-7 氧气筒及氧气表装置

【操作步骤】

（一）装表

1．检查氧气筒 打开氧气筒总开关放出少量氧气，冲净气门上灰尘，随即关好。

2．安装氧气表 将氧气表的旋紧螺帽与氧气筒的螺丝接头衔接，并将表稍向后倾，然后初步旋紧，再用扳手旋紧，使氧气表直立于氧气筒旁，检查小开关（流量调节阀）是否关好，打开总开关，检查各衔接处有无漏气。

3．接湿化瓶 用纱布持通气管衔接于氧气表上并旋紧，湿化瓶中倒入适量（1/3 ～ 1/2 瓶）湿化液（蒸馏水或生理盐水），接湿化瓶，橡胶管的一端接氧气表，一端接玻璃接管。打开小开关，检查氧气流出是否通畅，然后关闭。推至病室待用。

（二）吸氧

操作者将所用物品携至床旁，核对患者，说明用氧安全，协助采取舒适体位，检查并清洁鼻腔。

1．单侧鼻导管法 连接鼻导管于玻璃接头上，打开小开关，调节氧气流量，将鼻导管插入冷开水药杯中，试验导管是否通畅。断开鼻导管与玻璃接头，润滑鼻导管，测量导管插入鼻咽部的长度（约为鼻尖到耳垂长度的 2/3），将鼻导管轻轻插入至所需长度，用胶布将鼻导管固定于鼻梁和面颊部，连接鼻导管与玻璃接头，观察吸氧情况（图 5-8）。

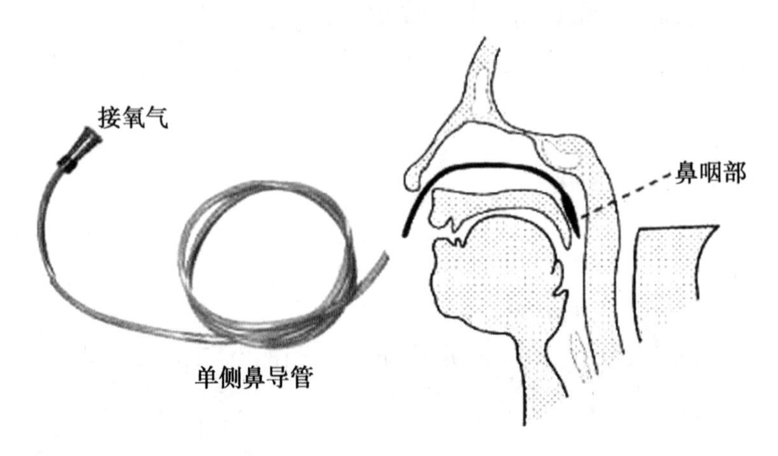

图 5-8 单侧鼻导管吸氧示意图

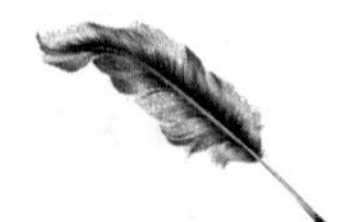

2．双侧鼻导管法 使用时将双侧鼻导管连接橡胶管的玻璃接头，调节好氧流量，擦净鼻腔，

将导管插入双鼻孔内深约 1cm，用松紧带固定（图 5-9）。

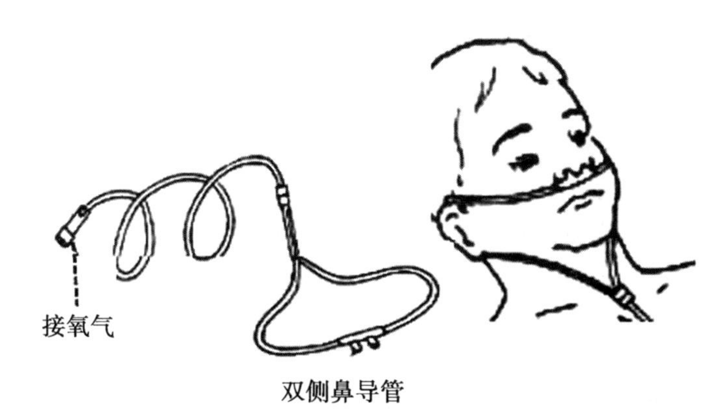

图 5-9　双侧鼻导管吸氧示意图

3．面罩法　置氧气面罩于患者口鼻部，松紧带固定，再将氧气接管连接于面罩的氧气进孔上，调节氧流量至 6 ～ 8L/min（图 5-10）。

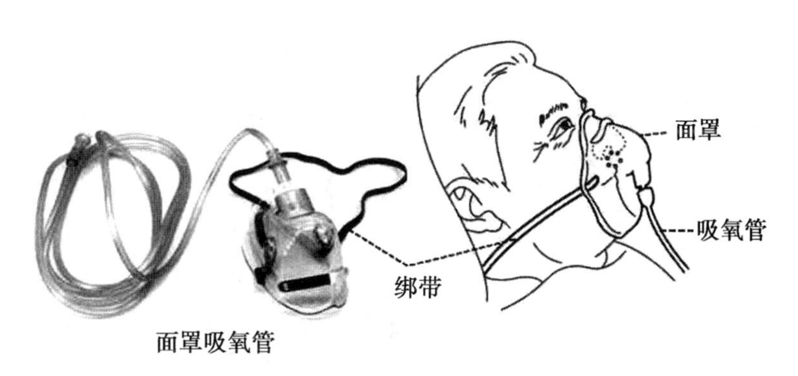

图 5-10　面罩吸氧示意图

4．鼻塞法　将鼻塞导管连接橡胶管的玻璃接头，调节氧流量，擦净鼻腔，将鼻塞塞于 1 只鼻孔内，鼻塞大小以恰能塞住鼻孔为宜，勿深入鼻腔。

5．氧气枕法　氧气枕为一长方形橡胶枕，枕的一角有橡胶管，上有调节夹以调节氧气流量。使用时将枕内灌满氧气，橡胶管接上湿化瓶即可使用。此法可用于家庭氧疗、危重患者的抢救或转运途中代替氧气装置。

【注意事项】

1．严格遵守操作规程，注意用氧安全，切实做好“四防”，即防火、防油、防热、防震。

2．患者吸氧过程中需要调节氧流量时，应当先将患者鼻导管取下，调节好氧流量后，再与患者连接。停止吸氧时，先取下鼻导管，再关流量表。

3．吸氧时，注意观察患者脉搏、血压、精神状态等情况有无改善，及时调整用氧浓度。

4．湿化瓶每次用后均须清洗、消毒。

5．氧气筒内氧气不可用尽，压力表上指针降至 5kg/cm^2 时，即不可再用。

6．对未用或已用空的氧气筒应分别放置并挂“满”或“空”的标记，以免急用时搬错而影响抢救工作。

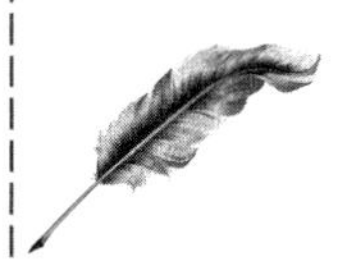

第六节 吸痰术

【操作目的】 通过吸引装置经口腔、鼻腔、人工气道（气管切开术）将呼吸道的分泌物吸出，保持呼吸道通畅，改善肺通气功能，预防吸入性肺炎、肺不张、窒息等并发症的发生。

【适应证】 昏迷、年老体弱、麻醉后、气管切开术的患者。

【禁忌证】 颅底骨折患者。

【准备工作】

1．环境　安静、清洁，温度适宜。

2．用物　电动吸引器1台（图5-11）、电插板、治疗盘内放无菌持物钳、治疗碗2个（1个盛生理盐水、1个内置灭菌吸痰导管5～6根）、纱布、压舌板、血管钳，用无菌治疗巾覆盖两碗。弯盘、消毒液。

3．人员　向患者（意识清醒者）说明吸痰的目的，取得配合。操作者穿好工作服，戴口罩、帽子、手套。

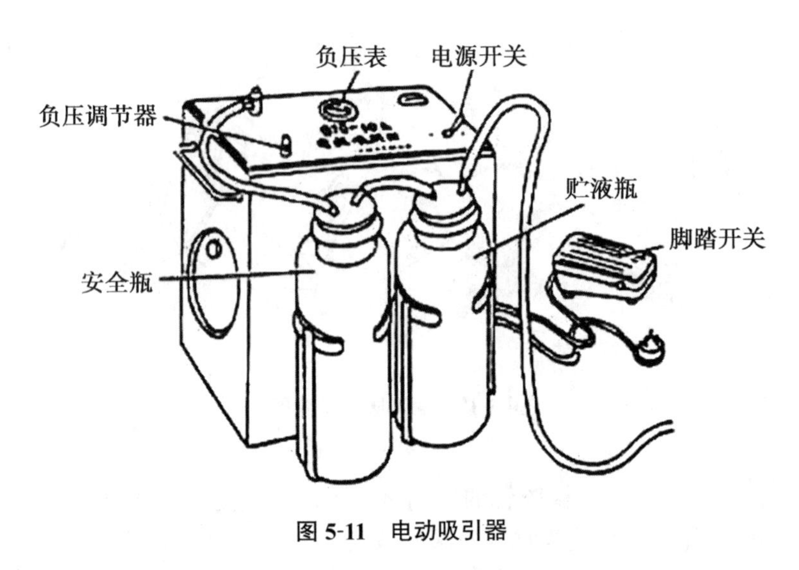

图5-11　电动吸引器

【操作步骤】

1．备齐物品携至床旁，核对患者信息。

2．电动吸引器置于床头桌旁，接上电源，打开开关，检查吸引器的性能是否良好，连接是否正确。

3．根据患者情况及痰液黏稠度调节负压，吸引器负压压力一般调节为40～53.3kPa，连接吸痰管，用生理盐水试吸，检查导管是否通畅。

4．将患者头部转向一侧，意识清醒者应先解释，取得其配合；昏迷患者用压舌板或开口器帮助张口。一手将导管末端折叠（连接玻璃接管处），以免负压吸附黏膜，引起损伤。另一手用无菌持物钳持吸痰导管头端插入患者口腔咽部，脚踩吸引器开关，放松导管末端，先将口腔咽喉部分泌物吸净，然后更换吸痰管，在患者吸气时顺势将吸痰管经咽喉插入气管达一定深度（约15cm），将吸痰管自深部向上提拉，左右旋转，吸净痰液。每次吸痰时间不超过15秒，以免患者缺氧。导管退出后，应抽吸生理盐水冲洗导管，以防导管被痰液堵塞。

5．如从口腔吸痰有困难者，可从鼻腔抽吸；气管插管或气管切开者，可由气管插管或气管套管内吸痰，需严格执行无菌技术操作。

6．在吸痰过程中，随时擦净喷出的分泌物，观察吸痰前后呼吸频率的改变，同时注意吸出物的性状、量及颜色等，做好记录。

7．吸痰完毕，关上吸引开关，将吸痰管浸泡消毒，并将吸痰玻璃接管插入盛有消毒液的试管内浸泡。

8．观察患者呼吸是否改善，协助患者取舒适卧位，整理用物。

【注意事项】

1．严格遵循无菌操作，吸痰用品每天更换 1 ～ 2 次，吸痰管每次更换，做好口腔护理。

2．做好病情观察　观察气道是否通畅，生命体征变化，痰液的特点并记录。

3．选择粗细合适的吸痰管，插管时不可用负压，一次性吸引时间不超过 15s，动作要轻柔，避免损失呼吸道黏膜。

4．痰液黏稠时，可配合背部叩击、雾化吸入等方法稀释痰液。

第七节　胃插管术

【操作目的】 通过将胃管从鼻腔或口腔插入胃内，抽取胃液或注入药物、食物等，达到辅助诊断、治疗疾病的目的。

【适应证】 用于需要鼻饲、洗胃、胃肠减压或压迫止血的患者。

【禁忌证】

1．鼻咽部肿瘤、食管梗阻、食管狭窄患者。

2．严重食管胃底静脉曲张患者，但出血时使用三腔二囊管压迫止血除外。

3．吞食强酸、强碱的患者。

4．上消化道溃疡、肿瘤患者。

【准备工作】

1．环境　安静、清洁，温度适宜。

2．用物　一次性胃管包 1 个（胃管、弯盘、镊子、10ml 注射器、纱布、治疗巾、石蜡油）、治疗盘、宽胶布、棉签、夹子、听诊器。

3．人员　向患者说明插胃管的目的，签署知情同意书。操作者穿工作服，戴口罩、帽子、手套。

【操作步骤】

1．协助患者取坐位或半卧位，有义齿者操作前应取下。

2．打开胃管包，取出治疗巾铺于颌下，清洁患者鼻腔。

3. 测量胃管插入长度，并作标志。成人插入长度为 45 ～ 55cm，测量方法有两种：①患者前额发际至胸骨剑突的距离；②鼻尖到耳垂再至剑突的距离（图 5-12）。

4．用石蜡油润滑胃管前段 15 ～ 20cm，左手持纱布托住胃管，右手持镊子夹住胃管前端，沿已清洁的鼻孔缓缓插入，当胃管通过咽喉部时（10 ～ 15cm），嘱患者做吞咽动作，同时将胃管送下，插入深度为 45 ～ 55cm。在插管过程中如发现呛咳、呼吸困难、发绀等情况，提示误入气管，应立即拔出并安慰患者，休息片刻后重插。

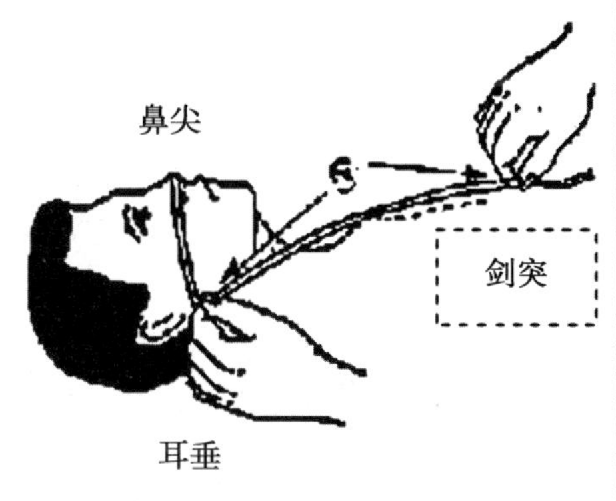

图 5-12　测量胃管插入深度示意图

5．昏迷患者因吞咽和咳嗽反射消失，不能合作，为

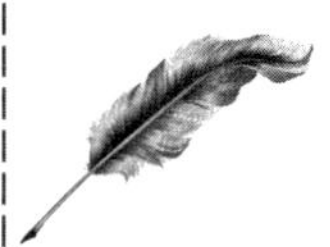

提高插管的成功率，在插管前应去枕，协助患者头向后仰，当胃管插入15cm时，将患者头部托起，使下颌靠近胸骨柄，以增大咽部通道的弧度，便于管端沿后壁滑行，徐徐插入至预定长度（图5-13）。

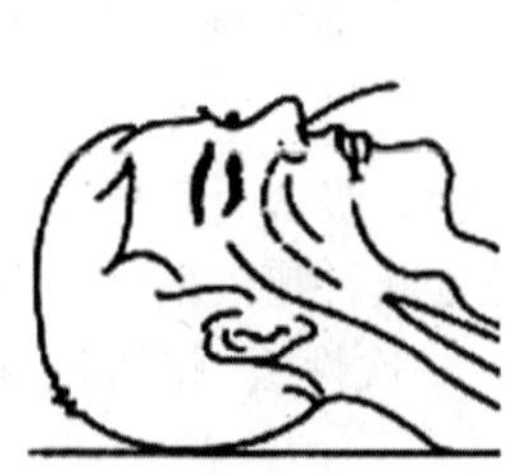

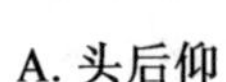

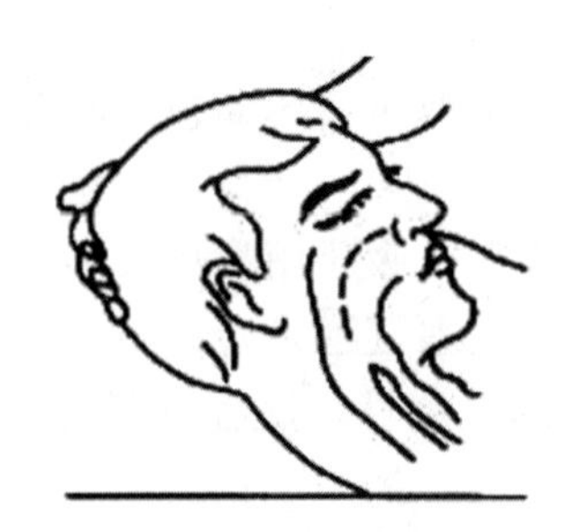

A. 头后仰　　B. 抬高头部

图5-13　昏迷患者胃管插入时头位示意图

6．检查胃管是否在胃内。判断胃管在胃内有以下三种方法：①抽：接注射器抽吸，抽出胃液；②听：置听诊器于胃部，用注射器快速从胃管注入10ml空气，能听到气过水声；③看：将胃管末端放入盛水碗内，无气体逸出。如有大量气体逸出，表明误入气管，需重新插管。

7．确认胃管在胃内后，用胶布交叉固定胃管于同侧鼻翼及颊部。

8．将胃管末端折叠用纱布包好，用夹子夹住，置患者枕旁备用。

9．整理用物，并清洗消毒。

【注意事项】

1．插管前应用液状石蜡润滑胃管前段，插管时动作应轻柔。

2．当胃管通过咽喉部时，应嘱患者做吞咽动作，在患者吞咽的同时将胃管插入。

第八节　三腔二囊管止血术

三腔二囊管由具有三个管腔（食管气囊腔、胃管腔、胃气囊腔）的胃管和两个囊（食管气囊和胃气囊）组成，三个管腔分别通向食管气囊、胃、胃气囊（图5-14）。

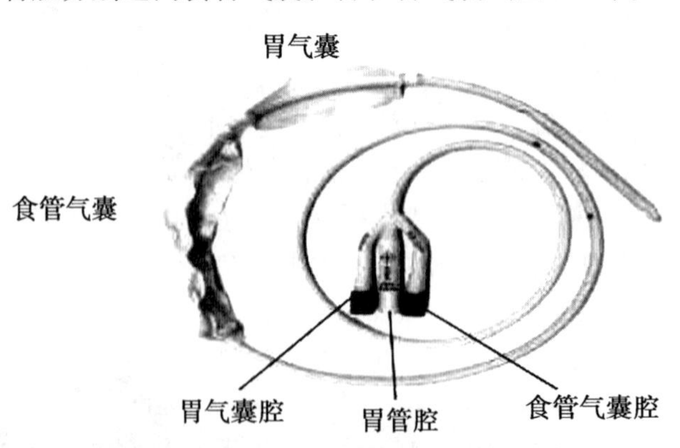

图5-14　三腔二囊管结构示意图

【操作目的】 临床上用于食管、胃底静脉曲张破裂大出血时局部压迫止血。

【适应证】 食管、胃底静脉曲张破裂大出血患者。

【禁忌证】 对冠心病、高血压、心功能不全者慎用。

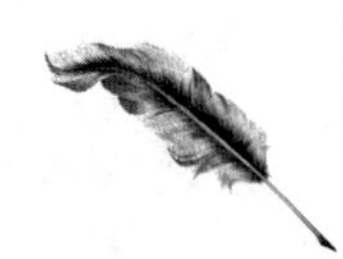

【准备工作】

1．环境　安静、清洁，温度适宜。

2．用物　三腔二囊管、50ml 注射器、止血钳 3 把、液状石蜡、0.5kg 沙袋（或盐水瓶）、血压计、绷带、宽胶布。

3．人员　向患者说明插管的目的、风险、并发症等，签署知情同意书。操作者穿工作服，戴帽子、口罩，洗手。

【操作步骤】

（一）准备三腔二囊管

1．检查患者有无鼻息肉、鼻甲肥厚和鼻中隔偏曲，选择鼻腔较大一侧插管，清除鼻腔内分泌物。

2．操作者戴手套，充气检查三腔二囊管是否通畅，气囊有无漏气或偏移。

3．检查合格后，抽尽双囊内气体，以液体石蜡涂抹三腔管前端和气囊表面。

4．预估三腔管插入深度，识别管腔外 45cm、60cm、65cm 处的标记，分别对应管外端至贲门、胃、幽门的距离，用以判断气囊所在位置。

（二）插管

患者半卧位，从患者一侧鼻腔插入，当插入 14 ～ 16cm 到达咽部时嘱患者吞咽配合，使三腔管顺利进入至 65cm 标记处。如能从胃管腔抽出内容物，提示管端已达幽门。

（三）充气压迫止血

1．用注射器先往胃气囊注入空气 250 ～ 300ml（胃囊内压力在 40 ～ 50mmHg），用止血钳将此管腔钳住。然后将三腔管向外牵引，感觉有中等弹性阻力时，表示胃气囊已压于胃底部，适度拉紧三腔管，系上牵引绳，再以 0.5kg 重沙袋（或盐水瓶）通过滑车固定于床角架上持续牵引，以达到充分压迫的目的（图 5-15）。

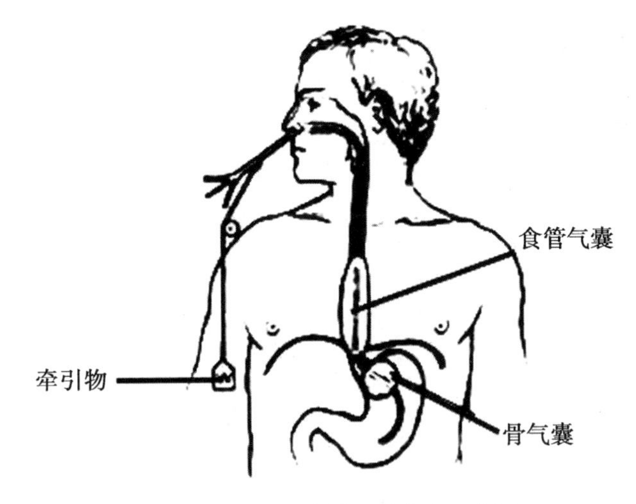

图 5-15　三腔二囊管压迫止血示意图

2．经观察如未能止血者，则向食管气囊注入空气 100 ～ 200ml（食管囊内压力在 30 ～ 40mmHg），然后用止血钳钳夹此管腔，以直接压迫食管下段的曲张静脉。

3．定时从胃管抽吸胃内容物，观察有无活动性出血。可通过胃管进行鼻饲或注入药物和冰盐水。

（四）放气减压观察

每 2 ～ 3 小时测气囊压力 1 次，如压力不足，应及时注气增压。胃囊首次充气压迫可持续 24 小时，24 小时后必须减压 15 ～ 30 分钟。食管囊压迫时间可持续 12 小时，12 小时后减压 30

分钟。减压时先服液状石蜡 20ml，放食管囊气体并放松牵引。胃囊不放气，将管向内略送入，使气囊与胃底黏膜分离。抽吸胃管观察是否有活动出血，一旦发现活动出血，立即再牵引压迫。如无活动出血，30 分钟后再度充气压迫。

（五）拔管

出血停止 24 小时后，可将食管、胃囊放气后留管观察 24 小时，如无出血，即可拔管。拔管前必须先喝液状石蜡 20ml，将气囊内气体抽净，然后才能缓缓拔出。拔管时，如为双囊压迫，先解除食管囊，再解除胃囊的气体。

【注意事项】

1．使用前应检查三腔二囊管上各段长度标记是否清晰，气囊是否漏气和移位，注意各囊最大注气量。

2．控制胃气囊和食管气囊的注气量，不宜过低或过高，以免管道滑脱引起窒息和压力过大引起黏膜糜烂。

3．注气时从胃气囊开始，再充食管气囊，放气时则顺序相反。

4．需经胃管注药或流质食物时，必须先确认胃管在胃腔内，避免误注入气囊导管发生意外。

第九节 导 尿 术

导尿术指经尿道插入无菌导尿管到膀胱，引流出尿液的操作过程。

【操作目的】 通过插入尿管可进行膀胱、尿道功能检查、造影，获取未受污染的尿标本，监测尿量，解除尿潴留，膀胱内注射药物等，达到诊断及治疗的目的。

【适应证】

1．解除各种原因引起的尿潴留。

2．探查尿道有无狭窄或梗阻，了解少尿或无尿原因。

3．需留尿作细菌培养，准确记录尿量，测量残余尿量、膀胱容量，以及进行膀胱测压或注入造影剂等。

4．昏迷、严重烧伤等危重患者。

5．腹部及盆腔器官手术前准备。

6．膀胱、尿道手术或损伤患者。

【禁忌证】 急性尿道炎患者。

【准备工作】

1．环境 安静、清洁，温度适宜，注意保护患者隐私。

2．用物

（1）无菌导尿包：治疗碗 1 个、导尿管 2 根、小药杯 1 个（内盛棉球数个）、止血钳 2 把、液状石蜡棉球 1 包、标本瓶 1 个、洞巾 1 块、纱布数块。

（2）外阴消毒用物：无菌治疗碗 1 个（内盛消毒棉球 10 余个、止血钳 1 把）、清洁手套 1 只。

（3）其他：无菌持物钳、无菌手套、消毒溶液、20ml 注射器 1 个（内有生理盐水 20ml）、中单、尿袋、便盆等。

3．人员

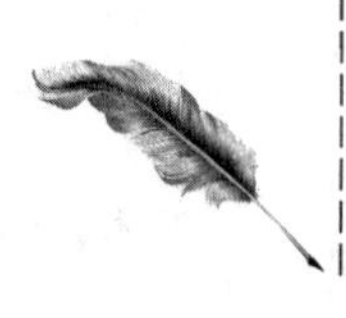

（1）操作者：向患者说明导尿的目的和注意事项，争取配合。穿好工作服，戴帽子、口罩，洗手。

（2）患者：让患者或协助患者用肥皂水和清水清洗外阴。清洗范围，女性患者包括前庭部、大小阴唇和周围皮肤；男性患者包括阴茎和包皮。

【操作步骤】

1．体位　将物品推至床旁，操作者站在患者的右侧，协助患者取仰卧位，臀下垫中单，脱去一侧裤腿并适当遮盖，两腿屈膝外展，暴露外阴，注意用床帘或屏风遮挡，保护隐私。

2．清洁外阴　将弯盘、治疗碗置于外阴处。

（1）女性患者：操作者左手戴手套，右手持血管钳夹取消毒棉球，由外向内、自上而下，消毒阴阜、大阴唇。接着以左手分开大阴唇，同样顺序消毒小阴唇和尿道外口，最后一个棉球从尿道外口消毒至肛门部。

（2）男性患者：操作者左手戴手套，右手持血管钳夹取消毒棉球，依次消毒阴阜、阴茎、阴囊。接着左手用无菌纱布裹住阴茎将包皮向后推，暴露尿道口，自尿道口向外后旋转擦拭尿道口、龟头及冠状沟数次。污染棉球置于污物弯盘内，消毒完毕后脱下手套置于污物弯盘内。

3．消毒外阴　导尿包置于两膝之间，打开导尿包，用无菌持物钳取出小药杯，倒入消毒液（聚维酮碘）。戴无菌手套，铺洞巾，使洞巾和无菌导尿包布内层形成一无菌区。

（1）女性患者：操作者左手分开并固定小阴唇，右手持血管钳夹取消毒棉球，自尿道口开始由内向外、自上而下依次消毒尿道外口及双侧小阴唇，最后再次消毒尿道口。

（2）男性患者：将尿道外口露出，操作者用无菌纱布裹住阴茎并提起，将包皮向后推，暴露尿道口，依次消毒尿道口、龟头及冠状沟，每个棉球只用一次。

4．插导尿管　选择合适的导尿管，检查导尿管通畅后，用液状石蜡棉球润滑导尿管前端。

（1）女性患者：操作者左手固定小阴唇，右手将无菌弯盘置于洞巾口旁，嘱患者张口呼吸，右手用无菌血管钳夹持导尿管前端，缓缓插入尿道 4 ～ 6cm，见尿液流出后，再插入 1 ～ 2cm，确保气囊已经进入膀胱（图 5-16）。

（2）男性患者：左手用无菌纱布固定阴茎并提起，使阴茎与腹壁呈 60° 角，右手用无菌血管钳夹持导尿管前端，缓缓插入尿道 15 ～ 20cm，相当于导尿管长度的 1/2，见尿液流出后，再插入 1 ～ 2cm，确保气囊已经进入膀胱（图 5-17）。

根据导尿管上注明的气囊容积向气囊注入等量的生理盐水（15 ～ 20ml），轻拉导尿管有阻力感，证实导尿管已固定于膀胱内。

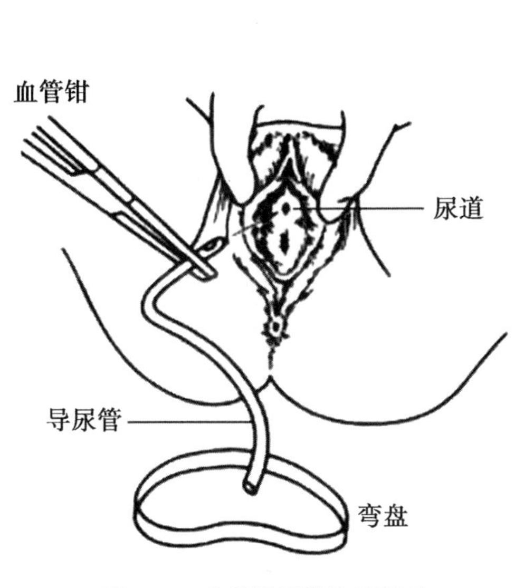

图 5-16　女性导尿操作示意图

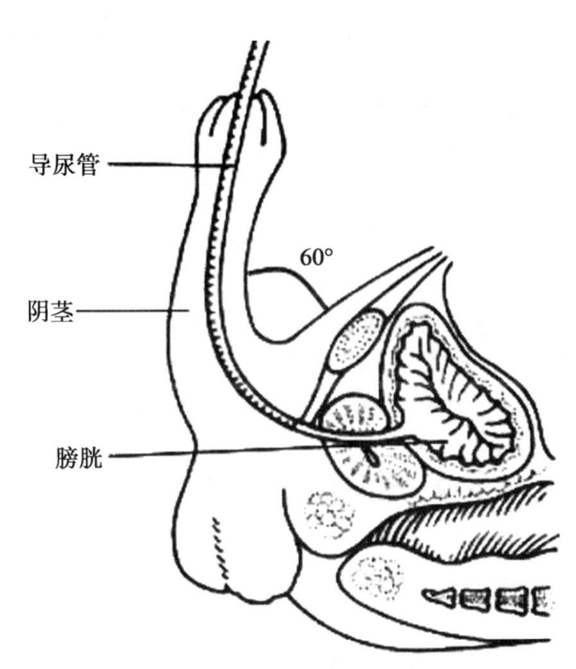

图 5-17　男性导尿操作示意图

5．导尿 固定导尿管，将尿液引入弯盘，当弯盘内盛 2/3 满尿液，用血管钳夹住导尿管尾端，将尿液倒入便盆内，再打开导尿管继续导尿。如需作尿液培养，用无菌标本瓶或试管接取中段尿液 5ml，盖好瓶盖，待送检。如需留置导尿时，则接上尿袋，挂于床侧。

6．拔管 导尿毕，夹闭导尿管，缓缓拔出导尿管，撤下孔巾，擦净外阴，脱去手套置于弯盘内。

7．整理物品 协助患者穿好裤子，采取舒适体位，整理中单及用物，做好记录，将尿标本贴标签后送检。

【注意事项】

1．严格无菌操作，预防尿路感染。

2．选择光滑和粗细适宜的导尿管，插管动作要轻柔，以免损伤尿道黏膜。

3．对膀胱过度充盈者，排尿宜缓慢，以免膀胱骤然减压引起急剧充血而尿血。

4．留置导尿时，应经常检查尿管固定情况，有无脱出，必要时以无菌药液每日冲洗膀胱一次；每隔 5 ～ 7 日更换尿管一次，再次插管前应让尿道松弛数小时，再重新插管。

（林素珍）

第十节 静脉穿刺术

【操作目的】 静脉穿刺术分为外周静脉穿刺和深静脉穿刺。外周静脉穿刺的目的获取静脉血标本进行血液化验检查、建立外周静脉输液通道。深静脉穿刺的目的是在外周静脉穿刺困难的情况下获取静脉血标本、通过留置导管建立深静脉通道、经静脉系统的血流动力学检查、造影及介入治疗等。本节主要介绍经肘静脉穿刺和股静脉穿刺留取静脉血标本的方法。

【适应证】

1．需要留取静脉血标本进行各种血液实验室检查。

2．需要长期输液而外周静脉因硬化、塌陷致穿刺困难者。

3．危重患者需要快速补液、用药治疗等急症处理。

4．需要行胃肠道外全静脉营养者。

5．需要经静脉系统进行血流动力学监测、造影及介入治疗等。

【禁忌证】

1．绝对禁忌 穿刺部位有感染。

2．相对禁忌 有明显出血倾向或凝血功能障碍者。

【操作前准备】

1．环境 安静、清洁、温度适宜、光线适宜或有足够的照明。

2．用物 0.5% 聚维酮碘、无菌棉签、2% 利多卡因溶液、0.9% 氯化钠溶液、无菌手套、胶布、注射盘、穿刺针包、采血试管、输液贴、治疗巾、垫枕、止血带、试管架、医疗废物桶、可回收废物桶、锐器盒、医嘱执行单、化验单。

3．人员

（1）操作者准备：穿工作服，戴口罩、帽子，操作前六步法洗手。

（2）患者准备：情况许可时，向患者或家属告知患者穿刺目的、方法、操作过程、可能的风险及注意事项，以取得配合。评估患者穿刺部位的皮肤状况、静脉充盈度及管壁弹性，如果部位需要，可先行局部备皮。监测患者血压、呼吸、脉搏。

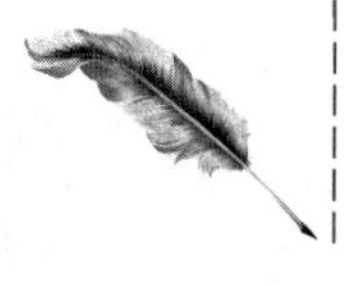

【操作步骤】

1．肘静脉穿刺

（1）体位：核对患者信息，取平卧位或坐位，暴露前臂和上臂，肘部下方放置垫枕，上臂稍外展。

（2）确定穿刺部位：肘横纹上方约6cm处扎止血带，嘱患者握拳，通过触摸寻找有明显弹性和张力的部位即为充盈的静脉。

（3）消毒：使用0.5%聚维酮碘消毒液（或用碘酊、乙醇）常规消毒皮肤，消毒范围直径不少于5cm。

（4）穿刺：一手拇指绷紧静脉穿刺部位下端皮肤，一手拇指和示指持采血针，针头斜面向上，沿静脉血流走行方向，与皮肤呈20°～30°角快速刺入皮肤。见到回血后，针头再沿静脉走行向前送入少许，固定采血针，将采血针另一端插入真空采血管内进行采血，血液回吸至需要量后，松开止血带，嘱患者松拳，拔针并用无菌干棉签按压穿刺点3～5分钟。将采血针弃于锐器盒内。

（5）穿刺结束后处理：①用快速手消毒液六步法洗手，协助患者舒适卧位；②按医疗废物处理原则清理用物；③妥善处理并及时送检血标本；④流动水洗手并做好相关记录。

2．股静脉穿刺

（1）体位：患者取平卧位，下肢稍外展外旋。

（2）确定穿刺部位：在腹股沟韧带中心的内下方1.5～3.0cm，触摸股动脉搏动最明显处，其内侧约0.5cm处即为股静脉穿刺部位。

（3）消毒：使用0.5%聚维酮碘消毒液（或用碘酊、乙醇）常规消毒皮肤，消毒范围直径不少于5cm。

（4）穿刺：①操作者戴无菌手套，铺无菌洞巾；②左手示指和中指扪及股动脉搏动最明显处并稍加固定；③右手持注射器向左手示指中指固定的穿刺点刺入，进针方向沿静脉血流走行方向，与穿刺部位的皮肤呈30°～45°角或垂直，边进针边抽吸缓缓刺入；④抽动活塞见有暗红色回血，提示针头已进入股静脉，再进针2～4mm即可固定针头，采血或注射药物；⑤未抽到血液时可先向深部刺入，然后边退针边抽吸，直至有血液抽出；也可再次确定穿刺部位，稍微调整穿刺方向后重新穿刺；⑥穿刺完毕，拔出针头并消毒皮肤，盖上无菌小纱布，局部压迫3～5分钟，以防出血，再用胶布固定。

（5）穿刺结束后处理：①用快速手消毒液六步法洗手，协助患者舒适卧位；②按医疗废物处理原则清理用物；③妥善处理并及时送检血标本；④流动水洗手并做好相关记录。

【并发症】 皮下瘀血或血肿常见于按压不充分反复穿刺、刺穿血管壁等情况。部分凝血功能较差的患者在穿刺后应根据实际情况按压更长的时间，确定无出血后方可终止按压。

【注意事项】

1．必须严格无菌操作，以防感染。

2．穿刺刺动作应轻柔，避免多次反复穿刺同一部位，以免造成血管壁损伤和出血。

3．穿刺过程中，如果抽出的血液为鲜红色，表示误穿入股动脉，应立即拔出针头，按压5～10分钟后，重新确定穿刺部位再行穿刺。

4．穿刺后妥善压迫止血，防止局部血栓形成。

（林　兵）

第十一节　穿、脱隔离衣

【操作目的】 保护工作人员及患者，避免交叉感染及自身感染，防止病原体的传播。

【准备工作】

1．工作人员 仪表端庄，着装整洁，穿工作服，戴圆帽、口罩，取下手表、卷袖过肘，洗手。

2．用物准备 洗手液（手消毒液），隔离衣，挂衣架及铁夹，毛巾、纸巾、暖风吹手设备，流动水及水池设备，盛污物容器。

【操作步骤】

（一）穿隔离衣

1. 手持衣领取下隔离衣（图 5-18），两手将衣领的两端向外折，使内面向着操作者，并露出袖子内口。

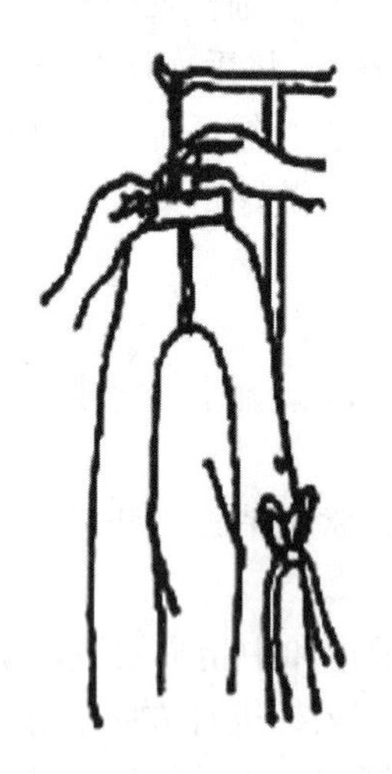

图 5-18 手持衣领取下隔离衣

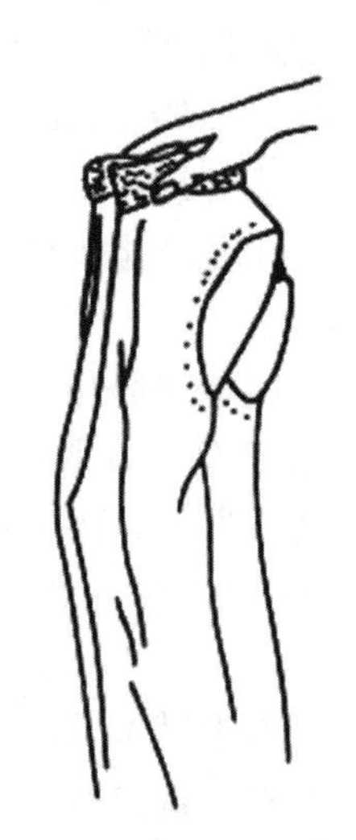

图 5-19 手持衣领穿左袖口

2．将左臂入袖（图 5-19），举起手臂，使衣袖抖上（图 5-20），用左手持衣领，同法穿右臂衣袖（图 5-21）。

3．两手持领子中央，沿着领边向后将领扣扣好（图 5-22）。

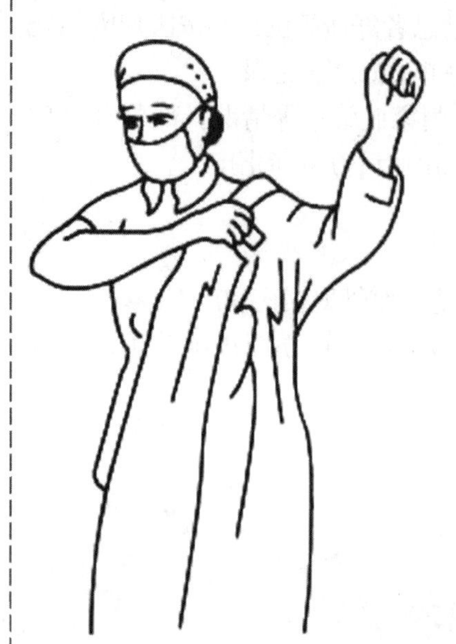

图 5-20 穿好左袖举手抖袖图

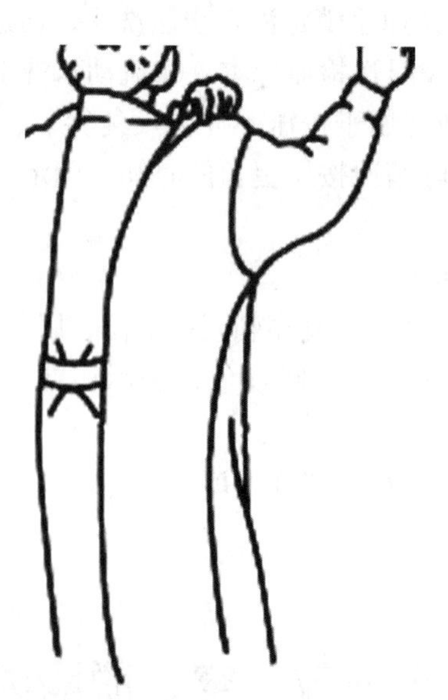

图 5-21 同法穿右袖

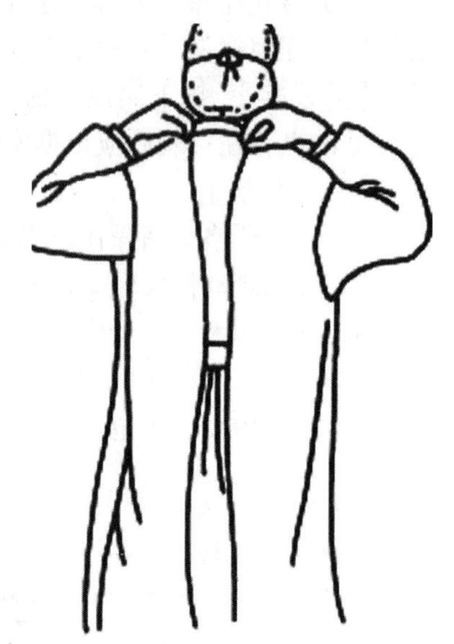

图 5-22 扣领口

4．扣袖扣（图 5-23）。

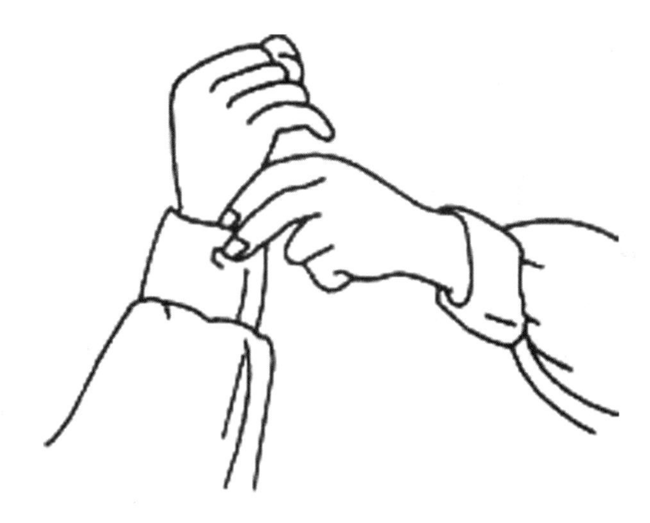

图 5-23　扣袖口

5．解开腰带活结。

6．将隔离衣的一边渐向前拉，直至触到边缘后用手捏住（图 5-24），同法捏住另一侧，两手在背后将两侧边缘对齐（图 5-25），向一侧折叠，以一手按住，另一手将腰带拉至背后压住折叠处，将腰带在背后交叉，再回到前面打一活结（图 5-26）。

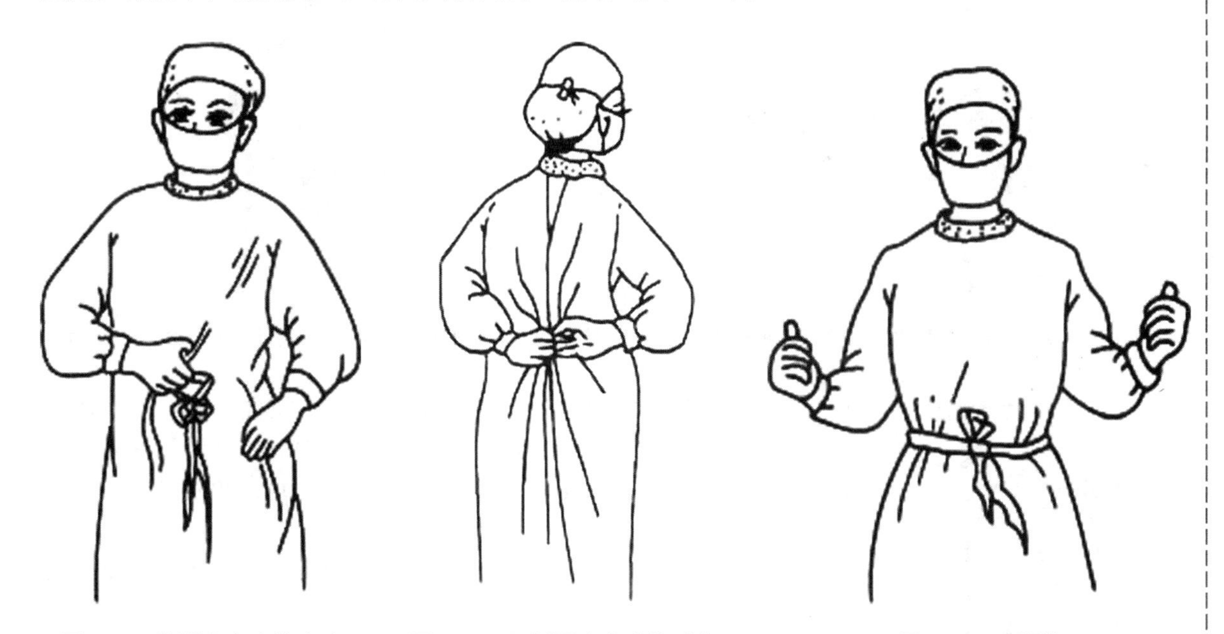

图 5-24　找隔离衣边缘方法　　图 5-25　两侧隔离衣边缘对齐　　图 5-26　系腰带

（二）脱隔离衣

1．洗手（无流动水时用手消毒液 3 ～ 5ml 搓擦消毒双手）。

2．解腰带、在前面打一活结（图 5-27）。

3．解开两袖扣，在肘部将部分袖子塞入工作服衣袖下（图 10-28），使两手露出。

4．二次洗手（无流动水时用手消毒液 3 ～ 5ml 搓擦消毒双手）。

5．解衣领系带。

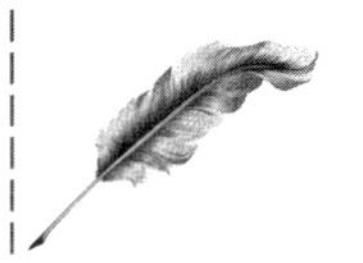

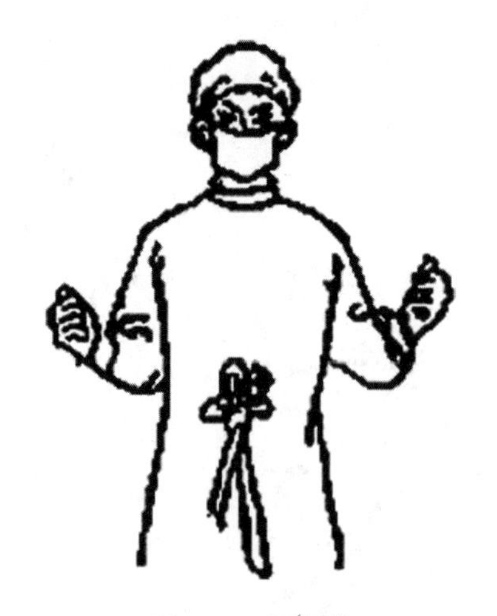

图 5-27 解腰带

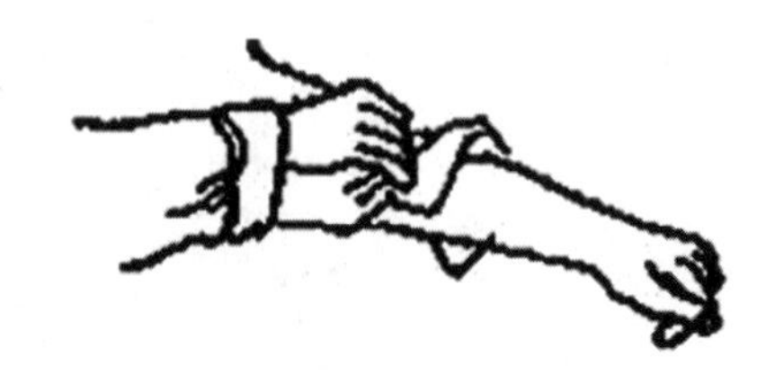

图 5-28 解袖扣塞衣袖

6．左手伸入右手袖口内拉下衣袖过手（图 5-29），再用衣袖遮住的右手在衣袖外面拉下左手衣袖过手（图 5-30），双手轮换握住袖子，手臂逐渐退出。

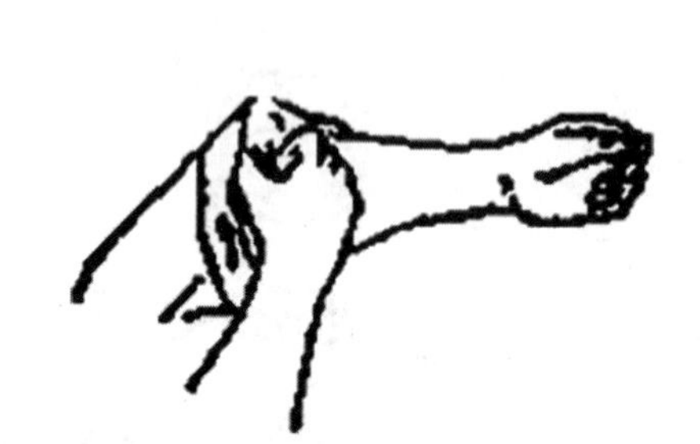

图 5-29 左手伸入右手袖口内拉下衣袖过手

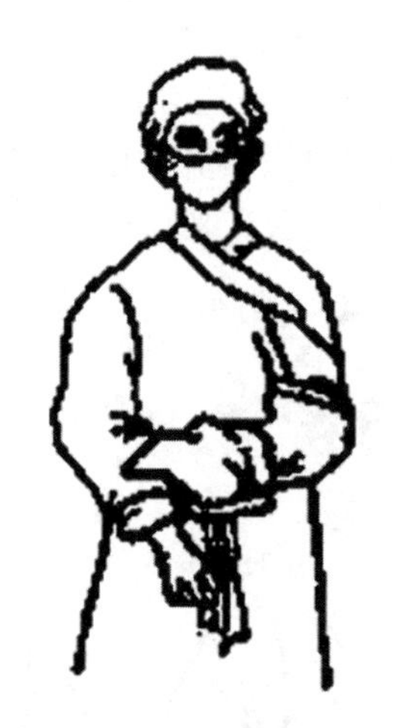

图 5-30 衣袖遮住的右手在衣袖外面拉下左手衣袖过手

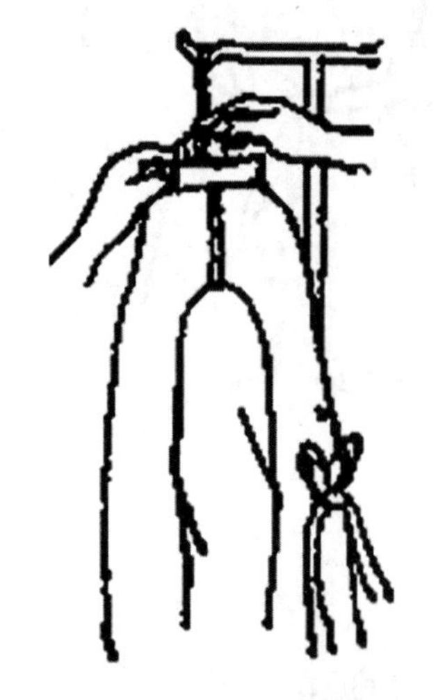

图 5-31 手持衣领挂上隔离衣

7．一手自衣内握住肩缝，随即用另一手拉住衣领，使隔离衣两边对齐（在清洁区、半污染区，衣服内面向外；在污染区衣服外面向外），挂在衣架上（图 5-31）。不再穿的隔离衣将清洁面向外卷好，投入污衣桶。

8．三次洗手 流动水下用皂液 / 洗手液洗手，冲净，小毛巾或纸巾擦干双手。

【注意事项】

1．穿隔离衣不得进入其他区域。

2．保持衣领清洁，扣领扣时袖口不可触及衣领、面部和帽子。

3．隔离衣每天更换，如有潮湿或污染，应立即更换。

4．隔离衣长短合适，有破损及时修补。

5．隔离衣挂在半污染区清洁面向外，如挂在污染区，则应污染面向外。

6．刷洗时腕部应低于肘部，避免污水倒流。

（李彦嫦）

第六章　外科基本操作技能

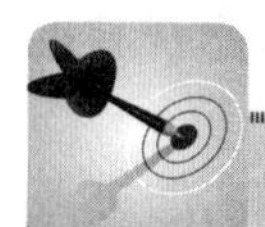

学习目标

1．掌握外科洗手、穿手术衣、戴无菌手套、消毒铺巾、打结、缝合、换药、包扎止血等外科基本技术的操作步骤。
2．熟悉外科无菌原则以及换药引流术、清创术、石膏绷带包扎术、胸腔闭式引流术的适应证、禁忌证及注意事项。
3．了解骨折手法整复、牵引术、关节穿刺检查的方法及注意事项。
4．通过学习，掌握外科基本操作技能，具备为外科患者提供外科常见疾病诊疗的技能。

第一节　洗手、穿手术衣、戴手套

一、洗手法

【操作目的】 手术前对术者手部进行简便消毒的措施，能有效预防和控制病原体传播，预防术后感染的发生。

【适应证】 所有参加手术的人员必须进行术前洗手。

【禁忌证】

1．手臂皮肤有破损或化脓性感染者。

2．参加手术的人员患有传染性疾病且处于传染期者。

【操作步骤】 洗手法主要有两个步骤，即机械刷洗和化学药品浸泡。通过刷洗机械作用可去除皮肤上的油污和附着的95%以上的细菌，而且油污去除后可以使下一步骤的化学药品浸泡发挥更好的作用。常用洗手方法有以下几种：

1．肥皂刷手法　先用肥皂及清水将手臂按普通洗手方法清洗一遍，再用消毒过的毛刷蘸肥皂水（或肥皂），顺序交替刷洗双手臂，从手指尖至肘上10cm处，刷洗要均匀，不得漏刷，特别注重甲缘、甲沟、指蹼、手掌侧等部位。一次洗刷3分钟后，手指向上，肘部屈曲朝下，使清水从上而下冲净手臂上的肥皂水。如此反复刷洗3遍，共约10分钟。用无菌毛巾从手向肘部顺序拭干，然后将双手、前臂至肘上6cm处浸泡于75%乙醇5分钟，浸泡时用泡手桶内的小毛巾反复轻轻擦拭手及前臂，最后屈肘将手举于胸前（双手勿低于肘、高于肩为度），晾干。洗手消毒后，若手臂不慎碰触未经消毒的物品时，应重新洗手。

2．灭菌王刷手法　灭菌王是不含碘的高效复合型消毒液，是目前常用的方法。首先用肥皂

水洗手至肘关节上一遍，将肥皂水冲洗干净。取无菌毛刷蘸灭菌王溶液刷手、前臂至肘上 10cm，时间为 3 分钟，清水冲净，用无菌巾擦干。再取吸足灭菌王溶液的纱布球涂擦手臂一遍，晾干后即可穿手术衣、戴手套。若接台手术者，不需要重新洗手，用浸有灭菌王的海绵块涂擦一遍即可。

3．聚维酮碘刷手法　先用传统肥皂水洗手法刷双手至肘关节 10cm，时间为 3 分钟，清水冲净，用无菌巾擦干。取浸透 0.5% 聚维酮碘的纱布，从一侧手指尖向上涂擦直至肘上 10cm 处，同法涂擦另一侧手臂，涂擦时间 3 分钟，换纱布再擦一遍。保持拱手姿势，自然晾干。

【注意事项】

1．刷手时应特别注意刷洗甲缘、甲沟、指蹼、大拇指内侧、手掌纹、前臂尺侧及皮肤皱折等处。

2．冲洗时应始终保持手朝上肘朝下的姿势，防止水从肘部以上流向前臂及手，并将肥皂液彻底冲净。

3．擦手时注意毛巾用过的部分不能再擦用。

4．经消毒液浸泡后或涂擦后的手臂，应待其自干，不要用干无菌巾擦拭，可使其在皮肤上形成一薄膜，以增加灭菌效果。

5．洗手消毒完毕后，手要保持拱手姿势，远离胸部 30cm 以外。

6．手臂皮肤经化学消毒后，细菌数目大大减少，但仍不能认为绝对无菌，在未戴无菌手套以前，不可直接接触已灭菌的手术器械等物品。

【相关知识】 紧急手术简易洗手法：当情况紧急，手术人员来不及作常规洗手消毒时，可先用普通肥皂洗去手和前臂的污垢，继用 2.5% ～ 3% 碘酊涂擦双手及前臂，再用 75% 乙醇拭净脱碘。戴无菌手套、穿手术衣后，再戴第二副无菌手套。

二、穿无菌手术衣

【操作目的】 隔绝手术人员皮肤及衣服上的细菌，防止细菌移位到手术切口引起手术区污染。

【准备工作】

1．在穿无菌手术衣前，手术人员必须经过外科洗手。

2．无菌手术衣包事先由巡回护士打开。

【操作步骤】

（一）传统后开襟手术衣穿法

1．手臂消毒后，取出已消毒的手术衣，远离胸前及手术台和其他人员，寻找到衣领后，用双手拇指和示指捏住衣领，提起，轻轻将手术衣抖开，认清手术衣无菌面，抖开手术衣，反面朝向自己［图 6-1-（1）］。

2．将手术衣向空中轻掷，两手臂顺势插入袖内，并略向前伸［图 6-1-（2）］。

3．由巡回护士在身后协助拉开衣领两角并系好背部衣带，穿衣者将手向前伸出衣袖。可两手臂交叉将衣袖推至腕部，或用手插入另一侧手术衣袖口内面，将手术衣袖由手掌部推至腕部，避免手部接触手术衣外面。

4．穿上手术衣后，稍弯腰，使腰带悬空（避免手指触及手术衣），两手交叉提起腰带中段（腰带不交叉）将腰带递给巡回护士［图 6-1-（3）］。

5．巡回护士从背后系好腰带（避免接触穿衣者的手指）。

6．穿手术衣时，不得用未戴手套的手拉衣袖或接触其他处，以免污染。

（二）全遮盖式手术衣穿法

1．取手术衣，双手提起衣领两端向前上方抖开，双手插入衣袖中［图 6-2-（1）］。

2．双手前伸，伸出衣袖，袖口边缘要盖于双手虎口水平的位置上，不能过长与过短。巡回护士从身后协助提拉并系好衣带［图 6-2-（2）］。

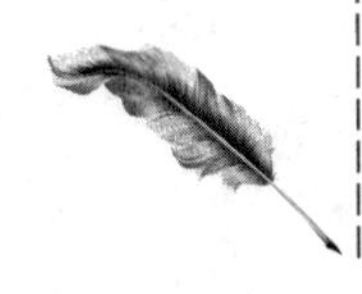

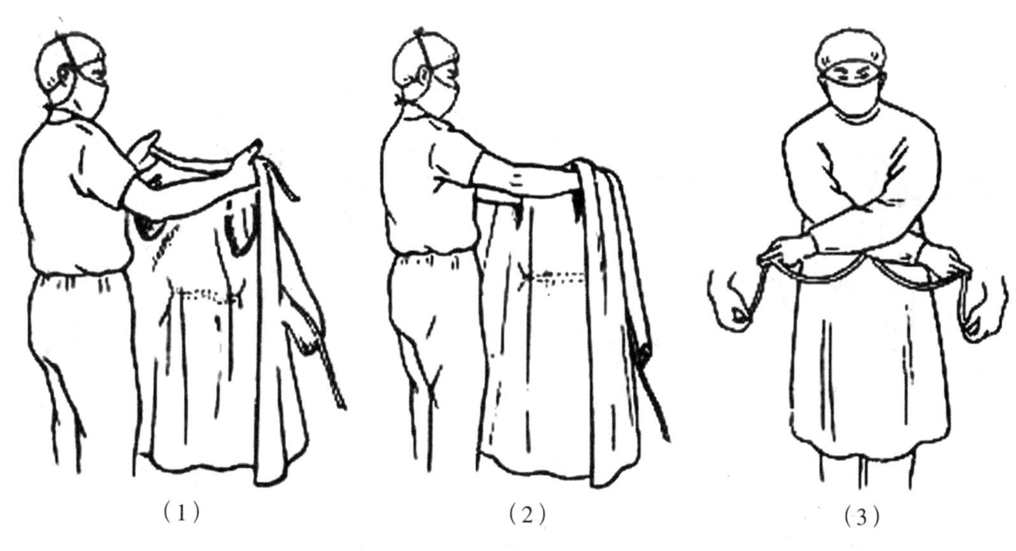

图 6-1 传统手术衣穿法

3．戴好无菌手套［(图 6-2-（3)］。

4．解开胸前的衣带，将后页衣带递给器械护士（已穿戴好无菌手术衣和手套）[图 6-2-（4)］。

5．本人原地转身 360°，再从器械护士手中接回衣带与前胸的腰带打成活结，并将余下的悬垂下来的衣带放入胸前的双层口袋中［图 6-2-（5)］，使手术者背侧全部由无菌手术衣遮盖［图 6-2-（6)］、[图 6-2-（7)］。

【注意事项】

1．穿无菌手术衣必须在手术间内比较空旷的地方进行。一旦接触未消毒的物件，立即更换。

2．若发现手术衣有破洞，应立即更换。

3．穿好手术衣后，手半伸置于胸前，避免触碰周围的人或物，不可将手置于腋下、上举或下垂。如手术不能立即开始，应将双手插入胸前特制的衣袋中，并选择手术间内较空旷处站立等待。

三、戴手套

【操作步骤】 无菌手套有干湿两种，戴法不同。戴干手套应先穿好无菌手术衣，后戴无菌手套。戴湿手套则先戴手套，后穿手术衣。目前临床上多采用戴干手套方法，已不使用消毒液浸泡的湿手套。手套戴法是：

1．打开手套夹提起手套腕部翻折处，将手套取出，使手套两拇指掌心相对，先将一手插入手套内，对准手套内 5 指轻轻戴上。注意手勿触及手套外面［图 6-3-（1)］。

2．用已戴好手套的手指插入另一手套的翻折部里面，协助未戴手套的手插入手套内，将手套轻轻戴上。注意已戴手套的手勿触及手套内面［图 6-3-（2)］。

3．将手套翻折部翻回，盖住手术衣罗纹袖口［图 6-3-（3)］。

4．用无菌盐水将手套上的滑石粉冲洗干净。

【注意事项】

1．手术人员应根据自己手的大小选择合适的手套。

2．一定要掌握戴无菌手套的原则，即未戴手套的手只允许接触手套内面，不可触及手套的外面，已戴手套的手不可触及未戴手套的手或另一手套的内面。

3．手套破损须及时更换，更换时应以手套完整的手脱去应更换的手套，但勿触及该手的

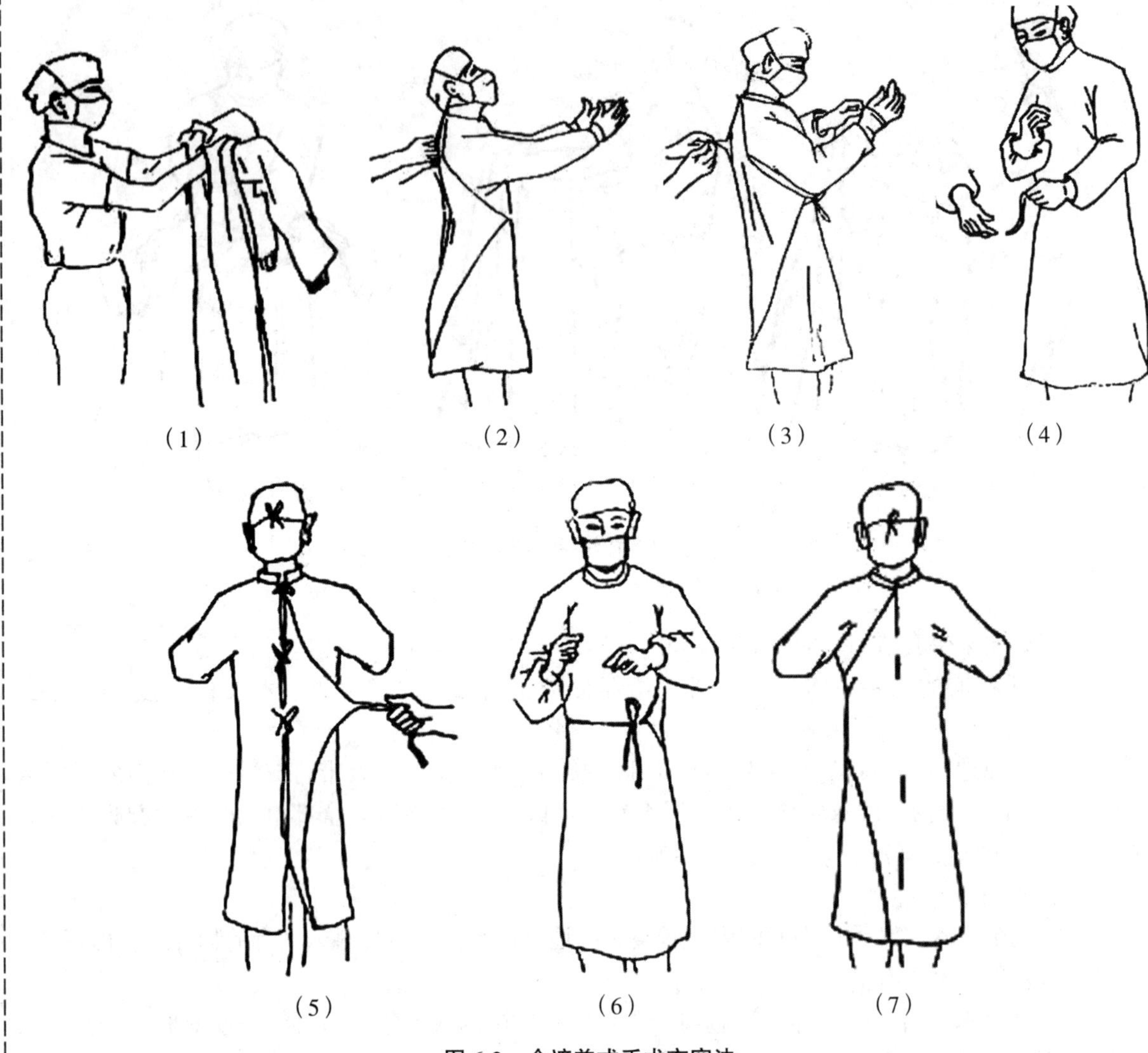

图 6-2 全遮盖式手术衣穿法

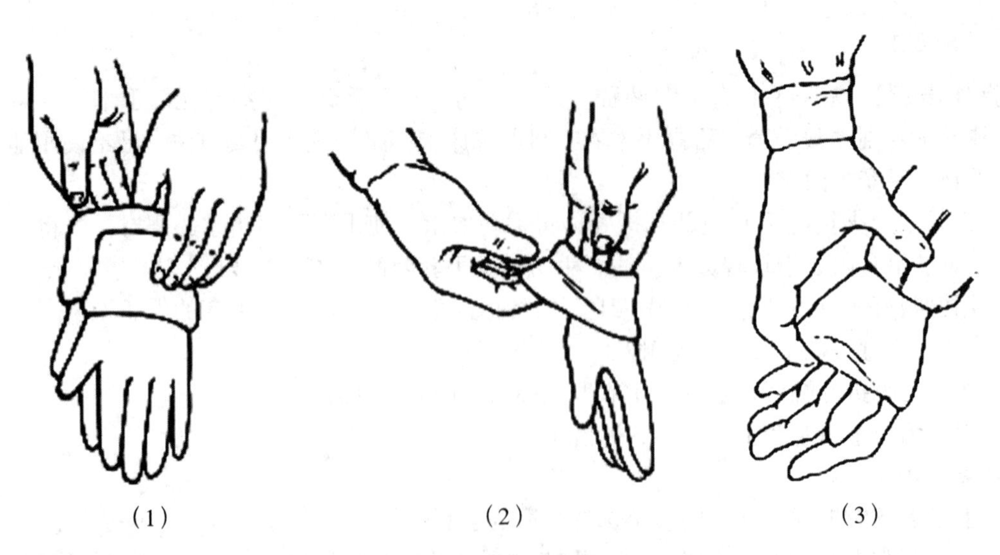

图 6-3 戴无菌手套

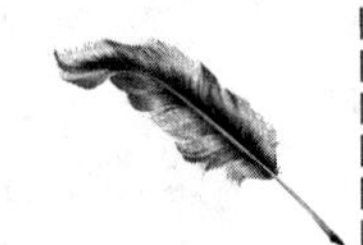

皮肤。

【相关知识】 连台手术更换手术衣及手套法：手术完毕如需进行另一台手术时，必须更换手术衣及手套。术后洗净手套上血迹，先脱手术衣，后脱手套。由巡回护士解开背带及领口带。

1．脱手术衣法

（1）他人帮助脱衣法：自己双手抱肘，由巡回护士将手术衣肩部向肘部翻转，然后再向手的方向扯脱，如此则手套的腕部就随着翻转于手上。

（2）个人脱手术衣法：左手抓住右肩手术衣，自上拉下，使衣袖翻向外。如法拉下左肩手术衣。脱下全部手术衣，使衣里外翻，保护手臂及洗手衣裤不被手术衣外面所污染。最后脱下手术衣扔于污衣袋中。

2．脱手套法　用右手插入左手手套翻折部（左手套的外面），将左手手套脱至手掌部，再以左手拇指插入右手手套的翻折部（右手套的内面）脱去右手手套，最后用右手指在左手掌部（左手套的内面）推下左手手套。脱第一只手套时勿将手套全部脱去，留住部分以帮助脱另一只手套。注意脱手套时手套外面不能接触皮肤，否则需重新刷手。

无菌性手术完毕后，如果手套未破，连台手术前可不用重新刷手，脱手套后，用75%乙醇泡手5分钟，或用0.5%聚维酮碘擦手3分钟后，再穿无菌手术衣，戴手套。若前一台手术为污染手术，则连台手术前应重新刷手。

第二节　外科常用器械识别

【操作目的】 正确掌握各种手术器械的结构特点和基本性能并能熟练运用，是施行外科手术的基本要求和保证。

【操作步骤】 外科常用器械根据结构特点不同而分为许多种类型和型号。根据杠杆作用原理，手术器械可分为两类：①带轴节的器械：在尾部用力，轴节作支点，尖端至轴节形成重臂，柄环至轴节形成力臂，活动时形成夹力，如血管钳、持针钳和剪刀等；②用力点在器械中间，工作点在前端，如手术刀、手术镊等。

一、手术刀

1．组成及作用　由刀柄和可装卸的刀片两部分组成。刀柄一般根据其长短及大小来分型。刀片按其形态可分为圆刀、弯刀及三角刀等，按大小可分为大刀片、中刀片和小刀片。手术时根据实际需要，选择合适的刀柄和刀片。刀片安装时宜用血管钳（或持针钳）夹持操作，切不可徒手执行，以防割伤手指。装载刀片时，用持针钳持刀片前端背部，使刀片的缺口对准刀柄前部的刀槽，稍用力向后拉动即可装上。取下时，用持针器夹持刀片尾端背部，稍用力提起刀片向前推即可卸下。手术刀主要用于切割组织，有时也用刀柄尾端钝性分离组织。

2．执刀法　常用执刀方法有4种（图6-4）。

（1）执弓式：是最常用的一种执刀方式，动作范围广而灵活［图6-4-（1）］。用于较长的皮肤切口及腹直肌前鞘的切开等。

（2）执笔式：用力轻柔，操作灵活准确，便于控制刀的动度［图6-4-（2）］。用于解剖血管、神经、腹膜切开和短小切口等。

（3）抓持式：全手握持刀柄，拇指与示指紧捏刀柄刻痕处［图6-4-（3）］。此法控刀比较稳定。用于使力较大的切开，如截肢、肌腱切开、较长的皮肤切口等。

（4）反挑式：刀刃向上挑开，以免损伤深部组织［图6-4-（4）］。用于切开脓肿、切断钳夹

的组织或扩大皮肤切口等，以防损伤深层组织。

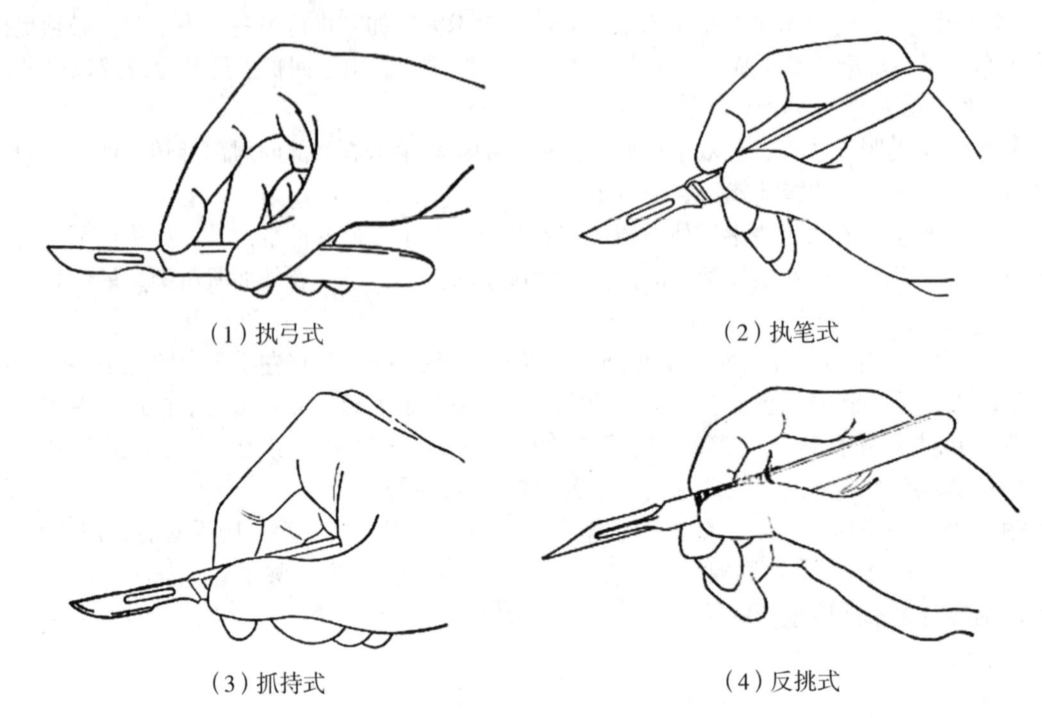

图 6-4 执刀法

二、手术剪

手术剪分为组织剪和线剪两大类（图 6-5）。①组织剪：刀薄、锐利，有直弯两型，大小长短不一，主要用于分离、解剖和剪开组织；②线剪：多为直剪，又分剪线剪和拆线剪，前者用于剪断缝线、敷料、引流物等，后者用于拆除缝线。正确持剪刀法为拇指和环指分别插入剪刀柄的两环，中指放在环指环的剪刀柄上，示指压在轴节处起稳定和向导作用，有利操作（图 6-6）。

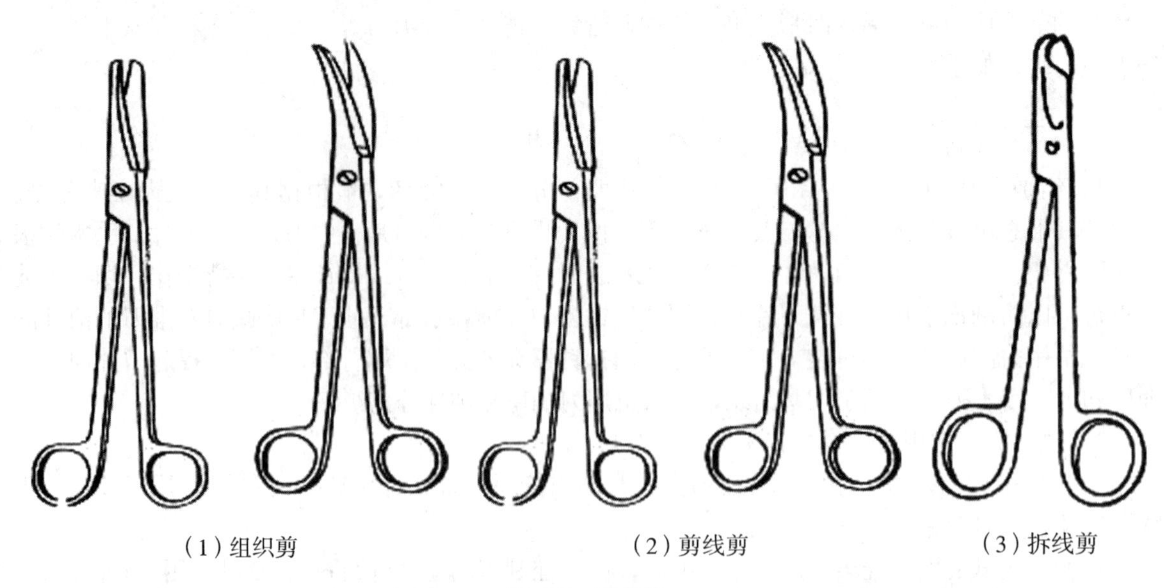

图 6-5 手术剪

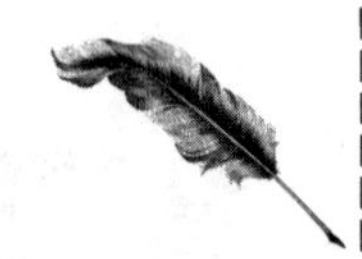

三、血管钳

1．血管钳主要用于钳夹血管或出血点，亦称止血钳。可供分离解剖组织用，也可用于牵引

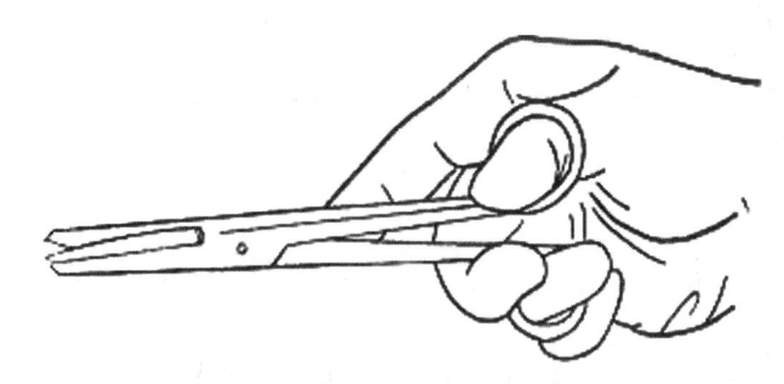

图 6-6　正确持剪方式

缝线、拔出缝针，或替代镊子使用，但不宜夹持皮肤、脏器及较脆弱的组织。血管钳使用基本同手术剪（图 6-7）。

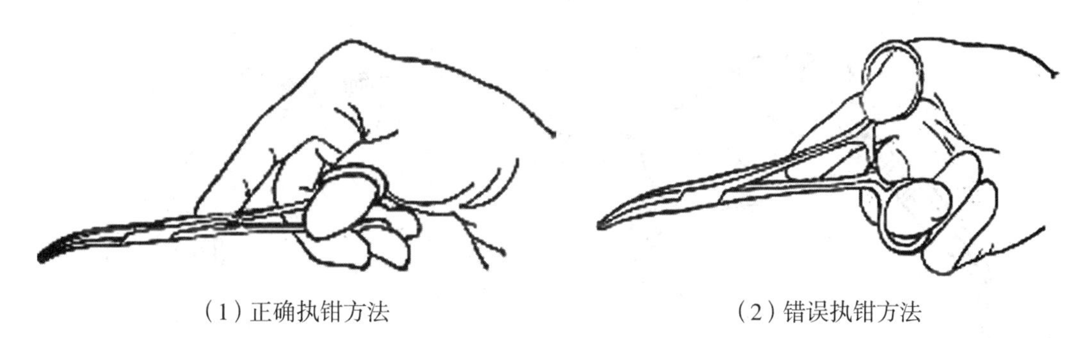

（1）正确执钳方法　　（2）错误执钳方法

图 6-7　血管钳使用方法

2．用于止血时尖端应与组织垂直，夹住出血血管断端，尽量少夹附近组织（图 6-8）。除常见的直、弯两种外，还有有齿血管钳（全齿槽）、蚊式血管钳（图 6-9）。

（1）弯血管钳：用以夹持深部组织或内脏血管出血，有长短两种。

（2）直血管钳：用以夹持浅层组织出血，协助拔针等用。

（3）有齿血管钳：用以夹持较厚组织及易滑脱组织内的血管出血，如肠系膜、大网膜等，前端齿可

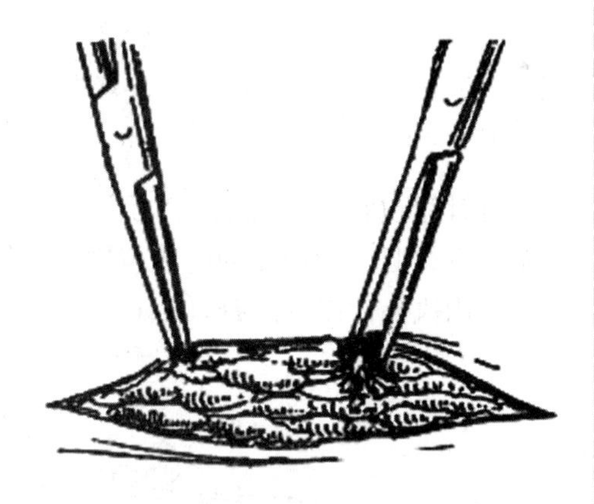

图 6-8　血管钳止血钳夹正确（左），错误（右）

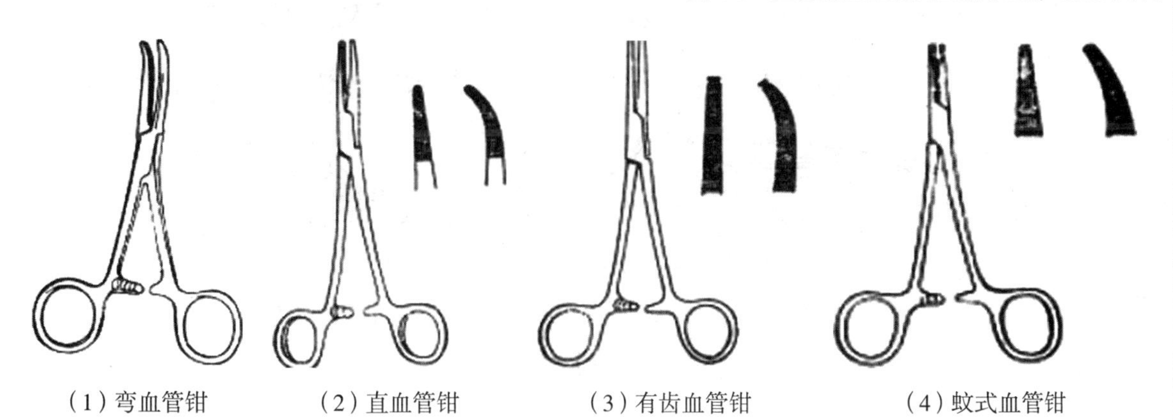

（1）弯血管钳　（2）直血管钳　（3）有齿血管钳　（4）蚊式血管钳

图 6-9　血管钳

防止滑脱，但不能用以皮下止血。

(4) 蚊式血管钳：为细小精巧的血管钳，有直、弯两种，用于脏器、面部及整形等手术的止血，不宜做大块组织钳夹用。

四、手术镊

手术镊用于夹持和提起组织，以利于解剖及缝合，也可夹持缝针及敷料等。分有齿镊和无齿镊两种：

1．有齿镊　前端有齿，分为粗齿与细齿，粗齿镊用于夹持较硬的组织，损伤性较大，细齿镊用于精细手术，如肌腱缝合、整形手术等。因尖端有钩齿、夹持牢固，但对组织有一定损伤。

2．无齿镊　其尖端无钩齿，分尖头和平头两种，用于夹持脆弱的组织、脏器及敷料。尖头平镊对组织损伤较轻，用于血管、神经手术。

正确持镊是用拇指对示指与中指，执两镊脚中、上部（图 6-10）。

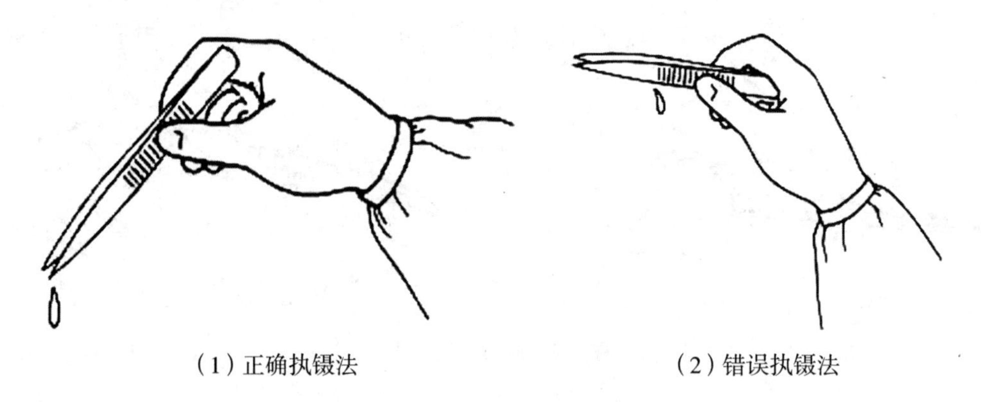

（1）正确执镊法　　（2）错误执镊法

图 6-10　持镊法

五、持针钳

持针钳也称持针器，主要用于夹持缝针缝合各种组织，有时也用于器械打结。其基本结构与血管钳类似。持针器的前端齿槽床部短，柄长，钳叶内有交叉齿纹，使夹持缝针稳定，不易滑脱。常用执持针钳方法有（图 6-11）：

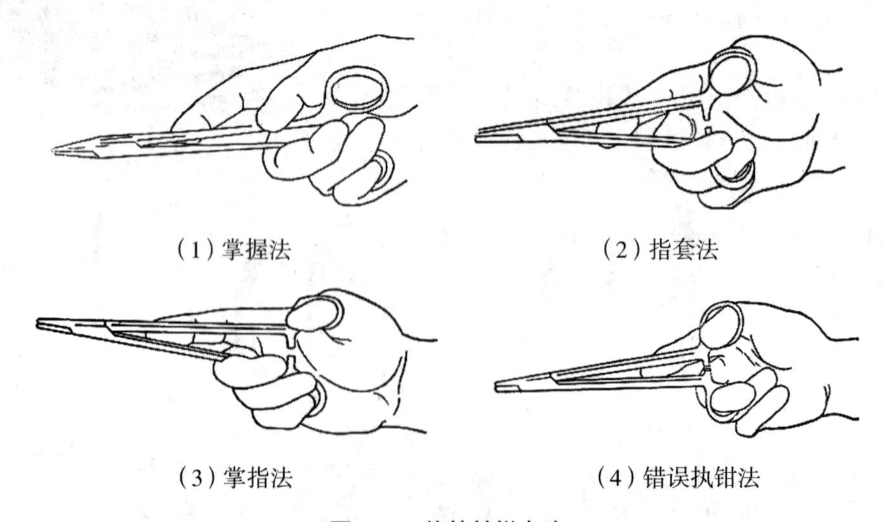

（1）掌握法　　（2）指套法

（3）掌指法　　（4）错误执钳法

图 6-11　执持针钳方法

1．掌握法　即用手掌握拿持针钳。钳环紧贴大鱼际肌上，拇指、中指、环指和小指分别压在钳柄上，后三指并拢起固定作用，示指压在持针钳前部近轴节处。利用拇指及大鱼肌和掌指关节活动推展，张开持针钳柄环上的齿扣，松开齿扣及控制持针钳的张口大小来持针。合拢时，拇指及大鱼际肌与其余掌指部分对握即将扣锁住。此法缝合稳健容易改变缝合针的方向，缝合顺利，操作方便。

2．指套法　为传统执法，用拇指、环指套入钳环内，以手指活动力量来控制持针钳的开闭，并控制其张开与合拢时的动作范围。用中指套入钳环内因稳定性差，故为是错误的执法。

3．掌指法　拇指套入钳环内，示指压在钳的前半部做支撑引导，余三指压钳环固定于掌中。拇指可以上下开闭活动，控制持针钳的张开与合拢。

六、其他常用钳类器械

1．海绵钳（卵圆钳）　也称持物钳。分为有齿纹、无齿纹两种，有齿纹的主要用以夹持、传递已消毒的器械、缝线、缝针、敷料、引流管等，也用于钳夹蘸有消毒液的纱布，以消毒手术野的皮肤，或用于手术野深处拭血，无齿纹用于夹持脏器，协助暴露（图6-12）。

2．组织钳　又称鼠齿钳。对组织的压榨较血管钳轻，故一般用以夹持软组织，不易滑脱，如夹持牵引即将被切除的组织，也用于钳夹纱布垫与皮下组织的固定（图6-13）。

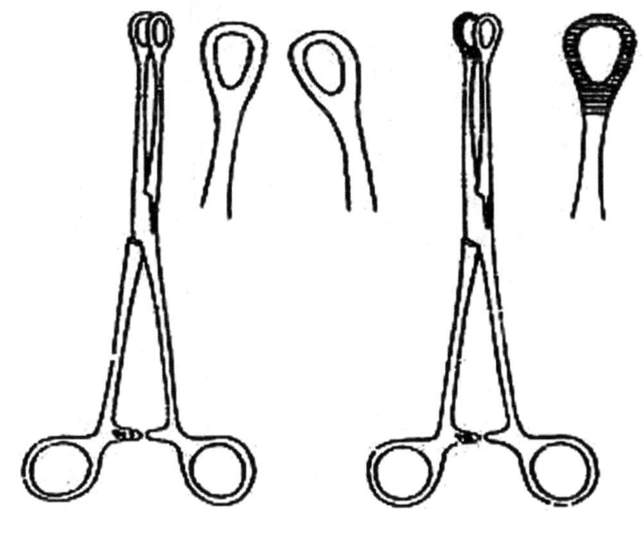

图6-12 海绵钳

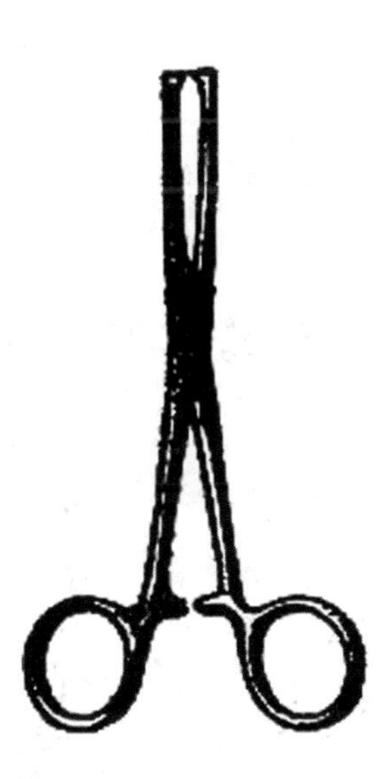

图6-13 组织钳

3．布巾钳　主要用以夹持固定手术巾，并夹住皮肤，以防手术中移动或松开。注意使用时勿夹伤正常皮肤组织（图6-14）。

4．直角钳　用于游离和绕过主要血管、胆道等组织的后壁，如胃左动脉、胆囊管等。

5．肠钳　有直、弯两种，咬合面有细纹，无齿，其臂较薄，轻夹时两钳叶间有一定的空隙，钳夹的损伤作用很小，可用以暂时阻止胃肠壁的血管出血和肠内容物流动，常用于夹持肠管（图6-15）。

6．胃钳　用于钳夹胃以利于胃肠吻合（图6-16）。

七、牵开器

牵开器也称拉钩，是显露手术野必需的器械。可分为手持拉钩和自动拉钩两类。有各种不同形状和大小的规格，可根据手术需要选择合适的拉钩。常用的拉钩有以下几种（图6-17）：

1．皮肤拉钩　也称爪形拉钩，外形如耙状，用于浅部手术的皮肤牵开。

2．甲状腺拉钩　也称直角拉钩，为平钩状，常用于甲状腺部位的牵拉暴露，也常用于其他

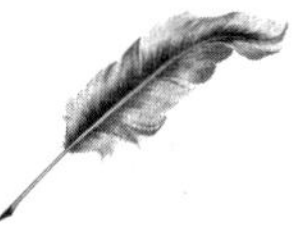

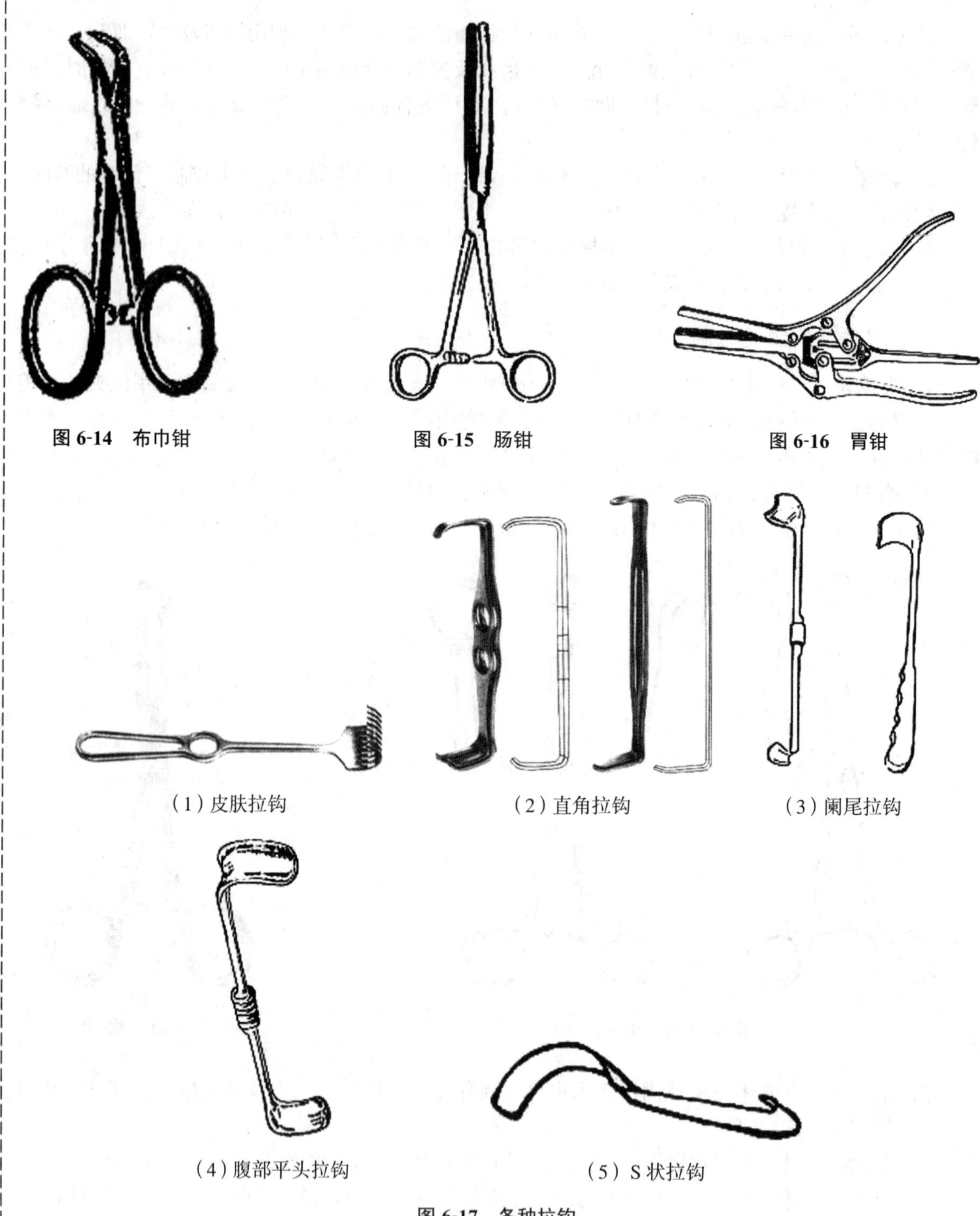

图 6-14 布巾钳

图 6-15 肠钳

图 6-16 胃钳

（1）皮肤拉钩 （2）直角拉钩 （3）阑尾拉钩

（4）腹部平头拉钩 （5）S 状拉钩

图 6-17 各种拉钩

手术，可牵开皮肤、皮下组织、肌肉和筋膜等。

3．阑尾拉钩 亦为钩状牵开器，用于阑尾、疝等手术，用于腹壁牵拉。

4．腹腔平头拉钩 为较宽大的平滑钩状，用于腹腔较大的手术。

5．S 状拉钩 是一种如“S”状腹腔深部拉钩，有大、中、小、宽、窄之分。使用拉钩时，应以纱垫将拉钩与组织隔开，拉力应均匀，不应突然用力或用力过大，以免损伤组织，正确持拉钩的方法是掌心向上（图 6-18）。

6．自动拉钩 为自行固定牵开器，腹腔、盆腔、胸腔手术均可应用。

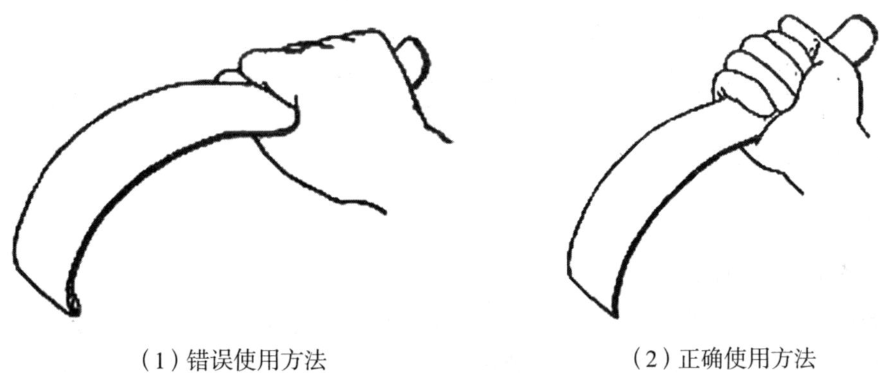

（1）错误使用方法　　（2）正确使用方法

图 6-18　S 状拉钩使用方法

八、吸引器

用于吸除手术野中出血、渗出物、脓液、空腔脏器中的内容物，使手术野清楚，减少污染机会。吸引器由吸引头、橡皮管、玻璃接头、吸引瓶及动力部分组成。单管吸引头用以吸除手术野的血液及胸腹内液体等。套管吸引头主要用于吸除腹腔内的液体，其外套管有多个侧孔及进气孔，可避免大网膜、肠壁等被吸住、堵塞吸引头（图 6-19）。

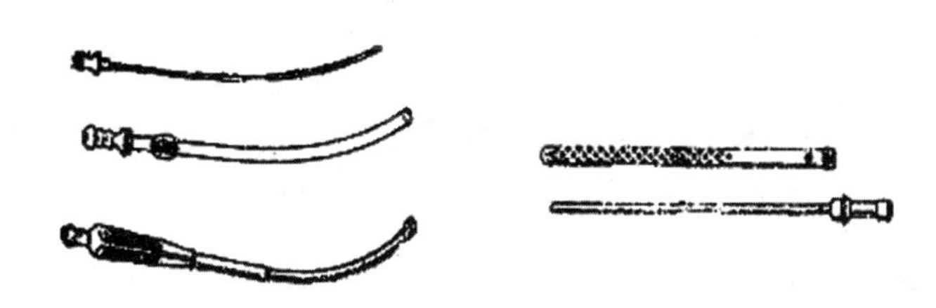

图 6-19　吸引头

九、缝合针

缝合针简称缝针，分直针和弯针，每种又分为圆针和三角针。圆针根据弧弯度不同分为 1/2、3/8 弧度等，弧度大者多用于深部组织。三角针前半部为三棱形，较锋利，用于缝合皮肤、软骨、韧带等坚韧组织，损伤性较大，故除上述几种组织外，均应用圆针。在使用弯针缝合时，应顺弯针弧度从组织拔出，否则易折断。一般多使用穿线的缝针，而将线从针尾压入弹机孔的缝针，常使线披裂、易断，目前许多医院采用针线一体的无损伤缝针，其针尾嵌有与针体粗细相似的线，这种针线对组织所造成的损伤较小，并可防止在缝合时缝线脱针。

十、缝线

缝线分为可吸收缝线及不吸收缝线两大类。

1．可吸收缝线类　主要为羊肠线和合成纤维线。

（1）羊肠线：属异体蛋白质，在吸收过程中组织反应较重。其优点是可被吸收，不存异物。目前肠线主要用于内脏如胃、肠、膀胱、输尿管、胆道等黏膜层的缝合。

（2）合成纤维线：随着科学技术的进步，越来越多的合成纤维线应用于临床。它们均为高分子化合物，其优点有：组织反应轻，抗张力较强，吸收时间长，有抗菌作用。品种较多，如聚羟基乙酸（PGA、Dexon）、聚甘醇碳酸（Maxon）、聚乳酸羟基乙酸（Polyglactin 910、Vicryl）、聚乙酸维尼纶（PVA）和聚二氧杂环己酮（Polydioxanone、PDS）。

2．不吸收缝线类　有丝线、棉线、不锈钢丝、尼龙线、银丝、麻线等数十种。最常用的是丝线，其优点是柔韧性高，操作方便、对组织反应较小，能耐高温消毒，价钱低；缺点是在组织

内为永久性的异物，伤口感染后易形成窦道，长时间后线头排出，延迟愈合，胆道、泌尿道缝合可导致结石形成。临床上已应用多种切口钉合和粘合材料来代替缝针和缝线完成部分缝合，主要有外科拉链、医用黏合剂、外科缝合器等，其优点是使用方便、快捷，伤口愈合后瘢痕很小。目前，缝合仍是最基本和常用的方法。

十一、敷料

一般为纱布及布类制品：

1．纱布块 用于消毒皮肤，拭擦手术中渗血、脓液及分泌物，术后覆盖缝合切口，进入腹腔用温湿纱布，以垂直角度在积液处轻压蘸除积液，不可揩摩、横擦，以免损伤组织。

2．小纱布剥离球 将纱布卷紧成直径为 0.5 ～ 1cm 的圆球，用组织钳或长血管钳夹持作钝性剥离组织之用。

3．大纱布垫 用于遮盖皮肤、腹膜，湿盐水纱布垫可作腹腔脏器的保护用，也可以用来擦血。

第三节 打 结

【操作目的】 打结是外科手术中最基本的操作之一，它贯穿外科手术的全程。结扎、止血和缝合组织都需要打结才能完成。

【操作步骤】

（一）结的种类

1．单结 为各种结的基本结，只绕一圈，不牢固（图 6-20）。

2．方结 又称平结，由方向相反的两个单结相叠而成，其特点是结扎线交错重叠，结扣牢固，不易松脱，是手术中最常用的结，适用于较少的组织，或较小血管以及各种缝合的结扎（图 6-21）。

3．外科结 在打第一个单结时线重绕两次，以增加线间的摩擦力，在打第二个结时不易滑脱或松动，因而较牢，但由于费时，故仅于结扎大血管和张力缝合后的结扎（图 6-22）。

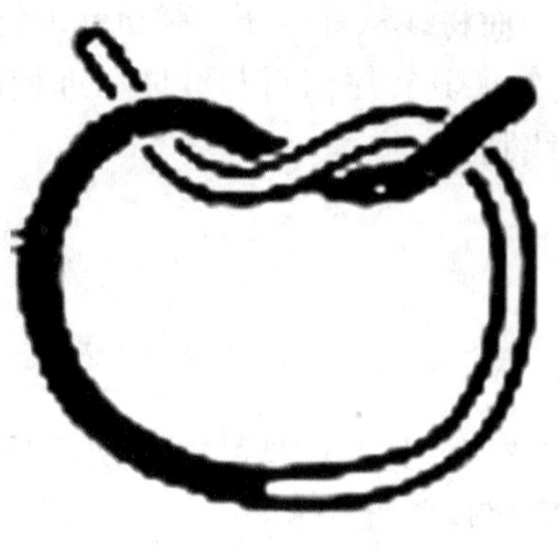

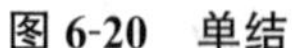

图 6-20 单结

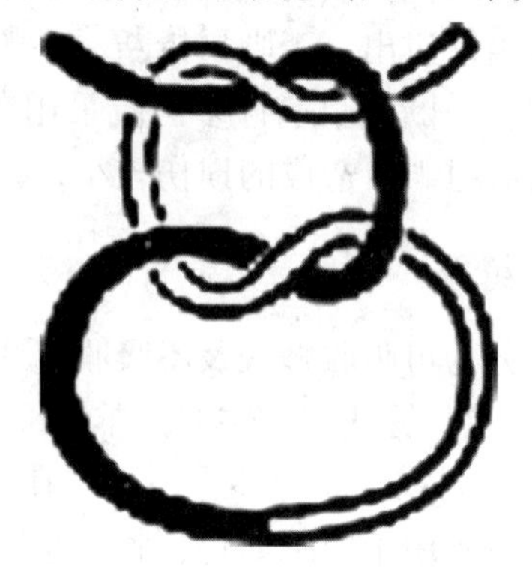

图 6-21 方结

4．三重结 是在方结的基础上再加一个单结，第三个结又与第二个结的方向相反，又称加强结。多用于较重要的血管，张力较大组织的结扎。另外，使用肠线或化学合成线等表面光滑的线，为防止松脱，通常需要作三重或多重结。缺点为组织内的结扎线头较大，使较大异物遗留在组织中（图 6-23）。

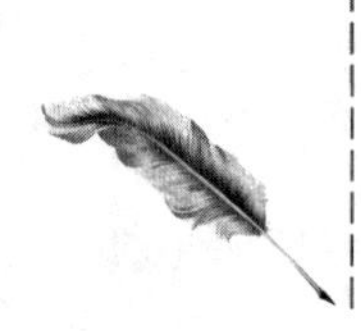

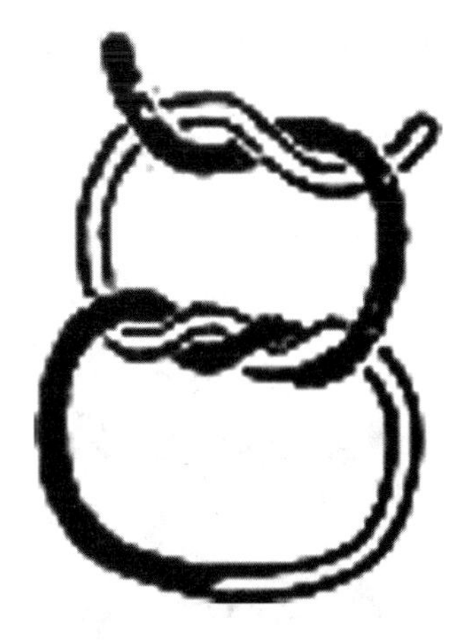

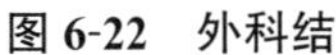

图 6-22　外科结

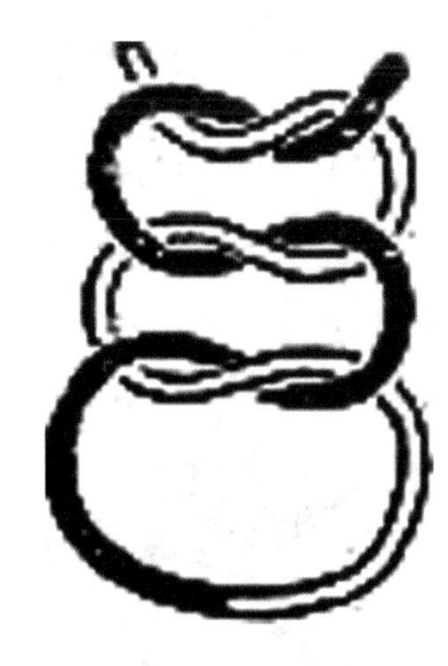

图 6-23　三重结

（二）打结的方法

打结的方法可分为单手打结法、双手打结法及器械打结法三种。

1．单手打结法　简单、迅速，左右两手均可进行，但操作不当易成滑结。打结时，一手持线，另一手打结，主要动作为拇、示、中三指。为做到迅速有效，“持线”“挑线”“钩线”等动作必须运用手指末节近指端处。拉线作结时要注意线的方向。如用右手打结，右手所持的线要短些（图 6-24）。

2．双手打结法　较单手打结法更为可靠，不易滑结，双手打结其方法较单手打结法复杂。除用于一般结扎外，对深部或组织张力较大的缝合结扎较为可靠、方便。此法适用于深部组织的结扎和缝扎（图 6-25）。

3．器械打结法　用血管钳或持针器打结，简单易学，适用于深部、狭小手术野的结扎或缝线过短用手打结有困难时。优点是可节省缝线，节约穿线时间及不妨碍视线。缺点是当有张力缝合时，第一结易松滑，需助手辅助才能扎紧（图 6-26）。

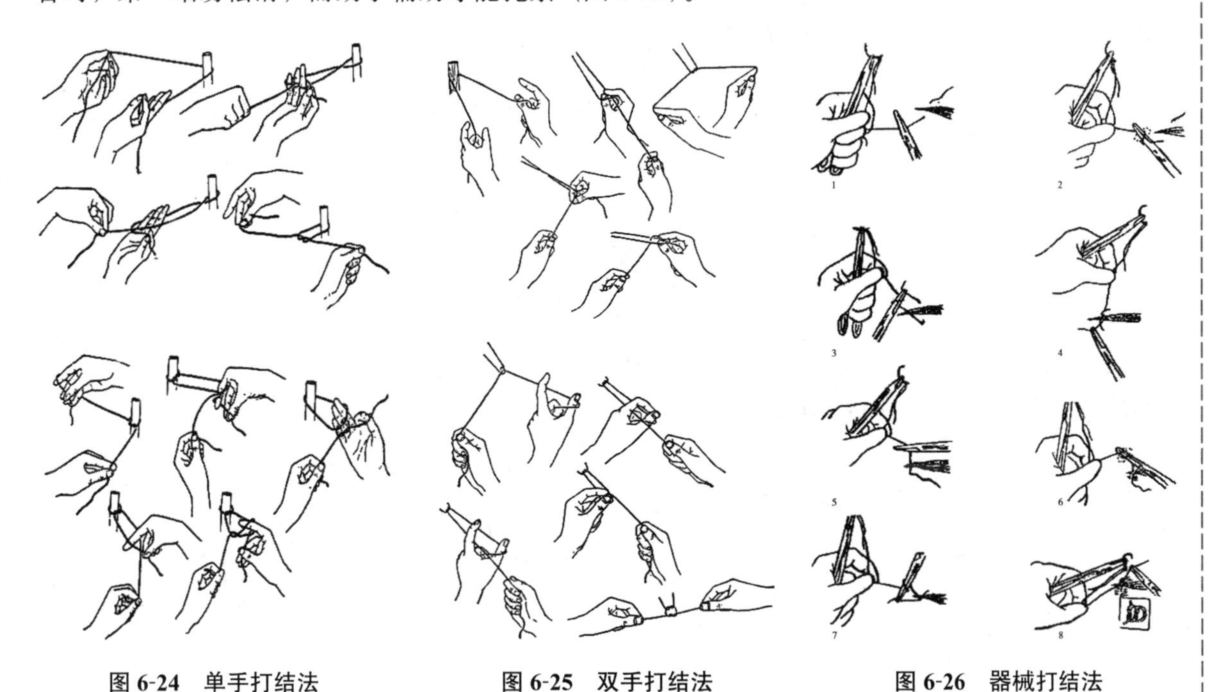

图 6-24　单手打结法　　图 6-25　双手打结法　　图 6-26　器械打结法

（三）错误的打结方法

1．滑结　在作方结时，由于不熟练，双手用力不均，致使结线彼此垂直重叠无法结牢而形成滑结，而不是方结，应注意避免，改变拉线力量分布及方向即可避免。手术中不宜采用此结（图 6-27）。

2. 假结　结扎后易自行滑脱和松解。构成两单结的方向完全相同，手术中不宜使用（图 6-28）。

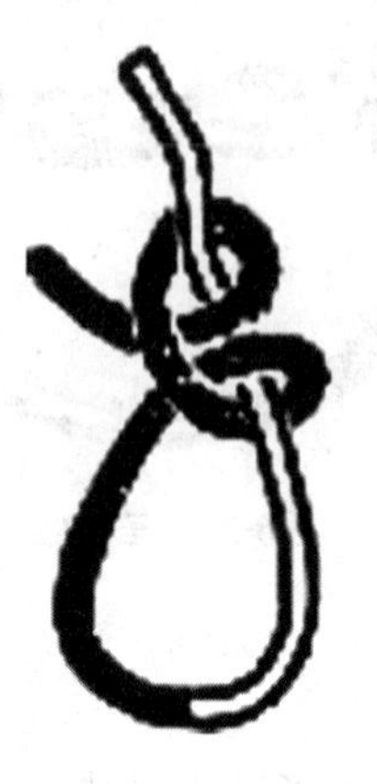

图 6-27　滑结

图 6-28　假结

【注意事项】

1．打结必须正确、迅速、牢固、可靠，否则线结滑脱和松结可引起手术后出血、继发感染、消化液漏和伤口裂开。

2．无论用何种方法打结，第一、二个结的方向必须相反。

3．打结的过程中，两手的用力一定要均匀一致（图 6-29），否则，可能导致形成滑结或对结扎组织牵拉，造成撕裂、撕拖等。

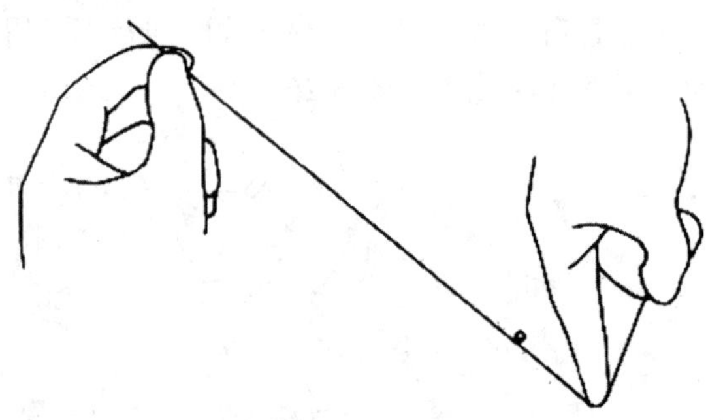

图 6-29　打结双手用力均匀一致

4．打结后收紧线时，要求两手用力点、结扎点三点成一直线，两手的反方向力量相等，每一结均应放平后再拉紧（图 6-30）。

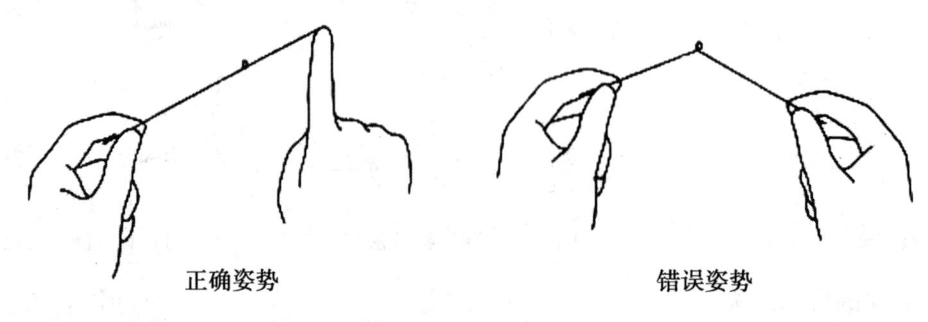

正确姿势　　错误姿势

图 6-30　打结三点一线

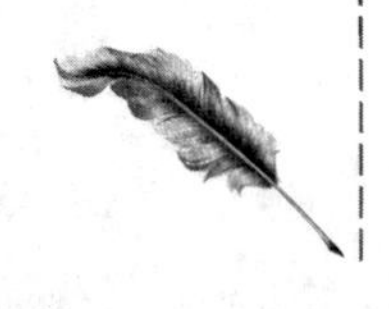

5．结扎时，两手的距离不宜离线结处太远，最好用一手指按线结近处，用力缓慢、均匀。

6．打第二结扣时，注意第一结扣不要松弛，必要时可用一把止血钳压住第一结扣处，待收紧第二结扣时，再移去止血钳，或第一结扣打完后，双手稍带力牵引结扎线不松开也可。

7．皮下组织尽量少结扎，利用血管钳钳夹血管的断裂口时，要用最前端钳夹，并与血管方向垂直夹住断端，钳夹组织要少，切不可作大块钳夹（图 6-31）。组织内结扎线头的长短一般为：丝线、棉线留 1 ~ 2mm，但如果为较大血管的结扎，保留线头应稍长；肠线保留 3 ~ 4mm，不锈钢丝保留 5 ~ 6mm，并应将“线头”扭转埋入组织中；皮肤缝合后的结扎线的线头留 1cm，以便拆线。

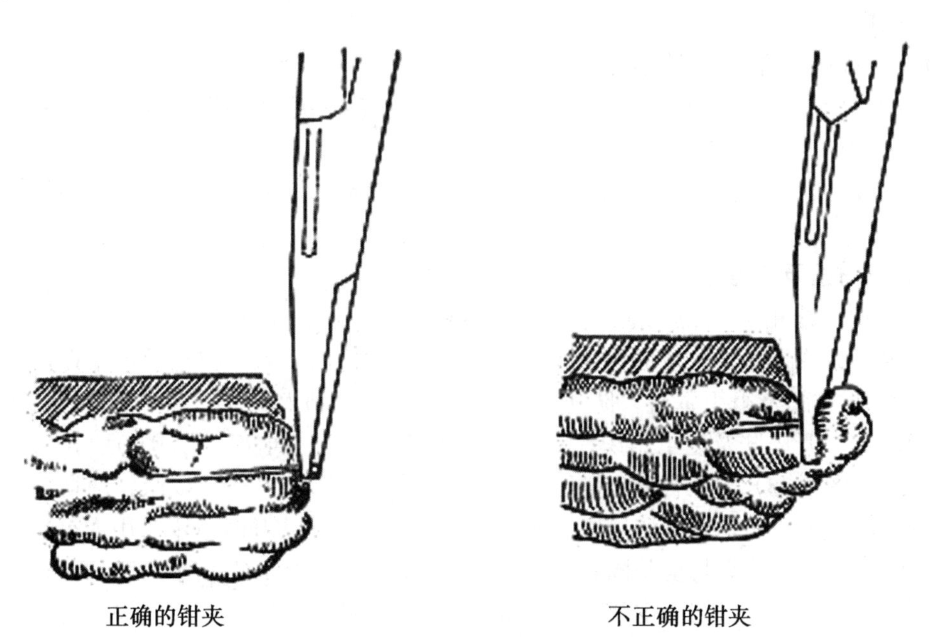

图 6-31　钳夹结扎组织

8．打完结剪线时，应在直视下将剪刀尖端稍张开，沿拉紧的缝线滑到结扎处，剪刀头稍倾斜，然后剪线。剪刀倾斜角度一般为 25° ~ 45°（图 6-32）。

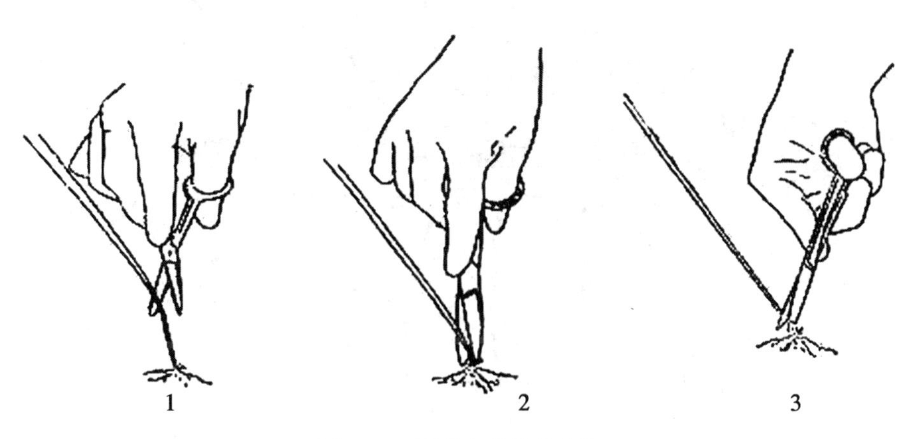

图 6-32　手术中剪线的方法

（郭　伟）

第四节 切开、分离、缝合

一、切开

【操作目的】 切开是外科手术的必要步骤，也是解剖、暴露各种组织的基本方法。通过切开可以清除浅表脓肿和病变组织。

【准备工作】

1．环境 宽敞、清洁，温度适宜。

2．用物 手术刀、手术剪、有齿镊、无齿镊、持针器、缝针、缝线、消毒用品等、局麻药、注射器。

3．人员 操作者按要求着装，着装规范，工作服整洁；戴口罩、帽子；清洁双手。

【操作步骤】

（一）切开方法及要点

将选定的切口线用1%龙胆紫划上标记，然后消毒皮肤、铺巾。较大的切口由手术者与助手用手在切口两旁或上、下将皮肤固定（图6-33），小切口由术者用拇指及示指在切口两旁固定（图6-34）。将刀刃部与组织垂直，防止斜切，刀尖先垂直刺入皮肤，然后再转至与皮面呈45°斜角，用刀均匀切开皮肤及皮下组织，直至预定切口的长度，再将刀转成90°与皮面垂直方向，将刀提出切口（图6-35）。切开时要掌握用刀力度，力求一次切开全层皮肤，使切口呈线状，切口边缘平滑，避免多次切割导致切口边缘参差不齐影响愈合。切开时也不可用力过猛，以免误伤深部重要组织。皮下组织宜与皮肤同时切开，并须保持同一长度，若皮下组织切开长度较皮肤切口为短，则可用剪刀剪开。切开皮肤和皮下组织后随即用手术巾覆盖切口周围（现临床上多用无菌薄膜粘贴切口部位后再行切开）以隔离和保护伤口免受污染。

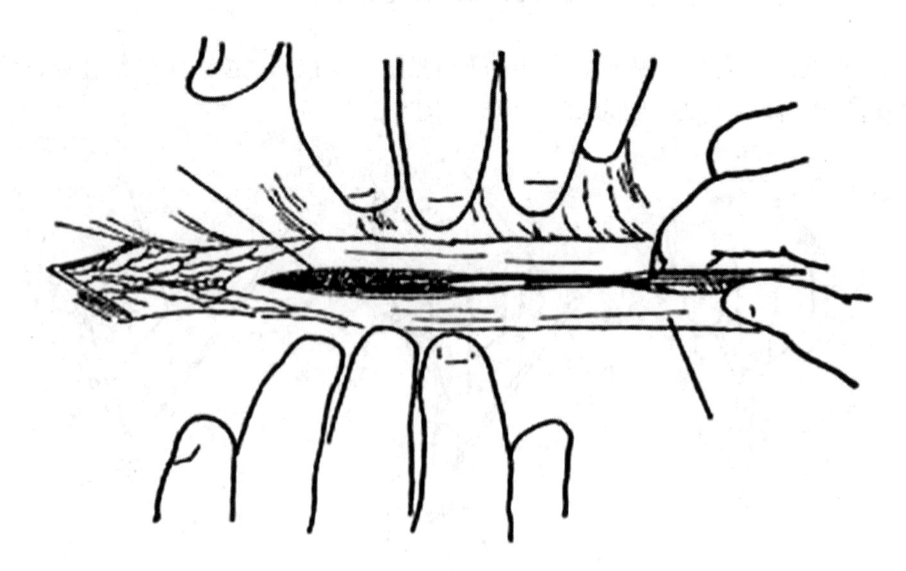

图6-33 大切口切皮时的固定

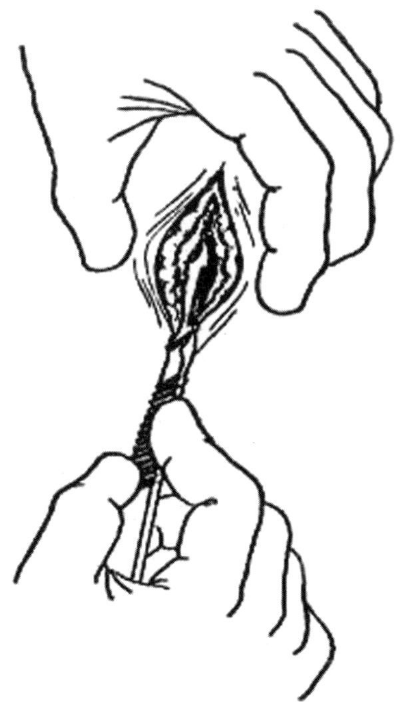

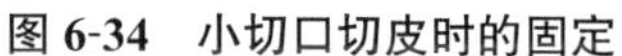

图 6-34　小切口切皮时的固定

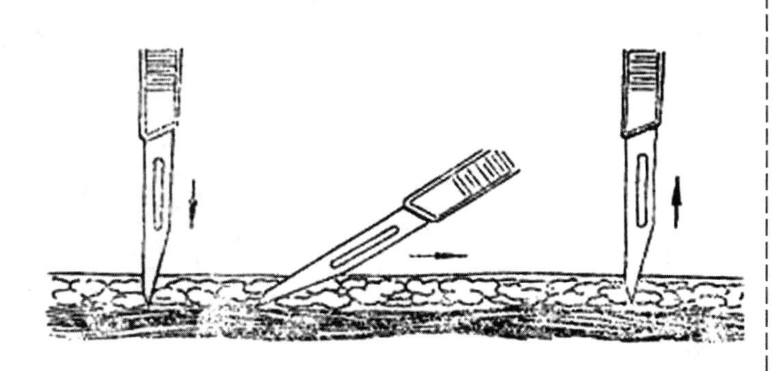

图 6-35　正确的切皮方法

（二）以经腹直肌切口为例切开腹壁的步骤

1．选取切口，常规消毒铺巾，在切口部位粘贴无菌薄膜。经腹直肌切口可选作于左、右、上、下腹部，切口应位于腹部中线与腹直肌外缘正中（图 6-36）。

2．切开皮肤及皮下组织。

3．将腹直肌前鞘先用刀切一个小口，然后用剪刀分别向上下剪开前鞘（图 6-37）。

4．沿肌纤维方向用血管钳或刀柄或手指分离腹直肌束；其腱划处应钳夹切断，然后用丝线结扎（图 6-38）。

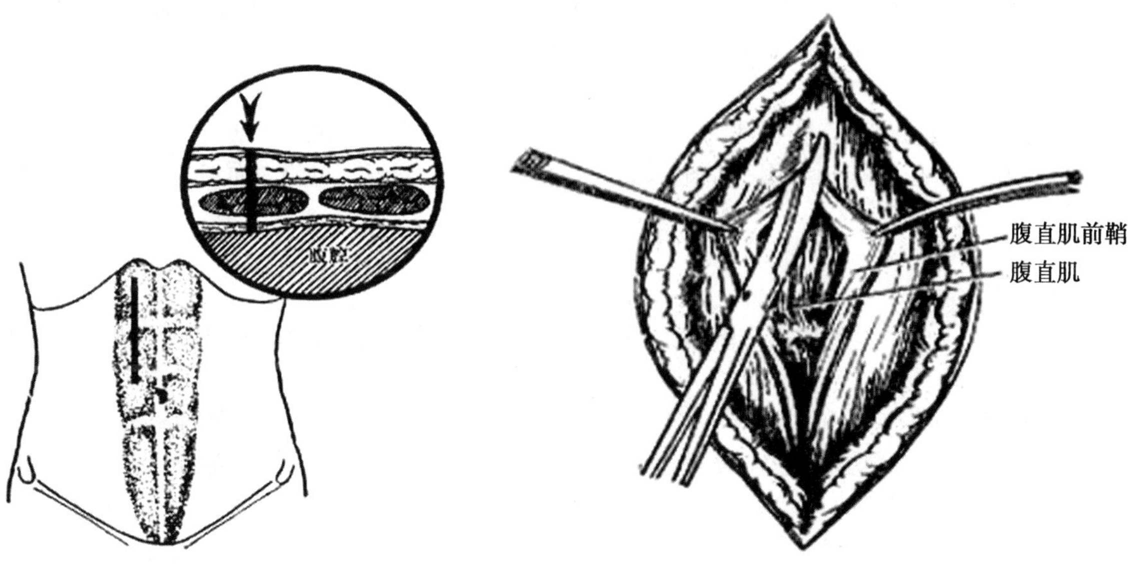

图 6-36　选取切口

图 6-37　剪开腹直肌前鞘

5．将腹直肌向两侧牵开，术者及助手分别持血管钳，将腹直肌后鞘及腹膜夹起，然后在中

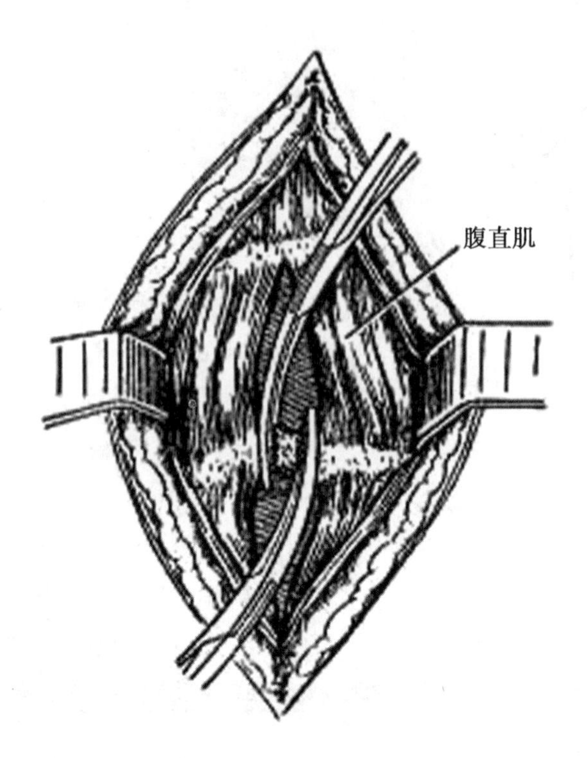

图 6-38 分离腹直肌

间切一小口。一般先由术者夹起腹膜，助手在距术者所夹处对侧约 1cm 处另行夹起，然后术者、助手先后放松所夹腹膜，再重新夹一次；重复一次后用刀切开腹膜，可避免损伤腹腔脏器（图 6-39）。

6．术者以左手示、中指（也可用术者及助手的示指）伸入腹腔作引导，有腹膜粘连时应用手分开，用手术刀或剪刀或电刀切开腹膜（图 6-40），注意保护好腹内脏器，以免损伤。

【注意事项】

1．切口选择应尽量靠近病变部位，以便通过最短途径显露患处。

2．选择切口时，应注意不损伤重要的解剖结构，如血管、神经等；不影响该部的生理功能；尽量照顾美观，不遗留难看的瘢痕，如颜面部手术切口应与皮纹一致，并尽可能选取较隐蔽的切口。

3．应根据患者的体型、病变深浅、手术的难度及麻醉条件等因素来计划切口的大小。切口必须有足够用的长度，以能容纳手术操作和放进必要的器械。切口宁可稍大而勿太小，且需要时应易于延长。

二、分离

【操作目的】 分离也称游离或剥离，是显露手术区解剖结构和切除病变组织、器官的重要手术操作。

【操作步骤】 分离是外科手术基本操作技术之一，可分为锐性和钝性两种分离方式。分离应尽量按照正常组织间隙进行，不仅操作容易、出血少而且损伤相对较轻。随着现代技术的进步，临床上出现了许多新的分离器械，如电刀、氩气刀、激光刀、微波刀等。

1．锐性分离　是指用锐利器械（一般用刀或剪）进行的解剖分离，必须在直视下进行，动作要准确、精细。用刀时，刀刃宜利，采用执笔式的执刀法，利用手指的伸缩动作（不是手腕或上肢动作）进行切割，刀刃沿组织间隙作垂直的短距离切开（图 6-41）；用剪时，可将锐性和钝性分离结合使用，剪刀闭合用尖端伸入组织间隙内，不宜过深，然后张开剪柄分离组织，仔细辨

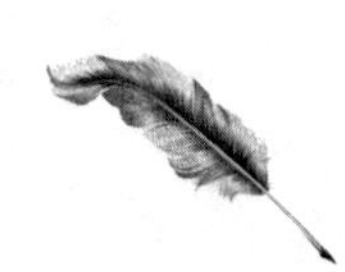

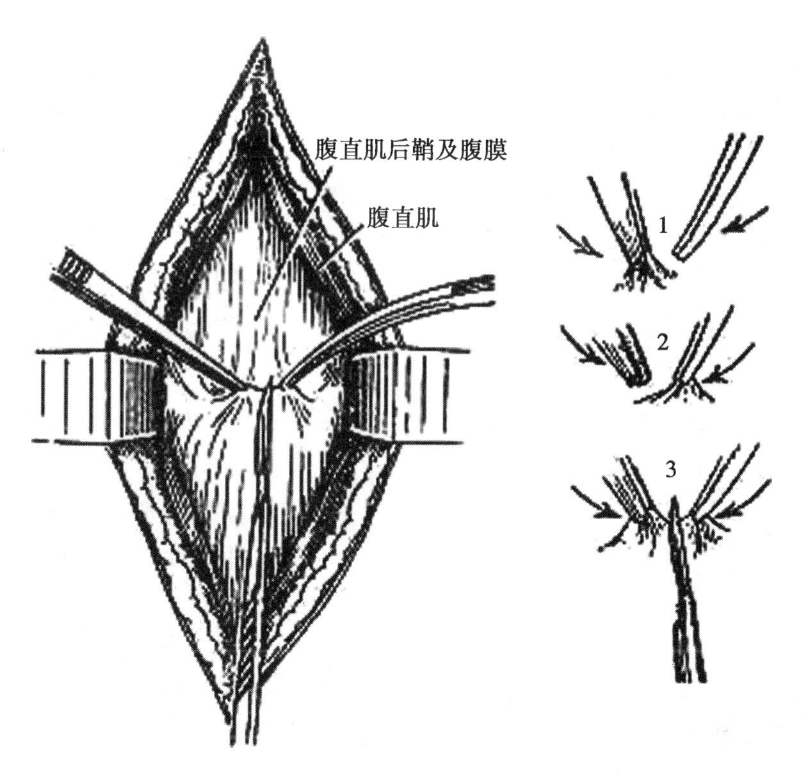

图 6-39　钳夹腹膜

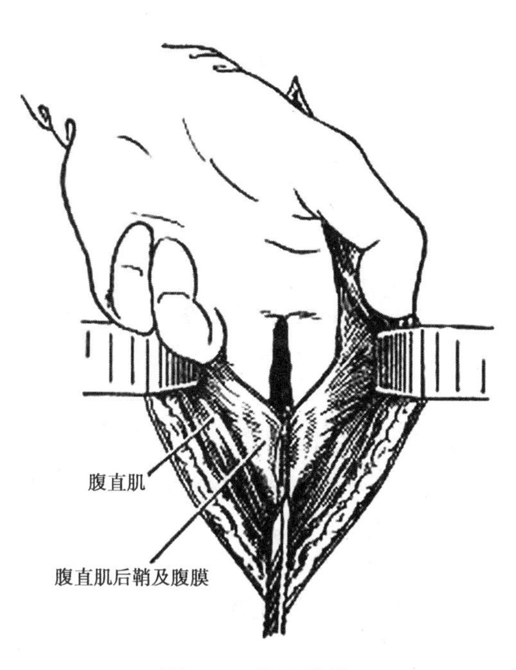

图 6-40　切开腹膜

清，无重要组织时予以剪开（图 6-42）。解剖过程中遇有较大血管时，应用止血钳夹住或结扎后再切断。锐性分离常用于致密组织，如腱膜、鞘膜和瘢痕组织等的分离。

2．钝性分离　多用于疏松组织的解剖，如正常组织间隙、较疏松的粘连、良性肿瘤或囊肿包膜外间隙等的解剖；因常无重要血管神经等组织结构，有时可在非直视下进行。常用血管钳、闭合的解剖剪、刀柄、剥离子、手指以及特殊用途的剥离器（如膜衣剥离器、脑膜剥离器）等。手指剥离是钝性剥离中常用的方法之一（图 6-43）。钝性剥离是用以上器械或手指伸入疏松的组

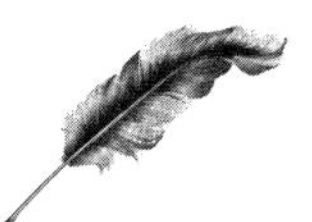

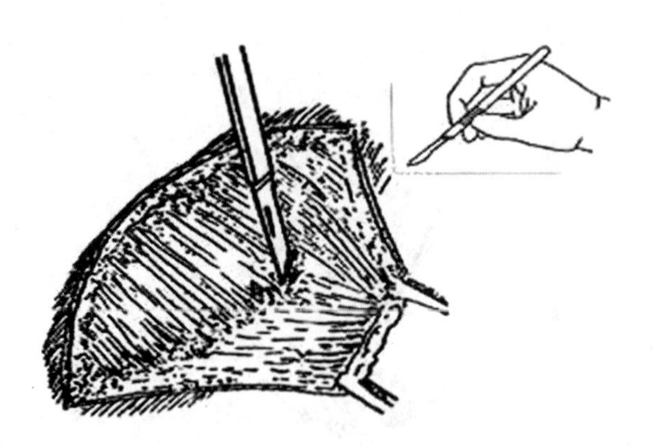

图 6-41 用刀作锐性分离

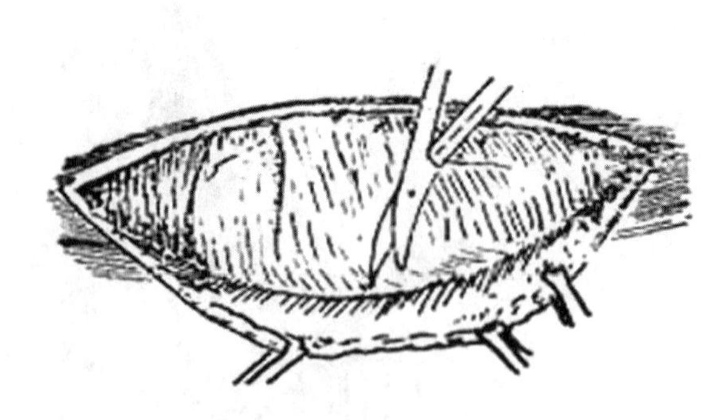

图 6-42 用剪作锐性分离

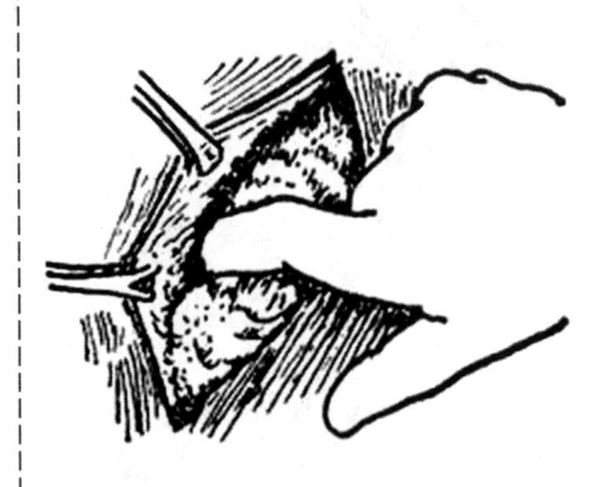

图 6-43 手指钝性分离

织间隙，以适当的力量轻轻地逐步推开周围组织，决不应粗暴地勉强分离，否则会引起重要组织结构的损伤或撕裂，造成不良后果。

【注意事项】 解剖分离是外科手术中的一个重要技术，熟练与否对组织器官的损害程度、出血多少、手术时间长短等均密切相关。无论采用哪一种方法和哪一种器械进行分离，在操作时都应注意如下两点：

1．术者应熟悉局部解剖及病变性质。锐性和钝性剥离应根据情况结合使用，在进行解剖剥离时，须弄清左右前后及周围关系，以防发生意外。在未辨清组织之前，不要轻易剪割或钳夹，以免损伤重要组织和器官。

2．手术操作要轻柔细致准确。轻度牵引可使某些疏松的粘连自然分离，显出解剖间隙。对于炎症等原因使正常解剖界限不清楚时应予注意。

三、缝合

【操作目的】 将已经切开或外伤断裂的组织、器官进行对合或重建其通道，恢复其功能，是外科手术基本操作技术之一，不同部位的组织器官需采用不同的缝合方法。

【操作步骤】

（一）以皮肤间断缝合为例，说明缝合的步骤

1．进针 缝合时左手执有齿镊，提起皮肤边缘，右手执持针钳，用腕臂力由外旋进，顺针的弧度刺入皮肤，经皮下从对侧切口皮缘穿出。

2．拔针 可用有齿镊顺针前端顺针的弧度外拔，同时持针器从针后部顺势前推。

3．出针、夹针 当针要完全拔出时，阻力已很小，可松开持针器，单用镊子夹针继续外拔，持针器迅速转位再夹针体（后 1/3 弧处），将针完全拔出，由第一助手打结，第二助手剪线，完成缝合步骤（图 6-44）。

（二）缝合的分类及常用的缝合方法

按组织的对合关系分为单纯缝合、内翻缝合、外翻缝合三类。每类中又按缝合时缝线的连续与否分为间断和连续缝合两种；按缝线与缝合时组织间的位置关系分为水平缝合、垂直缝合；按缝合时的形态分为荷包缝合、半荷包缝合、U 字缝合、“8”字缝合、“T”字缝合、“Y”形缝合等。另外，还有用于特别目的所做的缝合，如减张缝合、皮内缝合、缝合止血等。

1．单纯缝合法 使切口创缘的两侧直接对合的一类缝合方法，如皮肤缝合。

（1）单纯间断缝合法：操作简单，应用最多，每缝一针单独打结，多用在皮肤、皮下组织、

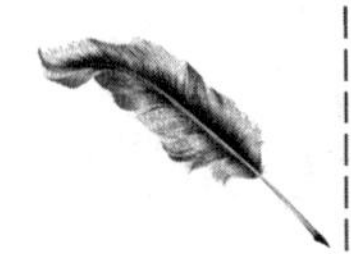

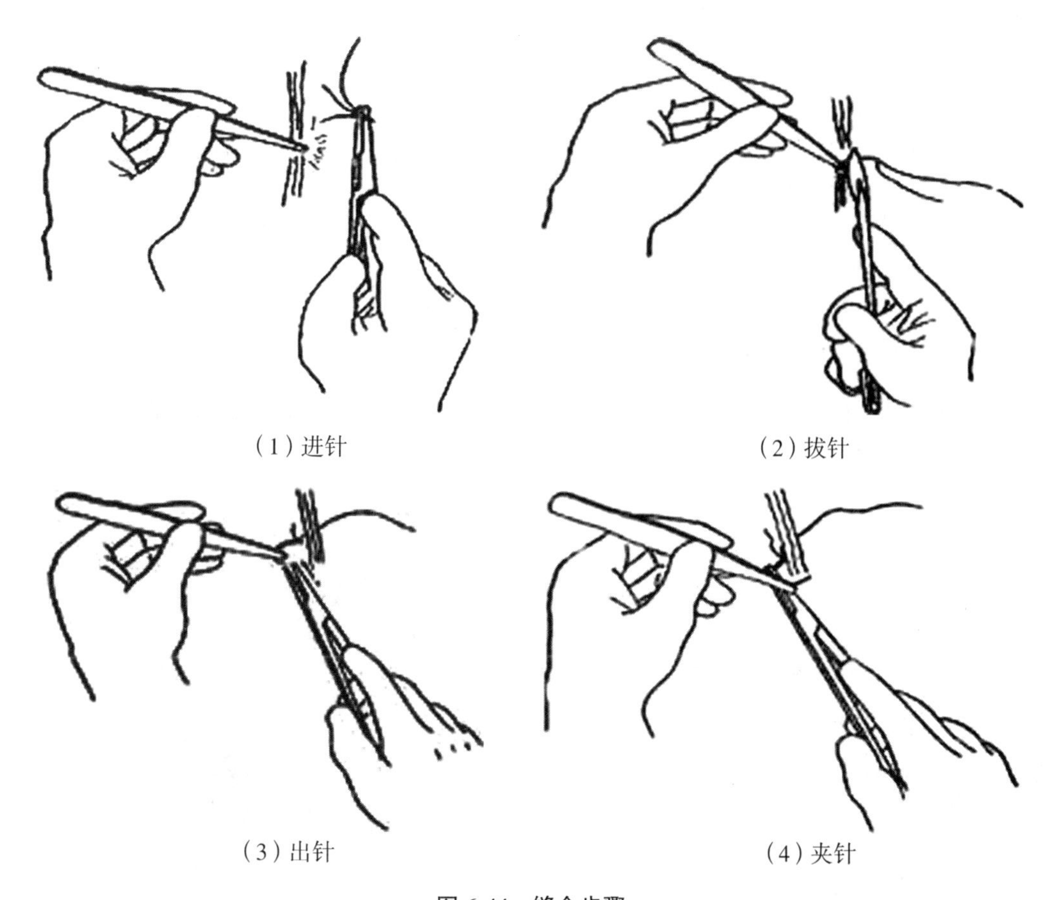

（1）进针　（2）拔针

（3）出针　（4）夹针

图 6-44　缝合步骤

肌肉、腱膜的缝合，尤其适用于有感染的创口缝合（图 6-45）。

（2）连续缝合法：在第一针缝合后打结，继而用该缝线缝合整个创口，结束前的一针，将重线尾拉出留在对侧，形成双线与重线尾打结（图 6-46）。

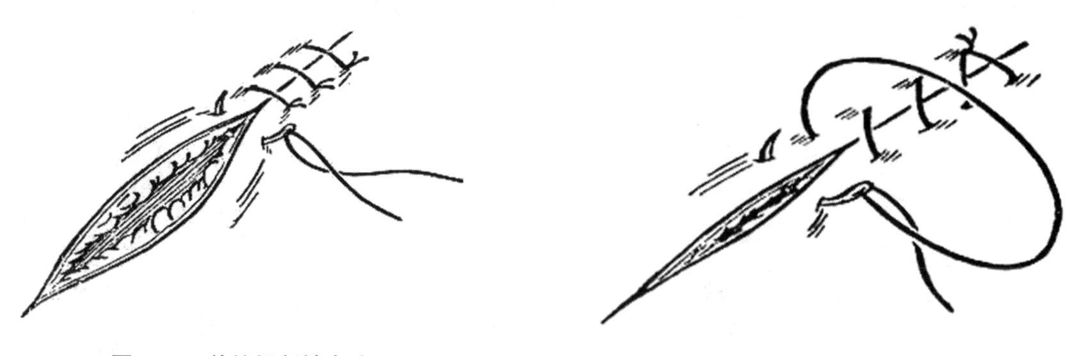

图 6-45　单纯间断缝合法　　图 6-46　连续缝合法

（3）连续锁边缝合法：操作省时，止血效果好，缝合过程中每次将线交错，多用于胃肠道断端的关闭，皮肤移植时的缝合（图 6-47）。

（4）“8”字缝合法：由两个间断缝合组成，缝扎牢固省时，如筋膜的缝合（图 6-48）。

2．内翻缝合法　使创缘部分组织内翻，外面保持平滑，如胃肠道吻合和膀胱的缝合。

（1）间断垂直褥式内翻缝合法：又称伦孛特缝合法，常用于胃肠道吻合时缝合浆肌层（图 6-49）。

（2）间断水平褥式内翻缝合法：又称何尔斯得缝合法，多用于胃肠道浆肌层缝合（图 6-50）。

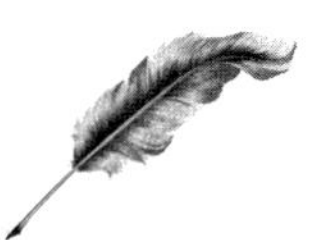

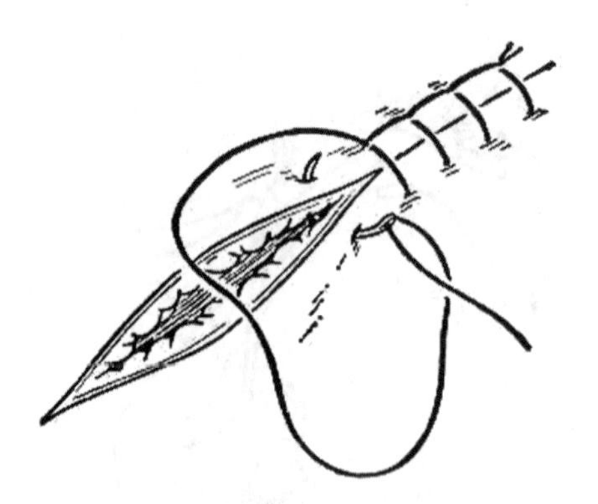

图 6-47 连续锁边缝合法

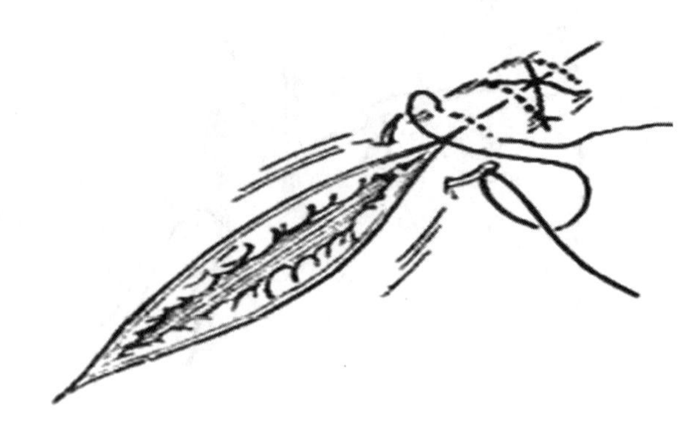

图 6-48 “8”字缝合法

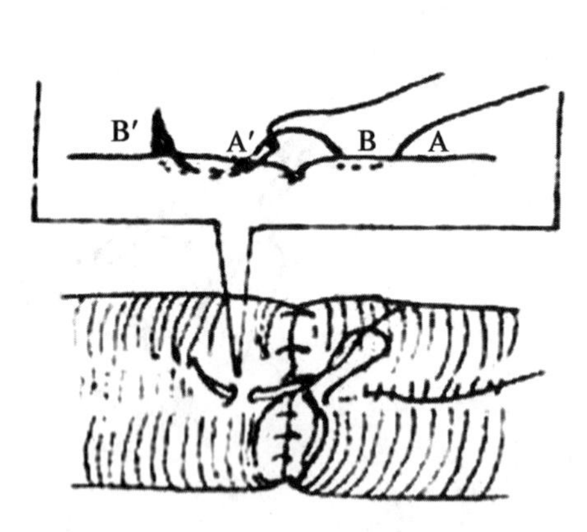

图 6-49 间断垂直褥式内翻缝合法

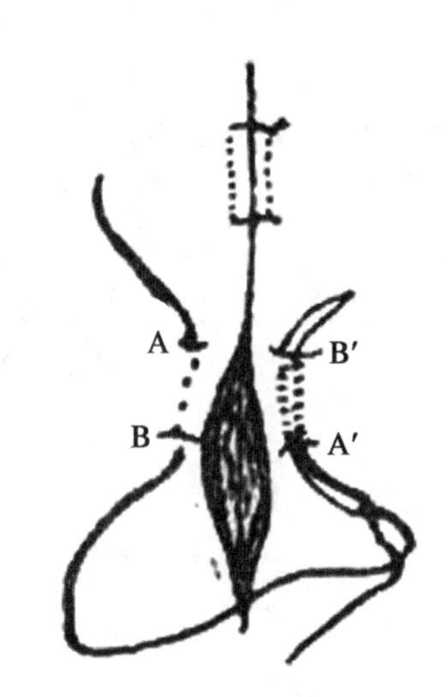

图 6-50 间断水平褥式内翻缝合法

（3）连续全层水平褥式内翻缝合法：又称康乃尔缝合法，如胃肠道全层缝合（图 6-51）。

（4）荷包缝合法：在组织表面以环形连续缝合一周，结扎时将中心内翻包埋，表面光滑，有利于愈合。常用于胃肠道小切口或针眼的关闭、阑尾残端的包埋、造瘘管在器官的固定等（图 6-52）。

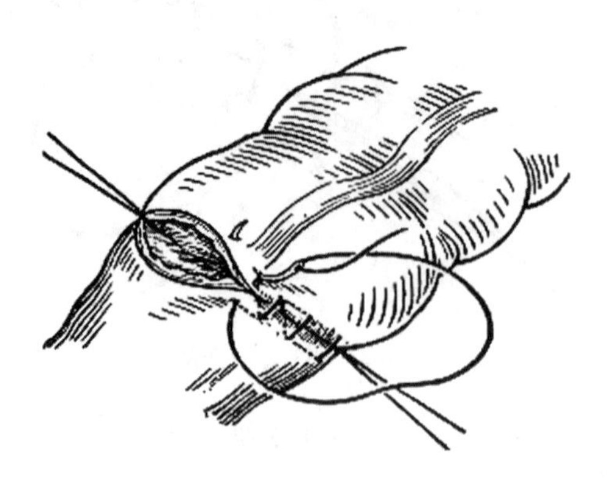

图 6-51 连续水平褥式全层内翻缝合法

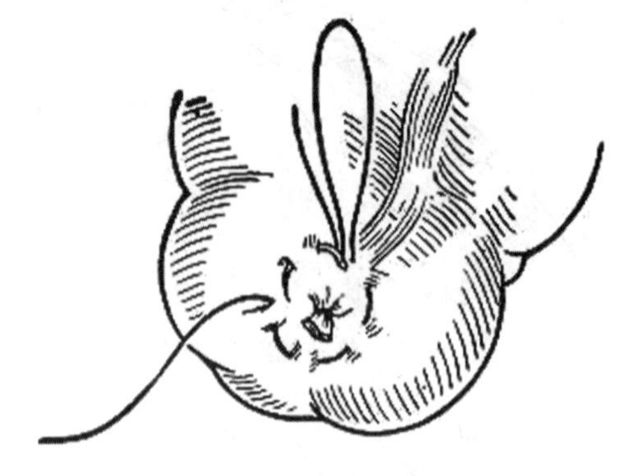

图 6-52 荷包缝合法

3．外翻缝合法 使创缘外翻，被缝合或吻合的空腔内面保持光滑，如血管的缝合或吻合。

（1）间断垂直褥式外翻缝合法：如松弛皮肤的缝合（图 6-53）。

（2）间断水平褥式外翻缝合法：如皮肤缝合（图 6-54）。

（3）连续水平褥式外翻缝合法：多用于血管壁吻合（图 6-55）。

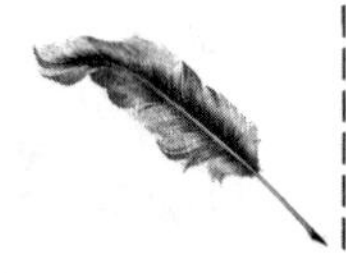

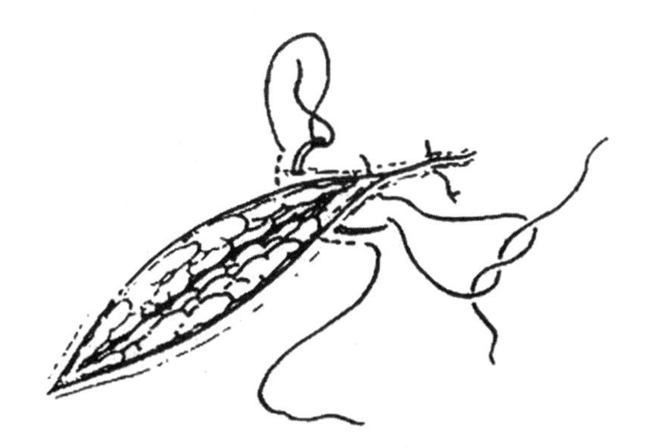

图 6-53　间断垂直褥式外翻缝合法

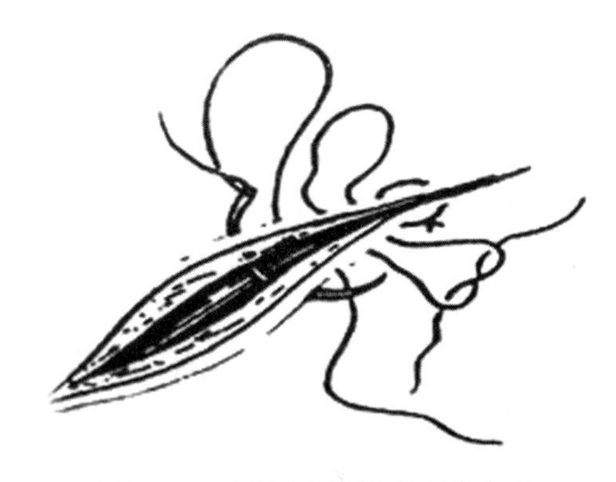

图 6-54　间断水平褥式外翻缝合法

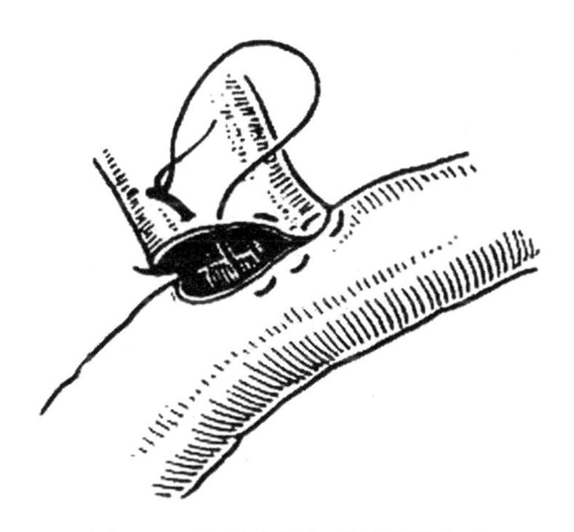

图 6-55　连续水平褥式外翻缝合法

4．皮内缝合法　可分为皮内间断及皮内连续缝合两种。皮内缝合应用眼科小三角针、小持针钳及 0 号丝线。缝合要领：从切口的一端进针，然后交替经过两侧切口边缘的皮内穿过，一直缝到切口的另一端穿出，最后抽紧，两端可作蝴蝶结或纱布小球垫。常用于外露皮肤切口的缝合，如颈部甲状腺手术切口。其缝合的好坏与皮下组织缝合的密度、层次对合有关。如切口张力大，皮下缝合对拢欠佳，不应采用此法。此法缝合的优点是对合好，拆线早，愈合瘢痕小，美观（图 6-56）。

随着科学技术的不断发展，除缝合法外，尚有其他的一些闭合创口方法，如吻合器、封闭

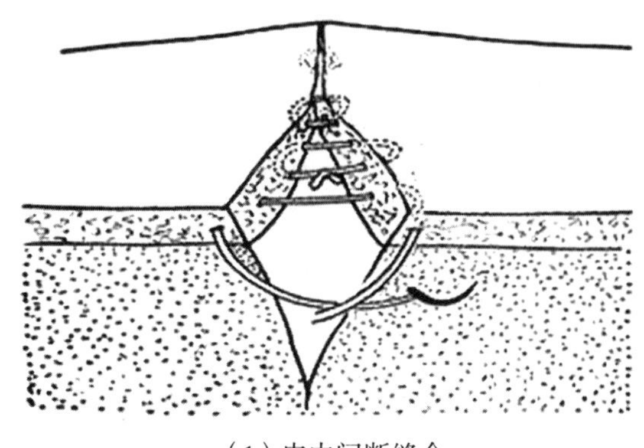

（1）皮内间断缝合

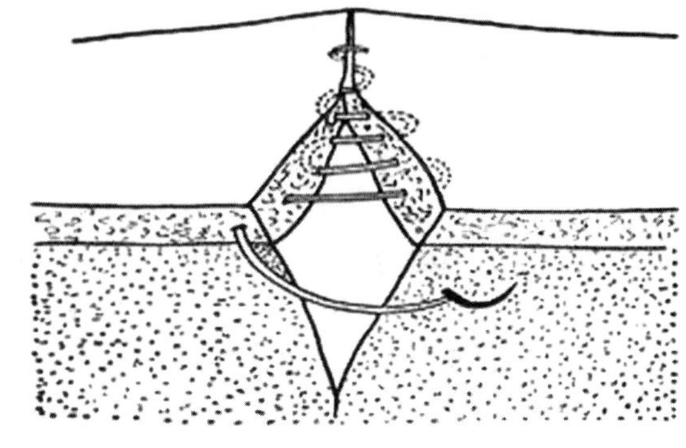

（2）皮内连续缝合

图 6-56　皮内缝合

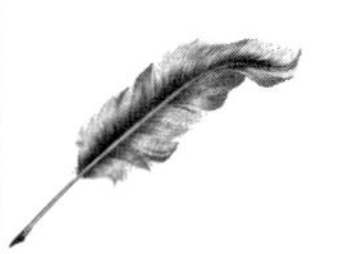

器、医用粘胶、皮肤拉链等。

【注意事项】

1. 要保证缝合创面或伤口的良好对合，缝合应按组织的解剖层次分层进行缝合，使组织层次严密，不要卷入或缝入其他组织，不留残腔，以防止积液、积血及感染。缝合的创缘距及针间距尽量均匀一致，这样不仅看起来美观，更重要的是受力及分担的张力一致并且缝合严密，不易发生泄漏。

2. 注意缝合处的张力。结扎缝合线的松紧度应以切口边缘对合为宜，不宜过紧过松。切口愈合的早晚、好坏并不与紧密程度完全成正比，过紧过松均可导致愈合不良。伤口有张力时应进行减张缝合。伤口如缺损过大，可考虑行转移皮瓣修复或皮片移植。

3. 缝合线和缝合针的选择要适宜。无菌切口或污染较轻的伤口在清创和消毒处理后可选用丝线，胃肠道吻合口可选用可吸收缝线，血管的吻合口应选择相应型号的无损伤针线。

（刘桂彪）

第五节 手术区消毒铺巾

一、手术区皮肤消毒

【操作目的】 手术区域皮肤消毒的目的是消灭拟作切口处及其周围皮肤上的细菌，防止细菌进入创口内。

【适应证】 凡是准备接受手术者均需进行手术区消毒。

【禁忌证】 对某种消毒剂过敏者禁用该消毒剂消毒，应更换其他消毒剂。

【消毒方法】

1. 检查消毒区皮肤清洁情况。

2. 手臂消毒后（不戴手套），用无菌海绵钳夹持纱球。1 个纱球蘸 3% 碘酊，2 个纱球蘸 75% 乙醇。

3. 先用 3% 碘酊纱球涂擦手术区皮肤，待干后，再用 75% 乙醇纱球涂擦两遍，脱净碘酊。每遍范围逐渐缩小，最后用乙醇纱球将边缘碘酊擦净。

【消毒方式】

1. 环形或螺旋形消毒　用于小手术野的消毒。

2. 平行形或迭瓦形消毒　用于大手术野的消毒。

3. 离心形消毒　清洁刀口皮肤消毒应从手术野中心部开始向周围涂擦。

4. 向心形消毒　感染伤口或肛门、会阴部的消毒，应从手术区外周清洁部向感染伤口或肛门、会阴部涂擦。

【手术野皮肤消毒范围】

1. 头部手术皮肤消毒范围　头及前额（图 6-57）。

2. 口、唇部手术皮肤消毒范围　面唇、颈及上胸部。

3. 颈部手术皮肤消毒范围　上至下唇，下至乳头，两侧至斜方肌前缘（图 6-58）。

4. 锁骨部手术皮肤消毒范围　上至颈部上缘，下至上臂上 1/3 处和乳头上缘，两侧过腋中线。

5. 胸部手术皮肤消毒范围（侧卧位）　前后过中线，上至锁骨及上臂 1/3 处，下过肋缘（图 6-59）。

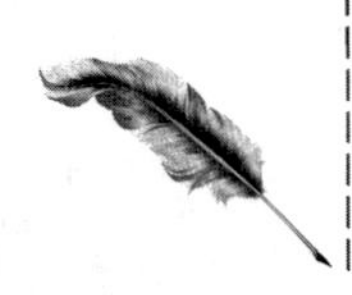

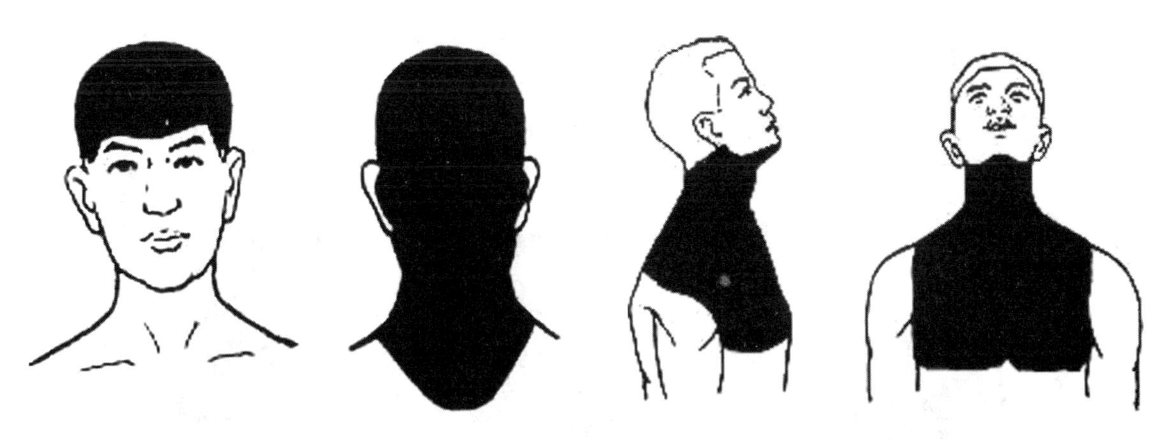

图 6-57　头部手术消毒范围　　图 6-58　颈部手术消毒范围

6．乳腺根治手术皮肤消毒范围　前至对侧锁骨中线，后至腋后线，上过锁骨及上臂，下过肚脐平行线。如大腿取皮，则大腿过膝，周圈消毒。

7．上腹部手术皮肤消毒范围　上至乳头，下至耻骨联合，两侧至腋中线（图 6-60）。

8．下腹部手术皮肤消毒范围　上至剑突，下至大腿上 1/3，两侧至腋中线。

9．腹股沟及阴囊部手术皮肤消毒范围　上至肚脐线，下至大腿上 1/3，两侧至腋中线（图 6-61）。

10．颈椎手术皮肤消毒范围　上至颅顶，下至两腋窝连线。

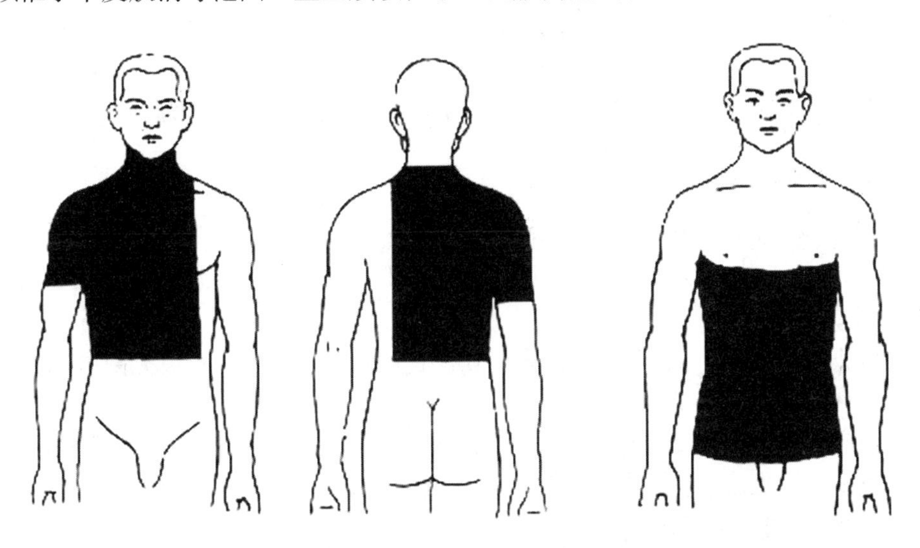

图 6-59　胸部手术消毒范围　　图 6-60　上腹部手术消毒范围

11．胸椎手术皮肤消毒范围　上至肩，下至髂嵴连线，两侧至腋中线。

12．腰椎手术皮肤消毒范围　上至两腋窝连线，下过臀部，两侧至腋中线。

13．肾手术皮肤消毒范围　前后过中线，上至腋窝，下至腹股沟（图 6-62）。

14．会阴部手术皮肤消毒范围　耻骨联合、肛门周围及臀，大腿上 1/3 内侧。

15．四肢手术皮肤消毒范围　周圈消毒，上下各超过一个关节。

【注意事项】

1．面部、口唇和会阴部黏膜、阴囊等处，不能耐受碘酊的刺激，宜用刺激性小的消毒液来代替，如用 2% 红汞或 0.5% 聚维酮碘消毒，以上两种消毒剂都不能与碘接触或混用。

2．由于手术患者年龄和手术部位不同，手术野皮肤消毒所用的消毒剂种类也不同。婴幼儿、会阴部、颜面部皮肤一般用乙醇或聚维酮碘消毒。成人颅脑外科、骨外科、心胸外科、普外手术

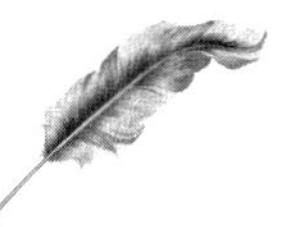

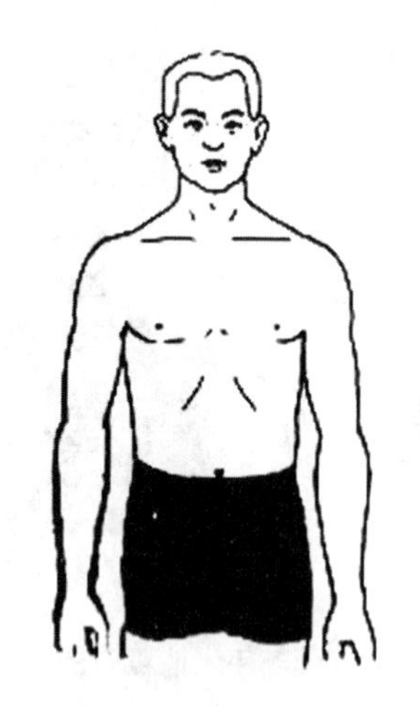

图 6-61 腹股沟手术消毒范围

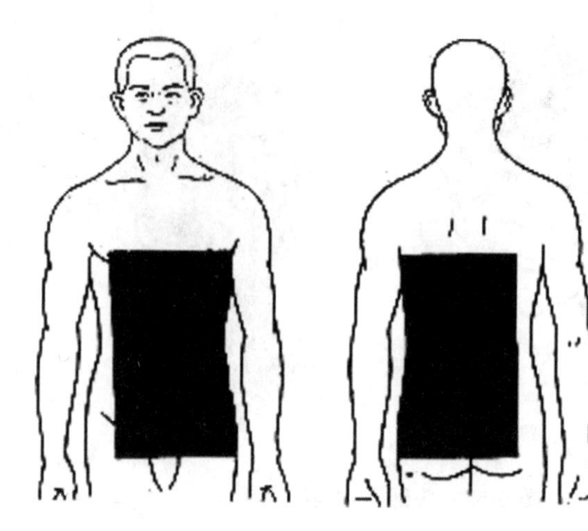

图 6-62 肾手术消毒范围

区皮肤用碘酊消毒，待干后，乙醇脱碘。植皮术对供皮区的皮肤用乙醇涂擦 2 ~ 3 遍消毒。

3．清洁刀口应以切口为中心向四周消毒；感染伤口或肛门处手术，则应由手术区外周开始向感染伤口或肛门处消毒。已接触消毒范围边缘或污染部位的消毒纱布，不能再返擦清洁处。

4．消毒范围要包括手术切口周围 15 ~ 20cm 的区域，如有延长切口的可能，则应扩大消毒范围。

5．消毒腹部皮肤时，先在脐窝中滴数滴消毒溶液，待皮肤消毒完毕后再擦净。

6．碘酒纱球勿蘸过多，以免流散他处，烧伤皮肤。脱碘必须干净。

7．消毒者双手勿与患者皮肤或其他未消毒物品接触，消毒用钳不可放回手术器械台桌。

二、手术区铺无菌单

【操作目的】 遮盖手术患者手术切口所必需的最小皮肤区之外其他部位，使手术周围环境成为一个较大范围的无菌区域，以避免和尽量减少手术中的污染。

【操作步骤】

1．铺单原则　铺单时，手术切口暴露大小适中。手术区周围有六层无菌巾遮盖，其外周有两层；小手术仅铺无菌孔巾一块即可。

2．铺单顺序　先铺四块治疗巾，通常先铺相对污染区，再铺对侧，最后铺靠近自己一侧。

3．铺单范围　头端要铺盖过患者头部和麻醉架，两侧及足端应下垂超过手术台边缘 30cm。

4．铺单方法　以腹部手术铺单为例：

（1）铺单者（第一助手）站在患者的右侧，确定切口后，先铺四块无菌治疗巾于切口四周（近切口侧的治疗巾反折 1/4，反折部朝下）。

（2）器械士按顺序传递治疗巾，前 3 块折边向着手术助手，第 4 块折边向着器械士（图 6-63）。

（3）铺单者将第 1 块治疗巾覆盖手术野下方，然后按顺序铺置于手术野对侧、上方和同侧。

（4）4 块治疗巾交叉铺于手术野后，以 4 把巾钳固定。使用巾钳时避免夹住皮肤及巾钳向上翘（图 6-64）。

（5）铺单者和器械士两人分别站在手术床两侧，由器械士传递中单，在切口上方、下方铺置中单，头侧超过麻醉架，足侧超过手术台。

（6）铺完中单后，铺单者应再用消毒剂泡手 3 分钟或用络合碘制剂涂擦手臂，再穿灭菌手术衣、戴灭菌手套。

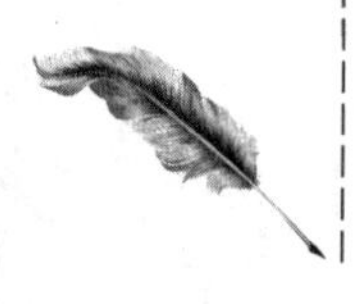

（7）最后铺带孔的剖腹大单，将开口对准切口部位，短端向头部、长端向下肢，并将其展

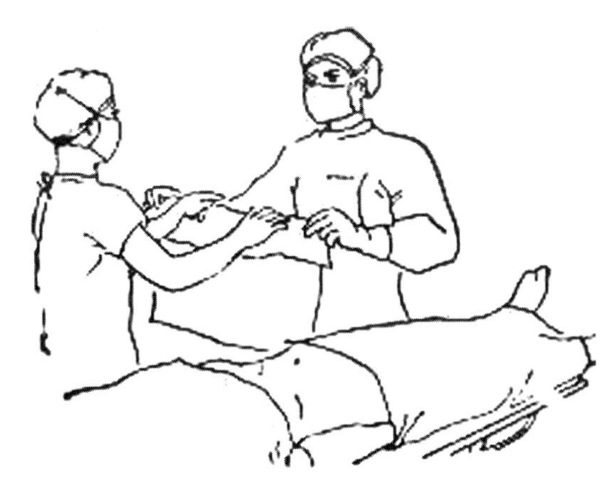

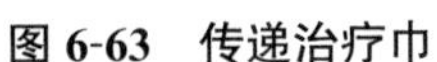
图 6-63　传递治疗巾

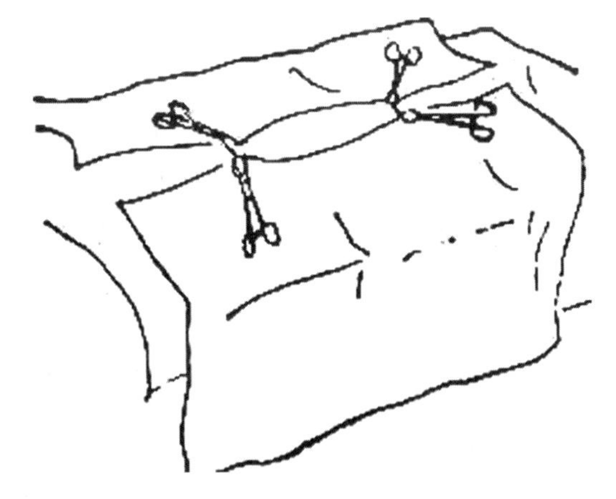

图 6-64　固定治疗巾

开。铺盖时和其他助手一起寻找到上、下两角，先展开铺上端，盖住患者头部和麻醉架，按住上部，再展开铺下端，盖住器械托盘和患者足端，两侧及足端应下垂过手术床缘 30cm 以下。

（8）如为大手术，在麻醉桌侧横拉一块中单。

（9）如需做肋缘下切口时，患侧在铺 4 块治疗巾前在腰背下垫一双折中单。需做腹部横切口时，两侧各垫一双折中单。

（10）铺单时，双手只接触手术单的边角部，避免接触手术切口周围的无菌手术单部分。铺中、大单时，要手握单角向内卷遮住手背，以防手碰到周围有菌物品，如麻醉架、输液管等而被污染。

（11）为了避免第一助手置放剖腹大单时因寻找单角而接触切口周围的手术单部分，第一助手在铺完小手术单后即离去，置放大手术单一般由手术者或其他助手穿戴好无菌手术衣和手套后进行。

（黄　丁）

第六节　换药、引流术

一、换药术

【操作目的】 观察伤口情况；清洁创面；清除坏死组织；保持引流畅通；促进伤口生长愈合。

【适应证】 各种创伤伤口、肉芽伤口、感染伤口及手术后伤口。

【准备工作】

1．环境　换药前半小时内不要扫地，避免室内尘土飞扬。

2．用物　一般准备无菌换药碗或弯盆 2 个、镊子 2 把、剪刀 1 把、绷带、胶布、适量乙醇棉球、干棉球、小纱布、棉垫等；必要时准备探针、冲洗器、引流物；常用药物：75% 乙醇、络合碘、0.9% 盐水、4% 盐水、0.1% 洗必泰溶液（或 0.1% 苯扎溴铵溶液）、3% 过氧化氢溶液、0.02% 高锰酸钾溶液、含氯石灰硼酸溶液、1% ～ 2% 雷佛奴尔溶液、0.02% 呋喃西林溶液、1% ～ 2% 甲紫溶液、5% ～ 10% 硝酸银溶液。

3．人员　操作者着装整齐，戴好口罩、帽子，洗手；了解患者的伤口情况，让患者采取舒适的卧位或坐位，利于暴露创口，冬天应注意保暖；向患者说明换药目的，使患者有思想准备，

配合换药。

【操作步骤】

1．用手取下外层敷料（勿用镊子），再用镊子取下内层敷料。与伤口粘住的最里层敷料，应先用盐水浸湿后再揭去，以免损伤肉芽组织或引起创面出血。

2．用两把镊子操作，一把镊子接触伤口，另一把接触敷料。用乙醇棉球清洁伤口周围皮肤，用盐水棉球清洁创面，轻沾吸去分泌物。清洗时由内向外，棉球的一面用过后，可翻过来用另一面，然后弃去。

3．分泌物较多且创面较深时，宜用生理盐水冲洗，如坏死组织较多，可用来苏或其他消毒溶液冲洗。

4．高出皮肤或不健康的肉芽组织，可用剪刀剪平，或先用硝酸银棒腐蚀，再用生理盐水中和；或先用纯石碳酸腐蚀，再用 75% 乙醇中和。肉芽组织有较明显水肿时，可用高渗盐水湿敷。

5．一般创面可用消毒凡士林纱布覆盖，必要时用引流物，上面加盖纱布或棉垫，包扎固定。

【注意事项】

1．按无菌操作取出换药器械和敷料，盖好灭菌敷料盘的盖子；带好胶布。

2．凡能离床的患者一律到换药室换药，病房换药时请家属离开病室。

3．注意保暖，冬天时关好门窗。

4．掌握揭胶布的技能，由伤口处向外揭，注意减轻患者的痛苦。

5．用手揭除最外层敷料，再用镊子按无菌操作去揭内层敷料。

6．掌握镊子的执法，严格执行两把镊子操作法，没有污染无菌敷料的动作。

7．用乙醇棉球擦洗伤口皮肤 2 次，范围是伤口外 3cm，再用盐水棉球擦洗伤口，无创面的伤口无需盐水棉球。

8．每次只用一只棉球擦洗伤口深部，不允许几只一起用，以免残留。

9．正确选用外用药品种。

10．正确填塞纱布条，到伤口底部，但不紧塞。

11．最后用乙醇再消毒皮肤一次。

12．正确覆盖敷料，纱布覆盖面边缘至少超过伤口 3cm。

13．用松节油清除胶布粘迹，胶布固定牢靠。

14．正确处理污物。

15．做到“三先三后”原则，先换无菌伤口，后换有菌伤口；先换感染轻的伤口，后换感染重的伤口；先换一般感染伤口，后换特殊感染伤口。

【相关知识】

（一）常用药物及作用

1．75% 乙醇　用于伤口周围的消毒。

2．络合碘　能杀灭病毒、致病菌及其芽孢，作用持久、毒性低、不致敏，对皮肤、黏膜、伤口无刺激，不需乙醇脱碘，用于伤口内外的消毒。

3．盐水　0.9% 盐水用于清洗创面分泌物或冲洗脓腔，4% 盐水用于湿敷水肿的肉芽创面。

4．0.1% 洗必泰溶液（或 0.1% 苯扎溴铵溶液）　对组织刺激小，清洁作用强，常用于创面及创腔的清洗和消毒。

5．3% 过氧化氢溶液或 0.02% 高锰酸钾（PP）溶液　与伤口组织接触能释放大量的氧，在创面上产生大量泡沫，可松动脓腔及坏死组织，起机械清洁作用，且对组织刺激较小，最适用于污染严重、创道深或组织坏死多的伤口，以防厌氧菌尤其是破伤风等芽孢菌的感染。

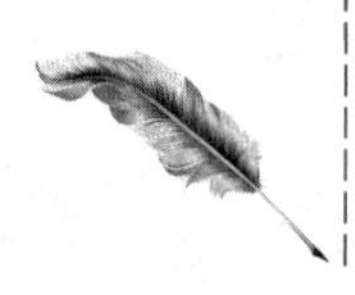

6．含氯石灰硼酸溶液（来苏）　有抗菌和除臭作用，常用于化脓、坏死、腐烂伤口。

7．1% ~ 2% 雷佛奴尔溶液　用于坏死组织较多的感染伤口，促进坏死组织脱落和肉芽生长。

8．0.02% 呋喃西林溶液　对大多数 G^+ 及 G^- 菌有效，清洗创面或作湿敷用。

9．1% ~ 2% 甲紫溶液　用于黏膜伤口。

10．5% ~ 10% 硝酸银溶液　烧灼过度增生肉芽组织，用后以生理盐水清洗。

（二）各种伤口的处理

1．无菌手术切口　术后患者伤口若无特殊不适，一般于术后 1 ~ 2 天更换敷料一次，更换敷料时用 75% 乙醇消毒伤口后，无菌纱布覆盖。

2．感染伤口　除去坏死组织，充分引流伤口内分泌物，浅部伤口放药物纱布引流，深部伤口用腔管或胶片引流。一般每天换药 1 ~ 2 次或外层敷料渗湿后应及时更换敷料。

3．肉芽伤口　肉芽健康者用凡士林纱布覆盖；过度生长或水肿明显用 4% 盐水纱布湿敷，或用剪刀剪到与皮肤平，或用硝酸银烧灼后凡士林覆盖。

二、引流术

【操作目的】 引流的液体可分为感染性和非感染性两大类。感染性液体（指脓液）通过引流后，可以达到减轻压力、缓解疼痛、减轻炎症、防止炎症扩散、炎症消退的目的；非感染性液体包括血液、渗出液及组织分泌液等，通过引流后达到减轻局部压力、减少液体对周围组织的损害作用、减少合并感染的可能性、有利于伤口愈合等目的。

【准备工作】

1．环境　清洁、安静，温度适宜。

2．用物　无菌换药碗或弯盆 2 个、镊子 2 把、剪刀 1 把、绷带、胶布、适量乙醇棉球、干棉球、小纱布、棉垫、探针、冲洗器、引流物（图 6-65）、常用药物等。

3．人员　操作者着装整齐，戴好口罩、帽子，洗手。

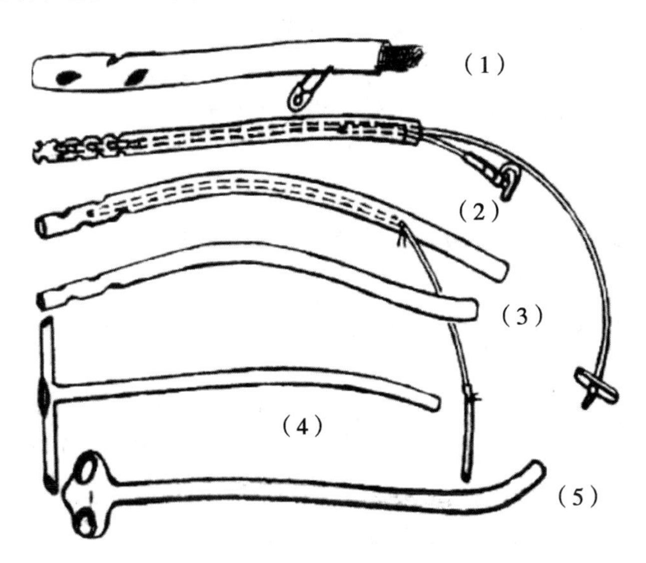

图 6-65　外科常用引流物品

（1）烟卷引流管　（2）双套管引流　（3）乳胶引流管　（4）T 形引流管　（5）蕈状引流管

【适应证】

1．感染性疾病　脓肿、急性骨髓炎、化脓性关节炎、化脓性疾病等。

2．非感染性疾病　常规颅脑、颈部、胸腔、腹腔、脊柱、四肢关节、泌尿系统等手术后引流，有利于组织的修复。

3．污染性伤口。

【引流物拔除的指征和方法】 引流物去留的时间，一般根据不同引流适应证及引流量决定。

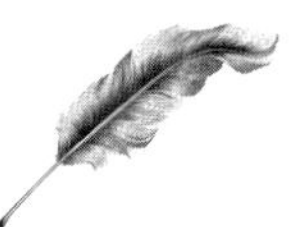

拔除过早，分泌物引流不充分，重新积聚。拔出过晚，感染机会增加，影响伤口愈合，甚至产生其他并发症。

1．无菌手术的伤口和体腔渗血引流，预防性引流如渗出液（血）已停止或引流量少于10ml/d，可于手术后24～48h内一次拔除。拔除时应先予以旋转、松动，使引流管与周围组织粘连分离，然后向外拔除。如有数根引流管，则可分次取出。

2．脓肿引流在脓腔缩小，引流量显著减少，小于10ml/d，可采用更换细引流管或逐渐拔除，使伤口由肉芽组织所填充，防止皮肤层过早愈合。有时可用X线造影检查或通过B超、CT或MRI观察脓腔是否消失，再决定引流物能否拔除。

3．肝、胆、胰、十二指肠，泌尿系手术缝合处附近引流一般保留至术后5～7天，一切引流液停止始可拔除。

4．纱垫压迫止血宜在病情稳定，放置3天后分次逐渐外拔剪短并于术后7～10天全部拔除。

5．胃十二指肠减压管一般术后2～5天拔除，其拔管指征：①吸引量减少，无明显腹胀，夹管后无腹胀；②肠蠕动恢复，肠鸣音正常；③肛门有排气或排便。

6．胆总管引流管一般在术后2～3周拔除。拔除时应具备胆管内无感染，胆总管远端畅通无阻。其拔管指征：①体温正常，黄疸消退，胆汁清亮，无絮状物及结石残渣，显微镜检无脓球；②胆汁引流量逐日减少，粪色正常；③引流管抬高，钳夹3天，无右上腹胀痛不适，无发热、黄疸；④胆道造影：由引流管注入12.5%碘化钠溶液20～60ml，X线检查证明胆总管下端无阻塞，无结石存在，或B超检查T形管胆道镜检正常。

7．泌尿系引流管

（1）膀胱造瘘管：根据病情决定去留时间，一般手术后1～2周拔除。拔管前要夹闭造瘘管1天，观察排尿畅通情况，如有排尿困难或有尿潴留现象应延迟拔管。需长期留置膀胱造瘘管者，可于术后每2～3周换管一次。换管要注意无菌操作。拔管后，伤口用凡士林纱布封闭，约一周便可愈合。

（2）肾输尿管等吻合术所置放支架引流管：一般于术后2～3周拔除。但事先应夹管观察2～3天。

8．胸腔引流管

（1）胸腔闭式引流管与水封瓶衔接必须牢靠，避免接头脱落，空气吸入胸腔造成急性气胸。

（2）应将水封瓶玻璃引流管末端置于水平面以下2～3cm，并依引出量多少调节玻璃管入水深度，水封瓶应低于患者胸部15cm以利引流。引流量大者应用吸引装置吸引。胸管有效负压吸引为15～20cmH_2O。

（3）拔管指征：肺膨胀良好（通过肺部听诊X线检查确定）；水封瓶玻璃管水柱无波动或24h内引流量少于50～60ml；夹管24h，胸腔不再积气即可拔管。一般于术后2～4天拔除。

（4）拔管方法：先剪除固定引流管的缝线，嘱患者深吸气然后屏气，同时将管拔出。并立即以凡士林纱布及厚敷料覆盖伤口，以胶布固定于胸壁，保持12～24h，以防空气吸入胸腔。

（5）脓胸引流管闭式引流时，要经常注水测定脓腔大小，必要时，用碘油或12.5%碘化钠溶液注入脓腔造影，如脓腔小于15ml，可取出引流管，伤口换药，使其自行愈合。如为开放式引流，其处理与一般脓腔引流原则相同。

【相关知识】

1．纱布引流条　有干纱布引流条、盐水纱布引流条、凡士林纱布引流条和浸有抗生素引流条。凡士林纱布引流条常用于脓肿切排后堵塞伤口，其作用是压迫止血，防止因伤口壁与敷料的粘连或肉芽长入敷料导致换药时疼痛。盐水纱布引流条和浸有抗生素引流条多用于较浅的感染伤口。

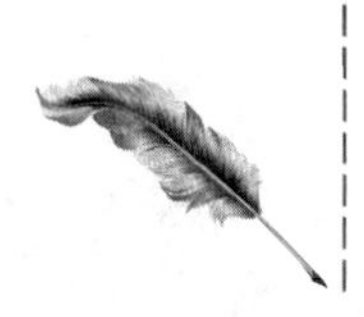

2．橡胶引流片　由橡胶手套、薄片橡胶裁剪而成。

3．烟卷引流管　由纱布引流条和橡胶引流片组成，即在纱布引流条外层包裹一层橡胶片，形成类似香烟式的引流条。使用时须将内置端的外周橡胶剪数个小孔，以增加吸附面积，并需先将其浸湿无菌盐水后再置入伤口内。

4．橡胶引流管　根据制作材料不同分为乳胶管和硅胶管。橡胶引流管有粗细、软硬不同，应根据临床实际情况选择合适的橡胶引流管。橡胶引流管种类很多，除普通橡胶引流管外，还有用于不同组织器官的特制引流管，如导尿管、气囊导尿管、胆道T型管、胃肠引流管、脑室引流管、胸腔引流管等。

第七节　包扎及止血

【操作目的】 快速、有效地控制外出血，减少血容量丢失，避免休克发生。

一、包扎止血

【适应证】 小创口出血，无明显动脉性出血。

【操作步骤】 小创口出血，有条件时先用生理盐水冲洗局部，再用消毒纱布覆盖创口，绷带或三角巾包扎。无条件时可用冷开水冲洗，再用干净毛巾或其他软质布料覆盖包扎。如果创口较大而出血较多时，要加压包扎止血。包扎的压力应适度，以达到止血而又不影响肢体远端血运为度。严禁用泥土、面粉等不洁物撒在伤口上，可造成伤口进一步污染，给下一步清创带来困难。

二、指压法止血

【适应证】 用于急救处理较急剧的动脉出血。现场一时无包扎材料和止血带时，或运送途中放止血带的间隔期，可用此法。

【操作步骤】

1．头面部

（1）压迫颞动脉：一手指压在耳前下颌关节处，可止同侧上额、颞部及前头部出血。

（2）压迫颌外动脉：一手固定头部，另一手拇指压在下颌角前下方2～3cm处，可止同侧脸下部及口腔出血。

（3）压迫颈动脉：将同侧胸锁乳突肌中段前缘的颈动脉压至颈椎横突上，可止同侧头颈部、咽部等较广泛出血。注意不能压迫时间太长，更不能两侧同时压迫，引起严重脑缺血，更不要因匆忙而将气管压住，引起呼吸受阻。

2．肩部和上肢出血

（1）压迫锁骨下动脉：在锁骨上窝内1/3处按到动脉搏动后，将其压在第一肋骨上，可止肩部、腋部及上肢出血。

（2）压迫肱动脉：在肱二头肌沟骨触到搏动后，将其压在肱骨上，可止来自上肢下端前臂、手部的出血。

3．下肢出血　压迫股动脉：在腹股沟韧带中点处，将其用力压在股骨上，可止下肢出血。

三、止血带止血

【适应证】 较大的肢体动脉出血，为运送伤员方便起见，应上止血带。可用气囊止血带、橡皮带、宽布条、三角巾、毛巾等。

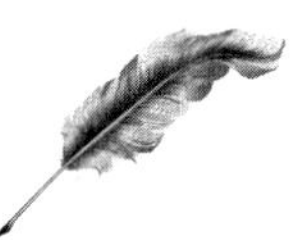

【操作步骤】

1．上肢出血　止血带应结扎在上臂的上 1/3 处，禁止扎在中段，以避免损伤桡神经。

2．下肢出血　止血带扎在大腿的中部。上止血带前，先要将伤肢抬高，尽量使静脉血回流，并用软敷料垫好局部，然后再扎止血带，以止血带远端肢体动脉刚刚摸不到为度。

【注意事项】

1．一般宜用气囊止血带；如用橡皮带止血时，局部应垫以纱垫或布巾，以防损伤软组织、血管和神经。

2．使用止血带应严格掌握适应证和要领，如扎得太紧、时间过长，可引起软组织压迫坏死，肢体远端血运障碍，肌肉萎缩，甚至产生挤压综合征。如果扎得不紧，动脉远端仍有血流，而静脉的回流完全受阻，反而造成伤口出血更多。

3．扎好止血带后，一定要做明显的标志，写明上止血带的部位和时间，以免忘记定时放松，造成肢体缺血时间过久而坏死。上止血带后 30 ～ 60 分钟放松一次，放松 3 ～ 5 分钟后再扎上，放松止血带时可暂用手指压迫止血。

四、绷带包扎

【适应证】用于固定敷料、出血伤口的加压包扎、肢体支持与悬吊以及和夹板、石膏一同应用于固定骨折等。

【操作步骤】

1．环形包扎法　用于肢体较小或圆柱形部位，如手、足、腕部及额部，亦用于各种包扎起始时。绷带卷向上，用右手握住，将绷带展开约 8cm（图 6-66），左拇指将绷带头端固定需包扎部位，右手连续环形包扎局部，其卷数按需要而定，用胶布固定绷带末端。

2．螺旋形包扎法　用于周径近似均等的部位，如上臂、手指等。从远端开始先环形包扎两卷，再向近端呈 30° 螺旋形缠绕，每圈重叠前一圈 2/3，末端胶布固定（图 6-67）。

3．螺旋反折包扎法　用于周径不等部位，如前臂、小腿、大腿等，开始先做两圈环形包扎，再做螺旋包扎，然后以一手拇指按住卷带上面正中处，另一手将卷带自该点反折向下，盖过前圈 1/3 或 2/3。每一次反折须整齐排列成一直线，但每次反折不应在伤口与骨隆突处（图 6-68）。

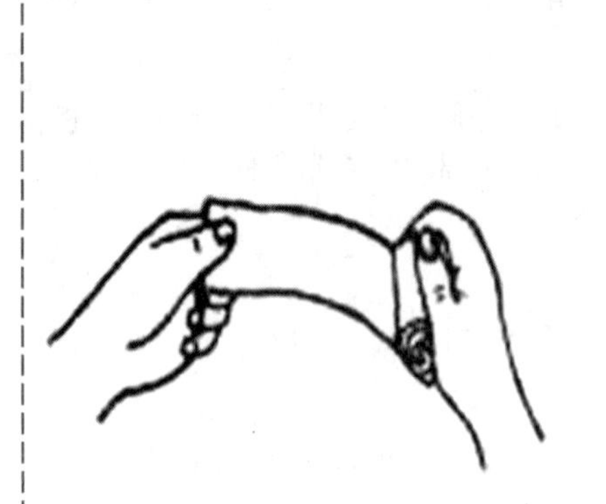

图 6-66　持绷带的正确姿势

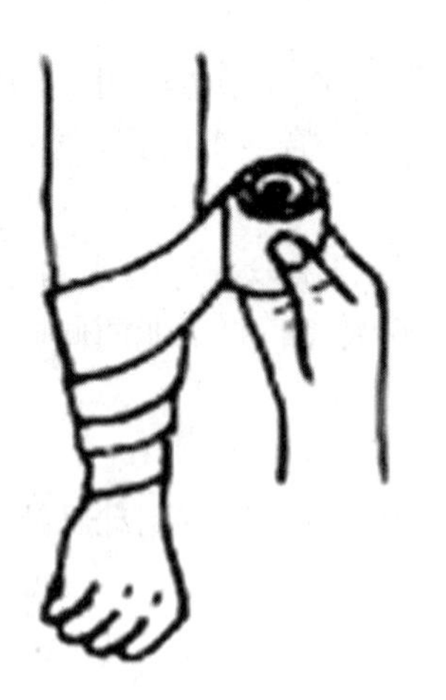

图 6-67　螺旋形包扎法

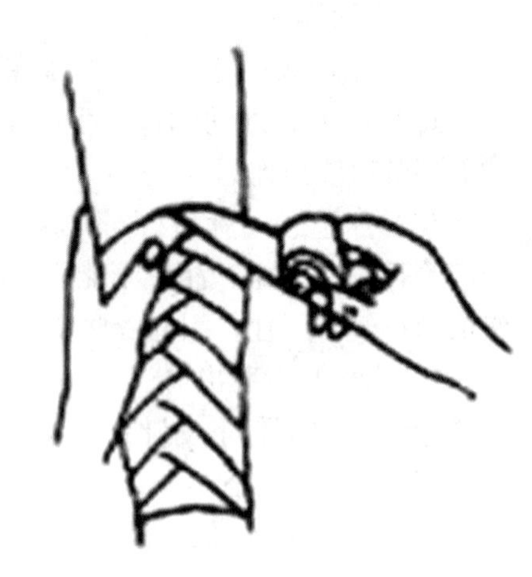

图 6-68　螺旋反折包扎

4．“8”字形包扎法　用于肩、肘、腕、踝、等关节部位的包扎和固定锁骨骨折。以肘关节为例，先在关节中部环形包扎 2 圈，绷带先绕至关节上方，再经屈侧绕到关节下方，过肢体背侧绕至肢体屈侧后再绕到关节上方，如此反复，呈“8”字连续在关节上下包扎，每圈与前一圈重叠 2/3，最后在关节上方环形包扎 2 圈，胶布固定（图 6-69）。

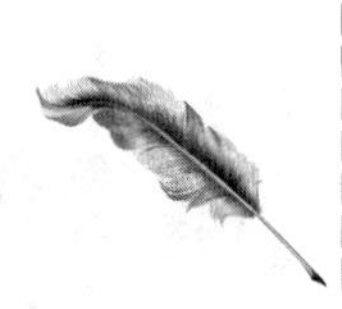

5．反回包扎法　用于头顶、指端和肢体残端，为一系列左右或前后反回包扎，将被包扎部位全部遮盖后，再作环形包扎两圈（图 6-70）。

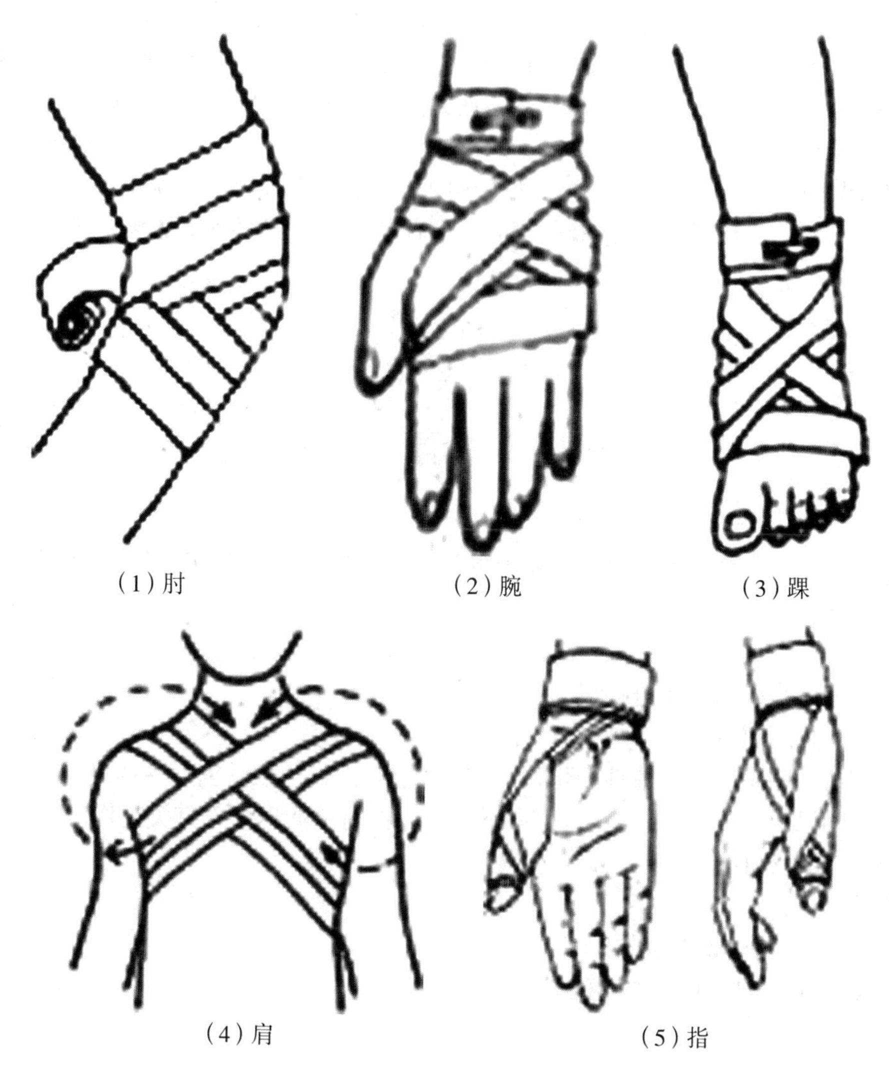

（1）肘　（2）腕　（3）踝

（4）肩　（5）指

图 6-69　身体不同部位“8”字形包扎法

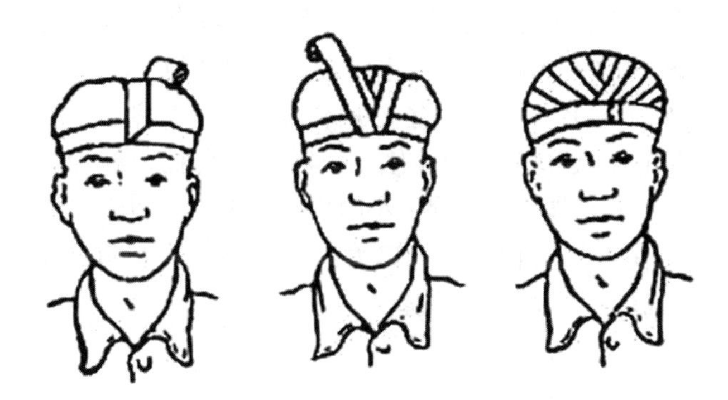

图 6-70　头部反回包扎法（帽式包扎法）

【注意事项】

1．绷带包扎前的准备　包扎部位必须保持清洁干燥，对皮肤皱襞处，如腋下、乳下、腹股沟等处应用棉垫、折叠纱布遮盖，骨隆突处用棉垫保护。

2．绷带包扎的体位　在满足治疗目的的前提下，患者体位应尽量舒适。对肢体应保持功能

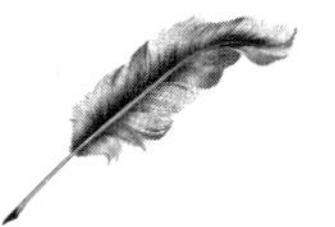

位或所需要的体位。

3．绷带的选用　根据包扎部位选用不同宽度的绷带。手指需用3厘米宽，手、臂、头、足用5厘米宽，上臂、腿用7厘米宽，躯体用10厘米宽的绷带。

4．绷带包扎的原则　一般应自远心端向近心端包扎，开始处作环形两圈固定绷带头，以后包扎应使绷带平贴肢体或躯干，并紧握绷带勿使其落地，包扎时每圈用力要均匀适度，并遮过前圈绷带的1/3～1/2，太松易滑脱，太紧易致血运障碍。一般指、趾末端要暴露在外面，以观察肢体血循环情况。包扎完毕，要环形包绕两圈用胶布固定，或将绷带端撕开结扎，但注意打结处不应在伤处及发炎部、骨突起处、四肢内侧面、患者坐卧受压部位及易受摩擦部位。

（刘桂彪）

第八节　清 创 术

【操作目的】 清除创面及其周围皮肤上的污物。去除污染的组织、失活的组织。清除组织内异物，清除血肿，消灭死腔。

【适应证】

1．伤后6～8小时内的新鲜伤口。

2．污染较轻，不超过24小时的伤口。

3．头面部或某些浆膜腔开放性创伤，24～48小时内，争取清创后一期缝合。

4．受伤时间已超过24小时，伤口已有感染，只作简单清理，不宜关闭伤口；火器伤一般只作清创，不宜一期缝合伤口。

【禁忌证】

1．超过24小时、污染严重的伤口。

2．有活动性出血、休克、昏迷的患者，首先进行有效的抢救措施，待病情稳定后，选择合适的时机清创。

【准备工作】

1．环境　安静、清洁，温度适宜。

2．用物　无菌手术包、无菌软毛刷、肥皂水、无菌生理盐水、3%过氧化氢溶液、2.5%碘酊、75%乙醇、0.5%聚维酮碘、0.5%苯扎溴铵、止血带、无菌辅料、绷带等。

3．操作者　确定患者有无手术指征及有无手术禁忌证。对创口损伤程度充分了解，如疑有金属异物或骨折，术前应作X线检查。四肢创伤、活动性出血，经加压包扎不能控制，术前可加用止血带，并记录时间，止血带不可持续1小时以上，超过1小时者应每半小时到1小时松解止血带5～10分钟，同时伤口加压止血。创口大、污染重或伴骨折者术前应用抗生素。根据创伤选择合适的麻醉方式。戴口罩、帽子、手套。

【操作方法】

（一）清洗与消毒

1．麻醉后，先用无菌纱布填塞伤口，剃除伤口周围的毛发，剪除患肢趾（指）甲，用乙醚脱去周围皮肤的油垢（图6-71）。

2．术者常规洗手戴手套，用消毒肥皂水，软毛刷刷洗伤口周围皮肤一遍后再用消毒盐水冲洗干净，更换毛刷重复刷洗2～3遍。刷洗范围至少距离伤口20cm（图6-72）。

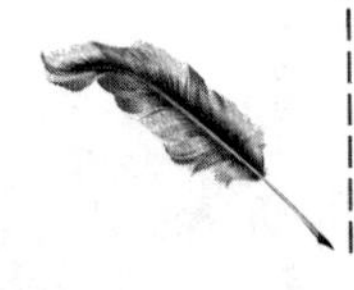

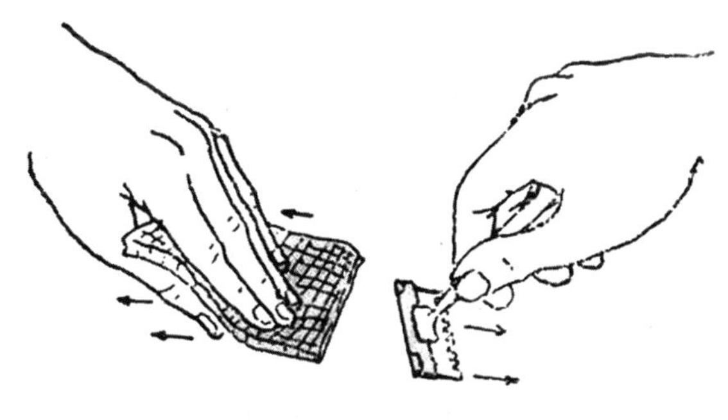
图 6-71　备皮

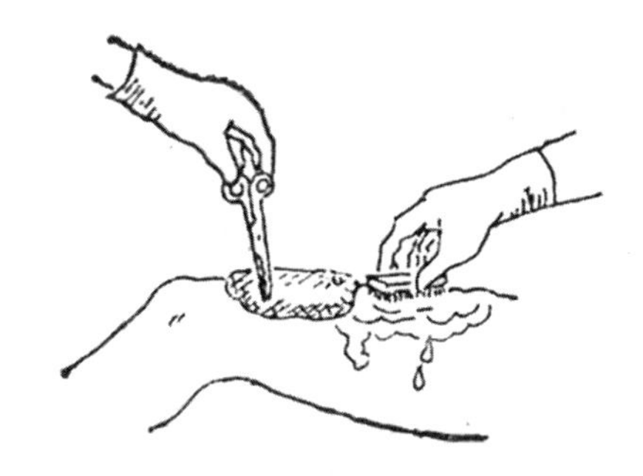
图 6-72　清洗伤口周围

3．取出填塞伤口中的纱布，用生理盐水冲洗伤口注意每一个死角，力求洗净，较大的异物可以取出。明显的出血点应先钳夹止血。根据伤口情况，再以 3% 过氧化氢或 1 ∶ 5 000 高锰酸钾冲洗伤口，生理盐水冲净药液。然后用活力碘溶液稀释 10 倍冲洗或稀释 100 倍浸泡 5 分钟，再用生理盐水冲洗，擦干皮肤（图 6-73）。

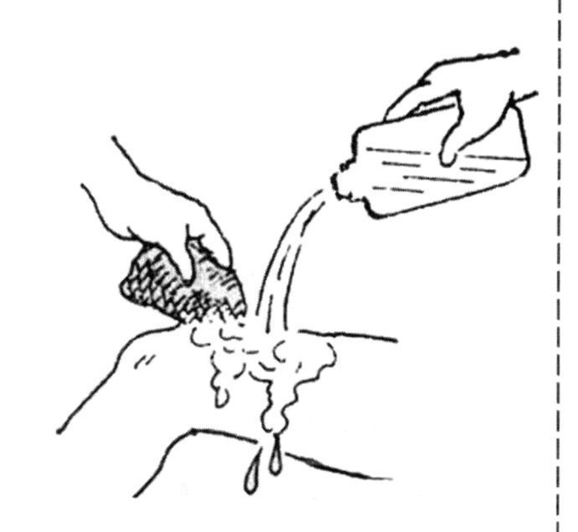
图 6-73　清洁伤口

4．伤肢常规用碘酊和乙醇消毒皮肤，铺无菌巾，术者重新洗手，穿无菌手术衣，戴手套进行伤口处理。

（二）清理伤口

要彻底清创，必须按一定顺序，先清除伤口内异物及血块，然后由浅至深，仔细操作，有序地进行清理。处理各组织后，再次冲洗，检查创面无明显出血后，逐层关闭创口。

1．皮肤的处理

（1）伤口整齐，伤后时间短，污染不重，皮缘可不切除。

（2）皮缘不整齐者，可用锐刀沿创缘切除 1 ～ 2mm 无活力皮肤，并使创缘整齐。

（3）对深、广、污染重创口，必要时可扩大皮肤创口，达到更好清理处置深部组织的目的。

2．筋膜层的处理　如肢体损伤较重，要沿肢体纵轴切开深筋膜，防止术后严重肿胀引起骨筋膜室综合征的发生。

3．肌肉的处理　失活的肌肉应尽量切除。断裂的肌肉，在将其污染坏死部位切除后，可褥式缝合。肌肉内的死腔必须打开，异物、血肿必须清除。

4．骨骼的处理　已完全与骨膜及周围组织分离的小骨片应清除。但大骨片虽与周围组织分离，亦应保留，以保持骨骼的连接。

5．肌腱的处理　污染严重失活肌腱应给予切除。

6．血管损伤的处理　小的渗血压迫止血，或钳夹结扎止血。但较大血管损伤时，可以用丝线双重结扎。如危及肢体远端血循的主要血管损伤，不予结扎，用血管夹控制出血，将污染的断端剪除 1 ～ 2mm 后无张力下吻合或自体血管移植。

【术后处理】

1．清创术后应严密观察病情变化、有无多发伤的存在以及心肾功能情况。

2．抗休克、抗感染。

3．预防特异性感染　肌内注射破伤风抗毒素（TAT）1 500 ～ 3 000U。如污染严重应用气性坏疽抗毒血清 10 000U，肌内注射。注射前均应做皮肤过敏试验，阴性者方可应用，如为阳性，应按脱敏方法注射。

4．固定、抬高患肢　肢体创伤如有骨折，清创后必须进行有效的外固定，以防骨折移位，可采用小夹板、石膏托、石膏夹板。但不应用管型石膏固定，以免伤后组织肿胀，影响肢体血

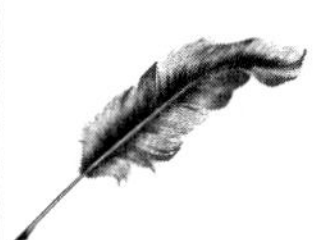

运。此外，伤肢抬高有利血液、淋巴液回流，以减轻组织水肿，避免张力，促进伤口愈合。

5．对包扎固定肢体，应观察肢端血循环，血管搏动、皮肤的颜色、温度、肿胀等情况、密切注意早期发现厌氧菌感染等，以便及早处理。

6．酌情使用镇静、止痛及安眠药物。

7．对于血管损伤缝合修复者：术后要酌情应用抗凝剂如肝素、低分子右旋糖酐等；解痉药物如罂粟碱、苯妥拉明。

8．对于神经损伤修复者，术后要用大量B族维生素及营养神经药物。

9．如局部已发生感染，应拆线引流，按感染伤口换药处理，并适当延长应用抗生素时间或增加其用量。

（黄　丁）

第九节　脊柱损伤患者的搬运

【操作目的】 将伤员运往安全地带或有条件进行进一步救治的医疗机构。

【适应证】 各种原因造成的脊柱、脊髓损伤或疑似损伤的伤病员。

【物品准备】 硬担架或木板（门板）、布带、衣物或软枕、沙袋、颈托等。

【操作步骤】

1．现场评估和判断，包括了解现场环境、询问和判断伤情、简要说明急救目的、告知伤员配合等。

2．将伤员置于仰卧位，上下肢伸直并拢，通过"头锁手法"（操作者跪在伤者头顶部位置，将双肘部固定在地上或膝上，双手手指尽量张开，拇指放在伤者额顶，示指与其他手指分叉开而不覆盖耳朵，捉紧头颅）调整颈部位置，使鼻尖位于躯体中轴线上（胸骨正中），头部与躯干成一直线，脊柱保持在伸直位。

3．将伤员搬运至硬质担架或木板。①滚动法：将硬担架或木板放在伤员的一侧。3人同时抱伤者的肩、髂、膝部，同轴位整体将其侧翻于仰卧位，另1人将担架摆放在背部合适的位置，再将伤者同步放回仰卧位并平移至担架中间（图6-74）。②平托法：3人蹲在伤者的一侧，一人托肩背，一人托腰臀，一人托下肢，协同动作，将患者仰卧位放在硬板担架上，腰部用软枕垫起（图6-75）。

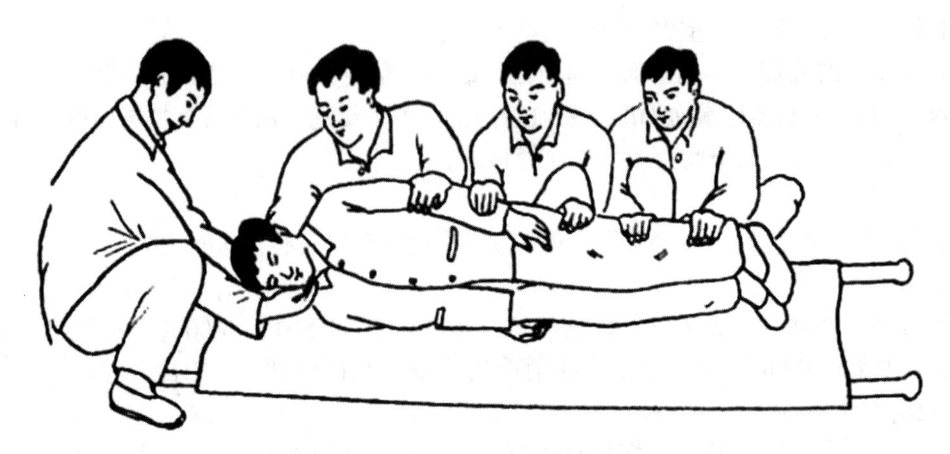

图6-74　脊柱损伤搬运滚动法

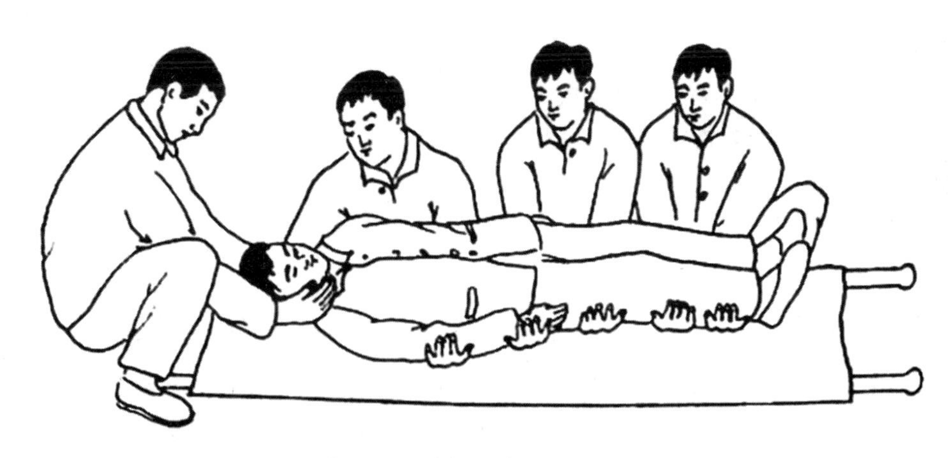

图 6-75 脊柱损伤搬运平托法

4．颈椎损伤的伤员，先用颈托固定颈部，如无颈托则 1 人用“头锁手法”或“肩锁手法”（操作者分开双膝跪在伤者头顶部位置，双手捏住伤者肩部，用双前臂夹紧头 部两鬓，再用力捏紧肩部）固定头颈部，其余 3 人按平托法协调一致用力将伤病员平直地抬到担架上，然后头部的左右两侧用沙袋或衣服等物固定。

5．用 4 条带子在胸与肱骨水平、前臂与腰水平、大腿水平、小腿水平，把伤员绑扎固定在硬质担架或木板上，使伤员不能左右转动或移动（图 6-76）。

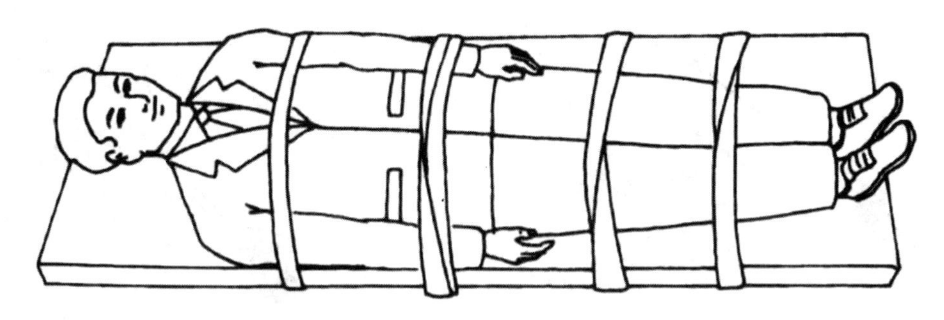

图 6-76 固定伤员

【注意事项】

1．怀疑脊柱损伤的伤员，应就地固定，切忌随便移动伤员。

2．禁止一人抬头，一人抬脚或用搂抱、背的搬运方法。

3．搬运过程中注意不要使躯干扭转、屈曲。

4．注意观察伤员情况，发现异常立即抢救，待病情稳定后继续转运。

（赵顺吕）

第十节 脓肿切开引流术

一、表浅脓肿切开引流术

【操作目的】 表浅脓肿形成查有波动者，应切开引流，减少毒素吸收，减轻中毒症状，防止感染扩散。

【适应证】

1．体表组织的化脓性感染伴脓肿形成。

2．需进行细菌药敏实验指导抗感染治疗者。

【禁忌证】

1．化脓性炎症早起，脓肿尚未形成，或抗生素治疗有效，炎症有吸收消散趋势。

2．全身出血性疾病者。

【准备工作】

1．环境　清洁、安静，温度适宜。

2．用物　切开包（治疗碗、无菌杯、孔巾、刀片、刀柄、止血钳、组织钳、组织剪、有齿镊、圆针、三角针、持针器、缝线、纱布、弯盘等）、聚维酮碘、2% 利多卡因 10ml 或 1% 普鲁卡因、生理盐水、无菌凡士林纱布条、无菌细橡皮管、无菌手套等。

3．操作者　协助患者摆好体位，戴口罩、帽子，准备用物。

【操作步骤】

1．在表浅脓肿隆起处用 2% 利多卡因作皮肤浸润麻醉（图 6-77）。

2．用尖刃刀先将脓肿切开一小口（图 6-78），再把刀翻转，使刀刃朝上，由里向外挑开脓肿壁，排出脓液（图 6-79）。

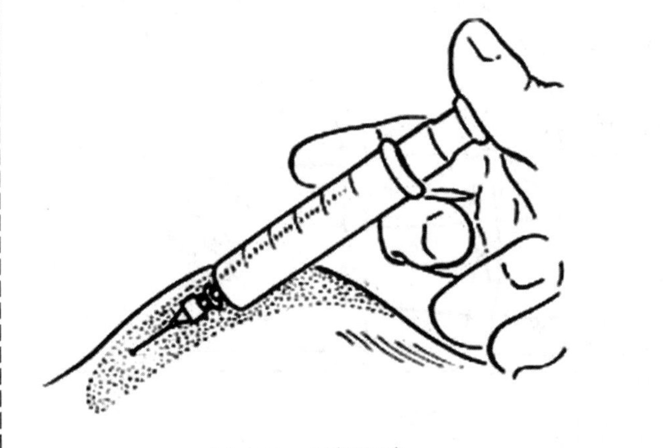

图 6-77　局部麻醉

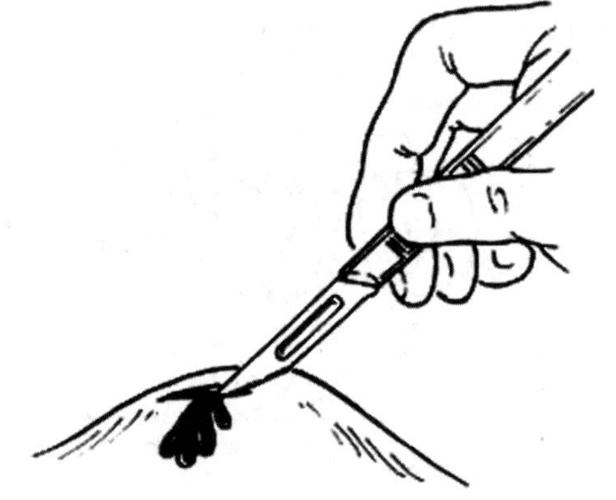

图 6-78　脓肿切开

3．用手指或止血钳伸入脓腔，探查脓腔大小，并分开脓腔间隔（图 6-80）。

4．根据脓肿大小，在止血钳引导下，向两端延长切口，达到脓腔边缘，把脓肿完全切开。如脓肿较大或因局部解剖关系，不宜作大切口者，可以作对口引流，使引流通畅。

5．用止血钳把凡士林纱布条一直送到脓腔底部，另一端留在脓腔外，垫放干纱布包扎。

【术后处理】 术后第 2 日起更换敷料，拔除引流条，检查引流情况，并重新放置引流条后包扎。

【注意事项】

1．表浅脓肿切开后常有渗血，若无活动性出血，一般用凡士林纱布条填塞脓腔压迫即可止血，不要用止血钳钳夹，以免损伤组织。

2．放置引流时，应把凡士林纱布的一端一直放到脓腔底，不要放在脓腔口阻塞脓腔，影响通畅引流。引流条的外段应予摊开，使切口两边缘全部隔开，不要只注意隔开切口的中央部分，以免切口两端过早愈合，使引流口缩小，影响引流。

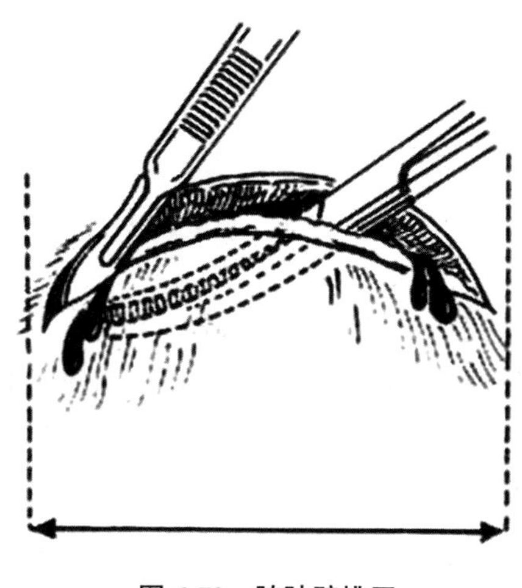

图 6-79　脓肿壁挑开

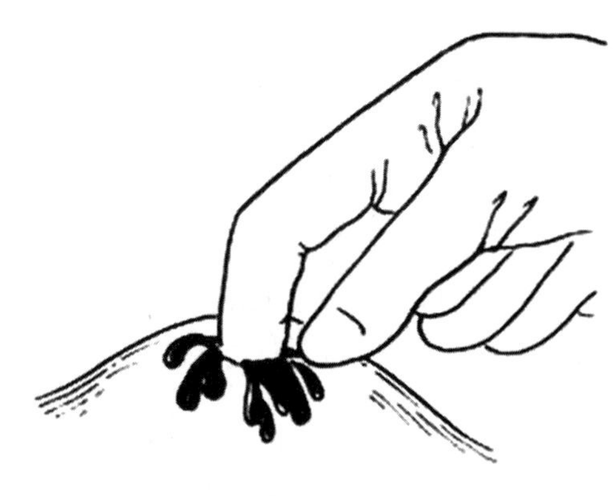

图 6-80　探查脓腔

二、深部脓肿切开引流术

【操作目的】 深部脓肿形成，穿刺抽得脓液者，切开引流，减少毒素吸收，减轻中毒症状，防止感染扩散。

【适应证】 同浅部脓肿切开引流术。

【禁忌证】 同浅部脓肿切开引流术。

【准备工作】 同浅部脓肿切开引流术。

【操作步骤】 以股内侧深脓肿为例。

1．切口皮肤用碘酊、乙醇消毒，铺无菌巾。局部穿刺抽得脓液后留针。切口方向应根据脓肿部位，与股动、静脉和股神经或其他主要血管、神经走行方向平行，以免造成神经，股动、静脉损伤。

2．分开肌层，切开脓肿，切开皮肤、皮下组织后，注意避开大隐静脉、股静脉和股动脉或其他主要血管、神经，钝性分离，找到肌层深部脓肿的部位，将脓肿壁作一纵行小切口，用止血钳分进脓腔内排出腔液。再用手指伸入脓腔分开纤维间隔。再扩大脓肿壁切口，使引流通畅。

3．放置引流条，按脓肿大小与深度放置凡士林纱布条引流或烟卷引流。若有活动性出血可用止血钳钳夹后使用丝线结扎；一般小渗血用凡士林纱布覆盖，加压包扎后即可止血。

【术后处理】 术后第 2 日换药，松动脓腔内引流。以后每次换药时，根据脓液减少情况逐步拔出引流条，并剪除因拔出而过长的引流管远端部分，直至完全拔出为止。

【注意事项】

1．深脓肿切口的方向应与动、静脉和神经的走行方向不行，以避免损伤。

2．切开深脓肿前，应注意邻近重要组织的解剖关系，尤其对神经和血管，切勿损伤。如股内侧深脓肿，应注意股动、静脉和股神经；腘窝脓肿，要注意腘动、静脉和胫神经；腋窝部脓肿，要注意腋动、静脉和臂丛神经。

第十一节　肛门、直肠检查

一、肛门指检

【操作目的】 通过肛门指检对绝大多数的肛肠疾病做出初步诊断，以达到早期诊断肛肠疾

病的目的。

【适应证】

1．排便习惯改变。

2．大便性状改变，出现大便变稀、大便带血和黏液。

【准备工作】

1．环境　宽敞、清洁，温度适宜。

2．人员　操作者按要求着装，清洗双手，冬天温暖双手。患者体位如下：

（1）左侧卧位：患者向左侧卧，双腿充分向前屈曲，靠近腹部，使臀部及肛门充分暴露，是常用的检查与治疗的体位（图 6-81）。

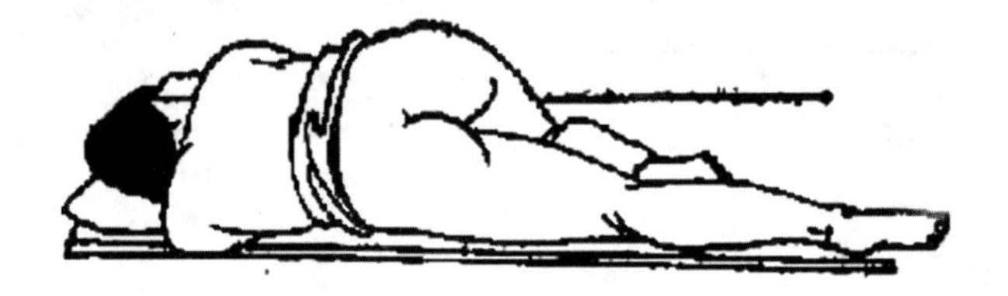

图 6-81　左侧卧位

（2）膝胸位：患者跪伏在检查床上，胸部贴近床面，臀部抬高使肛门充分露出。适用于检查直肠下部、直肠前壁和身体矮小肥胖患者（图 6-82）。

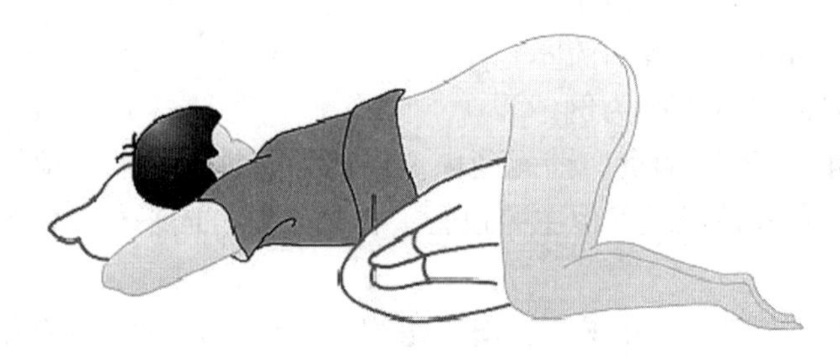

图 6-82　膝胸位

（3）截石位：患者仰卧，两腿放在腿架上，将臀部移到手术台边缘，使肛门暴露良好。是肛门直肠手术时常用体位（图 6-83）。

（4）蹲位：患者作蹲踞或向下用力增加腹压，可用于 I、II 期内痔，脱肛、息肉等的检查（图 6-84）。

（5）弯腰前俯位：患者向前弯腰，双手扶椅，露出臀部。此种体位方便，不需要特殊设备，适用于团体检查（图 6-85）。

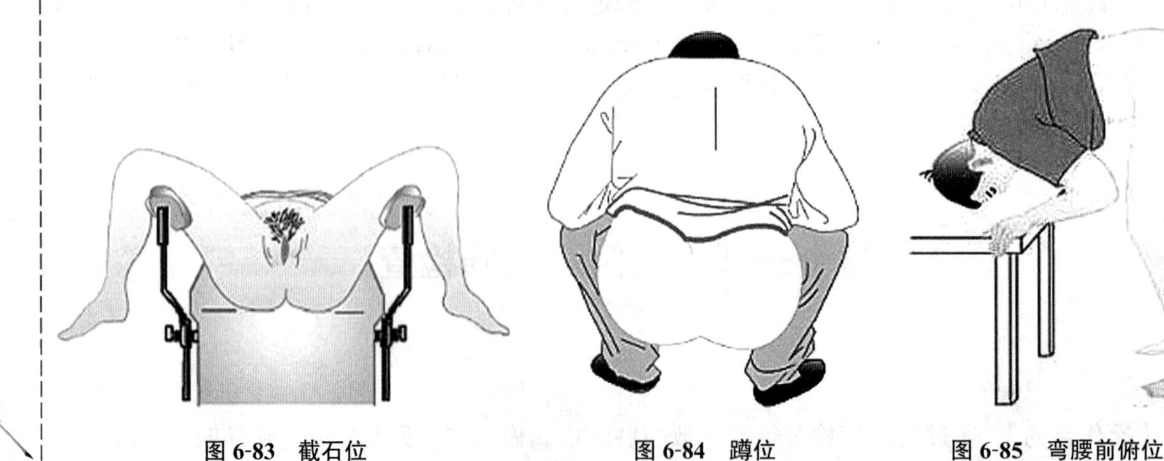

图 6-83　截石位　　图 6-84　蹲位　　图 6-85　弯腰前俯位

【操作步骤】

1．戴好手套后，在示指和肛门部位涂些润滑油，用示指触及肛门周围有无硬结、肿物和压痛，有无波动感，并检查肛外皮下有无瘘管、索条走向等。

2．将示指伸入直肠内检查前，先用示指按摩肛门后壁，使肛门括约肌松弛，嘱患者深呼气，同时将示指缓慢推进。

3．了解直肠有无狭窄，如有肿块，应注重其位置、大小、硬度、基底活动度，黏膜是否光滑，有无溃疡、压痛，是否固定。如病灶位于前壁，男性必须查明与前列腺的关系，女性应查明是否累及阴道后壁。

【注意事项】

1．动作轻柔　因突然用力将手指插入肛门内，括约肌可因受到刺激而痉挛产生疼痛。

2．肛管的松紧度　正常肛管有较好的收缩力和弹性，仅能伸入一手指。若肛门括约肌松弛，则失去弹性，可进 2 ～ 3 指，并有排便失禁；如肛管的松紧度提高，常提示有炎症反应。

3．肛管直肠环检查　此环是由肛门内、外括约肌和肛提肌、耻骨直肠肌共同构成。此肌环收缩能力强弱可部分反应肛门括约肌的功能。

4．直肠检查距离　直肠下段 8cm 左右的长度均可触摸到，再上端检查可以通过肠镜或钡剂灌肠 X 线进行。

5．检查结束后，要检查指套有无血迹或黏液。注重血迹是鲜红色还是暗红色；黏液的颜色、性质、气味如何等，可作为诊断的参考。

二、肛门镜检查

肛门镜主要用于检查肛管直肠，例如内痔和多种肛肠疾病，先观察直肠黏膜有无充血、水肿、溃疡、肿块等，排除其他直肠疾患后，再观察齿线上部有无痔，若有，则可见内痔向肛门镜内突出，呈暗红色结节，此时应注意其数目、大小和部位。如有条件，可使用电子肛镜，电子肛镜可数字彩屏显示，图像可冻结、储存、再现、治疗前后对比，彩色打印结果，病历管理，查询等，使医患能清晰、准确、直观地了解病情，避免误诊、误治，从而为临床治疗提供可靠依据，可对肛肠内部深层病灶部位进行图像采集、实时诊断，打破传统肛镜检查和肛门指诊容易误诊的弊端。

肛门镜检查前应先进行视诊和指诊，如发现有肛裂、直肠狭窄和脓肿者，应避免进行肛门镜检查。如必须进行肛门镜检查者，应在麻醉下进行。

【操作步骤】

1．使用肛门镜前常规直肠指诊，然后右手持肛门镜并用拇指顶住芯子，肛门镜尖端应先涂上润滑剂，用左手拇指、示指将右臀拉开，显示肛门口，用肛门镜头部按摩肛缘，使括约肌放松；再朝脐方向缓慢插入，当通过肛管后改向骶凹进入直肠壶腹部。

2．将芯子取出，取出后要注意芯子上有无血渍及血渍的性质，若直肠内有分泌物，可用镊子钳上棉球擦净，然后再详细检查；查看黏膜颜色，注意有无溃疡、息肉、肿瘤及异物，再将肛门镜缓缓地向外抽出，在齿线处注意内痔、肛乳头、肛隐窝或肛瘘内口等。

第十二节　乳房检查

【操作目的】 通过乳房检查了解乳房情况，可早期发现乳房病变。

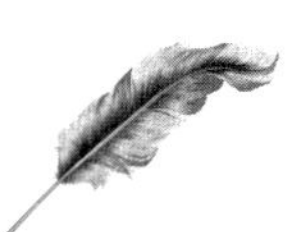

【适应证】

1．常规查体。

2．怀疑有乳房病变者。

【准备工作】

1．环境 宽敞、安静、明亮，温度适宜。

2．人员 操作者按要求着装，清洗双手，冬天温暖双手。女性患者最好在月经干净后 3 ~ 7 天进行检查。

【操作步骤】

1．视诊 被检者必须在光线充足环境下端坐或站立位，暴露双侧乳房以利于对比。视诊内容包括双侧乳腺大小、位置、外形。双侧乳腺不对称、局部隆起或凹陷都是不正常的表现。必要时让被检者双手叉腰或在颈后交叉，背部后伸时有利于观察。乳腺皮肤红肿多为炎症所致，而大范围的浸润性红肿有炎性乳腺癌的可能。单侧乳房皮肤浅静脉怒张常是乳腺癌晚期的皮肤改变，橘皮样变是乳腺癌的晚期特征。注意乳头是否对称，有无内陷或偏侧、回缩等异常征象。乳头湿疹样癌可见乳头或乳晕区湿疹样改变。

2．触诊 被检者取端坐位，两臂自然下垂。

（1）乳腺部分：乳腺分为中央区（含乳头及乳晕）及内上、外上、内下、外下四个象限。

1）触诊方法：手指和手掌平放在乳房上，以指腹轻施压力，来回滑动或触按检查。不能抓捏乳腺，以免造成误诊。

2）触诊的次序：要先查健侧，后查患侧。要按乳腺外上（含尾部）、外下、内下、内上、中央区循序检查。

3）触诊的内容：如有乳房肿块，应注意肿块大小、硬度、表面是否光滑、边界是否清楚及活动度。捻起肿块表面皮肤检查其是否与皮肤粘连，若有粘连而无炎症表现，则应警惕乳腺癌。同时还应检查肿块与深部组织的关系：让患者两手叉腰，使胸部保持紧张状态，若肿块活动度受限，表示肿瘤侵及深部组织。轻挤乳头，如有溢液，可依次挤压乳晕四周，注意溢液来自哪一乳管。乳头溢液有浆液性、血性、棕褐色或黄色等。除妊娠或哺乳期外，乳头溢液常见疾病有乳管内乳头状瘤、乳腺囊性增生病、乳腺癌。将溢液作涂片检查有助于明确病变性质（图 6-86）。

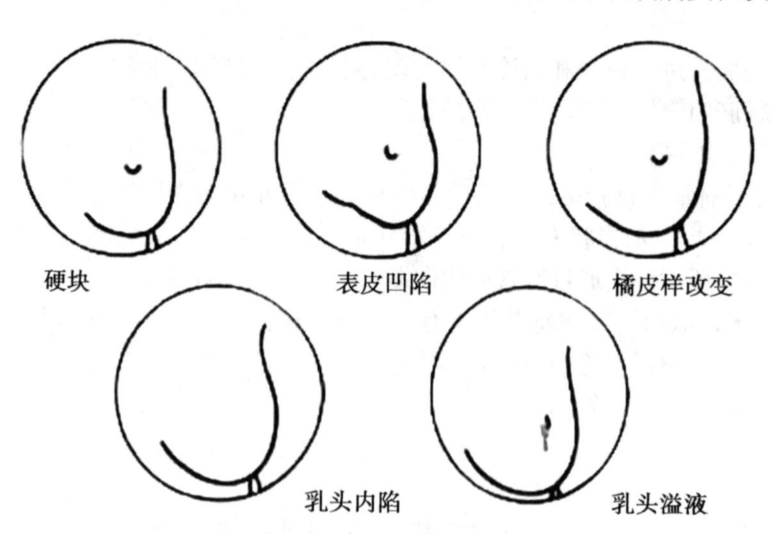

图 6-86 癌变常见症状

（2）乳腺周围组织：腋窝淋巴结分四组，应依次检查。

检查方法：检查者面对被检者，以右手扪其左腋窝，左手扪其右腋窝。被检者上肢外展，检查者将手伸入其腋顶部，手指掌面压向被检者的胸壁，嘱被检者放松上肢搁置在检查者的前臂上，自腋顶部从上而下扪查中央组淋巴结，然后将手指掌面转向腋窝前臂，在胸大肌深面扪查胸肌组淋巴结。检查肩胛下组淋巴结应站在被检者后面，扪查背阔肌前内侧。最后检查锁骨上、下有无肿大淋巴结。

【相关知识】

1．活组织病理检查是乳腺病变性质最准确的检查。细针穿刺细胞学检查有简便、快速、创伤小等优点，常被采用。

2．影像学检查

（1）B 型超声检查对乳腺内囊性和实质性肿块的鉴别准确率高、安全、方便、无损伤，值得提倡。

（2）乳腺钼靶摄片对乳腺内肿块有诊断意义。

（3）乳腺导管造影术用于乳头溢液者，可明确乳腺导管有无扩张或肿瘤。

（4）乳腺近红外线扫描是利用红外线透照乳腺时，各种组织密度显示不同的灰度影，从而显示乳腺肿块。

（黄　丁）

第十三节　体表肿物切除术

【操作目的】 切除肿物以解决肿物引起的局部压迫或不适等情况，将切除肿物送病理检查，了解肿物的性质以明确诊断。

【适应证】 全身各部位体表肿物，如皮脂腺囊肿、表皮样囊肿、皮样囊肿、腱鞘囊肿等，以及部分体表的良性肿瘤等。

【禁忌证】

1．肿物合并周围皮肤感染情况者。

2．全身出血性疾病者。

【准备工作】

1．环境　清洁、安静，温度适宜，符合手术要求。术前准备：清洗局部皮肤，备皮。

2．用物　切开缝合包（治疗碗、无菌杯、孔巾、刀片、刀柄、止血钳、组织钳、组织剪、有齿镊、圆针、三角针、持针器、缝线、纱布、弯盘等）、聚维酮碘、2% 利多卡因 10ml 或 1% 普鲁卡因、生理盐水、甲醛溶液标本瓶、无菌手套等。

3．操作者　协助患者摆好体位，戴帽子、口罩，准备用物。采取局部浸润麻醉。

【操作步骤】 手术切除可分为切除法和挤切法。

1．切除法　以体表脂肪瘤为例。

（1）于脂肪瘤表面沿其长轴做切口（图 6-87），直达脂肪瘤包膜。

（2）沿脂肪瘤包膜用示指或止血钳行钝性分离（图 6-88）。脂肪瘤多呈多叶状，形态不规则，应注意完整地分离出具有包膜的脂肪瘤组织。

（3）用组织钳提起脂肪瘤基底，切除肿瘤（图 6-89）。

（4）彻底结扎止血后，逐层缝合皮下组织皮肤（图 6-90）。

2．挤切法　四肢或其他部位皮下组织较疏松的小脂肪瘤（一般≤ 7 cm），肿瘤与周围组织无慢性炎症粘连者，用挤切法切除肿瘤。先以左手拇指、示及中指捏起肿瘤。全层切开肿瘤表面皮肤，用力均匀地挤捏。肿瘤即可自行滑出皮肤切口，再切除。逐层缝合皮下组织皮肤。

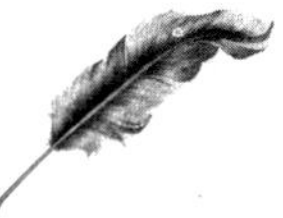

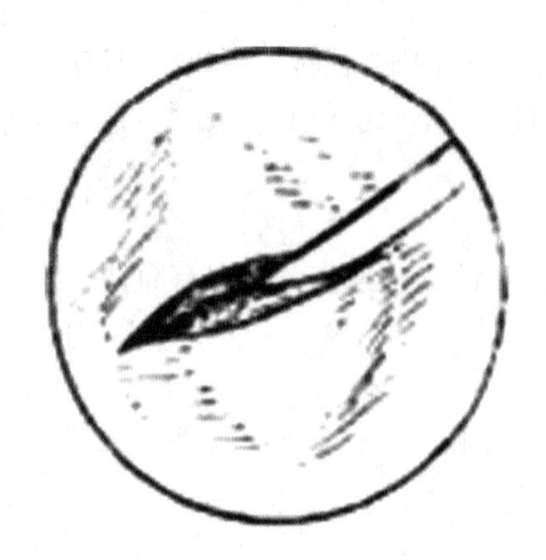

图 6-87 沿瘤体长轴做切口

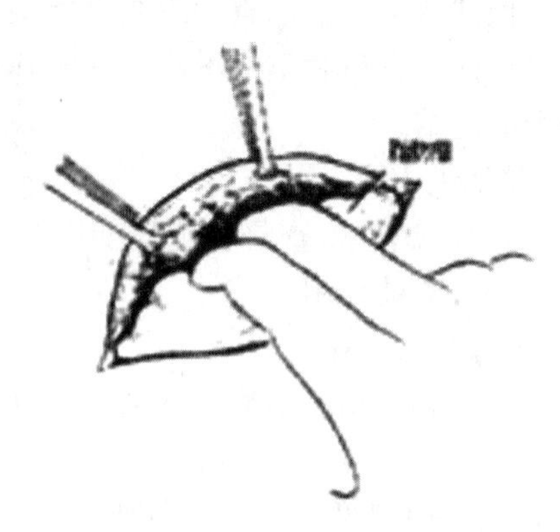

图 6-88 钝性分离包膜

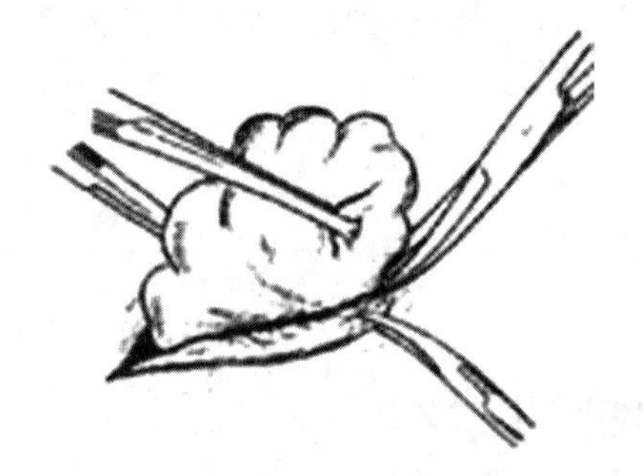

图 6-89 切除肿瘤

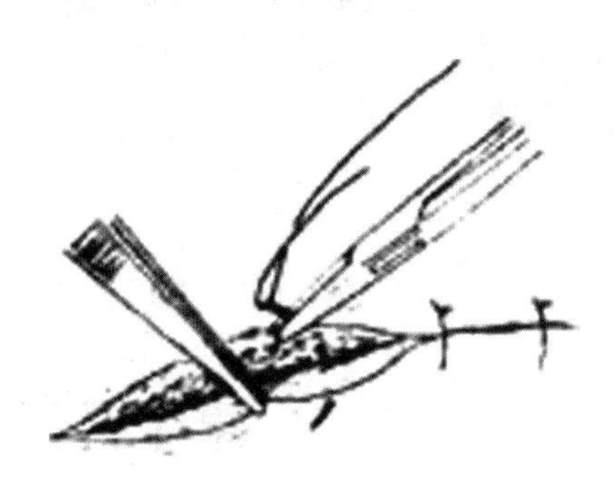

图 6-90 逐层缝合

【术后处理】 切口敷料要妥善包扎。根据身体不同部位按期拆线。

【并发症及处理】

1．脂肪液化 脂肪瘤特别是背部脂肪瘤，手术切除肿瘤后会造成局部皮肤张力大，皮下脂肪层组织血运差，易形成脂肪液化。处理：术中应予以彻底止血，消灭死腔，必要时留置引流管，并且缝合、打结动作要轻柔，减少脂肪组织割伤；术后如出现脂肪液化，应予以拆除部分或全部缝线并加强引流，应用高渗盐水清洗腔隙，并用高渗盐水纱条填入引流，以加快肉芽组织生长和组织修复。

2．切口感染 肪瘤切除术后可能引起切口感染。处理：术前治疗原发病，如糖尿病患者控制血糖至< 10mmol/L，最好能达到< 8mmol/L。术中严格无菌操作，严密缝合，不留死腔。术后一旦发现切口感染，感染部位切口早期敞开，清除各种积液、积脓及坏死组织，用聚维酮碘纱条覆盖创面，每日切口换药，更换引流条，再行二期缝合切口。

【注意事项】

1．肿瘤血运较为丰富，术中术后出血较多，术中要彻底止血，消灭死腔，术后加压包扎，引流通畅，防止血肿及渗出液的积聚，较大的脂肪瘤切除后应予以留置皮膜引流。

2．面部的皮下脂肪瘤可采用类似整容手术的手术方法。

3．多发性对称性脂肪瘤无完整包膜，且常沿周围组织结构间隙生长，不易切净，故手术仅强调达到美容效果，不以完全切除为目的。

【相关知识】 其他体表肿物的手术治疗原则

1．皮脂腺囊肿 又称粉瘤或皮脂瘤，是一种皮脂分泌物潴留淤积性疾病。以病损部的黑头粉刺和囊肿感染为主要表现，偶见发生癌变。治疗原则：手术中可在与囊肿相连的皮肤，尤其是见到导管开口时，沿着皮纹方向设计梭形的皮肤切口，连同囊肿一起摘除。分离时应特别小心，囊壁很薄，应当尽量完整地摘除。如果残留囊壁，则易于复发。如果术前有红、肿、热、痛等炎

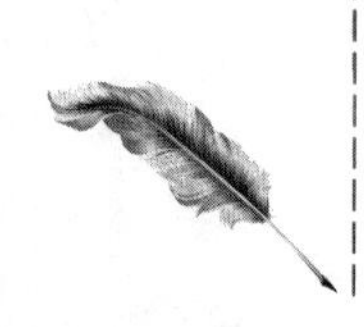

症表现，则应首先控制炎症，后期再安排手术。

2．色素痣　是由色素细胞错构并聚集所形成的赘生或色斑。手术切除适应证包括：①经常受摩擦部位，如足底、手掌、外生殖器部位，或带有色素晕者；②有碍面容，切除后可以改善外貌者；③患者有恶变恐惧症，经解释无效者；④凡有以下恶变信号的痣，应立即切除，切勿延误，如：痣骤然增大；颜色加深或不均匀；痣边界变模糊，色素呈放射状扩展；痣周围出现色素环、色素小点或卫星小痣；痣上原有毛发，而毛发脱落者；局部有轻微刺痒、灼热、疼痛；表面易出血、结痂或溃疡。手术可在局麻下进行，切除时应包括周围正常皮肤，怀疑恶变的需要切除周围正常皮肤 3cm，并将全层皮肤切除。切下组织送病理检查。

3．神经纤维瘤　是一种常见的良性肿瘤，生长速度较慢，但也可阶段性加速生长，如青春期和妊娠期，可累及神经、肌肉、骨骼、器官和皮肤。神经纤维瘤目前的治疗以病理组织切除、改善局部形态、减轻瘤体负荷为主。术中将肿瘤与其起源的神经干一并游离出来，将病变神经及肿瘤完整切除，近端神经断端应置于血液供应丰富的组织内，以防术后疼痛。如肿瘤发源于粗大的神经干，如尺、桡、正中神经等，则应注意手术时勿将其损伤，如有损伤，需作神经缝合。

4．血管瘤　是先天性毛细血管增生扩张的良性肿瘤，多在出生时或出生后不久发生，少数在儿童期或成人期开始发病。手术治疗原则：尽可能切除病灶，以免复发，切除病灶后的创面应以能拉拢缝合，且不引起局部器官移位及功能障碍为宜。对于创面较大的头面部、手部及其他重要的创面，可进行全厚皮或中厚皮移植、修复。

（刘桂彪）

第十四节　骨折手法整复

【操作目的】 通过手法整复使移位的骨折段获得解剖或功能复位。

【适应证】

1．新鲜的闭合骨折。

2．稳定和易于外固定的骨折。

【禁忌证】

1．开放性骨折。

2．关节内骨折。

3．肢体高度肿胀难以复位及固定。

4．骨折并发重要的血管、神经损伤。

5．整复后不易维持复位的不稳定骨折。

6．患者无法配合麻醉和（或）操作。

【准备工作】

1．环境　清洁、安静，温度适宜，符合操作要求。

2．用物　治疗车、座椅或检查床、2.5% 碘酊、75% 乙醇、2% 利多卡因 10ml、10ml 注射器、无菌手套、消毒棉签等。

3．人员

（1）操作者

1）需要两人或多人操作。

2）根据患者临床表现和 X 线片明确骨折诊断及骨折类型，仔细检查患者有无其他并发症。

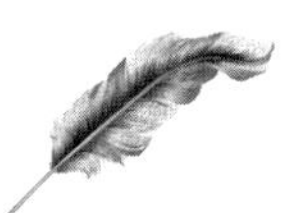

3）戴帽子、口罩，洗手，戴无菌手套。协助患者摆好体位。

4）清洁患处皮肤，给予良好的麻醉，可用局部麻醉、神经阻滞麻醉或全身麻醉，后者多用于儿童。

（2）患者

1）充分配合操作者操作。

2）有不适随时告知操作者。

【操作步骤】

1．肌肉松弛　麻醉后将患肢各关节置于肌松弛位（中立位）。减少肌肉对骨折段的牵拉力，有利于骨折复位。

2．手摸心会　在复位前、复位后用手触摸骨折部位，触摸时先轻后重，由浅及深，由远及近，确实了解骨折端在体内的方位，将患者骨折的移位实际情况与X线片对照分析，以便于计划下一步复位手法。

3．拔伸牵引　主要是克服肌肉拉力，矫正重叠移位，恢复肢体长度。牵引时，肢体先保持在原来的位置，沿着肢体纵轴，向远侧端牵引，把刺入骨折部周围软组织的骨折断端慢慢拔伸出来，为下一步整复创造条件（图6-91）。

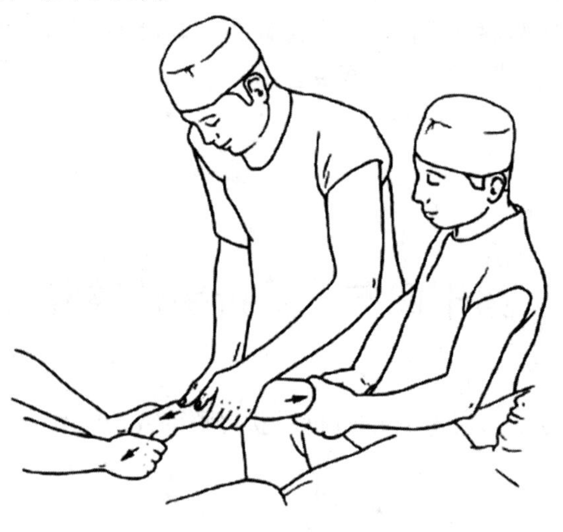

图6-91　拔伸牵引

4．反折、回旋　横骨折有较长的尖齿时，仅靠手力牵引不易完全矫正缩短移位，可用反折手法。术者两拇指抵压于突出的骨折端，其余两手四指重叠环抱下陷的另一骨折端，先加大其原有成角，两拇指再用力向下挤压突出的骨折端，待两拇指感到两断端已在同一平面时，即可反折伸直，使断端对正。回旋手法可用于有背向移位的斜骨折，在判断了发生背向移位的旋转途径后施行回旋手法，循原路回旋回去。如操作中感到有软组织阻挡，即可能对移位途径判断有误，应改变回旋方向，使骨折端从背对背变成面对面。施行此手法时应适当减少牵引力，使肌肉稍松弛，否则不易成功（图6-92）。

5．端提、捺正　缩短、成角及旋转移位矫正后，还要矫正侧方移位。上、下侧方（即前、后侧或者背、掌侧）移位可用端提手法。操作时在持续手力牵拉下，术者两手拇指压住突出的骨折远端，其余的四指捏住近侧骨折端，向上端提。内、外侧方（即左、右侧或桡、尺侧）移位，用捺正手法。操作时在持续牵引下，用两拇指分别挤压移位的两骨折端作捺正手法。使陷者复起，突者复平（图6-93）。

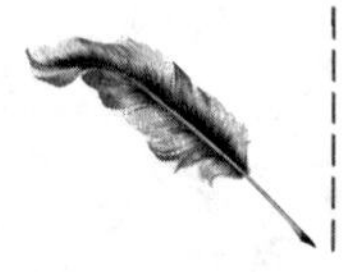

6．分骨、扳正　尺、桡骨，掌骨、跖骨骨折时，骨折段因成角移位及侧方移位而互相靠拢时，术者可用两手拇指及示、中、环指，分别挤捏骨折处背侧及掌侧骨间隙，矫正成角及侧方移

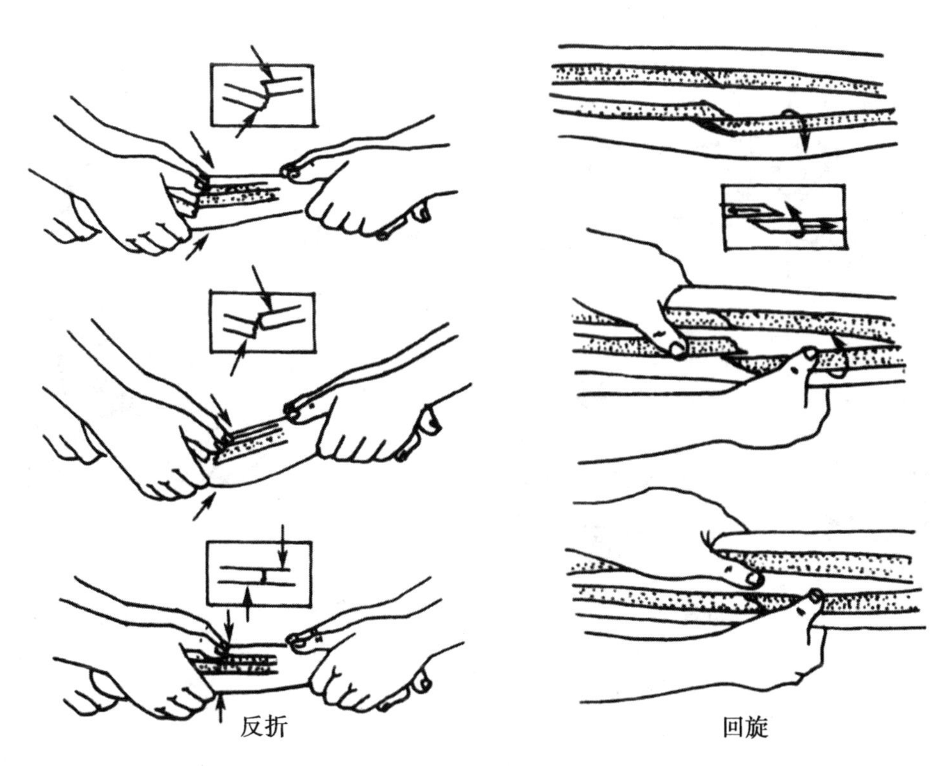

图 6-92 反折、回旋

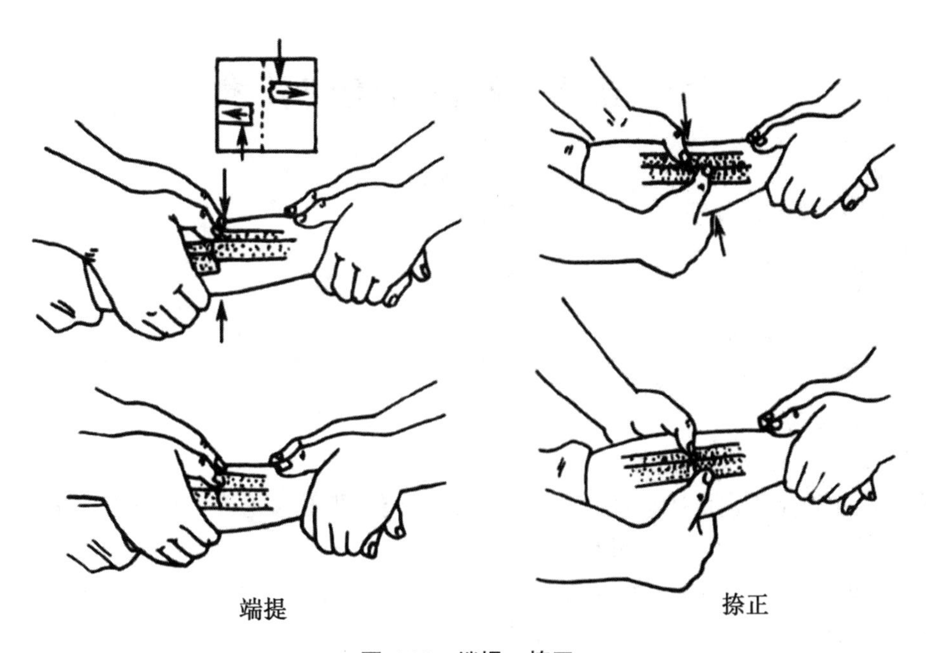

图 6-93 端提、捺正

位，使靠拢的骨折端分开。青枝骨折仅有成角移位时，可用两手拇指压住角顶，余四指分别扳折远近两骨折段，即可矫正（图 6-94）。

【注意事项】

1．手法复位要求及时、稳妥、准确、轻巧而不增加损伤，争取一次复位成功。

2．骨折复位必须遵循以远端对近端的复位原则。

3．应避免在 X 线透视下行手法复位。

4．禁忌粗暴的手法和反复多次的复位。

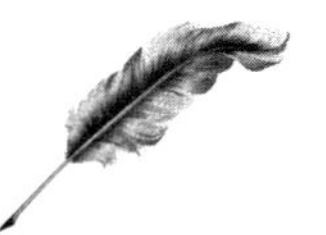

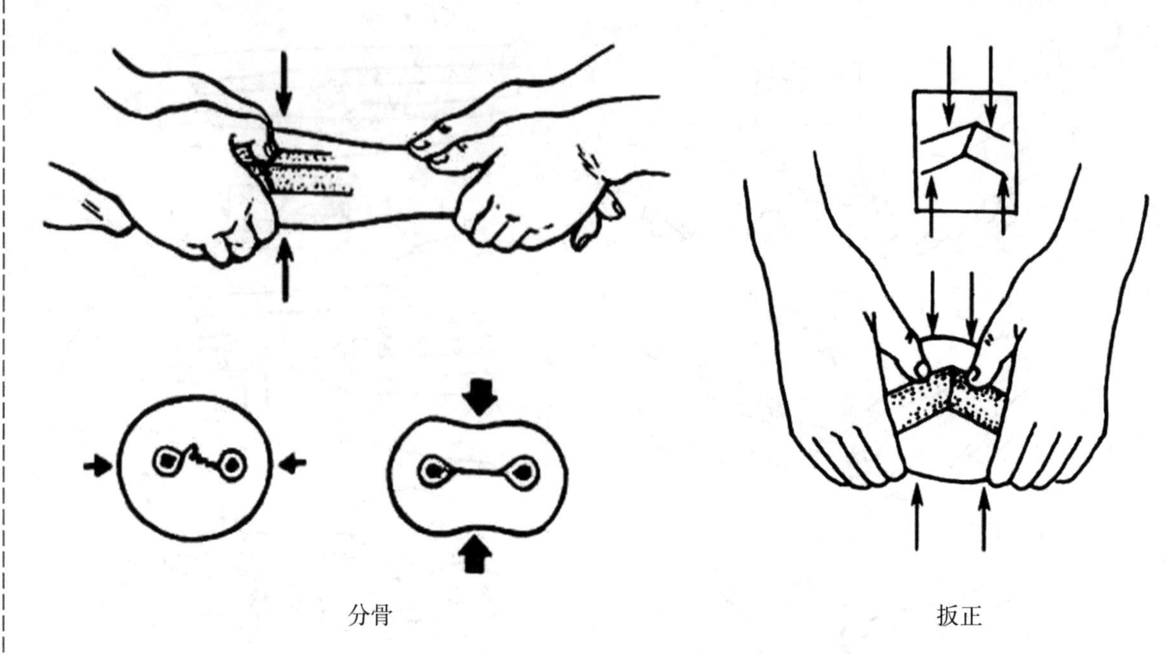

分骨　　扳正

图 6-94　分骨、扳正

5．复位成功后要立即给予外固定，以免已经复位的骨折端再次移位。

第十五节　石膏绷带包扎术

【操作目的】 维持治疗体位，固定骨折脱位。

【适应证】

1．稳定性骨折复位后。

2．骨折开放复位内固定后。

3．脊柱压缩性骨折。

4．关节脱位复位后。

5．关节扭伤、韧带撕裂及撕脱。

6．术后促进愈合及防止病理性骨折，如神经吻合、肌腱移植、韧带缝合、关节融合固定、截骨术、骨移植、关节移植、显微外科、骨髓炎等术后。

7．纠正先天性畸形，如先天性髋关节脱位、先天性马蹄内翻足等。

8．慢性骨关节病、骨关节感染、颈椎病等。

9．脊柱手术前、后石膏床和背心等。

【禁忌证】

1．全身情况差，尤其心肺功能不全之年迈者，不可在胸腹部包扎石膏绷带。

2．孕妇、进行性腹水忌作胸腹部石膏。

3．有直接妨碍病情观察的特殊情况时。

【准备工作】

1．环境　宽敞、清洁，温度适宜。

2．用物　适当规格的石膏绷带、温水（40 ~ 42℃）、石膏刀、撑开器、电锯、剪刀、针、线、衬垫物（棉垫、棉纸、袜套）、红蓝色铅笔等。

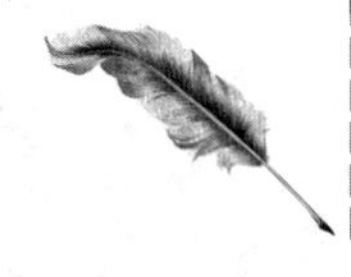

3．人员

（1）操作者：核对患者信息；根据所测长度准备石膏；助手协助维持患者肢体位置。

（2）患者：采取舒适体位，脱掉内外衣，暴露固定肢体。局部清洗，必要时局部消毒麻醉。

【操作步骤】

1．垫衬垫　石膏无弹性，不垫以衬垫易引起组织压伤。一般而言，石膏覆盖的部位都应覆以衬垫，在骨隆突处和软组织稀少处尤应加厚。常用衬垫有棉织套筒、棉纸、棉絮垫等（图6-95）。

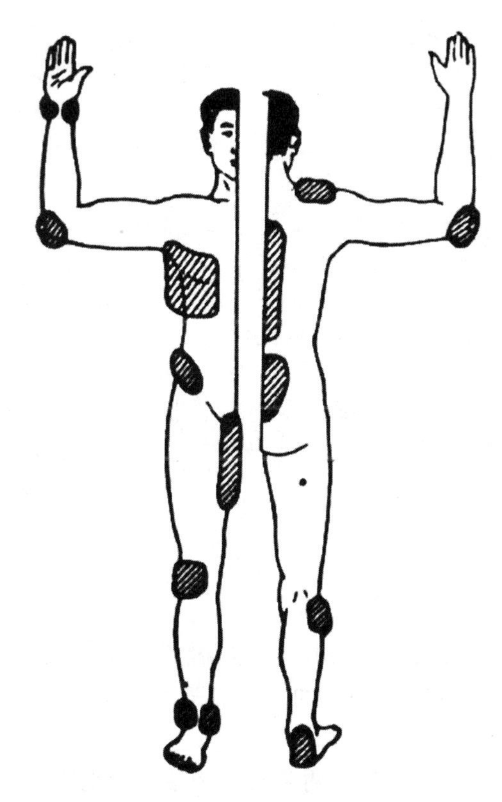

图 6-95　垫衬垫

2．浸泡石膏绷带　用水桶或面盆盛温水（40 ~ 42℃，以手试之，不烫即可），将石膏绷带轻轻平放于桶内（图 6-96），使其全部浸透，卷内气泡全部排出后，双手握石膏绷带卷两端缓缓与水面平行取出，用两手向石膏绷带卷中央轻轻对挤，挤去多余水分，即可使用（图 6-97）。不可用双手拧石膏卷，以免石膏浆过多流失，影响固定效果。

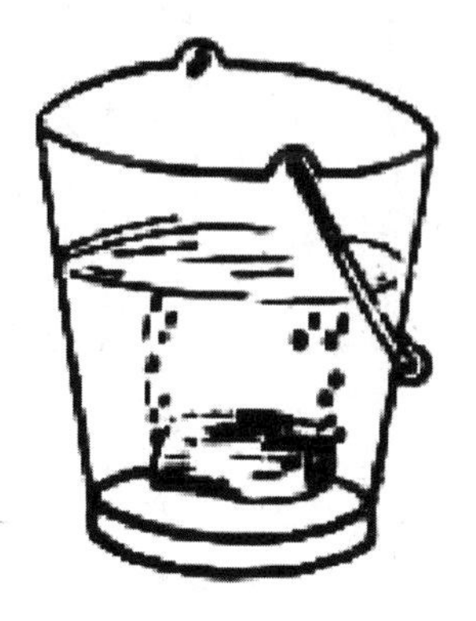

图 6-96　浸泡石膏

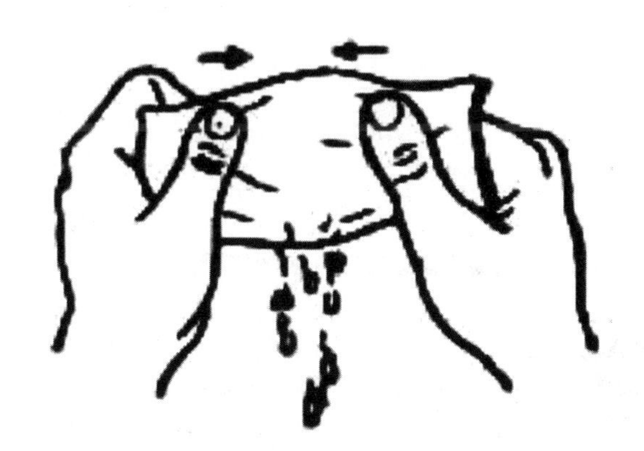

图 6-97　挤出水分

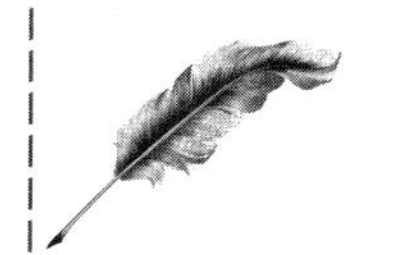

3．石膏绷带固定时应使肢体和关节处于功能位置　常见肢体和关节功能位置及固定范围见表 6-1。固定范围的原则是将患部上、下两个邻近的关节一起固定（图 6-98）。

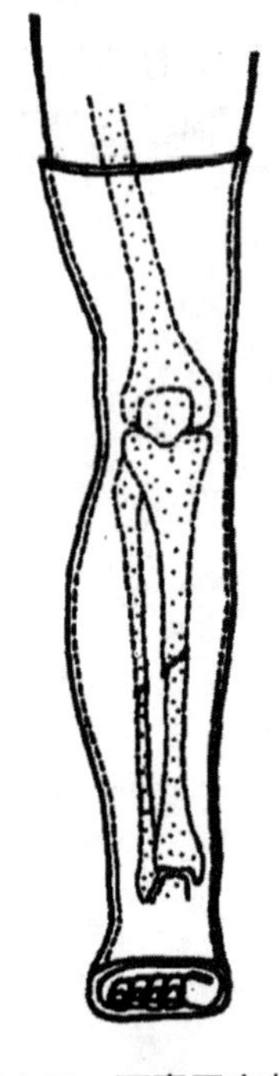

图 6-98　石膏固定范围

表 6-1　肢体和关节功能位置及固定范围

骨与关节	功能位置	固定范围
肩关节、肱骨	外展 45° ~ 55°，外旋 15°，前屈 30°，肘关节屈 90°，肘与前胸平齐，前臂稍旋前	肩人字石膏，包括胸、肩、上臂、肘及前臂，女性应托起乳房，以防受压
肘关节、尺桡骨	一侧屈 90°，如固定双侧，另一侧屈 110°，一侧屈 70°，前臂中立位	自腋部起，下达手掌远侧横纹
腕关节、手部	腕背屈 20° ~ 30°，手半握拳拇指对掌位	肘下至手掌侧横纹
手指关节、指骨	掌指关节屈 60°，指间关节屈 30° ~ 45°	前臂至指
髋关节、股骨	一般屈 15° ~ 20°，外展 10° ~ 15°，旋转中立位；两侧者，则一侧全伸，另一侧稍屈	髋人字石膏，自乳头至足趾，必要时包括对侧髋关节，下达膝上部
膝关节、胫腓骨、踝关节、跟骨	屈膝 10° ~ 15°，小儿全伸呈中立位，无内外翻	大腿根至足趾 小腿至足趾
脊柱		胸 4 以上包括头颈部，腰 4 以上包括两侧大腿

4．石膏绷带固定类型及操作方法

（1）石膏托：在平板上，按需要将石膏绷带折叠成需要长度的石膏条带，置于伤肢的背侧（或后侧），用绷带卷包缠，达到固定的目的。上肢一般 10 ~ 12 层，下肢一般 12 ~ 15 层，其宽度应包围肢体周径的 2/3 为宜（图 6-99）。

（2）石膏夹板：按石膏托的方法制作两条石膏条带，分别置贴于被固定肢体的伸侧及屈侧，用手抹贴于肢体，绷带包缠。石膏夹板固定的牢固性优于石膏托，多用于骨关节，损伤后肢体肿胀，便于调整松紧，以防影响肢体血运。

（3）石膏管型：是将石膏条带置于伤肢屈伸两侧，再用石膏绷带包缠固定肢体的方法。有时为防止肢体肿胀导致血液循环障碍，在石膏管型塑形后尚未干硬时，于肢体前方纵行剖开，称之为石膏管型的剖缝（图 6-100）。

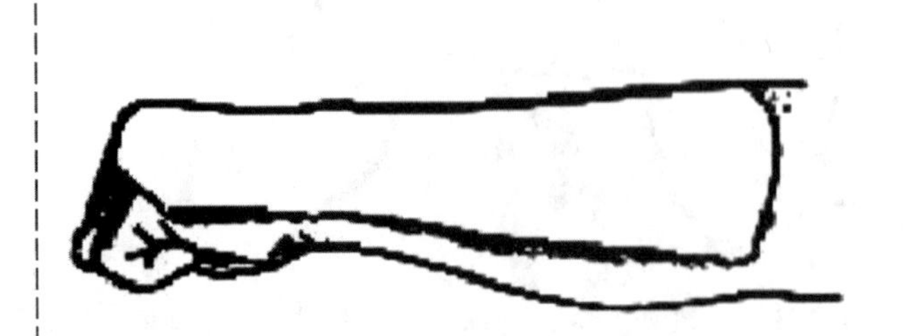

图 6-99　石膏托

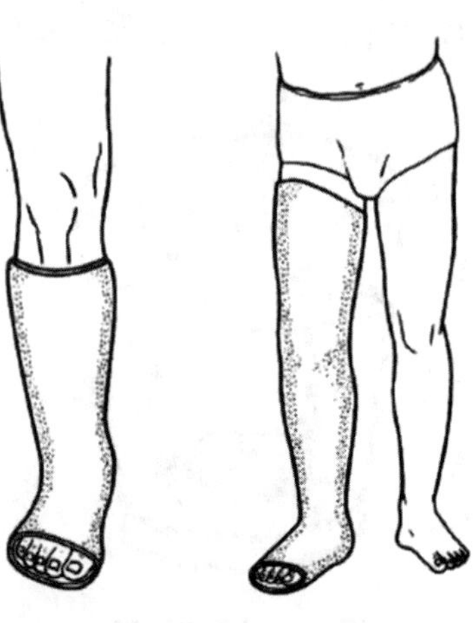

图 6-100　石膏管型

（4）躯干石膏：是采用石膏条带与石膏绷带相结合形成一个整体包缠固定躯干的方法，如头颈胸石膏、石膏背心、髋人字石膏等（图 6-101）。

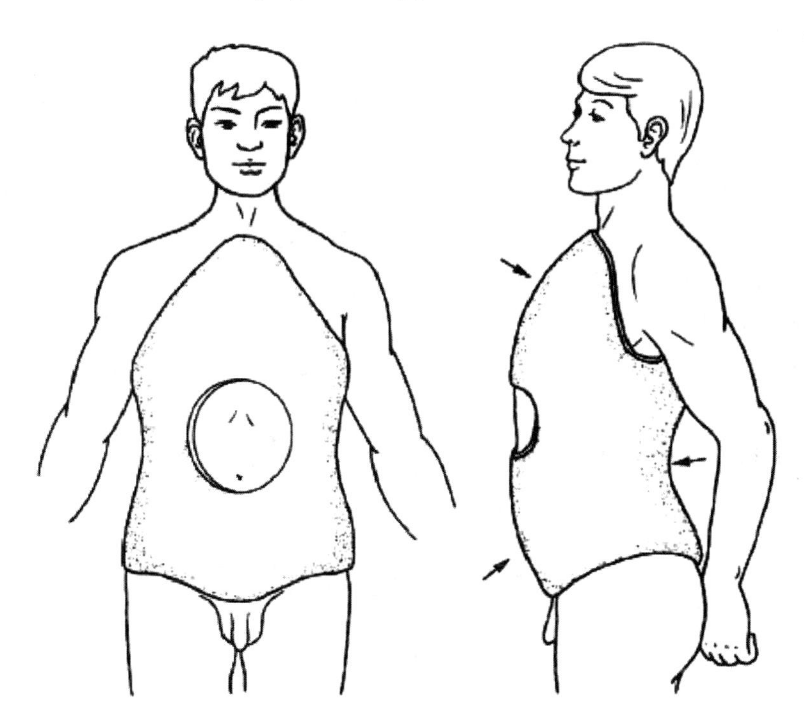

图 6-101　躯干石膏

【拆除方法】 用石膏剪从石膏近端外侧边缘纵行剪开，也可用石膏锯或电锯锯开。石膏剪向前推进时，剪的两叶应与肢体的长轴平行，以防剪伤皮肤。关节部位的石膏要改用石膏锯锯开，以免损伤皮肤。将石膏剪开或锯开一条裂缝后，用石膏分开器伸入裂缝，分开石膏，使裂缝扩大，即可将石膏去除。

【注意事项】

1．在骨隆突处应妥善衬垫，以防皮肤受压。将肢体置于并保持在所需的位置，用器械固定或专人扶持，直到石膏包扎完毕硬化定型为止。在石膏未干前搬运患者时，注意勿使石膏折断或变形，须用手掌托住石膏，忌用手指捏压。患者放于病床时必须将石膏用软枕垫好，石膏未干固以前，注意勿使骨突处受压。

2．缠绕石膏要按一定方向沿肢体表面滚动（切忌用力牵拉石膏卷），并随时用手掌塑形，使其均匀、不滑、符合体形。移位骨折复位后的石膏固定，应在石膏硬固前用手掌加压塑形，维持骨折复位后的对位。石膏干固前应注意保护，用枕垫好，防止变形或折断。

3．石膏包扎完毕或待石膏定形后（一般需 5 ～ 8 分钟），应将其边缘修理整齐，并修去妨碍关节活动的部分。髋人字石膏及石膏背心包扎后，应在腹部“开窗”，以免影响呼吸。反折露出的衬垫物边沿，宜用窄石膏绷带固定。如有创口需要进行观察或更换敷料，石膏绷带固定后可在创口的相应部位开窗，以便及时检查和治疗。肢端应暴露，以利于观察。

4．在易于折断部位，如关节处，应用石膏条带加强。

5．上石膏后应在石膏型上注明诊断、受伤日期（或手术日期）、石膏绷带固定日期和医院名称等，并在石膏上划出骨折的部位及形状，以利于术后观察。

6．石膏定型后，可用电烤架或其他方法烘干。但须注意防止漏电和烧伤皮肤。

7．抬高患肢，注意有无受压症状，随时观察指或趾端血运、皮肤颜色、温度、肿胀、感觉及运动情况。如有下列情况应立即劈开石膏进行检查：

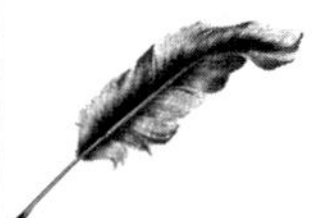

（1）患者肢体苍白或青紫、明显肿胀或剧痛及有循环障碍者。

（2）疑有石膏压疮、神经受压者。

（3）手术后或开放伤患者有原因不明的高热，疑有感染者。

（4）有肠系膜上动脉压迫综合征者。石膏夹板固定者可剪除绷带，重新固定；管形石膏固定者应将石膏一侧或两侧沿长轴方向剖开，直到皮肤完全暴露为止，血循环改善后，再在其间隙填以棉花用软绷带包扎，如不能缓解应拆除全部石膏进行检查。

8．生活上给予帮助，防止粪、尿等浸湿石膏。经常保持被褥平整、清洁及干燥，防止发生压疮。每日用温水或乙醇按摩骨突出部位，并用手指蘸乙醇伸入石膏边缘按摩皮肤。

9．经常改变体位，患者未能下床前帮助翻身至少每天 4 次，并鼓励和指导患者活动未固定的关节、作石膏内的肌肉收缩活动。情况许可时，鼓励下床活动。

10．冬季应对肢体远端外露部位（指、趾等）用棉花包扎保温，但切忌直接烘烤，尤其在血液循环不佳情况下。

11．如因肿胀消退或肌肉萎缩致使石膏松动，应立即更换石膏。

第十六节 局部封闭技术

【操作目的】 采用局部封闭技术，可以消炎止痛，减少形成顽固性、难治性疼痛的可能性，还可协助医师判断疼痛产生的原因和部位。此外，还可进行诊断性治疗，软化纤维瘢痕组织，降低局部创伤免疫反应。

【适应证】

1．急性损伤性疾病 如急性腰扭伤、软组织扭伤和挫伤、创伤性滑膜炎等。

2．慢性劳损性疾病 如腰肌筋膜炎、跟痛症、滑囊炎等。

3．骨 - 纤维管压迫综合征 如弹响指、桡骨茎突部狭窄性腱鞘炎、腕管综合征等。

4．退行性变疾病 如腰椎间盘突出症、骨关节炎等。

5．其他疾病 如尾骨痛等。

【禁忌证】

1．患者拒绝接受封闭或对封闭异常担心。

2．穿刺部位或邻近皮肤有局部感染。

3．怀疑局部疼痛可能与局部感染有关。

4．痛点处或痛点邻近处的 X 线片提示有骨或软组织病理性病变，如骨肿瘤。

5．有正在治疗中的全身慢性感染，如结核病。

6．有消化道反复出血史，特别是近期有消化道出血者。

7．有严重的高血压或糖尿病。

8．患者的凝血功能异常。

9．患者不能使用激素或对激素、麻醉药过敏。

【准备工作】

1．环境 清洁、安静，温度适宜。

2．用物 治疗车、2.5% 碘酊、75% 乙醇、2% 利多卡因、复方倍他米松 0.5 ～ 1ml 或曲安奈德 0.5 ～ 1ml、5ml 注射器、20ml 注射器、输液贴、无菌棉签。

3．人员

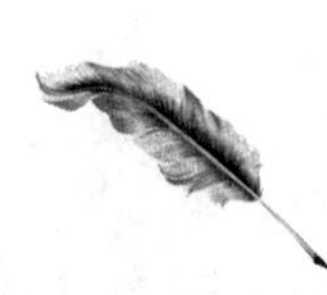

（1）操作者：洗手，摆好患者体位，打开需要用的药品。

(2) 患者

1) 配合操作者的操作。

2) 操作过程中注意避免剧烈活动，保持体位，如有头晕、心悸、气促等不适及时报告操作者。

【操作步骤】

1. 体位　充分暴露穿刺点即可。

2. 穿刺点选择　仔细寻找压痛点，要求找到压之最痛的一点，然后估计进针的深度，此时要考虑该进针点下方的解剖，有没有重要的神经、血管经过。如为肌肉起止点处的疼痛，如网球肘、高尔夫球肘，针尖必须抵到肱骨外上髁或内髁，但不是在外上髁或内髁的顶点，那里的皮肤很薄，很容易造成皮肤萎缩。如果压痛点偏内髁内侧，进针时就应该想到周围的重要结构，如肱动脉、肱静脉和正中神经，切不可损伤它们。如为神经卡压，该神经如紧贴骨骼，针尖必须抵到骨，如上臂桡神经卡压，针尖必须抵到肱骨。

3. 消毒　严格执行无菌技术，消毒部位用碘酊和乙醇消毒 2 ～ 3 遍。

4. 核对　抽药前核对药物的有效期和浓度。

5. 注射　从合适部位进针，到达应该到达的部位后（如骨膜处、腱鞘内等），回抽药物，确定针头不在血管内后再推药。

6. 拔针　药物推注完毕即可拔针，拔针后注射点用无菌输液贴覆盖。

【并发症】

1. 局部难以治愈的感染　治疗不及时可能累及骨与关节，甚至不得不截肢。

2. 激素的副作用　如骨质疏松、股骨头无菌性坏死等。

3. 邻近脏器的损伤　如张力性气胸、膝关节内血肿等。

【注意事项】

1. 在任何部位做局部封闭后，都应该让患者休息并观察 15 ～ 20 分钟，注意部分患者可能出现头晕、步态不稳的情况。

2. 注射时不可将药物直接注入神经干内，这会造成患者剧烈的麻痛及该神经干支配区的感觉麻痹、运动丧失，极少数患者可能发生不可逆的神经损伤。

3. 在做局部封闭时要想到穿刺点下方的脏器和可能发生的危险并加以避免。

4. 关于每年可做几次局部封闭的问题，目前还没有定论，这与所用药物及每次的用药量、用药间隔时间有很大的关系。

第十七节　关节穿刺术

【操作目的】 通过关节穿刺，可抽出关节腔内积液，进行检查，明确诊断，并可向关节腔内注入药物进行治疗，注入造影剂或空气进行造影。

【适应证】

1. 四肢关节腔内积液，须行穿刺抽液检查或引流，或注射药物进行治疗。

2. 关节腔内注入空气或造影剂，行关节造影术，以了解关节软骨或骨端的变化。

3. 关节急性或慢性感染，行穿刺治疗并帮助明确诊断，为早期手术切开引流提供依据。

【准备工作】

1. 环境　清洁、安静，空气适宜。符合操作要求。

2. 用物　18 ～ 20 号穿刺针及注射器、无菌手套、消毒巾、无菌试管、1% ～ 2% 普鲁卡因

等。必要时利用C臂X线机引导下操作。

3．人员 操作者着装整洁，戴帽子、口罩；准备用物，协助患者摆好体位。患者取合适体位，配合操作者的操作，有不适随时向操作者报告。

【操作步骤】 局部严格消毒后，术者戴无菌手套，铺无菌巾，穿刺点用1% ~ 2% 普鲁卡因局部麻醉。术者右手持注射器，左手固定穿刺点。当针进入关节腔后，右手固定针头及注射器，左手进行抽液或注药等操作。

1．肩关节穿刺术 可通过前侧、后侧或外侧入路进行肩关节穿刺。由于在肩关节前侧通常可触及脓肿波动区，并可更容易地辨明骨性标志，因此，大多数情况下在此进行穿刺。进针点位于喙突与肩峰连线中点前外侧缘。穿刺针直接向后刺入关节腔进行抽吸（图6-102），也可将患肢轻度外展外旋，肘关节屈曲位，从肱骨小结节与喙突之间垂直刺入关节腔。

2．肘关节穿刺术 肘关节屈曲90°，紧靠桡骨小头近侧，于其后外方向前下方进针，关节囊在此距离表面最浅，桡骨头亦清晰可触及。也可在尺骨鹰嘴顶端和肱骨外上髁之间向内前方刺入，还可经尺骨鹰嘴上方，顺肱三头肌腱向前下方刺入关节腔（图6-103）。

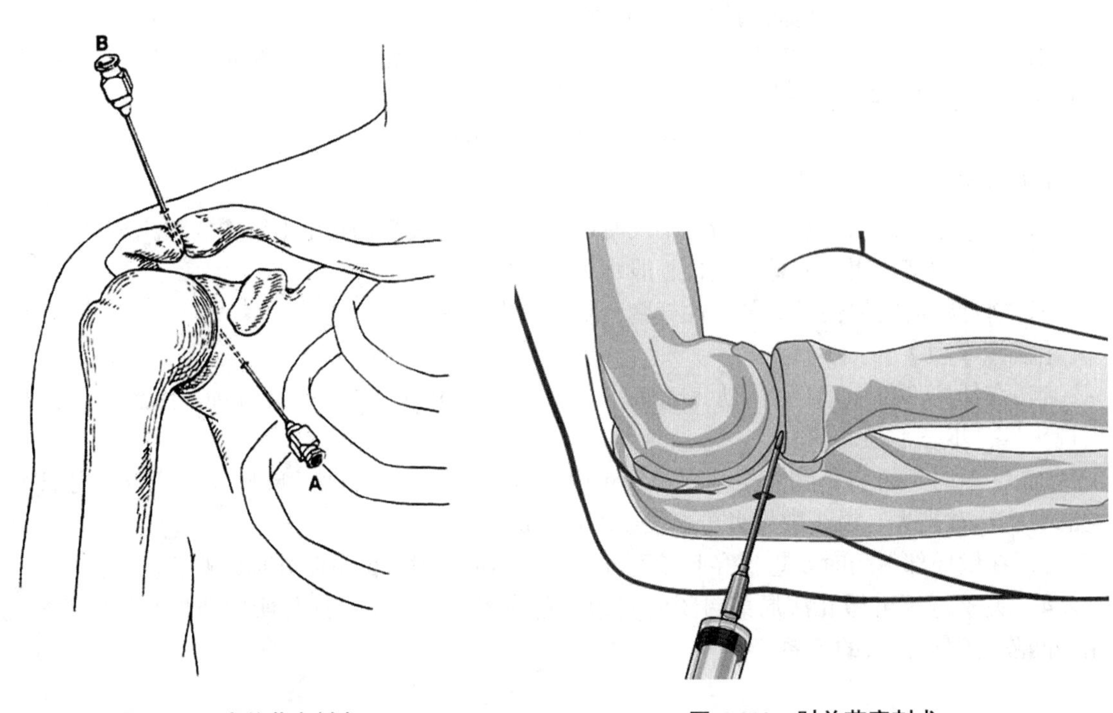

图6-102 肩关节穿刺术　　**图6-103 肘关节穿刺术**

3．腕关节穿刺术 腕关节的穿刺抽吸要在腕背侧进行。腕背侧有几个穿刺点均可选用。最常用的穿刺点位于桡腕关节水平，第一、二伸肌之间，靠近拇长伸肌与桡侧腕长伸肌的交叉处。其他的穿刺点位于第三、四或第四、五伸肌之间也可经尺骨茎突或桡骨茎突侧面下方，垂直向内下进针，因桡动脉行桡骨茎突远方，故最好在尺侧穿刺（图6−104）。

4．髋关节穿刺术 无论是外侧、前侧或内侧入路均可用于髋关节的穿刺抽吸。利用C臂X线机引导下操作，可使进针更加准确。如果不能抽出液体，就要进行关节造影以确定穿刺针的位置（图6-105）。

（1）外侧穿刺抽吸：进针点恰位于大转子的前下方，穿刺针与大腿表面呈45°角进针。根据患者体形的大小，将穿刺针贴近骨质朝内侧和近侧方向送入5 ~ 10cm，进入关节。

（2）前侧穿刺抽吸：在腹股沟韧带处触及股动脉的搏动。穿刺针在此点的外侧2.5cm和远侧2.5cm处，与皮肤表面呈45°角刺入，向内侧和近侧进针5 ~ 7.5cm即进入关节腔。

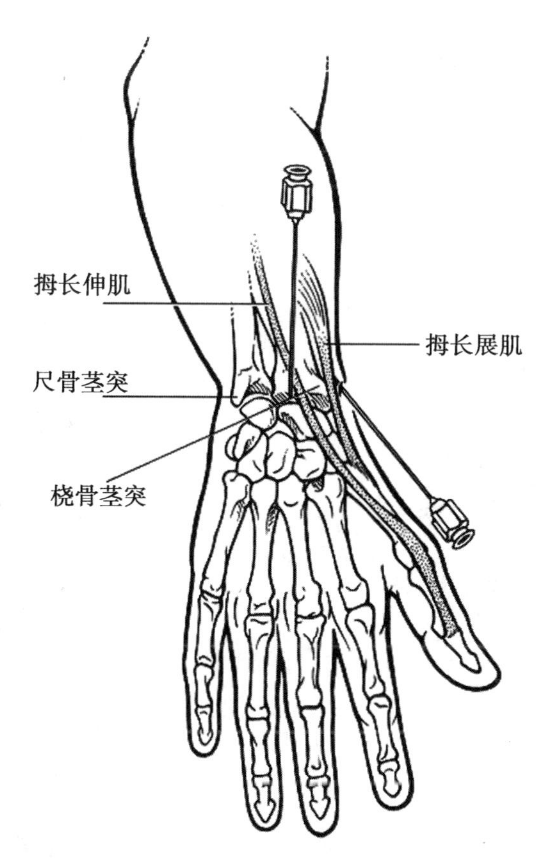

图 6-104　腕关节穿刺术

（3）内侧穿刺抽吸：将患腿屈曲外展，对于化脓性关节炎患者来说，这通常是一个更舒适的体位。穿刺针由长收肌腱的下方穿入，可利用C臂X线机引导进行穿刺，进针平面在可摸到搏动的股动脉的下方，直至触及股骨头或股骨颈后，然后开始抽吸。

5．膝关节穿刺术　由于膝关节较表浅，因此能容易地进行穿刺。进针点位于外侧，与髌骨上极同一水平，将针穿过外侧支持带进入关节。也可以髌骨上缘的水平线与髌骨外缘的垂直线的交叉点为穿刺点，经此点向内下方刺入关节腔；还可经髌韧带的任何一侧，紧贴髌骨下方向后进针（图 6-106）。

6．踝关节穿刺术　紧贴外踝或内踝尖部，向内上进针，经踝部与相邻的距骨之间进入关节囊。有时，踝关节周围的肿胀经常造成脓肿波动的定位困难。为了避免损伤重要结构，进针点要位于外踝尖端近侧 2.5cm 与前方 1.3cm 处，正好位于第 3 腓骨肌腱的外侧（图 6-107）。

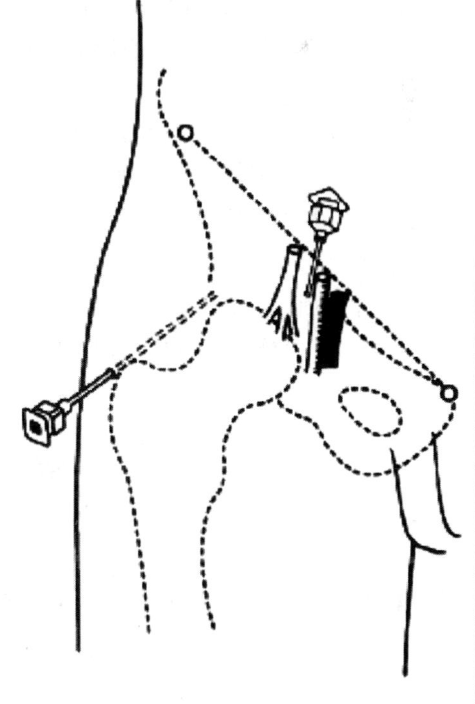

图 6-105　髋关节穿刺术

【注意事项】

1．所用器械与药品皆应严格无菌，注意无菌操作，防止造成关节腔感染。

2．应边吸抽，边进针，注意有无新鲜血流，如有说明刺入血管，应将穿刺针退出少许，改变方向再继续进针。另外，当抽出液体后，再稍稍将穿刺针刺入少许，尽量抽尽关节腔内的积

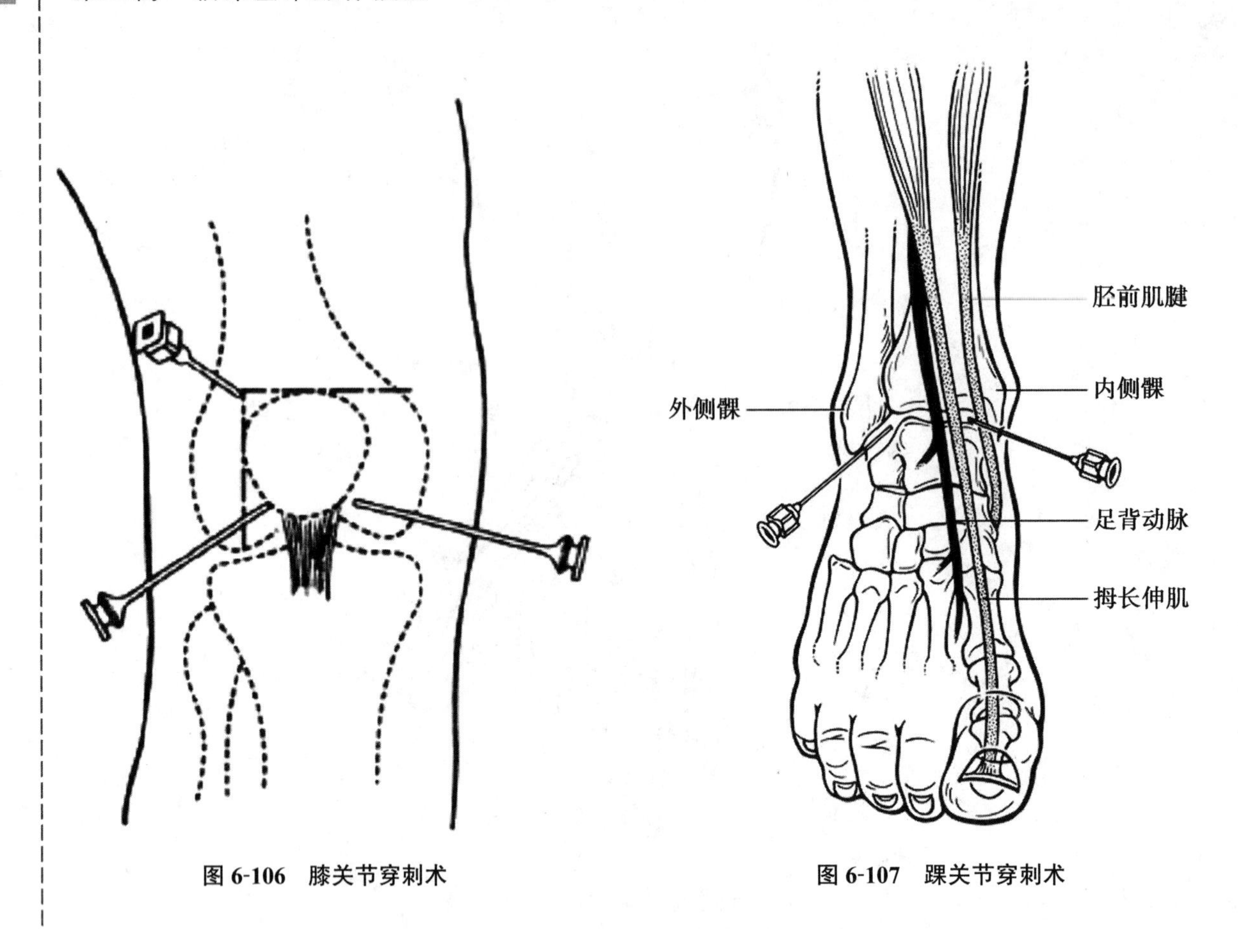

图 6-106 膝关节穿刺术

图 6-107 踝关节穿刺术

液。但不可刺入过深，以免损伤关节和关节软骨。

3．反复在关节内注射类固醇类药物，可造成关节软骨损伤。因此，任何关节内注射类固醇类药物不应超过 3 次。

4．对抽出的液体除须做镜下检查、细菌培养和药敏试验外，还要认真进行肉眼观察，初步判断形状，给予及时治疗。如正常滑液为草黄色，清而透明；若为暗红色或陈旧性血液，往往为外伤性；抽出的血液内含有脂肪滴，则可能为关节内骨折；浑浊的液体多提示有感染；若为脓液，则感染的诊断确定无疑。

5．关节腔内有明显积液者，穿刺后应加压包扎，适当给予固定。根据积液多少确定再行穿刺的时间，一般每周穿刺 2 次即可。

第十八节 牵 引 术

【操作目的】 通过牵引进行复位固定，纠正畸形，缓解疼痛，促进骨折愈合。

【适应证】

1．肱骨髁上骨折，经手法复位失败或局部有严重肿胀不宜手法复位者。

2．5 岁以下小儿股骨骨折。

3．开放性截肢术后皮肤牵引，防止皮肤回缩，有利于残端伤口的延期闭合，牵引重量为 1.5 ～ 2kg。

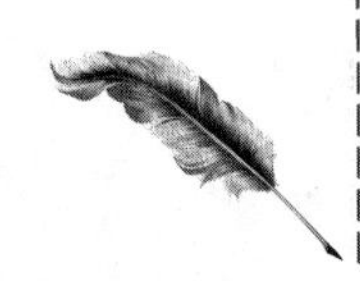

4．预防和治疗髋、膝关节挛缩。

5．对于腰腿痛、颈肩痛，牵引可使轻、中度突出的椎间盘复位，缓解疼痛。

6．骨骼病变包括骨肿瘤、骨结核、骨髓炎等，皮肤牵引可防止发生病理性骨折。

【禁忌证】

1．绝对禁忌　局部皮肤缺损感染；软组织感染；骨髓炎（骨牵引绝对禁忌）。

2．相对禁忌　张力水疱形成；严重骨质疏松；骨缺损或关节漂浮；牵引可造成血管、神经损伤加重者。

【准备工作】

1．环境　清洁，安静，温度适宜。

2．用物　牵引床、牵引架、牵引弓、固定肢体的皮肤牵引套、骨针、牵引绳、不同重量的牵引砣、床尾调高或垫高器材、电钻、皮肤消毒剂、长宽适合的胶布条、无菌手套等。

3．人员　操作者洗手，确定牵引方式。患者牵引部位皮肤清洗，剃毛发。

一、皮肤牵引

通过牵引皮肤，间接牵拉肌肉及骨骼，纠正骨移位或防止关节挛缩畸形。

【操作步骤】 借助胶布贴于伤肢皮肤上，或用泡沫塑料布包压于伤肢皮肤上，胶布远侧端置扩张板，于扩张板中心钻孔穿绳打结，再通过牵引架的滑轮装置，加上悬吊适当的重量进行持续皮肤牵引（图 6-108）。

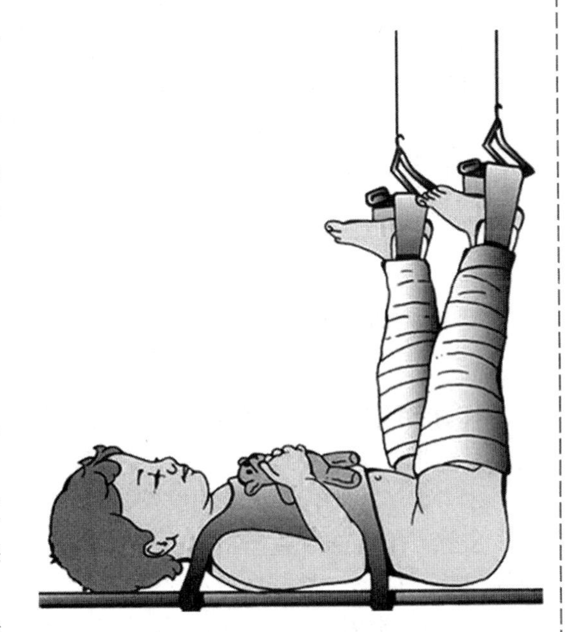

图 6-108　皮肤牵引

【注意事项】

1．皮肤必须完好。

2．牵引重量一般不得超过 5kg，牵引力过大，易损伤皮肤或起水疱，影响继续牵引。

3．一般牵引时间为 2 ～ 3 周，时间过长，皮肤上皮脱落影响胶布粘着，如需继续牵引，应更换新胶布维持牵引。

4．牵引期间应定时检查伤肢长度及牵引的胶布粘贴情况，及时调整重量和体位，防止过度牵引。

二、骨骼牵引

从骨骼穿针或穿钉可承受较大的牵引力量，牵引部位与身体接触面小，便于检查患肢和处理局部伤口，上下邻近关节活动方便，不引起皮肤损伤等。

【操作方法】 常用的钢针有两种，即克氏针和斯氏针。在局麻下操作，于穿针处作一长约 5mm 纵形切口，切开皮肤时一般将皮肤向上稍加牵拉，以免在牵引过程中皮肤受钢针压挤引起坏死或感染。然后对准方向将针穿入骨质，钻向对侧，当针穿到对侧相应部位皮下时，局麻后将针穿透对侧。下肢牵引时常将肢体安置在有屈膝附件的托马氏架上作平衡牵引。

1．尺骨鹰嘴牵引　适用于肱骨颈、干，肱骨髁上及髁间粉碎性骨折移位和局部肿胀严重，不能立即复位固定者，以及陈旧性肩关节脱位将进行手法复位者。

步骤：①沿尺骨鹰嘴顶点下 3cm 画一条与尺骨背侧缘的垂直线；②在尺骨背侧缘的两侧各 2cm 处，画一条与尺骨背侧缘平行的直线，相交两点即为牵引针的进口与出口点；③从内侧标记点刺入到尺骨，注意切勿损伤尺神经；④穿入牵引针后，安装牵引弓，沿上臂纵轴线方向进行牵引，同时将伤肢前臂用帆布吊带吊起，保持肘关节屈曲 90°，一般牵引重量为 2 ～ 4kg（图 6-109）。

2．股骨髁上牵引　适用于有移位的股骨骨折、移位的骨盆骨折、髋关节中心脱位和陈旧性髋关节后脱位等；也可用于胫骨结节牵引过久、牵引钉松动或钉孔感染，必须换钉继续牵引时。

步骤：①将患肢放在布郎氏牵引支架上，自内收肌结节 2cm 处由内向外穿入斯氏针；②安装牵引弓，在牵引架上进行牵引；③将床脚抬高 20 ~ 25cm，以自身重量作对抗牵引；④牵引所用的总重量应根据患者体重和损伤情况决定，如骨盆骨折、股骨骨折和髋关节脱位的牵引总重量，成人一般按体重的 1/7 或 1/8 计算，年老体弱者、肌肉损伤过多或有病理性骨折者，可用体重的 1/9 重量，复位后改用维持牵引重量为体重的 1/12（图 6-110）。

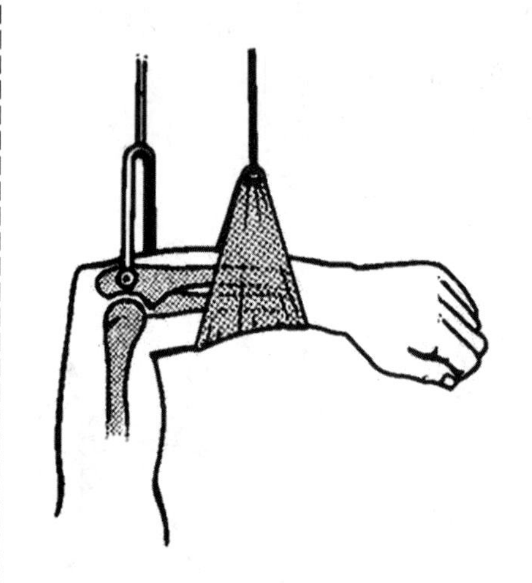

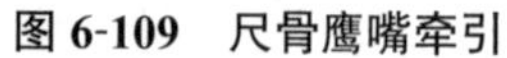

图 6-109　尺骨鹰嘴牵引

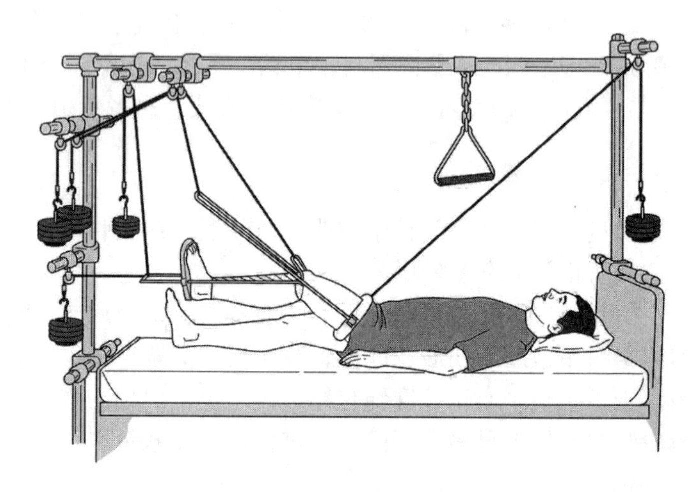

图 6-110　股骨髁上牵引

3．胫骨结节牵引　此牵引与股骨髁上牵引技术均适用有移位股骨及骨盆骨折，髋关节中心脱位及陈旧性髋关节脱位等，胫骨结节牵引较股骨髁上牵引常用，如此牵引过程中有其他问题时，才考虑换为股骨髁上牵引继续治疗。

步骤：①将伤肢放在布郎氏牵引支架上；②自胫骨结节与腓骨小头的中点由外向内进针，避免损伤腓总神经（图 6-111）。

4．跟骨牵引　适用于胫腓骨不稳定性骨折、某些跟骨骨折及膝关节轻度挛缩畸形。

步骤：①将踝关节保持伸屈中间位；②自内踝下端到足跟后下缘连线的中点，即为进针标记点。斯氏针从内向外进针，余操作同上（图 6-112）。

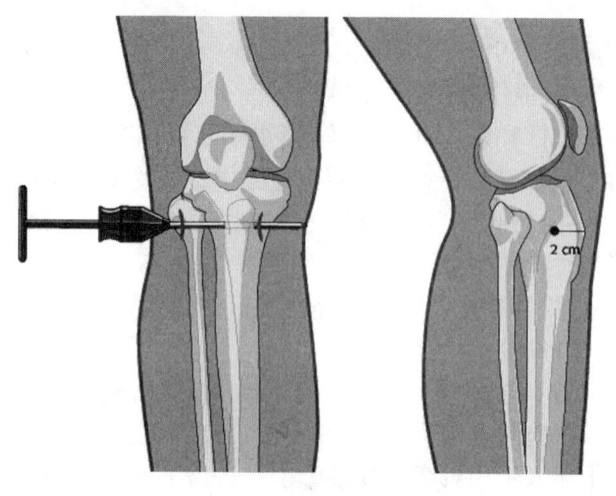

图 6-111　胫骨结节牵引

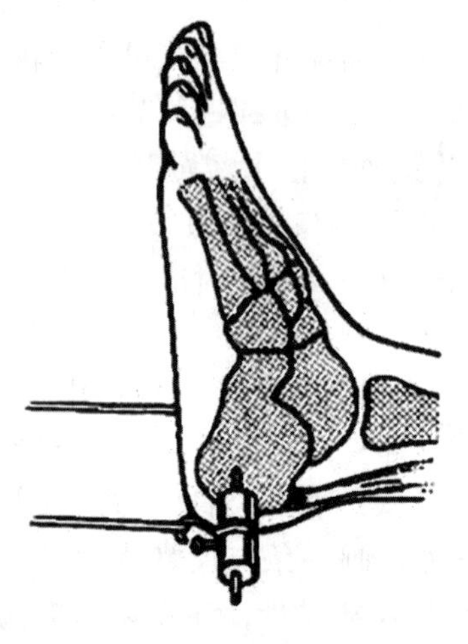

图 6-112　跟骨牵引

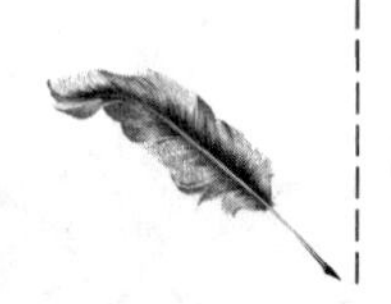

5．颅骨牵引　适用于颈椎骨折和脱位，特别是骨折脱位伴有脊髓损伤者。

步骤：①伤员剃去头发，仰卧位，以颅骨中线与两侧乳突在头顶部连线交汇处为中点，向两侧 3.5cm 分别作 1cm 切口；②用颅骨钻在切口内钻头颅骨外板（成人约 4mm，儿童 2 ~ 3mm），将牵引弓的钳尖插入骨孔内即可行牵引（图 6-113）；③牵引时应将头抬高 20cm 左右，作为对抗牵引。牵引重量要根据颈椎骨折和脱位情况决定，一般为 6 ~ 8kg。如伴小关节交锁者，重量可加到 12.5 ~ 15kg，同时将头稍呈屈曲位，以利复位。抬高床头，加强对抗牵引。如证明颈椎骨折、脱位已复位，应立即在颈部和两肩之下垫薄枕头，使头颈稍呈伸展位，同时立即减轻牵引重量，改为维持性牵引。

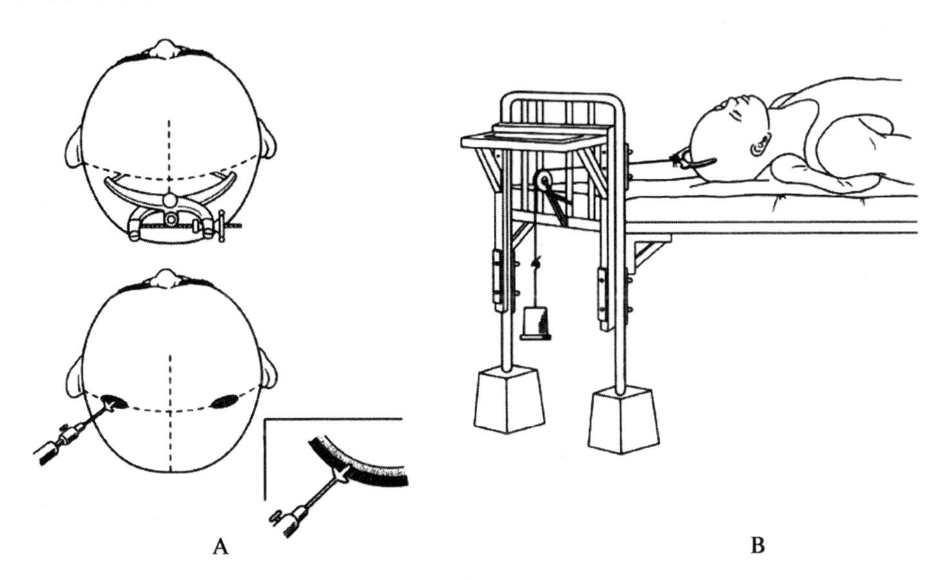

图 6-113　颅骨牵引

【注意事项】

1．牵引时，穿针的部位注意避免损伤邻近的神经、血管；尖锐的针端宜用橡皮塞保护。

2．在牵引过程中要严密观察，发现问题及时处理，以免由于牵引不当而造成不良后果，给伤员带来痛苦。

3．经常观察、随时调整牵引的方向和位置。

4．注意测量肢体的长度、骨折成角畸形，根据情况及时调整牵引重量，防止牵引过度造成骨折延迟愈合或不愈合。

5．严密观察肢体有无循环障碍、疼痛和感觉运动障碍（如足下垂等）。

6．鼓励伤员积极地作适当的肌肉收缩和关节活动，防止肌肉萎缩和关节僵硬。骨牵引时要注意防止钢针移动，引起感染。皮肤牵引时要注意胶布过敏反应引起皮炎感染以及胶布滑脱等。

7．长期卧床要防止压疮、深静脉栓塞、坠积性肺炎、泌尿系感染等并发症。

（赵顺吕）

第十九节　尿道扩张术

【操作目的】 扩张尿道，以预防和治疗炎症性、外伤性及尿道手术后的尿道狭窄。

【适应证】

1. 探查尿道内有无狭窄或确定狭窄的程度和部位。

2. 作为慢性前列腺炎、慢性尿道炎及轻度膀胱颈梗阻的辅助治疗措施。

【禁忌证】

1. 急性尿道炎、急性前列腺炎。

2. 慢性尿道炎有较多脓性分泌物者。

3. 已有尿道损伤易造成假尿道者。

4. 疑有尿道肿瘤者。

5. 每次尿道扩张术后均有尿道热者。

【准备工作】

1. 环境 清洁、安静，光线充足，温度适宜，注意遮挡患者，保护隐私。

2. 用物 治疗车、各种型号尿道探子（图 6-114）、石蜡油、2% 利多卡因凝胶、无菌手套。

3. 人员 操作者着装整洁，洗手，戴帽子、口罩。患者清洗外阴，配合操作者操作；有慢性尿道炎者，术前 1 ~ 2 天给予抗生素，并多喝水。

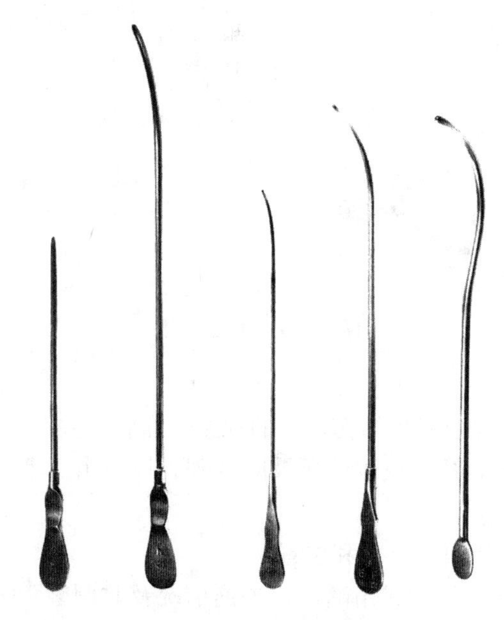

图 6-114 尿道探子

【操作步骤】

1. 患者平卧位，两腿稍分开。术者戴手套，站在患者左侧（右侧亦可，视检查者习惯）。

2. 麻醉 常做尿道黏膜表面麻醉，尿道内注入 2% 利多卡因凝胶 10ml。注入后紧捏尿道外口，同时用手指自尿道外口逆行向上挤压，使麻药均匀地与前后尿道黏膜接触。

3. 左手向上提起阴茎，右手将涂有石蜡润滑剂的尿道扩张器轻轻插入尿道。一般成人可先用 F20 号尿道扩张器开始，尿道扩张器插到尿道球部时，即逐渐成直立位置。

4. 当尿道扩张器向前推进到尿生殖膈时即有阻力，此时可将阴茎及尿道扩张器轻巧地向下放平，边放下，边将尿道扩张器沿尿道背侧顺势推送。推送时力量必须轻巧，切忌用力过大、过猛，以免造成损伤。与此同时，应嘱患者张口呼吸，尽量放松，以利操作。

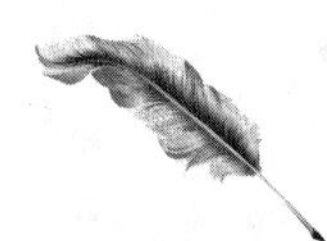

5. 尿道扩张器向下平放到两大腿之间（与腹壁平行），表示扩张器进入膀胱。如遇阻力不能进入膀胱时，可试用左手示指在会阴部向前上方推压，协助尿道扩张器通过尿道膜部进入膀胱；亦可在受阻处停留数分钟，再嘱患者放松，用轻巧的力量再试行扩张。尿道扩张器进入膀胱内后，留置 1 ～ 2min 退出。取出尿道扩张器的操作方法与放入时相反。此时可依同样操作程序，更换大 1 ～ 2 号的尿道扩张器，再行扩张。

6．若用 F16 号尿道扩张器不能通过时，可用丝状探子尿道扩张器进行尿道扩张。用左手捏住阴茎冠状沟向上提起，右手将涂有石蜡润滑剂的丝状探子（4 号、5 号或 6 号）轻轻插入尿道内，当丝状探子接触狭窄处即遇阻碍，此时可抽出探子 1 ～ 2cm，稍加转动后再行试插。如仍不能插入膀胱，可用 3 ～ 5 根探子，先后插入尿道内，轮流试插。此时尿道内狭窄处已被探子尖端填充，其中一根探子就有可能从狭窄处空隙中通过而进入膀胱。

7．丝状探子是否进入膀胱，要加以证实。可转动探子尾端，如能顺利转动一圈（360°），表示已进入膀胱。如未进入膀胱，探子在尿道内盘绕，即不能将探子尾端顺利转圈。证实探子已进入膀胱后，取出其他未进入的丝状探子。将插入的探子尾端连接 16 ～ 18 号金属跟随器。仔细检查连接处是否牢固，以免丝状探子脱落，掉入膀胱内。此时可借丝状探子的引导，仍按尿道扩张术的操作程序，轻巧地插入跟随器。如操作顺利，可逐渐增大跟随器的号码，达到扩张尿道的目的。如扩张到 18 号后，在下次尿道扩张时，可先用同号尿道扩张器开始扩张。

【注意事项】

1．动作必须轻巧，避免暴力，以免损伤尿道。

2．选用尿道扩张器不可过细，一般第一次行尿道扩张时，可用 F20 号，如不能通过可改用 F18 号或 F16 号。

3．每次扩张不宜超过三个连号，因一次扩张太大，易造成尿道损伤。

4．扩张后若有全身发热反应，应在四周内暂停扩张。再次扩张前应仔细检查证明无尿道急性炎症后，方可进行。

5．扩张时，应用局麻药可能引起药物反应，须密切注意。

第二十节　耻骨上膀胱造瘘术

【操作目的】 通过耻骨上膀胱造瘘暂时性或永久性引流尿液，解决无法插导尿管患者的尿潴留。

【适应证】

1．膀胱排空障碍所致尿潴留，无法经尿道插入导尿管者，如前列腺增生症、尿道狭窄等。

2．尿道损伤后试行尿道修补术后，需要暂时尿流改道者。

3．部分不适宜手术治疗而有尿潴留的疾病，如前列腺增生或前列腺癌，可做耻骨上永久性膀胱造瘘术。

4．部分泌尿系统手术需同时做膀胱造瘘术。如膀胱、前列腺及尿道整形手术等。

5．神经膀胱功能障碍。

6．化脓性前列腺炎、尿道周围脓肿、尿道瘘。

【禁忌证】

1．穿刺造瘘管周径小或膀胱内充满脓液引流不满意。

2．既往有下腹部及盆腔手术史，穿刺困难有损伤腹内脏器的危险。

3．膀胱空虚，术前无法使之充盈。

4．挛缩膀胱。

5．过于肥胖，腹壁太厚。

6．下腹部肿瘤或妊娠子宫推移使膀胱偏移，或有巨大膀胱憩室、膀胱肿瘤时。

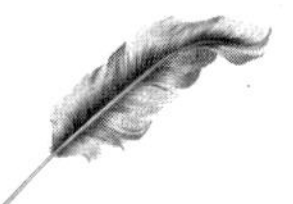

【准备工作】

1．环境 清洁、安静，光线充足，温度适宜。注意遮挡，保护患者隐私。

2．用物 弯盘、止血钳、膀胱穿刺套管针（图6-115）、持针器、缝线、缝针、注射器、手术刀、12 ~ 14号Foley's导尿管（图6-116）、生理盐水、2.5%碘酊、75%乙醇、2%利多卡因等。

3．人员 操作者着装整洁，洗手，戴帽子、口罩；确认患者穿刺部位，必要时B超确认，在穿刺点做好标记。患者局部备皮。

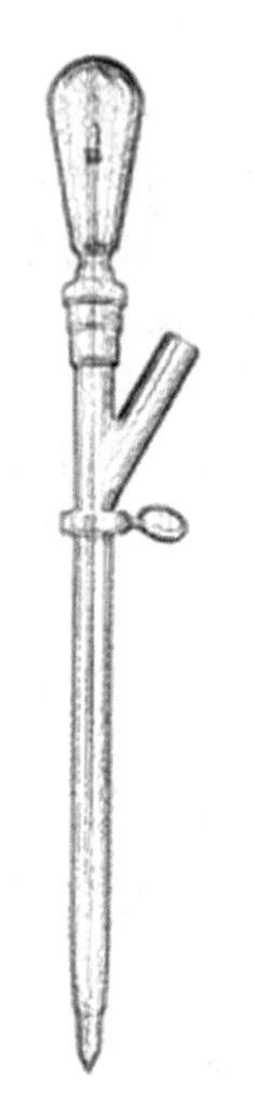

图6-115 膀胱穿刺套管针

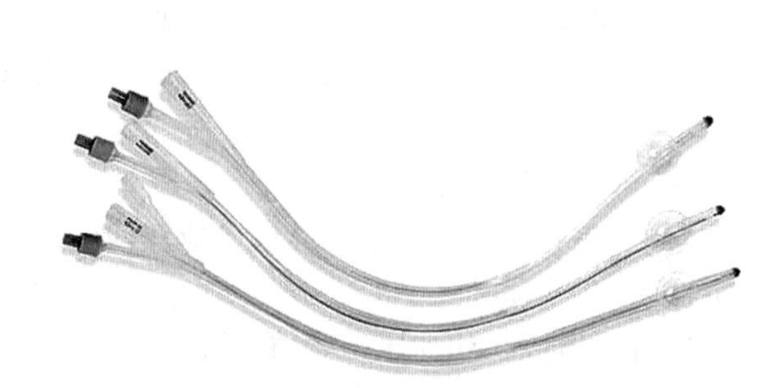

图6-116 Foley's导尿管

一、耻骨上膀胱穿刺造瘘术

【操作步骤】

1．患者膀胱充盈平卧位，穿刺点一般取腹正中线耻骨联合上一横指处。

2．常规消毒手术区域。

3．局部麻醉 局部麻醉须充分，自表皮至膀胱区均应浸润。

4．于穿刺处做一长1cm切口，膀胱穿刺套管针通过此切口向膀胱方向垂直刺入。注意偏离中线穿刺易损伤腹壁下动脉。过于向肛门方向倾斜，易损伤膀胱及前列腺静脉致出血及水肿。

5．穿刺套管针行至腹直肌前鞘时可有阻力，用力穿刺至有落空感，即表示已进入膀胱。

6．拔除穿刺套管针内芯，可见尿液流出。

7．经套管插入Foley's尿管导，退出套管，导尿管气囊注入10ml无菌生理盐水，2-0丝线缝合皮肤切口并固定导尿管于皮肤上。

二、耻骨上膀胱切开造瘘术

此法较耻骨上膀胱穿刺造瘘术复杂，但可充足暴露膀胱前壁，必要时可行膀胱探查和后尿道手术，同时不易损伤腹腔内脏器。

【操作步骤】

1．局部麻醉或硬膜外麻醉。

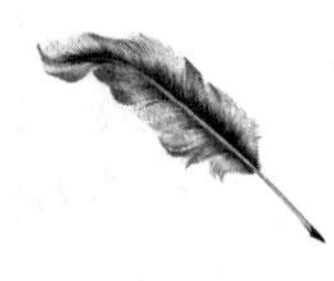

2．患者平卧位，切口取下腹部正中切口，即脐至耻骨联合连线中点至耻骨联合上缘。常规术野皮肤消毒，铺无菌巾。

3．依次切开皮肤、皮下组织，显露出腹白线，于腹白线稍外侧纵行切开腹直肌前鞘，钝性分离腹直肌。

4．以拉钩将肌肉牵开，显露出膀胱前壁及腹膜反折。注意将腹膜反折由下推向切口上方。

5．用无菌注射器于膀胱前壁穿刺，抽出尿液则进一步证实为膀胱。

6．用1-0肠线以穿刺点为中心做一荷包缝合，再以手术刀刺破膀胱，迅速插入造瘘管然后收紧荷包缝线。造瘘管上下膀胱前壁以3-0丝线间断缝合数针加强。造瘘管应选用18号以上普通导尿管或Foley's导尿管。

7．将造瘘管上提，贴紧膀胱前壁，避免刺激膀胱三角或膀胱底。清洗手术视野，间断缝合腹壁各层，造瘘管妥善固定于腹部切口上方。

【并发症】

1．血尿、尿瘘、尿外渗、膀胱壁损伤、膀胱前壁血肿、腹内脏器损伤。

2．开放性手术时易误伤腹膜。

【注意事项】

1．膀胱前耻骨后间隙不必过多分离，以减少出血、血肿的发生。

2．以注射器穿刺进一步确认膀胱，可防止误入腹腔或肠腔。

3．穿刺造瘘时，应注意穿刺部位与方法。

4．有腹部症状出现时，应立即作影像学检查，以确定造瘘管位置。

第二十一节　前列腺按摩术

【操作目的】 通过按摩前列腺，引流前列腺液，用于实验室检查或排出炎性物质而解除前列腺分泌液淤积，改善局部血液循环，促使炎症吸收和消退。

【适应证】

1．取前列腺液标本，用于实验室检查以明确前列腺疾病的诊断。

2．慢性前列腺炎定期按摩促使前列腺内分泌物排出，改善前列腺血液循环。

【禁忌证】

1．急性前列腺炎时，按摩可促使炎症扩散。

2．怀疑结核、肿瘤时，也应禁忌按摩。

【准备工作】

1．环境　清洁、安静，光线充足，温度适宜。注意遮挡，保护患者隐私。

2．用物　备好手套（指套）、石蜡油等。

3．人员　操作者着装整洁，洗手，戴帽子、口罩。患者排净小便。

【操作步骤】

1．患者取膝胸位或直立前伏位（下肢分开站立，胸部伏于检查台上），体质虚弱者可用侧卧位。

2．术者立于患者左侧，手套（指套）及肛门处涂以石蜡油，术者右手示指指腹轻压肛门，嘱患者张口呼吸以使肛门括约肌松弛，示指缓慢伸入直肠。

3．当指端进入距肛门口约5cm直肠前壁处即可触及前列腺，注意前列腺的形状及改变。

4．用示指的最末指节对着前列腺的直肠面，分别从左右两叶外侧由上而下对前列腺进行按压，即先从腺体的两侧向中线各按压3～4次，再从中央沟自上而下向尿道外口挤压出前列腺液。如此反复2～3次，即可见前列腺液由尿道外口滴出（图6-117）。用于慢性前列腺炎按摩

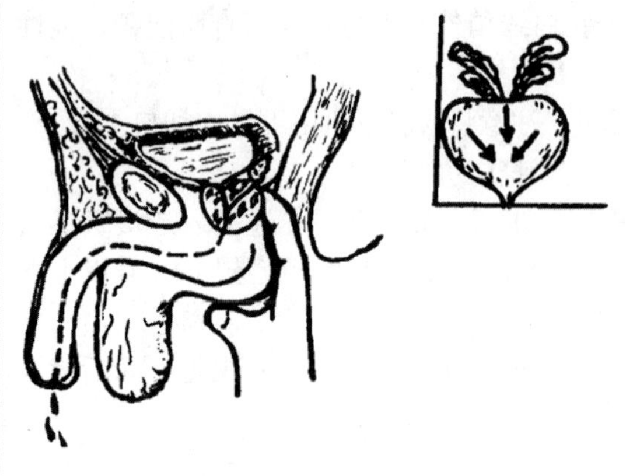
图 6-117 前列腺按摩术

时，每次 3 ～ 5 分钟，每周 1 次，6 ～ 8 次为一疗程，若患者疼痛难忍，应停止操作。

5．按摩完毕嘱患者立即排尿，可使积留于尿道中的炎性分泌物随尿液排出。

【注意事项】

1．按摩时手法应“轻、缓”，切忌粗暴反复强力按压，以免造成不必要的损伤。

2．急性前列腺炎患者，怀疑结核、肿瘤时禁用前列腺按摩。

3．慢性前列腺炎急性发作期、前列腺萎缩或硬化患者也不适合按摩。

4．一次按摩失败或检查阴性，如有临床指征，需隔 3 ～ 5 天再重复进行。

第二十二节 胸腔闭式引流术

【操作目的】 通过胸腔闭式引流排出胸腔液体或气体，使萎陷的肺得以充分膨胀，以保持胸腔两侧压力平衡，避免发生纵隔摆动引起心肺功能紊乱。

【适应证】

1．外伤性血气胸，影响呼吸、循环功能者。

2．气胸压迫呼吸者（一般单侧气胸肺压缩在 50% 以上时）。

3．食管、支气管胸膜瘘以及经反复穿刺排脓疗效不佳的急性脓胸。

【禁忌证】

1．肝性胸腔积液，持续引流导致大量蛋白质和电解质丢失，手术需慎重。

2．凝血功能障碍者、重症血小板减少有出血倾向者、正接受抗凝治疗者。

【准备工作】

1．环境 清洁、安静，光线充足，温度适宜。

2．用物 胸腔闭式引流手术包、消毒大头（蕈状）导尿管或直径 8 ～ 10mm 的前端多孔硅胶管、消毒水封瓶一套，穿刺闭式引流时需直径 4mm、长 30cm 以上的前端多孔硅胶管、直径 5mm 以上的穿刺套管针、水封瓶等，消毒备用，2% 利多卡因、2.5% 碘酊、75% 乙醇等。

3．人员 操作者洗手，戴帽子、口罩、无菌手套。患者术前一般作胸部 X 线透视、摄片等检查，以了解肺部、胸膜腔内以及纵隔的情况；操作过程中有不适及时报告。

【操作步骤】

1．麻醉 术前先做普鲁卡因皮肤过敏试验（如用利多卡因，可免作皮试），并给予肌内注射苯巴比妥钠 0.1 g 。

2．体位 患者取半卧位（生命体征未稳定者，取平卧位）。积液（或积血）引流选患侧腋中线第 6 ～ 7 肋间进针，气胸引流选患侧锁骨中线第 2 ～ 3 肋间。

3．消毒 术野皮肤以碘酊、乙醇常规消毒，铺无菌手术巾，术者戴灭菌手套。

4．切开引流 局部浸润麻醉切口区胸壁各层，直至胸膜，沿肋间走行切开皮肤 2cm，沿肋骨上缘伸入血管钳，分开肋间肌肉各层直至胸腔，用钳尖刺入胸膜腔内，见有液体涌出时立即置入事先准备好的带钳引流管。引流管伸入胸腔深度不宜超过 4 ～ 5cm，以 4 号丝线缝合胸壁皮肤切口，并结扎固定引流管（图 6-118）。敷盖无菌纱布，纱布外再以长胶布环绕引流管后粘贴于

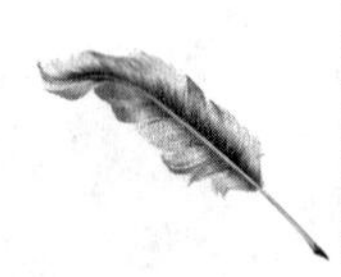

胸壁。引流管末端连接于消毒长橡皮管至水封瓶，并用胶布将接水封瓶的橡皮管固定于床面上（图 6-119）。引流瓶置于病床下不易被碰倒的地方。

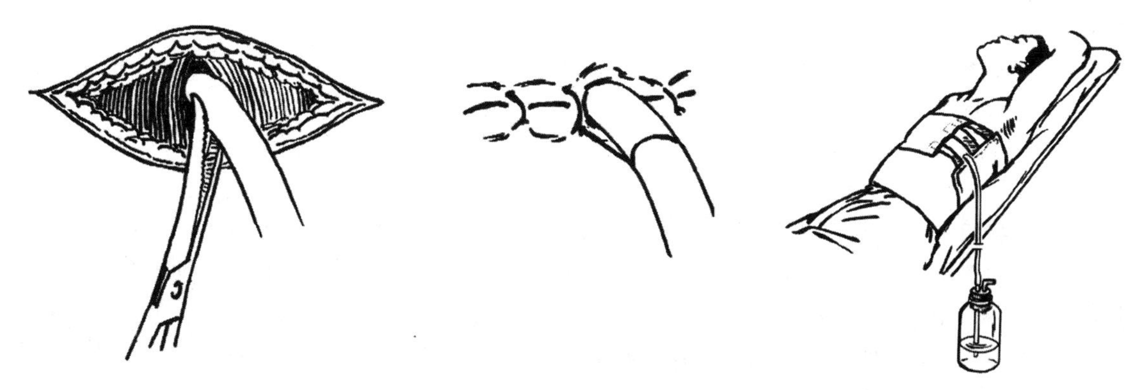

图 6-118　插入引流管缝合固定

图 6-119　长橡皮管连接水封瓶

5．术后检查　让患者咳嗽或做深呼吸运动，即可见气体或液体自引流管内流出以及水封瓶玻璃管内液体随呼吸上下运动。如上述现象不出现，则应重新调整胸腔内引流管位置。

【注意事项】

1．如为大量积血（或积液），初放引流时应密切监测血压，以防患者突然休克或虚脱，必要时间断施放，以免突发危险。

2．注意保持引流管畅通，不使其受压或扭曲。

3．每日帮助患者适当变动体位，鼓励患者做深呼吸，使之达到充分引流。

4．记录每天引流量（伤后早期每小时引流量）及其性状变化，并酌情 X 线透视或摄片复查。

5．更换消毒水封瓶时，应先临时阻断引流管，待更换完毕后再重新放开引流管，以防止空气被胸腔负压吸入。

6．如发现引流液性状有改变，为排除继发感染，可作引流液细菌培养及药敏试验。

7．拔引流管时，应先消毒切口周围皮肤，拆除固定缝线，以血管钳夹住近胸壁处的引流管，用 12 ～ 16 层纱布及 2 层凡士林纱布覆盖引流口处，术者一手按住纱布，另一手握住引流管，迅速将其拔除。并用面积超过纱布的大块胶布，将引流口处的纱布完全封贴在胸壁上，48 ～ 72h 后可更换敷料。

（班　剑）

第二十三节　动物阑尾切除术

【操作目的】 通过动物阑尾切除术综合训练麻醉、无菌技术、手术基本操作。

【准备工作】

1．实验动物　常选用解剖结构与人类相近似的动物，如狗或兔。

2．外科腹部手术包、麻醉药物、注射器、输液器，2.5% 碘酊、75% 乙醇等。

【操作步骤】

1．体位　将动物仰卧位固定在手术台上。

2．麻醉　应用麻醉药（如用氯胺酮，按 44mg/kg）作肌内注射或静脉滴注。以术中动物不产生挣扎、乱动为宜，并注意观察动物的生命体征（呼吸、脉搏、体温等），以免麻醉过深，造

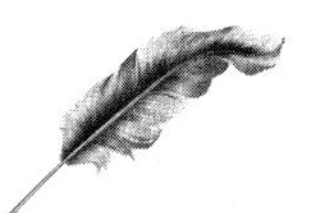

成动物死亡。

3．备皮 在手术区域先用剪刀剪去长毛，然后用剃刀彻底去除皮毛。再用清水反复清洗干净。

4．手术步骤

（1）常规消毒、铺单。

（2）切口：取右下腹至腹直肌切口，长 5 ~ 7cm。因动物的阑尾位置偏高，故切口可向上延至中上腹。

（3）腹壁切开：切开皮肤、皮下组织，暴露腹直肌前鞘，在腹直肌前鞘作一小切口，用弯血管钳将其与腹直肌分离，并用剪刀向上、下延伸剪开，使与皮肤切口等长。依肌纤维方向钝性分离腹直肌，暴露腹直肌后鞘，用两把血管钳沿横轴线对向交替钳夹后鞘和腹膜，确定没有内脏后，于两钳间用手术刀切开一小口，用两把血管钳夹持对侧腹膜边缘，将其提起，用组织剪纵行剪开腹膜。

（4）探查寻找阑尾：开腹后，用拉钩将切口向两侧牵开显露内脏。术者在中腹部寻找阑尾。因动物的阑尾较人粗大，长约 10cm，如有必要，可将盲肠和末端回肠提出腹膜外，以便确认阑尾。

（5）处理阑尾系膜：用阑尾钳（或皮钳）夹住阑尾末端部分的系膜，提起阑尾并显示全部系膜，用弯血管钳分次钳夹、切断、结扎阑尾系膜，最后将阑尾完全游离（图 6-120）。

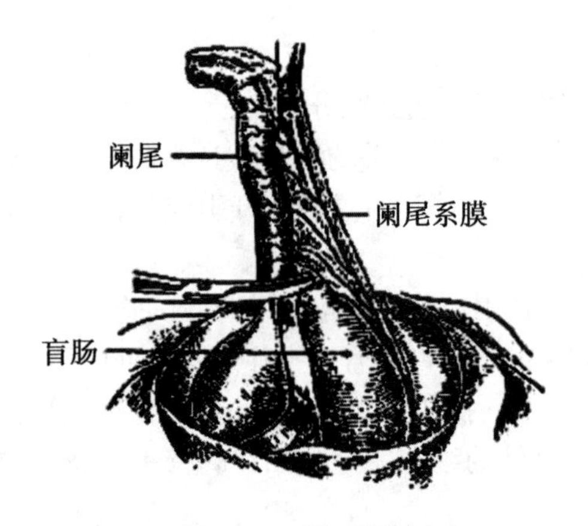

图 6-120 游离阑尾

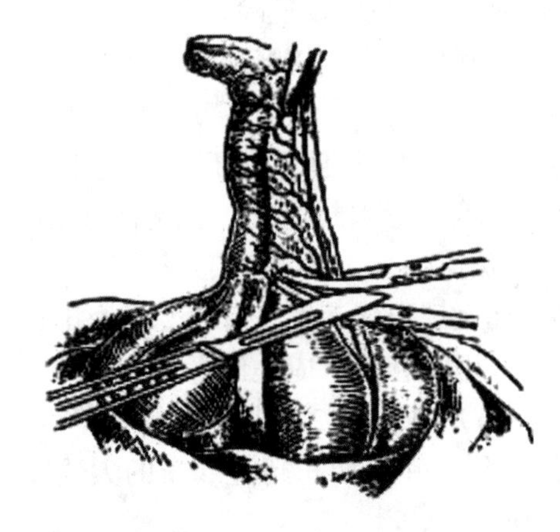
图 6-121 切除阑尾

（6）切除阑尾：用直血管钳轻轻压榨阑尾根部，然后用 1 号丝线于压痕处结扎阑尾。然后距阑尾根部 0.5 cm 处用直血管钳夹住，阑尾周围盐水纱布妥为保护后，紧贴直钳的下方切除阑尾（图 6-121）。

（7）包埋阑尾残端：阑尾残端以 2.5% 碘酊、75% 乙醇、盐水涂擦。围绕阑尾根部在盲肠壁上以 1 号丝线作一浆肌层荷包缝合，缝线暂不打结。助手用蚊式血管钳夹住阑尾根部结扎线，将阑尾残端往下压推向盲肠，此时术者拉紧荷包缝线并打结、包埋残端。必要时可再作浆肌层间断或“8”字缝合（图 6-122）。

（8）关闭腹腔：清点纱布、器械，检查腹腔无活动性出血后，依次分层缝合关腹。

【术后处理】

1．术后喂养 动物手术后应单独笼养。阑尾切除术后一般无特殊处理，两天内可喂养食糜、稀粥等。如术后继续禁食，应输液以维持体液平衡。输液量一般以每 24 小时补充体重的 4% 量为宜，如静脉输液困难，也可选用皮下输液。

2．控制感染 选用庆大霉素或青霉素等抗生素可防治切口继发感染。给药途径以肌内注射为宜，不主张伤口局部用药。

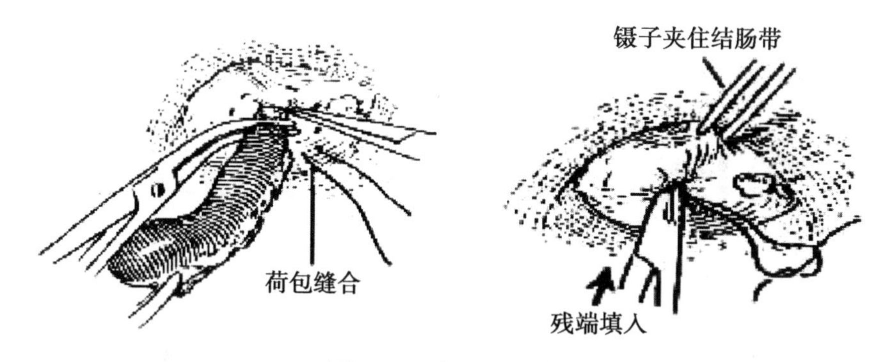

图 6-122　包埋阑尾残端

3．伤口拆线　一般在术后第 7 天拆去皮肤缝线。但很多动物拆线不便，当切口愈合时，缝线往往已自行脱落。

【注意事项】

1．术中应遵守无菌原则。手术操作要仔细，动作轻柔，术中应避免组织意外损伤，止血要可靠。

2．动物手术后清醒的时间取决于麻醉方法及麻药用量，术后清醒恢复过程可能是动物非常危险的时期（如发生呼吸抑制、呕吐、失血过多等），须专人密切观察生命体征变化，继续维持输液。动物常有自行除去任何异物的习惯，因此，不常规放置敷料，在手术结束后用消毒剂外涂手术切口即可。

（郭　伟）

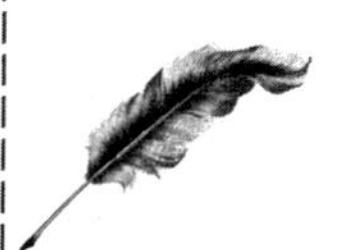

第七章　妇产科基本操作技能

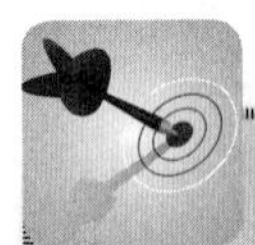

1. 掌握妇产科基本操作技能的操作方法。
2. 熟悉妇产科基本操作技能的操作目的、适应证、禁忌证及注意事项。
3. 了解妇产科基本操作技能的操作前准备。
4. 通过学习，熟练掌握妇产科基本操作技能，具有为孕产妇提供孕产期保健服务的技能及为妇科患者提供妇科疾病诊疗的技能。

第一节　胎产式、胎先露与胎方位

【操作目的】 通过本次练习掌握胎产式、胎先露及胎方位的概念及种类，学会判断胎产式、先露及胎方位的方法。

【准备工作】

1. 环境　安静、宽敞、清洁，温度适宜。

2. 用物　骨盆模型、胎儿模型。

3. 人员　操作者按要求着装。

【操作步骤】

1. 胎儿姿势　用胎儿模型模拟胎儿在宫腔内的姿势，呈现为胎头俯屈，颏部贴近胸壁，脊柱略前弯，四肢屈曲交叉于胸腹前，其体积与体表面积均明显缩小，整个胎体成为头端小、臀端大的椭圆形，以适应妊娠晚期椭圆形宫腔形状。

2. 胎产式　指胎体纵轴与母体纵轴的关系。用胎儿模型和骨盆模型模拟下列产式：

（1）纵产式：胎体纵轴与母体纵轴平行。

（2）横产式：胎体纵轴与母体纵轴垂直。

（3）斜产式：胎体纵轴与母体纵轴交叉成角度。斜产式是暂时的，多数于分娩时转成纵产式，偶尔转为横产式造成难产。

3. 胎先露　妊娠晚期胎儿最先进入骨盆入口的部分称为胎先露（图 7-1）。纵产式有头先露和臀先露，横产式为肩先露。用胎儿和骨盆模型模拟以下各种胎先露。

（1）头先露：可因胎头屈伸程度不同分为枕先露、前囟先露、额先露、面先露（图 7-2）。

（2）臀先露：据入盆的先露部分不同，分为混合臀先露、单臀先露、单足先露、双足先露（图 7-3）。

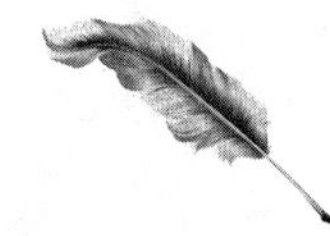

（3）复合先露：头先露或臀先露与胎手或胎足同时入盆（图 7-4）。

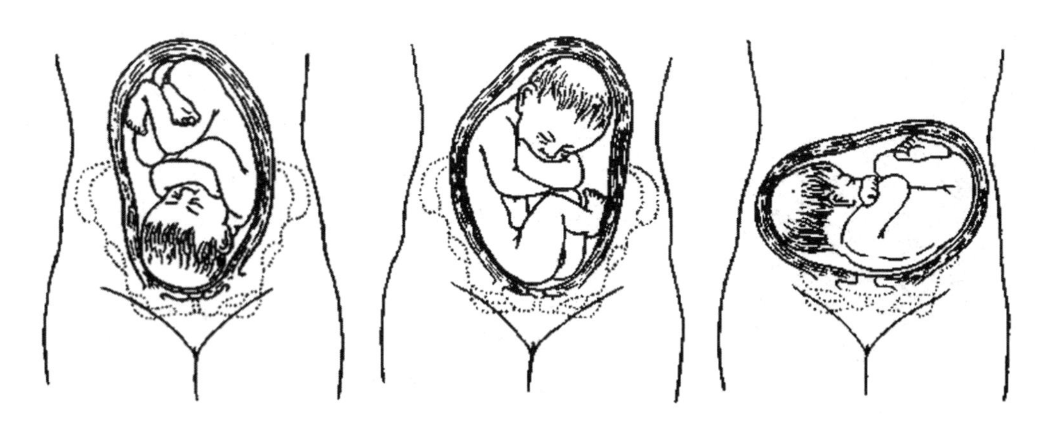

图 7-1　胎产式与胎先露

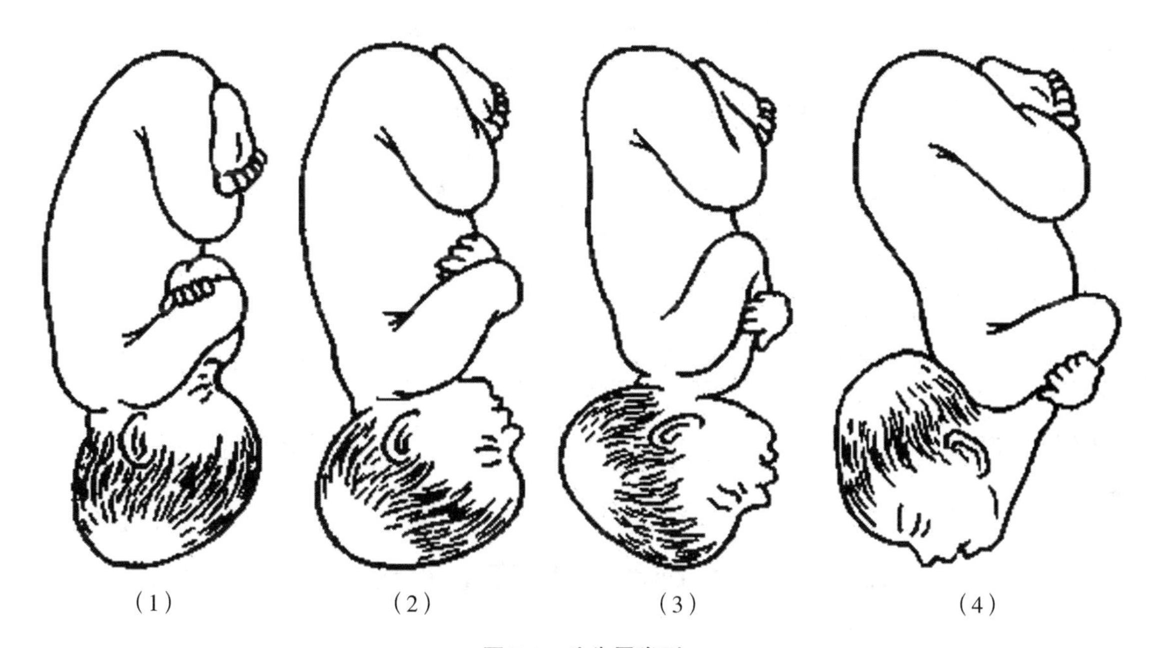

图 7-2　头先露类型
（1）枕先露　（2）前囟先露　（3）额先露　（4）面先露

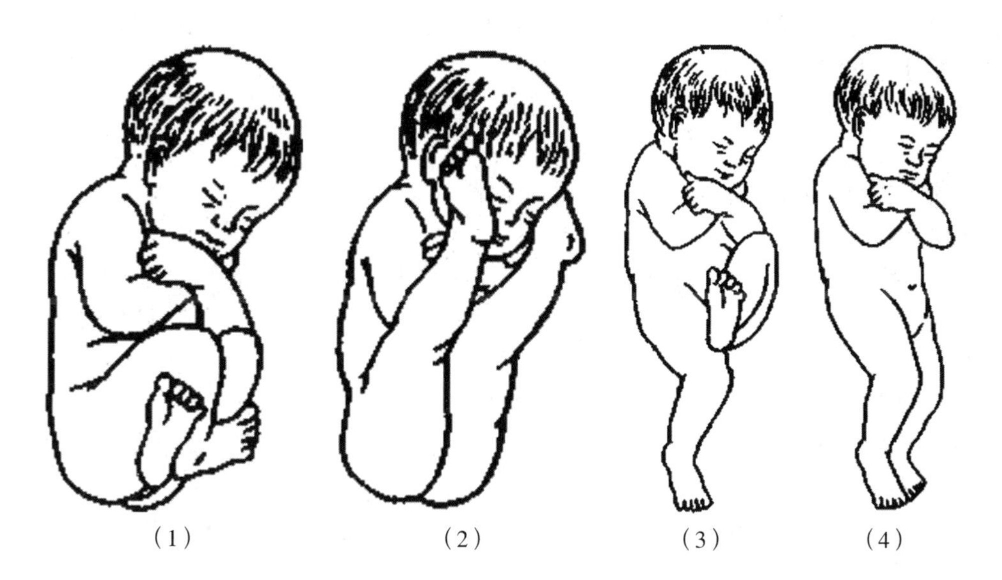

图 7-3　臀先露类型
（1）混合臀先露　（2）单臀先露　（3）单足先露　（4）双足先露

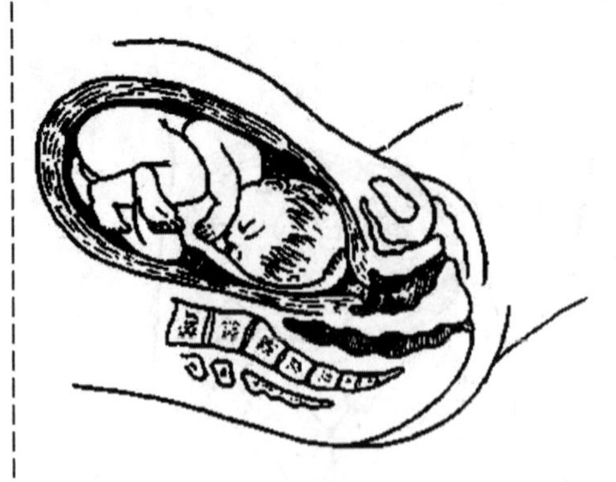

图 7-4 复合先露

4．胎方位 胎儿先露部的指示点与母体骨盆的位置关系称胎方位，简称胎位。先在胎儿模型上认识各类胎先露指示点，再结合骨盆模型模拟各类胎先露的胎方位。

（1）枕先露指示点为枕骨，缩写字母“O”；面先露指示点为颏骨，缩写字母“M”；臀先露指示点为骶骨，缩写字母“S”；肩先露指示点为肩胛骨，缩写字母“Sc”。

（2）根据指示点与母体骨盆左、右、前、后、横的关系而有不同的胎位。例如：枕先露时，胎头枕骨位于母体骨盆的左前方，应为枕左前位，余类推（表 7-1）。

表 7-1 胎产式、胎先露及胎方位的关系及种类

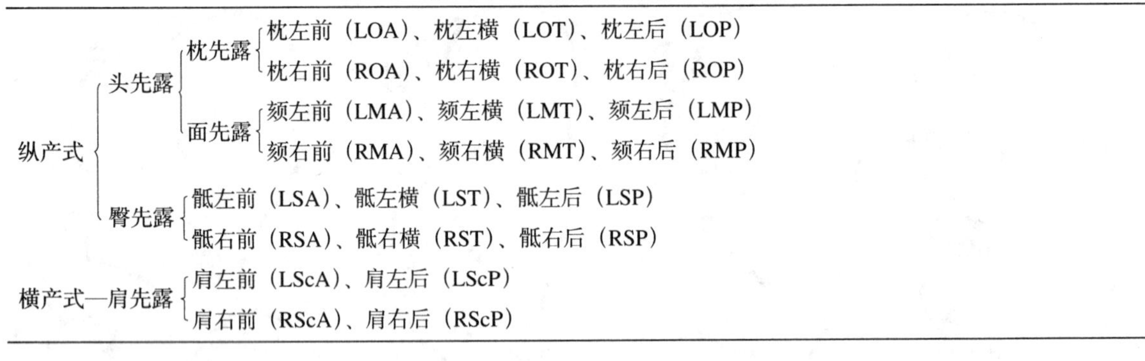

胎产式	胎先露		胎方位
纵产式	头先露	枕先露	枕左前（LOA）、枕左横（LOT）、枕左后（LOP）
			枕右前（ROA）、枕右横（ROT）、枕右后（ROP）
		面先露	颏左前（LMA）、颏左横（LMT）、颏左后（LMP）
			颏右前（RMA）、颏右横（RMT）、颏右后（RMP）
	臀先露		骶左前（LSA）、骶左横（LST）、骶左后（LSP）
			骶右前（RSA）、骶右横（RST）、骶右后（RSP）
横产式—肩先露			肩左前（LScA）、肩左后（LScP）
			肩右前（RScA）、肩右后（RScP）

【注意事项】 只有枕左前位和枕右前位是正常的胎方位，其余均是异常胎方位。

第二节 产前腹部检查（四步触诊）

【操作目的】 通过产前腹部视诊，宫高、腹围测量，四步触诊，胎心听诊，了解胎儿大小与孕周是否相符，胎产式、胎先露、胎方位、胎先露是否衔接及衔接的程度、胎心情况等。

【适应证】 妊娠中晚期进行产前检查的孕妇。

【准备工作】

1．环境 宽敞、安静、清洁，温度适宜。

2．用物 软尺、木制听筒或多普勒胎心听诊仪。

3．人员

（1）操作者：按要求着装，清洗双手，冬天温暖双手，站在孕妇右侧进行检查。

（2）孕妇排空膀胱后仰卧于检查床上，头部稍垫高，坦露腹部，双腿略屈曲稍分开，放松腹部肌肉。

【操作步骤】

1．视诊 注意腹形及大小，腹部有无妊娠纹、手术瘢痕及水肿等。腹部过大、宫底过高者，应考虑到双胎妊娠、巨大胎儿、羊水过多的可能；腹部过小、宫底过低者，应考虑到胎儿宫内发育迟缓、孕周推算错误等；腹部两侧向外膨出、宫底位置较低者应考虑为肩先露；腹部向前突出（尖腹）或腹部向下悬垂（悬垂腹），应考虑可能伴有骨盆狭窄。

2．宫高与腹围测量

（1）宫高：双手触及孕妇子宫底部后，嘱其伸直双下肢，用一软尺沿腹中线测量耻骨联合上缘中点到宫底部的高度即为宫高，测量值以 cm 为单位。

（2）腹围：孕妇保持仰卧位，双下肢伸直，用软尺平脐围绕腹部一周进行测量，所得的值即为腹围，测量值以 cm 为单位。

3．四步触诊法　操作者在进行前 3 步检查时，面向孕妇头端，孕妇仰卧位，双腿略屈曲稍分开，进行第 4 步检查时，面向孕妇足端，孕妇双下肢伸直（图 7-5）。

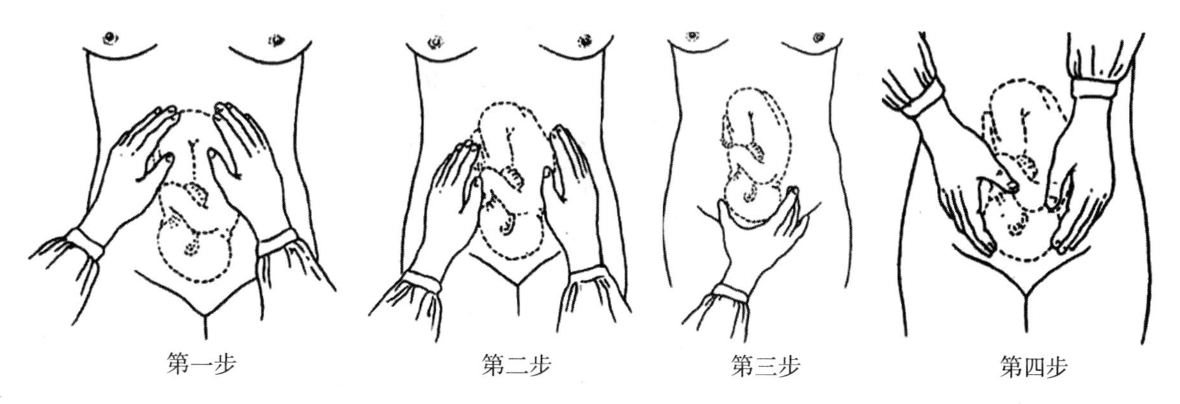

图 7-5　腹部四步触诊法

（1）第一步：操作者两手置于子宫底部，了解子宫外形并测得宫底高度，估计胎儿大小与妊娠周数是否相符。然后以两手指腹相对交替轻推，判断在宫底部的胎儿部分，若为胎头，则硬而圆且有浮球感，若为胎臀，则软而宽且形状略不规则。若在宫底部未触及大的部分，应想到可能为横产式。

（2）第二步：操作者两手分别置于腹部左右两侧，一手固定，另一手轻轻深按检查，两手交替，仔细分辨胎背及胎儿四肢的位置。平坦饱满者为胎背，并确定胎背向前、侧方或向后。可变形的高低不平部分为胎儿肢体，有时感到胎儿肢体活动，更易诊断。

（3）第三步：操作者右手拇指与其余 4 指分开，置于耻骨联合上方握住胎先露部，进一步查清是胎头或胎臀，左右推动以确定是否衔接。若胎先露部可左右晃动，表示尚未衔接；若胎先露部不能被推动，则已衔接。

（4）第四步：操作者两手分别置于胎先露部的两侧，沿骨盆入口方向向下深按，再次核对胎先露部的诊断是否正确，并确定胎先露部入盆的程度。

4．胎心听诊　妊娠 18 ～ 20 周时，在孕妇腹壁上可听到胎心音。操作者将听筒或多普勒胎心听诊仪在靠近胎背上方的孕妇腹壁上听得最清楚。枕先露时，胎心在脐左（右）下方；臀先露时，胎心在脐右（左）上方；肩先露时，胎心在靠近脐部下方听得最清楚（图 7-6）。胎心音正常值为 110 ～ 160 次 / 分。

【注意事项】

1．注意协助孕妇调整宫高、腹围测量及四步触诊时的体位，保证孕妇安全。

2．操作应轻柔，在操作过程中注意孕妇的自觉症状。

3．胎心听诊应在无宫缩的情况下进行，并听足 1 分钟。

4．将检查结果记录在孕产妇孕产期保健手册中。

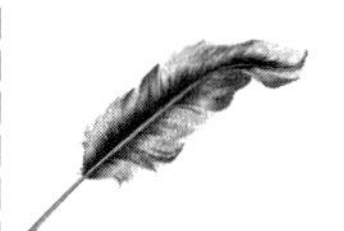

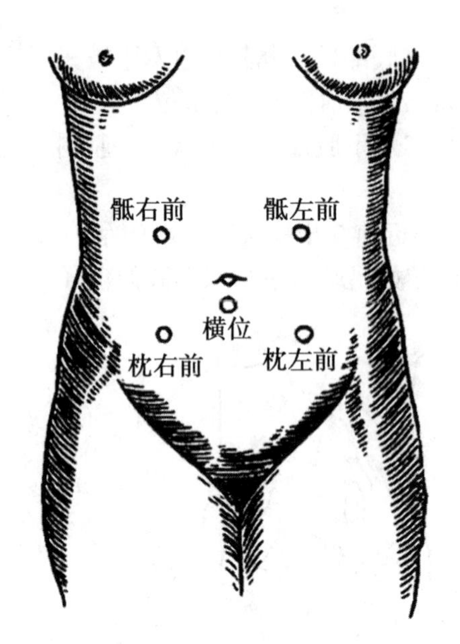

图 7-6 胎心听诊位置

第三节 骨盆外测量

【操作目的】 通过骨盆外测量间接了解产妇骨盆的大小和形态，评估胎儿能否经产道正常分娩。

【适应证】 初孕妇或有过难产史的经产妇。

【准备工作】

1．环境 宽敞、安静、清洁，温度适宜。

2．用物 骨盆测量器。

3．人员

（1）操作者：按要求着装，清洗双手，冬天温暖双手，站在孕妇右侧进行检查。

（2）孕妇排空膀胱后仰卧于检查床上，头部稍垫高，双腿并拢伸直。

【操作步骤】

1．髂棘间径（IS） 孕妇取仰卧位，双腿伸直。将测量器两端置于两髂前上棘外缘，测量其间的距离，正常值为 23 ～ 26cm（图 7-7）。

2．髂嵴间径（IC） 孕妇取伸腿仰卧位，将测量器两端置于两髂嵴外缘，前后移动找出最宽的距离进行测量，正常值为 25 ～ 28cm（图 7-8）。

以上两径线间接推测骨盆入口横径长度。

3．骶耻外径（EC） 孕妇取左侧卧位，右腿伸直，左腿屈曲，将测量器两端分别置于第 5 腰椎棘突下和耻骨联合上缘中点，测量其间的距离，正常值为 18 ～ 20cm（图 7-9）。

第 5 腰椎棘突下相当于米氏菱形窝的上角，或髂嵴后连线中点下 1 ～ 1.5cm 处。此径线间接推测骨盆入口前后径长度，是骨盆外测量中最重要的径线。骶耻外径值与骨质厚薄相关，测得的骶耻外径值减去 1/2 尺桡周径值（围绕右侧尺骨茎突及桡骨茎突测得的前臂下端周径），即相当于骨盆入口前后径值。

4．坐骨结节间径或称出口横径（TO） 孕妇取仰卧位，两腿弯曲，双手紧抱双膝。检查者双手拇指沿两侧耻骨坐骨支向下巡行，遇突出点即为坐骨结节，将骨盆出口测量器两端分别置于

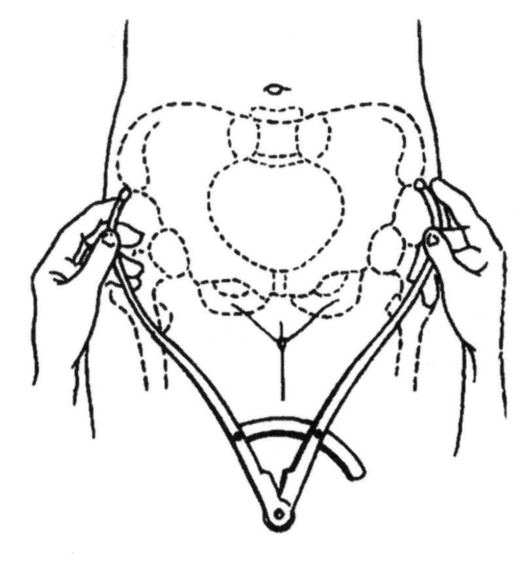
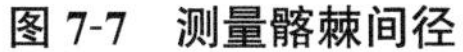

图 7-7　测量髂棘间径

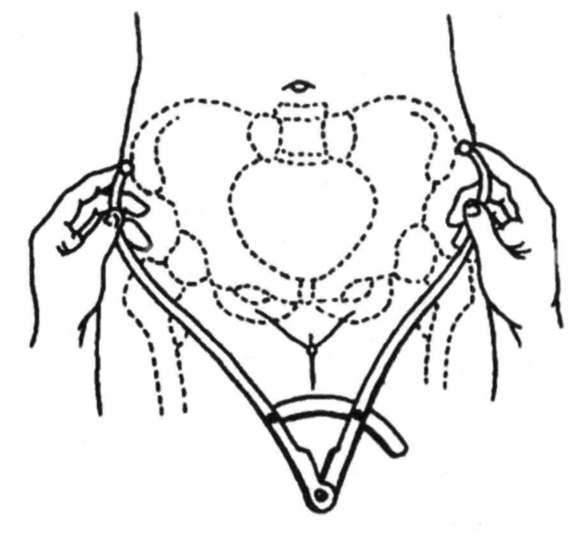

图 7-8　测量髂嵴间径

坐骨结节前端内缘间读数，正常值为 8.5 ~ 9.5cm（图 7-10）。也可用检查者的拳头测量，若其间能容纳一平放的成人手拳，则大于 8.5cm，属正常。此径线直接测出骨盆出口横径长度。若此径值小于 8cm 时，应加测出口后矢状径。

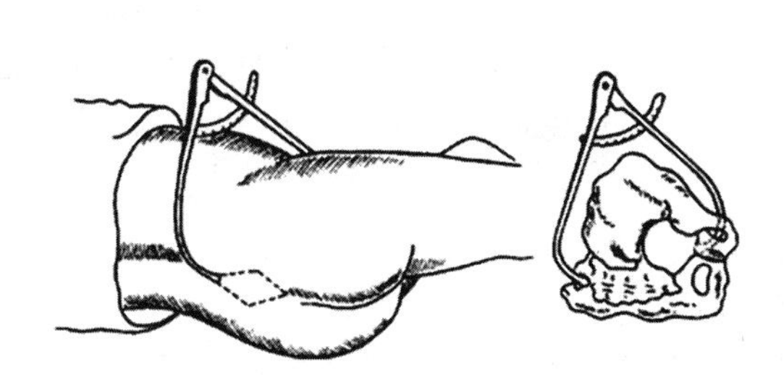

图 7-9　测量骶耻外径

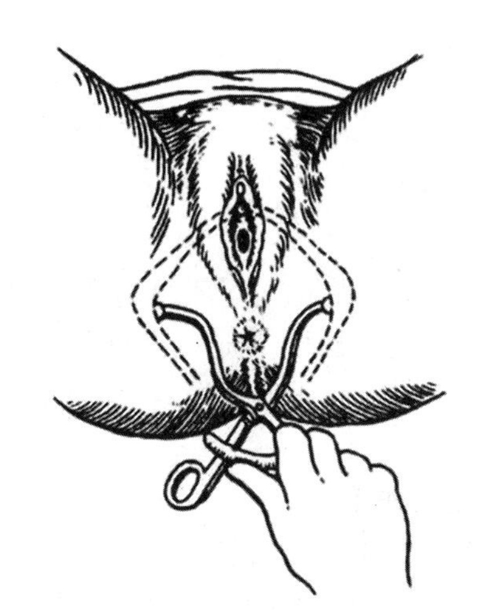

图 7-10　测量坐骨结节间径

5．出口后矢状径　为坐骨结节间径中点至骶骨尖端的长度。检查者戴指套的右手示指伸入孕妇肛门向骶骨方向，拇指置于孕妇体外骶尾部，两指共同找到骶骨尖端，用尺放于坐骨结节径线上。用骨盆出口测量器一端放于坐骨结节间径的中点，另一端放于骶骨尖端处，测量器标出的数字即为出口后矢状径值，正常值为 8 ~ 9cm（图 7-11）。

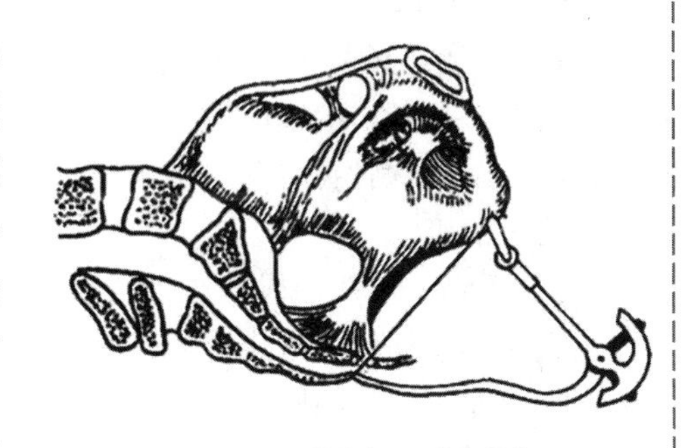

图 7-11　测量出口后矢状径

若出口后矢状径值不小，可以弥补坐骨结节间径值稍小。出口后矢状径值与坐骨结节间径值之和＞15cm 时，表明骨盆出口狭窄不明显。

6．耻骨弓角度　用左右手拇指指尖斜着对拢，放置在耻骨联合下缘，左右两拇指平放在耻

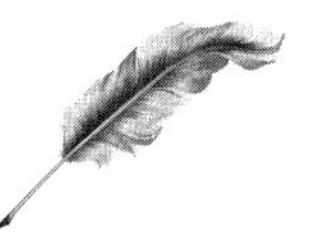

骨降支上，测量两拇指间角度，为耻骨弓角度，正常值为 90°，小于 80° 为不正常。此角度反映骨盆出口横径的宽度（图 7-12）。

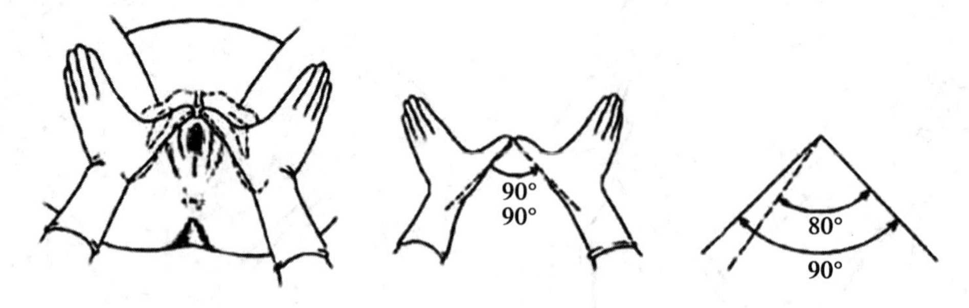

图 7-12 测量耻骨弓角度

【注意事项】

1．各径线的体表骨性标志确定需正确。

2．测量前需核对骨盆测量器，正确握持骨盆测量器。

3．如为肥胖者，应适当除去软组织厚度。

（吴佩玲）

第四节 枕先露分娩机制

分娩机制指胎儿先露部通过产道时，为适应产道的形状与大小被动地进行一系列适应性转动，以其最小径线通过产道的全过程。临床上枕先露占 95.55% ～ 97.55%，其中枕左前位最常见。

【操作目的】 通过枕先露分娩机制的模拟训练，理解分娩时各种常见胎位的胎儿通过产道的过程。

【准备工作】

1．环境 宽敞、安静、清洁、通风、明亮，温度适宜。

2．用物 分截产床、接生示教模型、分娩机转模型、足月胎儿模型、骨盆模型等。

3．人员 操作者熟悉枕先露分娩机制的内容，按要求着装。

【操作步骤】

1．衔接 又称入盆，指胎头双顶径进入骨盆入口平面，胎头颅骨最低点接近或达到坐骨棘水平（图 7-13）。胎头呈半俯屈状态进入骨盆入口平面，以枕额径衔接，矢状缝落在骨盆入口右斜径上，胎儿枕骨在骨盆左前方。经产妇多在分娩开始后胎头衔接，初产妇可在预产期前 1 ～ 2 周内胎头衔接。

2．下降 胎头沿骨盆轴前进的动作，称下降。下降间歇性贯穿于分娩全过程，并在下降过程中完成其他动作。临床上通过观察胎头下降程度作为判断产程进展的重要标志之一。初产妇胎头下降速度较经产妇慢，系因子宫颈扩张缓慢及软组织阻力大的缘故。

3．俯屈 当胎头以枕额径进入骨盆腔后，继续下降至骨盆底，即骨盆轴弯曲处时，处于半俯屈状态的胎头枕部遇到肛提肌的阻力，借杠杆作用进一步俯屈（图 7-14），使胎头由衔接时的枕额经（11.3cm）变为枕下前囟径（9.5cm），以适应产道的最小径线，有利于胎头进一步下降。

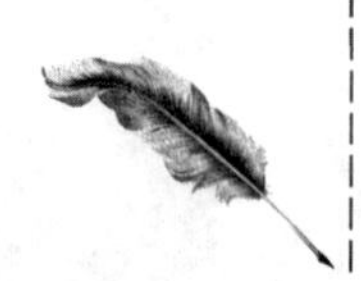

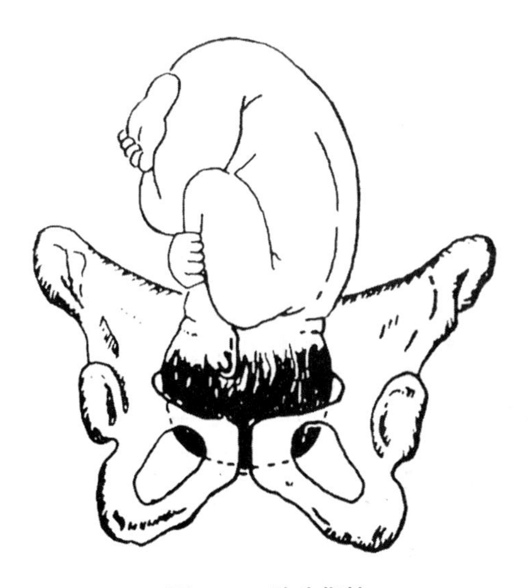

图 7-13　胎头衔接

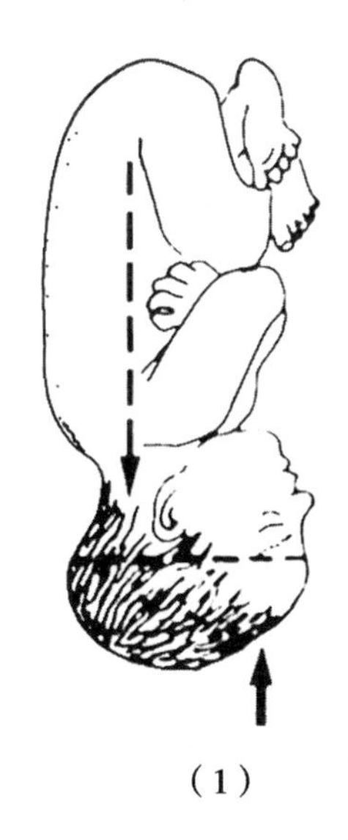

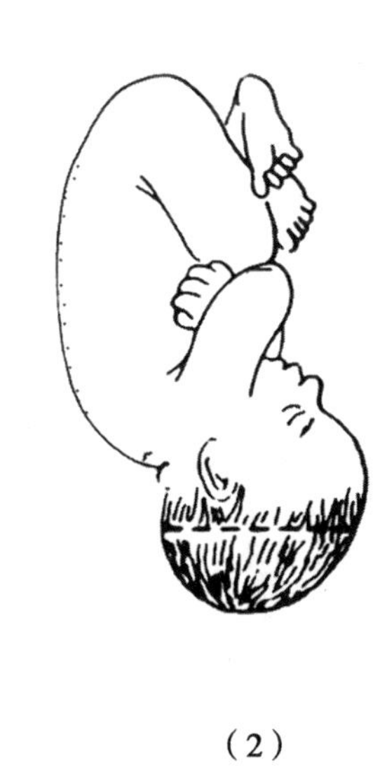

（1）　（2）

图 7-14　胎头俯屈

4．内旋转　胎头为适应中骨盆的形态、大小，沿骨盆纵轴旋转，使其矢状缝与中骨盆及骨盆出口前后径相一致，称内旋转。当胎头俯屈下降时，枕部最先与盆底肛提肌接触，肛提肌收缩时，促使胎头枕部向前（自骨盆左前方向右，盆底观，逆时针）旋转 45°（图 7-15），至正枕前位，使胎头矢状缝与中骨盆平面和出口平面前后径相一致，小囟门转至耻骨弓下方。此动作于第一产程末完成。

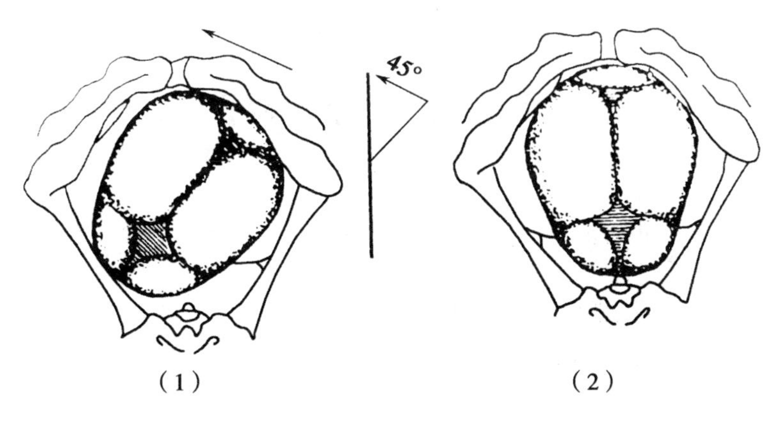

（1）　（2）

图 7-15　胎头内旋转

5．仰伸　胎头完成内旋转后继续下降到达阴道口，子宫收缩力、腹肌及膈肌收缩力继续迫使胎头下降，而肛提肌收缩力又将胎头向前推进，两者共同作用（合力）使胎头沿骨盆轴向前下方向下降。胎头枕骨下部达到耻骨联合下缘时，以耻骨弓为支点，使胎头逐渐仰伸，胎头顶、额、鼻、口、颏相继娩出（图 7-16）。当胎头仰伸时，胎儿双肩径进入骨盆入口左斜径或横径上。

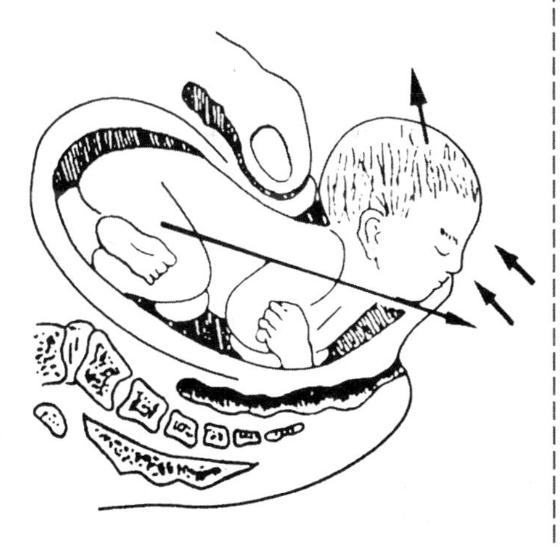

图 7-16　胎头仰伸

6．复位及外旋转　胎头娩出时，胎儿双肩径沿骨盆左斜径下降。胎头娩出后，为恢复胎头与胎肩的正常关系，枕部向左旋转 45°，称为复位。胎肩在盆腔内继续下降，前（右）肩向前向中线转动 45°，胎儿双肩径转成与骨盆出口前后径相一致的方向，枕部需在外继续向左转45°，以保持胎头与胎肩垂直关系，称外旋转。

7. 胎儿娩出 胎头完成外旋转后，前肩（右）在耻骨弓下娩出（图7-17）。继之，后肩（左）从会阴道缘娩出（图7-18）。两肩娩出后，胎体及下肢随之顺利娩出。

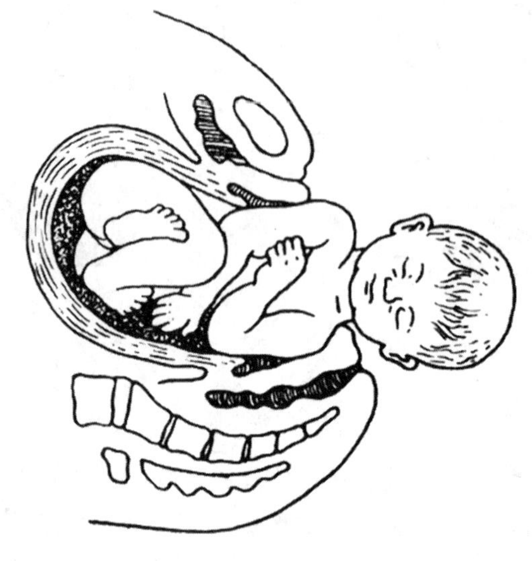

图7-17 胎儿前肩娩出

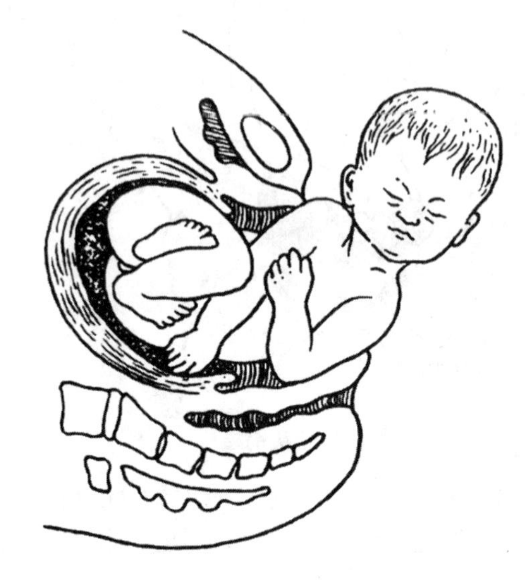

图7-18 胎儿后肩娩出

（庞 莉）

第五节 正常分娩接产术

【操作目的】 通过正常分娩接产，协助产妇顺利完成分娩，避免或减少并发症的发生，保障母儿安全。

【适应证】 符合经阴道分娩条件的产妇。

【禁忌证】 有明确剖宫产指征的产妇。

【操作准备】

1. 环境 宽敞、安静、清洁，温度适宜，注意保暖。注意遮挡，减少操作时的暴露。

2. 用物 胎心听筒（胎儿电子监护仪）、一次性产包（包括无菌毛巾、手套、接生衣、中单、脚套、洞巾、数块消毒单），小产包（包括弯盘1个、脐剪1把、血管钳2把、小药杯1个、无菌敷料数块）、羊水吸引器1台、吸引连接管1根、护脐带1个（内有2根棉签、气门芯2个）、会阴侧切剪1把、0.5%聚维酮碘棉球缸1只、2%肥皂水棉球缸1只、无菌敷料缸1只、无菌镊1把、泡镊筒1个、储槽1个（有弯盘2个、无菌镊2把）、橡胶垫单1块、一次性会阴垫1块、无菌手套2副、产程记录单、分娩记录单、新生儿记录单等。

3. 人员

（1）接产者：着装整洁，带帽子、口罩、按要求洗手。微笑服务，语言温和、态度和蔼，核对产妇。站立于产妇右侧。

（2）产妇：了解分娩过程，愿意合作，有安全感；取平卧位，双腿屈曲分开，暴露外阴。

【操作步骤】

1. 询问病史，了解产妇情况

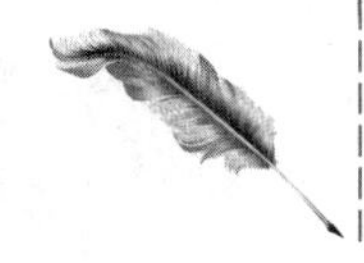

（1）产妇妊娠周数、生命体征、骨盆大小、胎儿大小、胎心音、宫缩、羊水量及性状、宫

口是否开全，宫口开全的准确时间。

（2）产妇入院时是否完善各项相关检查。

（3）产妇是否存在高危因素（合并症及异常产科情况）。

（4）产妇及其家属的身心状态及合作程度。

2．接产准备

（1）接产助手陪伴在产妇旁边，严密观察宫缩强度及频率、听胎心（可用胎儿电子监护仪持续监测），为产妇擦汗、喂水，安慰产妇，建立静脉通道，备好缩宫素等药品，并将接生用物准备好。

（2）初产妇宫口开全及经产妇宫口开至 4cm 时，进行外阴冲洗和消毒。方法：两腿屈曲分开暴露外阴，在臀下放便盆或吸水纸垫，用肥皂水棉球按顺序充分擦洗阴阜、外阴、两腿内侧及肛门周围，顺序是由外向内、由上向下（图 7-19）。然后用温水冲净，冲洗时用消毒纱布盖住阴道口，防止冲洗液流入阴道，取出便盆或吸水纸垫，再用消毒纱布擦干，更换吸水纸垫。最后用 0.5% 聚维酮碘棉球进行消毒，顺序是由内向外、由上向下（图 7-20）。

（3）接产助手打开产包（注意无菌操作），接产人员按无菌操作常规刷手消毒后戴无菌手套，穿手术衣，铺消毒巾。接产助手将小产包、护脐带、吸引连接管、无菌敷料数块递给接产者。接产者站在产妇右侧，将用物摆放在适宜的位置，准备接生。

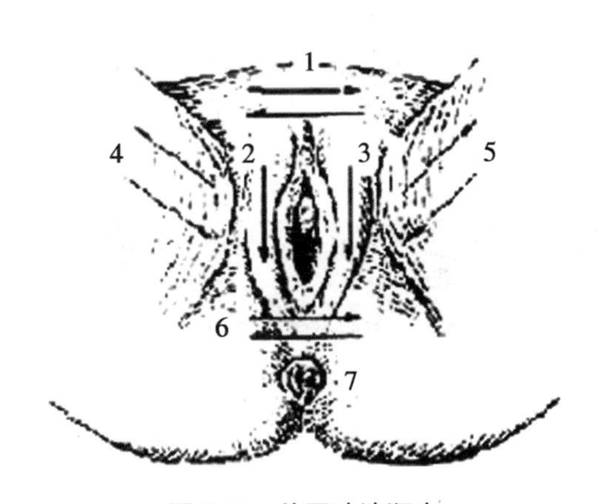

图 7-19 外阴冲洗顺序

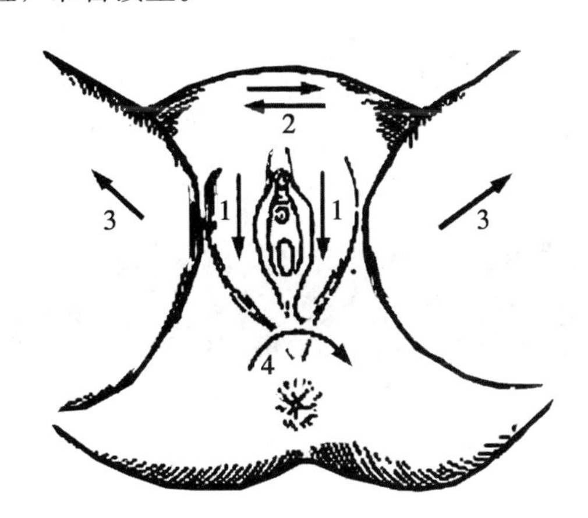

图 7-20 外阴消毒顺序

3．保护会阴和接产

（1）当胎头娩出前如胎膜未破，可行人工破膜。

（2）当胎头拨露使阴唇后联合饱满紧张时，应开始保护会阴。方法：在会阴部垫上一块消毒巾，接产者右肘支在产床上，右手大拇指与其余四指分开，利用手掌大鱼际肌顶住会阴部。每当宫缩时向上内方托压，同时左手应轻轻下压胎头枕部，协助胎头俯屈及缓慢下降，使胎头以枕下前囟径通过骨盆出口［图 7-21-（1）］。宫缩间歇时手应放松，以免压迫过久引起会阴水肿。

（3）当胎儿枕骨降至耻骨弓下露出时，协助胎头仰伸［图 7-21-（2）］。此时如宫缩过强，张口哈气消除腹压作用，宫缩间歇时让产妇加腹压，使胎头缓慢娩出，可减少会阴撕伤的机会。

（4）胎头娩出后，保护会阴的右手不得离开会阴，仍继续保护会阴。不必急于娩出胎肩，应先以左手掌自鼻根向下颏挤压，挤出口鼻内的黏液及羊水，以免第一次呼吸时吸入气管内。

（5）协助胎头外旋转，使胎儿双肩径与骨盆出口前后径一致，轻轻下压胎儿颈颊部，使前肩从耻骨联合下娩出［图 7-21-（3）］，再托胎颈向上使后肩从会阴前缘缓慢娩出［图 7-21-（4）］。

（6）待双肩径娩出保护会阴的右手方可离开，双手协助胎体及下肢娩出。记录胎儿娩出时间。

（7）胎儿娩出后 1 ~ 2 分钟内断扎脐带，在距脐根 10 ~ 15cm 处，用两把血管钳钳夹，在两钳之间剪断脐带，然后再进行其他处理。

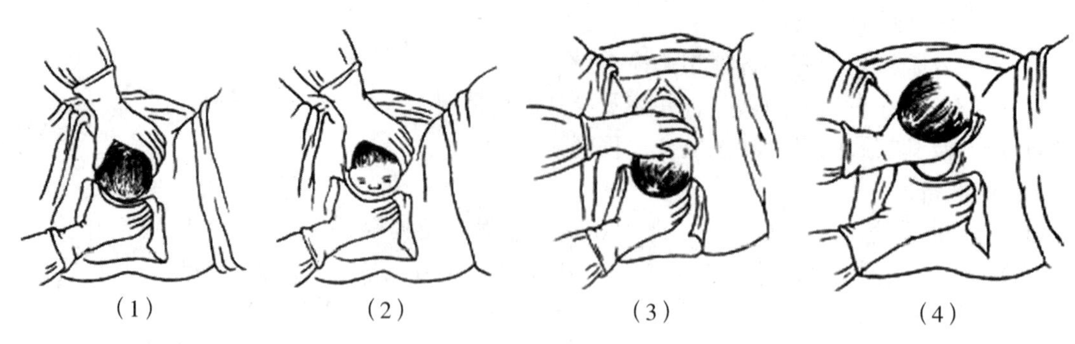

图 7-21 接产示意图

（1）保护会阴协助胎头俯屈 （2）协助胎头仰伸 （3）协助前肩娩出 （4）协助后肩娩出

4．给药 若产妇有产后出血高危因素，如有产后出血史、分娩次数≥ 5 次、多胎妊娠、羊水过多、巨大儿或宫缩乏力等，可在胎儿前肩娩出后立即给予静脉滴注缩宫素 10 ~ 20U，加强宫缩，促使胎盘迅速剥离，减少出血。有感染危险的予抗生素预防感染。

5．新生儿处理

（1）清理呼吸道：胎儿娩出后，立即吸除口鼻部黏液及羊水，保持呼吸道通畅。当呼吸道黏液确已吸净而新生儿仍无哭声时，可用手拍打新生儿足底，使其啼哭。

（2）新生儿 Apgar 评分：它以出生 1 分钟内的心率、呼吸、肌张力、喉反射及皮肤颜色 5 项体征为依据，每项 0 ~ 2 分，满分为 10 分（表 7-2）。在出生后 5 分钟、10 分钟应再次评分。

表 7-2 新生儿 Apgar 评分法

体征	出生后 1 分钟内应得分数		
	0 分	1 分	2 分
心率	无	< 100 次 / 分	≥ 100 次 / 分
呼吸	无	浅慢且不规则	佳，哭声响
肌张力	软瘫	四肢稍屈曲	四肢屈曲，活动好
喉反射	无反应	有些动作	咳嗽、恶心
皮肤颜色	全身苍白	躯干红润、四肢青紫	全身红润

（3）脐带的处理：用 0.5% 聚维酮碘消毒新生儿脐带根部周围，在距脐根 2cm 处用血管钳夹住，剪去多余部分脐带，把气门芯套上，松开血管钳，检查无出血，用无菌纱布包好，再用护脐带包扎。抱起新生儿，给产妇看过后交台下助手。

（4）其他处理：将新生儿放在远红外辐射台上，注意保暖。查看新生儿性别，测体重，检查身体有无发育畸形、外伤等；将新生儿左足底及母亲右手拇指印于新生儿病历上，给新生儿穿衣、系上腕带及包被外系上标记牌；将新生儿抱给母亲，进行皮肤接触并让其首次吸吮乳头。新生儿送出产房需核对家属无误、签名后方可领回病房。进行新生儿护理的指导。

6．胎盘、胎膜处理

（1）观察胎盘剥离征象：①宫体变硬呈球形，剥离的胎盘降至子宫下段，宫体呈狭长形被推向上，宫底升高达脐上；②阴道有少量流血；③外露脐带自行延长；④用手掌尺侧在耻骨联合上方轻压子宫下段时，子宫体上升而外露脐带不再回缩。

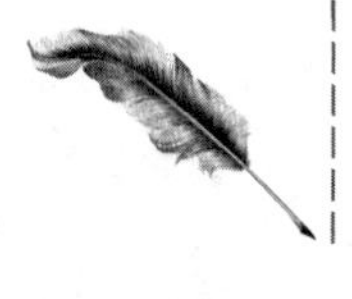

（2）协助胎盘胎膜娩出：①确认胎盘已完全剥离，接产者于宫缩时以左手握住宫底按压，右手轻拉脐带，协助胎盘娩出；②当胎盘娩至阴道口时，接产者用双手捧住胎盘向一个方向旋转，

并向外牵拉，使胎膜完整剥离排出；③在娩出过程中发现胎膜部分断裂，用止血钳夹住断裂上端的胎膜，再继续向一个方向旋转，一直到胎膜完整排出（图 7-22）。胎盘娩出后可按摩子宫刺激收缩减少出血，如宫缩不良可用缩宫素，同时注意测量出血量。若胎盘未完全剥离而出血多时，应行徒手剥离胎盘术。

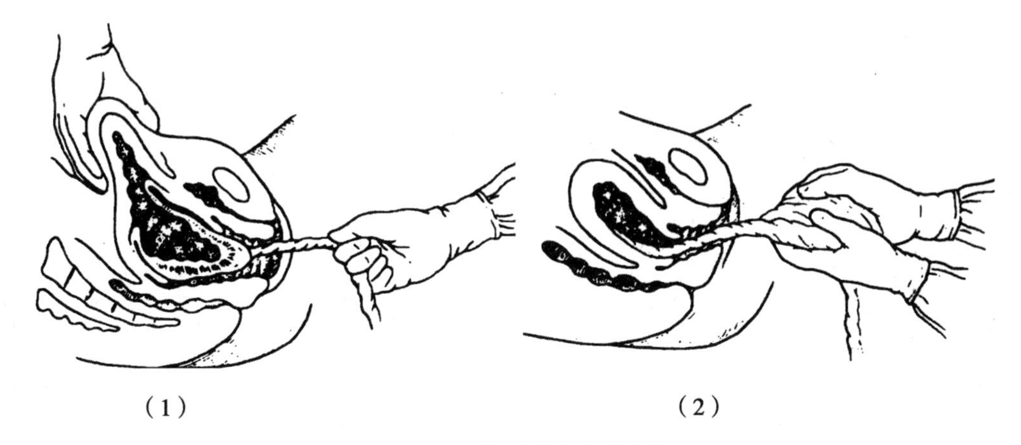

图 7-22　协助胎盘胎膜娩出

（3）检查胎盘、胎膜：胎盘娩出后，先将胎盘铺平，查看胎盘母面小叶有无缺损，然后将胎盘提起，检查胎膜是否完整，胎儿面血管有无断裂，及时发现是否有副胎盘残留在宫腔内。如有副胎盘、部分胎盘残盘，在严密无菌操作下用手进入宫腔取出残留组织。

7．检查软产道　胎盘娩出后，要仔细检查软产道有无裂伤，如有裂伤，立即缝合。

【接生后处理】

1．接生完毕后，移去产妇臀下污染的大单等，换上干净的消毒会阴垫，让产妇卧位休息。注意保暖。

2．将胎盘装入袋中按医院常规处理。

3．将器械清洗、整理放在弯盘内，针放在锐器收集盒中。脱去手套，洗手。

4．及时填写产程记录单、产程监护记录单、分娩记录单、新生儿记录单等。

5．产妇产后 2 小时观察　注意宫缩情况，阴道出血量，测血压、脉搏，膀胱是否充盈、外阴、阴道有无血肿、肛门有无坠胀感。嘱产妇每 2 ～ 4 小时排尿，经全面观察产妇产后情况后无异常，将产妇送回病房休息。

【注意事项】

1．熟悉接产的流程，接产技术娴熟，用物准备到位。

2．术中注意无菌操作。

3．服务态度好，以产妇为中心，沟通到位，接产过程中一切干预性操作需取得产妇及其家属的知情同意并签名，避免医患纠纷。

4．工作中沉着冷静，同事间互相配合默契，发现难产因素，及时检查处理并报告上级医师。

（吴佩玲）

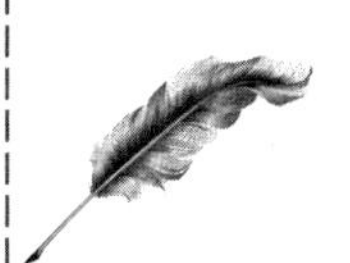

第六节 产程中肛查、阴道检查

一、肛门指诊

【操作目的】 通过肛门指诊，了解产妇宫颈及骨盆情况，初步判断产妇是否可以经阴道分娩，并可确定胎先露及胎先露下降程度，了解产程进展，部分可确定胎位。

【适应证】

1．临产后，适时在宫缩时进行。

2．骨盆内测量，尤其是中骨盆以下骨盆后半部情况。

3．了解产程进展，判断宫口扩张程度、胎先露位置及下降程度、胎膜是否破裂及宫口周围有无脐带等情况。

4．初产妇在潜伏期每4小时查1次，活跃期后每2小时查1次，一般整个产程中检查次数不应超过10次。

【禁忌证】 产前出血，可疑前置胎盘的产妇。

【准备工作】

1．环境 宽敞、安静、清洁、隐蔽，温度适宜，注意隐私保护。

2．用物 一次性垫巾、消毒卫生纸、液状石蜡油、无菌手套。

3．人员

（1）操作者

1）询问产妇的孕产史，本次妊娠的情况，包括孕周、妊娠合并症和并发症、相关检查结果（B超等）、腹痛和阴道流血的情况。

2）与产妇沟通，使其了解肛门指诊过程并做好心理准备。

3）准备用物，戴好口罩、帽子，洗手。

（2）产妇准备：排尿后臀下垫一次性垫单，取平卧位、双腿屈曲。

【操作步骤】

1．用物推至产妇床旁，遮挡、查对。

2．向产妇解释肛门检查的目的，取得同意和配合。

3．检查者站在产妇右侧，嘱其放松臀部的肌肉。协助产妇取平卧位，臀下垫一次性垫巾，两腿尽量屈曲分开，暴露会阴和肛门。

4．用消毒卫生纸遮盖阴道口，避免粪便污染。

5．右手戴无菌手套，示指沾液状石蜡，先按摩肛门使之松弛，后深入肠道内检查，拇指伸直，其余各指屈曲。

6．检查者左手放在产妇的宫底，扶住宫底，右手示指向后触及尾骨尖端，向两侧摸清坐骨棘，向前探查子宫颈及胎先露。

7．抽出示指，擦净肛门周围的液状石蜡，脱去手套。

8．协助产妇穿上裤子，摆好舒适体位，整理用物。

9．记录肛门指诊结果。

【结果分析】

1．了解骨盆 示指伸入直肠后先向后触及尾骨，并与体外的拇指共同捏住尾骨摇动，了解尾骨的活动情况，可活动为正常，固定不动可呈钩形；示指再沿骶尾关节向上，触及骶骨内面，了解骶骨的弧度（分为直型、浅弧型、中弧型、深弧型），如为深弧型可触及骶岬，是骶骨严重

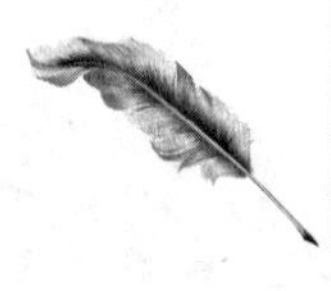

弯曲的表现；示指向两侧摸清坐骨棘，测量骶坐切迹宽度，正常＞3横指，若≤2横指，有中骨盆后矢状径缩短。

2．检查宫口扩张 示指触及胎儿的先露部时，再向外滑动摸清一侧的宫颈口边缘，然后从宫颈边缘一侧滑动至对侧，测量宫颈扩张直径大小（cm）。宫口扩张10cm（已摸不清宫颈边缘）为宫口开全。

3．检查胎方位及胎先露部位置 示指触及胎儿的先露部时，应先分辨先露部位为枕先露、顶先露、面先露或臀先露，再由先露部指示点判断胎方位。当胎儿先露部骨质最低点在坐骨棘水平时为“0”，坐骨棘水平上1cm为“-1”，下1cm为“+1”，依次类推（图7-23）。

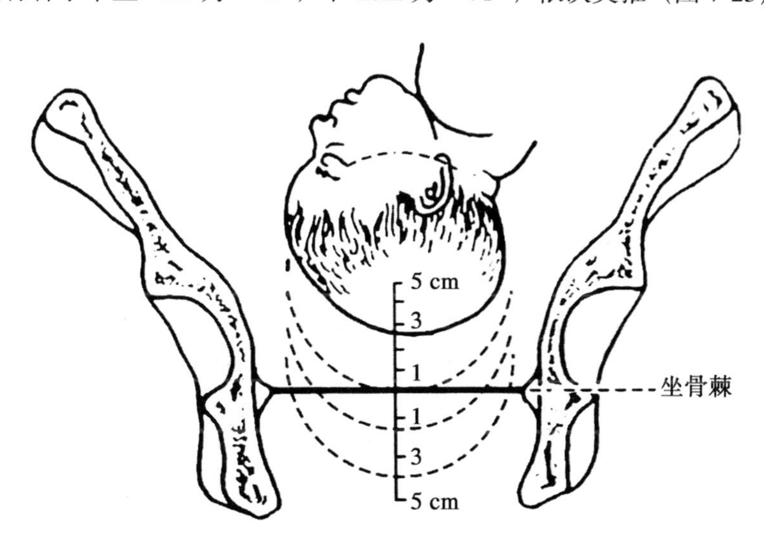

图7-23 胎先露高低的判断

4．了解胎膜情况 未破膜时触及前羊膜囊，已破膜直接触及胎先露部。

5．检查宫口周围 胎头未衔接时，注意有无条索状物，警惕脐带先露或脱垂。

【注意事项】

1．多次肛门指诊检查会增加感染机会，且操作让产妇感觉不适。在检查过程中，应适时指导产妇放松，配合检查。

2．目前大多数医院已逐渐取消肛门指诊检查。

二、阴道检查

【操作目的】 可直接触及胎先露，若为头先露，可扪清囟门及矢状缝，确定胎方位、宫口扩张程度、软产道及骨盆情况，以决定分娩方式。可弥补肛门检查不能明确诊断的不足，有取代之的趋势。

【适应证】

1．明确胎方位、宫口扩张及胎先露情况。

2．评估产程进展。

3．检查前羊膜囊是否已破，或进行人工破膜。

4．阴道助产前常规检查。

5．全面了解阴道及骨盆内部情况等。

【准备工作】

1．环境 宽敞、安静、清洁、隐蔽，温度适宜，注意隐私保护。

2．用物 外阴消毒物品（消毒液、弯盘、棉球、方纱、持物镊、小药杯）、一次性消毒垫

单、无菌腿套2条、无菌治疗巾、无菌孔巾、手术衣，无菌手套，无菌润滑剂。

3．人员

（1）操作者

1）了解产妇的孕产史，本次妊娠的情况，包括孕周、妊娠合并症和并发症、相关检查结果（B超等）、腹痛和阴道流血的情况等。

2）与产妇沟通，介绍自己，核对姓名、年龄、拟进行的操作。

3）准备用物，戴好口罩、帽子，洗手。

（2）产妇准备：排尿后臀下垫一次性垫单，取膀胱截石位。

【操作步骤】

1．协助产妇取膀胱截石位，暴露会阴后，按外阴消毒顺序消毒外阴。

2．用无菌小药杯分装消毒液和无菌石蜡油，戴无菌手套。

3．铺无菌孔巾，暴露会阴部。

4．右手示指和中指伸入阴道，检查坐骨棘、宫颈、胎先露和羊膜囊等情况。

5．操作完毕，为产妇穿好衣物，摆好舒适体位，整理物品。

6．记录阴道检查结果。

【结果分析】 通过阴道检查可以了解骨产道及软产道情况，胎先露部的方位和下降程度。

1．骨产道　骨盆的对角径正常值为12.5～13cm，坐骨棘正常值平均为10cm，坐骨切迹宽度正常为3横指。

2．软产道　宫口开大情况、宫颈成熟度及有无水肿。

【操作注意事项】

1．检查过程中，指导待产妇放松，配合检查。

2．检查前手部应涂抹无菌液状石蜡，以防检查时待产妇不适。

3．严格注意无菌操作。

第七节　会阴切开缝合术

【操作目的】 通过会阴切开扩大阴道口，减少会阴阻力，利于胎儿娩出。缩短第二产程，降低胎儿窘迫及某些高危产妇并发症的发生率。减少甚至避免会阴严重裂伤，并可降低膀胱膨出、直肠膨出、尿道膨出、张力性尿失禁等的发生率。

【适应证】

1．分娩时可能引起严重会阴裂伤者，如会阴过紧、会阴体长、胎儿过大等。

2．因产妇或胎儿因素需要缩短第二产程时，如妊娠期高血压疾病、孕妇合并心脏病、胎儿窘迫等。

3．巨大儿、早产儿预防新生儿颅内出血。

4．行阴道助产手术前，如产钳术、胎头吸引术、臀位助产术。

5．会阴局部病变使会阴体弹性减弱，如瘢痕等。

【禁忌证】

1．绝对禁忌证　存在骨盆异常或头盆不称，不能经阴道分娩者。

2．相对禁忌证　①前次分娩会阴完好或伤口愈合良好的经产妇；②死胎、无存活可能的畸胎尽量不切开；③患生殖器疱疹、尖锐湿疣等；④有难以控制的出血倾向，可在纠正凝血功能后行切开。

【准备工作】

1．环境　宽敞、安静、清洁，温度适宜。

2．用物　会阴侧剪、组织剪、中号圆针、三角针、1、4号丝线、0-1号铬制肠线或其他可吸收线、弯盘、20ml注射器、2%普鲁卡因或利多卡因及75%乙醇等。

3．人员

（1）操作者

1）确认产妇信息，签署手术同意书。

2）戴帽子、口罩，按外科常规洗手。

3）常规外阴消毒、铺巾。

（2）产妇

1）生命体征监测。普鲁卡因皮试。

2）听操作者解释手术的目的、操作过程、可能的风险，签手术同意书。

3）取仰卧屈膝位或膀胱截石位。

【操作步骤】

1．麻醉　常用阴部神经阻滞麻醉和局部浸润麻醉。产妇取膀胱截石位，常规消毒、铺巾。术者左手示指伸入阴道内触及左侧坐骨棘，右手持注射器（内有0.25%～0.5%利多卡因溶液或0.5%～1%普鲁卡因溶液20ml），在左侧坐骨结节与肛门连线中点处注射一小皮丘，在阴道内手指的指引下，将针头经皮丘刺入坐骨棘内下方（图7-24），回抽无回血，注入10ml利多卡因或普鲁卡因溶液。将针退至皮下，再向大小阴唇、切口局部及会阴体皮下作扇形浸润麻醉（图7-25）。

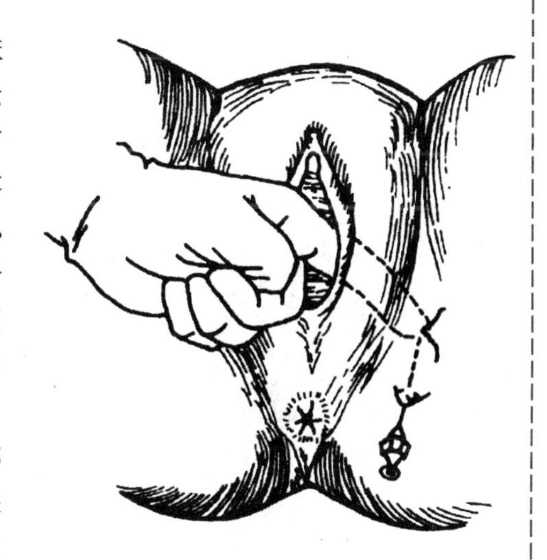

图7-24　阴部神经阻滞麻醉

2．会阴侧斜切开　左手中、示两指在阴道口4～5点之间伸入阴道，置于胎先露与阴道后侧壁之间，以保护胎儿并指示切口的位置。右手持会阴侧剪，张开剪刀并置于预定切口处。当宫缩胎先露下降时，自会阴后联合中线向左侧45°方向，一次全层剪开4～5cm（图7-26）。如会阴高度膨隆时，剪开角度应为60°～70°，以免损伤直肠。

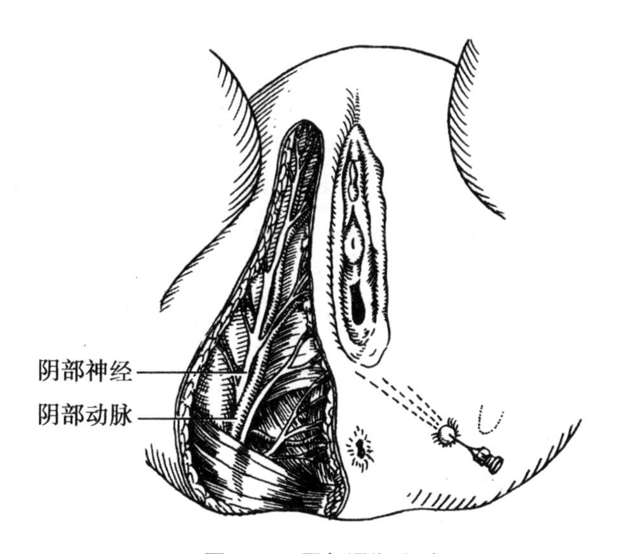

图7-25　局部浸润麻醉

3．会阴正中切开 左手中、示两指在阴道口6点处垂直伸入阴道，撑开会阴体。右手持剪刀，在宫缩时从会阴后联合中点处向肛门方向垂直切开2～3 cm（图7-27）。

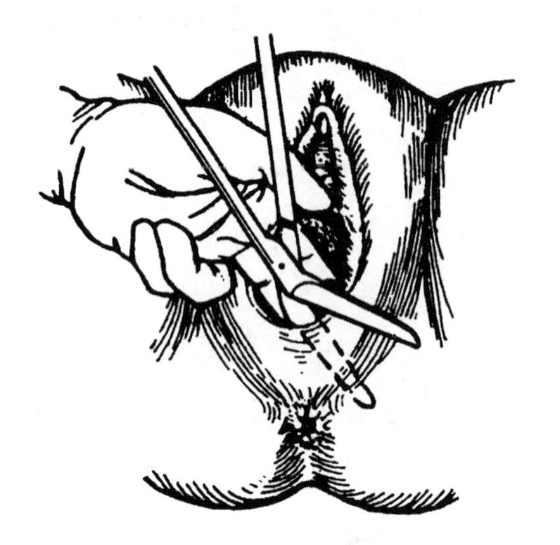

图7-26 会阴侧切

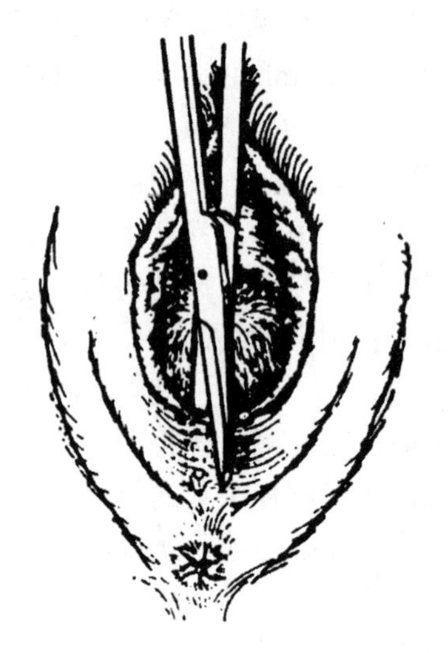

图7-27 会阴正中切开

4．缝合会阴 胎儿胎盘娩出后，阴道内放入一有尾纱布，逐层缝合会阴（图7-28）。

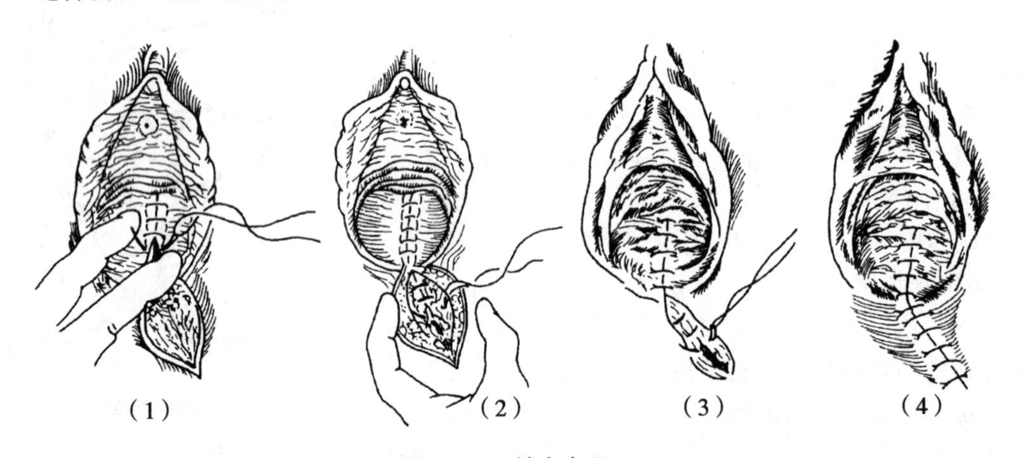

图7-28 缝合会阴

（1）缝合阴道黏膜 （2）缝合肌层 （3）缝合皮下组织 （4）缝合完毕

（1）阴道黏膜：用圆针、0或1号铬制肠线或其他可吸收线，自阴道黏膜切口上方0.5cm处开始间断或连续缝合阴道黏膜，直达处女膜环。

（2）肌层及皮下脂肪：继续用上述缝线间断或连续缝合肌层。再缝合皮下脂肪，达到止血和关闭死腔的目的。

（3）皮肤：用三角针、1号细丝线间断缝合皮肤，或用4/0可吸收手术缝线，连续皮内缝合，第一针和最后一针在皮下打结将线结埋在皮下。

5．缝合后处理 缝合完毕取出有尾纱布，检查阴道切口顶端有无空隙，阴道内有无纱布遗留。

6．常规行肛门检查 如发现有缝线穿过直肠壁，必须拆线，重新缝合。

【注意事项】

1．剪开组织时剪刀应与皮肤垂直，皮肤、肌层、黏膜与切口长度应一致。

2．注意缝线不能穿透直肠黏膜，如果缝穿了直肠黏膜，须拆开重缝。缝线松紧适宜。

3．缝合时应注意层次清楚，对合整齐，严密止血，不留死腔。

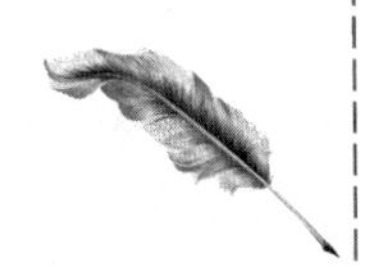

4．正中切开术易导致会阴Ⅲ度裂伤，应严格掌握适应证。凡胎儿偏大、会阴体过短、接生技术不熟练或手术产者，均不宜采用。

5．术后保持外阴清洁，常规擦洗外阴，每日2次，大便后应及时擦洗外阴。

6．伤口肿胀疼痛者，可用95% 乙醇或50% 硫酸镁湿敷。

7．如伤口感染，有脓性分泌物应提前拆线，通畅引流。正常伤口一般术后5日拆线。

第八节　人工剥离胎盘术

【操作目的】 剥离、取出剥离不全或粘连的胎盘组织以减少产时、产后出血。

【适应证】

1．胎儿娩出后胎盘部分剥离，引起子宫大量出血时（活动性出血 > 150ml）。

2．胎儿娩出后30分钟，虽出血不多，但经一般处理胎盘仍未排出者。

3．某些难产手术，胎儿娩出后，有必要立即娩出胎盘者。

【禁忌证】 怀疑植入性胎盘时，切忌强行剥离。

【准备工作】

1．环境　宽敞、安静、清洁，温度适宜。

2．用物　无菌手套、无菌纱布、无菌巾、消毒液等。

3．人员

（1）操作者

1）核对产妇信息。

2）向产妇解释手术的目的、操作过程、风险，必要时签署手术同意书。

3）给产妇外阴重新消毒后更换手套、铺巾。

（2）产妇

1）再次按接产范围消毒。

2）建立静脉通道，必要时备血。

3）排空膀胱，取膀胱截石位。

【操作步骤】

1．术者一手放在腹壁紧握并下推子宫，另一手手指并拢呈圆锥状，沿脐带伸入子宫腔摸到胎盘边缘，手掌面向着胎盘母体面。手背紧贴宫壁进入胎盘与子宫壁之间，手指合并以手掌的尺侧缘钝性分离，直至胎盘全部剥离，取出胎盘（图7-29）。

2．取出胎盘后仔细检查胎盘，如不完整，再探查子宫腔，或用大刮匙轻轻搔刮清除。

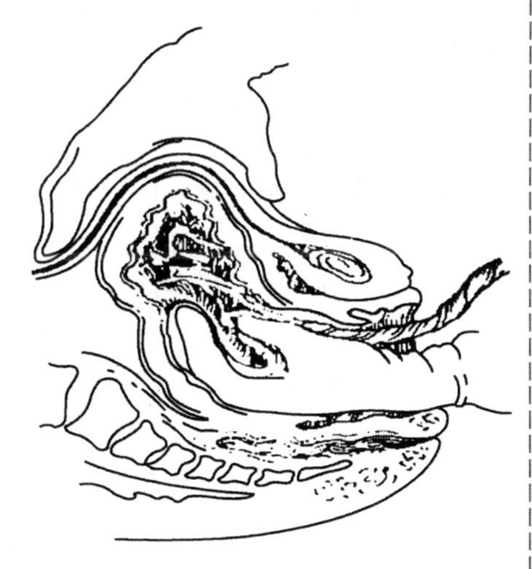

图7-29　人工剥离胎盘术

【注意事项】

1．术中要密切注意产妇一般情况，术后常规予缩宫素及抗感染药物。

2．操作必须轻柔，避免暴力强行剥离或用手指抓挖子宫壁导致穿破子宫。

3．若找不到疏松的剥离面不能分离者，可能是植入

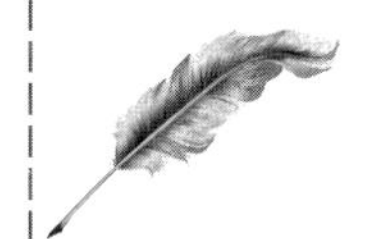

性胎盘，切不可强行剥离。

4．应尽量减少进入子宫腔内操作的次数。

（庞 莉）

第九节 盆腔检查

【操作目的】 通过盆腔检查，初步了解患者内、外生殖器官情况，达到协助诊断女性生殖系统疾病及鉴别与之相关的其他器官、系统疾病的目的。

【适应证】

1．怀疑有妇产科疾病者。

2．需要排除妇产科疾病的患者。

3．常规体检妇科查体者。

【准备工作】

1．环境 宽敞、安静、清洁，温度适宜。

2．用物 一次性臀垫、阴道窥器、手套、长棉签、小棉签、宫颈刮板、玻片、石蜡油、消毒液、生理盐水、10% 氢氧化钾、试管架等，如需进行宫颈防癌涂片检查，准备相关物品。

3．人员

（1）操作者：按要求着装，戴手套，面向被检者，站在其两腿之间。

（2）被检者：排空膀胱（不能自解小便者应导尿，大便充盈者应排空），取膀胱截石位，臀部置检查床边缘，头部略高，两手平放于身体两侧或放于胸部，使腹肌松弛便于检查。

【操作步骤】

1．外阴部检查 观察外阴发育、皮肤色泽、阴毛分布及疏密情况；注意有无损伤、充血、水肿、溃疡、畸形、炎症及肿瘤。左手拇、示指分开小阴唇，暴露前庭、尿道口，检查处女膜完整性，有无瘢痕。嘱患者用力向下屏气后，观察有无阴道前后壁膨出、直肠膨出、子宫脱垂和尿失禁。

2．阴道窥器检查

（1）放置阴道窥器：将阴道窥器两叶合拢，旋紧中部螺丝，放松侧部螺丝。用石蜡油润滑阴道窥器两叶前端，左手拇、示指分开两侧小阴唇，暴露阴道口，右手持准备好的阴道窥器避开尿道口周围斜行插入阴道口，沿阴道侧后壁缓慢插入阴道内，然后向上向后推进，边推进边将两叶转平，并逐渐张开两叶，直至完全暴露宫颈（图 7-30）。固定阴道窥器于阴道内。

（2）检查阴道：旋松阴道窥器侧部螺丝，旋转阴道窥器，观察阴道前后壁、侧壁黏膜颜色，皱襞多少，有无畸形、裂伤、炎症、溃疡、囊肿，注意阴道分泌物的量及性状。

（3）检查宫颈：观察宫颈大小、颜色、外口形状、有无糜烂、撕裂、囊肿、息肉、肿瘤、赘生物，宫颈内有无出血，分泌物的量、性状、颜色。

（4）取出阴道窥器：宫颈阴道检查后放松侧部及中部螺丝，将两叶合拢，再旋紧阴道窥器中部螺丝，缓慢退出。

3．双合诊 即阴道、腹壁联合检查。主要检查阴道、宫颈、子宫、输卵管及宫旁组织。检查方法如下：

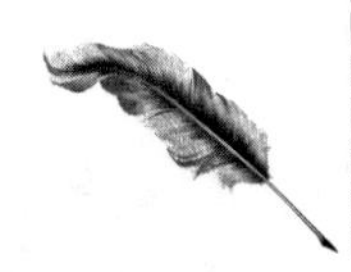

（1）检查阴道：检查者右手（或左手）戴消毒手套，示、中两指涂润滑剂后，轻轻通过阴道口沿后壁放入阴道，检查阴道通畅度和深度，有无畸形、肿块、结节及阴道壁情况。

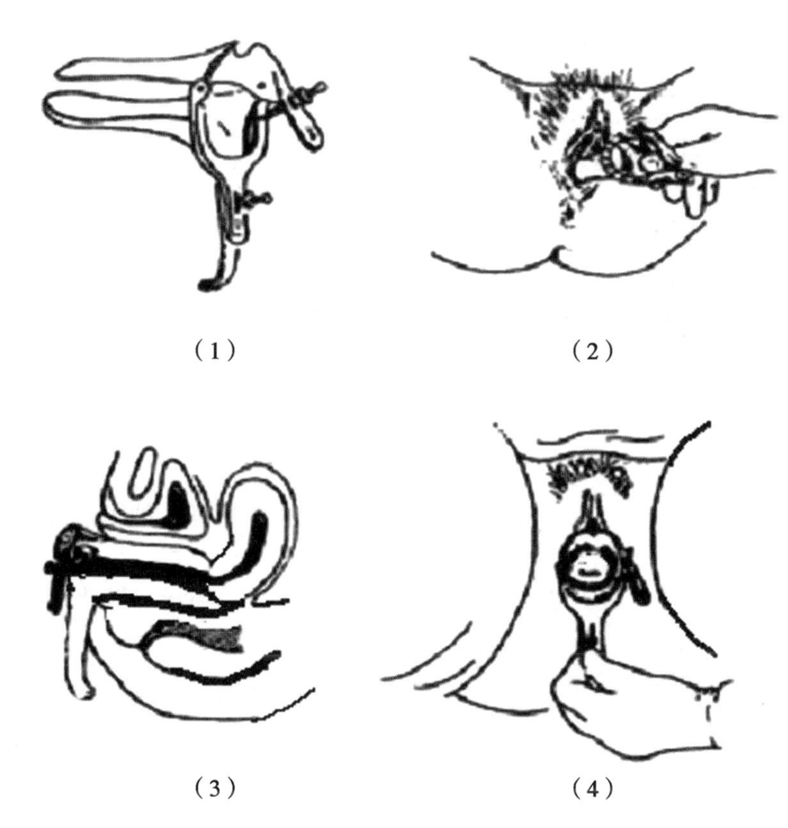

图 7-30　阴道窥器检查

(1) 阴道窥器　(2) 两叶并拢倾斜放入阴道　(3) 暴露子宫颈（侧面观）　(4) 暴露子宫颈（正面观）

(2) 检查宫颈：触及宫颈大小、形态及宫颈外口情况，有无接触性出血及宫颈举痛。

(3) 检查子宫：将阴道内两指放在宫颈后方，另一手掌心朝下手指平放在患者的腹部平脐处，当阴道内手指向上向前方抬举宫颈时，腹部手指往下往后按压腹壁，并逐渐移向耻骨联合部。通过内、外手指相互配合，可扪清子宫的大小、位置、形态、活动度、硬度以及有无压痛（图 7-31）。

(4) 检查附件：将阴道内两指由宫颈后方移至一侧穹窿部，另一手自同侧下腹壁髂嵴水平开始，由上往下按压腹壁，与阴道内手指相互配合以触摸该侧子宫附件有无肿块、压痛、增厚等（图 7-32）。同样方法检查对侧附件。

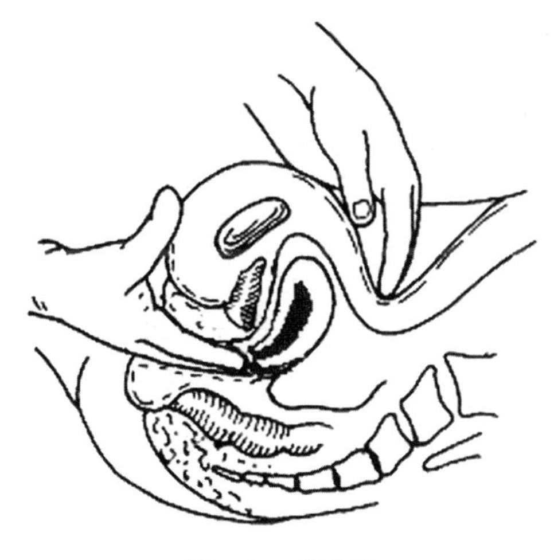

图 7-31　双合诊

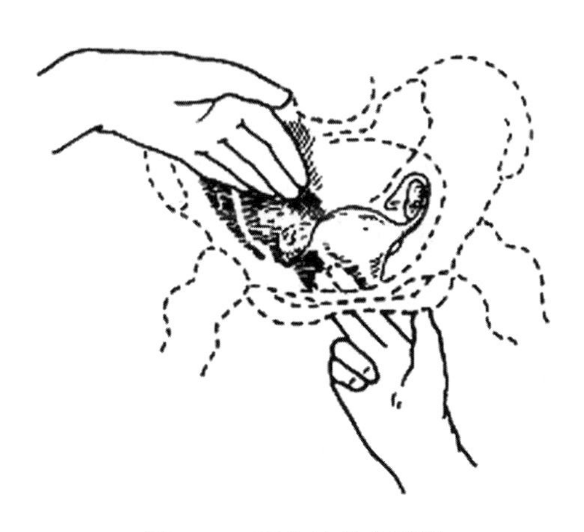

图 7-32　双合诊检查附件

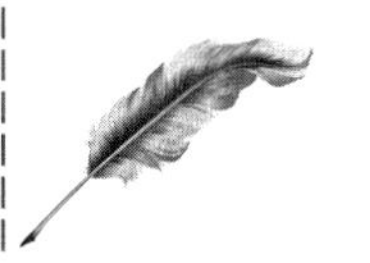

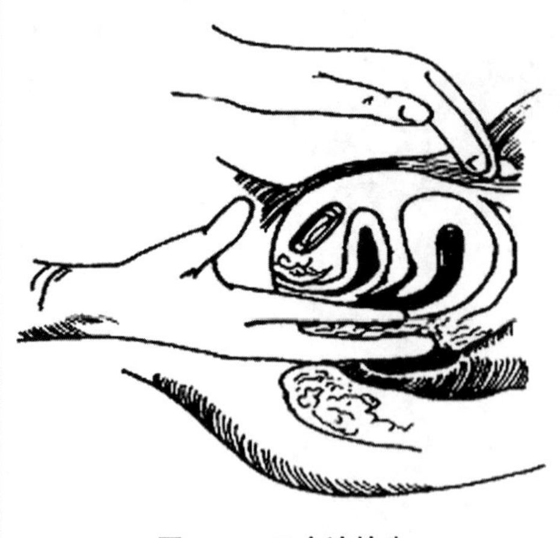

图 7-33　三合诊检查

4．三合诊　即腹部、阴道、直肠联合检查。方法：检查者一手示指放入阴道，中指放入直肠内，另一手在腹部配合，多在双合诊后即进行。主要目的是检查子宫位置及子宫后壁、直肠子宫陷凹、宫骶韧带、盆腔后壁、直肠阴道隔、骶骨前方及直肠内有无病变（图 7-33）。

5．直肠 - 腹部诊　检查者一手示指伸入直肠内，另一手在腹部配合，检查内容同双合诊和三合诊，适用于未婚女性或阴道闭锁不宜做双合诊者。

6．盆腔检查结果记录

（1）外阴：发育情况及婚产式，发现异常应详细描述。

（2）阴道：是否通畅、黏膜情况，分泌物量、色、形状、气味。

（3）宫颈：大小、硬度、有无糜烂、撕裂、息肉、腺囊肿、有无接触性出血，举痛及其他赘生物。

（4）子宫：位置、大小、硬度、活动度、形态、有无压痛。

（5）附件：两侧分别记录，有无肿块、增厚及压痛，有肿块者要记录其大小、位置、硬度、表面是否光滑、活动度，有无压痛，疼痛的性质及部位，与子宫及盆壁的关系。

【注意事项】

1．检查者要关心体贴被检者，做到态度严肃认真，语言亲切，动作轻柔，检查仔细。检查前告知被检者盆腔检查可能引起的不适，嘱其不必紧张。

2．每检查一人，更换一套检查器械和用具，如阴道窥器、手套和臀垫等，以防交叉感染。

3．月经期、阴道出血时一般不做阴道检查。如必须检查时，检查前应消毒外阴，以防感染。

4．未婚者限做直肠 - 腹部诊，禁做双合诊和阴道窥器检查。若确需检查时，应先征得患者及其家属同意后方可检查。

5．男医生进行检查时，需有其他医护人员在场，以减轻被检者的心理负担和避免不必要的误会。

（吴佩玲）

第十节　常见妇女病普查

一、阴道分泌物检查

【操作目的】 通过对阴道分泌物性状、病原学等的检查，诊断女性生殖系统炎症；通过宫颈黏液结晶检查，判断被检者所处月经周期的不同阶段。

【适应证】

1．常规检查，如阴道分泌物滴虫、假丝酵母菌及清洁度检查等。

2．阴道分泌物异常者，应进行相应病原体检查，如细菌性阴道病、支原体、衣原体、淋球菌等。

3．人乳头瘤病毒（HPV）检查。

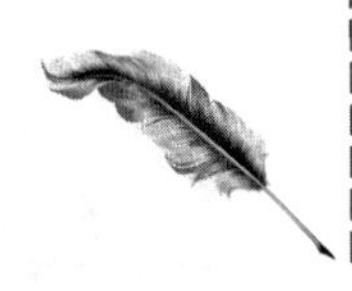

4．宫颈黏液结晶检查用于判断被检者所处月经周期的不同阶段。

【禁忌证】 被检者检查前 24 ～ 48 小时内有性生活、阴道冲洗、上药或检查。

【准备工作】

1．环境　宽敞、安静、清洁、隐蔽，温度适宜，注意隐私保护。

2．用物　一次性臀部垫单、无菌手套、一次性检查手套、一次性阴道窥器、络合碘、消毒器械、妇科长棉签、棉拭子、干净玻片、试管、培养管、尖嘴长弯钳、显微镜、生理盐水（备用）、10% 氢氧化钾溶液、记号笔（或标签纸）。

3．人员

（1）操作者

1）检查前充分了解被检者病史，确认所行操作无误。

2）态度和蔼，告知其检查的必要性和可能引起的不适，使之不必紧张。

3）准备用物，洗手。

（2）被检者

1）排空膀胱，必要时导尿；对于长期便秘者，可灌肠后检查。

2）臀下垫一次性垫单，取膀胱截石位。

【操作步骤】

1．检查者面向被检者，站在其两腿之间。病情危重者，可在病床上检查，检查者站于患者的右侧。

2．放置阴道窥器，暴露宫颈（方法见盆腔检查）。

3．如行常规检查，用棉拭子于后穹窿及阴道侧壁上 1/3 取阴道分泌物，支原体、衣原体检查取宫颈管内分泌物，淋球菌检查常取宫颈管内或尿道口处分泌物。

4．将棉拭子在干净的玻片上涂抹，将玻片放置好后做好标记。根据不同的检查目的进行固定、染色及显微镜下观察，或将棉拭子放在盛有 1ml 生理盐水的试管内混匀送检，显微镜下查找病原体。

5．人乳头瘤病毒（HPV）检查　用妇科长棉签擦净宫颈分泌物，用专用毛刷伸入宫颈管中旋转 3 ～ 5 周，取出毛刷放入专用试管中，在瓶口水平折断毛刷杆，盖好试管帽送检。

6．宫颈黏液检查　长弯钳伸入宫颈管，取宫颈黏液后打开长弯钳，观察钳尖处黏液性状及拉丝度，将黏液置于干燥玻片上，待自然干燥后显微镜下观察结晶形状。一般在月经周期第 22 天时，羊齿状结晶消失，出现椭圆小体。

7．退出阴道窥器。

【操作后处理】

1．协助被检者起身、整理衣物。

2．标本及时送检。

3．整理用物、医疗垃圾分类处理。

【注意事项】

1．采集标本前 24 ～ 48 小时内应禁性生活、阴道检查、冲洗及上药。

2．使用的阴道窥器不得涂润滑剂。

3．采集器等用品应保持干燥。

4．不同检查的最佳取材部位不同。

5．各种病理性阴道分泌物不同的特殊性状可提供诊断线索。

6．玻片涂抹要均匀，不要过厚或过薄，切忌往返涂抹，以免破坏细胞。

7．不同病原体检测方法不同

（1）滴虫检查：最常见的是 0.9% 氯化钠溶液湿片法，低倍镜下寻找滴虫。为提高滴虫的检

出率，应注意标本保暖。对可疑患者若多次湿片法未能发现滴虫，可送培养。

（2）假丝酵母菌检查：检查分泌物中的芽生孢子和假菌丝，可用0.9%氯化钠溶液温片法、10%氢氧化钾溶液湿片法或革兰染色检查法。对于顽固病例可用培养法。

（3）线索细胞检查：取阴道分泌物混于玻片上的生理盐水中，置于显微镜高倍镜下观察。若线索细胞大于20%，分泌物胺试验阳性，阴道分泌物pH＞4.5，可诊断细菌性阴道病。

（4）淋球菌检查：擦净宫颈表面分泌物，用棉拭子伸入宫颈管内1.5～2cm，转动并停留20～30s，或取尿道口分泌物，均匀涂抹于玻片上，革兰染色后镜检，找寻中性粒细胞内的革兰阴性双球菌。

二、宫颈细胞学检查

【操作目的】 通过对宫颈及宫颈管脱落细胞的检查，进行宫颈癌前病变和宫颈癌的筛查、诊断。

【适应证】

1．一般人群的宫颈癌筛查 凡有性生活的女性，应每1～2年进行一次宫颈癌筛查。

2．有接触性出血、不规则阴道流血或有阴道排液者、临床检查宫颈异常的妇女。

3．因妇科良性疾病拟行子宫切除手术前。

4．高危人群的复查 曾有过细胞学异常宫颈病变或宫颈癌治疗后的随诊。

【准备工作】

1．环境 宽敞、安静、清洁、隐蔽，温度适宜，注意隐私保护。

2．用物 一次性臀部垫单、无菌手套、一次性检查手套、一次性阴道窥器、妇科长棉签、棉拭子、干净玻片（一侧为毛玻璃）、特制刮板、毛刷、记号笔（或标签纸）、干燥棉球、长弯钳、生理盐水（备用）、95%乙醇、装有检查介质的小瓶。

3．人员 同阴道分泌物检查。

【操作步骤】 检查者面向被检者，站在其两腿之间。病情危重者可在病床上检查，检查者站于患者的右侧。

（一）涂片法

1．取出一张干燥的干净玻片，用记号笔在有毛玻璃的一侧写好患者姓名、住院号等信息。

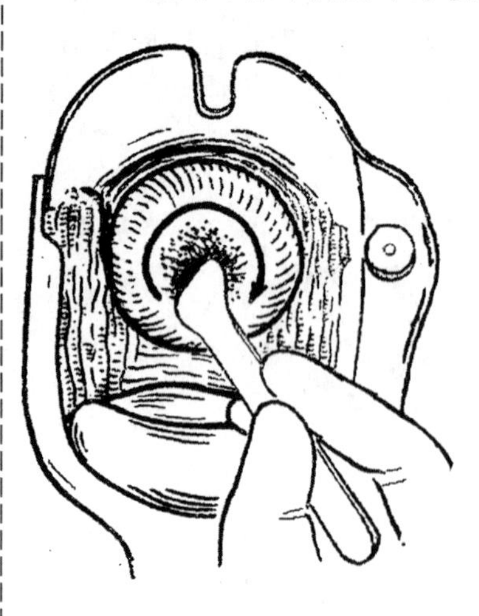

图7-34 宫颈刮片

2．放置阴道窥器，暴露宫颈，用干棉球轻轻擦拭宫颈表面黏液样分泌物。

3．将特制刮板的一头伸入宫颈管，另一头贴覆在宫颈表面，以宫颈外口为圆心沿一个方向轻轻旋转一周（图7-34），刮取宫颈管及宫颈外口鳞柱交界处细胞。

4．将刮板上细胞沿一个方向轻轻涂抹在已准备好的玻片上。用95%乙醇固定标本，待巴氏染色后显微镜下观察细胞形态。

5．如果没有特制刮板，可分别进行宫颈表面和宫颈管涂片，即用普通刮板贴覆于宫颈表面轻轻刮取分泌物后涂片，再用较细的刮板伸入至宫颈管内，沿一个方向旋转后再将所取细胞涂在玻片上送检。

6．宫颈肥大者，注意涂片时在宫颈表面取材，不得遗漏涂片区域，特别是鳞柱上皮交界处。

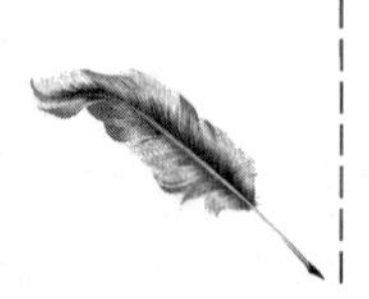

（二）薄层液基细胞学涂片

1．取一个装有细胞保存液体的小瓶，在瓶身处贴上患者信息标签或用记号笔写上患者姓名等信息。

2．正确放置阴道窥器，暴露宫颈时避免阴道窥器触碰宫颈，勿用干棉球等擦拭宫颈表面。

3．将专用的特制毛刷伸入宫颈管约1cm，以宫颈外口为中心，旋转360°～720°后取出，并将毛刷头浸泡至保存液体中送检（图7-35）。

4．宫颈肥大者，应注意刷取宫颈表面旋转毛刷不能刷到的区域，特别是鳞柱上皮交界处。如有必要可使用刮板补充抹片。

5．退出阴道窥器。

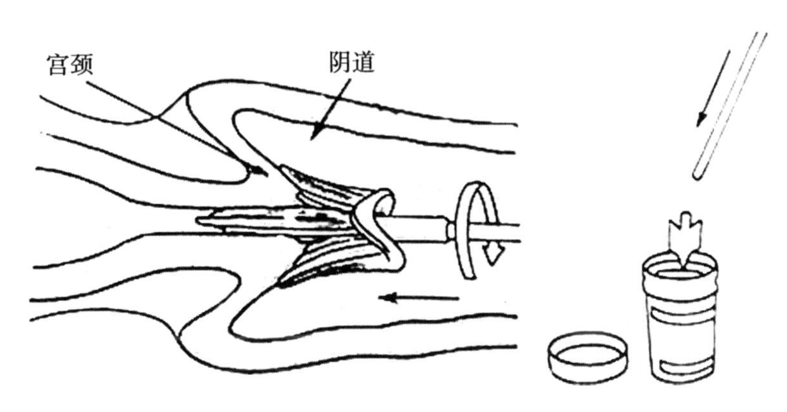

图7-35　宫颈薄层液基细胞学涂片

【操作后处理】1～3同阴道分泌物检查。

4．玻片染色后显微镜下读片，常用巴氏5级分类法：巴氏Ⅰ级——正常；巴氏Ⅱ级——炎症；巴氏Ⅲ级——可疑癌；巴氏Ⅳ级——高度可疑癌；巴氏Ⅴ级——癌。

【注意事项】

1．采集标本前24～48小时内禁止性生活、阴道检查、阴道灌洗及阴道上药。

2．使用的阴道窥器不得涂润滑剂，必要时可用生理盐水润滑。

3．采集器等用品应保持清洁、干燥。

4．阴道流血量非常多时，除特别需要应暂缓进行宫颈涂片，以免因红细胞过多而影响镜下观察。

5．阴道炎症的急性期患者应先治疗阴道炎症后再行宫颈涂片检查，否则不仅易于发生感染，还会影响细胞学检查结果的准确性。

6．玻片涂抹要均匀，不要过厚或过薄，切忌往返涂抹，以免破坏细胞。

第十一节　经阴道穹后部穿刺术

【操作目的】了解盆、腹腔积液体的性状，进行相应理化、病理及病原学检查，对相应疾病进行诊断和治疗。

【适应证】

1．疑有腹腔内出血时，如异位妊娠、卵巢黄体破裂、卵巢滤泡破裂等。

2．疑盆腔内有积液、积脓时，可行穿刺抽液检查以了解积液性质。

3．盆腔脓肿穿刺引流及局部注射药物。

4．盆腔肿块位于直肠子宫陷凹内，经后穹窿穿刺直接抽吸肿块内容物做涂片细胞学检查以

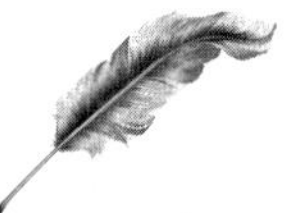

明确性质。如高度怀疑恶性肿瘤，应尽量避免穿刺。一旦穿刺诊断为恶性肿瘤，应及早手术。

5．超声引导下行卵巢子宫内膜异位囊肿穿刺或输卵管妊娠部位注药治疗。

6．超声引导下经阴道穹后部穿刺取卵，用于各种助孕技术。

【禁忌证】

1．严重的盆腔粘连，疑有肠管与子宫后壁粘连。

2．子宫直肠陷凹完全被巨大肿物占据，并凸向直肠。

3．异位妊娠拟用非手术治疗时，无需进行后穹窿穿刺，以免引起感染。

4．对于高度怀疑恶性肿瘤的患者，一部分学者主张尽量避免后穹窿穿刺，以免肿瘤细胞种植。

5．严重的阴道炎症。

【准备工作】

1．环境　宽敞、安静、清洁、隐蔽，温度适宜，注意隐私保护。

2．用物　治疗车、皮肤黏膜消毒液（聚维酮碘）、一次性垫单、无菌手套、5ml 或 10ml 注射器 1 个、标本瓶、玻片，经阴道后穹窿穿刺包：无菌孔巾 1 张、弯盘 1 个、小药杯 1 个（内有棉球数个）、纱布数块、卵圆钳 2 把、阴道窥器 2 个、宫颈钳 1 把、9 号长针头或 22 号穿刺针 1 根。

3．人员

（1）操作者

1）询问病史，签署手术同意书，告知可能发生的并发症，如出血、感染、损伤周围脏器等。

2）与患者沟通，介绍自己，核对患者姓名、床号、拟进行的手术，确认患者的病情。

3）准备用物，戴好口罩、帽子、洗手。

（2）患者

1）术前化验检查，包括血常规、凝血功能检查等。

2）测量血压、脉搏，必要时建立静脉通路、心电监护等。

3）排尿后臀下垫一次性垫单，取膀胱截石位。

【操作步骤】

1．打开穿刺包，戴无菌手套。常规消毒外阴，铺无菌孔巾。阴道窥器充分暴露宫颈及阴道穹窿，消毒宫颈、阴道。

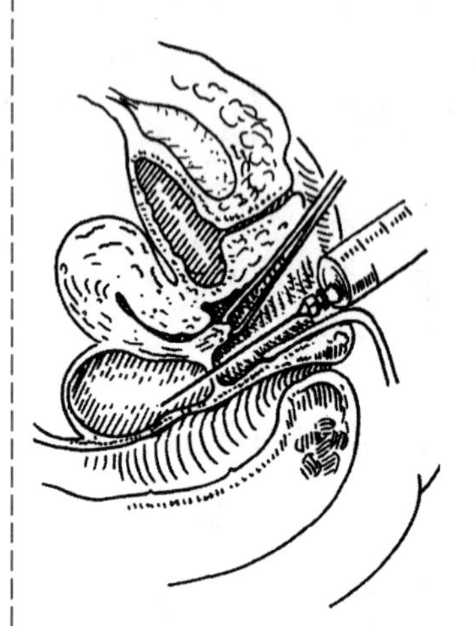

图 7-36　经阴道穹后部穿刺

2．双合诊了解子宫、附件情况，注意阴道穹后部是否膨隆、有无肿瘤或结节、有无宫颈举痛或摇摆痛。

3．放置阴道窥器暴露宫颈及阴道后穹窿，固定阴道窥器。

4．用宫颈钳钳夹宫颈后唇，向前上方提拉，充分暴露阴道穹后部，再次消毒。

5．用 9 号长针头或 22 号穿刺针接 5ml 或 10ml 注射器，检查针头有无堵塞，在后穹窿中央或稍偏患侧，距阴道后壁与宫颈后唇交界处稍下方平行宫颈管刺入 2 ~ 3cm（图 7-36）。

6．当针头穿过阴道壁，有落空感（进针深约 2cm）后抽吸。如无液体抽出，可改变方向或深浅度，或边退针边抽吸。如为肿物，应选择最突出或囊性感最强的部位穿刺。

7．抽吸完毕，轻轻拔出针头。

8．穿刺点有活动性出血者，可用无菌纱布或棉球压迫止血。血止后取出宫颈钳和阴道窥器，取下孔巾。

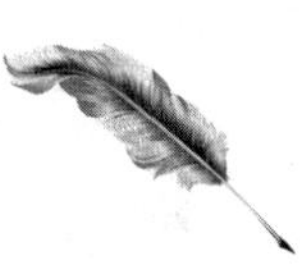

【术后处理】

1．检查患者生命体征，感谢其配合，送返病房。根据穿刺的不同结果予以相应处理（如考虑腹腔内出血需急诊手术者，嘱其暂禁饮食）。

2．标本及时送检。如为盆腔积脓等，穿刺液需进行涂片、培养及药敏检查。

3．整理用物、医疗垃圾分类处理。

4．及时完成穿刺记录书写。

5．注意观察患者有无腹痛、阴道流血及其他不适。

【注意事项】

1．抽出液体均应涂片，行常规及细胞学检查。

2．穿刺进针方向应与宫颈管平行，不可过分向前或向后，以免针头刺入宫体或直肠。

3．穿刺深度要适当，一般为 2 ～ 3cm，过深可刺入盆腔器官或血管。如积液较少时，过深的针头可超过液平面，导致抽不出液体而延误诊断。

4．有条件或病情允许时，先行 B 超检查，协助诊断直肠子宫陷凹有无液体及液体量。

5．阴道穹后部穿刺未抽出血液，不能完全除外异位妊娠。内出血量少、血肿位置高或与周围组织粘连时，均可造成假阴性。

第十二节　宫内节育器放置术与取出术

一、宫内节育器放置术

【操作目的】育龄妇女通过放置宫内节育器达到避孕的目的，或进行某些疾病的辅助治疗。

【适应证】

1．已婚育龄妇女自愿使用宫内节育器避孕而无禁忌证者。

2．某些疾病的辅助治疗，如宫腔粘连分离术后、功能失调性子宫出血及子宫腺肌症的保守治疗（含孕酮的宫内节育器）等。

【禁忌证】

1．严重全身性疾病，如心力衰竭、重度贫血、出血性疾患或各种疾病的急性期。

2．生殖器官炎症，如急、慢性盆腔炎，各种阴道炎、宫颈炎治疗前。

3．生殖器官肿瘤。

4．生殖器官畸形，如双角子宫、纵隔子宫等。

5．子宫颈内口过松、重度陈旧性宫颈裂伤或严重子宫脱垂者。

6．月经频发、过多或不规则出血等。

7．子宫腔深度＞ 9cm 或＜ 5.5cm 者。

8．人工流产后出血多或疑有妊娠组织残留者。

9．妊娠或可疑妊娠。

10．有铜过敏史。

【准备工作】

1．环境　宽敞、安静、清洁、隐蔽，温度适宜，注意隐私保护。

2．用物　治疗车、皮肤黏膜消毒液（聚维酮碘）、一次性垫单、无菌手套、节育器等。宫内节育器放置术包：无菌孔巾 1 张、弯盘 1 个、小药杯 1 个（内有棉球数个）、纱布数块、卵圆钳 2 把、阴道窥器 2 个、宫颈钳 1 把、宫腔探针 1 条、宫颈扩条 4 ～ 6 号各 1 条（含半号）、放环

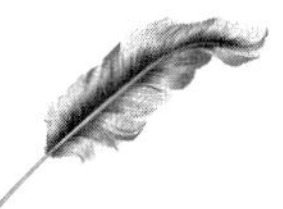

叉1个、剪刀1把。

3．人员

（1）操作者

1）询问病史，签署手术同意书，告知可能发生的并发症，如出血、感染、损伤周围脏器、子宫穿孔、节育器异位、节育器嵌顿或断裂、节育器下移或脱落、带器妊娠等。

2）与患者沟通，介绍自己，核对患者姓名、年龄、拟进行的手术，再次确认患者无手术禁忌证。

3）准备用物，戴好口罩、帽子，洗手。

（2）受术者

1）术前化验检查，包括血常规、白带常规、妇科B超（必要时）等。

2）测量体温，24小时内有两次体温达37.5℃以上者不宜放置。

3）排尿后臀下垫一次性垫单，取膀胱截石位。

【操作步骤】

1．打开宫内节育器放置术包，戴无菌手套。

2．常规消毒外阴，铺无菌孔巾。阴道窥器充分暴露宫颈及阴道，消毒宫颈、阴道。

3．双合诊了解子宫大小、位置及附件情况。

4．放置阴道窥器暴露宫颈，固定窥器，用宫颈钳钳夹宫颈前唇，聚维酮碘小棉签消毒宫颈管。

5．稍向外牵拉宫颈钳，持宫腔探针沿子宫倾屈方向轻轻进入，探测宫腔深度（确认探到宫底）。选择合适宫腔大小的节育器。

6．将圆形、宫形等无放置器的节育器上缘置于放环叉内，沿宫腔方向轻轻将节育器送至宫底部，由节育器下方慢慢退出放环叉（图7-37），退至宫颈内口时再向上轻推节育器下缘，退出节放环叉。

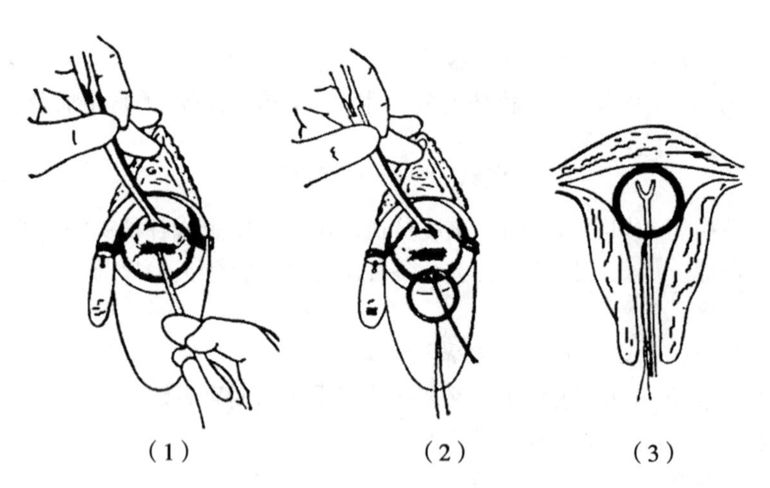

图7-37 放环叉放置节育器

（1）探宫深 （2）用放环叉置入节育器 （3）将节育器放至宫底后退出放环叉

7．配有放环器的节育器（“T”形、“Y”形等），测量宫腔深度后，调节放环器限位块至宫深位置，直接用放环器将节育器送至宫底部，将节育器轻推送出放环器后缓缓退出操作杆（图7-38）。

8．如宫颈管过紧，可用宫颈扩条扩张宫颈后放置。有尾丝的节育器，在距宫颈口2cm处剪断尾丝。

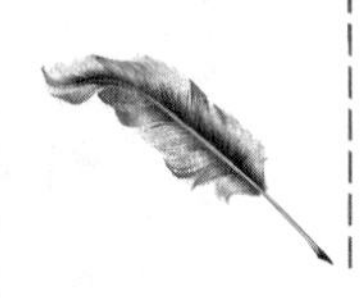

9．观察宫腔内无出血，取下宫颈钳，取出阴道窥器。

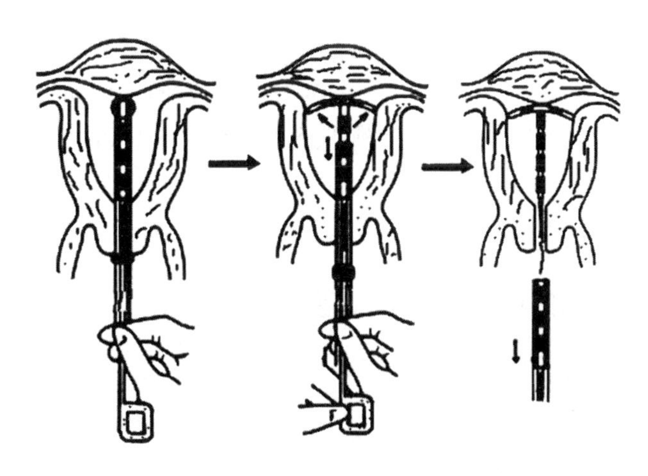

图 7-38　放环器放置节育器

【术后处理】

1．交代受术者术后注意事项　①休息 2 天，1 周内避免重体力劳动，2 周内禁盆浴和性交；②保持外阴清洁；③术后第 1、3、6、12 个月各复查一次，以后每年复查一次；④术后最初几天内可出现少量阴道流血或轻微腰酸腹胀，数日内可自然消失，不需处理。如出血多且有腹痛，应查明原因后处理。

2．整理用物、医疗垃圾分类处理。

3．及时完成手术记录书写。

【注意事项】

1．严格掌握宫内节育器放置时间。

2．注意选择优质、适合宫腔大小的节育器，并将节育器放置于宫底部，避免不良反应及并发症的发生。

3．严格无菌操作，节育器送入过程中避免接触外阴、阴道，防止感染。

4．放置时不要任意扭转放环叉、放环器方向，以防节育器变形。

5．哺乳期子宫软，容易发生穿孔，操作时应特别注意。

二、宫内节育器取出术

【操作目的】 出现取环指征时取出宫内节育器，以消除放置节育器的不良反应或治疗并发症等。

【适应证】

1．节育器放置到期需更换者。

2．绝经 1 年者。

3．有不良反应或不规则阴道流血经治疗无效者。

4．计划再生育或不需避孕者。

5．拟改用其他避孕方法者。

6．带器妊娠者（包括宫内、外妊娠）。

7．出现并发症，如节育器嵌顿、异位、变形，感染等。

【禁忌证】

1．各种疾病的急性期暂不取器，病情好转后再考虑取出。

2．生殖道炎症，先予以治疗，治愈后再取出节育器。

【准备工作】

1．环境　宽敞、安静、清洁、隐蔽，温度适宜，注意隐私保护。

2．用物 治疗车、皮肤黏膜消毒液（聚维酮碘）、一次性垫单、无菌手套，宫内节育器取出术包：无菌孔巾 1 张、弯盘 1 个、小药杯 1 个（内有棉球数个）、纱布数块、卵圆钳 2 把、阴道窥器 2 个、宫颈钳 1 把、宫腔探针 1 条、宫颈扩条 4 ～ 6 号各 1（含半号）、取环钩 1 个、长止血钳 1 把。

3．人员

（1）操作者

1）询问病史，签署手术同意书，告知可能发生的并发症，如出血、感染、损伤周围脏器、子宫穿孔、宫颈裂伤、节育器断裂等。

2）与患者沟通，介绍自己，核对患者姓名、年龄、拟进行的手术，再次确认患者无手术禁忌证。

3）准备用物，戴好口罩、帽子、洗手。

（2）受术者

1）术前化验检查，包括血常规、白带常规、妇科 B 超等。

2）排尿后臀下垫一次性垫单，取膀胱截石位。

【操作步骤】

1．打开宫内节育器取出术包，戴无菌手套。

2．常规消毒外阴，铺无菌孔巾。阴道窥器充分暴露宫颈及阴道，消毒宫颈、阴道。

3．双合诊了解子宫大小、位置及附件情况。

4．放置阴道窥器暴露宫颈，固定窥器，用宫颈钳钳夹宫颈前唇，聚维酮碘小棉签消毒宫颈管。

5．有尾丝者，用长止血钳钳夹尾丝，轻轻向外牵拉，即可取出节育器。

6．无尾丝者，用探针探测宫腔深度，同时感觉节育器的位置。将取环钩顺宫腔方向轻轻伸入宫腔至宫底部，根据环的位置转动钩的方向，钩住环的下缘，轻轻向外牵拉、取出（图 7-39）。

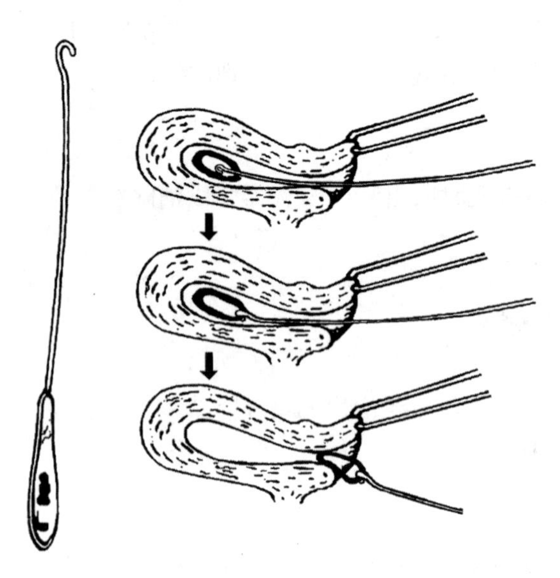

图 7-39 取环术

7．如取环困难，必要时可在宫腔镜下定位取出。

【术后处理】

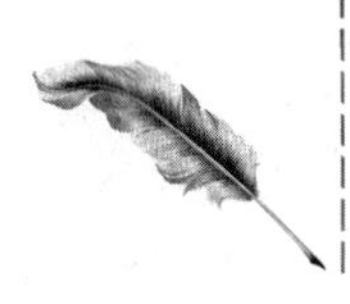

1．交代受术者术后注意事项 ①休息 1 天，1 周内避免重体力劳动，2 周内禁盆浴和性交；②保持外阴清洁。

2．整理用物、医疗垃圾分类处理。

3．及时完成手术记录书写。

【操作注意事项】

1．掌握宫内节育器取出时间　①月经干净后3～7天，无性生活；②带器妊娠行人工流产时；③带器异位妊娠术前进行诊断性刮宫时，或术后出院前取出节育器；④子宫不规则出血或伴感染者随时可取，出血者同时行诊断性刮宫。

2．严格无菌操作，避免感染发生。

3．取环钩尖端容易损伤子宫内膜或肌壁组织，只能在宫腔内钩取，避免向宫壁钩取。

4．如取出困难，不可强行牵拉，退出取环钩，查明原因。如宫颈内口紧，可扩张宫颈至6号后进行；如尾丝断裂或钩取困难，可在X线或B超引导、宫腔镜下取出。

5．在取出过程中如果节育器断裂，取出后应核对是否完整。疑有残留，应进一步设法取出或进一步检查后取出。

第十三节　人工流产术

人工流产术是指妊娠14周内，采用人工或药物方法终止妊娠，是避孕失败的补救措施。人工流产术分为手术流产和药物流产，手术流产分为负压吸宫术和钳刮术。

一、负压吸宫术

【操作目的】 终止非意愿妊娠或因母儿有病理情况不能继续的妊娠，以保证母儿健康，减少异常胎儿的出生。

【适应证】

1．妊娠10周内要求终止妊娠而无禁忌证者。

2．因各种疾病不宜继续妊娠者。

3．有家族遗传病、孕早期不良环境（如使用对胚胎发育有影响的药物、放射线接触史等），可能存在先天畸形或缺陷者。

【禁忌证】

1．生殖道急性炎症。

2．各种疾病的急性期。

3．全身情况不良不能承受手术者。

4．术前24小时两次体温在37.5℃以上者。

5．妊娠剧吐致酸中毒未纠正者。

【准备工作】

1．环境　宽敞、安静、清洁、隐蔽，温度适宜，注意隐私保护。

2．用物　治疗车、皮肤黏膜消毒液（聚维酮碘）、一次性垫单、无菌手套、负压吸引器、滤网等。人工流产术包：无菌孔巾1张、弯盘1个、小药杯1个（内有棉球数个）、纱布数块、卵圆钳2把、阴道窥器2个、宫颈钳1把、宫腔探针1条、宫颈扩条4～8号各1条（含半号）、负压吸管6号、7号各1条、连接橡皮管1条、刮匙小号、中号各1个。

3．人员

（1）操作者

1）询问病史，进行全身检查、妇科检查。签署手术同意书，告知可能发生的并发症，如出

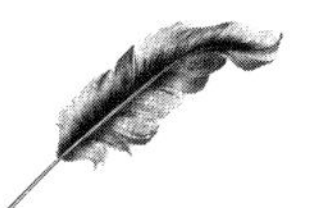

血、子宫穿孔、宫颈裂伤、人工流产综合征、羊水栓塞、感染、吸宫不全、宫颈及宫腔粘连、继发性不孕等。

2）与患者沟通，介绍自己，核对患者姓名、年龄、拟进行的手术，再次确认患者无手术禁忌证。

3）准备用物，戴好口罩、帽子，洗手。

（2）受术者

1）术前化验检查，包括血常规、尿常规、白带常规、肝肾功能、尿妊娠试验、妇科B超等。

2）测量体温。

3）排尿后臀下垫一次性垫单，取膀胱截石位。

【操作步骤】

1．打开人工流产术包，戴无菌手套，常规消毒外阴，铺无菌孔巾。如行无痛人流术者，麻醉师开始静脉麻醉并监护。

2．阴道窥器充分暴露宫颈及阴道，消毒宫颈、阴道。

3．双合诊了解子宫大小、位置及附件情况。

4．放置阴道窥器暴露宫颈，固定窥器，根据子宫位置用宫颈钳钳夹宫颈前唇或后唇，聚维酮碘小棉签消毒宫颈管。

5．稍向外牵拉宫颈钳，持宫腔探针沿子宫倾屈方向轻轻进入，探测宫腔深度。

6．执笔式将宫颈扩条顺子宫方向扩张宫颈，扩条在通过宫颈内口后即不要再前进。通常从5号扩条开始，至大于备用吸管半号至1号（孕7周以下用5～6号吸管，孕7～9周用6～7号吸管，孕9周以上用7～8号）（图7-40）。

7．将橡皮管一端接上吸管，一端接电动负压吸引器，检查负压装置。将负压调节到54～66KPa（400～500mmHg），然后将吸管顺宫腔方向轻轻插入，慢慢送至宫底，遇到阻力稍向后退，注意吸管上的刻度，不应超过探针所测得深度。

8．开放负压，顺时针方向由宫底到宫颈内口处上下来回移动，寻找胚胎着床部位（前位子宫多在着床前壁，后位子宫多着床在后壁，在胚胎着床部位首先吸引可减少出血），找到时可感到有内容物从吸管内通过所引起的轻微震动感。若橡皮管被胚胎组织堵住吸不动时，可将吸管头慢慢退至宫口，使进入少量空气，多能将管腔内容物吸进瓶内（图7-41）。必要时，可用止血钳将吸管口堵塞的胚胎组织夹出。

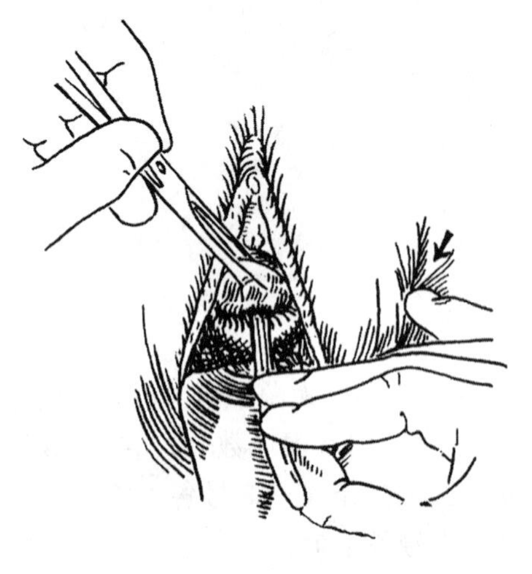

图7-40 扩张宫颈

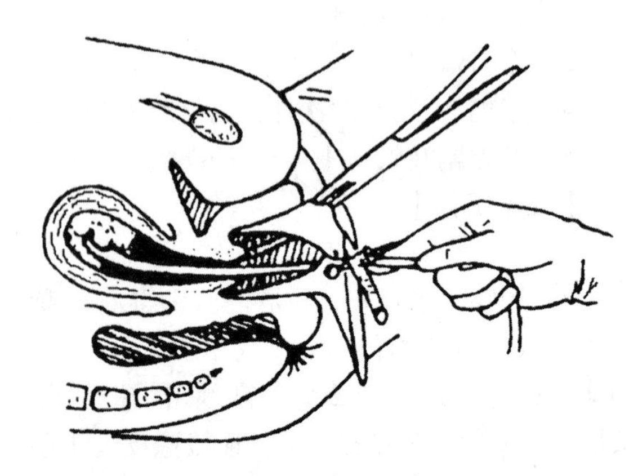

图7-41 负压吸宫

9．宫腔四壁出现粗糙感，搔刮时“喳喳”作响，并紧贴吸管口，使其不易移动。折叠捏紧橡皮管，抽出吸管，仅带出少量血性泡沫，证明胚胎组织已基本吸净。为避免胚胎组织残留，可再用小刮匙轻轻搔刮两侧宫角及宫底。

10．胚胎组织吸刮净后子宫多明显缩小，一般较术前小 1 ～ 3cm，再次探查宫腔深度。取下宫颈钳，用棉球或纱布擦净阴道血迹，取出阴道窥器，术毕。

【术后处理】

1．将吸出物用滤网或纱布过滤，仔细检查吸出物有无绒毛组织。如未见绒毛组织，应送病理检查，考虑有异位妊娠可能。

2．受术者术后观察 1 ～ 2 小时，麻醉复苏后，无异常可离开。

3．交代受术者术后注意事项　①休息 2 周，2 周内或阴道流血未净禁止盆浴，1 个月内禁止性生活；②发热、腹痛、阴道流血多者应及时就诊；③术后 1 个月门诊复查。月经复潮后，应立即采取避孕措施。

4．整理用物、医疗垃圾分类处理。

5．及时完成手术记录书写。

【注意事项】

1．严格执行无菌操作，进入宫腔的器械，不可触碰阴道壁，防止感染。

2．操作前双合诊，正确判断子宫位置及大小，动作轻、柔、稳、准，避免损伤。

3．吸刮前应检查负压吸引装置是否正常，吸刮时负压以 54 ～ 66KPa(4 ～ 500mmHg）为宜，待吸出胚囊后以 27KPa（200mmHg）左右负压轻轻吸刮宫腔四周。

4．吸管通过宫颈管时，应折叠橡皮管，以防带负压进出宫腔引起迷走神经兴奋而发生人工流产综合征及宫颈管黏膜损伤发生粘连。

5．器械进出宫腔次数不宜过多，防止损伤。

6．术中、术后出血较多者，可肌内注射缩宫素 10U 或麦角新碱 0.2 ～ 0.4mg。

7．受术者要求同时放置宫内节育器的，吸宫结束时，如宫腔深度＜ 10cm，宫缩好、出血少，可行放环术。

8．哺乳期子宫壁薄而软，剖宫产术后子宫壁有瘢痕，易发生子宫穿孔，操作需特别注意。

9．规范操作，防止并发症的发生。

二、钳刮术

【操作目的】 同负压吸宫术。

【适应证】 妊娠 10 ～ 14 周。余同负压吸宫术。

【禁忌证】 同负压吸宫术。

【准备工作】

1．环境　宽敞、清洁、隐蔽，温度适宜，注意隐私保护。

2．用物　治疗车、皮肤黏膜消毒液（聚维酮碘）、一次性垫单、无菌手套、负压吸引器等。人工流产术包：无菌孔巾 1 张、弯盘 1 个、小药杯 1 个（内有棉球数个）、纱布数块、卵圆钳 2 把、阴道窥器 2 个、宫颈钳 1 把、宫腔探针 1 条、宫颈扩条 4 ～ 12 号各 1 条（含半号）、负压吸管 6 号、7 号各 1 条、连接橡皮管 1 条、刮匙小号、中号各 1 个。

3．人员

（1）操作者：同负压吸宫术。

（2）受术者：术前行宫颈准备，如术前 12 小时行宫颈管插管扩张宫颈，术前 3 小时口服或阴道后穹窿放置米索前列醇 200μg。余同负压吸宫术。

【操作步骤】 步骤 1 ～ 6 同负压吸宫术，步骤 6 中扩张宫颈至 8 ～ 12 号，以便卵圆钳能顺利通过宫颈内口。

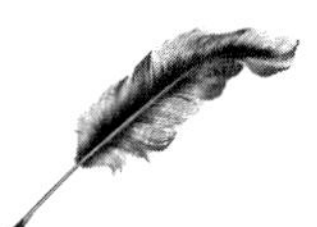

7．用卵圆钳夹破胎膜，待羊水流尽后钳夹胎囊、胎儿、胎盘，大块组织钳净后用吸管吸宫，至宫腔四壁出现粗糙感，再用小刮匙轻刮两侧宫角，防止胚胎组织残留。

8．子宫较大或出血较多者，可向宫颈注射缩宫素 10 ～ 20U。

9．检查钳刮出的胎儿、胎盘等组织物是否完整，组织物的量与孕周是否相符。

【术后处理】 同负压吸宫术。

【注意事项】 同负压吸宫术。

第十四节　依沙吖啶引产术

妊娠 14 ～ 24 周，采用人工方法终止妊娠称为中期妊娠引产。中期妊娠引产有药物引产和手术引产两类方法。药物引产有依沙吖啶、前列腺素、天花粉等，手术引产有水囊引产等。目前临床最常用的为依沙吖啶，本节仅介绍依沙吖啶引产术。

依沙吖啶又称利凡诺，有直接刺激宫缩的作用，引产成功率约为 98%。

【操作目的】 终止非意愿妊娠或母儿有病理情况不宜再继续的妊娠。

【适应证】 妊娠 14 ～ 24 周要求终止妊娠而无禁忌证者。

【禁忌证】

1．有活动性肝、肾疾病伴功能不全者。

2．各种疾病的急性期，全身情况不良治疗好转后进行。

3．急性传染病及急性生殖道炎症。

4．子宫壁有瘢痕或子宫发育不良者。

5．各种原因引起的凝血功能障碍或有出血倾向者。

6．术前 24 小时内两次体温达 37.5℃以上者。

7．1 周内在院外做过同类手术失败者。

【准备工作】

1．环境　宽敞、安静、清洁、隐蔽，温度适宜，注意隐私保护。

2．用物　治疗车、皮肤黏膜消毒液（聚维酮碘）、无菌手套等。引产穿刺术包：无菌孔巾 1 张、弯盘 1 个、纱布数块、20 ～ 21 号穿刺针 1 枚、注射器 2ml、30ml 或 50ml 各 1 支。

3．人员

（1）操作者

1）询问病史，进行全身检查、妇科检查。签署手术同意书，告知可能发生的并发症，如出血、感染、宫颈或阴道壁裂伤、继发性不孕等。

2）与患者沟通，介绍自己，核对患者姓名、床号、拟进行的手术，再次确认患者无手术禁忌证。

3）准备用物，戴好口罩、帽子，洗手。

（2）受术者

1）术前化验检查，包括血常规、尿常规、白带常规、肝肾功能、凝血功能、妇科 B 超等。

2）测量体温。

3）排尿后取仰卧位，双腿伸直。

【操作步骤】

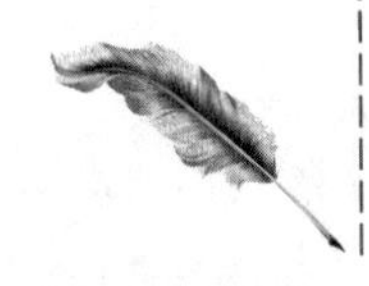

1．检查确定宫底高度，初步选定穿刺部位，一般以宫底下 2 ～ 3 横指囊性感最明显处为宜。在 B 超定位下进行穿刺，更为安全可靠。

2．以穿刺部位为中心消毒腹部皮肤。打开引产穿刺术包，戴无菌手套，铺无菌孔巾。

3．用 20 ～ 40ml 无菌注射用水将 100mg 利凡诺溶解后备用。

4．再次确定穿刺部位，用 20 ～ 21 号穿刺针垂直腹壁快速刺入羊膜腔，当阻力感消失时，拔出针芯，见清亮羊水流出或接 2ml 注射器抽出羊水，证实穿刺针进入羊膜腔（图 7-42）。如第一次穿刺失败，可另选穿刺点，一般不超过两次。

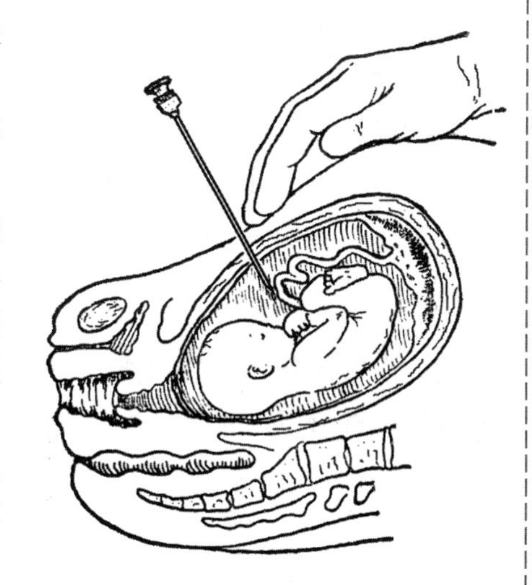

图 7-42　羊膜腔穿刺

5．换上已抽好利凡诺溶液的注射器，将药液缓缓注入羊膜腔，在注药过程中适时回抽注射器可抽出羊水，证实穿刺针头在羊膜腔内。

6．药物注射完毕，套入针芯，快速拔针。用无菌纱布压迫穿刺部位 2 ～ 3 分钟，胶布固定。

【术后处理】

1．受术者术后应卧床休息，定时测量其体温、脉搏，观察有无宫缩，阴道流血、流液等情况。

2．整理用物、医疗垃圾分类处理。

3．及时完成手术记录书写。

【注意事项】

1．依沙吖啶的有效量与妊娠周数无关，每次注入含依沙吖啶 100mg 的稀释液 20 ～ 40ml 效果较满意。用量过大会引起药物中毒。超过 100mg 者，有引起肝、肾功损害的可能。

2．孕周数越大似对药物的敏感性越高。

3．生理盐水溶解依沙吖啶会出现沉淀，可用注射用水溶解。

4．穿刺过程中和拔针前后，注意孕妇有无呼吸困难、发绀等栓塞征象。

5．受术者术后 24 小时左右可出现轻度体温升高和白细胞计数增多现象，一般不超过 38℃。胎儿排出后，体温和白细胞多可自然恢复。如体温超过 38℃，应给予抗生素。

6．从给药到胎儿、胎盘娩出平均需 38 ～ 48 小时。用药 5 天仍无规律宫缩为引产失败，可再次穿刺给药或改用其他方法引产。

7．胎儿、胎盘绝大多数自然娩出，应仔细检查胎盘、胎膜是否完整，对妊娠小于 20 周者，主张常规清宫以促进子宫复旧、减少阴道流血。

8．常规检查宫颈与阴道壁有无撕裂，有裂伤应及时缝合。

第十五节　阴道冲洗

【操作目的】 清洁阴道，减少阴道分泌物，缓解局部充血，促进阴道血液循环，提高阴道局部治疗的疗效；术前阴道准备。

【适应证】

1．各种阴道炎、宫颈炎的治疗。

2．阴道手术或经阴道手术的术前阴道准备。

【禁忌证】 月经期或阴道不规则出血。

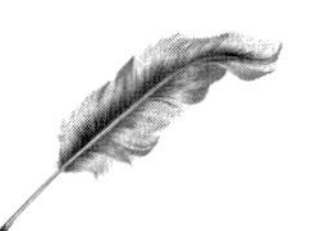

【准备工作】

1．环境 宽敞、安静、清洁、隐蔽，温度适宜，注意隐私保护。

2．用物 治疗车、一次性手套、橡皮垫、一次性垫单、冲洗筒、冲洗头、带调节夹的橡皮管、阴道窥器、无菌纱布数块（或无菌大棉签）。配制治疗用的冲洗液：①1 ∶ 5 000 的高锰酸钾溶液；②1% ～ 2.5% 的乳酸溶液；③0.5% 的醋酸溶液；④2% ～ 4% 的碳酸氢钠溶液等。

3．人员

（1）操作者

1）向患者介绍自己，询问病史，核对患者姓名、年龄、拟进行的操作，再次确认患者无禁忌证。

2）准备用物，戴好口罩、帽子，洗手。

（2）患者

1）检查白带常规。

2）排尿后臀下垫橡皮垫和一次性垫单，取膀胱截石位或仰卧位屈腿。

【操作步骤】

1．根据患者病情选用相应 42℃左右冲洗液 500 ～ 1 000ml 用冲洗筒装好挂于床旁输液架上。

2．操作者戴手套，一手持冲洗头，另一手松开橡皮管上的调节夹。

3．先冲洗外阴，然后将冲洗头插入阴道深部，边冲洗边在阴道内转动冲洗头，冲洗宫颈及阴道壁。

4．当阴道内流出的冲洗液基本干净时或冲洗液剩下约 100ml 时，夹住橡皮管，抽出冲洗头，再次冲洗外阴。

5．亦可用阴道窥器暴露宫颈后再冲洗，冲洗时不停转动阴道窥器，将宫颈、阴道穹窿及阴道壁冲洗干净后，将阴道窥器向下轻压，使阴道内残留液体完全流出。

【操作后处理】

1．冲洗后扶患者坐起，以便阴道内液体流出。

2．擦干外阴，整理用物。

【注意事项】

1．操作前向患者解释操作目的、方法、可能的感受，使患者配合操作。

2．配制各种冲洗液浓度要准确，温度要适宜，一般为 41 ～ 43℃。

3．操作要轻柔，冲洗头、阴道窥器前端勿直接触及子宫颈，以免造成损伤、出血。

4．冲洗压力要适当，冲洗筒与床面距离不超过 70cm。产后 10 天或妇产科手术 2 周后的患者，可行低位阴道冲洗，冲洗筒的高度不超过床沿 30cm。

第十六节 阴道、宫颈上药

【操作目的】 进行阴道、宫颈疾病的局部治疗。

【适应证】 各种阴道炎、宫颈炎或术后阴道残端炎症的治疗。

【禁忌证】 月经期或阴道不规则出血。

【准备工作】

1．环境 宽敞、清洁、隐蔽，温度适宜，注意隐私保护。

2．用物 治疗车、一次性手套、阴道窥器、长镊子、纱布块、棉球、带线棉球、各种治疗用药粉、药片等。

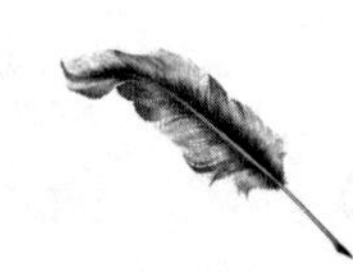

3．人员

（1）操作者

1）向患者介绍自己，询问病史，核对患者姓名、年龄、拟进行的操作，再次确认患者无禁忌证。

2）准备用物，戴好口罩、帽子，洗手。

（2）患者

1）检查白带常规。

2）排尿后臀下一次性垫单，取膀胱截石位。

【操作步骤】

1．冲洗阴道（详见本章第十五节内容）。

2．用阴道窥器暴露宫颈，用无菌干棉球擦净阴道内残留液体或分泌物、宫颈分泌物。根据不同的药物剂型，可采用不同的上药方法。

（1）涂擦法：操作者用长棉签蘸取药液，均匀涂擦在阴道或宫颈病变处。

（2）喷撒法：操作者将药粉喷撒于带线棉球上，用长镊子将棉球塞压于子宫颈处，然后退出阴道窥器，取出镊子。线尾露于阴道口外，可用胶布固定于阴阜侧上方。

（3）纳入法：可教会患者自行放置。临睡前洗净双手或戴无菌手套，用一手示指将药片、药丸、栓剂沿阴道后壁送至后穹窿处。

【注意事项】

1．上药期间禁止性生活。

2．上药前根据病情采用不同冲洗液冲洗阴道可增强药物疗效。

3．棉棍上的棉花必须捻紧，涂药时按同一方向转动，防止棉花落入阴道难以取出。

4．涂擦法上药时阴道各壁均应涂到。阴道内棉球应于 12 ～ 24 小时后取出。

5．应用腐蚀性药物时，注意保护好阴道壁及正常组织。

6．阴道栓剂最好在晚上或休息时上药，以免起床后脱出，影响治疗效果。

7．未婚妇女上药时不用阴道窥器，用长棉棒涂抹或用手指将药物轻轻推入阴道。

第十七节　坐　浴

【操作目的】 保持外阴、阴道清洁，促进局部组织的血液循环，增强抵抗力，促进局部炎症消退、伤口愈合。

【适应证】

1．各种外阴炎、阴道炎、宫颈炎的治疗。

2．经阴道行子宫切除术前或外阴、阴道手术前的阴道准备。

3．会阴伤口愈合不良者。

【禁忌证】

1．月经期或阴道不规则出血者。

2．孕妇及产后 7 天内的产妇。

【准备工作】

1．环境　宽敞、清洁、隐蔽，温度适宜，注意隐私保护。

2．用物　坐浴盆、30cm 高的坐浴架、无菌纱布。配制坐浴溶液：① 1 ∶ 5 000 的高锰酸钾溶液；② 1% 的乳酸溶液；③ 0.5% 的醋酸溶液；④ 2% ～ 4% 的碳酸氢钠溶液等。

3．人员及准备　坐浴者，准备用物，洗手。

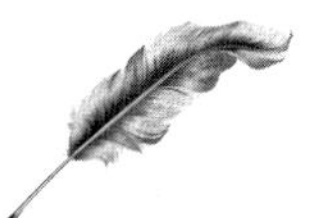

【操作步骤】

1．将坐浴盆放在坐浴架上，加入配制好的坐浴液 2 000ml。

2．患者排空膀胱。

3．清洗外阴及肛门周围，将臀部及外阴坐入盆中约 20 分钟。

4．结束后用无菌纱布擦干外阴部。

【注意事项】

1．配制各种坐浴液浓度要准确，温度要适宜，一般为 41 ～ 43℃。

2．坐浴时将臀部及外阴要全部浸在药液中。

3．注意保暖，以防受凉。

（陈晓敏）

第八章　儿科基本操作技能

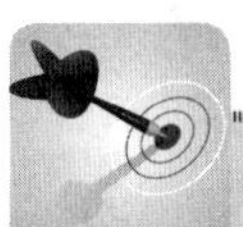

学习目标

1. 掌握小儿体格生长常用指标的测量方法；儿科病史采集及书写特点；婴儿喂养方法及添加辅食原则；儿童计划免疫程序的内容；使用温箱、蓝光箱的指征，新生儿窒息复苏的程序和操作手法。
2. 熟悉小儿体格生长发育的规律及计算公式；不同年龄小儿的呼吸、脉搏、血压、心界、肝界的正常值和神经反射特点；辅食制作的方法；各种疫苗接种的适应证、禁忌证；温箱及蓝光箱的操作步骤，新生儿窒息病因、临床表现。
3. 了解各种疫苗接种的方法，使用温箱及蓝光箱的注意事项，新生儿窒息复苏后的监护。

儿科学是一门研究小儿生长发育规律，提高儿童保健及疾病防治质量，为儿童服务的医学科学。儿科基本技能是儿科学的基础，是儿科学基础理论与临床实践相结合的桥梁课程，其基本内容包括小儿体格生长发育的测量、儿科病历书写及体格检查、婴儿喂养、预防接种、新生儿窒息复苏、新生儿常用器械的操作方法等。采用理论与实践相结合的方式进行教学，根据情况安排在实验室或病房完成实验或见习。在教学过程中结合教学需要适当介绍本学科的新技术、新进展，为学生今后从事医疗卫生实践打下基础。

第一节　小儿体格生长常用指标的测量

【操作目的】 通过小儿体格生长发育常用指标的测量，掌握测量方法，并能正确判断测量结果。

【准备工作】

1．环境　安静、清洁，温度适宜。

2．用物　婴儿磅秤、杠杆秤、软尺等。

3．人员

（1）工作人员：着装整洁，操作前洗手，冬天要温暖双手才可接触被检者。

（2）被检者：详见各项操作。

【操作步骤】

一、体重测量

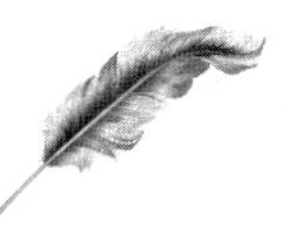

1．准备　晨起空腹，排空大小便。脱去鞋帽及外衣，仅穿短裤，婴儿可赤身。若不能在晨

起时测量，则应在进食后 2 小时测量，其他要求同上。衣服不能脱去时应减去衣服重量。

2．称体重前矫正体重秤指针，使之位于“0”的标记处。

3．称体重时，婴儿卧于婴儿磅秤秤盘中央（图 8-1）；幼儿坐于坐式杠杆秤坐椅上（图 8-2）；儿童两手自然下垂，站立于站式杠杆秤站板中央（图 8-3）。称量时小儿不可接触任何物体，或者摇摆活动。

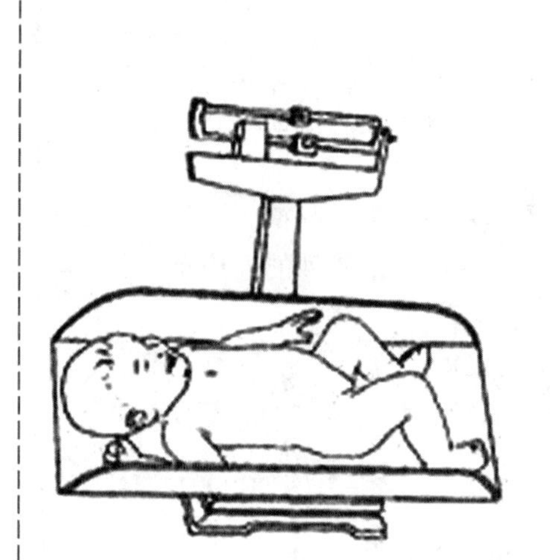

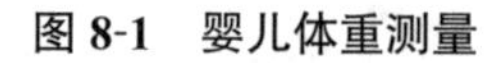

图 8-1 婴儿体重测量

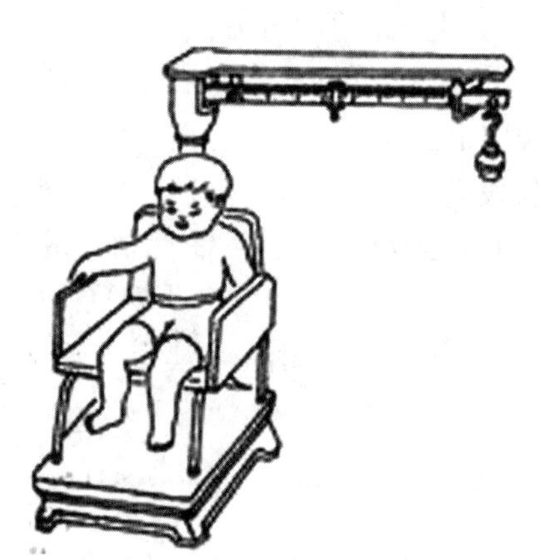

图 8-2 幼儿体重测量

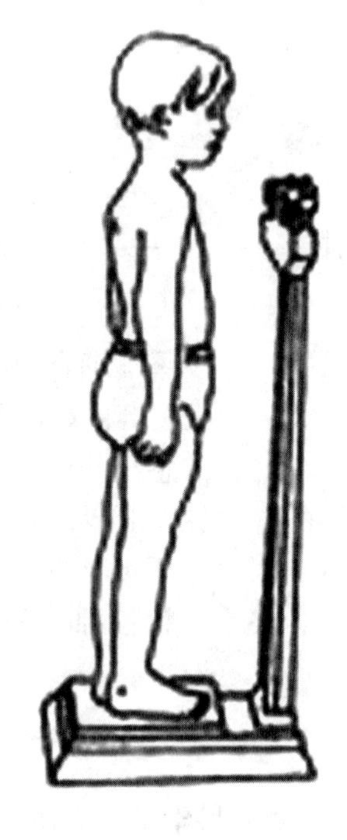

图 8-3 儿童体重测量

4．准确读数，新生儿及婴儿精确至 10g，儿童精确至 50g。

5．注意事项 ①体重计必须摆放于水平位置，平稳而不活动，避免受到撞击；②平时应保持体重秤清洁，经常校正，保持读数准确无误。

二、身(长)高测量

1．准备 待测小儿脱去帽子、鞋子、袜子及外衣。

2．3 岁以内小儿测身长时，将小儿仰卧于量板中线上。

3．助手将小儿头扶正，使其头顶接触头板。测量者一手按直小儿膝部，使两下肢伸直紧贴底板，一手移动足板使其紧贴小儿两侧足底并与底板相互垂直，量板两侧数字相等时读数，记录精确至 0.1cm（图 8-4）。

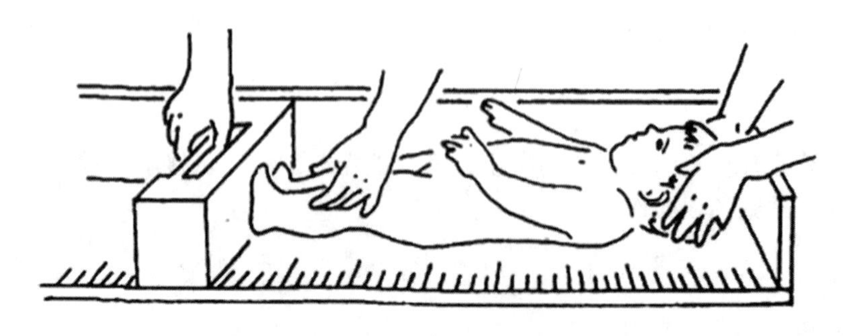

图 8-4 婴幼儿身长测量

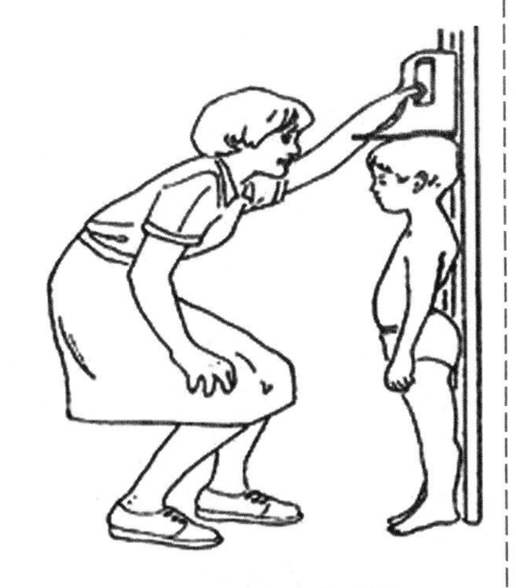

图 8-5　儿童身高测量

4．3 岁以上小儿用身高计测量身高。要求小儿背靠身高计的立柱，两眼正视前方，两手自然下垂，手指并拢，脚跟靠拢，脚尖分开约 60°，使两足后跟、臀部及肩胛间同时接触立柱。测量者移动身高计头顶板，与小儿头顶接触，板呈水平位时读立柱上数字，精确至 0.1cm（图 8-5）。

5．注意事项　①给 3 岁以下小儿测身长需要两人配合；②平时应保持量板、身高计清洁，若变形或损坏则不能使用。

三、坐高测量

1．准备　待测小儿脱去帽子及外衣。

2．3 岁以内小儿取卧位测量顶臀长即为坐高。测量时，将小儿仰卧于量板中线上。助手将小儿头扶正，使其头顶接触头板。测量者一手提起小儿小腿使膝关节屈曲，大腿与底板垂直而骶骨紧贴底板，一手移动足板紧压臀部，量板两侧数字相等时读数，记录精确至 0.1cm。

3．3 岁以上小儿用坐高计测量坐高。小儿坐于坐高计上，挺身坐直，大腿靠拢紧贴凳面与躯干成直角，膝关节屈曲成直角，两脚平放，移下头板与头顶接触，记录精确至 0.1cm。

4．注意事项　①给 3 岁以下小儿测身长需要两人配合；②平时应保持量板、坐高计清洁，若变形或损坏则不能使用。

四、头围、前囟测量

（一）头围测量

1．准备　待测小儿取立位或坐位。

2．测量者用左手拇指将软尺 0 点固定于小儿头部右侧眉弓上缘，左手中、示指固定软尺与枕骨粗隆，手掌稳定小儿头部，右手使软尺紧贴头皮（头发过多或有小辫子者应将其拨开）绕枕骨结节最高点及左侧眉弓上缘回至 0 点。准确数精确至 0.1cm（图 8-6）。

（二）前囟测量

1．准备　待测小儿取卧位或坐位。

2．测量者摸清小儿囟门，持软尺量取前囟两对边中点连线的长度（图 8-7），准确读数精确至 0.1cm。

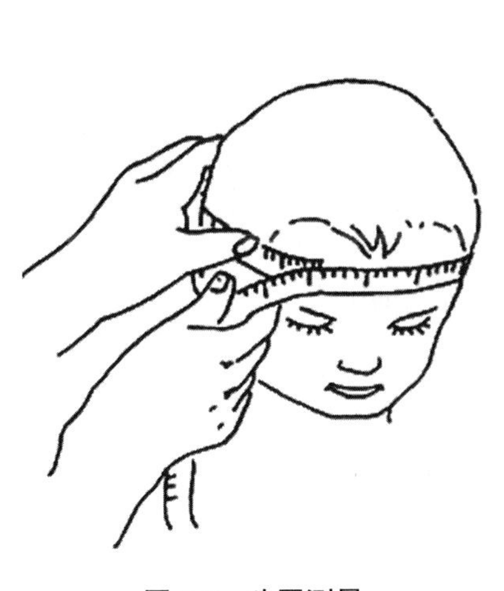

图 8-6　头围测量

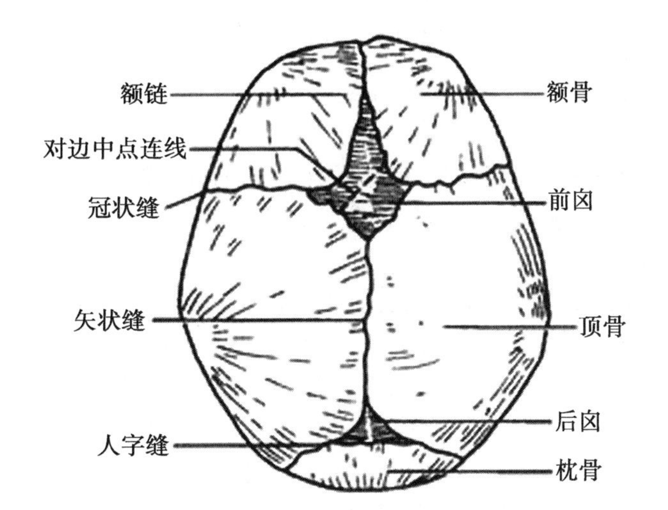

图 8-7　前囟测量

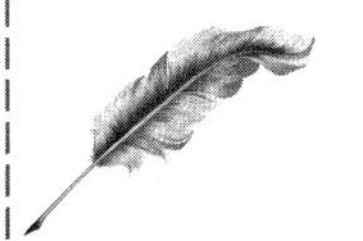

（三）注意事项

1．测量头围、囟门时，要固定头部，不要让小儿头部摆动。

2．软尺绕头部一圈时，紧贴皮肤，不要加压。

五、胸围测量

1．3岁以下小儿取仰卧位，3岁以上小儿可取立位，且两手平放于躯干两侧或下垂。测量者一手将软尺0点固定于一侧乳头下缘，另一只手将软尺紧贴皮肤，经背部两肩胛下角下缘回至0点，观察其呼气时和吸气时的胸围，读数精确至0.1cm，取其平均值，即为该小儿的胸围。

2．注意事项 ①测量前应解开小儿上衣，暴露全部胸部，注意避风，防止受凉；②测量时软尺应紧贴胸部皮肤，不要加压。

六、腹围测量

1．小儿取仰卧位，两手平放于躯干两侧，检查者立于小儿右侧。测量者将软尺0点固定于脐（小婴儿以剑突与脐之间的中点），左右对称绕腹一周回至0点，精确读数精确至0.1cm。

2．注意事项 测量前应让小儿排空小便后平卧，解开衣服，暴露全腹部，注意避风，防止受凉。

七、上臂围测量

小儿取立位、坐位或仰卧位，两手自然平放或下垂。软尺0点固定于肩峰与尺骨鹰嘴连线中点，沿该点水平紧贴皮肤绕上臂一周，回至0点，读数精确至0.1cm。

第二节 儿科病史和体格检查

【操作目的】 通过儿科病史询问方法的学习和体格检查的练习，掌握儿科病历书写的格式和特点，具有分辨阳性体征的能力。

【病史内容及特点】 儿科的病史采集、记录和体格检查在内容、程序、方法以及分析判断等方面具有自身的特点。

一、儿科病史采集内容及记录特点

（一）儿科病史采集内容

1．一般记录 年龄十分重要。

2．主诉 就诊的主要症状及经过时间（20个字以内）。

3．现病史 是病历的主要部分，根据发病时间先后详细记录各种症状的发生发展及治疗经过。

4．个人史 ①出生史；②喂养史；③生长发育史；④预防接种史

5．既往史 了解出生至今患过何种疾病，对药物、食物过敏情况记录。

6．家族史 病史采集注意以下特点：①起病时间不易弄清，应认真详细回顾；②婴幼儿不会叙述自觉症状；③疾病症状常泛化，可涉及几个系统；④几种疾病同时存在；⑤有鉴别意义的阴性症状；⑥小儿易患传染病，注意问近期传染病接触史。

（二）儿科病史记录特点

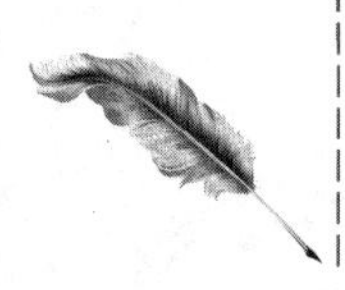

1．病史采集要准确。认真听，重点问，从家长提供的信息中发现对病情诊断有用的线索。

2．在询问过程中态度要和蔼亲切，语言要通俗易懂，要注重与家长的沟通，要让家长感觉到对孩子的关怀，以取得家长和孩子的信任。

3．要尊重家长和孩子的隐私并为其保密。切不可先入为主，尤其不能用暗示的言语或语气来诱导家长主观期望的回答，这样会给诊断造成困难。

4．正确记录患儿姓名、性别、年龄（采用实际年龄：新生儿记录天数、婴儿记录月数、1岁以上记录几岁几个月）、种族、父母或抚养人的信息及/或其他联系方式、病史叙述者与病儿的关系以及病史的可靠程度。

5．病后小儿的一般情况，如精神状态、吃奶或食欲情况、大小便、睡眠等以及其他系统的症状；用药情况，如药物名称、剂量、方法、时间、治疗的效果及有无不良反应等。

6．个人史　包括出生史、喂养史、发育史，根据不同的年龄和不同的疾病在询问时各有侧重详略。

7．出生史　母孕期的情况；第几胎第几产，出生体重；分娩时是否足月、早产或过期产；生产方式，出生时有无窒息或产伤，Apgar 评分等。新生儿和小婴儿，疑有中枢神经系统发育不全或智力发育迟缓更应详细了解围生期情况。

8．喂养史　母乳喂养或人工或混合喂养。年长儿有无挑食、偏食及吃零食的习惯。了解喂养情况对患有营养性或消化系统疾病的小儿尤为重要。

9．家族史　家族中有无遗传性、过敏性或急慢性传染病患者；如有，则应详细了解与患儿接触的情况。父母是否近亲结婚、母亲分娩情况、同胞的健康情况（死亡者应了解原因和死亡年龄）。必要时要询问家庭成员及亲戚的健康状况、家庭经济情况、居住环境、父母对患儿的关爱程度和对患儿所患疾病的认识等。

10．传染病接触史　疑为传染性疾病者，应详细了解可疑的接触史，包括患儿与疑诊或确诊传染病者的关系、该患者的治疗经过和转归、患儿与该患者的接触方式和时间等。

【体格检查】

二、体格检查注意要点及内容

（一）体格检查注意要点

1．与患儿建立良好的关系，取得信任和合作。观察患儿的精神状态、对外界的反应及智力情况。

2．增加患儿的安全感，让孩子与亲人在一起，婴幼儿可坐或躺在家长的怀里检查，检查者顺应患儿体位。

3．检查时态度和蔼，动作轻柔，冬天时双手及所用听诊器胸件要温暖；检查过程中既要全面仔细，又要注意保暖，不要过多暴露身体部位以免着凉；对年长儿还要照顾他（她）们的害羞心理和自尊心。

4．对急症或危重抢救病例，应先重点检查生命体征或与疾病有关的部位，全面的体检最好在病情稍稳定后进行，也可边抢救边检查。

5．防止交叉感染。

6．检查的顺序灵活掌握。婴幼儿注意力集中时间短，在体格检查时应特别记住：安静时先检查心肺听诊、心率、呼吸次数和腹部触诊等易受哭闹影响的部位，一般在患儿开始接受检查时进行；容易观察的部位随时查，如四肢躯干骨骼、浅表淋巴结等；有刺激而患儿不易接受的部位最后查，如口腔、咽部等，有疼痛的部位也应放在最后检查。

（二）体格检查内容

1．一般测量　W、T、P、R、BP。

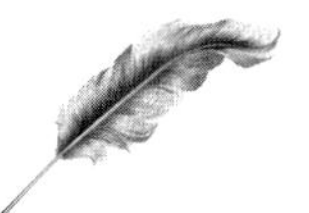

2．一般情况　注意小儿营养状况、病容、表情、体位、哭闹。

3．皮肤及皮下组织 首先观察皮肤颜色，有无黄染、皮疹、紫癜、色素沉着等，注意皮肤弹性和皮下脂肪厚度，有无脱水及水肿。

4．淋巴结 包括枕后、颈部、耳后、腋窝、腹股沟等浅表淋巴结大小、数目、质地、活动度及有无压痛等。

5．头部 注意头颅大小、形态、有无枕凸、囟门及骨缝是否闭合，并测头围。

（1）眼：眼睑有无水肿、下垂，结膜是否充血，巩膜有无黄染及瞳孔大小、对光反射等。

（2）鼻：观察外形，注意有无鼻翼扇动、鼻分泌物及鼻通气情况。

（3）耳：耳郭有无畸形，外耳道有无脓性分泌物、乳突有无压痛。

（4）口腔：口唇有无苍白、发绀及口角糜烂或疱疹，口腔黏膜、牙龈、舌及咽部有无充血、溃疡，有无龋齿、杨梅舌、扁桃体肿大及鹅口疮等。

6．颈部 柔软或强直，观察有无斜颈、短颈、颈蹼等，甲状腺是否肿大，有无颈静脉充盈，气管是否居中。

7．胸部 注意胸廓形态、两侧是否对称，有无心前区隆起及呼吸运动异常。

（1）肺部

1）视诊：注意呼吸频率、节率、深度及三凹征。

2）触诊：双侧语颤有无增强、减弱及摩擦感。

3）叩诊：清音。

4）听诊：呼吸音，注意有无干、湿啰音及摩擦音。

（2）心脏

1）视诊：心前区是否隆起，心尖搏动范围和强弱。

2）触诊：注意有无心包摩擦感及震颤。

3）叩诊：注意年龄特点，3 岁以内婴幼儿一般叩左右心界。叩左界时从心尖搏动点左侧起向右叩，听到浊音改变即为左界，纪录为第几肋间左乳线外或内几厘米；叩右界时先叩出肝浊音界，然后在其上一肋间自右向左叩，有浊音改变即为右界，以右胸骨线外几厘米记录（表 8-1）。7 岁以上年长儿按成人方法检查记录。

4）听诊：注意心率、节律、心音、杂音。

表 8-1 各年龄小儿心界

年龄	左界	右界
＜ 1 岁	左乳线外 1 ～ 2cm	沿右胸骨旁线
1 ～ 4 岁	左乳线外 1cm	右胸骨旁线与右胸骨线之间
5 ～ 12 岁	左乳线上或内 0.5 ～ 1cm	接近右胸骨线
＞ 12 岁	左乳线内 0.5 ～ 1cm	右胸骨线

8．腹部

（1）视诊：注意有无腹膨隆、舟状腹、胃肠型、蠕动波及腹壁静脉曲张；新生儿注意脐部有无出血、分泌物、炎症及脐疝。

（2）触诊：正常婴幼儿肝右肋下 1 ～ 2cm 可触及，无压痛。

（3）叩诊：正常除肝脾区呈浊音外，其余均为鼓音。

（4）听诊：肠鸣音是否亢进、减弱，有无血管杂音。

9．四肢及脊柱 有无畸形，活动是否正常。

10．外生殖器及肛门 有无先天畸形、隐睾及疝等。

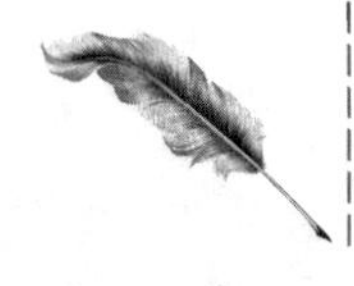

11．神经反射　检查各种原始反射、生理和病理反射。

第三节　婴儿喂养

【操作目的】 通过婴儿喂养提供婴儿生长发育所需的各种营养物质和能量，并使婴儿在喂养的过程中获得满足感，有利于其生理、心理的发育。

【准备工作】

1．环境　安静、清洁，温度适宜。

2．用物　配方奶粉、消毒奶瓶、奶嘴、温开水、量杯、搅拌小勺、清洁小毛巾、常见时蔬（猪肝、瘦肉、鸡蛋、鱼、胡萝卜、青菜等）。

3．操作者　了解婴幼儿年龄、哺乳时间、奶粉种类、辅食种类；计算此次所需奶量或进食量；戴帽子、口罩，洗手。

【操作步骤】

一、母乳喂养

1．体位、含接姿势

（1）母亲：①体位舒适：侧卧或仰卧位（分娩最初几天）、坐位（哺乳一侧脚稍搁高）；②母婴紧密相贴，防止婴儿鼻部受压：抱婴儿于斜卧位，其头、肩枕于哺乳侧的肘弯，用另一手的示指、中指轻夹乳晕两旁，手掌托住乳房，使婴儿含住大部分乳晕及乳头，并能自由地用鼻呼吸。

（2）婴儿：①正确含接姿势：每次哺乳先将乳头触及婴儿口唇，诱发觅食反射，当婴儿口张大、即可将乳头及大部分乳晕送入婴儿口内，婴儿的嘴及下颌部紧贴乳房，身体紧靠母亲；②出现典型的颌部动作，颌部肌肉用出缓慢而有力，伴有节律地向后作伸展动作。

2．哺乳持续时间和频率　每次哺乳时间不宜超过 15 ～ 20 分钟；婴儿满月前或产假期间，应按需哺乳，3 ～ 4 个月每天 6 次左右，以后渐减。

3．观看母乳喂养录像片。

二、人工喂养

人工喂养常用的食品有鲜牛奶、奶粉等。

1．鲜牛奶

（1）特点：①蛋白质含量较人乳高，以酪蛋白为主，在胃内形成凝块较大，不易消化；②饱和脂肪酸含量较多，缺乏解脂酶，不利于消化；③含糖量低，矿物质含量较高，易加重肾负担；④价格相对便宜。

（2）鲜牛乳的配制：用前需经稀释、加糖、煮沸。

（3）婴儿奶量的计算：以每日所需总能量和总液量计算；婴儿每日所需能量 100 ～ 120kcal/kg，需水量 150ml/kg，8% 的糖牛奶（牛奶 100ml，加糖 8g）100ml 供能量约 100kcal。

2．用奶粉配制全脂乳　在喂哺时可按重量 1 ∶ 8（1g 奶粉加 8g 水），或按容积 1 ∶ 4（1 匙奶粉加 4 匙水），将其调配成鲜牛奶的浓度，其喂养方法同鲜牛奶。

三、添加辅食

1．添加辅食的原则　①从少到多，使婴儿逐渐适应；②由稀到稠，先从汤类开始，逐渐增

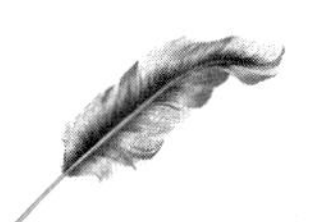

加到稀粥；③从细到粗，先添加菜水，逐渐过渡到菜泥、碎菜；④由一种到多种，一种适应后再添加另一种新的辅食；⑤患病期间不添加新的辅食。

2．常见辅食的制作

（1）菜汁：将1碗水煮开，倒入洗净切碎的1碗菜叶，煮沸1分钟，倒出上部清液即为菜汁。

（2）西红柿汁：将西红柿洗净切去蒂，用一块纱布包裹在滚水中滚1分钟。用汤匙在纱布外挤压出汁液。

（3）土豆泥、胡萝卜泥：将土豆和胡萝卜去皮，在沸水中煮烂，取出压碎即可。

（4）菜泥：将蔬菜洗净去茎，在锅里加水：一般约2碗水加1碗菜，沸水内煮沸1～3分钟。取出菜叶，略沥干水分。用搅拌机粉碎，或在铜丝网上研磨，滤出菜泥。

（5）蛋泥：取鸡蛋一个，放入奶锅，加冷水至淹没鸡蛋，用小火烧煮，煮沸7～10分钟后取出鸡蛋，冷却后去皮，剥去蛋白，将蛋黄放入小碗压碎，加入少许水、菜汤或米汤，用小匙将蛋黄调成泥糊状。

（6）鱼泥：以海鱼为好，因海鱼刺较少易剔除，营养也较河鱼更高（含碘），将鱼洗净加酒和葱姜，蒸熟后取肉压碎即可。

（7）肉泥：将肉用搅拌机打碎或剁成肉泥，加水煮烂后加入稀饭或面条中喂食。

（8）肝泥：将猪肝清洗干净，把肝横剖开用刀刮出红色泥状物，加上少量酒和葱段姜块，隔水蒸熟，取出压碎，加入菜泥、土豆泥、胡萝卜泥或豆腐中一起喂婴幼儿。

【注意事项】

1．婴儿喂养应首选母乳喂养。

2．用过的奶瓶、奶嘴、汤匙、奶锅等要及时清洗消毒。

3．添加辅食要按原则进行，循序渐进。

第四节 预防接种

【操作目的】 通过预防接种，预防儿童常见传染病，促进儿童身体健康。

【禁忌证】

1．患有急性传染病及其恢复期的小儿。

2．慢性消耗性疾病。

3．活动期肺结核。

4．化脓性皮肤病。

5．患有先天性免疫缺陷疾病者。

【准备工作】

1．环境 安静、清洁，温度适宜。

2．用物 疫苗、注射器、消毒液、抢救药品等。

3．接种人员

（1）了解疫苗说明书的全部内容，检查制品名称、批号、有效期及生产单位，检查安瓿有无裂痕，药液有无发霉、异物、凝块、变色或冻结等。

（2）询问小儿有无过敏史。

（3）着装整洁，戴帽子、口罩，洗手。

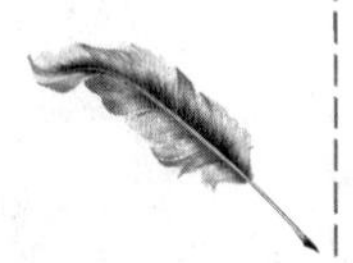

【操作步骤】

一、计划免疫程序

自2008年5月1日起，在全国范围内按照以下计划免疫程序（表8-2），实施扩大儿童免疫规划。

1．乙肝疫苗　接种3剂次，儿童出生时、1月龄、6月龄各接种1剂次，第1剂在出生后24小时内尽早接种。

2．卡介苗　预防结核病的菌苗，接种1剂次，出生后即可接种（最迟在12个月以内接种），称为初种。若小儿3个月以后才初种，在接种卡介苗前应先做结核菌素试验，阴性时方可接种。

3．脊髓灰质炎疫苗　口服4剂次，预防脊髓灰质炎的减毒活疫苗，儿童2月龄、3月龄、4月龄各口服1次，每次服脊髓灰质炎三型混合病毒糖丸1粒，间隔时间不短于4周，共服3次。4岁以后再服1次加强免疫。此疫苗必须低温保存，常温下只能存放2天。服用时宜吞服，不可用热水溶化。4岁时加强口服三型混合糖丸疫苗。

4．百白破三联疫苗　预防百日咳、白喉及破伤风的混合疫苗，接种4剂次，儿童3月龄、4月龄、5月龄和18～24月龄各接种1剂次。第一次接种剂量为0.25ml，第2、3次接种各为0.5ml，皮下注射，间隔时间为4～8周。

5．麻疹疫苗　预防麻疹的减毒活疫苗，接种1剂次，儿童8月龄时接种，7岁时再复种1次，剂量均为0.2 ml，皮下注射。

6．麻腮风疫苗　接种1剂次，儿童18～24月龄时接种。

7．乙脑减毒活疫苗　接种2剂次，儿童8月龄和2周岁各接种1剂次。

8．白破疫苗　接种1剂次，儿童6周岁时接种。

9．A群流脑疫苗　接种2剂次，儿童6～18月龄时接种2剂次，接种间隔为3个月。

10．A+C群流脑疫苗　接种2剂次，儿童3周岁和6周岁各接种1剂次。

11．甲肝疫苗　预防甲肝减毒活疫苗，接种1剂次，儿童18月龄时接种。在部分试点地区使用甲肝灭活疫苗，需接种2剂次，儿童18月龄和24～30月龄时各接种1剂次。

表8-2　接种种类及接种细则

疫苗种类	接种对象月（年）龄	接种次数	预防疾病种类
卡介苗	出生时	1	肺结核
乙肝疫苗	0、1、6月龄	3	乙型肝炎
脊髓灰质炎疫苗	2、3、4月龄，4周岁	4	脊髓灰质炎
百白破疫苗	3、4、5月龄和8～24月龄	4	百日咳、白喉、破伤风
白破疫苗	6岁和16岁	2	白喉、破伤风
麻疹疫苗	8个月	1	麻疹
麻腮风疫苗	18～24月龄和4岁	2	麻疹、风疹、腮腺炎
乙脑疫苗	8月龄，2周岁	2	流行性乙型脑炎
A群流脑疫苗	6～18月龄	2	流行性脑脊髓膜炎
A+C群流脑疫苗	3周岁、6周岁	2	流行性脑脊髓膜炎
甲肝疫苗	18月龄和2岁	2	甲型肝炎

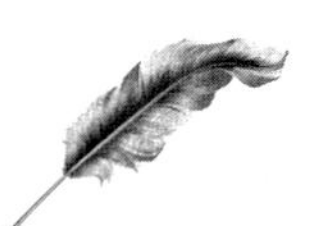

二、不良反应及其处理

1．晕厥 注射时或注射后 15 分钟内，患儿突然晕厥，表现为面色苍白、大汗淋漓、手足发凉，少数小儿表现为心搏加快、神志不清等，往往由于小儿惧怕打针精神紧张而引起。应立即将小儿平卧，头部放低，喂些糖水，片刻即可恢复正常。

2．全身反应 接种疫苗后 24 小时小儿体温可增高至 37.5 ～ 38.5℃，一般不需处理可自行恢复；个别小儿可高热至 39℃以上，应进行对症处理。有的小儿预防接种后出现恶心、呕吐、腹痛、腹泻，应密切观察病情变化，一般休息 1 ～ 2 天可以自愈。

3．局部反应 接种后 1 ～ 2 天以内，局部可发生红、肿、热、痛现象，一般不需处理。

4．其他异常反应 比较少见。因疫苗为生物制剂，如遇到过敏性体质的小儿，预防接种时易发生过敏性休克，接种后应注意观察并做好抢救准备。

【注意事项】

1．严格核对小儿的姓名、年龄。

2．严格按照规定的接种剂量接种。抽吸后如有剩余药液，需用无菌干纱布覆盖安瓿口，在空气中放置不能超过 2 小时。

3．严格按照规定程序进行无菌操作，每人用一个注射器，防止交叉感染。

4．接种后余下的药液应废弃，活菌苗应烧毁。

5．疫苗在运输过程中必须注意冷藏。

6．注意预防接种的次数，按使用说明完成全程和加强免疫。

第五节 新生儿复苏

【操作目的】 通过新生儿复苏，提高抢救成功率，尽可能减少和避免并发症的发生，减轻脏器损伤。

【适应证】 适用于所有新生儿，尤其是窒息新生儿和早产儿。

【准备工作】

1．环境 安静、清洁，温度适宜。

2．用物 预热的开放式辐射台、大毛巾、负压吸引器、吸痰管、吸球、复苏气囊、喉镜（0 号、1 号）、气管内导管、金属管芯、胎粪吸引管、肾上腺素、生理盐水、氧源、注射器、听诊器等。

3．操作者

（1）至少需要 2 人操作。

（2）了解患儿情况：胎龄、是否胎膜早破、羊水情况、母亲孕期合并症情况等。

（3）掌握新生儿窒息复苏相关知识，并发症的诊断及处理。

【操作步骤】

一、ABCDE 复苏方案

1．A（air way） 保持呼吸道通畅，尽量吸净呼吸道黏液。

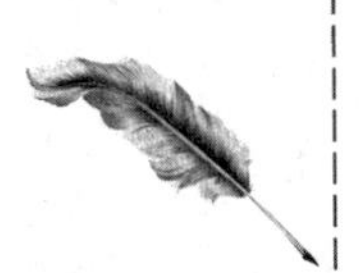

2．B（breathing）　建立有效呼吸，增加通气。

3．C（circulation）　维持正常循环，保证足够心搏出量。

4．D（drug）　药物治疗。

5．E（evaluation）　评价。

前三项最为重要，其中 A 是根本，B 是关键。

二、复苏基本程序

“评估 - 决策 - 措施”的程序贯穿整个复苏过程［中国新生儿复苏指南（2016 年北京修订）（图 8-8）］。评估主要基于以下 3 个体征：呼吸、心率、血氧饱和度。通过评估这 3 个体征中的每一项来确定每一步骤是否有效。其中，心率对于决定进入下一步骤是最重要的。

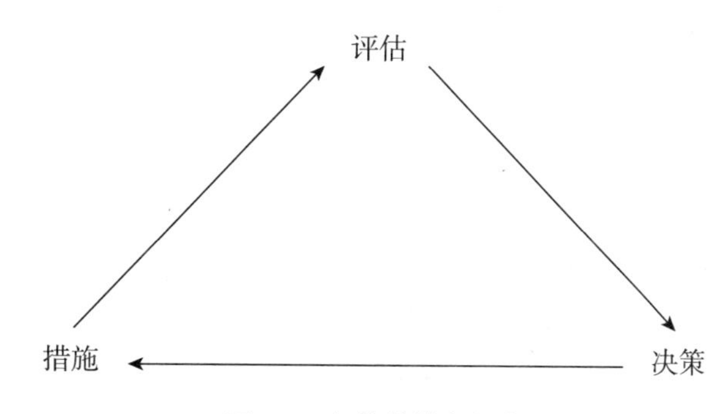

图 8-8　复苏的基本程序

三、复苏步骤

新生儿复苏可分为 4 个步骤：①快速评估（或有无活力评估）和初步复苏；②正压通气和脉搏血氧饱和度监测；③气管插管正压通气和胸外按压；④药物和 / 或扩容（图 8-9）。

（一）快速评估

出生后立即用几秒钟的时间（5s），快速评估 5 项指标：① 足月吗？②羊水清吗？③有哭声或呼吸吗？④肌张力好吗？⑤肤色是否红润？

如 5 项均为“是”，应快速彻底擦干，和母亲皮肤接触，进行常规护理。如 5 项中有 1 项为“否”，则需复苏，进行初步复苏。

（二）初步复苏

1．保暖　立即将新生儿置于远红外复苏抢救台上；足月儿辐射保暖台温度设置为 32 ～ 34℃。

2．体位　摆正体位，新生儿头轻度仰伸位（鼻吸气位）。

3．吸引　必要时（分泌物量多或有气道梗阻）用吸球或吸管（12F 或 14F）先口咽后鼻腔清理分泌物。过度用力吸引可导致喉痉挛，并刺激迷走神经，引起心动过缓和自主呼吸延迟出现。应限制吸管的深度和吸引时间（＜ 10s），吸引器负压不超过 100mmHg（1mmHg = 0.133 kPa）。

4．羊水胎粪污染时的处理　羊水胎粪污染时，仍首先评估新生儿有无活力。新生儿有活力时，继续初步复苏；新生儿无活力时，应在 20s 内完成气管插管及用胎粪吸引管吸引胎粪（图 8-10）。如果不具备气管插管条件、而新生儿无活力时，应快速清理口鼻后立即开始正压通气。

5．擦干和刺激　快速彻底擦干头部、躯干和四肢，拿掉湿毛巾。彻底擦干即是对新生儿的刺激以诱发自主呼吸。如仍无呼吸，用手轻拍或手指弹患儿足底或摩擦背部 2 次以诱发自主呼吸。如这些努力无效，表明新生儿处于继发性呼吸暂停，需要正压通气。

以上 5 个步骤要求在生后 20 秒钟内完成。婴儿经触觉刺激后，如出现正常呼吸，心率＞

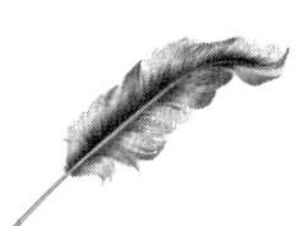

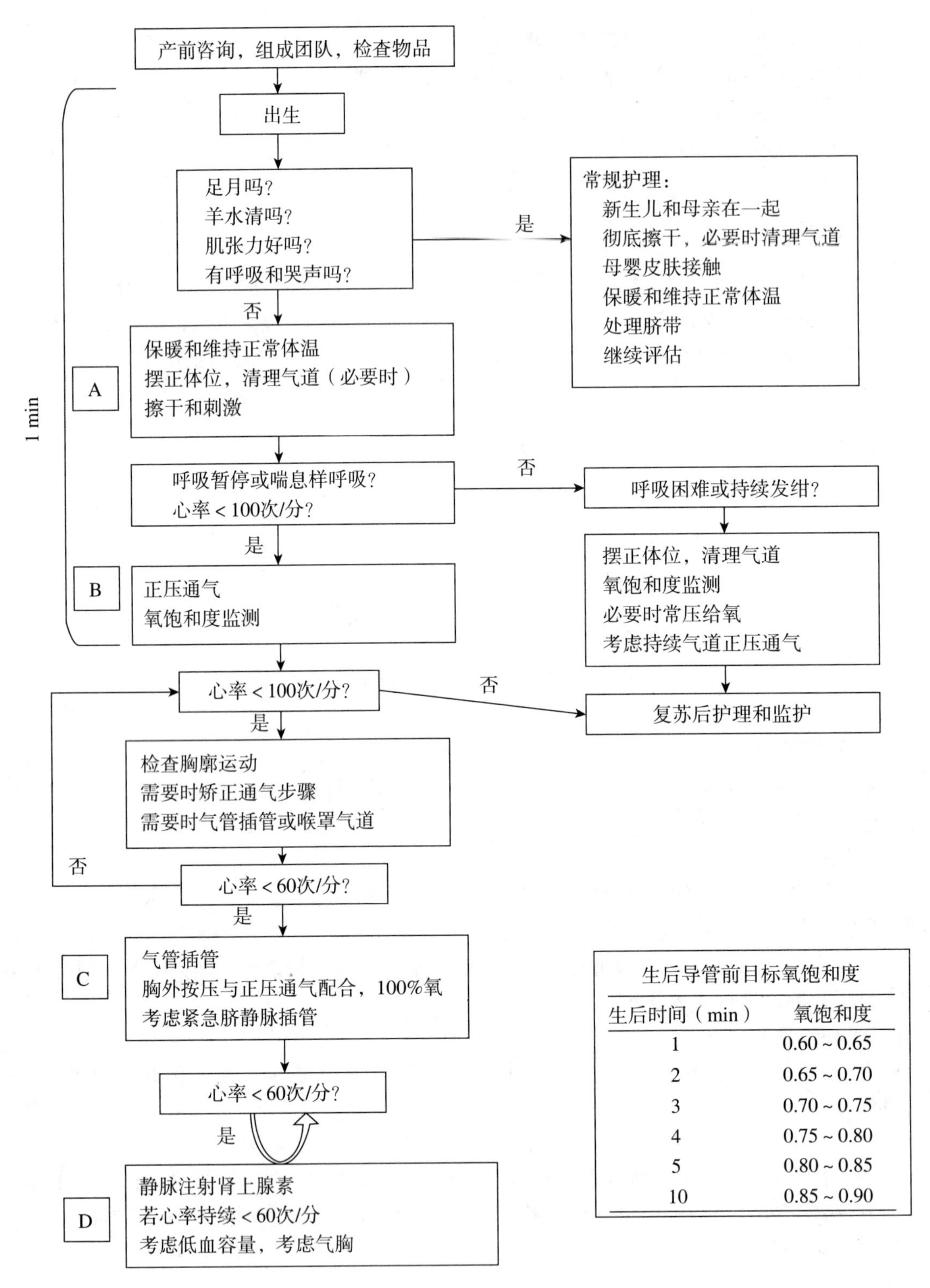

生后导管前目标氧饱和度

生后时间（min）	氧饱和度
1	0.60 ~ 0.65
2	0.65 ~ 0.70
3	0.70 ~ 0.75
4	0.75 ~ 0.80
5	0.80 ~ 0.85
10	0.85 ~ 0.90

图 8-9 新生儿复苏流程图

100 次 / 分，肤色红润或仅手足青紫者可予观察。如无效，表明新生儿处于继发性呼吸暂停，需要正压人工呼吸。

（三）正压通气

新生儿复苏成功的关键是建立充分的通气。

1．气囊面罩正压通气

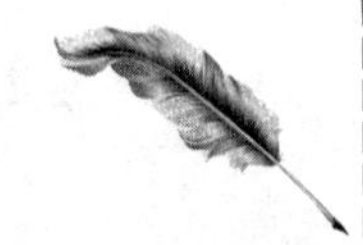

（1）指征：①呼吸暂停或喘息样呼吸；②心率＜ 100 次 / 分。对有以上指征者，要求在“黄

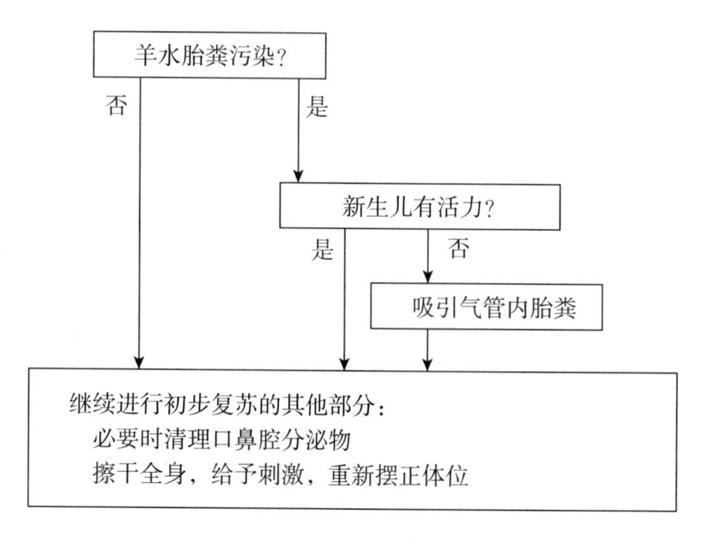

图 8-10　羊水胎粪污染时的处理

金 1 分钟”内实施有效的正压通气。如果新生儿有呼吸，心率＞ 100 次 / 分，但有呼吸困难或持续发绀，应清理气道，监测脉搏血氧饱和度，可常压给氧或给予持续气道正压通气，特别是早产儿。

（2）操作步骤：①操作者站在新生儿头侧或左侧；②选择大小合适的面罩；③放置时先扣下颌部，然后盖上口鼻，不可压到眼眶；④用指尖按压气囊，频率 40 ～ 60 次 / 分。

（3）判断有效通气：开始正压通气时即刻连接脉搏血氧饱和度仪，并观察胸廓是否起伏。有效的正压通气表现为胸廓起伏良好，心率迅速增快。

2．喉镜下经口气管插管

（1）指征：①需要气管内吸引清除胎粪时；②气囊面罩正压通气无效或要延长时；③胸外按压时；④经气管注入药物时；⑤需气管内给予肺表面活性物质；⑥特殊复苏情况，如先天性膈疝或超低出生体重儿。

（2）导管的选择：见表 8-3。

表 8-3　不同体重气管导管型号和插入深度

新生儿体重（g）	导管内径（ID）mm	上唇至管端的距离（cm）
≤ 1000	2.5	6 ～ 7
～ 2000	3.0	7 ～ 8
～ 3000	3.5	8 ～ 9
＞ 3000	4.0	9 ～ 10

（3）步骤

1）左手持喉镜，将喉镜夹在拇指与前 3 个指间，镜片朝前。小指靠在新生儿颌部。

2）喉镜镜片沿舌面右边滑入，将舌头推至口腔左边，推进镜片直至其顶端达会厌软骨。

3）暴露声门，采用一抬一压手法，轻轻抬起镜片，上抬时将整个镜片平行朝镜柄方向移动使会厌软骨抬起即可。如未完全暴露，可用自己的小指或助手的示指向下稍用力压环状软骨使气管下移。

4）插入有金属芯的气管导管，斜面应朝左右而不能朝上下，将管端置于声门与气管隆凸之间，接近气管中点。整个操作要求在 20 ～ 30 秒内完成并常规作一次气管吸引。

（4）确定导管位置正确的方法：①胸廓起伏对称；②听诊双肺呼吸音一致；③无胃部扩张；

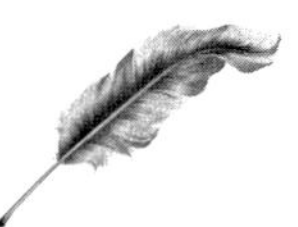

④呼气时导管内有雾气；⑤心率、肤色和新生儿反应有好转。

三、胸外按压

1．指征　有效正压通气 30s 后心率＜ 60 次 / 分。在正压通气同时须进行胸外按压。

2．方法　胸外按压的位置为胸骨下 1/3（两乳头连线中点下方），避开剑突。按压深度约为胸廓前后径的 1/3，产生可触及脉搏的效果。按压和放松的比例为按压时间稍短于放松时间，放松时拇指或其他手指应不离开胸壁。按压的方法有拇指法和双指法：

（1）拇指法：双手拇指的指端按压胸骨下 1/3，根据新生儿体型不同，双拇指重叠或并列，双手其余四指环抱胸廓支撑背部。

（2）双指法：右手示指和中指 2 个指尖放在胸骨上进行按压，左手支撑背部。

因为拇指法能产生更高的血压和冠状动脉灌注压，操作者不易疲劳，加之采用气管插管正压通气后，拇指法可以在新生儿头侧进行，不影响脐静脉插管，是胸外按压的首选方法。

3．胸外按压和正压通气的配合　胸外按压时应气管插管进行正压通气。由于通气障碍是新生儿窒息的首要原因，因此，胸外按压和正压通气的比例应为 3 ∶ 1，即 90 次 / 分的按压和 30 次 / 分的呼吸，达到每分钟约 120 个动作。每个动作约 0.5 s，2 s 内 3 次胸外按压加 1 次正压通气。45 ～ 60s 重新评估心率，如心率仍＜ 60 次 / 分，除继续胸外按压外，考虑使用肾上腺素。

四、药物

在新生儿复苏时，很少需要用药。新生儿心动过缓通常是因肺部充盈不充分或严重缺氧，而纠正心动过缓的最重要步骤是充分的正压人工呼吸。

1．肾上腺素

（1）指征：45 ～ 60s 的正压通气和胸外按压后，心率持续＜ 60 次 / 分。

（2）剂量：新生儿复苏应使用 1 ∶ 10 000 的肾上腺素。静脉用量 0.1 ～ 0.3ml/kg；气管内用量 0.5 ～ 1ml/kg。必要时 3 ～ 5 分钟重复 1 次。

（3）给药途径：首选脐静脉给药。如脐静脉插管操作尚未完成或没有条件做脐静脉插管时，可气管内快速注入，若需重复给药，则应选择静脉途径。

2．扩容剂

（1）指征：有低血容量、怀疑失血或休克的新生儿在对其他复苏措施无反应时。

（2）扩容剂：推荐生理盐水。

（3）方法：首次剂量为 10ml/kg，经脐静脉或外周静脉 5 ～ 10 分钟缓慢推入。必要时可重复扩容 1 次。

3．其他药物　分娩现场新生儿复苏时一般不推荐使用碳酸氢钠。

4．脐静脉插管　脐静脉是静脉注射的最佳途径，用于注射肾上腺素以及扩容剂。可插入 3.5F 或 5F 的不透射线的脐静脉导管。当新生儿复苏进行胸外按压时即可考虑开始脐静脉插管，为给药做准备。

【复苏后监护】

1．新生儿摆好体位并注意保暖。

2．监护生命体征。

3．监测血糖、血气及电解质等，及时对脑、心、肺、肾及胃肠等器官功能进行监测。

【注意事项】

1．分秒必争，加强产、儿科医生合作。

2．严格执行 ABCDE 方案，操作步骤不能颠倒。

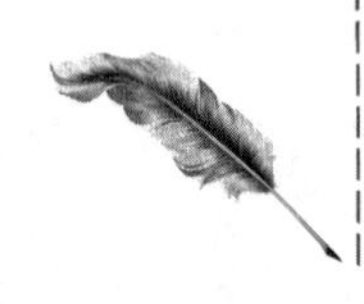

第六节　温箱、蓝光箱的使用

一、温箱的使用

【适应证】 早产儿、低出生体重儿、新生儿硬肿症。

【准备工作】

1．环境　安静、清洁，温度适宜。

2．用物　温箱、蒸馏水、体温计等。

3．操作者　熟悉温箱的使用方法，使用前检查温箱性能，保证安全，并作好清洁消毒工作。戴帽子、口罩，洗手。

【操作步骤】

1．根据早产儿的体重及出生日龄确定温箱的温度、湿度。

2．将蒸馏水加入温箱水槽中至水位指示线，并加蒸馏水于湿化器水槽中。

3．接通电源，打开电源开关将预热温度调至 28 ～ 32℃，预热约 2 小时温度升到所需温度。

4．根据干湿度计温度读数，调整湿度控制旋钮，使箱内湿度应维持在 55% ～ 65%。

5．患儿可穿单衣，裹尿布放入温箱内。

6．定时测量体温，根据体温调节箱温，并做好记录。保持体温在 36 ～ 37℃。

7．患儿出箱后，温箱应进行终末清洁消毒。

8．出温箱条件

（1）体重达 2 000g 左右或以上，体温正常者。

（2）在不加热的温箱内，室温维持在 24 ～ 26℃时，患儿能保持正常体温。

（3）患儿在温箱内生活了 1 个月以上，体重虽不到 2 000g，但一般情况良好。

【注意事项】

1．温箱不宜放置在阳光直射、有对流风及取暖设备附近，以免影响箱内温度的控制。

2．要掌握温箱性能，严格执行操作规程，并定期检查。

3．禁止骤然提高温箱温度，以免造成不良后果。

4．保持温箱的清洁，每天用消毒液、清水擦洗。

二、蓝光箱的使用

【适应证】 用于新生儿高胆红素血症的辅助治疗。

1．作用机制　未结合胆红素在光的作用下，转变成水溶性的异构体，经胆汁和尿液排出，从而降低血清未结合胆红素的浓度。

2．指征

（1）一般足月儿血清总胆红素＞ 221μmol/L（12.9mg/d1），VLBW ＞ 103μmol/L（6mg/d1），ELBW ＞ 85μmol/L（5mg/d1）。

（2）新生儿溶血病患儿，生后血清总胆红素＞ 85μmol/L（5mg/d1）。

3．副作用　可出现发热、腹泻和皮疹，但多不严重，可继续光疗；蓝光可分解体内核黄素，光疗超过 24 小时可引起核黄素减少，并进而降低红细胞谷胱苷肽还原酶活性而加重溶血，故光疗时应补充核黄素；当血清结合胆红素＞ 68μmol/L（4mg/d1），且血清谷丙转氨酶和碱性磷酸酶增高时，光疗可使皮肤呈青铜色即青铜症，此时应停止光疗，青铜症可自行消退。此外，光疗时

应适当补充水分及钙剂。

【操作步骤】

1．清洁光疗箱，特别注意清除灯管及反射板的灰尘，箱内湿化器水箱加水至 2/3 满。

2．接通电源，检查线路及光管亮度，使箱温升至患儿适中温度，相对湿度 55% ～ 65%。

3．将患儿全身裸露，用尿片遮盖会阴部，佩戴护眼罩，放入已预热好的光疗箱中，记录开始照射时间。

4．应使患儿均匀受光，并尽量使身体广泛照射。

5．监测体温和温箱，光疗时应每 2 ～ 4 小时测体温 1 次，保持体温在 36 ～ 37℃为宜，根据体温调节箱温。如体温超过 37.8℃或低于 35℃，暂停光疗，经处理体温恢复正常后再继续治疗。

6．光照 12 ～ 24 小时才能使血清胆红素下降，一般情况下，血清胆红素＜ 171μmol/L 时可停止光疗。

【注意事项】

1．保证水分及营养供给　光疗过程中，患儿不显性失水比正常小儿高 2 ～ 3 倍，故应在喂奶间喂水，记录出入量。

2．严密观察病情　监测血清胆红素变化，以判断疗效；注意黄疸的部位、程度及其变化；大小便颜色与性状；皮肤有无发红、干燥、皮疹；有异常应及时进行处理。

3．保持灯管及反射板清洁，灯管使用 1 000 小时必须更换。

4．光疗箱的维护与保养　光疗结束后，关好电源插座，将湿化器水箱内的水倒尽，作好整机的清洗、消毒工作。光疗箱应放置在干净，温、湿度变化较小，无阳光直射的场所。

（周宇芳）

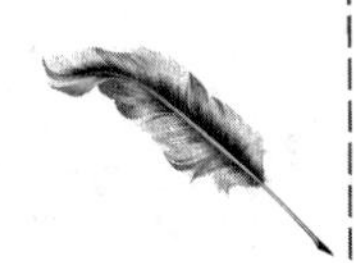

第九章　眼耳鼻咽喉科基本操作技能

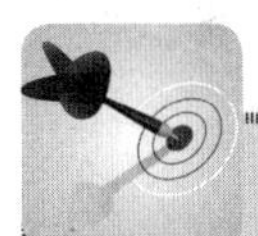

学习目标

1．掌握眼、耳、鼻、咽、喉常用的基本检查方法。
2．熟悉眼、耳、鼻、咽、喉操作技能的操作目的、适应证、禁忌证及注意事项。
3．了解眼、耳、鼻、咽、喉基本操作技能的操作前准备。
4．通过学习，熟练掌握眼耳鼻咽喉基本操作技能，具有为患者进行眼耳鼻咽喉常见病、多发病的诊疗技能。

第一节　视功能、外眼、眼球检查

【操作目的】 通过学习视功能、外眼、眼球检查，了解正常眼的生理功能和眼的附属器及眼球的正常形态。

【操作前准备】

1．环境　宽敞、安静、清洁，温度适宜。

2．用物　标准视力表、假同色图、色觉镜、突眼计、眼球模型、弯盘 1 个、有齿镊 1 把、组织剪 1 把、一次性手套、手术刀柄及刀片、猪眼 1 只。

3．人员　操作者按要求着装，清洗双手，冬天温暖双手，检查者与被检者相对而坐。

一、视力检查

【操作步骤】

1．正常视力标准为 1.0。如果在 5m 处连最大的试标（0.1 行）也不能识别，则嘱患者逐步向视力表走近，直到识别试标为止。此时，再根据 V ＝ d/D 的公式计算，如在 3m 处才看清 50m（0.1 行）的试标，其实际视力应为 V ＝ 3m/50m ＝ 0.06。

2．如受试者视力低于 1.0 时，须加针孔板检查，如视力有改进，则可能是屈光不正，戴小孔镜可降低屈光不正的影响，因此，查小孔视力可作为眼病筛查的手段。如患者有眼镜，应检查戴镜的矫正视力。

3．如走到视力表 1m 处仍不能识别最大的试标时，则检查指数。检查距离从 1m 开始，逐渐移近，直到能正确辨认为止，并记录该距离，如“指数 /30cm”。如指数在 5cm 处仍不能识别，则检查手动。如果眼前手动不能识别，则检查光感。在暗室中用手电照射受试眼，另眼须用手掌捂紧不透光，测试患者眼前能否感觉光亮，记录“光感”或“无光感”。并记录看到光亮的距

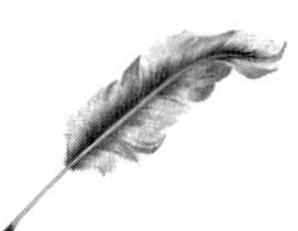

离，一般到5m为止。对有光感者还要检查光源定位，嘱患者向前方注视不动，检查者在受试眼1m处，上、下、左、右、左上、左下、右上、右下变换光源位置，用“+”“-”表示光源定位的“阳性”“阴性”。

4．近视力检查 视力检查必须检查远、近视力，这样可以大致了解患者的屈光状态。例如，近视眼患者，近视力检查结果好于远视力结果；老视或调节功能障碍的患者远视力正常，但近视力差；同时，还可以比较正确地评估患者的活动及阅读能力，例如有些患者虽然远视力很差而且不能矫正，但如将书本移近眼前仍可阅读书写。

5．儿童视力检查 对于小于3岁、不能合作的患儿检查视力，需要耐心诱导和观察。新生儿有追随光及瞳孔对光反应；1月龄婴儿有主动浏览周围目标的能力；3个月时可双眼集合注视手指。交替遮盖法可发现患眼：当遮盖患眼时患儿无反应，而遮盖健眼时患儿试图躲避。

二、色觉检查

常见的色觉障碍是一种性连锁遗传的先天异常，也可发生于某些视神经、视网膜疾病，后者称为获得性色盲。色盲有红色盲、绿色盲、全色盲等不同种类，最常见者为红绿色盲。

【操作步骤】

1．假同色图 也称色盲本。在同一副色彩图中，既有相同亮度、不同颜色的斑点组成的图形或数字，也有不同亮度、相同颜色的斑点组成的图形或数字。正常人以颜色来辨认，色盲者只能以明暗来判断。能够正确认出，但表现出困难或辨认时间延长者为色弱。检查须在充足的自然光线下进行，图表距眼0.5m，应在5秒钟内读出。

2．FM-100色彩试验及D-15色盘试验 嘱患者按色调将有色棋子依次排列，根据其排列顺序正常与否来判断有无色觉障碍及其性质与程度。

3．色觉镜 利用红光与绿光适当混合形成黄光的原理，根据受试者调配红光与绿光的比例是否合适，判断其有无色觉障碍及其性质与程度。

三、眼附属器检查

【操作步骤】

1．眼睑 观察有无红肿、淤血、气肿、瘢痕或肿物；有无内翻或外翻；两侧睑裂是否对称，上睑提起及睑裂闭合是否正常。睫毛是否整齐、方向是否正常、有无变色、脱落，根部有无充血、鳞屑、脓痂或溃疡等。

2．泪器 注意泪点有无外翻或闭塞；泪囊区有无红肿压痛或瘘管，压挤泪囊有无分泌物自泪点溢出。在泪溢症，可采取泪道冲洗或荧光素钠试验检查泪道有无阻塞。

3．结膜 将眼睑向上下翻转，检查睑结膜及穹窿部结膜，注意其颜色，以及是否透明光滑，有无充血、水肿、乳头肥大、滤泡增生、瘢痕、溃疡、睑球粘连，有无异物或分泌物潴集。

检查球结膜时，以拇指和示指将上、下睑分开，嘱患者向上、下、左、右各方向转动眼球，观察有无充血，特别注意区分睫状充血（其部位在角膜周围）与结膜充血（其部位在球结膜周边部），有无疱疹、出血、异物、色素沉着或新生物。

4．眼球位置及运动 注意两眼直视时，角膜位置是否位于睑裂中央，高低位置是否相同，有无眼球震颤、斜视。眼球大小无异常、有无突出或内陷。

（1）检测眼球突出的简单方法是让患者采取坐位，头稍后仰，检查者站在患者背后，用双手示指同时提高患者上睑，从后上方向前下方看两眼突度是否对称。如需精确测量眼球前后位置是否正常，并记录其突出的程度，可用Hertel突眼计测量（图9-1），方法是将突眼计的两端卡在被检者两侧眶外缘，嘱其向前平视，从反光镜中读出两眼角膜顶点投影在标尺上的毫米数。我国人眼球突出度的正常平均值为12 ~ 14mm，两眼差不超过2mm。

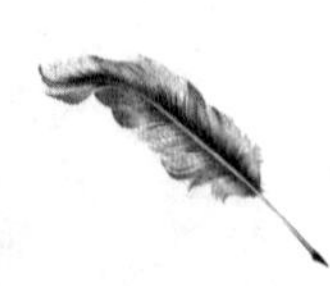

（2）检查眼球运动时，嘱患者向上下左右及右上、右下、左上、左下八个方向注视，以了解眼球向各方向转动有无障碍。

5．眼眶　观察两侧眼眶是否对称，眶缘触诊有无缺损、压痛或肿物。

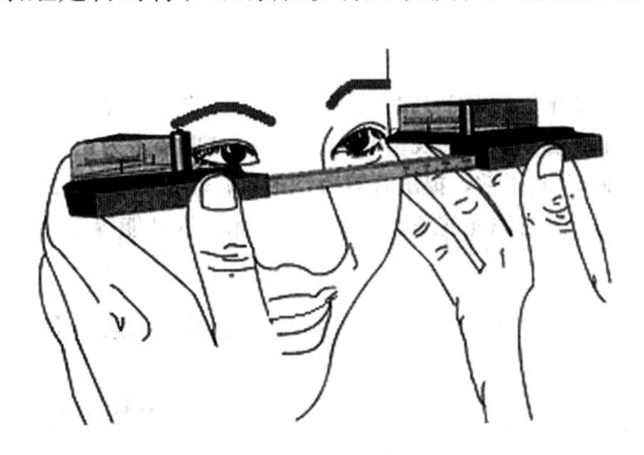

图 9-1　眼球突出测量

四、眼球检查

【操作步骤】

1．斜照法　是常用的简单方法，即一手持带有聚光灯泡的手电筒，从眼的侧方距眼约 2cm 处，聚焦照明检查部位，另一手持 13D 的放大镜置于眼前，检查角膜、前房、虹膜及晶状体。

2．角膜　注意角膜大小、弯曲度、透明度及表面是否光滑。有无异物、新生血管及混浊（瘢痕或炎症），感觉如何，角膜后有无沉着物。

（1）角膜荧光素染色：为了查明角膜上皮有无缺损及角膜混浊是否溃疡，可用消毒玻璃棒蘸无菌的 1% ～ 2% 荧光素钠液涂于下穹窿部结膜上，过 1 ～ 2min 后观察，黄绿色的染色可显示上皮缺损的部位及范围。

（2）角膜感觉的检查：简单的方法是从消毒棉签拧出一条纤维，用其尖端从被检者侧面移近并触及角膜，如不引起瞬目反射，或两眼所需触力有明显差别，则表明角膜感觉减退，这多见于疱疹病毒所致的角膜炎或三叉神经受损者。

3．巩膜　注意巩膜有无黄染、充血、结节及压痛。

4．前房　将手电灯光在外眦处侧照向内眦，如鼻侧虹膜全被照亮，为深前房；如鼻侧虹膜仅被照亮 1mm 或更少，则为浅前房，有发生闭角型青光眼的潜在危险。注意房水有无混浊、积血、积脓。

5．虹膜　观察颜色、纹理，有无新生血管、色素脱落、萎缩、结节，有无与角膜前粘连、与晶状体后粘连，有无根部离断及缺损，有无震颤（晶状体脱位）。

6．瞳孔　两侧瞳孔是否等大、形圆，位置是否居中，边缘是否整齐。正常成人瞳孔在弥散自然光线下，直径为 2.5 ～ 4mm；幼儿及老年人者稍小。

7．晶状体　观察晶状体有无混浊，有无脱位。

8．玻璃体　观察有无混浊、飘动。

【注意事项】

1．动作要轻柔，不可压迫眼球。

2．使用聚光灯时，不能直照瞳孔区。

3．翻转上睑时只能用捻转，不能用捏、拧，以免患者产生不适感。

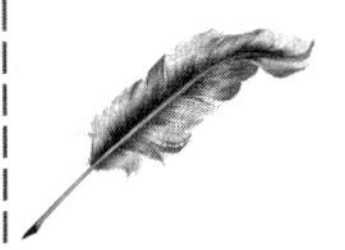

五、猪眼解剖

【操作步骤】

1．将猪眼置于弯盘上，观察猪眼球的外观、眼球表面标志，说出角膜、巩膜、虹膜、眼外肌、视神经。

2．将猪眼的筋膜清除，保留眼外肌及视神经。

3．固定猪眼（注意不能挤压眼球），以手术刀在角巩膜缘作一切口，再以尖刀头从切口处刺入前房，此时有房水流出（表明已进入前房）。

4．从切口处用组织剪沿角膜缘将角膜剪下，注意避免剪及巩膜及虹膜，观察虹膜及晶体前囊膜及角膜。

5．用尖刀轻轻挑破晶体前囊膜，轻轻压迫角巩膜缘将晶体娩出（注意保持后囊膜完整），观察晶体结构。

6．用有齿镊固定眼球，用组织剪垂直向下剪开眼球壁约 1cm 左右，剪成 4 瓣，观察巩膜、玻璃体、视网膜、视盘、血管（此时血管呈白色或暗红色）。

第二节 眼底、裂隙灯、眼压检查

【操作目的】 通过学习眼科常用的器械操作，能熟练裂隙灯及眼压测量的操作方法，了解直接检眼镜检查的操作注意事项。

【操作前准备】

1．环境 宽敞、安静、清洁，温度适宜。

2．用物 直接检眼镜、裂隙灯显微镜、Schiotz 眼压计。

3．人员 操作者按要求着装，清洗双手，冬天温暖双手。

一、直接检眼镜检查

检查须在暗室内进行，使用直接或间接检眼镜，检眼镜检查不仅可检查眼内各部组织，如视网膜、视神经、脉络膜、玻璃体，并可通过检眼镜检查中枢神经、心血管、内分泌及血液系统等身体其他器官疾病的眼底变化。间接检眼镜可放大 4 倍，所见眼底为倒像。直接检眼镜则放大 16 倍，且为正像，使用方便。

【操作步骤】

1．检查器械 直接检眼镜。

2．检查体位 被检者取坐位头稍后仰，并向前上方注视，不能随意转动眼球。仰卧位者则注视正上方。

3．彻照法 用于观察眼的屈光间质有无混浊。将镜片转盘拨到 +8 ～ +10D，距被检眼 10 ～ 20cm。正常时，瞳孔区呈橘红色反光。若屈光间质有混浊，红色反光中出现黑影；此时嘱患者转动眼球，如黑影移动方向与眼动方向一致，表明其混浊位于晶状体前方，反之，则位于晶状体后方，如不动则在晶状体。

4．眼底检查

（1）检查右眼时，检查者位于被检者右侧，右手持检眼镜用右眼观察，检查左眼时相反。

（2）将转盘拨到“0”处，距受检眼 2cm 处，因检查者及被检者屈光状态不同，需拨动转盘直到看清眼底为止。

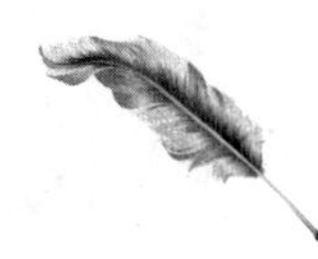

（3）嘱患者向正前方注视，检眼镜光源经瞳孔偏鼻侧约 15° 可检查视盘，再沿血管走向观察

视网膜周边部，最后嘱患者注视检眼镜灯光，以检查黄斑部。正常眼底呈现弥漫性橘红色，可见圆形或椭圆形的视盘，颜色淡红，边界清晰，中央凹陷处有视网膜血管通过，动脉为鲜红色，静脉呈暗红色，动静脉管径之比为2 ∶ 3。视盘颞侧约两个视盘直径（PD）稍偏下处，有一个暗红色无血管区称为黄斑，其中心有一针尖样的反光点，为中心凹光反射。

5．眼底检查记录　应记录视盘大小形状（有否先天发育异常）、颜色（有否视神经萎缩）、边界（有否视盘水肿、炎症）和病理凹陷（青光眼）；视网膜血管的管径大小、是否均匀一致、颜色、动静脉比例（正常2 ∶ 3）、形态、有无搏动及交叉压迫征；黄斑部及中心凹光反射情况；视网膜有否出血、渗出、色素增生或脱失，描述其大小形状、数量等。对明显的异常可在视网膜图上绘出。

【注意事项】

1．使用直接检眼镜时必须遵循“三左三右”原则，即检查左眼时，须站在患者左侧，左手持检眼镜，用左眼观察。检查右眼时，须站在患者右侧，右手持检眼镜，用右眼观察。

2．如果瞳孔太小无法看清眼底时，可适当使用散瞳剂。

二、裂隙灯显微镜检查

裂隙灯显微镜由投射照明与光学放大系统两部分组成。用它可在强光下放大10 ~ 16倍检查眼部病变，不仅能使表浅的病变看得十分清楚，还可以调节焦点和光源宽窄，形成光学切面，查明深部组织病变及其前后位置。

【操作步骤】

1．调整眼位与光源　被检者颏部在裂灯下颏托上，调整眼位与光源一致。如检查晶状体、玻璃体，应降至30º以下，若减小至5º ~ 13º时，加用接触镜或前置镜，以检查眼底和玻璃体后的肿瘤及房角异物等具有重要意义。

2．弥散照明法　将裂隙充分开大，检查眼睑、结膜、巩膜等组织。

3．直接照明法　把光线直接投射到各透明组织上。因眼部透明度不同，直接照明法经过眼的不同组织时即出现不同情况的光学切面。

4．角膜缘照明法　把光线照射在角膜缘上。由于光线在角膜内屈折反射，在整个角巩膜缘上形成一光环，用于角膜细微检查。

5．后部照明法　将灯光照在目标的后方，适用于角膜、晶状体的检查。

6．镜面反射照明法　检查角膜的前后表面及晶状体前后囊膜。

7．间接照明法　将灯光聚焦在目标旁，再用显微镜观察目标，常用以检查瞳孔及虹膜的细小改变。

【注意事项】

1．检查需在暗室内进行。

2．必要时调整操作台，以适应患者的高度。

三、眼压测量

（一）指测法

【操作步骤】

1．测量时，嘱患者两眼向下注视。

2．检查者将两手示指尖放在上眼睑皮肤面，两指交替轻压眼球。像检查波动感那样感觉眼球的张力，估计眼球硬度。

3．记录时以T_n表示眼压正常，用T_{+1} ~ T_{+3}示眼压增高的程度。用T_{-1} ~ T_{-3}表示眼压稍低的程度。

【注意事项】

1．指测法是最简单的定性估计眼压方法，需要一定的临床实践经验。初学者可触压自己的前额、鼻尖及嘴唇，粗略感受高、中、低 3 种眼压。

2．测量时勿触压过重，否则患者会产生不适感。

（二）眼压计测量法

Schiotz 眼压计是目前最广泛应用的一种压陷式眼压计（图 9-2）。

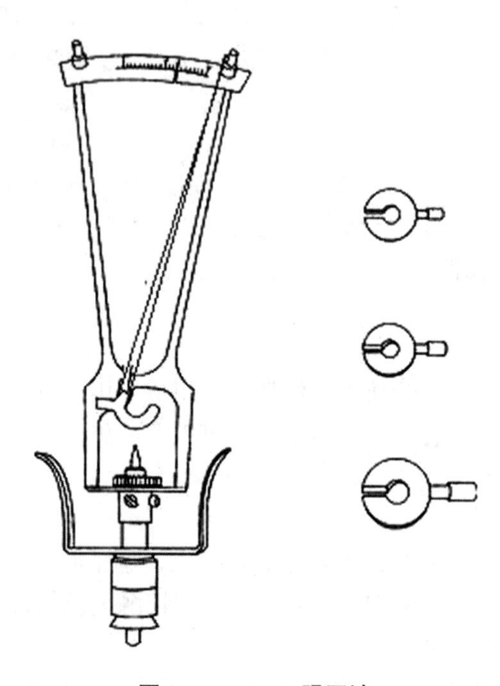

图 9-2 Schiotz 眼压计

【操作步骤】

1．检查前将眼压计在试板上进行校验，指针应灵活准确的指向“0”度位置。

2．用 75% 乙醇消毒底板，待干后方可使用。

3．被检者平卧，表面麻醉成功后，令被检者左手上举，伸出示指作为注视点，使角膜保持在正中水平位置。

4．检查者右手持眼压计，左手拇、示指分开被检者上下眼睑，并固定于眶缘上，避免眼球受压，持眼压计底板垂直放在角膜中央，先用 5.5g 砝码，迅速读出眼压计上的刻度数。

5．如读数小于 3.0，应另加砝码再测量，然后从刻度表上查出眼压计读数，即眼压 - 砝码重量 / 指针读数，如右眼眼压：“5.5/4=2.75 kPa（20.55 mmHg）”。正常眼压平均值为 1.47 ～ 2.79 kPa（11.0 ～ 21.0 mmHg）。如用 Schiotz 眼压计内四种重量的砝码（5.0、7.5、10.0、15.0g）各测量一次并连成一条线，即为弹力眼压曲线，当眼压最高值与最低值之差大于 5.0 mmHg，应排除青光眼。

【注意事项】

1．检查眼压时，患者眼球不能转动，否则会影响检查结果的准确性。

2．Schiotz 眼压计测量眼压时，动作要轻柔，若指针读数小于 3.0，应另加砝码再测量。

3．为更准确测量眼压，在有条件情况下可采用 Goldman 压平眼压计，这是目前国际较通用的眼压计，是一种压平眼压计，附装在裂隙灯显微镜上，用显微镜观察，坐位测量。

第三节　耳部、鼻部检查

【操作目的】 通过学习耳部、鼻部常用检查方法，掌握额镜的配戴方法，熟悉耳鼻咽喉的正常结构形态，能判断耳鼻咽喉临床常见病、多发病局部直观病变。

【操作前准备】

1．环境　宽敞、清洁，温度适宜。

2．用物　额镜、鹅颈灯、耳窥、音叉、前鼻镜。

3．人员　操作者按要求着装，清洗双手，冬天温暖双手，检查者与被检者相对而坐。

一、额镜的使用

【适应证】 耳部、鼻部、咽喉部一般检查。

【操作步骤】

1．调整额带大小，将额带固定于头部额前。额镜为中央有一小孔的凹面反射聚光镜，其焦距为 25cm，镜面可灵活转动。

2．将光源置于额镜同侧，略高于被检者耳部，相距 15 ～ 20cm（图 9-3）。

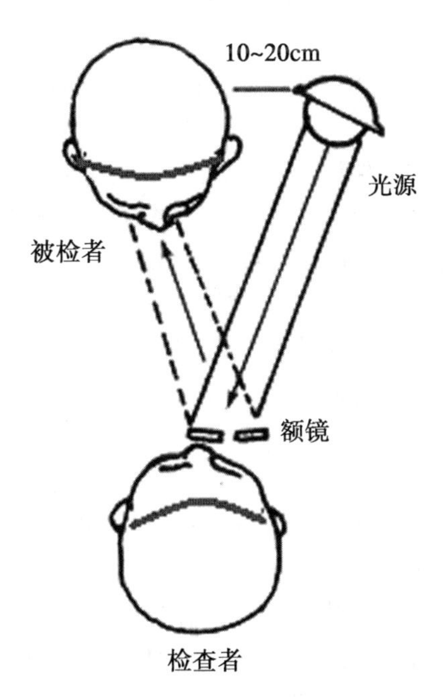

图 9-3　额镜检查体位及对光

3．调整镜面使之贴近左眼或右眼，并使投射于额镜面上的光线经反射后聚集于受检部位。

4．保持瞳孔、额镜中央孔和受检部位处于同一条直线上。两眼同时睁开进行检查。

5．检查体位　被检者与检查者相对而坐，上身稍倾斜。检查不合作的儿童，由其家属或医务人员抱持。用双腿夹着其下肢，用右手将其头部固定于胸前，左手环抱两臂，以防乱动（图 9-4）。

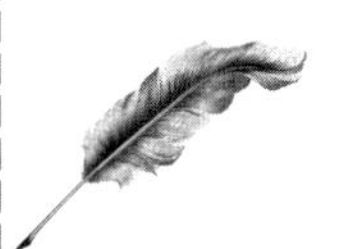

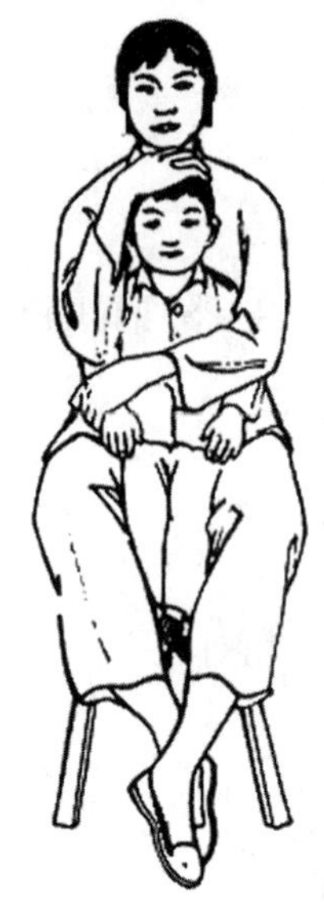

图 9-4 儿童额镜检查体位

二、耳部检查

（一）耳郭及耳周检查

【操作步骤】

1．耳郭的检查以望诊和触诊为主。

2．戴好额镜将光聚于耳郭上，检查耳郭的形态、大小、有无畸形、皮肤有无红肿、触痛。耳甲腔或耳甲艇有无局限性隆起等。

3．将光聚于耳周及耳后，检查耳周有无瘘管及瘢痕。乳突区有无压痛，耳周淋巴结有无肿大，有无耳郭牵拉痛。

（二）外耳道及鼓膜检查

【操作步骤】

1．患者受检耳朝正面，检查者相对而坐。

2．检查用光源置于患者头部左上方，调整额镜的反光焦点投照于患者外耳道口。

3．徒手检查　由于外耳道呈弯曲状，应用单手亦可用双手将耳郭能使外耳道变直。成人患者则将其耳郭往后、上、外方向牵拉。幼儿患者则将其耳郭往后、下方向牵拉。

（1）单手检查：用拇指和中指挟住耳郭，并向后上（或后下）方向牵拉，同时用示指将耳屏往患者前方撑开耳屏。

（2）双手检查：一只手将患者耳郭往后上（或后下）方向牵拉，另一只手的手指将耳屏往患者前方拉开耳屏。

（3）察看鼓膜需要调整耳镜的方向，方能看到鼓膜的各个部分。可先找从鼓脐到前下方的光锥，然后相继观察锤骨柄、短突及前、后皱襞，区分鼓膜的松弛部和紧张部，正常鼓膜呈半透明乳白色。急性炎症时鼓膜充血、肿胀。鼓室内有积液时，鼓膜色泽粉红、橘黄、琥珀或灰蓝色，有时透过鼓膜可见弧形液平面或气泡。鼓室硬化症时鼓膜增厚或萎缩变薄，出现钙斑。

4．耳镜检查　当耳道狭小或炎症肿胀时，用漏斗状的耳镜（耳道撑开器）撑开狭窄弯曲的耳道，避开耳道软骨部耳毛，保证光源照入。耳镜管轴方向与外耳道长轴一致，以便窥见鼓膜。耳镜检查也可采用双手或单手法。

【注意事项】

1．正常外耳道表面平滑、清洁或少许耵聍，牵拉耳郭，如出现牵拉痛，应检查外耳道，出现软骨部局限性红肿，是外耳道疖肿。

2．外耳道耵聍为黄白色，一般为片状。油性耵聍为褐色或酱油色液状，当耵聍堆积成团后经常为褐色硬块，需用 3% 苏打水软化后再清理。外耳道炎皮肤弥漫性红肿。外耳道黑污状物或黄白色点片状分布的污物常为外耳道真菌的表现。

3．外耳道有脓液时，早期化脓性中耳炎的脓液为透明稀薄，慢性化脓性为黏稠脓液并有臭味。需将脓液彻底拭净，以便窥清鼓膜。外耳道皮肤无黏液腺，当拭出黏液或黏脓时应考虑为中耳疾病，并有鼓膜穿孔。

4．骨性耳道缺乏皮下脂肪，无伸缩性，故耳镜检查时，耳镜前端勿超过软骨部，以免引起疼痛。

（三）音叉试验

音叉试验是临床常见的主观测听法之一，设备简单，操作方便。每套音叉由 5 个倍频程频率音叉，C_{128}、G_{256}、C_{512}、C_{1024}、C_{2048}，分别发出不同频率的纯音，其中最常用的是 C_{256} 及 C_{2048}。

【操作步骤】

1．检查时，检查者手持叉柄，将叉臂向另手的第一掌骨外缘处轻轻敲击，使其振动。

2．检查气导（air conduction，AC）听力，将振动的叉臂置于距受试耳外耳道口 1cm 处，两叉臂末端应与外耳道口在一平面上。

3．检查骨导（bone conduction，BC）时，应将叉柄末端的底部压置于颅面中线上或鼓窦区。

4．初步鉴别耳聋为传导性或感音神经性

（1）Rinne 试验（Rinne test，RT）：目的在于比较受试耳气导和骨导的长短。方法：先测试骨导听力，一旦受试耳听不到音叉声时，立即测同侧气导听力，受试耳此时若又能听及，说明气导＞骨导（AC ＞ BC）为 RT 阳性（+）。若不能听及，应再敲击音叉，先测气导听力，当不再听及时，立即测同耳骨导听力，若此时又能听及，可证实为骨导＞气导（BC ＞ AC），为 RT 阴性（-）。若气导与骨导相等（AC = BC），以“(±)”记录，表示中度传导性聋或混合性聋。

（2）Weber 试验（Webertest，WT）：用于比较受试者两耳的骨导听力。方法：取 C_{256} 或 C_{512} 叉，敲击后将叉柄底部紧压于颅面中线上任何一点，同时请受试者仔细辨别音叉声偏向何侧，并以手指示之。

（3）Schwabach 试验（Schwabach test，ST）：目的在于比较受试者与正常人的骨导听力。方法：先试正常人骨导听力，当其不再听及音叉声时，迅速将音叉移至受试耳鼓窦区测试。然后按同法先测受试耳，后移至正常人。如受试耳骨导延长，以“(+)”示之，缩短则以“(-)”表示，“(±)”示两者相似。

（4）Gelle 试验（Gelle test，GT）：鼓膜完整者，可用 Gelle 试验检查其镫骨是否活动。方法：将鼓气耳镜口置于外耳道内，密闭。用橡皮球向外耳道内交替加、减压力，同时将振动音叉的叉柄底部置于鼓窦区。若镫骨活动正常，患者所听之音叉声由强变弱的过程中有忽强忽弱的不断波动变化，为阳性（+）；无强弱波动感者为阴性（-）。耳硬化或听骨链固定时，本试验为阴性。

【注意事项】

1．音叉试验为主观测听。其结果是依据受试者对刺激声信号做出的主观判断所记录，又称行为测听。经常受到受试者主观意识、情绪、年龄、文化程度和反应能力及行为配合的影响，故在某些情况下（如伪聋、智力低下、婴幼儿、反应迟钝者等），检测结果不能完全反映受试者的实际听功能水平。

2．客观测听法无需受试者的行为配合，不受其主观意识的影响，结果相对客观、可靠，但结论判断的正确性与操作者的经验、水平有关。且客观测听的频率特性较差，对每一个频率的听阈难以作出精确的评价。故国内司法、劳动力和伤残鉴定的标准目前仍以主观测听为主。

（四）平衡功能一般性检查

外周前庭神经系统在保持平衡方面起主导地位。前庭神经系统和小脑、脊髓、眼、自主神经等具有广泛的联系，前庭功能检查不仅与耳科疾病有关，而且涉及神经内、外科、眼科、内科、创伤科。前庭功能检查有两大类：前庭脊髓反射系统的平衡功能和前庭眼动反射弧的眼震反应。

【操作步骤】

1．闭目直立检查法　是门诊最常用于静平衡功能检查法。请受试者直立，两脚并拢，两手手指互扣于胸前，观察受试者睁眼及闭目时躯干有无倾倒。迷路病变偏倒向眼震慢相（前庭功能低）侧，小脑病变者倒向患侧或后倒。

2．过指试验　受试者睁眼、闭目各数次用两手示指轮流碰触置于前下方的检查者示指。迷路病变双臂偏向眼震慢相侧，小脑病变时仅有一侧上臂偏移。

3．行走试验　是一种动平衡功能检查法。受试者闭眼，向正前方行走 5 步，继之后退 5 步，前后行走 5 次。观察其步态，并计算起点与终点之间的偏差角。偏差角大于 90º 者，示两侧前庭

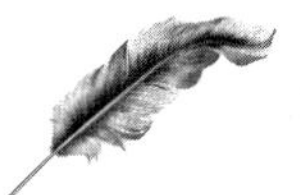

功能有显著差异。或受试者闭目向前直线行走，迷路病变者偏向前庭功能弱的一侧，此法对平衡功能障碍的判定和平衡功能恢复程度有较大的临床意义。

【注意事项】

1．闭目直立检查时，注意不要让患者跌倒受伤。

2．中枢性病变患者常有特殊的蹒跚步。

三、鼻部检查

鼻腔、鼻窦的病变与某些全身疾病互为影响，故应重视患者主诉，鼻部疾病常见的症状（如鼻塞、流涕、鼻出血、局部疼痛及头痛、打喷嚏、嗅觉障碍、鼻音等），全身疾病在鼻部的表现等，并了解患者的现病史、过去史以及家族史和个人生活史。

（一）外鼻检查

【操作步骤】

1．观察外鼻的形态（如有无外鼻畸形，前鼻孔是否狭窄等）、颜色（如早期酒渣鼻时皮肤潮红等）、活动（如面神经瘫痪时鼻翼塌陷及鼻唇沟变浅）等。

2．触诊（如鼻骨骨折时鼻骨的下陷、移位等及鼻窦炎时的压痛点）。

3．和患者交谈，注意患者有无开放性鼻音或闭塞性鼻音等。

（二）鼻腔检查

【操作步骤】

1．先将前鼻镜的两叶合拢，与鼻腔底平行伸入鼻前庭，勿超过鼻阈。

2．将前鼻镜的两叶轻轻上下张开，抬起鼻翼，扩大前鼻孔，按下述三种头位顺序检查。

（1）第一头位：患者头面部呈垂直位或头部稍低，观察鼻腔底、下鼻甲、下鼻道、鼻中隔前下部分及总鼻道的下段。

（2）第二头位：患者头稍后仰，与鼻底呈 30º，检查鼻中隔的中段以及中鼻甲、中鼻道和嗅裂的一部分。

（3）第三头位：头部继续后仰 30º，检查鼻中隔的上部、中鼻甲前端、鼻丘、嗅裂和中鼻道的前下部。

【注意事项】

1．正常鼻甲形态与鼻黏膜色泽　正常鼻甲呈特殊的几何构筑，表面光滑，三个鼻甲及其与鼻中隔之间均分别有一定距离；被覆于鼻甲的黏膜呈淡红色、光滑、湿润，如以卷棉子轻触下鼻甲，可觉黏膜柔软而具弹性，各鼻道均无分泌物积聚。

2．辅助检查　如鼻甲肿胀或肥大，可用 1% 麻黄碱生理盐水或其他鼻用减充血剂喷雾，以达到收敛鼻黏膜的目的。

3．阳性体征　鼻甲充血、水肿、肥大、干燥及萎缩等，鼻道中分泌物积聚（应进一步区分其性质），中鼻甲息肉样变，鼻中隔病变（偏曲或骨嵴、骨棘、穿孔），异物、息肉或肿瘤等。

4．后鼻镜检查法　后鼻镜检查可弥补前鼻镜检查的不足。利用间接鼻咽镜、纤维鼻咽镜分别经口及鼻腔，检查后鼻孔及鼻甲和鼻道的形态、颜色、分泌物等，是眼耳鼻喉科的一项基本操作。

（三）鼻窦检查

【操作步骤】

1．检查器械准备　额镜、前鼻镜、后鼻镜、鹅颈灯。

2．戴好额镜，将光点聚在鼻腔鼻道。

3．常规前鼻镜和后鼻镜检查，方法同鼻腔检查。

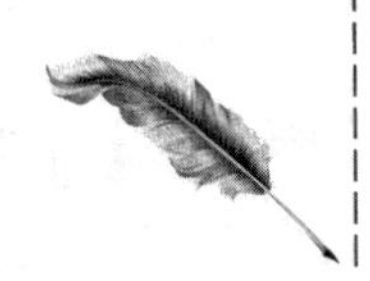

【注意事项】

1．观察鼻道中分泌物的颜色、性质、量、引流方向等。如前组鼻窦炎时，脓性分泌物常自中鼻道流出，后组鼻窦炎则常从嗅裂处流向后鼻孔，是临床上以鼻涕倒流为主诉的常见疾病之一。中鼻道及嗅裂是重点检查部位。

2．注意各鼻道内有无息肉或新生物，鼻甲黏膜有无肿胀或息肉样变。钩突及筛泡肥大是慢性鼻窦炎常见的体征之一。

3．体位引流法作为对前鼻镜及后鼻镜检查的补充，体位引流法通过判断鼻脓性分泌物的来源，借以确定患者是否有鼻窦炎。以1%麻黄碱收敛鼻黏膜，使各窦口（中鼻道及嗅裂等处）通畅。嘱咐患者固定于所要求的位置15分钟，然后进行检查。若疑为上颌窦积脓则头前倾90º，患侧向上，检查中鼻道后部的脓性分泌物引流情况；如疑为额窦积脓，则头位直立；如疑为前组筛窦积脓，则头位稍向后仰，如疑为后组筛窦积脓，则头位稍向前俯；如疑为蝶窦，则须低头，面向下将额部或鼻尖抵在某一平面。另有头低位引流法：患者取坐位，下肢分开，上身下俯，头下垂近膝，约10分钟后坐起检查鼻腔，视有无脓液流入鼻道。

4．鼻窦位置深在而隐蔽，配合体位引流、上颌窦穿刺、X线平片、CT及MRI等，可以直接或间接发现许多病变。

第四节　咽喉检查

【操作目的】 通过学习咽、喉部技能操作，熟悉咽喉部的常用检查方法，了解正常咽喉的结构，初步掌握咽喉常见病多发病的诊治。

【操作前准备】

1．环境　宽敞、安静、清洁，温度适宜。

2．用物　额镜、鹅颈灯、灭菌方纱、酒精灯、压舌板、间接鼻咽镜、间接喉镜。

3．人员　操作者按要求着装，清洗双手，冬天温暖双手，检查者与被检者相对而坐。

一、口咽部检查

【操作步骤】

1．检查器械准备　鹅颈灯、额镜、压舌板、间接鼻咽镜。

2．被检者端坐，放松，自然张口。

3．用压舌板轻压舌前2/3处，观察口咽黏膜有无充血、溃疡或新生物；软腭有无下塌或裂开，双侧运动是否对称；悬雍垂是否过长、分叉；双侧扁桃体、腭舌弓及腭咽弓有无充血、水肿、溃疡；扁桃体表面有无瘢痕、隐窝口是否有脓栓或干酪样物；咽后壁有无淋巴滤泡增生、肿胀和隆起。

【注意事项】

1．临床各科诊断疾病时均应常规检查咽部，但从耳鼻咽喉科专科的角度，咽部检查的范围和观察的内容则有其特定要求。检查前应详细询问病史。视诊注意患者面容、表情及全身情况。然后分别对口咽、鼻咽和喉咽进行检查，必要时还需辅以影像学检查。

2．如患者咽反射严重，可经口喷用1%丁卡因，使咽部黏膜表面麻醉后再进行检查。

二、鼻咽部检查

【操作步骤】

1．检查器械准备　鹅颈灯、额镜、压舌板、间接鼻咽镜。

2．被检者端坐，用鼻呼吸以使软腭松弛。

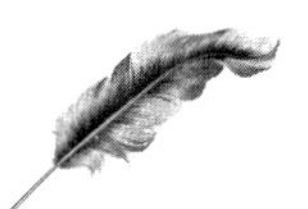

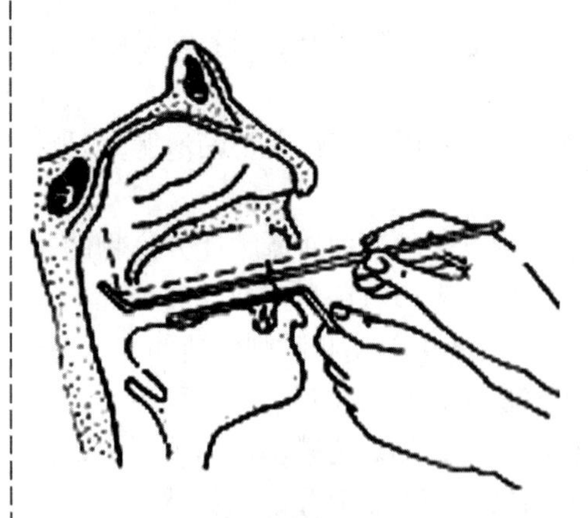

图 9-5 间接鼻咽镜检查

3．检查者左手持压舌板，压下舌前 2/3。

4．检查者右手持加温而不烫的鼻咽镜（或称后鼻镜），镜面朝上，由张口之一角伸入口内，置于软腭与咽后壁之间（图 9-5）。

5．调整镜面角度，依次观察鼻咽各壁、软腭背面、鼻中隔后缘、后鼻孔、咽鼓管咽口、咽鼓管圆枕、咽隐窝及腺样体。观察鼻咽黏膜膜有无充血、粗糙、出血、溃疡、隆起及新生物等。

【注意事项】

1．咽反射较敏感者，可经口喷用 1% 丁卡因，使咽部黏膜表面麻醉后再进行检查。

2．勿触及周围组织，以免因咽反射而妨碍检查。

3．若视野不清或作更细致检查可采用鼻咽内镜检查，鼻咽内镜有硬质镜和纤维镜两种。硬质镜可经口腔或鼻腔导入；纤维镜是一种软性内镜，其光导纤维可弯曲，从鼻腔导入后能随意变换角度，全面观察鼻咽部。

（四）喉咽部检查（详见喉部检查）

三、喉部检查

喉的检查法包括：喉的外部检查法、间接喉位检查法、纤维喉镜及电子喉镜检查法、直接喉镜检查法、动态喉镜检查法、嗓音分析法、喉影像学检查法等。

（一）喉的外部检查

【操作步骤】

1．喉的外部检查法主要是视诊和触诊。

2．先观察喉的甲状软骨是否在颈部正中，两侧是否对称等。正常情况下，喉咽及喉部的结构两侧对称。

3．触诊甲状软骨、环状软骨、环甲间隙，注意面部有无肿胀、触痛、畸形，颈部有无肿大的淋巴结。

4．用手指捏住甲状软骨两侧向左右摆动，并稍加压力使之与颈椎发生摩擦，正常时应有摩擦音，喉癌患者如摩擦音消失，提示癌肿向后侵犯。

（二）间接喉镜检查

【操作步骤】

1．检查器械　鹅颈灯、额镜、灭菌方纱、间接喉镜。

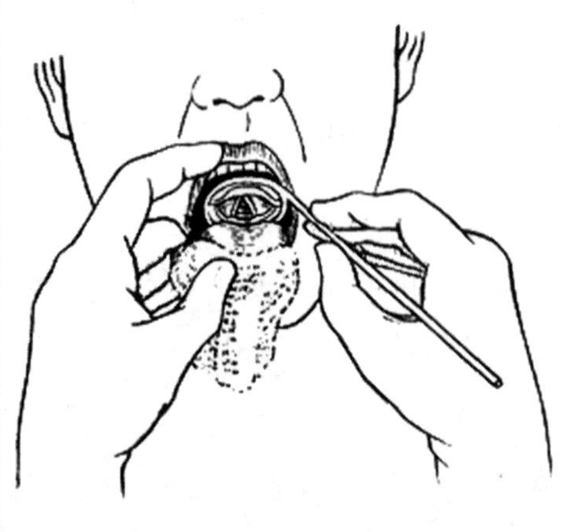

图 9-6 间接喉镜检查

2．检查时患者端坐、张口、伸舌。

3．检查者坐在患者对面，先将额镜反射光的焦点调节到患者悬雍垂处，然后用纱布裹住舌前 1/3，用左手拇指和中指捏住舌前部，并将其向前下方拉，示指抵住上唇，以求固定（图 9-6）。

4．右手持间接喉镜将镜面在酒精灯上稍加热，防止检查时起雾，放入患者咽部前先在检查者手背上试温，确认不烫时，才可将间接喉镜放入患者口咽部。

5．镜面朝前下方，镜背将悬垂和软腭推向后上方，此时先检查舌根、会厌谷、会厌舌面、喉咽后壁及侧壁。然后再嘱患者发“衣”声，使会厌抬起暴露声门，此时可检查会厌喉面、杓区、杓间区、杓会厌皱襞、室带、声带、声门下，有时还可见到气管上段的部分气管软骨环，在发声时可见到两侧声带内收，吸气时两侧声带外展。

【注意事项】

1．进行喉部检查之前，先要询问病史，了解患者有无呼吸困难、声嘶及咳嗽，观察患者有无吸气性三凹症，注意有无吸气时喘鸣，此外还要询问全身有关的病史，如遇喉阻塞情况紧急时应根据简要病史、症状和体征，迅速做出初步诊断，采取果断措施，如气管切开等，解除患者的呼吸困难，挽救患者生命，然后再根据情况作进一步喉部检查。

2．梨状窝黏膜为淡粉红色，表面光滑，无积液。两侧声带为白色，声带运动两侧对称。杓区黏膜无水肿。

3．有的患者咽反射敏感，需要行口咽黏膜表面麻醉后才能完成检查，常用的口咽黏膜表面麻醉药物是 1% 地卡因溶液或 1% 达克罗宁溶液。

4．如经口咽黏膜表面麻醉后仍不能顺利完成间接喉镜检查，则可选用纤维喉镜或电子喉镜检查。

（罗　兵）

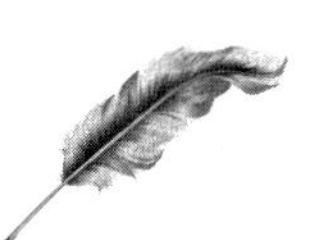

第三篇　器械检查与实验室检查

第十章　心电图检查

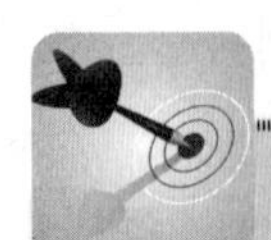

学习目标

1．掌握心电图机导联电极正确放置位置；各波段的组成及命名；P 波、P-R 间期、QRS 波群、ST 段、T 波、U 波的特点与正常值；房室肥大的主要特点；心肌缺血、心肌梗死的特点及其定位；常见心律失常的诊断及鉴别诊断要点；房室传导阻滞的分度及分型。
2．熟悉心电图机操作使用方法；各波段的临床意义；心电图的分析方法和步骤。
3．了解高钾、低钾、洋地黄作用及其中毒的意义。
4．通过学习掌握心电图基本知识、正常心电图及常见异常心电图特点，具备心电图临床基本诊断技能及应用能力。

第一节　心电图基本知识

一、心电图导联体系

在人体不同部位放置电极，并通过导联线与心电图机电流计的正负极相连，这种记录心电的电路连接方法称为心电图导联。目前被广泛采纳的是由 Einthoven 创设的国际通用的常规 12 导联体系（表 10-1）。

（一）肢体导联

肢体导联指电极放置在肢体的导联，分为标准导联（双极肢体导联）Ⅰ、Ⅱ、Ⅲ和加压单极肢体导联 aVR、aVL、aVF 两种类型。

1．标准导联　Ⅰ导联反映左上肢与右上肢之间的电位变化；Ⅱ导联反映左下肢与右上肢之间的电位变化；Ⅲ导联反映左下肢与左上肢之间的电位变化。

2．加压单极肢体导联　aVR 导联探测右上肢与无干电极之间的电位差。aVL 导联探测左上肢与无干电极之间的电位差。aVF 导联探测左下肢与无干电极之间的电位差。

（二）胸导联

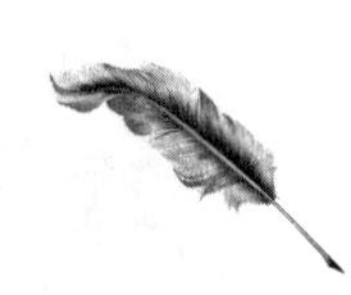

胸导联又称心前区导联，属单极导联，检测的正极电极分别放置于胸壁的不同部位，负极则与中心电端连接。临床上诊断后壁心肌梗死还常选用 V_7 ～ V_9 导联；小儿心电图、右心病变（例如右室心肌梗死）、右位心等有时需要选用 V_{3R} ～ V_{6R} 导联。检测的正极电极的安放位置：V_7 位于左腋后线 V_4 水平处；V_8 位于左肩胛骨线 V_4 水平处；V_9 位于左脊柱旁线 V_4 水平处。

V_{3R} ～ V_{6R} 导联电极放置右胸部与 V_3 ～ V_6 对称处。

表 10-1 心电图导联电极位置

导联	正电极位置	负电极位置
Ⅰ	左上肢	右上肢
Ⅱ	左下肢	右上肢
Ⅲ	左下肢	左上肢
aVR	右上肢	中心电端
aVL	左上肢	中心电端
aVF	左下肢	中心电端
V_1	胸骨右缘第 4 肋间	中心电端
V_2	胸骨左缘第 4 肋间	中心电端
V_3	V_2 与 V_4 连线的中点	中心电端
V_4	左锁骨中线第 5 肋间	中心电端
V_5	左腋前线平 V_4 水平	中心电端
V_6	左腋中线平 V_4 水平	中心电端
V_7	左腋后线平 V_4 水平	中心电端
V_8	左肩胛线平 V_4 水平	中心电端
V_9	后正中线平 V_4 水平	中心电端
V_{3R} ～ V_{6R}	相当 V_3 ～ V_6 相对应的右前胸部	中心电端

临床实际操作中，常规心电图有 10 个电极。肢体导联为 4 个电极板，导线颜色统一标记为红、黄、绿、黑色，分别连于右上肢、左上肢、左下肢、右下肢电极板，放置在四肢两腕、两踝内上侧约 5cm 处。胸前导联为 6 个钟形电极吸附在胸壁 V_1 ～ V_6 导联相应的位置，颜色统一标记为分别为红、黄、绿、棕、黑、紫色。

二、心电图各波段的组成与命名

正常心脏的心电激动起源于窦房结，兴奋心房的同时，激动沿结间束→房室结→希氏束→左、右束支→浦肯野纤维顺序传导，最后兴奋心室。这种先后有序的电激动的传播，引起一系列电位变化，就形成了心电图上的相应波段。

（一）心电图波段的名称

1．P 波　反映窦房结活动功能，代表左右心房除极过程的形态。

2．P-R 间期　指从 P 波起点至 QRS 波群起始点的直线距离，代表激动从窦房结传到心室所需用的时间。

3．QRS 波群　为波幅最大的波段，反映心室除极的全过程。

4．ST 段　指 QRS 波群终点至 T 波起点之间的一段基线，代表心室缓慢复极的电位变化。

5．T 波　指 QRS 波群后一个较宽而平缓的波，代表心室快速复极的过程。

6．Q-T 间期　指 QRS 波群起始点至 T 波终点之间的直线距离，代表心室除极和复极所需要的总时间。

7．U 波　紧跟在 T 波后一个较小的波。

（二）各波形的命名原则

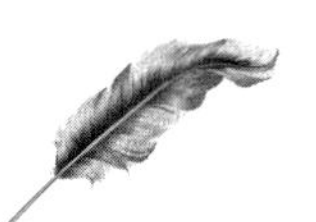

1．P 波　窦房结传导到左右心房产生的除极波形，振幅不高、圆钝的波形称为 P 波，Ⅰ、

Ⅱ、avF、V4 ~ V6 导联中均向上，avR 中向下，其余导联呈双向、倒置或低平均可。

2．QRS 波群 在 QRS 波群中，第一个向上的波称为 R 波；R 波之前向下的波称为 Q 波；R 波之后向下的波称为 S 波；S 波之后再出现向上的波称为 R′ 波；R′ 波之后再出现向下的波称为 S′ 波；整个波群全部向下称为 QS 波。根据 QRS 波群中各波振幅的相对大小，可分别用英文字母的大、小写形式来表示 QRS 波群的形态，如 qR 型、rS 型、RS 型、Qr 型、qRs 型、RSR′ 型等（图 10-1）。

3．T 波 无论其形态是直立、倒置、低平、双向等，均统称为 T 波。

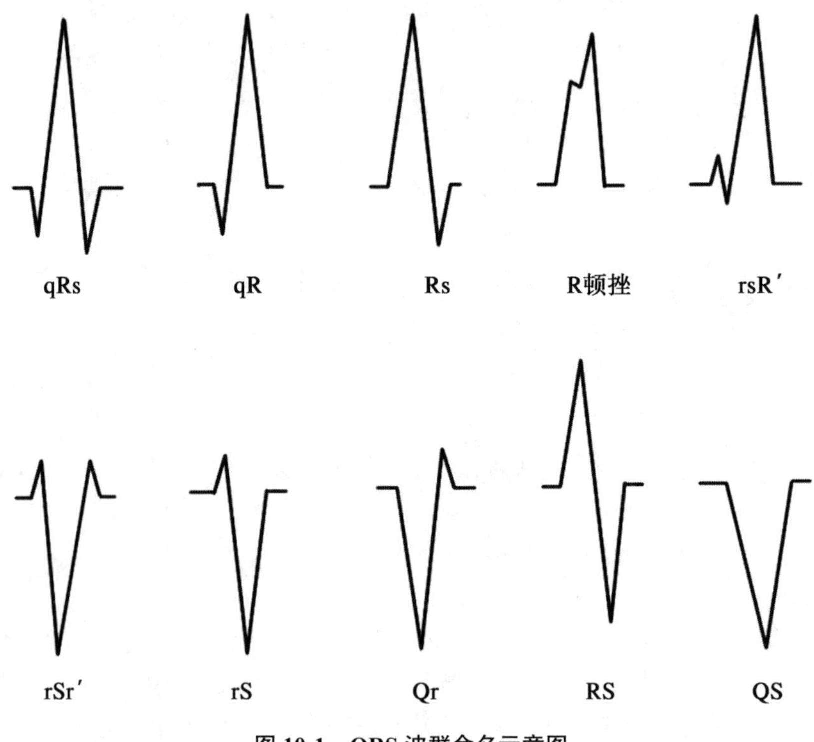

图 10-1 QRS 波群命名示意图

第二节 心电图的测量和正常数据

一、心电图的测量

（一）心电图记录纸

心电图记录纸中由纵线与横线划分成的正方形小格组成，小方格各边长均为 1mm，每 5 个小方格被粗线隔为一个大方格（图 10-2）。

1．纵线 代表电压，当输入 1mV 电压能使定准电压曲线移动 10mm（10 个小方格）的高度时，每一小方格的高度代表 0.1mV。如果在描记时发现波形振幅过大，可将定准电压调整为 1mV 等于 5mm 的高度，此时每一小方格的高度则代表 0.2mV。

2．横线 代表时间，通常记录纸的走纸速度为 25mm/s，故每一小方格的宽度代表 0.04s，每一大方格的宽度代表 0.20s。

（二）各波段电压及时间的测量

测量心电图各波段电压及时间，首先要核对标准电压数值及走纸速度，并选择基线平稳、波形清楚的导联进行测量（图 10-3）。

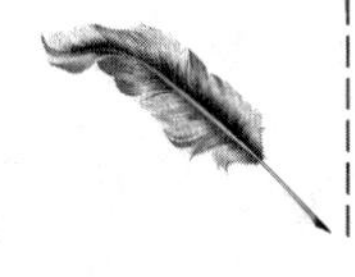

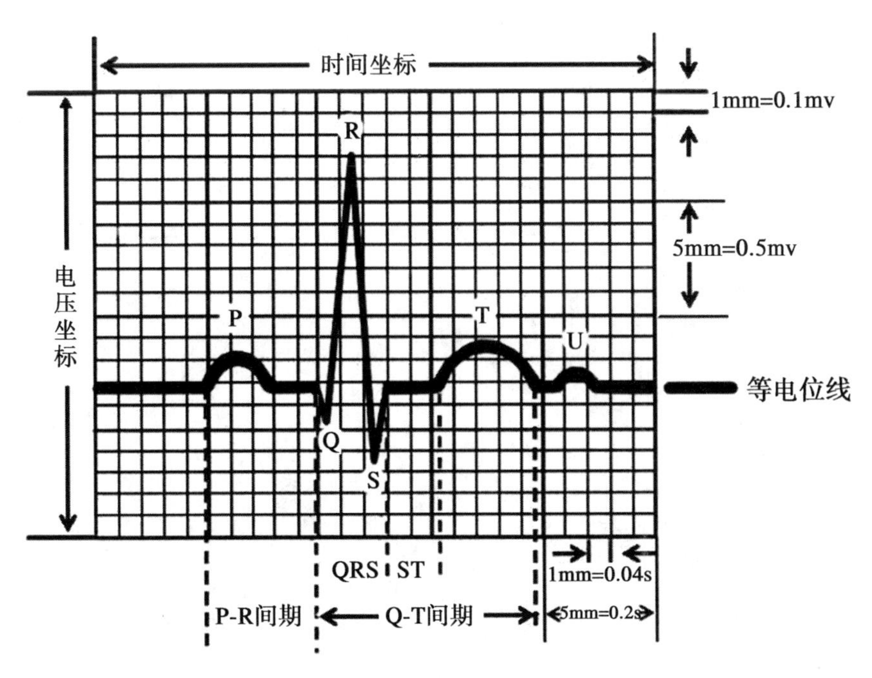

图 10-2　心电图记录纸、心电图波形及波段的命名

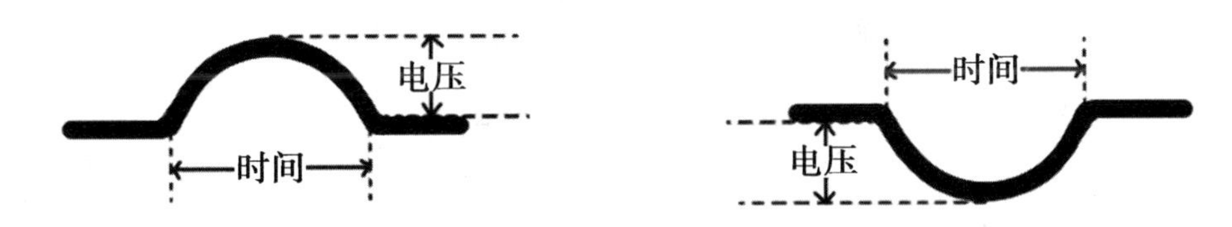

图 10-3　心电图电压及时间的测量

1．各波振幅（电压）测量　测量向上波形的振幅，应从基线（等电位线）的上缘垂直测到波形的顶点；测量向下波形的振幅，应从基线的下缘垂直测到波形的低端。若为双向的波，其上下振幅的绝对值之和为其电压数值。

2．各波时间的测量　应从波形起点的内缘测量至波形终点的内缘。

3．各间期的测量

（1）P-R 间期：常选择 P 波明显的导联，从 P 波的起点测至 QRS 波群的起点。

（2）ST 段：选择在 J 点后的 0.04s 处测量。ST 段抬高的测量，应从等电位线的上缘垂直测至抬高的 ST 段的上缘；ST 段压低的测量，则从等电位线的下缘垂直测至压低的 ST 段的下缘。

（3）Q-T 间期：应选择 T 波较为清晰的导联，从 QRS 波群的起点测至 T 波的终点。

（三）心率的计算

1．心律规则时的计算方法　测量 P-P 或 R-R 间距的时间（以秒为单位）去除 60（HR=60/RR 或 PP），所得的数即为心率。

2．心律不规则时的计算方法　一般采用数个心动周期（如 10 个）的平均值来计算平均心率。心房率与心室率不一致时，测量 5 个以上的 P-P 或 R-R 间距，应分别测量 P-P（f-f 或 F-F）和 R-R 间距的平均值，计算出心房率和心室率。

二、心电轴

心电轴指左、右心室除极过程产生的心电向量综合成一个总的向量。临床心电图所指的心电轴常指心室除极过程中 QRS 波群的综合向量在额面上投影的方位。通常用额面 QRS 环电轴与 I 导联轴正侧段所构成的角度来表示心电轴的方向。心电轴的测量有三种方法。

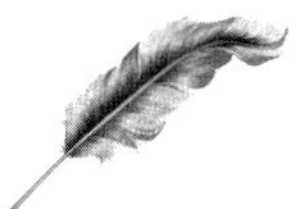

1．目测法　根据Ⅰ与Ⅲ导联QRS波群的主波（指振幅最大的波）方向，大致估测心电轴方位是否偏移。如Ⅰ与Ⅲ导联主波均向上，表示电轴不偏；如Ⅰ导联主波向下，Ⅲ导联主波向上，表示电轴右偏；如Ⅰ导联主波向上，Ⅲ导联主波向下，表示电轴左偏；如Ⅰ与Ⅲ导联主波均向下，则不能判定电轴是否偏移（图10-4）。

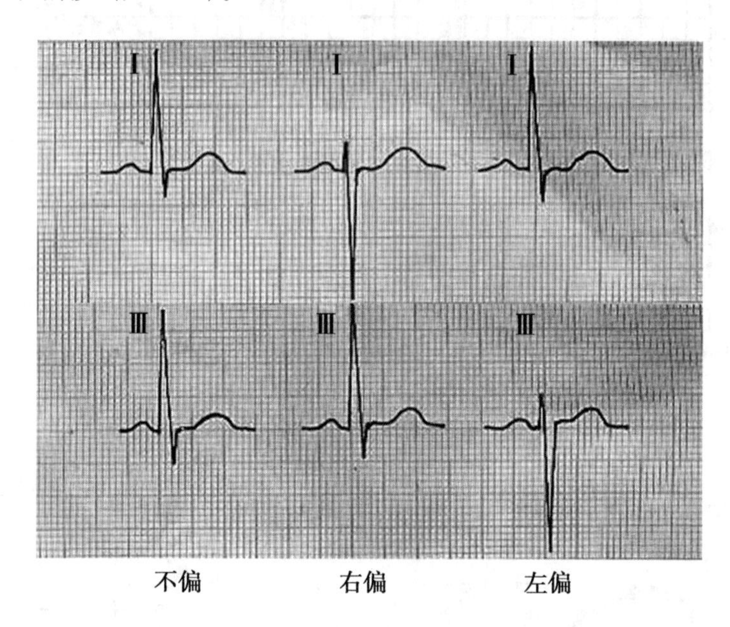

图10-4　心电轴目测法

2．振幅法　首先分别测算Ⅰ和Ⅲ导联的QRS波振幅的代数和（R波为正值，Q与S波为负值），然后分别在Ⅰ、Ⅲ导联轴上找出相应的位点，求得两垂直线的交叉点。在两垂直线交点和Ⅰ、Ⅲ导联轴0点作连线，此连线即为心电轴的方位，测量该轴与Ⅰ导联轴正侧的交角即为心电轴的角度。

3．查表法　将计算的Ⅰ与Ⅲ导联QRS波群正负波振幅值代数和的数值，从专用心电轴表中直接查得心电轴度数。正常心电轴的范围为-30º～+90º；心电轴位于-30º～-90º为心电轴左偏；心电轴位于+90º～+180º为心电轴右偏；心电轴位于-90º～-180º为“不确定电轴”。

三、心电图各波段特点及正常值

（一）P波

P波代表心房除极的电位变化。

1．形态　多呈钝圆形，可有轻度切迹，但切迹双峰间距＜0.04s。

2．方向　Ⅰ、Ⅱ、aVF、V_4～V_6导联中均为直立，aVR导联中倒置，其余导联可呈现直立、双向、倒置、低平。

3．时间　正常人小于0.12s。

4．电压　肢体导联＜0.25mV，胸导联＜0.20mV。

5．临床意义　如果P波在Ⅰ、Ⅱ、aVF、V_4～V_6导联中均为倒置，在aVR导联中直立，称为逆行P波，提示心脏激动起源于房室交界区或心房下部；P波宽度≥0.12s提示左心房肥大；P波电压＞0.25mV，提示右心房肥大。

（二）P-R间期

P-R间期为心房开始除极至心室开始除极的时间。

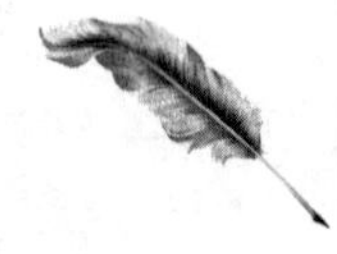

1．正常范围　成人正常心率时，P-R间期为0.12～0.20s。P-R间期与年龄和心率有关，在

幼儿及心动过速的情况下，P-R 间期相应缩短；在老年人及心动过缓的情况下，P-R 间期可略延长，但不超过 0.21s。

2．临床意义　P-R 间期延长，见于房室传导阻滞；P-R 间期缩短，多见于预激综合征。

（三）QRS 波群

QRS 波群代表心室除极的电位变化。

1．时间　正常成人一般为 0.06 ～ 0.10s，不应＞ 0.11s。

2．波形与电压　正常 QRS 波群形态在各导联可不相同。

（1）肢体导联：①Ⅰ、Ⅱ、Ⅲ导联的 QRS 波群在不偏的情况下，其主波一般向上，R_{I} ＜ 1.5mV；② aVR 导联的 QRS 波群的主波方向向下，可呈 QS、rS、rSr′、Qr 型；③ aVL 与 aVF 导联的 QRS 波群可呈 Qr、Rs、R、或 rS 型，R_{aVR} ＜ 0.5mV，R_{aVL} ＜ 1.2mV，R_{aVF} ＜ 2.0mV。否则提示左心室肥大。

（2）胸导联：正常人 V_1、V_2 导联多呈 rS 型，V_1 的 R 波＜ 1.0mV；V_3、V_4 导联的 R 波与 S 波的振幅大体相等呈 RS 型；V_5、V_6 导联可呈 qR、qRs、Rs 或 R 型，在正常人的胸导联中，从 V_1 ～ V_6 表现为 R 波逐渐增高，S 波逐渐变小，V_1 的 R/S ＜ 1，V_3 的 R/S 约等于 1，V_5 的 R/S ＞ 1。V_5、V_6 的 R 波＞ 2.5mV 为左室电压增高，常见于左心室肥大。

（3）Q 波：除 aVR 导联外，其余导联的 Q 波振幅不应超过同等导联 R 波的 1/4，时间应＜ 0.04s。正常人 V_1、V_2 导联不应出现 Q 波，但偶尔可呈 QS 波。超过正常范围的 Q 波称为异常 Q 波（病理性 Q 波），常见于心肌梗死。

（4）低电压：每个肢体导联振幅的绝对值＜ 0.5mV，或每个胸导联 QRS 波群振幅的绝对值＜ 0.8mV，称为低电压。可见于肺气肿、心包积液、冠心病等。

（四）J 点

J 点为 QRS 波群的终点与 ST 段起点的交接点，多在等电位线上常随 ST 段的偏移而偏移，正常上下偏移不超过 0.1mV。

（五）ST 段

ST 段代表心室缓慢复极过程。

1．正常范围　ST 段多为等电位线，亦可轻微偏移，在任何导联中，ST 段下移均应＜ 0.05mV；ST 段上移，在肢体导联及 V_4 ～ V_6 应＜ 0.1mV。胸导联的在 V_1、V_2 导联应＜ 0.3 mV，在 V_3 导联应＜ 0.5mV。

2．临床意义　任何导联 ST 段下移超过正常范围提示心肌缺血；ST 段上移超过正常范围，ST 段弓背向上性的上移常见于心肌梗死，ST 段弓背向下性的上移见于急性心包炎。

（六）T 波

T 波代表心室快速复极时的电位变化。

1．形态　通常宽而圆钝的波形。

2．方向　正常情况下，T 波的方向多与 QRS 波群主波方向一致。T 波在Ⅰ、Ⅱ、V_4 ～ V_6 导联应为向上；在 aVR 导联向下；在其他导联呈现向上、双向或向下均可。如果 V_1 的 T 波方向向上，则 V_2 ～ V_6 导联就不应再向下。

3．电压　在以 R 波为主的导联中，T 波不应低于同导联 R 波的 1/10。胸导联的 T 波可高达 1.2 ～ 1.5mV，但 V_1 导联的 T 波一般不超过 0.4 mV。

4．临床意义　T 波低平或倒置常见于心肌缺血、低血钾等；T 波显著增高则见于心肌梗死超急性期及高血钾。

（七）Q-T 间期

Q-T 间期为 QRS 波群的起点到 T 波终点的时间，代表心室除极和复极全过程所需的时间。

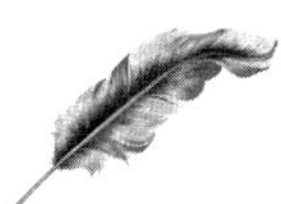

1．正常值　心率在 60 ～ 100 次 / 分时，Q-T 间期的正常范围是 0.32 ～ 0.44s。Q-T 间期长

短与心率快慢密切相关，心率越快，Q-T 间期越短，反之则越长。

2．临床意义　当 R-R 间期为 1s（心率 60 次 / 分）时，Q-T 间期＞ 0.44s 即属延长。Q-T 间期延长可见于心肌缺血与损伤、低血钙、奎尼丁中毒等。当 R-R 间期为 0.6s（心率 100 次 / 分）时，Q-T 间期＜ 0.32s 即属缩短。Q-T 间期缩短常见于高血钙、洋地黄效应等。

（八）U 波

U 波为 T 波后 0.02s ～ 0.04s 出现的一个振幅很小的波，代表心室后继电位，其产生机制尚未完全清楚。

1．正常值　U 波是在 T 波之后出现的小波，U 方向与 T 波一致，振幅较低而宽的波，在肢体导联不易辨认，在胸导联较明显，尤其 V_3 导联，但不超过 0.2 mV，时间为 0.16 ～ 0.25s。

2．临床意义　U 波明显增高见于血钾过低、服用奎尼丁等。

第三节　心房和心室肥大

一、心房肥大

（一）左心房肥大的心电图表现

1．P 波增宽　时间≥ 0.12s，顶端常伴有切迹，呈双峰型，峰距≥ 0.04s，在Ⅰ、Ⅱ、aVL 导联较为明显。常见于风湿性心脏病二尖瓣狭窄，故称为“二尖瓣型 P 波”。

2．V_1 导联 P 波表现　呈先正后负的双向，负向波较宽，将 V_1 负向 P 波的时间乘以负向 P 波振幅，称为 V_1 导联的 P 波终末电势，通常左房肥大时 $PtfV_1$ 绝对值≥ 0.04mm · s（图 10-5）。

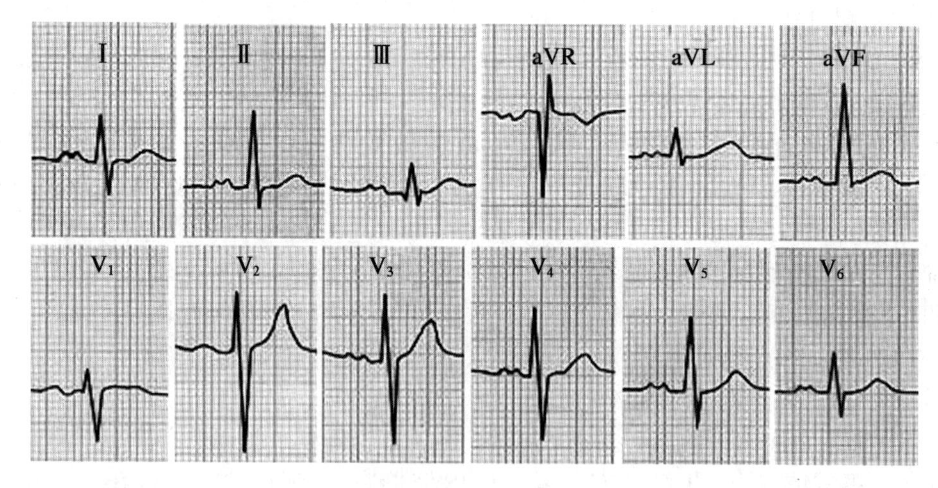

图 10-5　左心房肥大

（二）右心房肥大的心电图表现

1．P 波高尖　电压≥ 0.25mV，以Ⅱ、Ⅲ、aVF 导联较明显。常见于肺源性心脏病、肺动脉高压等，故称为“肺型 P 波”。

2．V_1 导联 P 波表现　P 波直立时，电压≥ 0.15mV；如 P 波呈双向时，振幅的代数和≥ 0.20mV（图 10-6）。

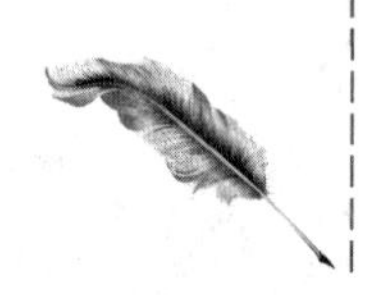

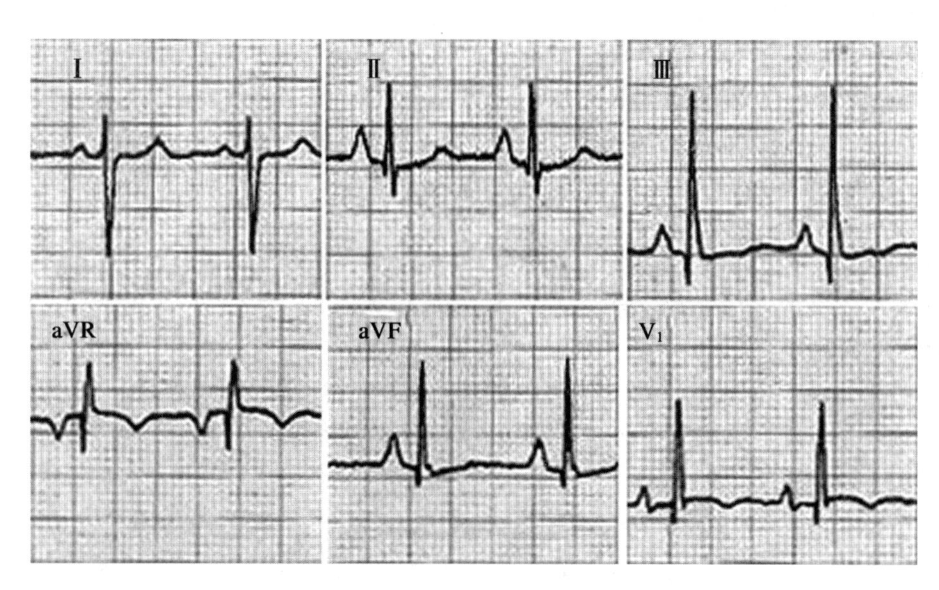

图 10-6 右心房肥大

（三）双房肥大

P 波增宽≥ 0.12s，电压≥ 0.25mV，提示左、右心房均肥大。

二、心室肥大

（一）左心室肥大的心电图表现

1．反映左心室面导联的 QRS 波群电压增高 R_{V5}（或 R_{V6}）> 2.5mV，R_{V5}+ S_{V1} > 3.5mV（女）或≥ 4.0mV（男），$R_{Ⅰ}$ > 1.5mV，R_{aVL} > 1.2mV 或 R_{aVF} > 2.0mV；或 $R_{Ⅰ}+S_{Ⅲ}$ > 2.5mV。

2．QRS 时间 轻度延长到 0.10 ~ 0.11s，左室壁激动时间（VAT_{V5}）> 0.05s。

3．心电轴偏 一般不超过 -30°。

4．ST 段及 T 波改变 在 R 波为主的导联中 ST 段可呈下斜型，下移> 0.05 mV，T 波低平、双向或倒置，在 S 波为主的导联中（如 V_1 导联）可出现直立的 T 波。当 QRS 波群电压增高伴有 ST 段及 T 波改变时，提示左心室肥大伴劳损（图 10-7）。

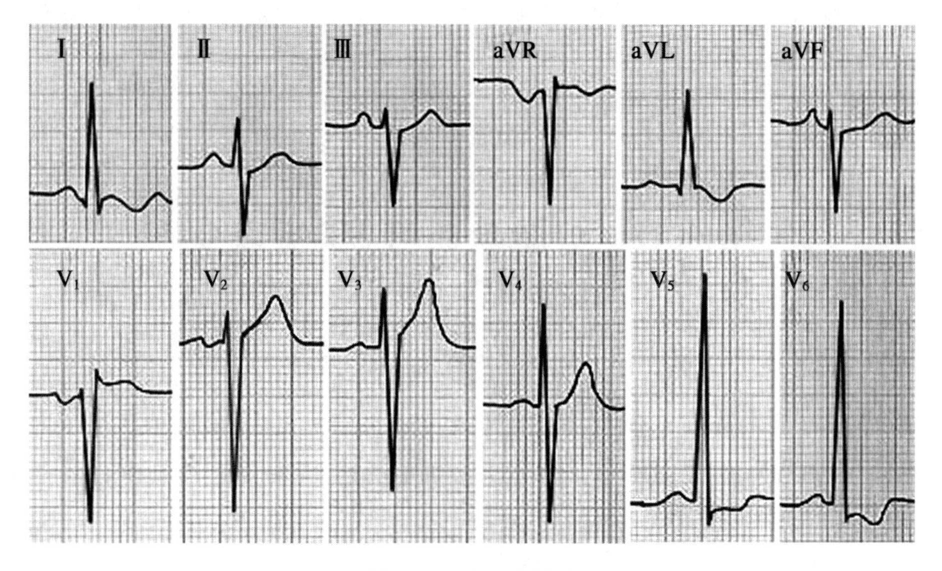

图 10-7 左心室肥大

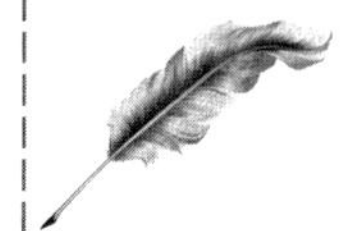

（二）右心室肥大的心电图表现

右心室壁厚度仅有左心室壁的1/3，故右心室肥大到一定程度时才显示肥大图形改变。

1．左心室面导联的QRS波群电压增高 V_1 导联R/S＞1，呈R型或Rs型，重度右心室肥大可使 V_1 导联呈qR型（除外心肌梗死）；V_5 导联R/S≤1或S波比正常加深；R_{aVR} ＞0.5mV；R_{V1} ≥1.0mV，Rv_1+Sv_5 ＞1.05mV（重症＞1.2mV）。

2．右室壁激动时间（VAT_{V1}） ≥0.04s。

3．心电轴右偏 ≥+90°（重度可＞110°）。

4．ST段及T波改变 右室组导联 V_1 ～ V_3 导联可表现ST段下移伴T波双向或倒置，传统上称右心室肥大伴劳损（图10-8）。

诊断右心室肥大，有时依据 V_1 导联QRS形态及电轴右偏等比定量诊断更有价值。一般来说，阳性指标越多，则诊断的可靠性越高。虽然心电图对诊断明显的右心室肥大准确性较高，但敏感性较低。

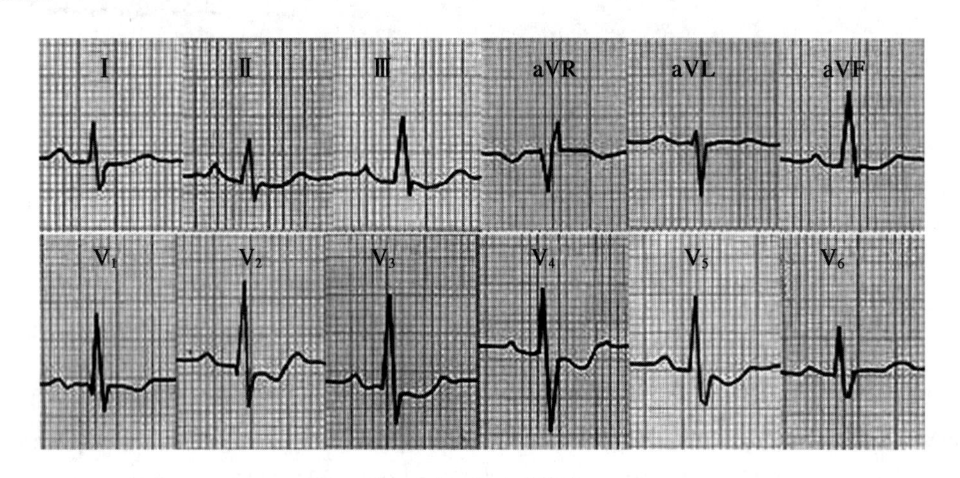

图10-8 右心室肥大

（三）双心室肥大的心电图表现

1．大致正常心电图 因左、右心室均等肥大，由左、右于心室的综合心电向量均增大而相互抵消。

2．一侧心室肥大心电图 只表现出一侧心室肥大，以单独表现左心室肥大为多，而另一侧心室肥大的图形被掩盖。

3．双侧心室肥大心电图 同时存在左、右心室肥大的心电图特征。

第四节 心肌缺血与ST-T改变

心肌缺血最常见的变化为T波改变，也可出现ST-T段改变（图10-9）。

一、缺血型心电图改变

1．心外膜下心肌缺血 T波倒置，如出现下降肢和上升肢对称的T波倒置，多见于冠状动脉供血不足，故又称为冠状T波。

2．心内膜下心肌缺血 T波高尖，T波仍与QRS波群的主波方向一致，表现为直立、基底部变窄、上下肢对称。

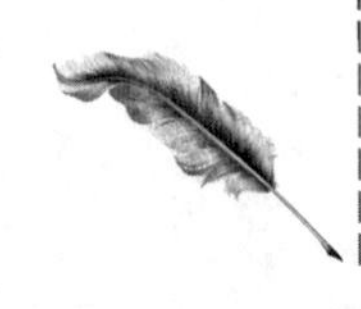

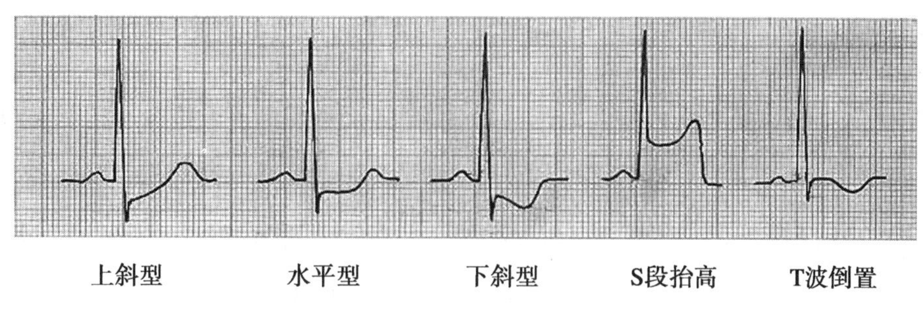

图 10-9　心肌缺血与 ST-T 改变

3．心内膜下心肌多部位缺血或心内膜和心外膜下心肌同时缺血　T 波低平或双向。

二、损伤型心电图改变

1．心外膜下心肌损伤　ST 段上移，肢体导联及胸导联的 V_4 ~ V_6 表现＞ 0.1mV，或在 V_1、V_2 导联表现＞ 0.3 mV，或在 V_3 导联表现＞ 0.5mV。对侧部位的导联常可记录到相反的 ST 改变。透壁性心肌缺血时，往往表现为心外膜下缺血（T 波深倒置）或心外膜下损伤（ST 段抬高）类型。

2．心内膜下心肌损伤　位于心外膜面的导联出现 ST 段下移≥ 0.05 mV。ST 段压低有三种类型：①水平型下移，即 R 波顶点垂线与 ST 段的夹角等于 90°；②下斜型下移，即 R 波顶点垂线与 ST 段夹角≥ 90°；③上斜型下移，即 R 波顶点垂线与 ST 段交角小于 90°。通常认为，ST 段水平型下移及下斜型下移对诊断心肌缺血更有意义。上移时以弓背向上型最有意义。

三、ST-T 改变

ST-T 改变缺乏特异性，除心肌缺血外，心肌病、心肌炎、心包炎等均出现此类 ST-T 改变。低钾血症、高钾血症、药物影响等也可引起非特异性 ST-T 改变。此外，心室肥大、束支传导阻滞、预激综合征等也可有继发性 ST-T 改变。所以，ST-T 改变必须结合临床资料进行判断。

第五节　心肌梗死

一、心肌梗死的基本图形

1．缺血型改变　在冠状动脉阻塞后，如缺血发生在心内膜面，首先表现为面向梗死区的导联上出现 T 波高尖。如发生在心外膜面，表现为 T 波倒置，典型者呈现冠状 T 波（上升肢与下降肢对称性倒置）。

2．损伤型改变　缺血时间长可造成心肌损伤，心电图表现为面向损伤区的导联上出现 ST 段抬高，形态呈弓背向上型，常与 T 波融合成一弓背向上型的单向曲线。

3．坏死型改变　心肌持续缺血引起心肌坏死，在面向坏死区导联上出现异常深而宽的 Q 波或 QRS 波群呈 QS 型；在背向坏死区导联上出现 R 波电压增高。

二、心肌梗死图形的演变及分期

1．超急性期（早期）　急性心肌梗死发生数分钟或数小时内，出现心肌缺血和心肌损伤的心电图表现，如 T 波高大的 T 波，随后 ST 段上斜型抬高，ST 段呈上斜型或弓背向上型抬高，但不出现异常 Q 波。

2．急性期　心肌梗死后数小时或数日，ST 段呈弓背向上型抬高，常与 T 波融合成一单向曲

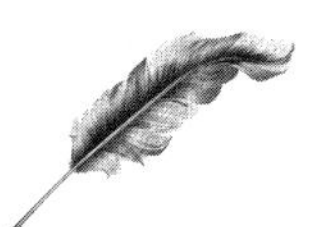

线，并出现坏死型Q波。然后ST段开始缓慢下移至等电位线或接近等电位线，T波由高耸逐渐下降至倒置。

3．亚急性期 心肌梗死后数周至数月。抬高的ST段恢复到等电位线，坏死型Q波持续存在，缺血型T波倒置由深逐渐变浅。

4．陈旧期（愈合期） 心肌梗死后3～6个月后，坏死的Q波多持续存在，ST段和T波恢复正常或T波持续倒置、低平，形态相对稳定不变。如心肌梗死后ST段持续抬高6个月以上，通常认为有较大坏死区心肌愈合后的瘢痕形成室壁瘤（图10-10）。

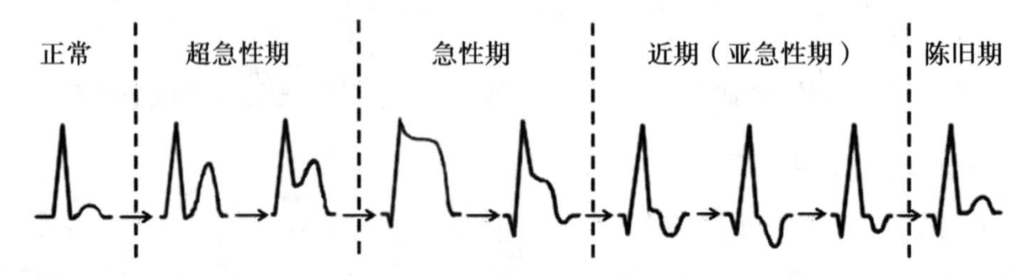

图10-10 心肌梗死心电图演变过程与分期

三、心肌梗死的定位诊断

冠状动脉不同分支的阻塞，可引起不同部位的心肌梗死，通常根据可以依据心电图上坏死图形出现的导联来确定部位的心肌梗死。心肌梗死的定位诊断见表10-2、图10-11、图10-12。

表10-2 心肌梗死的定位诊断

心肌梗死波形出现的导联	闭塞的冠状动脉	心肌梗死部位
Ⅱ、Ⅲ、aVF	右冠状动脉、回旋支	下壁
V_1～V_2（V_3）	左前降支	前间壁
V_2～V_4	左前降支	前壁
V_5～V_6（Ⅰ、aVL）	左前降支，回旋支	前侧壁
Ⅰ、aVL（V_5～V_6）	左前降支，回旋支	高侧壁
Ⅰ、aVL、V_1～V_6	左前降支	广泛前壁
V_7～V_9	回旋支	正后壁

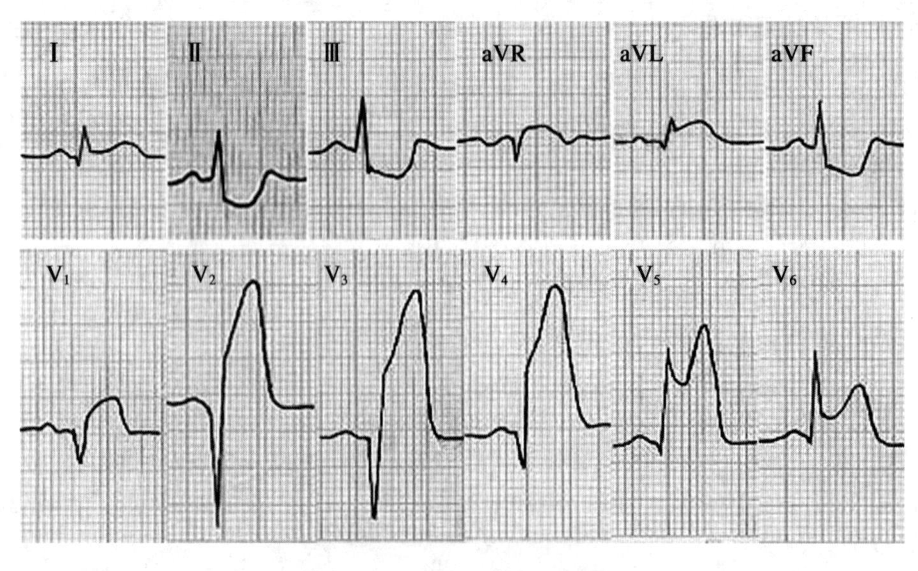

图10-11 急性广泛前壁心肌梗死

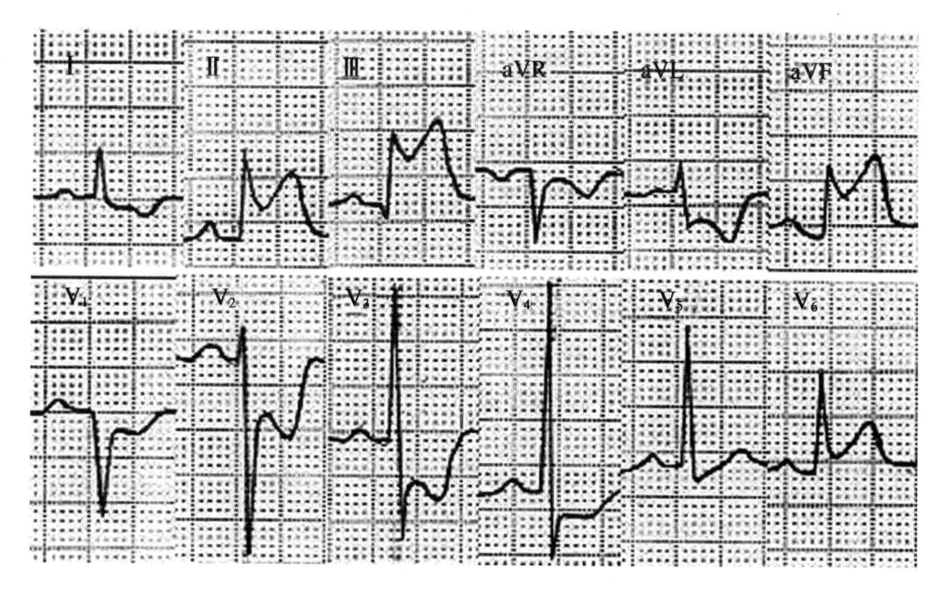

图 10-12　急性下壁心肌梗死

第六节　心律失常

心脏激动的起源和（或）传导异常，引起心脏的激动频率、节律及传导发生改变，称为心律失常（arrhythmia）。心电图检查是诊断心律失常的重要手段。心律失常类型按形成原因分为激动起源异常和激动传导异常两大类。

一、概述

（一）激动起源异常

1．窦性心律失常　窦性心动过速、过缓、不齐、停搏。

2．异位心律失常　①被动性：逸搏与逸搏心律（房性、室性、房室交界性）；②主动性：期前收缩（房性、室性、房室交界性）、心动过速（房性、室性、房室交界性）、扑动和颤动（心房、心室）。

（二）激动传导异常

1．生理性传导异常　干扰与脱节。

2．病理性传导阻滞　窦房传导阻滞、房内传导阻滞、房室传导阻滞、室内传导阻滞（左、右束支及分支阻滞）、意外传导。

3．传导途径异常　预激综合征。

二、窦性心律失常

起源于窦房结的心律称为窦性心律。正常窦性心律心电图特征：①窦性 P 波规律出现，P 波在Ⅰ、Ⅱ、aVF、V_4 ~ V_6 导联直立，在 aVR 导联倒置；② P-R 间期≥ 0.12s；③ P 波的频率为 60 ~ 100 次 / 分，婴幼儿可达 130 ~ 150 次 / 分；④同一导联中两个 P-P 间距之差＜ 0.12s。窦性心律失常常见于以下几种：

1．窦性心动过速　心电图特征为窦性 P 波频率＞ 100 次 / 分，多＜ 160 次 / 分，但在剧烈运动时可达 180 次 / 分（图 10-13）。

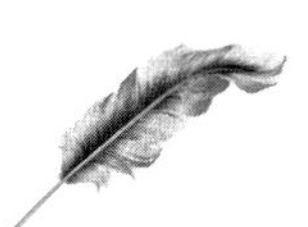

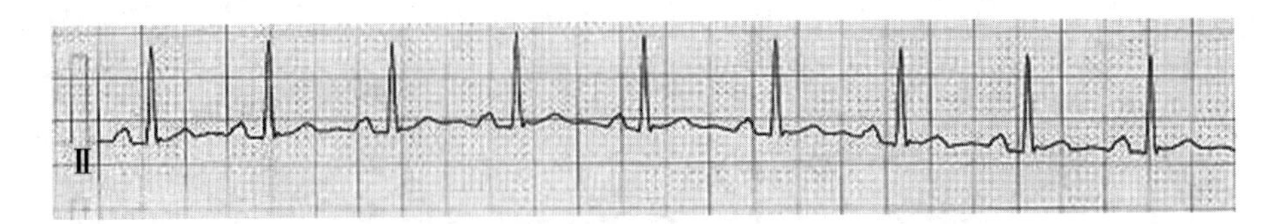

图 10-13 窦性心动过速

2．窦性心动过缓 心电图表现为窦性 P 波频率 < 60 次 / 分，但一般不低于 40 次 / 分（图 10-14）。

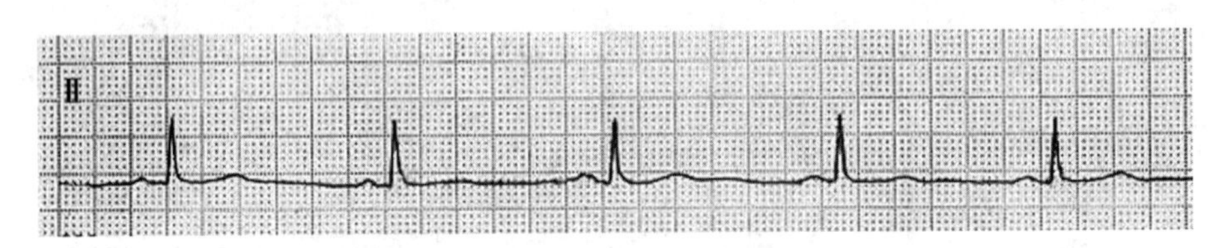

图 10-14 窦性心动过缓

3．窦性心律不齐 心电图表现为窦房结发出的激动显著不均匀，在同一导联上 P-P 间期差值 > 0.12s。常与窦性心动过缓同时存在（图 10-15）。

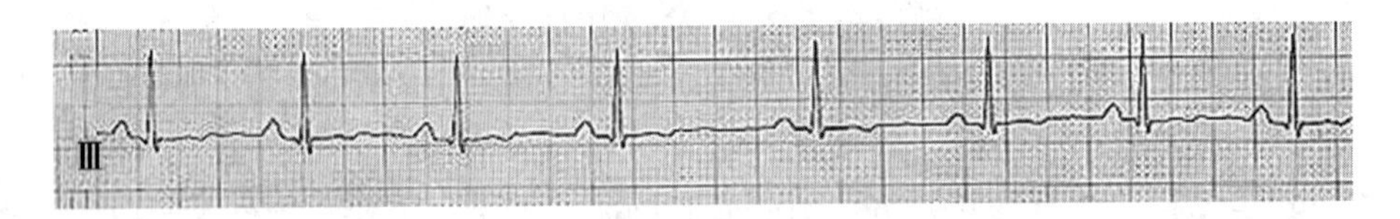

图 10-15 窦性心律不齐

4．窦性停搏 又称为窦性静止。指在一段时间内窦房结不发放冲动，心电图表现为出现较正常 P-P 间期显著延长的 P-P 间期，其间期内无 P 波发生，或 P 波与 QRS 波群均不出现，长的 P-P 间期与正常的 P-P 间期无倍数关系。窦性停搏后常出现逸搏或逸搏心律（图 10-16）。

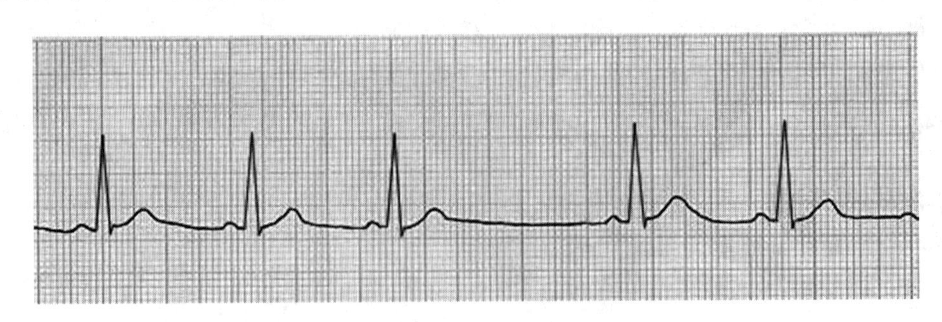

图 10-16 窦性停搏

5．病态窦房结综合征（sick sinus syndrome，SSS） 是由于窦房结及其周围组织的功能和病变引起的以缓慢性心律失常为主的临床综合征，简称病窦综合征。心电图表现有：①严重而持续的窦性心动过缓，心率常 < 50 次 / 分，并且用阿托品等药物不能纠正；②窦性停搏或窦房阻滞；③明显窦性心动过缓常并发心房扑动、心房颤动、室上性心动过速，称为心动过缓 - 心动过速综合征，又称慢快综合征；④如病变累及房交界可出现房室传导阻滞（图 10-17）。

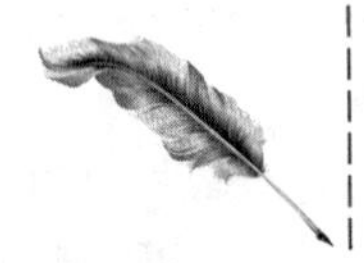

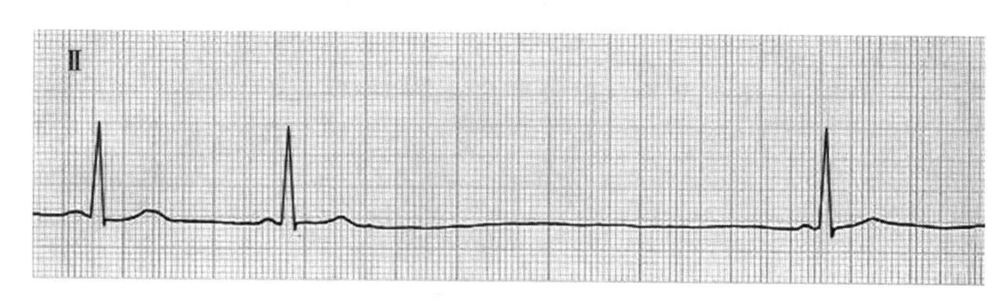

图 10-17　病态窦房结综合征

三、期前收缩

期前收缩指起源于窦房结以外的异位起搏点提前发出的冲动，又称过早搏动或早搏，是临床上最常见的心律失常。

期前收缩的分型：①根据异位起搏点部位，分为房性、室性、交界性期前收缩，以室性期前收缩最为常见；②根据异位起搏点的数量，分为单源性与多源性期前收缩；③根据发生的频率，分为偶发性期前收缩（频率≤ 5 次 / 分）和频发性期前收缩（频率＞ 5 次 / 分）；④根据期前收缩的规律性，分为二联律（期前收缩与窦性心律交替出现）、三联律（每两个窦性心搏后出现一次期前收缩）、四联律（每三个窦性心搏后出现一次期前收缩）。

1．房性期前收缩　心电图表现：①提前出现的异位 P′ 波，形态与窦性 P 波不同；② P′-R 间期＞ 0.12s；③ QRS 波群形态与窦性基本相同；④代偿间歇常表现为不完全间歇，即 P′ 波前的 P-P′ 间期与其后的 P′-P 间期之和＜正常 P-P 间期的两倍；⑤部分 P′ 波后的 QRS 波群增宽变形，呈右束支阻滞图形，是由于心室处在相对不应期，干扰了房性期前收缩激动在心室内的传导，形成室内差异性传导。部分期前收缩的 P′-R 间期可延长；部分异位 P′ 波后无 QRS 波群，是房性期前收缩未下传（图 10-18）。

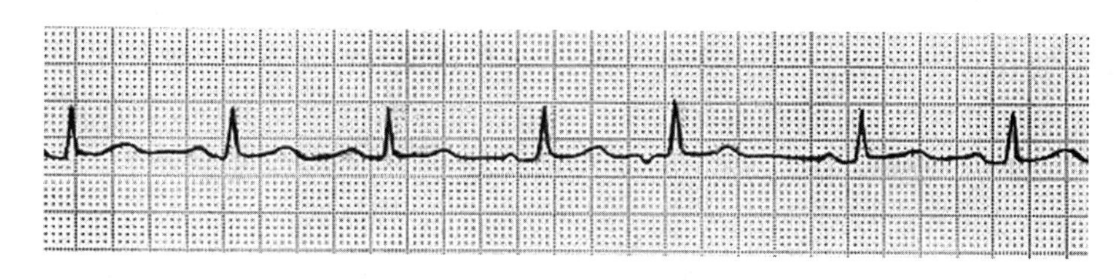

图 10-18　房性期前收缩

2．交界性期前收缩　心电图表现：①提前出现的 QRS-T 波，其形态与窦性 QRS-T 波基本相似；②逆性 P′ 波（P′ 波在Ⅱ、Ⅲ、aVF 导联倒置，aVR 导联直立），可出现在 QRS 波群之前（P′-R 间期＜ 0.12s）或之后（R-P′ 间期＜ 0.20s）或与 QRS 波群重叠，融合在 QRS 波群中；③大多为完全性代偿间歇，即 P′ 波前的 P-P′ 间期与其后的 P′-P 间期之和等于 P-P 间期的两倍），如无 P 波，则为早搏前后的 RR 间期等于正常 RR 间期的两倍（图 10-19）。

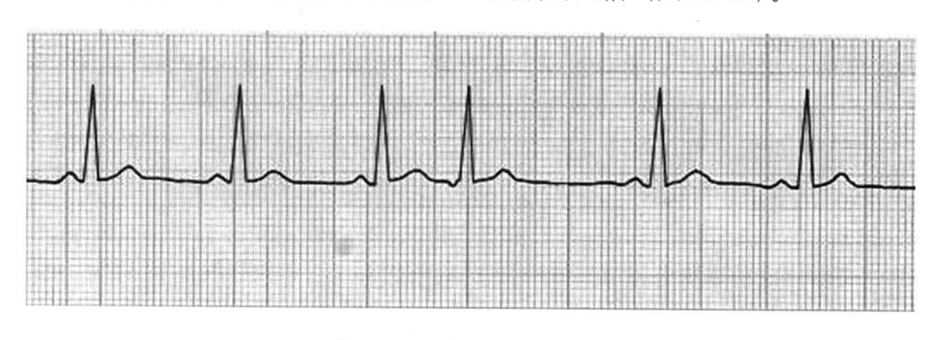

图 10-19　交界性期前收缩

3．室性期前收缩 心电图表现：①提前出现的 QRS 波群宽大畸形，时限≥ 0.12s；②提前的 QRS 波群无相关的 P 波；③ T 波与 QRS 波群主波方向相反；④完全性代偿间歇，即提前出现的 QRS 波群前后两个窦性 P 波间距之和等于正常窦性 R-R 或 P-P 间期的 2 倍（图 10-20、图 10-21）。

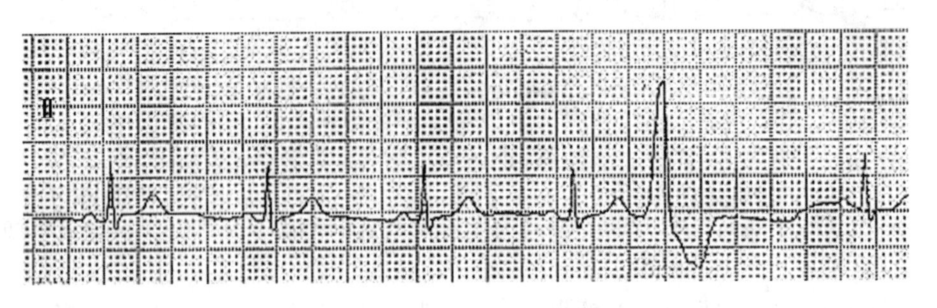

图 10-20 室性期前收缩

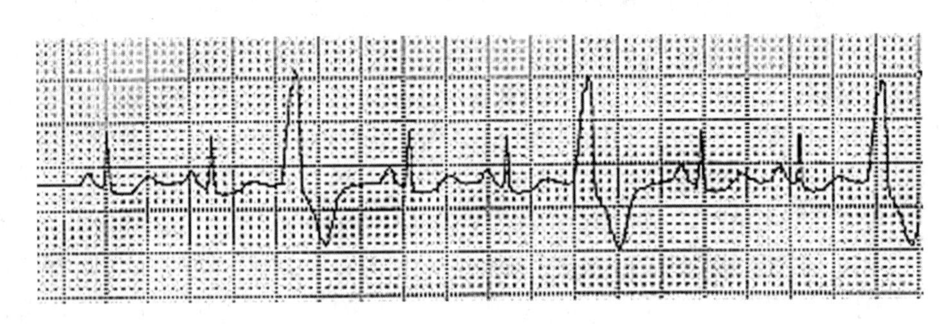

图 10-21 室性期前收缩三联律

四、阵发性心动过速

1．室上性阵发性心动过速（简称室上速） 房性或交界性期前收缩连续出现 3 次或 3 次以上，常因 P′ 波无法辨别，故将两者统称为室上性阵发性心动过速。心电图表现：①心率 160 ～ 250 次 / 分，节律整齐，突发突停；② QRS 波群形态、时间与窦性 QRS 波群相同，如伴有室内差异性传导或束支阻滞时，可呈宽大的 QRS 波（图 10-22）。

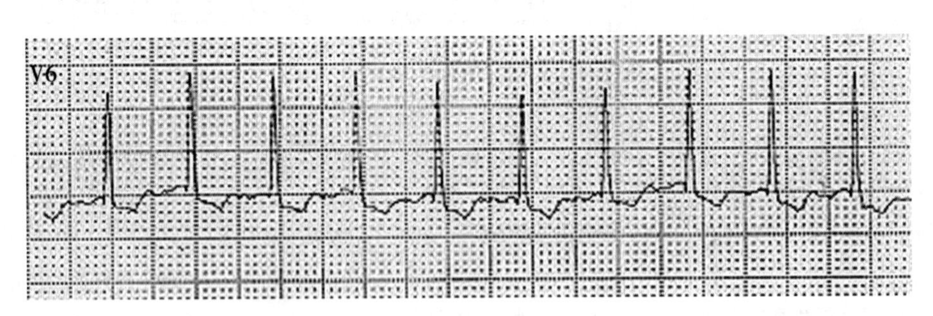

图 10-22 室上性阵发性心动过速

2．室性阵发性心动过速 心电图表现：①出现 3 个或 3 个以上连续而快速的 QRS 波群，频率 140 ～ 220 次 / 分，节律略不齐；② QRS 波群宽大畸形，时间≥ 0.12s，T 波与 QRS 波群主波方向相反；③ QRS 波群前无相关的 P 波，如有 P 波，P 波频率慢于 QRS 频率，P-R 无固定关系，称房室分离现象；④窦性 P 波偶可下传心室，形成心室夺获或室性融合波，是诊断室性心动过速的可靠依据。扭转型室性心动过速是一种严重的室性心律失常，常为心室颤动的前奏，发作时可见一系列增宽变形的 QRS 波群以每 3 ～ 10 个心搏围绕基线不断扭转其主波方向，每次发作持续数秒钟到数十秒钟而自行终止（图 10-23）。

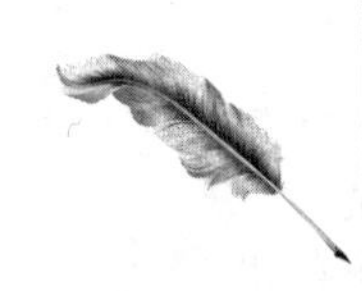

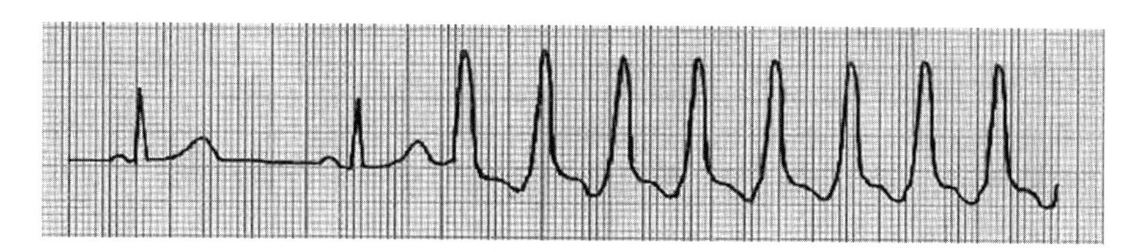

图 10-23　室性阵发性心动过速

五、扑动与颤动

1．心房扑动（简称房扑）　心电图表现：①正常 P 波消失，由波形大小一致、间隔规则的大锯齿状 F 波（心房扑动波）代替，其频率为 250 ~ 350 次 / 分，在Ⅱ、Ⅲ、aVF 和 V_1 导联中明显；② F 波房室传导比例在 2 ∶ 1 ~ 4 ∶ 1 之间，比例可固定或不固定；③ QRS 波群形态多呈室上性，QRS 波群形态可稍有差异，心室率决定于房室传导比例，心室律可规则或不规则。伴室内差异性传导、束支阻滞等则 QRS 波群时间增宽（图 10-24）。

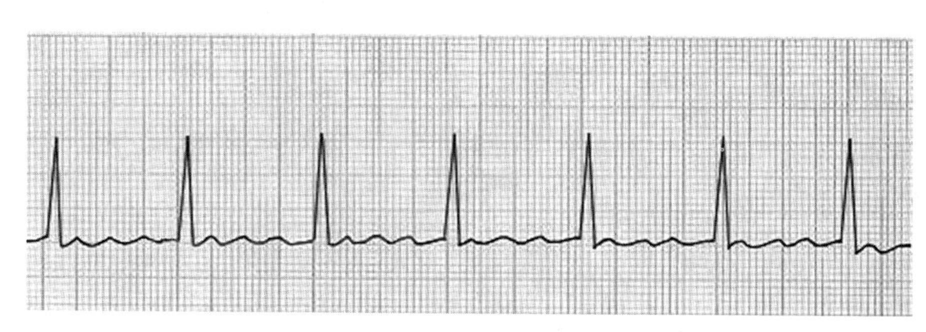

图 10-24　心房扑动

2．心房颤动　比心房扑动多见，心电图表现：①正常 P 波消失，由波形大小不等、形态各异、间隔极不均匀的颤动波（f 波），频率为 350 ~ 600 次 / 分，以 V_1 导联最明显，有时 f 波非常细小，甚至难以辨认；② QRS 波群形态和时限基本正常；③心室律绝对不齐，伴室内差异性传导、束支阻滞等时，QRS 波群可宽大畸形（图 10-25）。

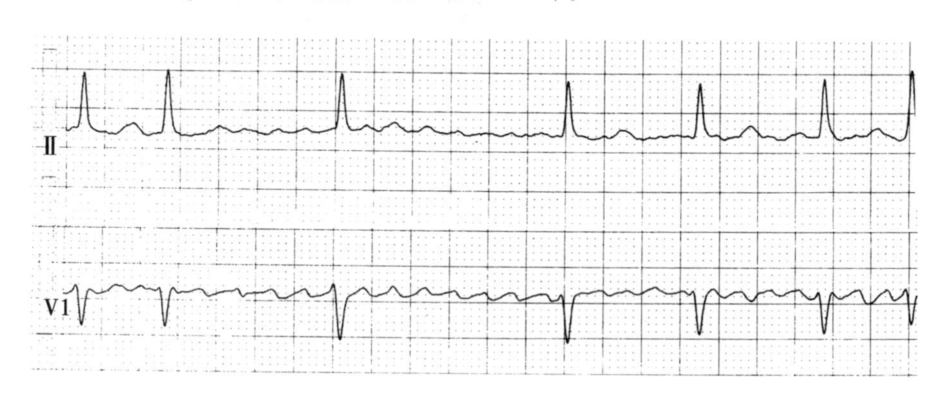

图 10-25　心房颤动

3．心室扑动与颤动　心室扑动与颤动是一种最严重的心律失常。心室扑动心电图表现：①正常的 P-QRS-T 消失，出现连续快速而相对规则的大振幅波动；②频率在 200 ~ 250 次 / 分（图 10-26）。心室颤动心电图表现为 P-QRS-T 消失，被形态、振幅、时限极不一致的低小波波形代替，频率为 200 ~ 500 次 / 分，则称为心室颤动（图 10-27）。心室扑动通常持续时间短暂，很快变为心室颤动，如经治疗无效，最终将变为心脏电活动停止。

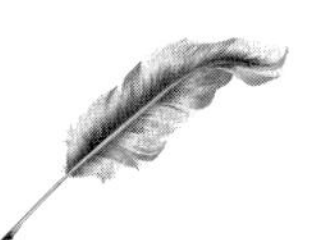

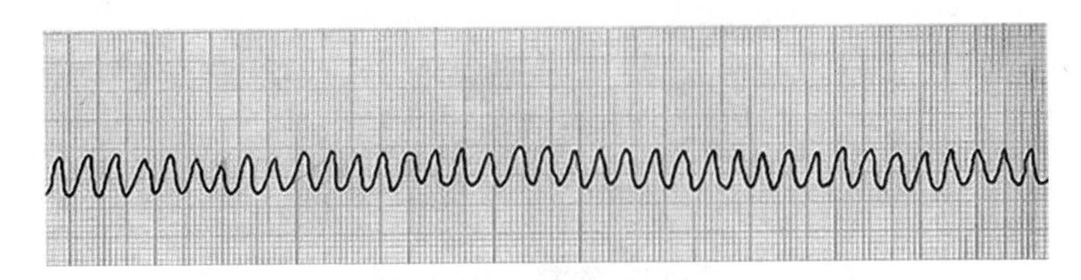

图 10-26　心室扑动

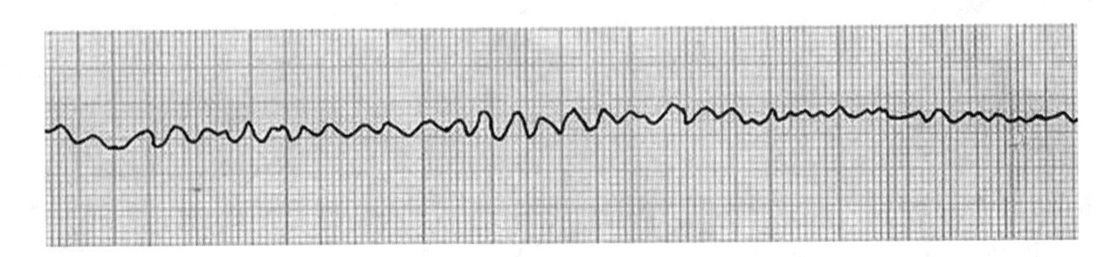

图 10-27　心室颤动

六、房室传导阻滞

1．一度房室传导阻滞　心电图表现：P-R 间期延长，成人 P-R 间期＞ 0.20s，每个 P 波后都有 QRS 波群（图 10-28）。

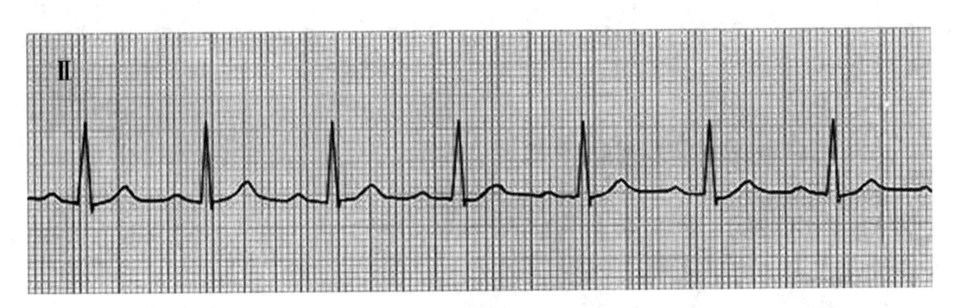

图 10-28　一度房室传导阻滞

2．二度房室传导阻滞　心电图表现为 P 波后有 QRS 波脱漏，分为两型：

（1）二度Ⅰ型房室传导阻滞（莫氏Ⅰ型）：又称为文氏现象（文氏型），心电图表现为 P 波规律出现，P-R 间期逐渐延长，直到脱漏一个 QRS-T 波群，如此周而复始（图 10-29）。

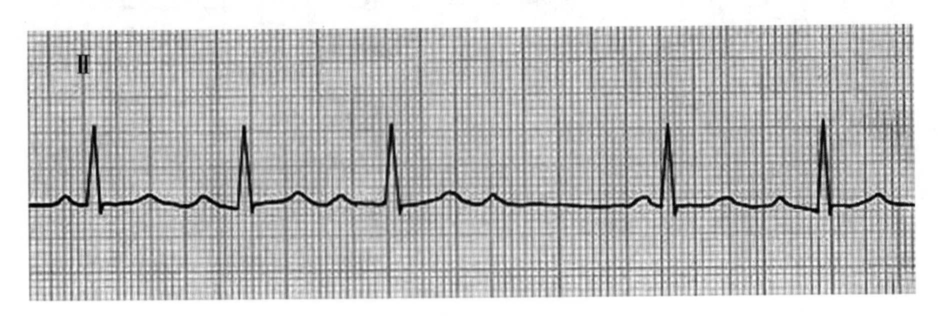

图 10-29　二度Ⅰ型房室传导阻滞

（2）二度Ⅱ型房室传导阻滞（莫氏Ⅱ型）：心电图表现为 P-R 间期固定（时限可正常或延长），部分 P 波后无 QRS-T 波群（图 10-30）。

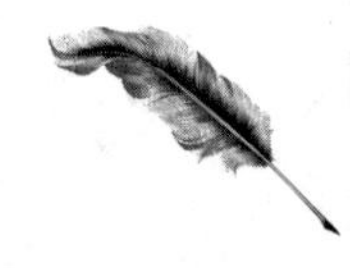

3．三度房室传导阻滞　又称为完全性房室传导阻滞。心电图表现：①P 波与 QRS 波群毫无关系；②心房率＞心室率，P-P 间期相等，R-R 间期也相等，但 R-R 间期明显大于 P-P 间期；

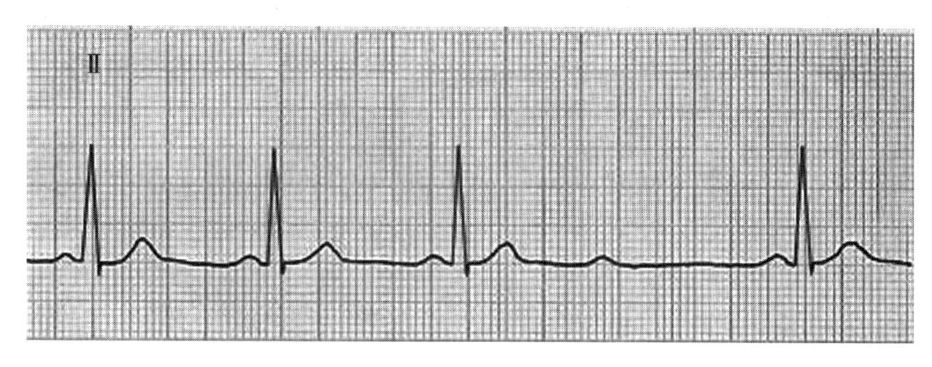

图 10-30　二度Ⅱ型房室传导阻滞

③ QRS 波群形态取决于起搏点的位置，起搏点如位于希氏束分叉以上，为交界逸搏心律，QRS 波群形态基本正常，频率在 40 ～ 60 次 / 分，如位于房室束分支以下，为室性逸搏心律，QRS 波群形态宽大畸形，频率＜ 40 次 / 分（图 10-31）。

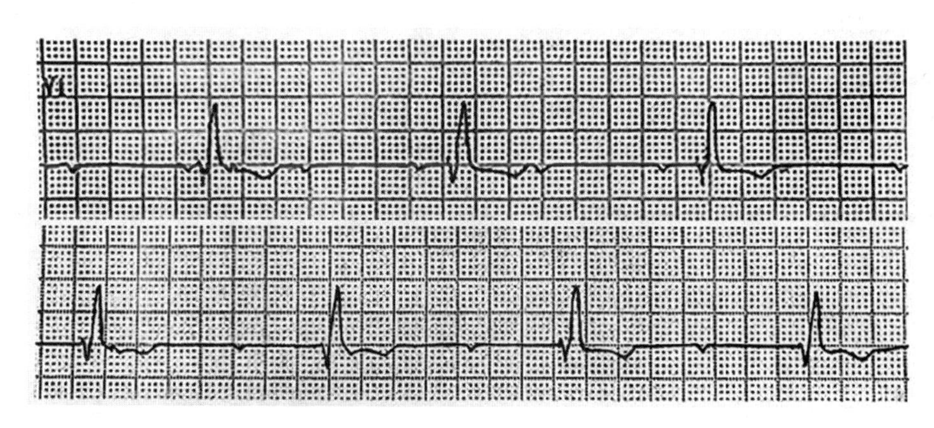

图 10-31　三度房室传导阻滞

第七节　心电图阅读分析方法

1．一般性阅读　将各导联的心电图大致浏览一遍，检查各导联标记有无错误、导联有无连接错误、基线有无移动、定标电压及走纸速度是否为常规标准，有无肌颤干扰、交流电压干扰或电极板接触不良等引起的伪差。

2．观察与测量　按顺序观察与测量各导联 P 波、QRS 波群、ST 段、T 波、U 波的形态、方向、时间及电压是否正常。测量 P-R 间期、Q-T 间期，判定是否在正常范围。

3．确定基本心律　根据各导联有无 P 波，P 波出现的规律和形态，P 波与 QRS 波群的关系确定是窦性心律还是异位心律。如窦性心律或心房颤动，观察 P 波最清楚通常为Ⅱ、V_1 导联。如果无 P 波，注意分析是哪一种异位心律。

4．计算心率　测量 P-P 或 R-R 间距，观察心律是否规则并计算出心房率和心室率。

5．判断心电轴　根据Ⅰ、Ⅲ导联 QRS 波群的主波方向和振幅，判断心电轴有无偏移。

6．做出心电图诊断　综合分析心电图测量的数值，结合临床资料，如年龄、性别、症状、体征、临床诊断、用药情况等进行综合分析，做出心电图诊断。心电图诊断包括：心律类型、心率、心电轴有无偏移、心电图是正常心电图或异常心电图。

（覃克达）

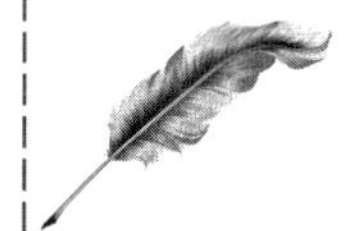

第十一章　放射影像检查

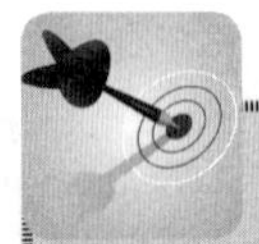

学习目标

1. 掌握呼吸系统肺炎、肺结核及肺癌的X线表现；循环系统几种常见心型的X线表现；消化系统肠穿孔、肠梗阻、胃溃疡及胃肠肿瘤X线诊断要点；四肢骨折X线表现；神经系统颅脑外伤及脑梗死、脑出血CT表现。
2. 熟悉各系统重要器官正常X线表现和其他常见疾病的X线表现。
3. 了解X线的特性和X线、CT诊断的基本原理。
4. 通过本章的学习，初步具备临床常见疾病的X线片、CT片阅片的能力。

第一节　X线基础

1895年，德国物理学家伦琴在暗室偶然发现了一种看不见的射线，能穿透普通光线所不能穿透的纸板和木板等，并能作用于荧光屏产生荧光，伦琴把这种射线称为X线。X线的发现，对近代科学理论和应用技术，特别是对医学科学领域内的不断创新和技术突破产生了十分重大的影响，开创了X线检查疾病的新纪元。

（一）X线的产生

X线是由高速运行的电子群撞击物质突然受阻时产生的。X线的产生，必须具备3个条件：①自由活动的电子群；②电子群在高压电场和真空条件下高速运行；③电子群在高速运行时突然受阻（靶面）。X线的产生是经过降压变压器使X线管灯丝加热，产生自由电子并云集在阴极附近。当升压变压器向X线管两极提供高压电时，阴极与阳极间的电势差陡增，处于活跃状态的自由电子受强有力的吸引，成束以高速由阴极向阳极行进，撞击阳极钨靶原子结构并发生能量转换，其中仅约1%能量形成了X线，由X线管窗口发射，其余99%以上则转换为热能，由散热设施散发。

（二）X线的特性

1．穿透性　X线波长很短但具有很强的穿透力，能穿透一般可见光线不能穿透的物质。影响X线穿透力的因素有：①X线波长：波长越短，穿透能力越强；②被照物质的密度和厚度：密度越高、厚度越大，吸收X线越多，则透过的X线就越少，这是X线成像用于诊断和治疗的基础。

2．荧光效应　X线虽然是不可见光线，但照射到某些荧光物质上（如硫化锌镉及钨酸钙等），可激发荧光物质产生肉眼可见的荧光，称为X线的荧光效应。荧光的强弱与X线照射量成一定比例。人体内各种组织和脏器的密度不同，透过X线的量也不相同，产生荧光的亮度就有差别，这是X线透视检查的基础。

3．感光效应　当X线穿过一定物体再照射到涂有溴化银的胶片上时，可使胶片中的溴化银感光而产生潜影，将胶片经过显影、定影处理，能显示出因感光程度不同而形成的黑、灰、白不同层次的影像，即X线的感光效应。其原因是已感光的溴化银中的银离子被还原成金属银，沉淀于胶片的胶膜内呈黑色；未感光的溴化银在定影及水洗过程中被洗掉，使胶片呈白色；感光较少的部位只有少量的金属银，而使胶片呈灰色。这是X线摄片的基础。

4．电离作用与生物效应　X线穿过任何物质都可使该物质发生电离效应，测定电离的程度可计算X线的照射量。X线进入人体可使组织细胞生长受到抑制，甚至破坏、坏死，组织细胞受损的程度与吸收的X线量成正比，此称为生物效应，这是放射防护和放射治疗的基础。

（三）X线成像原理

X线能使人体在荧光屏上或胶片上形成影像，主要是由于X线具有穿透性、荧光作用和感光作用等特性，同时也因为人体组织结构有密度和厚度的差别，这种差别导致X线透过人体各种不同组织结构时，被吸收的程度不同，到达荧光屏或X线片上的X线量出现差异，从而在荧光屏或X线片上形成黑白对比不同的影像。

X线影像的形成必须具备3个基本条件：①X线要具备一定的穿透力；②被穿透的组织结构必须存在密度和厚度的差异，从而导致穿透物质后剩余X线量的差别；③有差别的剩余X线量，仍为不可见的，必须经过载体显像（如X线片、荧屏等）的过程才获得有黑白对比、层次差异的X线影像。

不同的人体组织结构，根据其密度的高低及其对X线吸收的不同可分3类：①骨骼：比重高、密度大，吸收X线量多，X线片上骨骼部位感光最少显示白色，称为高密度影像；②软组织：包括皮肤、肌肉、结缔组织/内脏及液体等，彼此之间密度差别不大，X线片上显示灰白色，称为中等密度影像；③脂肪及气体：脂肪组织较一般软组织密度低，在良好的X线片上显示灰黑色；气体的密度最低，吸收X线最少，在X线片上呈深黑色，称为低密度影像。

（四）X线检查方法

根据X线检查特点及应用范围大致分为普通检查、特殊检查和造影检查三类。

1．普通检查　包括透视和摄片，这两种方法各有优缺点，应相辅进行，取长补短。

（1）透视：是利用X线的穿透性和荧光效应的特性，当X线穿透人体时，依据人体组织器官的自然对比或人工对比在荧光屏上显示不同影像进行直接观察的检查方法。

透视的优点是简单易行，可以转动患者体位进行多方位观察，除了可观察形态变化外，还可了解器官的动态活动，如呼吸和膈肌运动、心脏和大血管的搏动、胃肠道的蠕动和排空等。透视的主要缺点是不能显示轻微改变和观察厚部位，且不能留下永久的记录，以供随访或复查时比较。

（2）摄片：是利用X线穿透性和感光效应的特性，将透过人体的X线使胶片感光摄取影像的检查方法。摄片检查是临床上最常用、最基本的检查手段，适用于人体任何部位。

摄片的优点：应用范围广，被检者受照X线量较少，能使人体厚、薄的各部结构较清晰地显示，并可作永久性资料保存，随时进行教学科研或复查对照。其缺点是检查的区域为胶片大小所限制，不能观察运动功能。

2．特殊检查

（1）体层摄影：又称为断层或分层摄影，是利用特殊装置将人体某一层面结构或病变组织在X线胶片上显示较清晰的检查方法，多用于平片难于显示、重叠较多的和处于较深部位的病变。目前因计算机体层成像、磁共振成像的广泛应用，此种体层摄影方法应用逐渐减少。

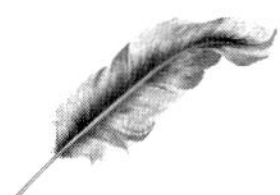

（2）软线摄影：利用产生能量较低、波长较长的钼靶X线管，进行某些软组织的X线摄片检查，又称为钼靶X线摄影。多用于乳房检查，可显示乳房内肿块边界、性质及周围软组织情

况，对乳房的良、恶性肿瘤的鉴别有一定意义。

（3）高千伏摄影：主要用于观察心脏后、纵隔、大血管内病变等，是利用高电压（如 120 ～ 140kV）增加 X 线的穿透力进行摄片。

3．造影检查

（1）造影剂分类

1）高密度造影剂：又称阳性造影剂，其原子量及比重大，密度高于人体组织，吸收 X 线多，故在透视下呈暗色，在摄片中呈白色。最常用的有钡剂和碘剂，医用硫酸钡主要用于消化道造影；碘化合物广泛用于胆管及胆囊、肾盂及尿路、心血管、支气管等器官的造影。

2）低密度造影剂：又称阴性造影剂，其密度低于人体组织，吸收 X 线少，在摄片中呈黑色。常用的有二氧化碳、氧气、空气等，主要用于关节腔、腹膜腔、腹膜后间隙等处的造影。

（2）造影方法

1）直接引入法：是将造影剂直接引入检查部位，使检查部位在 X 线下显像。包括：①口服法：如食管、胃肠钡餐检查等；②灌注法：如钡灌肠、支气管造影、逆行胰胆管造影及子宫输卵管造影等；③穿刺注入或导管输入法：如心血管造影、关节腔造影、经皮肝穿刺胆道造影等。

2）生理排泄法：先将造影剂引入某一特定组织或器官内，通过吸收或血液运行再聚集于欲造影的某一器官，使此器官在 X 线下显像。包括静脉胆道造影、静脉肾盂造影、口服胆囊造影等。

第二节　基本病变的 X 线表现及常见疾病的 X 线诊断

一、呼吸系统

（一）X 线检查方法

1．胸部透视　透视是呼吸系统疾病最简单的检查方法。透视检查有时可对胸部摄片起辅助诊断作用。在透视下可以随意选择各种体位，从不同的角度观察与肋骨、纵隔及膈等结构重叠处的肺部病变，并可确定病变位于肺内或肺外；通过患者的呼吸运动可判断肋骨、膈及纵隔有无活动异常。但由于透视影像的空间分辨率及密度分辨率均较低，在显示胸部病变的形态、密度及范围等方面有限度，且不能保留影像资料，因而此种方法逐步被胸部摄片所代替。

2．胸部 X 线摄影　摄片是呼吸系统影像检查最基本的方法。呼吸系统疾病的影像诊断首先要进行胸部摄片检查。胸部摄片也是体格检查的重要项目。在检查方法上，采用正位与侧位摄影以全面观察病变的部位及形态。一般立位正位胸片采用后前位投照，即胸前部靠胶片。对于卧床的患者采用前后位投照，即背部靠胶片。

（二）正常胸片表现

1．胸廓

（1）软组织：①胸锁乳突肌及锁骨上皮肤皱褶；②胸大肌位于两肺野中外带，与腋前皮肤皱褶连续，见于肌肉发达男性，右侧明显；③女性乳房及乳头大致位于第 5 前肋水平，两侧对称，有时仅一侧乳头显影。

（2）骨骼：①肋骨起于胸椎两侧，后段高呈水平向外走行，前段自外上向内下倾斜走行形成肋弓。成人肋软骨常可出现钙化，表现为不规则的斑片致密影；②肩胛骨后前位投照时应尽量使之不与肺野重叠，如有重叠，不要误为病变；③锁骨为略呈横置的“S”形，两侧对称；④胸骨于正位片与纵隔重叠，胸骨柄两侧外上角向外突出；⑤胸椎 T4 以上椎体模糊可见；胸椎横突可凸出于纵隔阴影外（图 11-1，图 11-2）。

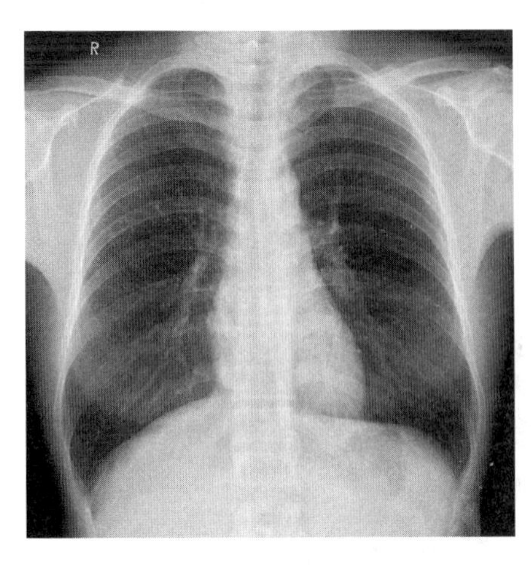

图 11-1　正常胸片（正位）

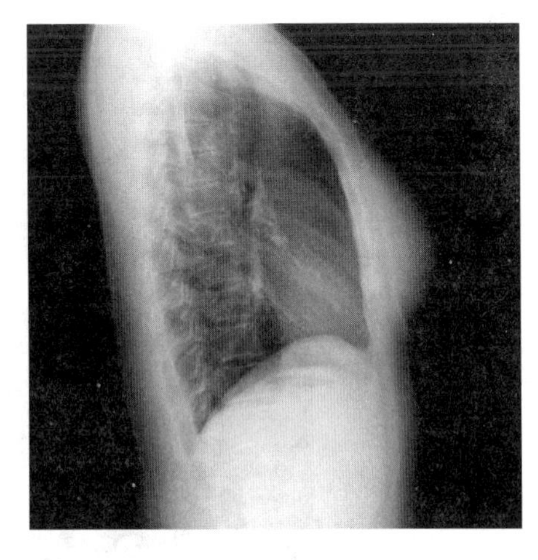

图 11-2　正常胸片（侧位）

2．气管、支气管　在胸片上气管和主支气管模糊可见，支气管造影可清楚显示支气管分支。

3．肺

（1）肺野及分区：①肺野是含有空气的肺在胸片上所显示的透明区域。两肺野的透明度随呼吸而有不同；②分区是将一侧肺野纵行分为三等份，称为内、中、外带；在第 2、4 肋骨前端下缘画一水平线，将肺野分为上、中、下三野；③肺门在解剖学上由肺动脉、肺叶动脉、肺段动脉、伴行支气管、肺静脉、淋巴结、神经及其周围的结缔组织构成。但正常大小的淋巴结、神经及结缔组织不能形成影像，故正常肺门阴影主要由肺动脉血管和肺静脉构成。正位上左肺门比右侧略高 1 ～ 2cm。

（2）肺纹理：由肺动脉、肺静脉及支气管形成，其主要成分是肺动脉及其分支。自肺门向肺野呈放射状分布的树枝状影，肺纹理自肺门向外围延伸，随着血管的逐级分支而逐渐变细。

（3）肺叶、肺段和肺小叶：①右肺有上、中、下三叶，左肺有上、下两叶；②肺段由肺叶分出，按支气管分支命名；肺段由许多肺小叶构成；③肺小叶由呼吸细支气管、肺泡管、肺泡囊、肺泡组成；④肺实质包括肺泡壁和肺泡，是肺部具有气体交换功能的含气间隙及结构；⑤肺间质包括支气管、血管周围、肺泡间隔、小叶间隔和脏层胸膜下由结缔组织所组成的支架及间隔。

4．纵隔　位于胸骨之后，胸椎之前，界于两肺之间，包括心脏、大血管、气管、食管、主支气管、淋巴组织、胸腺、神经和脂肪。除气管、支气管外，其内结构无明显对比，只能观察其外形及轮廓。正常状态下，纵隔居中；在病变情况下，纵隔可出现移位、普遍或局限性增宽、纵隔左右摆动、纵隔气肿等。

5．横膈　介于胸腹腔之间，有薄层肌腱组织构成，呈圆顶形，左膈下为胃和结肠脾曲，右膈下为肝。站立位一般双膈位于 5 或 6 肋间水平，瘦长体型者较低，矮胖体型的高些；右膈一般高于左膈 1.5 ～ 3.0cm；卧位时，膈位置比立位高约 3.0cm。膈在外侧及前、后方与胸壁相交形成肋膈角，在内侧与心脏形成心膈角。

6．胸膜　包括脏层胸膜和壁层胸膜。正常情况下不显影，在肺尖及叶间裂胸膜反褶处可见细线状致密影（图 11-3）。

（三）基本病变 X 线表现

1．支气管改变

（1）阻塞性肺气肿：①局限性阻塞性肺气肿：表现为肺局部透明度增加、肺纹理稀疏，范围取决于支气管阻塞的部位；②弥漫性阻塞性肺气肿：表现为胸廓呈桶状胸，肋间隙增宽，膈低下，胸廓前后径及横径增大；肺野透亮度增加，肺纹理稀疏、变细、变直；心影狭长，垂直状；两膈位置明显下降。

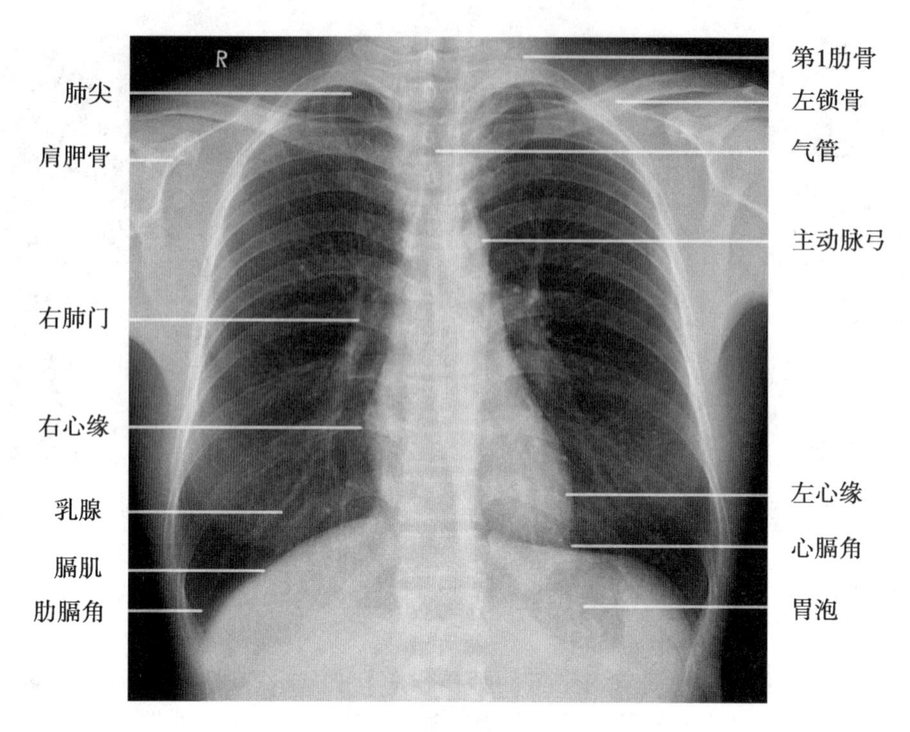

图 11-3 正常胸部 X 线各部分组成

（2）阻塞性肺不张：阻塞部位不同，X 线表现不同。①局限性肺不张：X 线表现为基底朝外、尖端指向肺门的三角形或片状致密影；②肺叶不张：X 线表现为肺叶体积缩小，密度增高，叶间裂向心性移位及纵隔向患侧移位，邻近肺叶代偿性肺气肿。不同肺叶不张，形态不同；③一侧肺不张：X 线表现为患侧肺野密度均匀增高，纵隔向患侧移位，膈升高，肋间隙变窄，健侧可有代偿性肺气肿。

2．肺部病变

（1）渗出与实变：渗出表现为密度均匀，边缘模糊的云絮状影；实变表现为片状或斑片状致密影；见于肺炎、渗出性肺结核、肺出血、肺水肿。

（2）增殖：主要以纤维母细胞、血管内皮细胞和组织细胞增生为主，病灶限于腺泡范围可形成肉芽肿、炎性假瘤和慢性炎症，呈结节状，密度较高，边界清楚。见于肺结核、慢性肺炎及肉芽肿性肺炎。

（3）纤维化：指纤维组织构成的病灶。局限性纤维化表现为索条状致密的阴影，见于肺炎性病变、肺结核。弥漫性纤维化表现为紊乱的索条状、蜂窝状、网状织影，可有多数弥散的颗粒或小结节状影，见于间质性肺炎、肺间质纤维化等。

（4）钙化：表现为高密度，边缘锐利，形态不一的斑点状、团块状或球形影，见于肺内肿瘤、结核及纵隔病变等。对于炎症病变而言表示病情愈合，对于肿瘤病变钙化为瘤体的成分之一。

（5）结节与肿块：表现为密度增高、圆形或类圆形影，一般认为肺内结节直径≤ 3cm，＞ 3cm 以上则为肿块，多见于结核瘤、炎性假瘤、肺内肿瘤及囊肿。良性肿瘤生长慢，有包膜，病变边缘清楚、光滑；恶性肿瘤生长较快及浸润性生长，可有分叶、毛刺、空洞等改变。

（6）空洞与空腔：空洞是病变组织发生坏死，坏死组织经引流支气管排出，形成含气的残腔。根据空洞大小分为：①虫蚀样空洞：表现为实变肺野内多发小的透明区，轮廓不规则，如虫蚀样，见于干酪性（结核）肺炎；②薄壁空洞：洞壁厚＜ 3mm，表现为境界清晰、内壁光滑的圆形透明区，见于结核；③厚壁空洞：洞壁厚≥ 3mm，表现为形状不规则的透明影，周围有高密度的实变区。内壁光滑整齐或凹凸不平，见于肺脓肿、肺癌及肺结核。

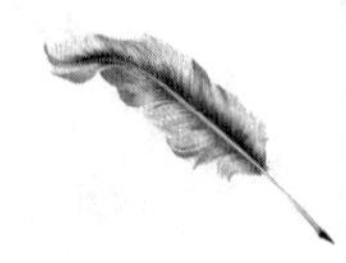

空腔是肺内腔隙呈病理性扩大，如肺大疱、含气的肺囊肿及肺气囊等，表现为壁非薄的透亮

区，腔内多无液面，周围无实变。

3．胸膜病变

（1）胸腔积液：少量积液时X线表现仅为肋膈角变钝、变平。中等量积液时，肺野下部和膈面、肋膈角均被液体遮蔽，下肺野呈一片均匀致密影，上缘较淡，呈一外高内低的斜形弧线。大量积液时，患侧胸腔呈广泛均匀致密影，患侧肋间隙增宽，纵隔向对侧移位（图11-4，图11-5）。

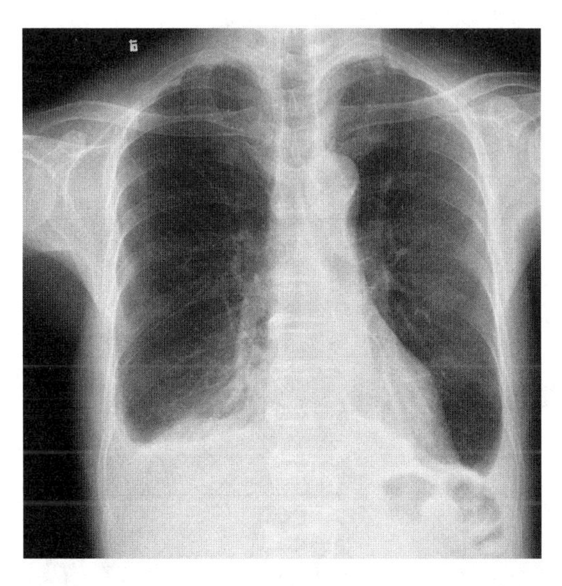

图11-4　双侧少量胸腔积液

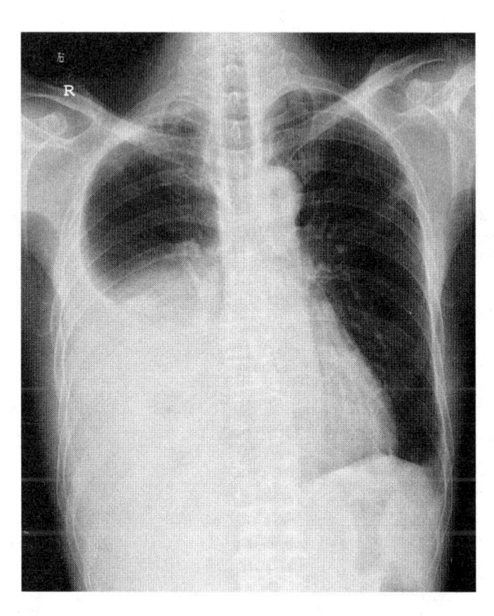

图11-5　右侧中量胸腔积液

（2）气胸和液气胸：①气胸：是由于胸腔内气体将肺压缩，壁层和脏层胸膜之间出现透明含气区，其中无肺纹理存在（肺野外带或顶部的透亮区，其中肺纹理消失，并可见被压缩的肺边缘）；②液气胸：是胸腔内液体和气体并存。明显的液气胸立位检查可见液面横贯胸腔，上方为空气及压缩的肺。气体较少时，则只见液面而不易看到气腔（图11-6，图11-7）。

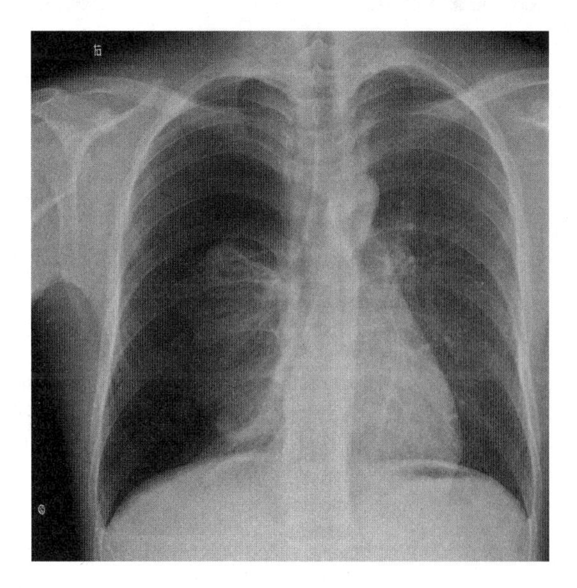

图11-6　右侧气胸

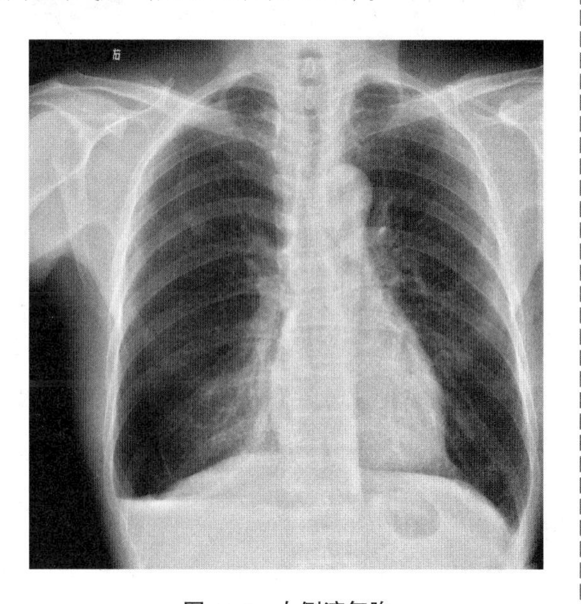

图11-7　右侧液气胸

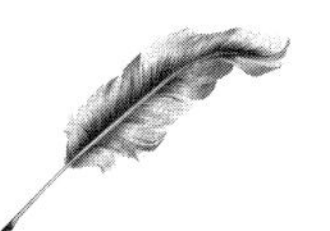

（3）胸膜肥厚、粘连、钙化：轻度粘连肥厚表现为肋膈角变浅、变平，膈顶平直，呼吸时膈

运动受限，膈顶牵拉平直，膈上缘幕状突起；广泛肥厚呈现沿胸廓内缘分布的带状致密影，同侧肋间隙变窄，纵隔向患侧移位。

（四）常见疾病的 X 线诊断

1．大叶性肺炎 X 线表现与病理分期密切相关，通常 X 线征象较临床症状出现要晚。基本 X 线表现为不同形状及范围的渗出与实变。

（1）早期（充血期）：表现无明显改变，或仅有肺纹理增加，进而出现较淡的模糊影。

（2）实变期（红色肝样变、灰色肝样变）：表现为密度均匀的致密影，形状和肺叶轮廓相同，有时在实变区中，可见透明的支气管气影，即支气管像。若累及整个肺叶，表现为以叶间裂为界的大片致密影（图 11-8，图 11-9）。

（3）消散期：表现为实变区的密度逐渐减低，阴影逐渐消散，范围缩小，但比症状消退晚。

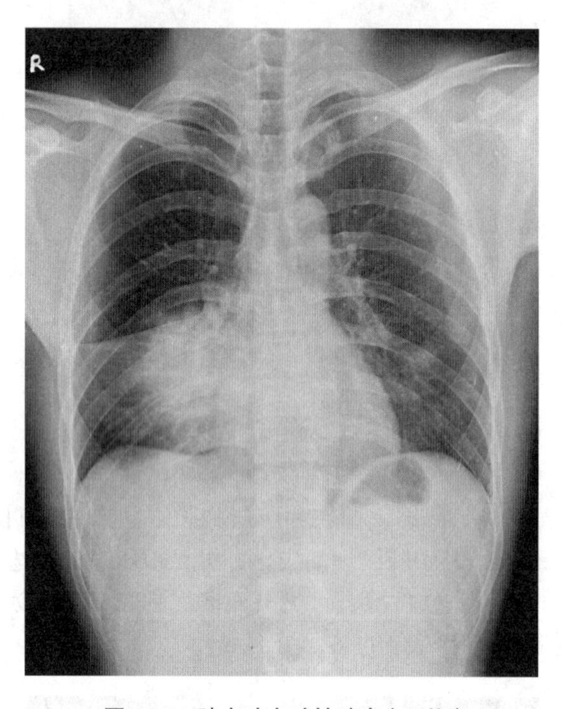

图 11-8 肺中叶大叶性肺炎（正位）

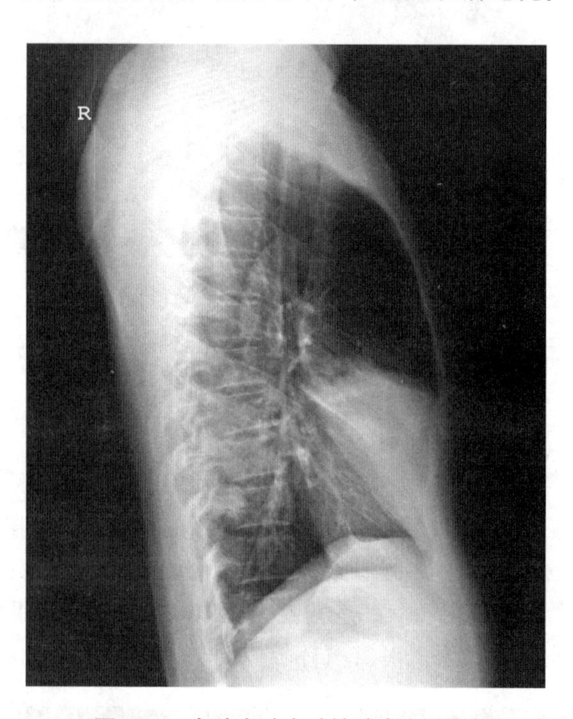

图 11-9 右肺中叶大叶性肺炎（侧位）

2．肺癌

（1）中央型肺癌：是指发生于肺段或肺段以上支气管的肺癌。直接征象为肺门影增深、增大和肺门区块影，间接征象包括肺不张、局限性肺气肿、阻塞性肺炎等（图 11-10）。

（2）周围型肺癌：是指发生于肺段以下支气管的肺癌。肺内球形肿块为主要表现，肿块内常见不规则厚壁空洞、不规则分叶和短小的毛刺等（图 11-11）。

3．肺结核

（1）原发性肺结核（I 型）：包括原发综合征、胸内淋巴结结核。

1）原发综合征：包括原发病灶、淋巴管炎和淋巴结炎。原发病灶多位于上叶的下部或下叶的上部，表现为大小不一的模糊片状影。淋巴管炎表现为自原发病灶引向肺门的数条索条状影。淋巴结炎表现为肺门和纵隔淋巴结肿大的肿块影。

2）胸内淋巴结结核：原发综合征的原发灶完全吸收时，而结核性淋巴结炎常伴有不同程度干酪坏死而吸收缓慢，此时影像检查可有纵隔和 / 或肺门淋巴结增大，称为淋巴结结核。肿块型为淋巴结内结核性肉芽肿，呈圆形、椭圆形或分叶状肿块影；炎症型为淋巴结增大并有淋巴结周围炎，表现为肺门影增大，边缘模糊。

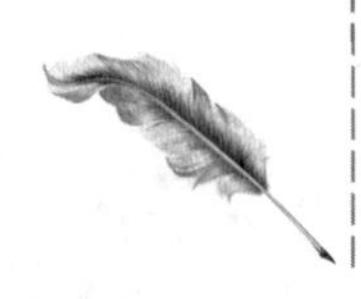

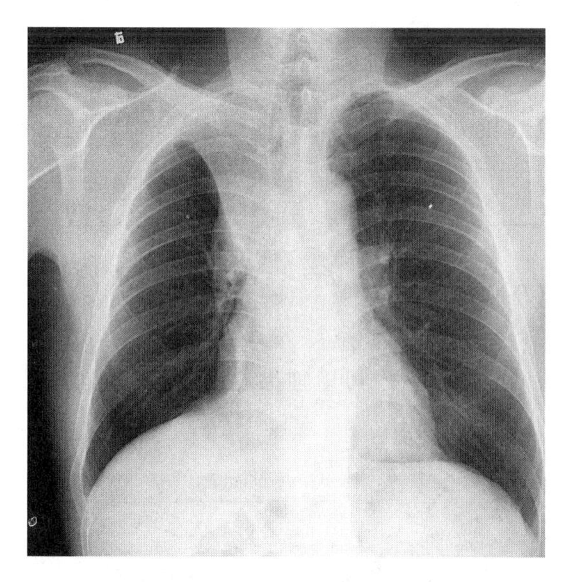

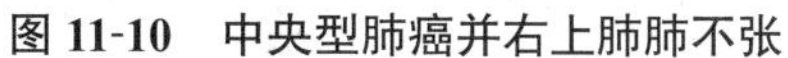

图 11-10　中央型肺癌并右上肺肺不张

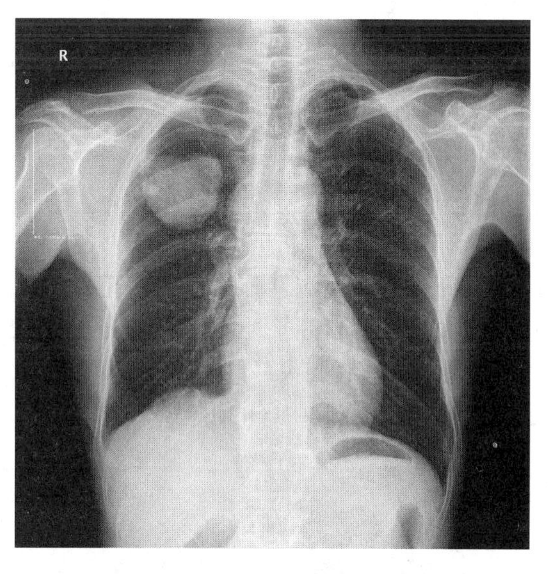

图 11-11　周围型肺癌

（2）血行播散型肺结核（Ⅱ型）：包括急性粟粒型肺结核、亚急性或慢性血行播散型肺结核。

1）急性粟粒型肺结核：又称急性血行播散型肺结核，为大量结核杆菌一次或短期内多次进入血流，播散至肺部所致。早期表现仅见肺野呈毛玻璃样密度增高，典型者表现为两肺弥漫分布均匀、大小均匀、密度均匀的粟粒状结节影，称“三均匀”，大小为 1.5 ～ 2mm，可融合成较大病灶（图 11-12）。

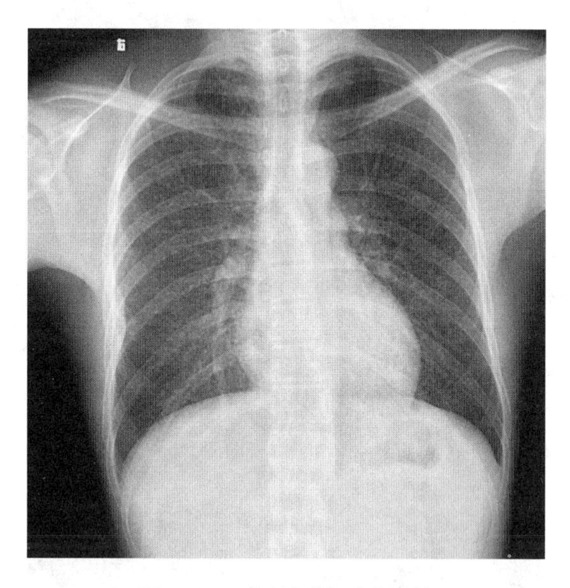

图 11-12　急性粟粒型肺结核

2）慢性血行播散型肺结核：为少数结核杆菌在较长时间内多次进入血流，播散至肺部所致。表现为大小不一，密度不同、分布不均的多种性质的病灶，称“三不均匀”现象。陈旧病灶在上肺，新的活动病灶在中下肺，融合可形成空洞和支气管播散。

（3）继发型肺结核（Ⅲ型）：包括浸润型肺结核、慢性纤维空洞型肺结核、干酪性肺炎等类型，是成人中常见类型，好发在上叶尖后段和下叶背段。X 线检查表现多种多样，渗出病灶为云絮状，增殖病灶为花瓣状；表现为小片云絮状影，可呈肺段或肺叶分布的大片渗出性病变，也可表现为任何肺野的圆形浸润影。病灶可溶解形成空洞。病变的发展过程较为复杂，可有渗出、增

殖、纤维化和空洞等多种性质的病灶同时存在（图 11-13 ~ 15）。

1）结核空洞：薄壁空洞，其他肺野有播散灶。

2）结核球：球形病灶，直径 2 ~ 3cm，边界光滑锐利，内有钙化（体层像显示），周围有子灶。

3）干酪性肺炎：是以干酪坏死为主的肺叶实变，以右上叶多见。实变内有大小不等的虫蚀样空洞，肺叶体积略缩小，其他肺有播散灶。

4）慢性纤维空洞性肺结核：表现为大量纤维化及多发薄壁空洞，上叶萎缩，肺门上提，下叶血管呈垂柳状，有下叶代偿性肺气肿及播散病灶，可有胸膜肥厚粘连。

（4）结核性胸腔炎（Ⅳ型）：胸膜炎可与肺结核同时存在，也可单独出现而无肺内病灶。表现为胸腔积液和胸膜肥厚的相应征象。

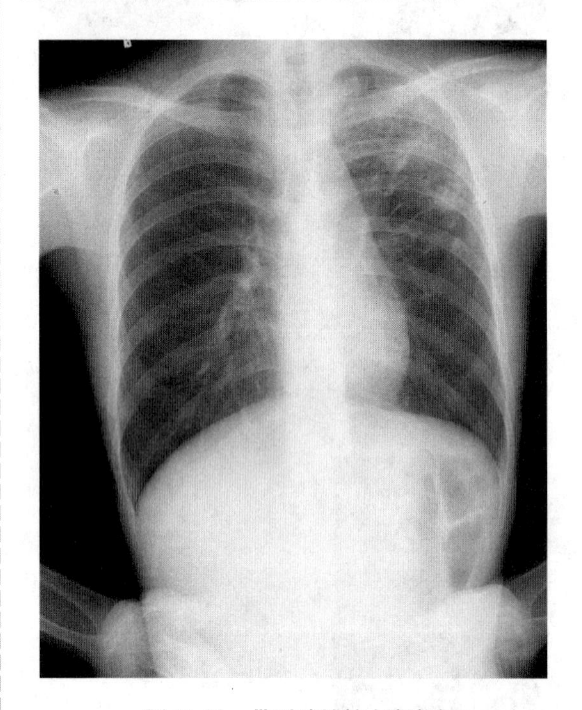

图 11-13 Ⅲ型肺结核（渗出）

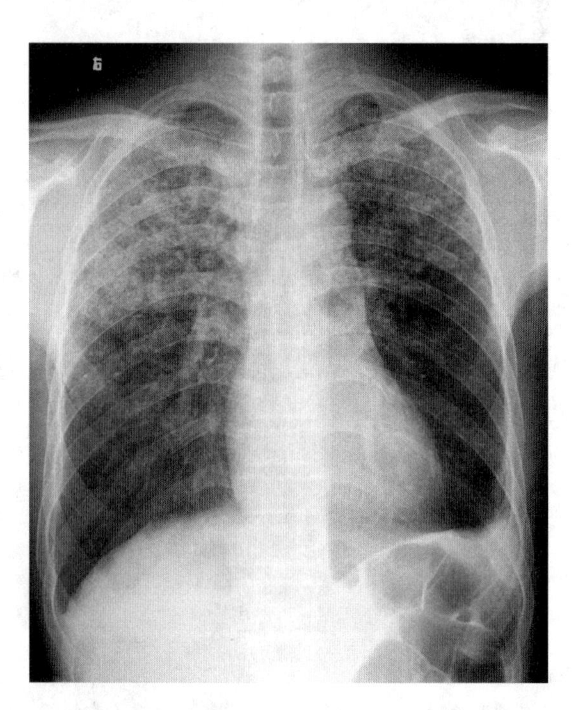

图 11-14 Ⅲ型肺结核（纤维化、钙化、新旧病灶混合）

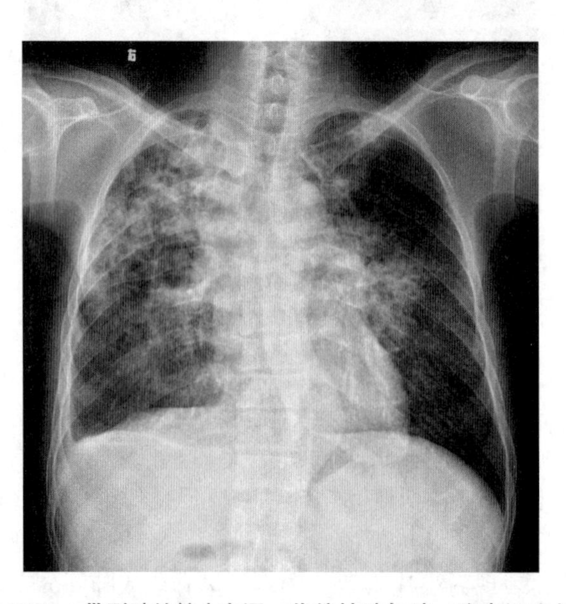

图 11-15 Ⅲ型肺结核（空洞，代偿性肺气肿，胸廓坍陷）

二、循环系统

心脏内各房室的大小，由于相互间缺乏对比，不能直接分辨，通常是根据心脏形态（外形）的变化，来间接推测各房室的大小。

（一）检查方法

1．普通检查　包括透视和摄影，摄影有后前位、右前斜位、左前斜位及左侧位。

（1）正位（后前立位）：患者直立，前胸贴片，摄远达片，靶片距离2米。

（2）右前斜位：患者右前胸贴片，身体向左旋转45°～60°，主要观察左心房和右心室漏斗部，吞钡后可观察左心房食管压迹。

（3）左前斜位：患者左前胸贴片，身体向右旋转55°～65°，可观察各房室及主动脉弓部的全貌。

（4）左侧位：患者左胸贴片可观察左心房和左心室。左侧位吞钡观察左心房较右前斜位片更客观可靠。

2．造影检查　心血管造影是向心脏大血管腔内快速注入对比剂，以显示心脏大血管解剖形态学和/或血流动力学异常的特殊X线检查方法。

（二）心脏大血管正常投影

1．后前位　心右缘分为两段，上段边缘平直，为上腔静脉和升主动脉的复合投影；下段为右心房构成。心左缘分为三段，上段为主动脉结，由主动脉弓和降主动脉起始部构成，呈半球形；中段为肺动脉段，较平直，亦可稍凹或隆凸，也称心腰；下段为左心室段，呈明显隆凸的弧形。

2．右前斜位　分为前后两缘。前缘自上而下由升主动脉、肺动脉主干和肺动脉圆锥、右心室前壁和左室下端构成。后缘上段由气管和上腔静脉组成并相互重叠，下段大部分由左心房组构成，略向后凸呈弧形，仅膈后一小部分为右心房。心前缘与胸壁间有三角形透明区，称为心前间隙。

3．左前斜位　前缘自上而下为升主动脉、右心房、右心室；后缘上方为左心房，占一小部分，下方为左心室，与脊椎前缘相邻。

4．左侧位　前缘上段为升主动脉，呈略向前凸的弧形，中段由右心室漏斗部与肺动脉主干构成，呈向前膨隆的弧形，下段由右心室构成，与前胸壁邻近。后缘上段为左心房，下段为左心室，在心膈角有三角形下腔静脉影。膈面主要由左心室构成。心影后缘与主动脉不重叠，形成狭长的心后间隙。

5．影响心脏形态的生理因素　依照心脏纵轴与水平面夹角的大小将心型分为横位心（$< 45°$）、斜位心（$\approx 45°$）、垂位心（$> 45°$）。

（1）体型：普通体型呈斜位心、矮胖体型呈横位心、瘦长体型呈垂位心。

（2）年龄：婴幼儿右心室相对大，心脏似球形，各弓影界限不清；老年人胸廓较宽，膈位置高，心脏趋于横位，主动脉迂曲延长，甚至钙化。

（3）呼吸：深吸气时膈下降，心影伸长，趋向垂位心；深呼气时膈上升，趋向横位心。

（4）体位：站立位时，膈位置低，心影较直，心缘各弓影明显；卧位时膈升高，心上移呈横位心；右侧卧位时，心影向右偏移，右房弧度加深；左侧卧位时，心影向左偏移，右房弧度变浅，下腔静脉可清楚显示。

（三）基本病变X线表现

1．心脏增大的X线表现　心脏增大包括心壁肥厚和心腔扩张，X线检查很难区别二者，因此统称为增大。确定心脏增大最简便的方法是心胸比率法，其方法是测量心最大横径与胸廓最大横径之比。正常成人心胸比率等于或小于0.5，0.51～0.55为轻度增大，0.56～0.60为中度增大，0.60以上为重度增大。

（1）左心室增大的X线表现：①后前位：心左缘向左增大、凸出，相反搏动点上移，心尖

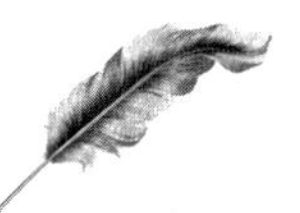

向左下、向外移位，心腰凹陷，心脏横径增加；②左前斜位：心后缘左心缘向后凸出，与胸椎重叠，心后间隙消失；③左侧位：心后下缘食管前间隙消失，心后间隙变窄。病因常见于高血压病、主动脉关闭不全或狭窄、二尖瓣关闭不全及动脉导管未闭等。

（2）右心室增大的X线表现：①后前位：心腰平直或隆起，肺动脉段延长，相反搏动点下移，心脏横径增大；②右前斜位：右室前缘呈弧形向前膨凸，心前间隙变窄或消失，肺动脉圆锥隆起；左前斜位：心前缘下段向前膨出，心前间隙下部变窄，右室隔段延长，室间沟后上移；③侧位：心前缘与前胸壁的接触面增大，同时漏斗部和肺动脉段凸起。病因常见于二尖瓣狭窄、慢性肺源性心脏病、肺动脉高压及法洛四联症等。

（3）左心房增大的X线表现：①后前位：心右缘呈现双边现象（双心房影），心左缘呈现四个弧，第三弧为左房的耳部，支气管分叉部角度增大；②右前斜位：食管吞钡检查，食管左房压迹加深、后移；③左前斜位：心后缘上段饱满、隆起，左主支气管受压抬高，气管分叉角度增大。病因常见于二尖瓣病变、左室衰竭及动脉导管未闭等。

（4）右心房增大的X线表现：①后前位：心右缘下段向右扩张、膨隆；②右前斜位：心后缘下段向后突出；③左前斜位，心前缘上段向上凸出延长。病因常见于右心衰竭、房间隔缺损及心房黏液瘤等。

（5）心脏普遍性增大的X线表现：①后前位：心脏向两侧扩大；②右前斜位和左侧位：心前间隙和心后间隙均缩小，食管普遍受压后移；③左前斜位，支气管分叉角度增大。病因常见于心力衰竭、心肌病、贫血性心脏病及心包炎等。

2．心形状的改变　心脏疾病所致的某些房室增大，使心外形发生改变，在后前位上常见三种心型。

（1）普遍增大型心（普大型心）：心影比较对称地向两侧增大（图11-16，图11-17）。

（2）二尖瓣型心（梨形心）：主动脉结较小，心腰部饱满或突出，左心缘下段圆隆，心右缘下段较膨隆，心影外形呈梨形（图11-18）。

（3）主动脉型心（靴形心）：主动脉结突出，心腰凹陷，心左缘下段向左扩展，心影呈靴形（图11-19）。

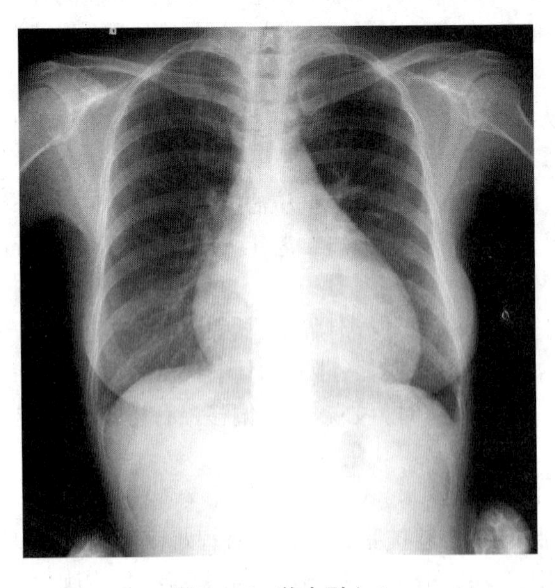

图11-16　普大型心1

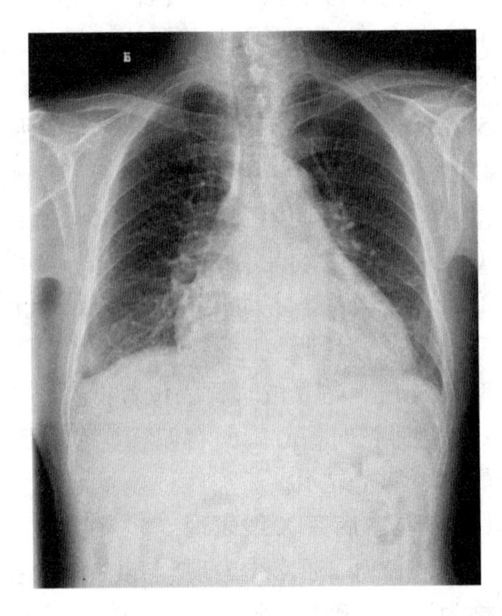

图11-17　普大型心2

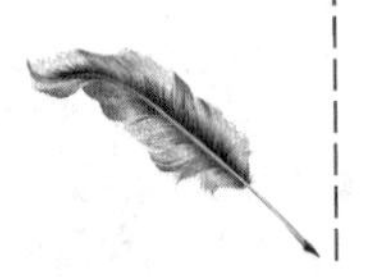

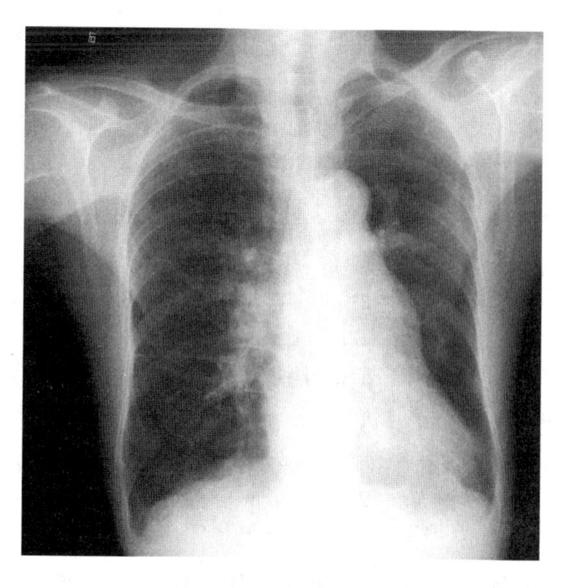

图 11-18　二尖瓣型心

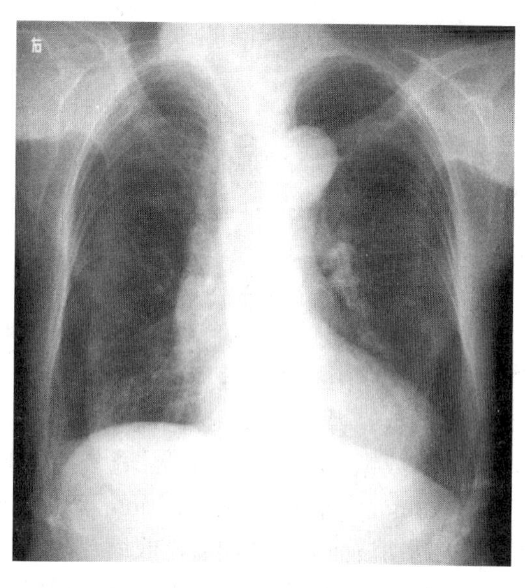

图 11-19　主动脉型心

三、消化系统

（一）检查方法

1．普通检查　包括腹部透视和平片检查，平片一般应用于检查X线不透性异物、肠梗阻、气腹和在胃泡充气的情况下透视贲门胃底部的软组织块影等。而对消化道其他大部分疾病，单用普通透视或平片往往不能提供可靠的资料，而需进行造影检查才能得到明确的诊断（图 11-20）。

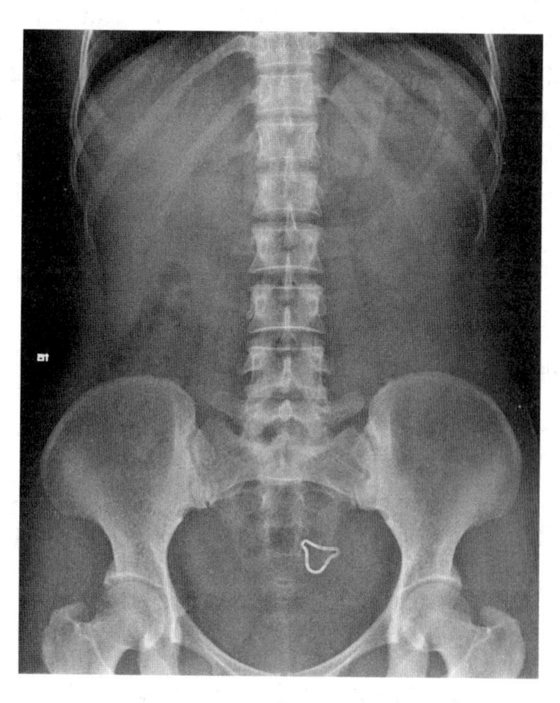

图 11-20　正常立位腹平片

2．造影检查　是胃肠道的主要检查方法。常用的有食管吞钡检查、胃肠钡餐检查、钡灌肠检查和气钡双重造影检查等。

（二）正常与异常影像表现

1．透视和平片　胃肠道穿孔时可出现横膈下游离气征，肠梗阻时可有胃扩张、肠管扩张积

气积液或气液平面或软组织肿块影等。

2．造影检查

（1）食管钡餐造影：正常表现：①食管前缘三个压迹（右前斜位）：由上到下依次为主动脉弓、左主支气管和左心房压迹；②两个生理性狭窄，食管入口和食管穿过膈裂孔处；③食管黏膜皱襞：4 ~ 6 条纤细纵行的条纹影，下端与胃小弯黏膜皱襞相连续；④食管蠕动：对称性波浪状自上而下运动。

（2）胃造影：胃为一囊袋状结构，自上而下分为胃底（胃泡）、胃体和胃窦三部分。其上口为贲门，与食管相通；下端为幽门，与十二指肠相连。内上缘称胃小弯，外下缘为胃大弯。胃的形态与体型和张力有关，分为牛角型、钩型、无力型或长型、瀑布型四型。胃底部的黏膜皱襞粗大弯曲呈网状；胃体和胃窦区的皱襞在小弯侧为 2 ~ 4 条纵行带状条纹，近大弯处皱襞逐渐变粗且呈横斜行或锯齿状。胃双重造影检查时，其粗大的黏膜皱襞影消失而显示胃微皱襞影，微皱襞包括 1 ~ 3mm 大小的胃小区和 1mm 宽的胃小沟。胃的蠕动始于胃体，一般同时可见 2 ~ 3 个，胃窦部无蠕动波而呈整体向心性收缩。

（3）十二指肠造影：十二指肠分为球部、降部和升部，上起幽门下接空肠，全程呈“C”形，故称十二指肠曲或袢。球部呈两缘对称的锥形，底部平坦中央为幽门管开口，两侧为隐窝或穹窿。球部黏膜多平坦，或为平行的纵行条纹皱襞，降部和升部黏膜皱襞为羽毛状。

（4）小肠造影和钡剂灌肠造影：空肠和回肠之间无明显分界。空肠位于左上及中腹部，黏膜皱襞丰富呈环状或羽毛状且蠕动活跃。回肠位于右中、下腹及盆腔内，黏膜皱襞少而浅且蠕动不活跃。

（5）结肠：主要特征为对称的囊状结肠袋和半月状皱襞形成的间隔。其黏膜皱襞表现为纵横斜三种方向交错的纹理。

3．异常表现

（1）轮廓：①龛影：指溃疡性病变所致的管壁局限性缺损。切线位呈向轮廓之外突出的乳头状或锥状含钡影，轴位投影为圆形钡斑；②憩室：消化管壁局部发育不良、肌壁薄弱、内压增高而导致管壁膨出于器官轮廓之外，使钡剂填充其中，X 线表现为器官轮廓之外的囊袋状突起，黏膜可伸入其中；③充盈缺损：管腔内球状或不规则形的无钡充盈区。代表管壁向腔内生长的肿瘤性或增生性病灶。

（2）黏膜和黏膜皱襞：①黏膜破坏、中断或消失；②黏膜皱襞平坦；③黏膜皱襞增宽和迂曲；④黏膜皱襞纠集；⑤黏膜微小结构（胃小区和胃小沟）异常。

（3）管腔大小：①管腔狭窄；②管腔扩张。

（4）位置和可动性：①移位和变形；②可动性减低或加大。

（5）张力：张力增高表现为管腔缩窄，局部持续收缩称之为痉挛；张力低下则管腔扩大。

（6）蠕动：①蠕动增强：收缩波增多加深，见于局部炎症或远端梗阻；②蠕动减弱：波减少、变浅和运动缓慢；③反向蠕动：逆蠕动。

（7）运动力：如服钡后 4 小时胃尚未排空称之为胃运动力减低或排空延迟；服钡后少于 2 小时即到达盲肠为小肠运动力增强；超过 6 小时未达盲肠或超过 9 小时小肠尚未排空为运动力减弱或排空延迟。

（8）分泌：某些疾病引起分泌功能增加或远端有梗阻时，引起液体增多或潴留。造影时可见钡剂不能涂布在黏膜表面，而呈团块或雪片状散分布。

（三）常见疾病的 X 线诊断

1．食管静脉曲张　表现为黏膜皱襞迂曲增宽，呈蚯蚓状或串珠状充盈缺损；管壁边缘呈锯齿状或虫蚀状；食管张力降低，蠕动减弱，管腔扩张。

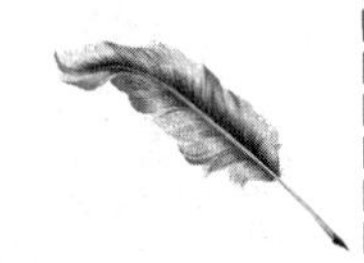

2．食管癌　表现为黏膜皱襞消失、中断、破坏，代之以肿瘤表面杂乱不规则的影像；肿瘤

与正常区分界清楚；受累部分管壁僵硬，蠕动消失；管腔环状狭窄或腔内不规则充盈缺损；也可出现不规则的龛影。

3．胃和十二指肠溃疡　影像学诊断以上消化道造影为主。

（1）胃溃疡：直接征象为龛影，多见于小弯侧。切线位像呈乳头状或锥状突出于胃腔轮廓之外，边缘光滑，底部平坦或稍不平。轴位像龛影呈白色钡点或钡斑，周围黏膜皱襞呈放射状或星芒状向龛影口部集中。龛口周围黏膜水肿，形成一透明带，为良性溃疡的特征表现，依其范围或宽度的不同而表现为：①黏膜线：1 ~ 2mm 宽的透明线；②项圈征：0.5 ~ 1cm 宽透明线，类似一项圈；③狭颈征：龛影口明显狭小，使龛影犹如有一狭长的颈。

间接征象：①痉挛性改变：小弯溃疡，在大弯的相对应处出现深的凹陷；②分泌增加，使钡剂不易附着胃壁，空腹 12 小时后仍可见胃液潴留；③胃的蠕动、张力和排空的增强或减弱，早期多增强，晚期多减弱。

（2）十二指肠溃疡：90% 发生于球部，多较小。直接征象为龛影，表现为钡斑，周围环形透明带（水肿增厚的黏膜），周围黏膜放射状纠集。间接征象：①十二指肠球变形：为山字形、三叶形、葫芦形等；②激惹征：钡剂不易停留；③幽门痉挛：幽门开放延迟；④胃分泌过多，张力与蠕动改变（同胃溃疡）。

4．胃癌　进展期胃癌表现：①不规则的充盈缺损，多见于增生型癌；②管腔狭窄和管壁僵硬，根据范围又分为局限型和弥漫型，后者又称“皮革胃”，以浸润型癌多见，少数为增生型；③黏膜皱襞破坏、消失、中断或结节状或粗大僵硬；④龛影，见于溃疡型胃癌。龛影位于胃轮廓之内，形态不规则，多呈半月形，内缘不整，有多个尖角，龛影外围出现宽窄不一的透亮带，即环堤，伴有黏膜纠集但中断于环堤外，以上表现称半月综合征。

5．大肠癌　结肠癌发病率仅次于胃癌和食管癌，中老年男性多见，好发于直肠和乙状结肠。以钡灌肠为主，其主要 X 线表现：①腔内不规则的充盈缺损；②肠腔偏心性或环形狭窄；③黏膜皱襞破坏、结肠袋消失和管壁僵硬；④龛影较大，形状不规则，龛影边缘有尖角及不规则结节状充盈缺损。

（四）常见胃肠急腹症

急腹症常因起病急、病情重、要求短时间内做出正确诊断与处理。因此，常规 X 线检查对胃肠穿孔、肠梗阻有很大的价值。

1．胃肠穿孔　X 线主要表现为腹腔内游离气腹，立位腹部平片或透视可见膈下游离气体，呈新月形、眉弓状透亮影，边缘清楚，上缘为膈肌，下缘右侧为肝上缘，左侧为胃泡与脾影（图 11-21）。

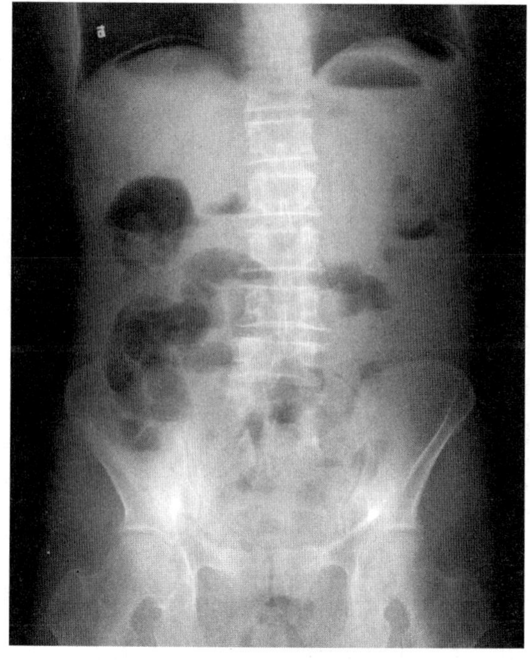

图 11-21　消化道穿孔

2．肠梗阻　基本征象是肠管积气扩张和肠腔内气液平面。

（1）单纯性小肠梗阻：可见梗阻近端肠管积气扩张，立位积气肠管一般呈弓拱形，出现多个位置高低不等和长短不一的液气平面，呈阶梯状排列。俯卧位片见空肠呈鱼肋状或弹簧状黏膜皱襞，空肠光滑管状影。梗阻远端无或仅有少量气体（图 11-22，图 11-23）。

（2）绞窄性肠梗阻：除肠梗阻基本 X 线表现外，还可出现特殊征象，如假肿瘤征、空回肠换位征、咖啡豆征、“8”字形、花瓣形及香蕉形等。

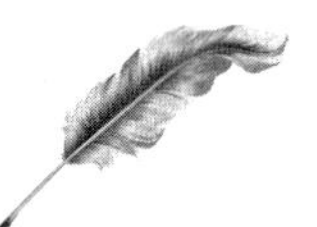

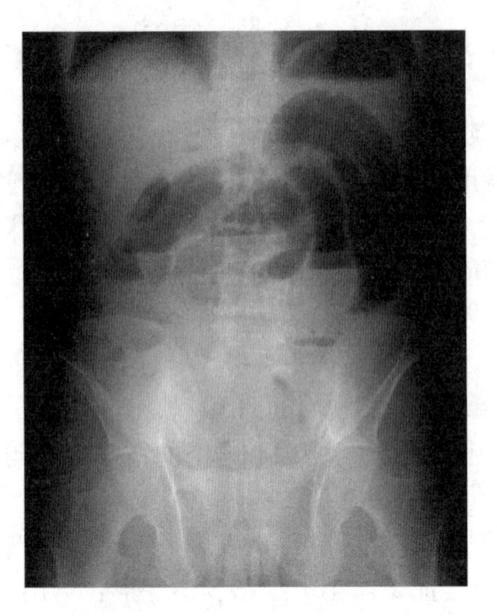

图 11-22 肠梗阻（肠管扩张）

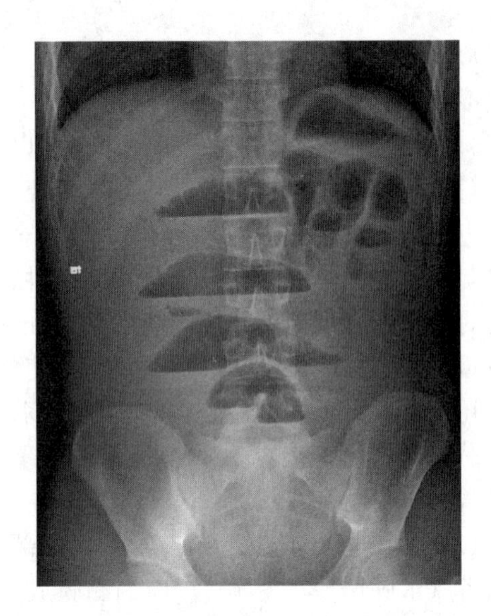

图 11-23 肠梗阻（液气平面）

（3）麻痹性肠梗阻：表现为胃、小肠、结肠均积气扩张。肠内气体多液体少，致肠内气液面较低，甚至肠腔内几乎全为气体。

（4）肠套叠：是肠梗阻的一种特殊类型。急性发病常见于婴幼儿。肠套叠多见于回盲部，以回盲部套入结肠多见。空气灌肠检查可见套入部梗阻端呈圆柱状或球形软组织影。钡剂灌肠检查当钡剂进入套入部时，呈杯口状或环状充盈缺损，钡剂进入套入部与鞘部间隙内可呈弹簧状影像，系本症的典型表现。

四、泌尿系统

（一）检查方法

泌尿系统的器官主要由软组织构成，缺乏自然对比，常规 X 线对诊断帮助不大，需用造影方法进行检查。

1．腹部平片　是泌尿系统的常规检查，可显示双肾与腰大肌轮廓，主要用于检查肾实质及尿路内有无钙化、结石或气体。

2．尿路造影　可了解肾盂、肾盏、输尿管及膀胱腔的形态。

（1）静脉性肾盂造影（IVP）：又称排泄性尿路造影，是将有机碘液注入静脉内，由肾小球滤过，经肾排泄，并流经输尿管至膀胱，使之显影。用于显示肾盂、肾盏、输尿管及膀胱腔的形态，并了解双肾的排泄功能。

（2）逆行性尿路造影（RP）：在膀胱镜指引下，将导管插入输尿管内，缓慢的经导管注入对比剂使肾盂、肾盏显影，即刻摄片。主要用于静脉肾盂造影显影不良的病例或上尿路显示不肯定或可疑的节段，以及不适合做静脉肾盂造影者。

（二）正常与异常影像表现

1．尿路造影正常表现

（1）肾：正常肾影呈蚕豆状，边缘光整，外缘为凸面，内缘凹面为肾门。

1）肾小盏：呈短管状，末端稍膨大，切线位顶端呈“杯口状”凹陷。如方向与 X 线束一致，则形成环状或圆形致密影。

2）肾大盏：略呈长管状，数目和型态有变异。顶端与数个肾小盏相连，基底部肾盂相连。

（2）输尿管：造影片上为细长条状影，可显示三个生理性狭窄。

（3）膀胱：其形状、大小取决于充盈程度及与周围器官的关系。充盈时呈卵圆形，横置于耻骨联合上，边缘光整，密度均匀，其顶部可略凹陷，为乙状结肠或子宫压迫所致。

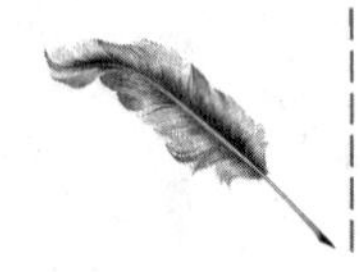

2．尿路造影异常表现

（1）肾盂、肾盏受压、移位、变形：肿瘤、囊肿、脓肿、血肿等。

（2）肾盂、肾盏及输尿管腔内充盈缺损：尿路上皮肿瘤、结石、血肿等。

（3）肾盂、肾盏及输尿管破坏：肾实质肿瘤、尿路上皮肿瘤、结核等。

（三）常见疾病的 X 线诊断

1．泌尿系统结石

（1）肾结石：①腹部平片：肾窦区域单侧或双侧密度增高影，密度均匀或高、或低、或呈分层状，表现为不规则点状、圆形、卵圆形、桑椹状或鹿角状；②侧位平片：结石与脊柱重叠（图 11-24，图 11-25）。

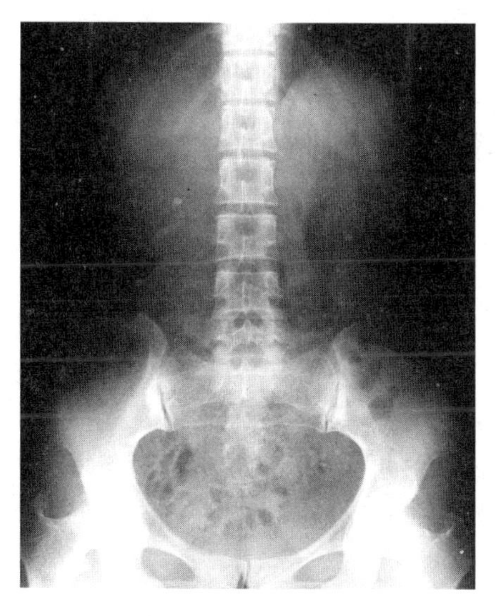

图 11-24　双肾结石

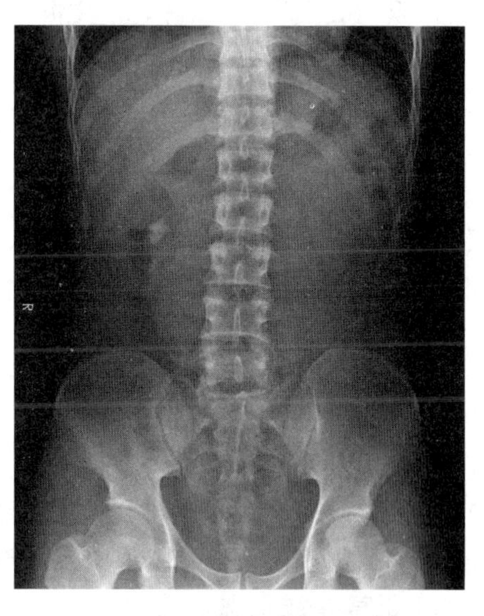

图 11-25　右肾结石

（2）输尿管结石：腹部平片可见沿输尿管走行区域点状或短条状致密影，易发生在输尿管生理狭窄处（图 11-26）。

（3）膀胱结石：腹部平片见在骨盆中下部耻骨联合上方，单发或多发，大小不一，呈圆形、卵圆形，边缘光滑或毛糙，密度均匀或分层状致密影（图 11-27）。

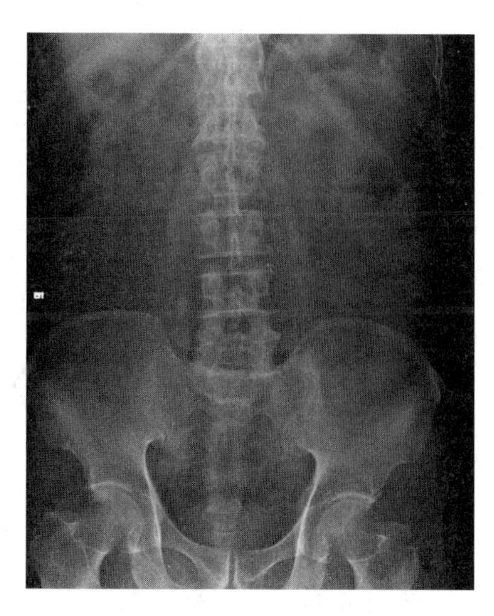

图 11-26　右输尿管结石

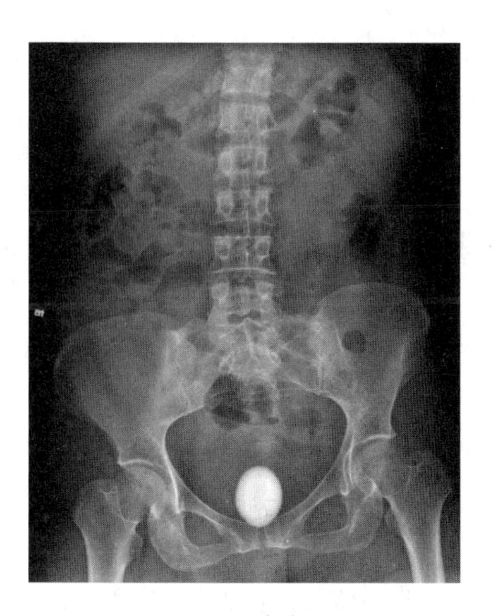

图 11-27　膀胱结石

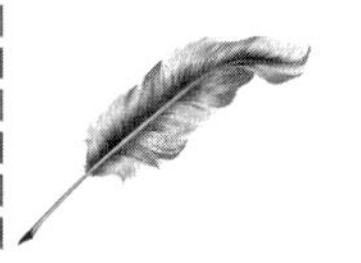

2．泌尿系结核

（1）肾结核：①腹部平片：多无异常发现，可见斑点状或不规则状钙化，甚至全肾钙化（肾自截）；②尿路造影：显示早期肾小盏边缘不整、毛糙或虫噬状；肾实质内有小脓腔或空洞并与肾盏相通；肾盂、肾盏广泛破坏，局部斑痕不规则或病侧 IVP 不显影。

（2）输尿管结核：①腹部平片：帮助不大；②尿路造影：早期输尿管扩张，管壁不光滑，蠕动消失，以后管壁纤维化，斑痕挛缩，可呈“虫噬状”改变；管腔狭窄，呈“串珠状”或僵直的管道，甚至闭锁。输尿管或肾盂有积水。

（3）膀胱结核：尿路造影早期在输尿管、膀胱交界处模糊不清，膀胱外形变小，边缘不整（为结核性溃疡引起），继而膀胱痉挛，体积缩小，呈“小膀胱”征，最后呈一僵硬、痉挛、不规则的小腔。可使括约肌破坏，产生健侧输尿管回流现象。

3．泌尿系肿瘤

（1）肾癌：腹部平片肾影外形增大，呈分叶状或局部膨隆。尿路造影肾局部增大，肾盏有压迫、牵拉、移位、扭曲破坏甚至闭塞，有时可显示肾盏分离而呈“手握球”状，或“蜘蛛足”征，累及肾盂时显示肾盂内充盈缺损。

（2）膀胱癌：膀胱造影检查表现为大小不等、边缘不规则的结节状充盈缺损，局部膀胱壁僵硬、不规则。

五、骨与关节系统

（一）骨与关节检查方法

1．透视　主要用于寻找、定位不透 X 线的异物，四肢骨折与关节脱位的诊断与复位。

2．摄片　是骨与关节的主要检查方法。一般摄正侧位片，根据需要加摄斜位和切线位片等。有时可同时摄健侧相应部位相同体位片进行对比。

（二）正常 X 线表现

1．管状骨　包括骨膜、骨皮质、骨松质和骨髓腔。①骨膜：正常骨膜在 X 线上不显影，如出现骨膜则为病理现象；②骨皮质：为致密骨，密度均匀致密，在骨干中部最厚，向两端逐渐变薄，至骨端时仅为一菲薄骨层，骨皮质外缘光滑而整齐，在肌肉肌腱附着处可出现隆起或凹凸不平；③骨松质：由骨小梁和其间的骨髓间隙所构成，X 线上为细致而整齐的骨纹理结构；④骨髓腔：常为骨皮质和骨松质所遮盖而显示不清，于长骨骨干中部可显示为一边界不清、较为透亮的带状区域。

2．四肢大关节　包括关节软骨、关节间隙、关节囊和关节两端的骨。①关节软骨：无病变时在 X 线上不显影，参与构成 X 线上的关节间隙；②关节囊：是附着在关节面周围的结缔组织囊，在 X 线上表现为软组织密度；③关节间隙：X 线片上显示的关节间隙是代表构成关节两个相对骨端的骨性关节面之间的关节软骨、少量滑液和很窄的解剖间隙的总和，有的还包括半月板及韧带；④关节面：由致密的骨质构成，关节面光滑整齐。

3．脊柱　由 7 个颈椎、12 个胸椎、5 个腰椎、5 个骶椎及 3 ～ 5 个尾椎组成。颈、胸、腰的每个脊椎间均有分节，并可微动，骶、尾椎则分别融合成骶骨和尾骨。除第 1、2 颈椎及骶尾椎外，每个脊椎均由椎体和椎弓组成，两者之间形成椎孔，诸脊椎的椎孔共同形成椎管。X 线正侧位片上椎体呈长方形，两侧有横突影。椎体与椎体之间为椎间盘，在 X 线上不显影。

（三）基本病变的 X 线表现

1．骨骼的基本病变

（1）骨质疏松：表现为骨密度减低，骨小梁变细，数目减少，间隙增宽，骨皮质变薄。

（2）骨质软化：表现为骨质密度普遍减低，皮质变薄，骨小梁稀少，骨骼变形。

（3）骨质破坏：表现为局部骨质密度减低，骨皮质和骨小梁消失，呈一局部骨质缺损区。若

破坏边缘清晰、锐利，提示病变为慢性或良性；反之，提示为急性或恶性。

（4）骨质增生硬化：表现为骨皮质增厚，骨轮廓粗大，髓腔变窄，骨小梁增粗、密集，整个骨质密度增高。

（5）骨膜增生：又称骨膜反应，表现为骨皮质外呈层状、花边状、放射状密影。

（6）骨质坏死：表现为大小不等、条状、块状或砂粒状高密度影。

（7）骨内或软骨内钙化：表现为颗粒状或小环状无结构的高密度影。

（8）骨内矿物质沉积：表现为多条横行相互平行的致密带，厚薄不一。

（9）骨骼变形：炎性骨膜增生与骨皮质融合后局部骨骼增粗，骨肿瘤膨胀性增大可使骨局部外隆，骨折使骨质中断，骨软化使骨弯曲等。

（10）周围软组织改变：外伤、炎症等可引起骨骼周围软组织肿胀，层次模糊。恶性肿瘤可见局部软组织肿块影。长期慢性骨病可引起软组织萎缩。外伤后，软组织内可出现血肿钙化或骨化。肿瘤新生骨时也可见不规则骨影及钙化。

2．关节的基本病变

（1）关节肿胀：表现为关节周围软组织影增厚，密度增高，层次模糊，关节间隙正常或增宽。

（2）关节破坏：表现为关节面局部骨质缺损，骨小梁消失。

（3）外伤性关节脱位：全脱位者关节面彼此不接触，半脱位者尚有部分接触。①肩关节脱位：分前脱位和后脱位，以前脱位多见，肱骨头前脱时，常同时向下移位，位于肩胛盂下方；②肘关节脱位：分后脱位、前脱位和侧脱位，后脱位多见，因过伸或向后冲击的外力引起尺、桡骨向肱骨后方脱位，常合并骨折、关节囊及韧带损伤，还可并发血管和神经损伤。

（4）关节退行性变：早期X线表现主要为骨性关节面模糊、中断、消失。中晚期表现为关节间隙狭窄、软骨下骨质囊变和骨性关节面边缘骨赘形成，不发生明显骨质破坏，一般无骨质疏松。

（四）常见疾病的X线诊断

骨折

（1）骨折的基本X线征象：直接征象是骨折线，呈不规则线状透光影，骨小梁中断、错位；嵌入性或压缩性骨折骨小梁嵌插紊乱，可呈带状密度增高影，仅见骨皮质皱折、凹陷或隆起或骨小梁扭曲，骨皮质部分断裂是儿童青枝骨折。骨骺分离是软骨骨折的表现。间接征象是正常解剖位置改变、软组织变化。

（2）骨折的类型：根据骨折线的形状分为：纵形、横形、斜形、螺旋形、T形、粉碎性、放射状、凹陷形、压缩形等（图11-28 ~ 31）。

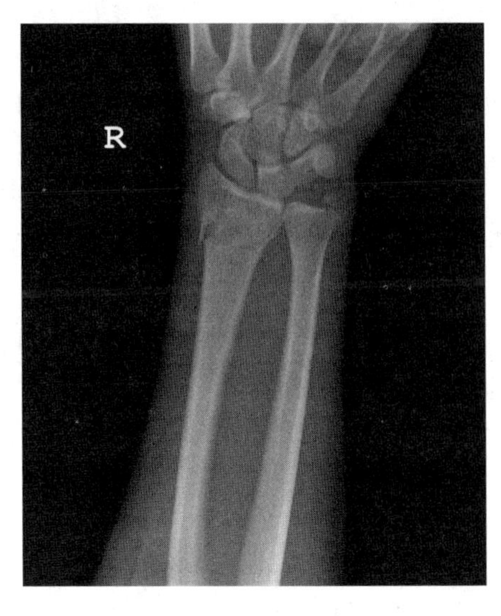

图11-28 桡骨横行骨折

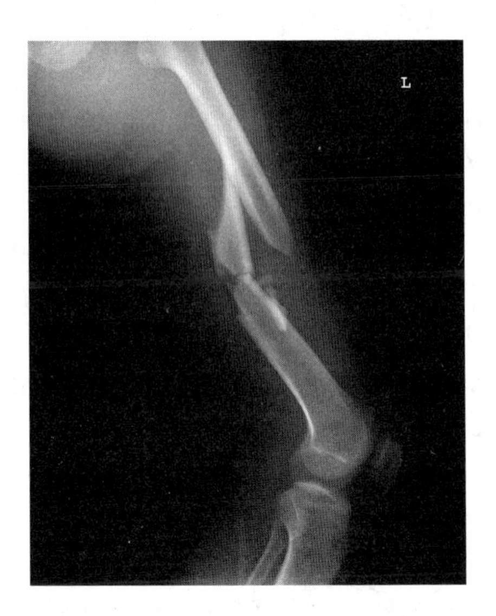

图11-29 股骨粉碎性骨折

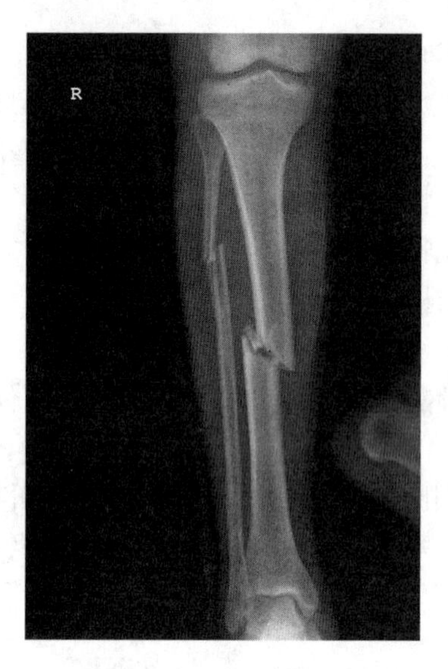

图 11-30 胫腓骨斜行骨折

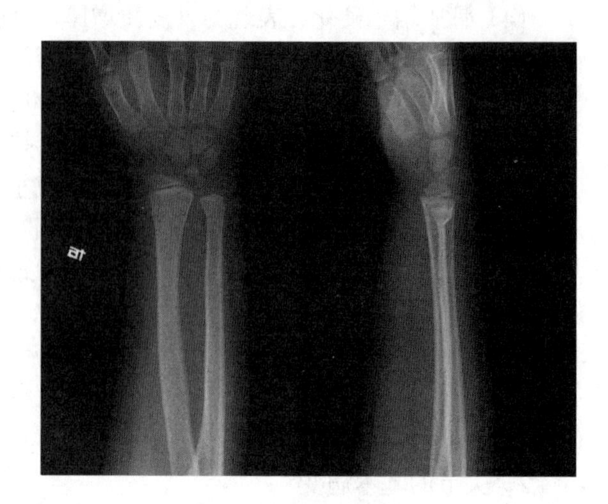

图 11-31 桡骨青枝骨折

（3）骨折断端对位对线情况：确定移位时，在长骨以骨折近端为准，借以说明远端移位方向和程度。骨折远端相对近端发生上下、左右、前后的位置变化为对位不良，骨折远端相对近端长轴发生旋转变化为对线不良。拍片时需包括上下两个关节，才能判定有无旋转移位。嵌入性骨折为骨折端互相嵌入，呈条带状致密影，骨皮质、骨小梁断裂相错，断端无明显移位，可有骨短缩或变形。骺离骨折为骨骺线增宽，骨骺与干骺端对位异常。骨折复位后复查时，应注意骨折断端的对位与对线。

（4）骨折愈合：①血肿形成期：骨折线仍清楚可见，或骨折线稍模糊；②骨痂形成（临床连接期）：表现为骨折线模糊，断端局部密度增高；③骨性愈合期：表现为骨痂范围加大，断端出现不规则或层状骨性致密影，骨折线消失。

第三节 CT 基础

一、CT 发展概况

计算机断层成像（computed tomography，CT）是近代飞跃发展的计算机技术和 X 线检查技术相结合的产物。

1971 年，英国 EMI 公司的工程师 Hounsfield 成功设计了第一台头部 CT 扫描机，经神经放射学家 Ambrose 应用于脑部扫描，取得极为满意的诊断效果，它使对 X 线吸取差别小的脑组织和脑室以及病变本身显影，并获得颅脑横断面图像。

1974 年，美国 Georgetown 医学中心工程师 Ledcey 成功设计全身 CT 扫描机，使之可以对全身各个解剖部位进行检查，扩大了检查范围。此后，CT 设备与检查技术发展非常迅速，特别是螺旋 CT 和超高速 CT 的问世，扩大了 CT 的临床应用范围，提高了 CT 诊断效果。

二、CT 机的基本结构与成像原理

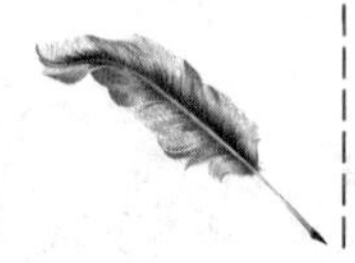

1．CT 机的基本结构 CT 机的结构较为复杂，但主要包括以下 5 个部分：①扫描架：由 X 线管、探测管、准直器、模 / 数转换器组成；②检查床：主要是将患者的检查部位送入扫描孔；

③高压发生器：主要为X线管提供高压；④计算机系统：包括主计算机和阵列处理器，前者用来控制整个系统的运用，包括机架和床的运动、X线的产生、数据收集以及各部件间的信息交换，后者负责图像重建；⑤图像显示、存贮及输出设备：是将计算机处理、重建的图像显示在荧光屏上。也用多幅照相机或激光照相机拍摄成胶片，还可将图像传送到PACS系统。

2．CT成像基本原理　CT成像为X线管发出的X线束（高度准直）对人体检查部位一定厚度的层面进行断面扫描，由探测器接收、测定透过该层面的X线量，然后经放大并转换为电子流，再经模/数转换器（A/D）转换成数字，输入计算机储存和计算，得到该层面各单位容积（体素）的X线吸收值，后经数/模转换器（D/A）在显示器上转成CT图像，临床上将此图像再摄于胶片上或用其他的介质存储。因此，CT图像是计算机计算出的图像。

三、CT的图像特点

1．CT图像是经计算机处理后的重建横断面图像　它是由一定数目由黑到白不同灰度的像素（构成CT图像的最小单位）按矩阵排列而成的。像素是反映相应体素（构成人体某一部位有一定厚度的最小体层单位）的X线吸取系数。像数越小，且同一切面上像素数目越多，构成的图像越细致，图像空间分辨力越高。

2．CT图像是一种灰度不同的黑白图像　黑影表示低吸收X线区，即低密度影；白影表示高吸收X线区，即高密度影；灰色影表示中等吸收X线区，即中等密度。CT的密度分辨为较普通X线高10～20倍，能显示组织结构或病变之间细微的密度差别。

3．CT图像可用CT值（单位HU）量化组织结构或病变的密度

（1）CT值：是物质对X线的吸收系数与水的吸收系数的相对偏离值。一般水的吸收系数为1.0，CT值定为0 HU；骨皮质的吸收系数为2.0，其CT值为+1 000 HU；空气是吸收系数为0，其CT值定为-1 000 HU。这样人体中密度不同各组织的CT值介于-1 000～+1 000 HU的2 000个分度之间。

（2）窗宽与窗位：CT图像是黑白图像，黑白图像是由黑到白不同的灰阶构成的，窗宽W（window width）指显示图像时所选用的的CT值范围。窗位C（window center）指窗宽上下限CT值的平均数。

（3）窗口技术：一般CT机可显示的CT值范围为-1 000～+1 000共2 000个密度等级，而人的肉眼仅能识别16个灰阶，若把2 000个CT值分成16个灰阶，则2 000÷16=125（HU），此式说明，如果不同组织的CT值的差异不大于125 HU即在同一灰阶之中，人眼即无法分辨，而人体正常组织与病变组织有时仅相差几个CT值（3～5HU），这样就给分清病变带来困难。因此，极其需要把欲观察组织的CT值集中到人眼所能分辨的范围内，使图像黑白（浓淡）度适宜。窗口技术就是利用窗位和窗宽来选择感兴趣的CT值范围，并将其转换成16个灰阶，而小于或大于该CT值范围的结构则变成全黑或全白。调整窗宽W，观察同一组织器官的细节，宽显示范围扩大，细节减少；窄显示范围缩小，细节增多。调整窗位C，观察不同的组织器官，高显示较高密度组织，低显示较低密度组织。

常见几种组织的窗宽窗位：①脑组织窗：W 80～100，C35左右；②骨窗：W 1000，C300左右；③肺窗：W 1000～1600，C-800；④纵隔窗：W300～500，C30左右；⑤肝软组织窗（W200～350，C30～50）。

四、CT的检查方法

CT扫描前要根据不同的检查部位和诊断要求选择扫描范围与层面厚度，一般常规层厚用10mm，较小的器官或病灶需要5mm或1～3mm不等的薄层扫描。检查方法有如下几种。

1．平扫　是指扫描时血管内不注射造影剂的普通扫描，一般多做横断面扫描。腹部扫描时

患者常口服造影剂，一般都必须先做平扫。

2．增强扫描　是经静脉注入水溶性有机碘剂后，再行扫描的方法。在向血管内注入碘剂后器官与病变内碘的浓度可产生差别，形成密度差，以显示平扫未能显示或显示不清的病变，有助进一步明确诊断。一般常用非离子型碘剂，常用方法为团注法，即在二十几秒钟内将全部造影剂迅速注入，一般使用高压注射器注射。

3．造影扫描　是先做器官或组织的普通X线造影，然后再行CT扫描的方法。它可利用两者的优越性，提高对病变的诊断率，如脊髓造影CT、静脉肾盂造影CT等。

4．特殊扫描　是为进一步明确诊断的需要所做的特殊方式扫描，如薄层扫描、高分辨率CT（HRCT）扫描、动态扫描、CT血管造影、CT三维图像重建及CT仿真内镜技术等。

五、CT诊断的临床应用

CT诊断在临床上的应用范围已越来越广泛，大大地提高了诊断效率，但CT设备比较昂贵、检查费用偏高，对某些部位的检查和某些疾病的诊断价值，仍有一定的限制。所以，除颅脑、肝、胆、胰等脏器疾病外，在临床上应合理应用，不宜将CT检查视为常规诊断手段，应在了解其优势的基础上，合理地选择应用。

第四节　中枢神经系统常见疾病CT诊断

一、颅脑外伤

1．颅骨骨折　骨折的部位与暴力部位有关，多见于顶、颞及枕骨。X线片可显示骨折线的部位及形状。骨折线可为线形、星形、凹陷以及粉碎性，边缘清楚、锐利、方向不定等。颅底骨折常不易显示骨折线，但可见由于出血或脑脊液外漏于含气腔隙，如鼻旁或乳突内可见气液平面。颅骨骨折在头部CT骨窗显示更清晰（图11-32）。

2．颅内出血　常规颅脑CT扫描可显示颅内是否有出血，根据出血的部位可分为：

（1）硬膜外血肿：表现为颅骨内板下方局限性梭形高密度区，CT值通常为40～100HU，随着血块的收缩，CT值可进一步增高，而随着血块的液化则可变为低密度（图11-33）。

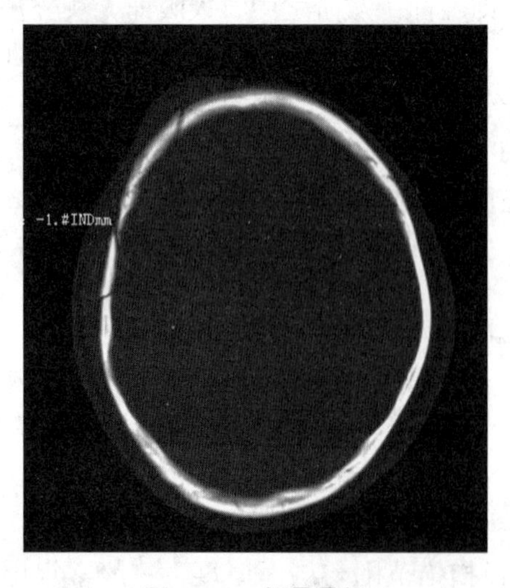

图11-32　颅骨骨折

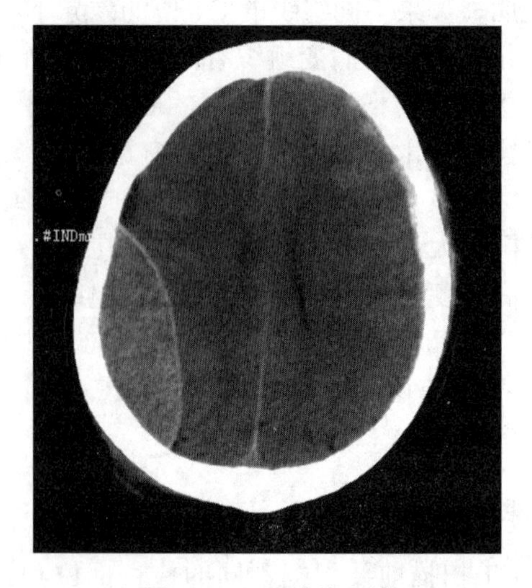

图11-33　硬膜外血肿

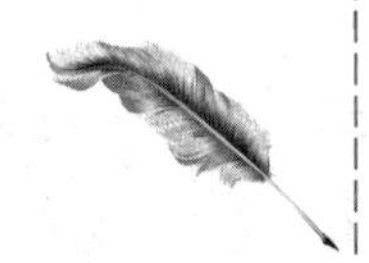

（2）硬膜下血肿：表现为骨内板下方薄层密度均匀的新月形或半月形高密度区，亦可呈混杂密度或等密度，范围较广泛，常合并脑挫伤及脑水肿，故常见占位效应（图 11-34）。

（3）蛛网膜下腔出血：出血多位于大脑纵裂和脑底池。CT 是诊断急性蛛网膜下腔出血的首选方法，表现为脑池、裂、沟密度增高。常规 MRI 不易发现急性蛛网膜下腔出血。亚急性蛛网膜下腔出血，MRI 的 T1WI 表现为高信号。慢性蛛网膜下腔出血，含铁血黄素沉积在脑表面，T2WI 上表现为低信号。MRI 诊断慢性蛛网膜下腔出血的感性比 CT 高（图 11-35）。

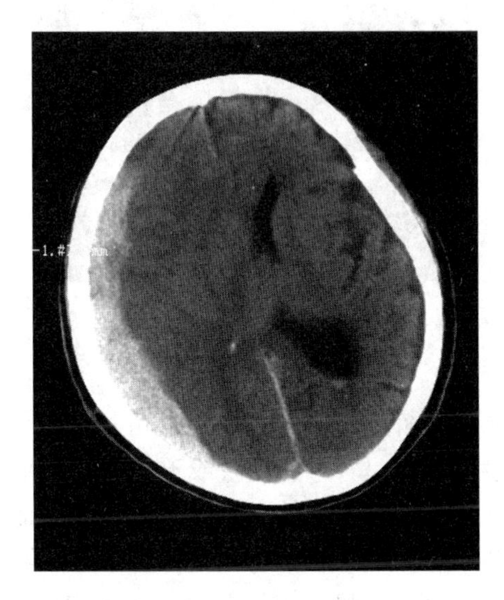

图 11-34 硬膜下血肿

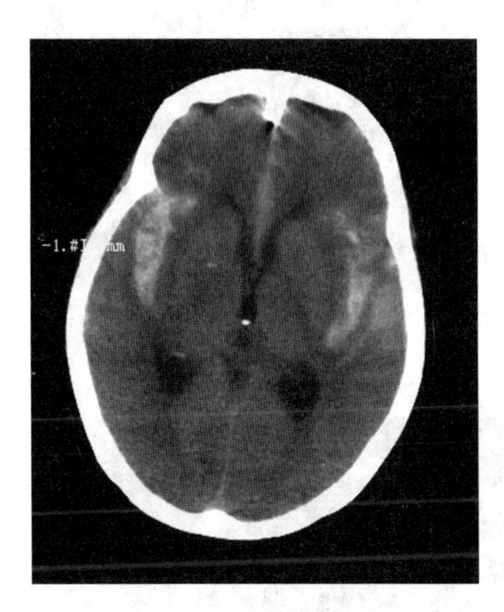

图 11-35 蛛网膜下腔出血

（4）脑内血肿：表现为脑实质内范围及形状不定的高密度区，轮廓清楚、密度均匀，CT 值 60 ～ 80HU，其周围多有低密度的水肿带围绕，并可见中线结构移位的占位效应。如血液流入脑室或蛛网膜下腔，则于脑室或蛛网膜下腔内可见高密度影。亚急性或慢性血肿在 CT 上呈等密度时，可行 MRI 检查，可见在 T1WI 上呈等或低信号，而在 T2WI 上呈高信号。

二、脑血管病变

1．脑梗死　指各种原因引起的急性脑血管闭塞，最常见的原因为脑动脉硬化继发血栓形成。可分为缺血性、出血性及腔隙性三种。

（1）血管造影：可早期显示闭塞处血管突然中断或逐渐变细而闭塞，病变区血流缓慢、循环时间延长，阻塞远端有时可见侧支循环充盈，或无灌注区。

（2）CT 平扫：缺血性脑梗死 24 小时以内常无明显改变。24 小时以后可见梗死区脑实质内密度减低区，多呈基底在外的三角形或扇形，边界不清，合并脑水肿者可出现占位效应。1 ～ 2 个月后病变密度继减低，可与脑脊液密度相近。出血性脑梗死常发生于发病后 1 周至数周，于三角形或扇形低密度区内可见不规则的斑片状密度增高影，边界清楚，多伴有明显的占位效应（图 11-36）。

腔隙性脑梗死多见于基底节区或丘脑区，表现较小的类圆形低密度灶，边界清楚，直径一般为 5 ～ 15mm，一般无占位效应。后期增强扫描，梗死区可表现明显强化，多呈脑回状、片状或团块状强化（图 11-37）。

（3）MRI：可发现 CT 上难以发现的小的腔隙性脑梗死，一般于病后 6 小时即可出现异常。表现为 T1WI 呈低信号而 T2WI 呈高信号。

2．脑出血　最常见的原因为高血压性脑动脉硬化。多见于基底节及丘脑部位，亦可见于大脑半球的额叶、颞叶及顶叶，小脑较少见。

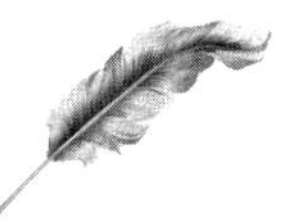

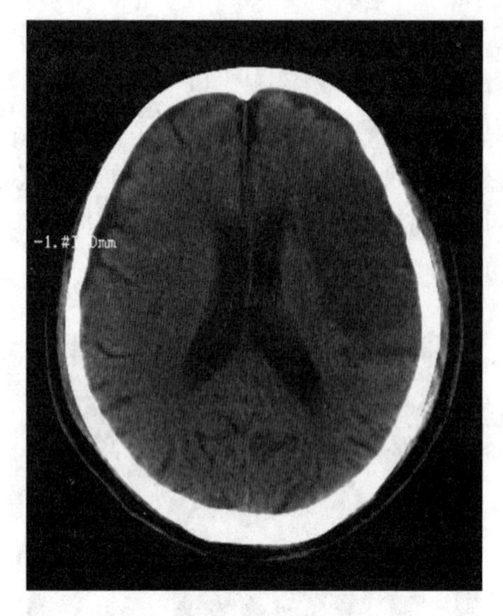

图 11-36 缺血性脑梗死

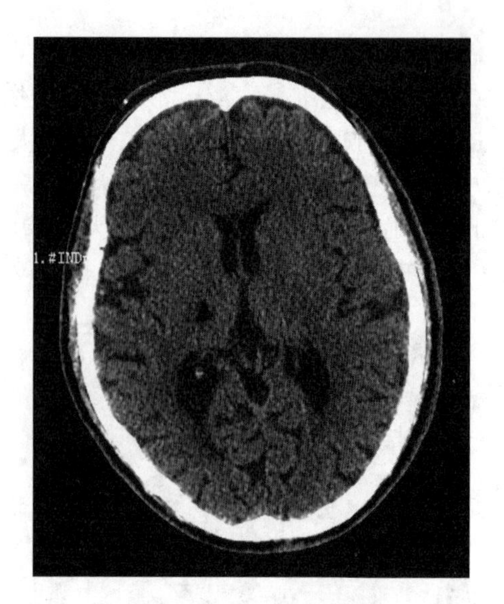

图 11-37 腔隙性脑梗死

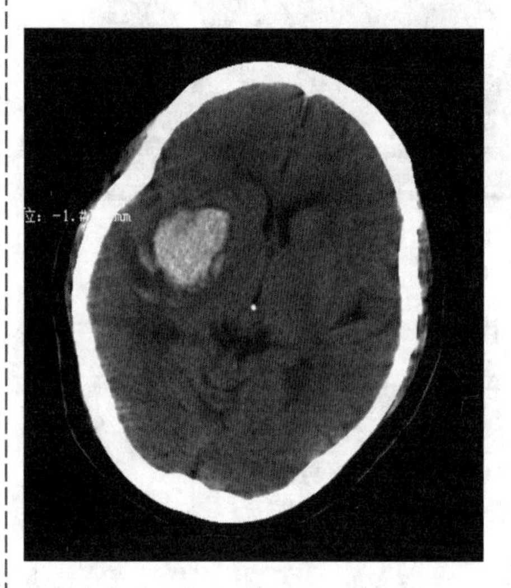

图 11-38 脑出血

（1）CT 表现：新鲜血肿在 CT 平扫上可见边缘清楚、密度均匀的高密度区，可呈肾形、团块或不规则形，血肿周围可出现低密度水肿带，并引起占位效应。1 个月后血肿逐渐变为等密度，进而呈低密度。2 个月后病变部位软化成脑脊液密度的囊腔。数月后被瘢痕组织取代（图 11-38）。

（2）MRI 表现：急性出血显示不如 CT；在亚急性期，T1WI 及 T2WI 上均呈高信号；慢性期，在 T1WI 及 T2WI 上均呈高信号，且在 T2WT 上血肿与其周围的水肿间见一环状低信号带，系含铁血黄素沉着所致，可作为血肿进入慢性期的标志。

（苏 江）

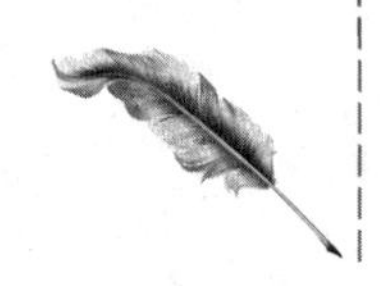

第十二章　超声检查

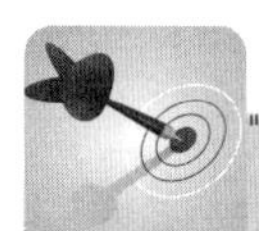

学习目标

1．掌握超声仪器的基本构成、基本性能和操作方法；超声检查方法及适应证、常见病的超声表现及典型声像图特点。
2．熟悉超声成像原理、超声图像观察分析的基本内容及超声诊断报告的解读。
3．了解超声物理基础知识、临床应用及检查前准备。

第一节　超声基础知识

超声是超过正常人耳听阈上限的机械波，频率在 20 000Hz 以上，因其以波的形式传播，故又名“超声波”。超声检查是利用超声的物理特性和人体器官组织学性质上的差异，以波形、曲线或图像的形式显示和记录，借以进行疾病诊断的检查方法。超声诊断由于设备不似 CT 或 MRI 设备那样昂贵，可获得器官的任意断面图像，还可实时动态观察运动器官的活动情况，成像快，诊断及时，无创便捷，可重复性好，属于非损伤性检查，因此，在临床上应用广泛，是医学影像学中的重要组成部分。不足之处在于对含气器官如肺及骨骼等高密度组织显示较差、图像的整体观不如 CT 和 MRI。

一、成像原理

（一）超声的物理特性

超声是机械波，由物体机械振动产生。医学上应用的超声频率一般为 2.5 ~ 10MHz。超声需要在递质中传播，其速度因递质不同而异，在固体中最快，液体中次之，气体中最慢。在人体软组织中约为 1 500m/s。

1．反射与散射

（1）与反射与散射有关的两个概念

1）声阻抗：声阻抗（Z）等于递质的密度（ρ）与声速（c）的乘积，以公式表示：$Z=\rho c$。声阻抗是表示递质的一个重要物理量。递质不同，其声阻抗亦然不同。

2）界面：两种声阻抗不同的递质互相接触的那个面，称为界面。大界面是界面反射的基础，小界面是散射的条件。

（2）反射：当入射声束遇到大界面时，如两种递质声阻抗差大于 0.1%，其一部分声能被折

返回去，变成回声，这种现象称反射。其另一部分声能透过界面，称投射。反射的基本特点是反射角等于入射角，像光的镜面反射一样。

声阻抗差越大，界面越平滑，反射越强；入射角越小，反射回声被探头接受的可能性越大。要获得有诊断意义的界面反射，必须具有三个条件：①声阻抗差至少要 0.1%；②要有平滑的大界面；③入射角接近或等于零。

（3）散射：入射声束遇到小界面或不光滑的大界面时，并不按一定方向反射，是从入射方向向四面偏移，这种现象叫散射。由于散射的声能在声场里是随机分布的，而且必有一部分是向着探头方向，能被现代高度灵敏的超声仪所接收，从而作为显示脏器或病变内部微细结构的信息。因此，散射是超声成像法研究脏器或病变内部结构的重要依据和条件。

2．吸收和衰减 吸收是声能克服递质的内摩擦力变成热能的一种现象，本质是消耗声能的过程。衰减是声能随传播距离增加而减弱的现象，是吸收、反射、散射等耗能的总和。不同的递质因其衰减系数不同，衰减程度也不同。在人体中，骨骼和牙齿衰减最大，软组织较轻。在软组织中，蛋白质尤其是纤维蛋白衰减最大，而水分最小。在同一递质中，衰减随频率增高而增大，声能随传播距离延长而逐渐耗尽。衰减可用于辨别病变的性质，有助于诊断；亦可掩盖某些病变，有碍于诊断。

3．分辨力 是指超声仪能够区分最小障碍物的能力，主要包括空间分辨力和对比分辨力。分辨力有纵横之分，纵横两种分辨力均与频率成正比，频率越高，它们的分辨力越好。频率越高，衰减越重，穿透力越弱，对浅表的较小器官，用高频率探头，对深在而较大的脏器，用低频率探头。

4．多普勒效应 是 1842 年由奥地利物理学家多普勒首次发现的。它是一种频移现象，当活动的界面（如血球）向着或背离探头做相对运动（流动）时，其回声频率所发生的增高（界面向着探头运动时）或降低（界面背离探头运动时）的变化。这种频移的大小与活动界面的运动速度有关，速度越快，频移越大。频移及其程度可借助多普勒诊断仪检出。

（二）超声成像原理

人体结构对超声而言是一个复杂的递质，各种器官与组织，包括病理组织有它特定的声阻抗和衰减特性。超声射入体内，由表面到深部，将经过不同声阻抗和不同衰减特性的器官与组织，从而产生不同的反射与衰减，这种不同的反射与衰减是构成超声图像的基础。将接收到的回声，根据回声的强弱，用明暗不同的点状回声依次显示在荧屏上，则可显出人体的断面超声图像，称之为声像图。人体器官表面有被膜包绕，被膜同其下方组织声阻抗差别大，形成良好界面反射，声像图上出现完整而清晰的周边回声，从而显出器官的轮廓。根据周边回声能判断器官的形状与大小。

1．边缘回声 由于超声反射的特性，超声能在屏幕上清楚地显示出脏器周边部的回声，因此，我们可以判断出脏器的形态、大小及它们的部位。有包膜的病变，边缘的回声清晰、完整；浸润性病变则境界模糊，边缘不整，且不光滑。

2．内部回声 由于人体各部组织结构的复杂，声学特性有很大的不同，所以其内部回声也有很大的不同。根据内部回声的有无、均匀程度和声阻抗差的大小，可将内部回声分成强回声、高回声、等回声、低回声、弱回声和无回声，用以判别脏器及病变的性质。根据图像中不同灰阶强度将其信号分为：

（1）强回声：灰度明亮，后方常伴声影，如结石、气体、金属、致密骨以及各种钙化灶等。

（2）高回声：灰度较明亮，后方不伴声影，如肾窦和纤维组织等呈此类回声。

（3）等回声：灰阶强度呈中等水平，如正常肝、脾等实质脏器的回声。

（4）低回声：呈灰度较暗淡水平的回声，如正常肾皮质等均质结构。

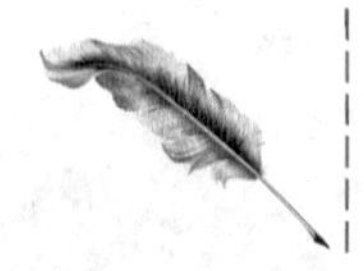

（5）弱回声：灰度暗淡，表现为均匀细小的灰黑点状回声或接近于无回声，有时需提高增益

才能显示，如肾锥体和正常淋巴结的回声。

（6）无回声：灰度极暗淡的黑色区，均匀的液体内无声阻抗差异的界面，即呈无回声暗区，如正常充盈的胆囊、膀胱、血液、羊水等。

（三）超声设备

超声设备类型较多。早期应用幅度调制型，即A型超声，以波幅变化反映回波情况。现在应用灰度调制型，即B型超声，是以明暗不同的点状回声反映回声变化，在荧屏上显示9～64个等级灰度的图像。强回声点状回声明亮，弱回声点状回声暗淡。根据成像方法的不同，分为静态成像和动态成像（实时成像）两种。前者获得静态声像图，图像展示范围较广，影像较清晰，但检查时间长，应用少；后者可在短时间内获得多帧图像［20～40f/s（帧/秒）］，故可观察器官的动态变化，但图像展示范围小，影像稍欠清晰。

超声设备主要由超声换能器即探头、发射与接收、显示与记录装置以及电源等部分组成。

1．换能器　由压电晶状体构成，完成超声的发生和回声的接收，其性能影响灵敏度、分辨力和伪影干扰等。B型超声设备多用脉冲回声式，电子线阵式探头行方形扫描，电子相控阵式探头行扇形扫描。为了借助声像图指导穿刺，还有穿刺探头。探头频率可分为3.5 MHz、5.0 MHz、7.5 MHz等。频率越高，其分辨力越好，穿透能力越差，根据检查部位选用合适的探头。一个超声设备可配备几个不同性能的探头备选用。

2．显示器　用阴极射线管，记录可用计算机存储设备、多帧照相机和录像机等。

“彩超”是“实时二维彩色多普勒血流显像”的简称。利用多普勒效应原理，在二维声像图上以不同颜色显示不同方向血流，通常以红色代表迎向探头血流，蓝色代表背离探头血流，以红、黄、蓝、绿、青五彩镶嵌色代表湍流，是彩色多普勒与二维超声叠加的成像方法，能提供心血管及其他脏器血流状况相关信息。

腔内超声包括经食管超声、经直肠超声、经阴道超声和内腔镜式超声。其中一些技术已获得了较为广泛的应用。

用探头对脏器进行多轴向扫查，可得到多幅二维图像，经计算机处理、还原出被检体三维图像的超声技术就是“三维超声”，显示方法分为静态、动态两种。

二、超声诊断技术

1．体位　超声检查多采用仰卧位，但也可用侧卧位、俯卧位、坐位等其他的体位。检查过程中可变更体位。

2．切面方位　可用横切、纵切或斜切面。

3．检查方法　患者采取适宜体位，露出皮肤，涂耦合剂，以排除探头与皮肤间的空气，探头紧贴于皮肤扫描，扫描中观察图像，必要时冻结，行细致观察，做好记录，并可摄片和录像。应注意器官的位置、大小、形态、周边回声，尤其是后壁的回声、内部的回声、活动的状态、器官与邻近器官的关系及活动度等。

三、超声声像图特点

1．声像图是以明（白）暗（黑）之间不同的灰度来反映回声之有无和强弱，无回声则为暗区（黑），强回声则为亮区（白）。

2．声像图是切面图像。改变探头位置可得任意方位的声像图，并可观察活动器官的运动情况。但声像图展示的范围即整体观不如X线、CT或MRI。

四、超声声像图分析与诊断

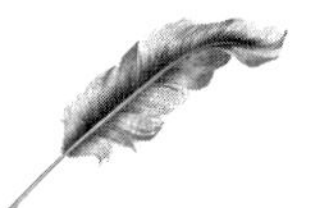

观察声像图时，需循序渐进：①首先应了解切面方位，以便于认清所包括的解剖结构，注意

周边的回声，包括器官与较大肿块的边缘回声；②观察其大小、形态、位置与活动情况；③应用游标测量其径线、面积或体积；④观察器官与较大肿块的内部回声，包括回声的强弱、多少、分布和回声周围的情况；⑤注意邻近器官的改变，包括受压移位或浸润破坏等。

将所得声像图的改变结合临床进行综合判断。局部病变应确定病变的位置；病变的大小、数目；病变的物理性质，是液性、实质性、含气性或混合性；病理性，是炎性或肿瘤性，良性或恶性，原发还是转移，是癌还是肉瘤等。

五、超声诊断的临床应用

超声检查操作简便、费用低廉、无创、没有射线损伤、易重复，对心血管、腹部和盆腔器官包括妊娠的检查应用较多，对肝、胆囊、胰腺、脾、肾、膀胱、前列腺、甲状腺、子宫、卵巢、眼、乳腺、妊娠等疾病的诊断都有相当的价值。

超声诊断也有其局限性。由于超声物理性质，使超声对骨骼、肺和胃肠的检查受到限制，需与其他影像学表现和临床资料相结合才可靠。病变过小，直径在 0.5cm 左右，或声阻抗差不大，不引起反射，则难于在声像图上显示出来。此外，超声设备的性能、检查人员的技术与经验也会影响诊断的结果。

六、检查前准备

腹部检查宜空腹时进行，以防止肠道内容物和气体的干扰，必要时需饮水充盈胃腔，以此作“透声窗”，进行胰腺或腹内深部病变的检查；胆管系统检查需前晚进清淡饮食，当天禁早餐，尽量上午检查，使胆囊充盈胆汁，以利于胆囊内病变的显示。在需要评价胆囊收缩功能或了解胆管有无梗阻时，则应准备脂肪餐；检查膀胱及经腹部检查子宫附件时，必须使膀胱适度充盈，以能够显示子宫底部为标准，以避免肠道内气体的干扰。经阴道检查子宫附件之前，则应排空膀胱。胎儿畸形的筛查一般在 20 ～ 24 周左右，且羊水量应适当，超声不能筛查出所有胎儿畸形。

第二节 常见病的超声表现及典型声像图

一、眼部疾病的超声诊断

1．视网膜母细胞瘤

（1）眼内实性肿物：可为圆形、半圆形或不规则形。

（2）钙斑反射：软组织内钙斑是诊断视网膜母细胞瘤的重要标志。

（3）超声多普勒：肿瘤内可见与视网膜中央动静脉相连续的血流频谱，为高速、高阻型。

2．视网膜脱离

（1）原发性视网膜脱离：玻璃体暗区出现异常带状回声，较薄而整齐，凹面向前，后端连于视盘，前端可达周边部（锯齿缘），眼球转动时可见垂直于眼球壁的后运动。广泛的或全视网膜脱离，常显示为“八”字形带状回声，带状回声与眼球壁之间的暗区，表示视网膜下液。

（2）继发性视网膜脱离：视网膜下液内常有异常回声，如继发于炎症的，有弱回声点状回声；肿瘤引起的脱离，网膜下可见实性团块回声。

二、甲状腺疾病的超声诊断

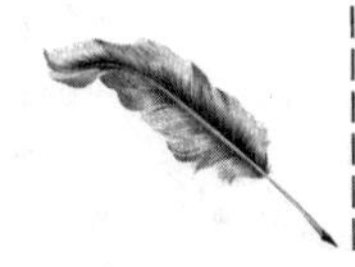

1．结节性甲状腺肿　双侧甲状腺内见多发性、大小不等的结节，结节边界模糊，无包膜回声。部分结节可发生内部出血、囊性变、纤维组织增生及钙化等而呈现相应的声像图特征。

2．甲状腺腺瘤　圆形或椭圆形实质性或混合性肿块，边缘光滑，包膜完整，边界清晰，周边可见“晕环”征，CDFI：肿块周边可见环绕血流（图 12-1）。

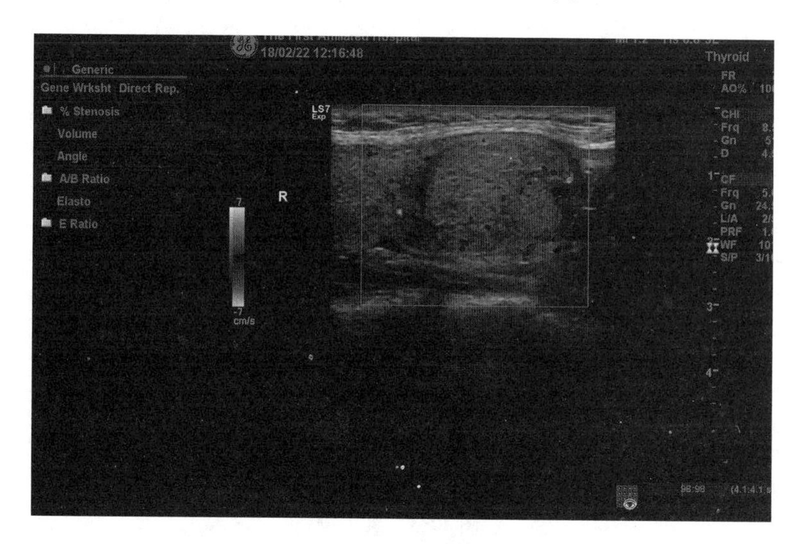

图 12-1　甲状腺腺瘤

3．甲状腺癌　甲状腺内可见低回声区，边缘不规整呈“蟹足”样，内部回声不均，可见多个点状强回声，后方回声轻度衰减，CDFI：内见较丰富动静脉血流，分布较杂乱。多有颈部淋巴结肿大。

4．甲状腺功能亢进　甲状腺弥漫性、对称性、均匀性肿大，腺体回声正常或稍强，分布均匀或稍不均匀，CDFI：腺体内血流明显增多，呈“火海征”样改变（图 12-2）。

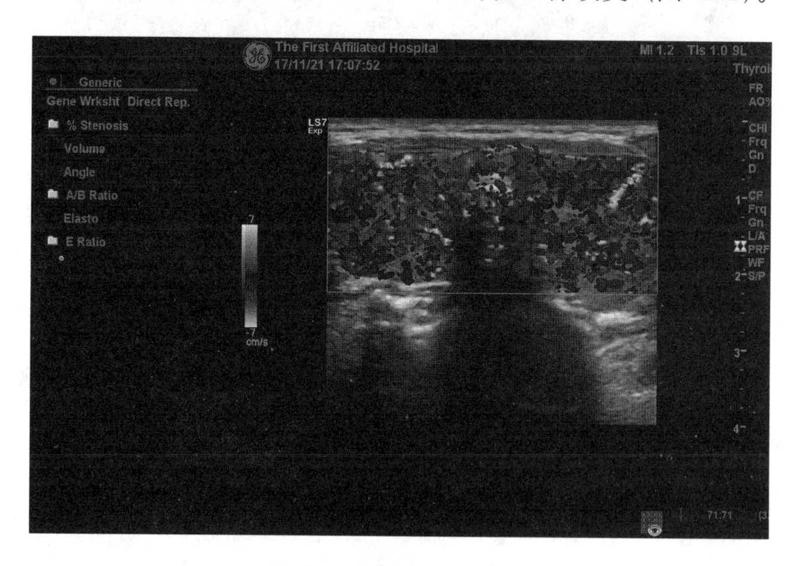

图 12-2　甲状腺功能亢进

5．桥本甲状腺炎　腺体明显增大，峡部增大明显，回声减弱，明显粗糙不均匀，呈网格样，甲状腺血运显示明显增加或减少。

三、乳腺疾病的超声诊断

1．乳腺癌　肿块形态不规整，边界模糊，无包膜，内呈不均匀低回声，可伴有强回声点，肿块后方回声衰减；CDFI 可检出高阻动脉血流频谱（图 12-3）。患侧腋下可见肿大的淋巴结。

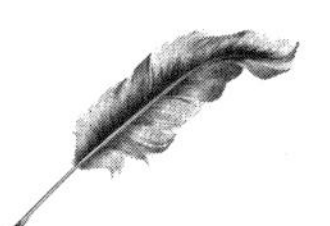

2．乳腺纤维腺瘤 肿块呈圆形或椭圆形，边界清晰，有包膜，其内呈均匀低回声。后方回声多数增强（图 12-4）。

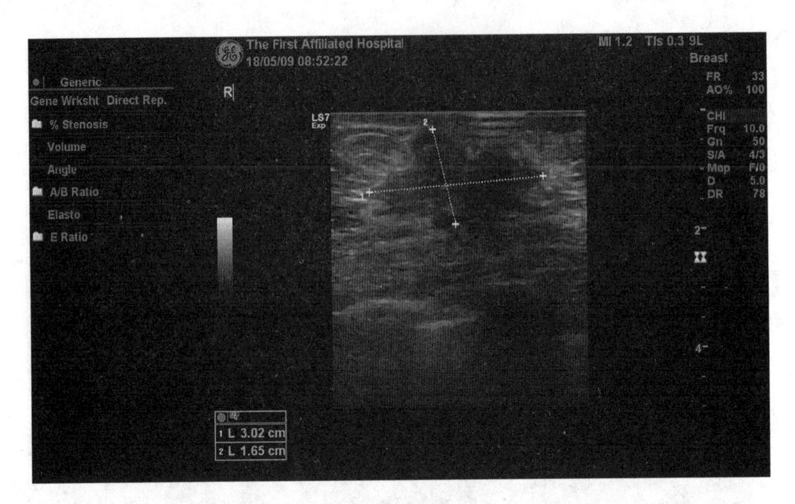

图 12-3 乳腺癌

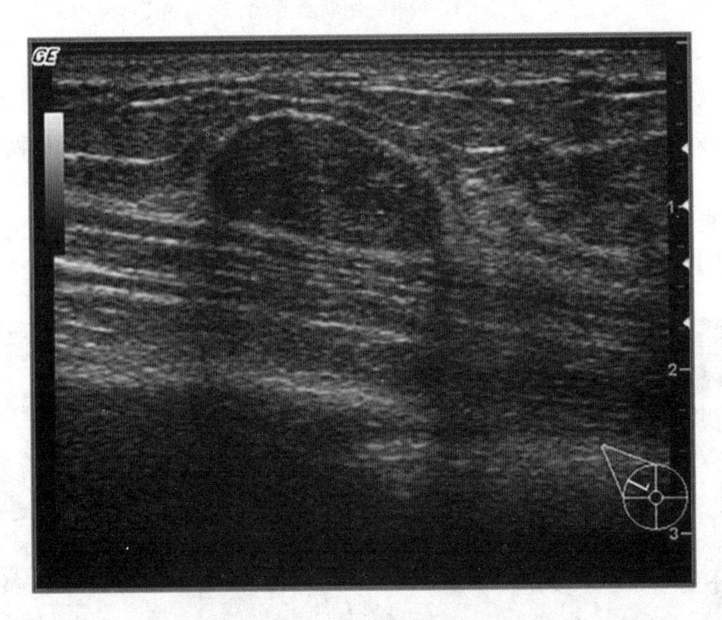

图 12-4 乳腺纤维腺瘤

四、心脏疾病的超声诊断

1．二尖瓣狭窄 见图 12-5。

（1）切面超声心动图可见二尖瓣回声增粗增强，轻者仅见瓣尖游离缘处受累，增粗增厚，粘连活动受限，瓣体活动正常，而出现瓣尖和瓣体间形成钩状弯曲，舒张期瓣体向左室流出道方向膨隆，呈气球样改变。严重者瓣叶腱索乳头肌均增粗增厚粘连，活动明显受限，活动幅度减低，瓣口面积缩小，轻度狭窄，瓣口开放面积为 1.5 ～ 2.5cm^2，中度狭窄开放面积为 1 ～ 1.5cm^2，重度狭窄开放面积＜ 1cm^2，若瓣膜钙化明显，可见非均匀的斑状强回声。

（2）左心房、右心室增大，肺动脉及分支、肺静脉均受影响而增宽。

（3）M 型超声心动图可见二尖瓣前叶活动曲线舒张期正常双峰消失，EF 斜率下降缓慢，重度呈平台样改变，称之为“城墙波”。前后叶活动曲线呈同向运动，二尖瓣前后瓣间距（E-E 间距）变小。

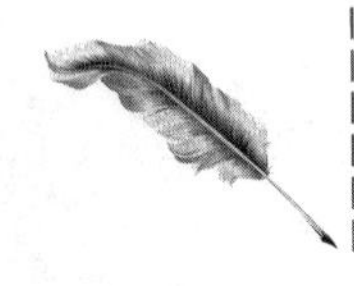

（4）彩色多普勒因二尖瓣口狭窄，显示主流为红色变窄的五彩镶嵌的射流束。

（5）频谱多普勒在瓣口左室侧可探及舒张期湍流宽带频谱，血流速度增快。

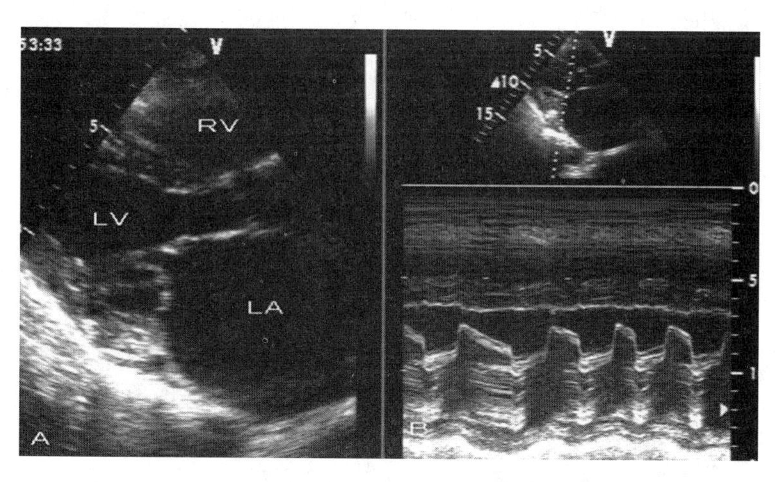

图 12-5 二尖瓣狭窄

2．主动脉瓣关闭不全

（1）主动脉瓣增厚、回声增强，舒张期正常 Y 型结构消失，不能完全合拢，活动受限，若瓣膜裂断，舒张期可脱向左室流出道，呈连枷样运动。

（2）左室增大，左室流出道增宽，呈左室容量负荷过重。

（3）主动脉增宽，舒缩末期内径差增大，主动脉瓣曲线舒张期呈二线间距超过 2mm。

（4）二尖瓣前叶活动曲线舒张期 EF 斜率下降缓慢，并可见细小扑动。

（5）彩色多普勒在主动脉瓣下出现舒张期反流的以红色为主的五彩镶嵌的血流束。脉冲多普勒主动脉瓣下可探及湍流频谱。血流速度一般大于 4m/s，AT 缩短加速度增快，并可估计反流程度：①轻度：反流束至二尖瓣前叶瓣尖水平；②中度：反流束达乳头肌水平；③重度：反流束可达心尖处，并可弥漫整个左心室。

3．心包积液 见图 12-6。

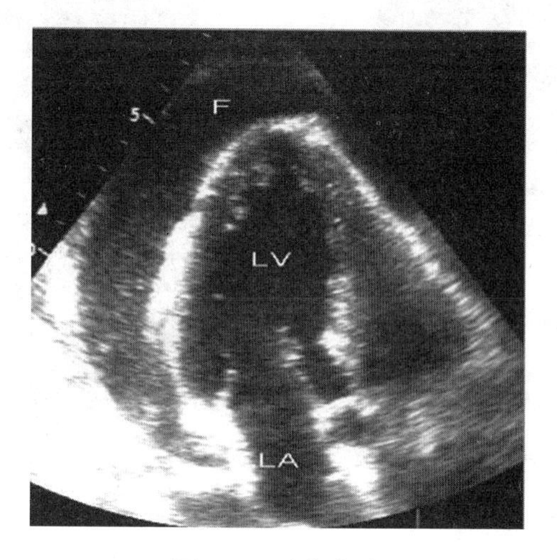

图 12-6 心包积液

（1）切面超声心动图

1）少量心包积液时，胸骨旁左室长轴观于房室沟处及左心室后壁心包腔内可见无回声区。心包积液增加时，右室前壁与胸壁之间、心尖部、心脏外侧、前方及后方亦可见均匀分布的带状

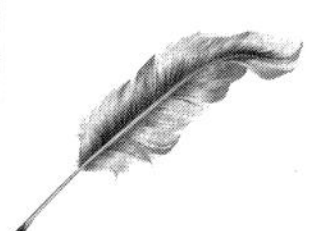

无回声区。积液量少时无回声区较窄，量多则较宽。在多数患者因液体向下流动，一般心后的无回声区较心前者为宽。大量心包积液时，因心包上推，心房后可出现无回声区。

2）少量心包积液时，心脏各腔室大小正常。大量积液时，心脏受压，心脏变小以右心室变小为著，而心房因血容量增加，故可出现增大。

3）大量心包积液时，可见心脏摆动征，右室前壁、室间隔及左心室后壁呈同向运动，即收缩期向前、舒张期向后。右室前壁活动增强，呈波浪式运动。

4）包裹性心包积液，积液部位呈局限性无回声区，中可见絮状带状回声。

（2）M 型超声心动图

1）在胸壁与右室前壁或左室后壁可看到无回声区，体位改变无回声区的宽度会发生改变。

2）大量心包积液时，声束穿过前部的心包腔，此时进出心包脏、壁层之间的无回声区较长，其内无特异反射。当探头稍向内指时，心脏收缩使心尖抬举，触及声束，故在心包腔液体内出现多重反射。心脏舒张时，心尖离开声束，则多重回声消失。这一现象在其他心脏疾病时不会出现，是诊断心包积液的依据。

3）右室前壁、室间隔及左室后壁呈同向运动，右室前壁运动幅度增强。

4）吸气时右心室内径增大，左心室内径缩小，回心血量减少，呼气时则恢复正常。

4．室间隔缺损 见图 12-7。

（1）直接征象：室间隔连续中断，不同类型缺损在不同切面上可显示中断，但漏斗部小缺损常不易显示连续中断。彩色多普勒：因左、右室压力差较大，彩色多普勒能很好地显示，起自左心室流经缺损处至右心室的分流信号，频谱显示收缩期高速分流频谱。

（2）间接征象：左房、左室扩大，左室容量负荷过重，中度以上室间隔缺损，右室亦大，较大的室间隔缺损时双侧心腔扩大；肺动脉增宽，血流速度增高，甚至出现肺动脉高压；流出道部室间隔缺损，常可引起主动脉瓣关闭不良以致引起反流，彩色多普勒可在主动脉瓣下左室流出道内发现不同程度反流信号及舒张期反流频谱。

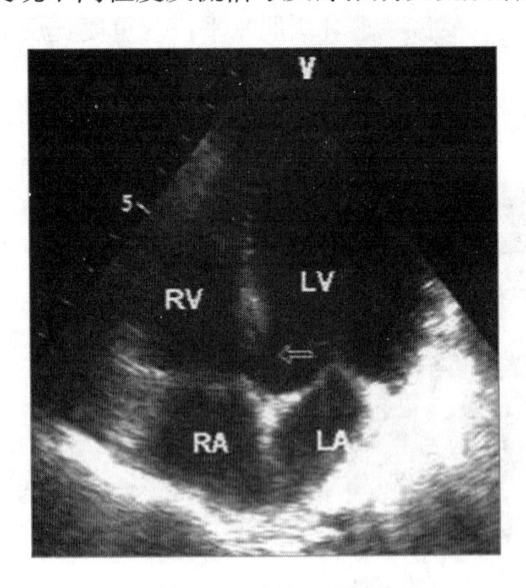

图 12-7 室间隔缺损

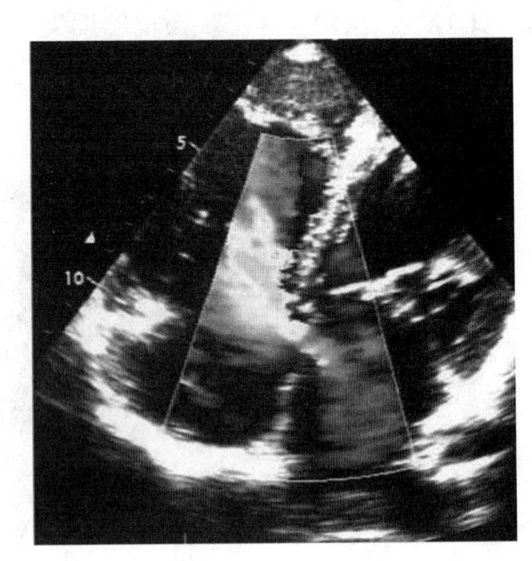

图 12-8 房间隔缺损

5．房间隔缺损 见图 12-8。

（1）直接征象

1）二维超声：房间隔回声连续中断，其中断部位有助于确定其类型。

2）彩色多普勒：可见起自左房流经中断处而进入右房，并迅速流向三尖瓣口的过间隔血流信号，其经过缺损部位后血流有明显的加速现象，此处频谱多普勒显示血流速度较高，以双峰波或三峰波为主的双期单向分流频谱；但发生肺动脉高压时，分流速度减低，基至出现双向分流

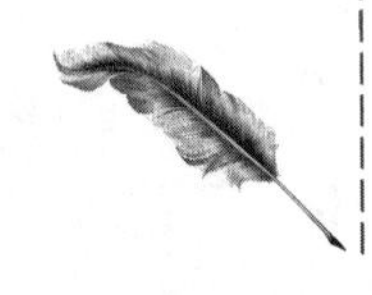

信号。

3）心脏声学造影：可见造影剂由一个心房经过缺损进入另一个心房，无肺动脉高压时分流系左→右，有肺动脉高压时分流系右→左。

已具备1）、2）或单独3）均可确诊房间隔缺损。

（2）继发征象

1）右房、右室腔扩大，肺动脉增宽。

2）右心容量负荷过重，在右房、右室增大的同时，伴有M型超声心动曲线，显示室间隔运动异常（即室间隔与左室后壁呈同向运动）。

3）三尖瓣反流。

4）肺动脉血流量增大，流速增高。

五、血管疾病的超声诊断

1．动脉硬化性闭塞症　见图12-9。

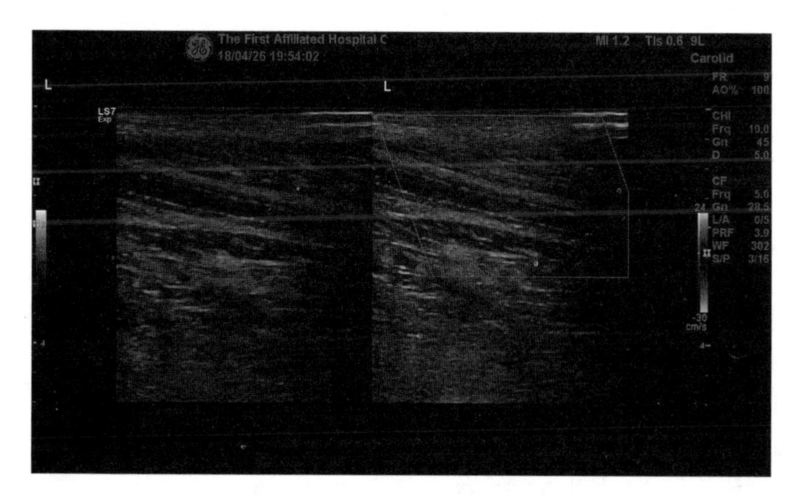

图12-9　动脉硬化性闭塞症

（1）管壁增厚，回声增高，血管呈不规则扭曲。

（2）血管内膜粗糙增厚，有粥样硬化斑块形成。

（3）管腔呈不规则狭窄和局部扩张，可有血栓形成。

（4）多普勒超声检测动脉狭窄的下段，收缩期峰值流速及平均流速减慢，舒张期反向血流常消失而呈单一向上波形。

（5）动脉狭窄的局部峰值流速增快，舒张期反向血流消失，窗口变小或消失，彩色血流显示狭窄部出现多色彩镶嵌血流。

（6）动脉完全闭塞，若无侧支循环形成，则闭塞部其下端无血流信号，已有侧支循环形成者，则可检测到微弱的血流信号，彩色血流显示可见闭塞部血流中断。

2．深静脉血栓形成　见图12-10。

（1）阻塞远端静脉扩大，随呼吸管径大小及血液流速改变不明显或消失。

（2）阻塞部位可见血栓回声，急性期血栓呈均匀低回声，慢性期呈不均匀增强回声，表面不规则。血栓所在部位探头加压管腔不能压闭。

（3）频谱多普勒血流显示远端血流速减慢，深呼吸、Valsalva试验（瓦耳萨耳瓦实验），挤压肢体血流信号改变不明显或消失，完全阻塞时近心端无回流血流信号。

（4）彩色多普勒血流显示部分阻塞者彩色血流绕过血栓向心走行。完全阻塞者则显示血流

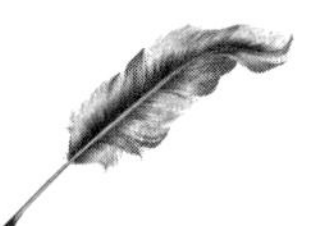

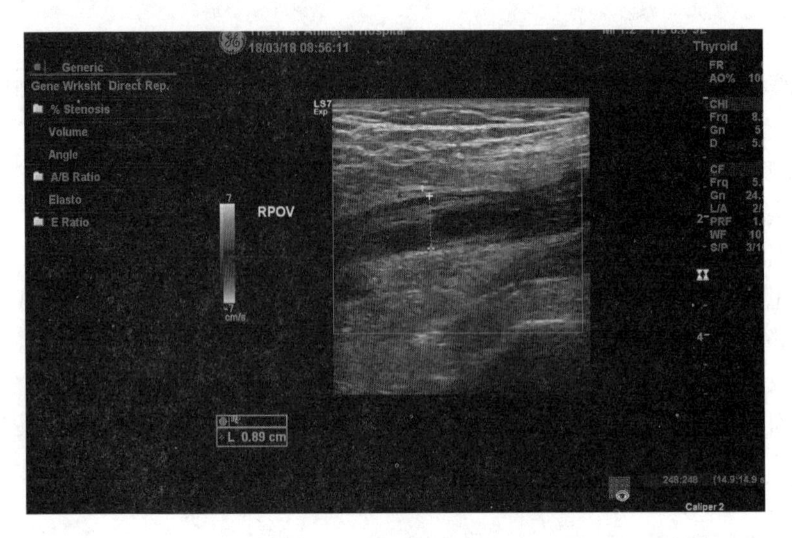

图 12-10 深静脉血栓形成

中断，慢性可见侧支循环形成。

六、肝病的超声诊断

1．脂肪肝

（1）肝轻度或中度增大，轮廓尚较整齐平滑，边缘处有时可较圆钝。

（2）肝内回声增多增强，前半细而密，呈一片云雾状改变。肝内脂肪弥漫浸润，致声衰减和散射明显增加，使回声强度从表浅至深部逐渐减弱，且致深部回声微弱而稀少，有时甚至在正常灵敏度条件下不能显示。后方轮廓回声亦显著减弱，甚至极难观察到。

（3）肝内管道分布走向常模糊不清，各级分支多不易显示。

（4）脂肪肝发展呈局限性时，常在左半肝深部或尾叶内呈现较低回声。

2．门脉性肝硬化 见图 12-11。

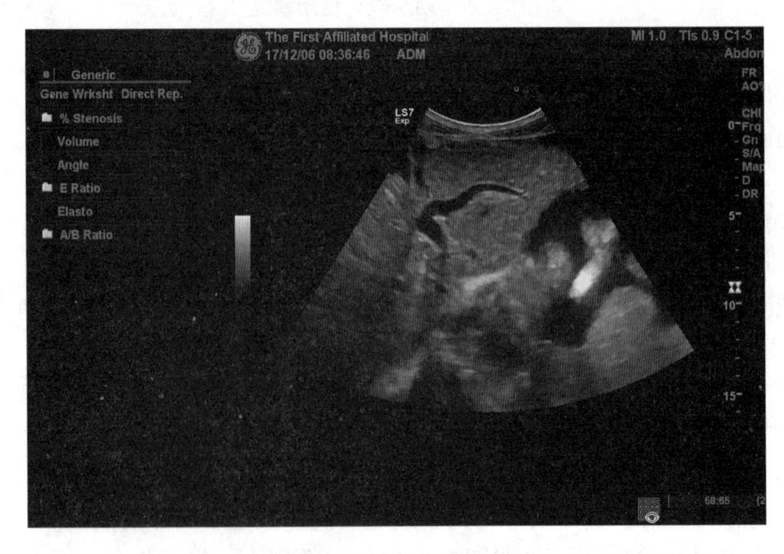

图 12-11 门脉性肝硬化

（1）肝切面形态失常，各叶比例失调。肝右叶缩小，左叶相对增大或正常。

（2）肝表面不光滑，高低不平。

（3）肝内点状回声增强、增粗，并有结节感。

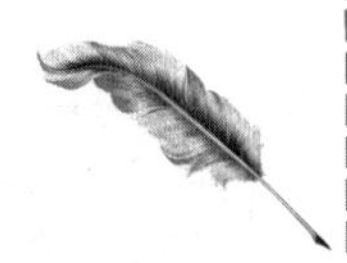

（4）肝静脉形态失常，变细或粗细不均，走行迂曲。

（5）门静脉高压征象：门静脉系统内径增宽，脾切面内径增大，脾静脉扩张、迂曲；肠系膜上静脉扩张；侧支循环开放。

（6）腹水。

（7）可有门静脉血栓，门静脉系海绵样变性。

3．淤血肝　肝大，包膜光滑，肝实质回声无变化或减弱，肝静脉和下腔静脉内径增宽，生理性搏动减弱或消失，可与腹水征并存。

4．肝囊肿　肝体积一般不增大，切面形态正常，肝内见一个或数个圆形或椭圆形无回声区散在分布，囊壁菲薄，边缘整齐光滑，内部为清晰的无回声区，后壁和后方回声增强，侧边声影内收（图 12-12）。

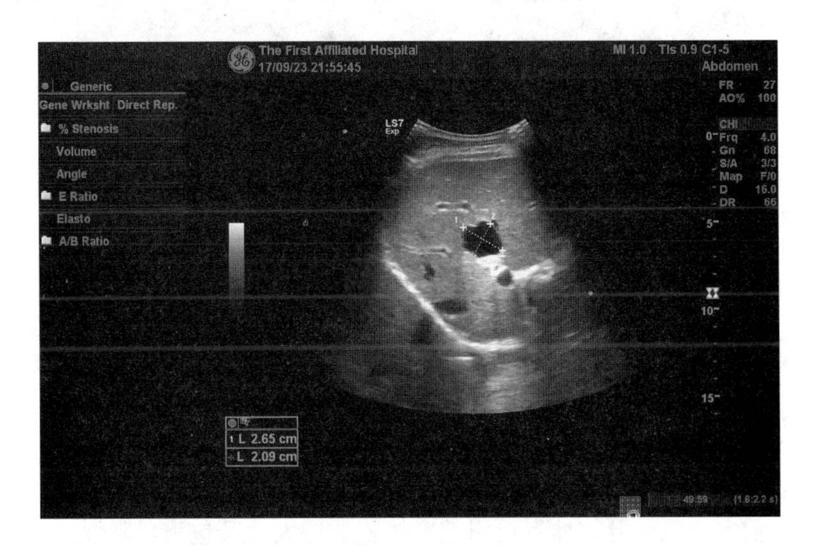

图 12-12　肝囊肿

5．肝血管瘤　见图 12-13。

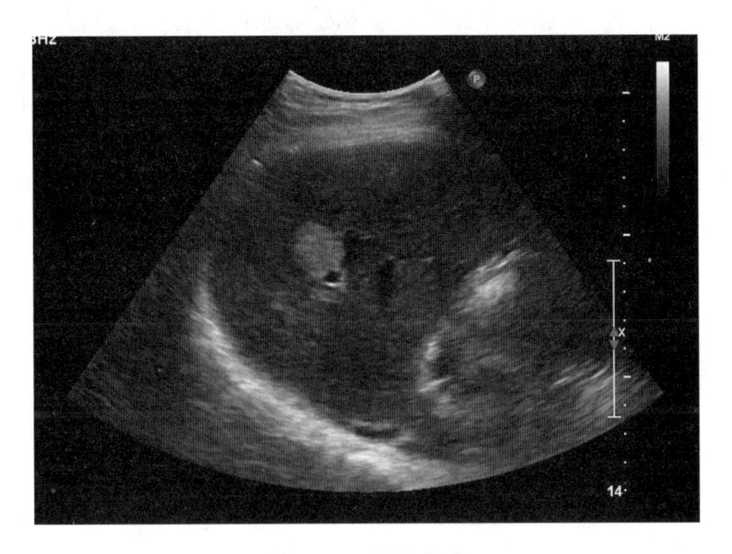

图 12-13　肝血管瘤

（1）高回声型：肝内见圆形或椭圆形的高回声团块，其内间隔细管状或圆点状无回声区，呈筛网状，团块边界清楚，后方回声无衰减。

（2）低回声型：肝内见圆形或椭圆形的低回声，其内有不规则“小等号”状血管断面回声，

当其位于瘤体边缘时可形成所谓“周缘裂隙征”。低回声境界清晰、规则，外周可有相对较厚的线状强回声环绕。瘤体后方回声可轻度增强。

（3）混合回声型：本型多见于直径大于5cm的较大海绵状血管瘤。肝内出现圆形或不规则形混合回声，边界尚清晰。瘤内可见低回声、强回声及小的不规则无回声区混合存在。瘤周仍可见线状高回声环绕，但可不完整或厚薄不甚一致。

6．原发性肝癌 见图12-14。

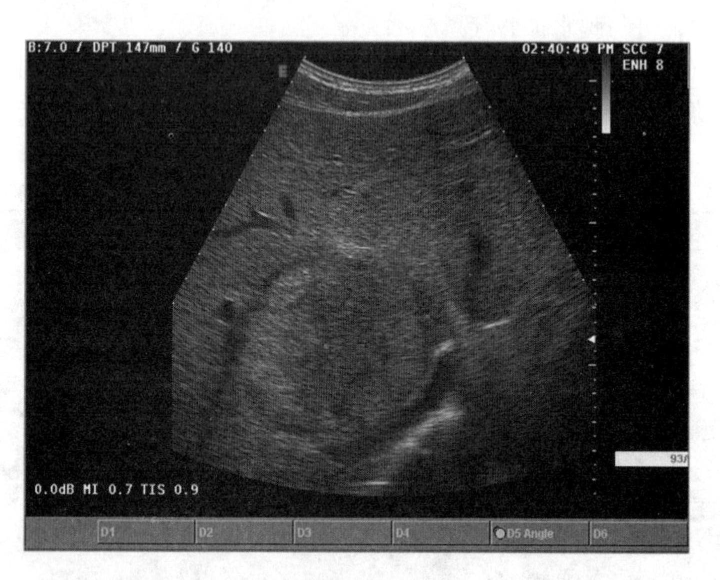

图12-14 原发性肝癌

（1）肝外形：常随病变的部位及大小而改变。较小且位于肝实质内的肿瘤不引起肝体积的增大或轮廓的改变。较大或位于肝表面者可引起肝体积的增大及肝包膜局限性隆起，使之失去正常形态而变为不规则形。伴有肝硬化者肝表面可呈“锯齿状”改变。

（2）肿块内部回声类型

1）低回声型：癌回声水平低于周围肝组织，内部回声不太均匀。常呈圆形或类圆形，边界较清楚，病变一般较小，直径多在1 ~ 2cm。

2）高回声型：癌回声水平高于周围肝组织，内部回声多不均匀。外形可为类圆形或不规则分叶状，部分有假包膜形成者界限清晰。此型癌多较大。

3）混合回声型：此型多见于体积较大的肝癌。癌内可同时出现多种类型的回声，一般有三种情况即多种回声交织混合成一体；高回声与低回声在癌内分别独立存在；混合型癌内出现形态不规则的无回声区，其内可见点状或斑片状高回声。此型多发生于癌内出血、坏死和液化者。

4）等回声型：癌回声水平接近或等于周围肝组织，但周围常环绕低回声晕而得以辨认。

5）弥漫型：癌数目众多，呈弥漫散布于整个肝，其直径多在1cm左右。内部以不均匀低回声多见，也可出现不均匀高回声。该类癌常伴有肝硬化，声像图上有时很难区别癌结节和肝硬化结节，所以本型超声诊断颇为困难，但弥漫型肝癌易伴发门静脉及肝静脉内广泛性癌栓而获得诊断。

（3）癌内转移征象

1）卫星癌结节：多见于巨块型肝癌，常发生在巨块型肝癌附近的肝组织内，多呈圆形或椭圆形，边界较清楚，周边可伴声晕，直径多在2cm左右，数目不定，内部多呈低回声。

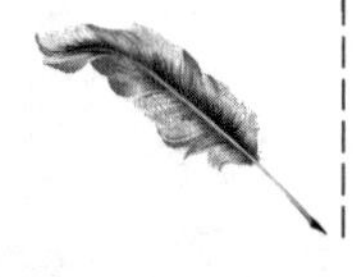

2）门静脉癌栓：主要有以下三种表现：①局限性门静脉某一支管腔内，显示边界清晰的孤立均匀等回声或低回声团块，多普勒检查显示癌栓周围有血流通过；②某一支门静脉腔被条索状等回声或低回声团所充填，管腔内无回声区几乎消失，提示门静脉管腔完全阻塞，但门静脉壁回

声基本正常；③一支或数支门静脉腔内被癌组织填充，且管壁因严重受浸润或破坏而连续性中断甚或显示不清，门静脉干周围因形成广泛的吻合支而呈“海绵样”变性，表现为筛网状高回声。多普勒检查显示门静脉内正常血流充盈缺损，其周围见筛网状彩色血流信号，频谱显示为门静脉样谱。

3）肝静脉与下腔静脉癌栓：常见于晚期肝癌病例。声像图表现为静脉腔内均匀中、低回声团块，但管壁回声多显示正常。

癌对周围组织挤压征象：①肝内血管形态的改变：癌压迫肝内血管使管腔变窄，失去正常形态，自然走向变更，发生移位或环绕肿块边缘；②肝内胆管扩张：癌压迫某一支肝内胆管引起远端胆管扩张，位于肝门部的癌则可使肝内胆管普遍扩张；③癌位置紧邻肝膈面可引起右侧横膈抬高或局限性膨隆，癌位于肝而且向表面隆起时，可压迫右肾及胆囊等脏器，使之移位。

（4）彩色多普勒检查：绝大多数癌（包括部分门静脉癌栓）内及周边可见斑片状、线状乃至树枝状分布的彩色血流显示，频谱显示呈高速的动脉血流，阻力指数可高可低。伴发门静脉癌栓的患者，门静脉血流可由正常的向肝血流变为逆肝血流，有的可在门静脉腔内检测到动脉样搏动频谱，上述征象表明门静脉肝动脉短路。

七、胆道系统疾病的超声诊断

1．胆囊结石　见图 12-15。

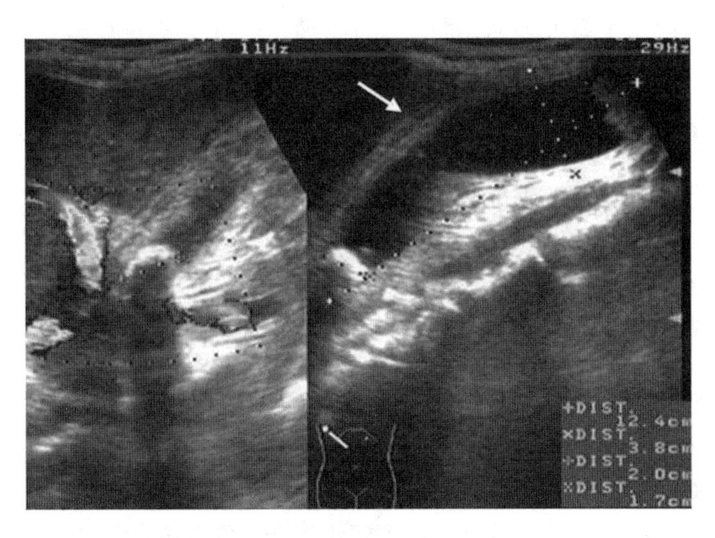

图 12-15　胆囊结石并急性胆囊炎

（1）典型声像图表现：①胆囊腔无回声区内可见一个或多个强回声团；②强回声团后方伴有清晰的声影；③可随体位变化而移动。

（2）非典型声像图表现：①胆囊内充满结石胆囊无回声区消失，多个切面扫查胆囊区可见一恒定的弧形强带状回声，后方伴宽的声影，如合并慢性胆囊炎，胆囊壁增厚，可形成“囊壁结石声影三合征”（WE 征）；②胆囊泥沙样结石：胆囊无回声区内见有强点状回声，呈带状沉积于胆囊后壁，后方伴有相应的宽大声影，改变体位时强回声带因结石移动可重新分布；③胆囊颈部结石：在胆囊颈部可显示结石强回声团，后方伴声影，结石未嵌顿时，左侧卧位或胸膝卧位可使结石向胆囊体、底部移动，可提高检出率，若结石嵌顿于胆囊颈部多表现为胆囊肿大，在颈部强回声团后方有清晰的声影，不随体位变化移动；④胆囊壁内结石：胆囊壁可局限性增厚，胆囊黏膜下可见一个或多个 2 ～ 4mm 大小结石强回声点，其后常伴“彗星尾”征，不随体位改变而移动。

2．肝内胆管结石

（1）肝实质中可见与门静脉伴行，沿肝内胆管及左右胆管走向的圆形、斑点状或条索状的

强回声团，后方伴声影。

（2）当有胆汁淤积时，扩张的胆管无回声区内可见结石的强回声团，后方伴声影，结石阻塞的远端小胆管扩张，可与伴行的门静脉分支形成“平行管”征。

3．肝外胆管结石合并肝外胆管梗阻 肝内胆管普遍轻度扩张，肝外胆管扩张，其内可见一个或多个恒定的强回声团，后方伴声影，强回声团与胆管壁分界清楚。

4．急性胆囊炎 见图 12-15。

（1）胆囊肿大，尤以横径增大明显，胆囊边缘轮廓线模糊。

（2）胆囊壁弥漫增厚，毛糙呈“双边影”。

（3）胆囊无回声区内可出现稀疏或密集的细小或粗大斑点状、云絮状回声，后方无声影。

（4）由结石阻塞引起的急性胆囊炎，可在胆囊颈部见到结石强回声及声影。

（5）胆囊穿孔时可见胆囊壁连续中断，胆囊有所缩小，胆囊周围有不规则无回声区。

（6）超声墨菲征阳性：即探头探触胆囊表面区域时有明显触痛。

5．慢性胆囊炎

（1）轻型慢性胆囊炎，胆囊大小可正常，仅胆囊壁稍增厚（> 3mm）。

（2）胆囊壁呈均匀性增厚的强回声。若与周围粘连时，边缘轮廓模糊不清。

（3）胆囊无回声区内可出现中等或较弱的沉积性团块回声，随体位改变而缓慢移动和变形，后方无声影。

（4）慢性胆囊炎后期胆囊可萎缩，胆囊缩小，囊腔变窄，囊壁增厚，回声增强，边界模糊不清。

（5）胆囊收缩功能减弱或丧失。

6．先天性胆总管囊肿

（1）胆总管部位可见椭圆形或梭形无回声区，壁薄，后方回声增强，有时无回声区内可见结石强回声团及声影，或胆汁形成的细小点状回声。

（2）囊肿无回声区上段与近端胆管相通，其后方可见门静脉。

（3）胆囊常因囊肿向腹前壁推挤移位。

7．胆管癌

（1）直接征象

1）乳头型：扩张的胆管腔内可见乳头状或结节状的强回声或中等回声的软组织样肿块，形态不规则，后方无声影，肿块与胆管壁无分界。

2）狭窄型或截断型：扩张的胆管远端因癌组织浸润，管腔内径狭窄呈“鼠尾征”，或被肿块突然截断，阻塞端及其周围可见肿瘤组织的致密斑点状回声。

（2）间接征象

1）肝门部左右肝管汇合处癌阻塞时，可引起肝内胆管扩张。

2）肝外胆管下段癌阻塞时，可引起肝内胆管、肝总管、胆总管扩张，胆囊肿大。

3）癌有转移时，肝内可见占位性病变，肝门部淋巴结可肿大。

八、脾病的超声诊断

1．脾弥漫性大 脾厚度超过 4cm（图 12-16）。

2．副脾 脾门区及胰尾部可找到一个或多个回声良好，境界清楚，内部回声强度、密度和分布情况类似脾的近似圆形较低回声区。

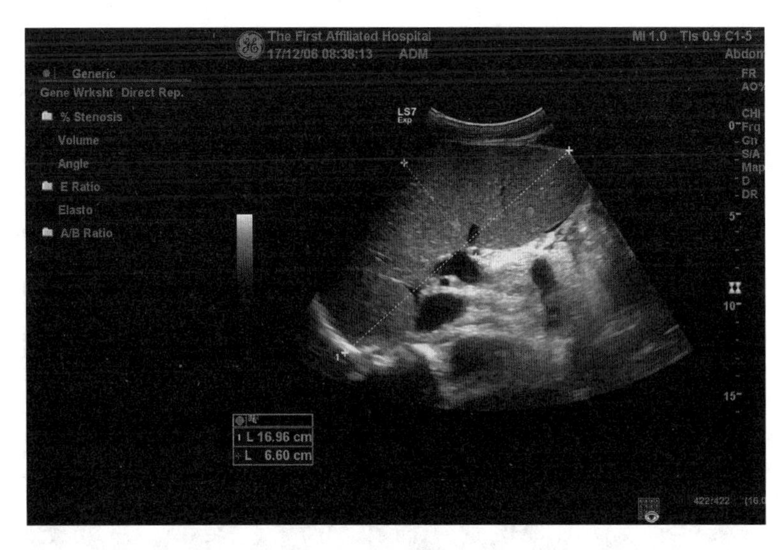

图 12-16　脾弥漫性大

九、胰腺疾病的超声诊断

1．急性胰腺炎

（1）急性水肿性胰腺炎：表现为全胰腺普遍性均匀性增大，也可呈局限性肿大。

（2）出血坏死性胰腺炎：胰腺内部呈低回声甚至无回声暗区，夹杂散在点状回声。

2．胰腺癌　见图 12-17。

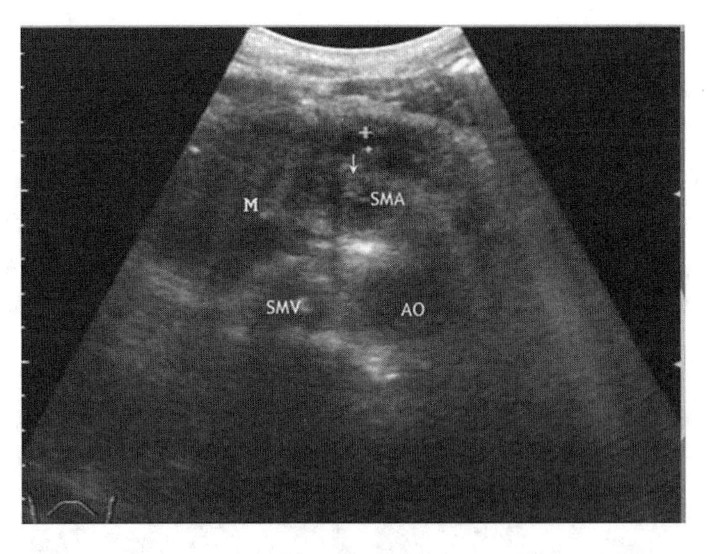

图 12-17　胰腺癌

（1）胰腺多呈局限性肿大，内见肿物，轮廓不规则，边界不清晰，肿瘤可向周围组织呈蟹足样浸润。

（2）内部回声：多呈低回声，可不均匀。肿瘤坏死液化时可呈现不规则无回声区。

（3）挤压现象：胰头癌可使十二指肠肠曲扩大，胰尾癌可使胃、脾、脾静脉及左肾受压推挤移位。胰头癌向后挤压下腔静脉使其变窄，远端出现扩张。压迫胆总管可使肝内胆管及胆囊扩张，也使胰管扩张。胰颈癌可使门静脉、肠系膜上静脉受压移位。

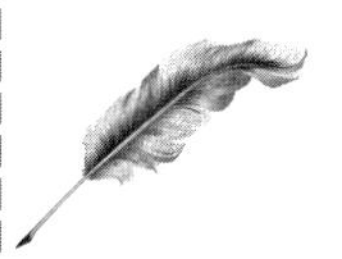

十、胃肠道疾病的超声诊断

1．肠套叠　横断面图像显示为“同心圆”征，纵断面呈“套筒”征（图 12-18）。

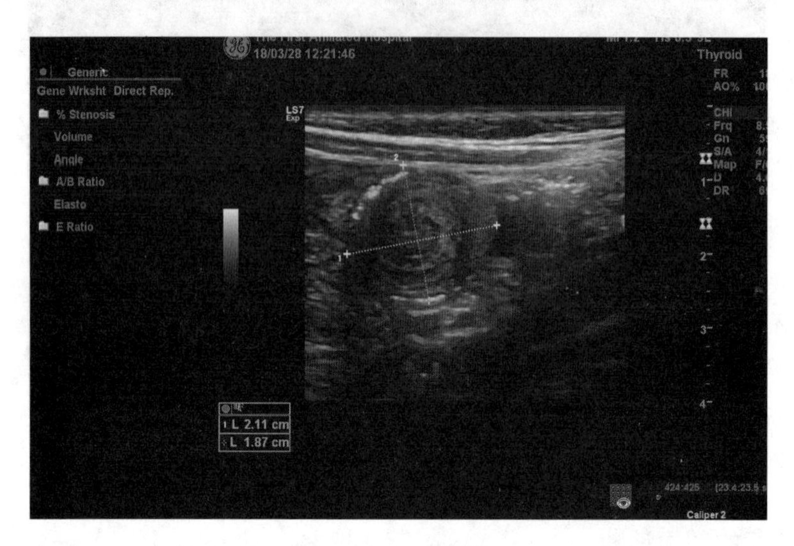

图 12-18　肠套叠

2．先天性肥厚性幽门狭窄

（1）幽门肌层显示环状增厚，幽门长轴断面呈梭形或橄榄状实质低回声区，其长度大于 20mm，短轴切面直径大于 15mm，肌层厚度大于 4mm。肥厚的肌层与胃壁回声带相延续，中间为狭窄的幽门管腔。

（2）胃腔扩大、排空延迟，近幽门部蠕动消失或出现逆运动。

十一、泌尿系统疾病的超声诊断

1．肾囊肿　典型的单纯性肾囊肿多呈孤立圆形或椭圆形无回声区。囊壁菲薄，光滑整齐，其后壁回声增强（图 12-19）。有的囊肿两旁后方尚可见到边缘折射所致声影，也称侧边效应。囊肿在肾内常造成肾皮质和肾窦压迹，也可向外隆起使肾局部肿大畸形。少数向包膜外隆起，为外生性肾囊肿。

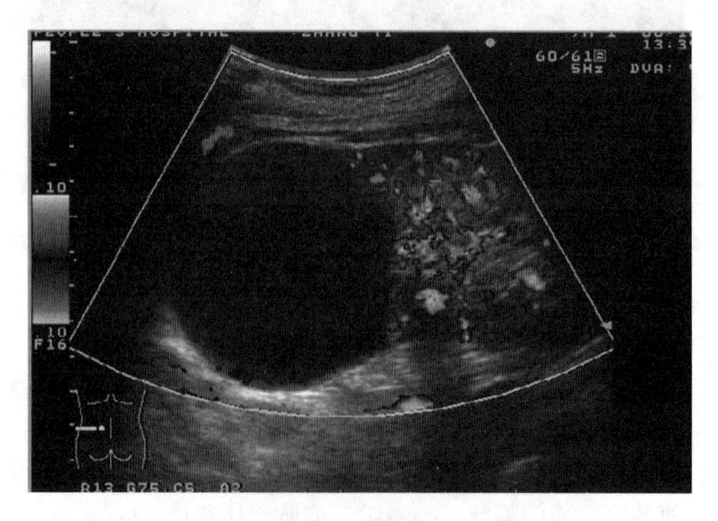

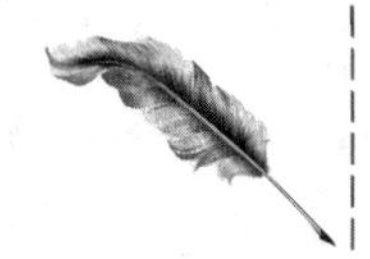

图 12-19　肾囊肿

2．肾结石　在肾窦区内出现点状或团块状强回声，通常伴有声影（图 12-20）。鹿角状结石在声像图上依其断面不同可呈不规则分支或数个分散的强回声。利用实时超声缓慢扫查可见这些强回声之间相互连接在一起。

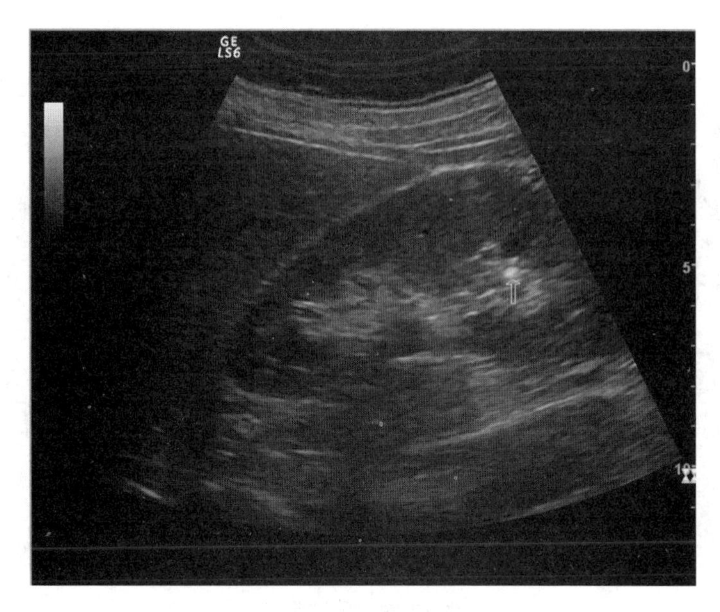

图 12-20　肾结石

3．肾积水　见图 12-21。

（1）肾体积增大及形态变化：轻度积水者肾形态正常，体积增大不明显；中到重度积水时，肾体积增大，甚至呈囊状，肾皮质明显变薄。

（2）肾窦的改变：表现为集合系统分离，其间呈无回声区，依积水的程度不同其分离的程度不同，轻度者可以呈“=”或手套状、烟斗状，重者肾盂肾盏扩张呈互相通连的无回声区。

（3）在肾内或肾盂出口或输尿管内往往能够见到结石、肿瘤或其他物压迫输尿管的改变。

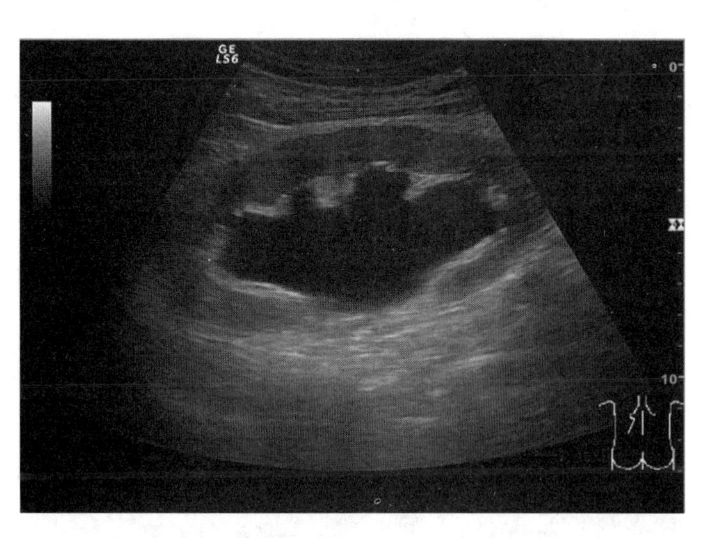

图 12-21　肾积水

4．肾细胞癌　见图 12-22。

（1）肾形态失常：肾肿瘤常发生在肾上下两极，局部增大并向表面隆起，局部肾包膜向外突起，肿块边缘尚清。

（2）肾实质出现肿块：肿块大小不一，多呈低回声区，圆形或不规则形。较大的肿块内部出现出血、坏死无回声区。

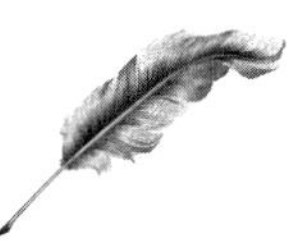

（3）肾集合系统受挤压移位，出现局限性凹陷、中断甚至肾盂积水。

（4）肾肿瘤转移征象：较常见的是肾静脉内癌栓，肾门淋巴结肿大显示为肾门处局限性低回声区。

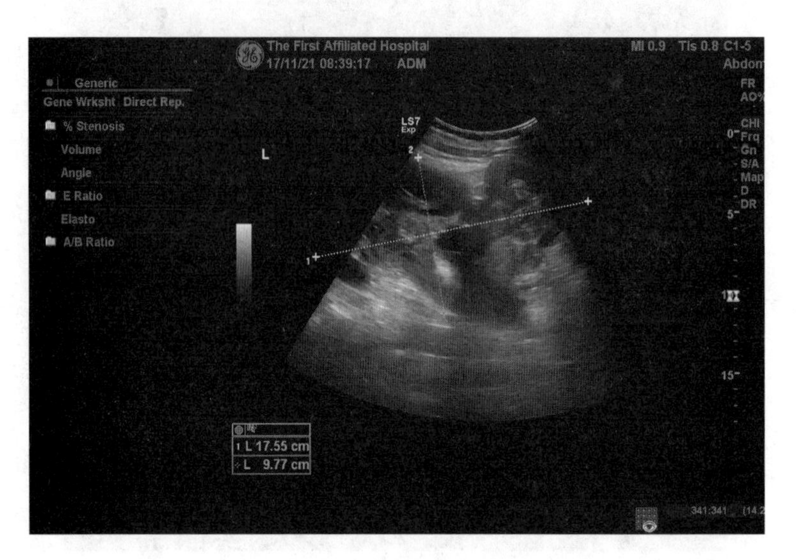

图 12-22 肾细胞癌

5．肾错构瘤（血管平滑肌脂肪瘤） 见图 12-23。

（1）肾实质内出现小的高回声团，呈圆形或类圆形，边界规则，内部回声尚均匀，后方无声影。

（2）较大的肾错构瘤多见于肾上、下极肾实质处，圆形或不规则形，边界尚清，该肿块容易液化、坏死形成不规则低回声区或无回声区，或者形成一层高回声间隔一层低回声，类似洋葱样图形。

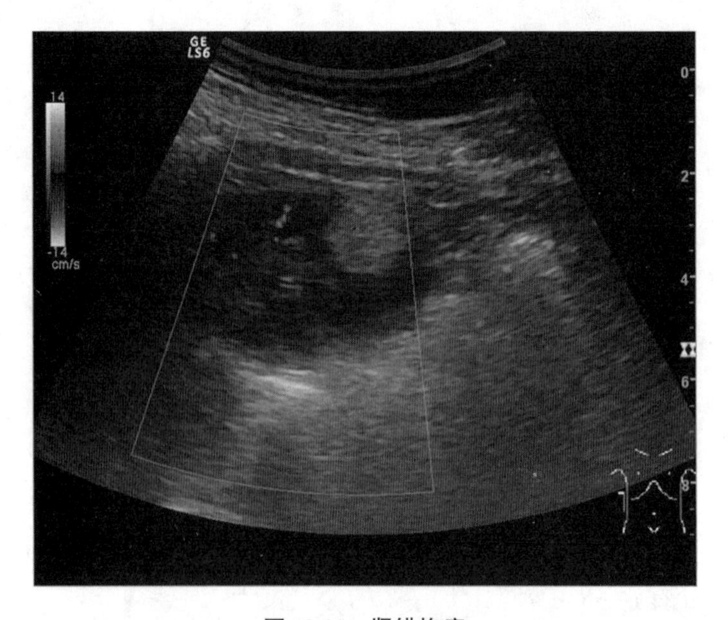

图 12-23 肾错构瘤

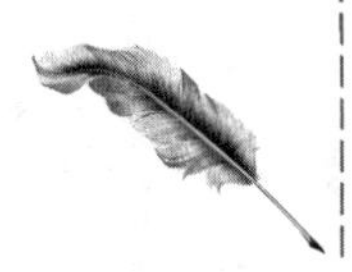

6．输尿管结石 输尿管内可见小团块或斑点状强回声，其后伴有声影。部位多发生在输尿管的狭窄部，即肾盂输尿管移行部，输尿管跨越髂总动脉处和进入膀胱处，在结石部位以上的输尿管及肾盂肾盏扩张，呈现无回声区（图 12-24）。

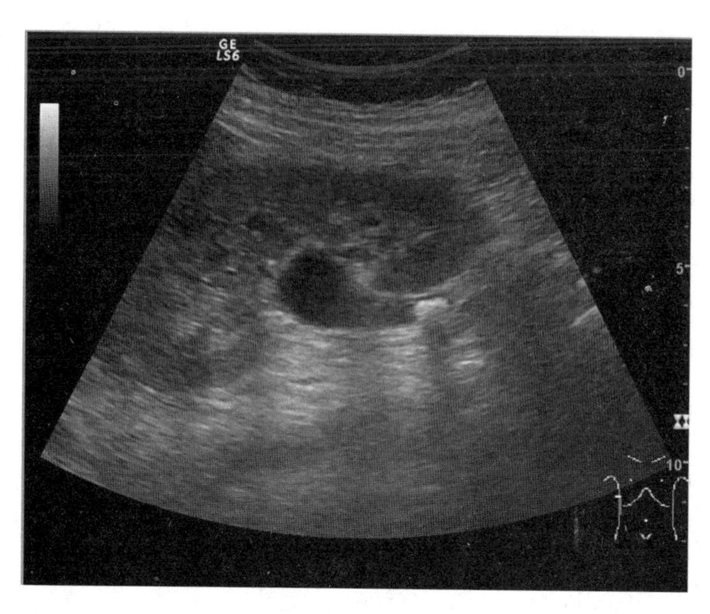

图 12-24　输尿管结石

7．膀胱癌　膀胱内可探及乳头状或菜花样实性回声团，有蒂或较宽基底与膀胱壁相连为一体。体位改变时可见其在尿液中漂动，但不会脱离基底部而在膀胱内滚动。膀胱壁局限性增厚，依浸润程度不同，膀胱壁层连续性中断于不同深度。基底较宽者有时以浸润膀胱壁为主，浸润肌层较早，突入腔内部分较少，膀胱壁回声杂乱，失去正常结构。当肿瘤对周围组织有浸润时，有相应肿瘤病灶回声。彩超常可在肿瘤基底部探及肿瘤血管。肿瘤多发于三角区，其次为两侧壁（图 12-25）。

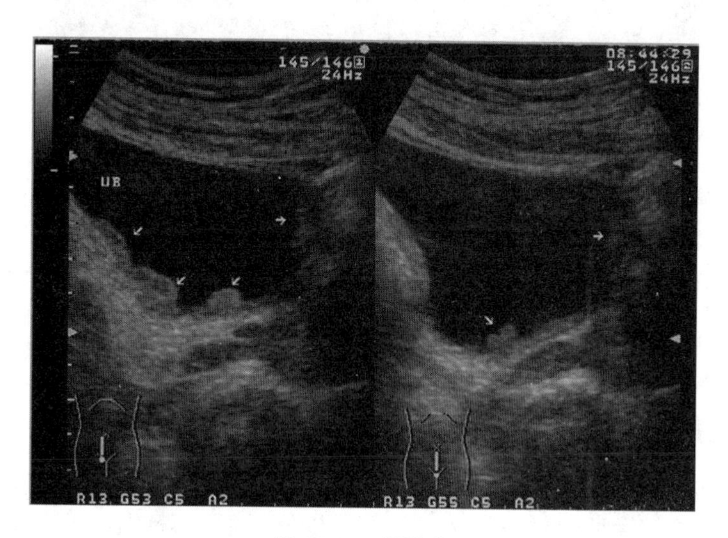

图 12-25　膀胱癌

8．膀胱结石　在膀胱内探及强回声团伴后方声影，多位于后壁，且强回声团随体位改变而移动（图 12-26）。

9．前列腺增生　见图 12-27。

（1）前列腺增大和形态发生改变，主要发生在内腺（移行区），前列腺长、宽、厚分别大于 3cm、4cm、2cm，失去正常的三角形而呈类圆形改变。

（2）内部回声增强、不均。

（3）可出现增生结节和并发前列腺钙化。

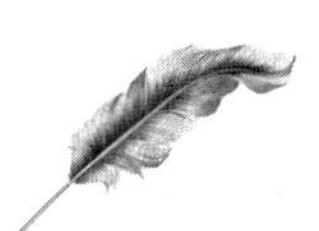

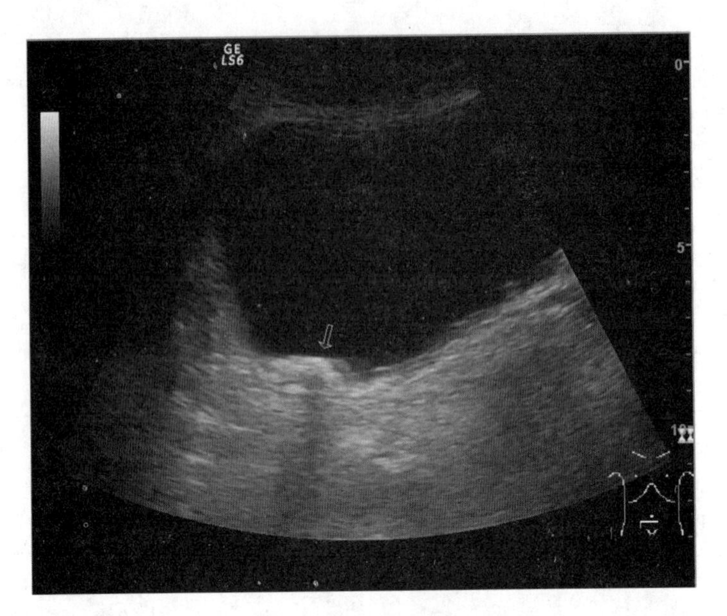

图 12-26 膀胱结石

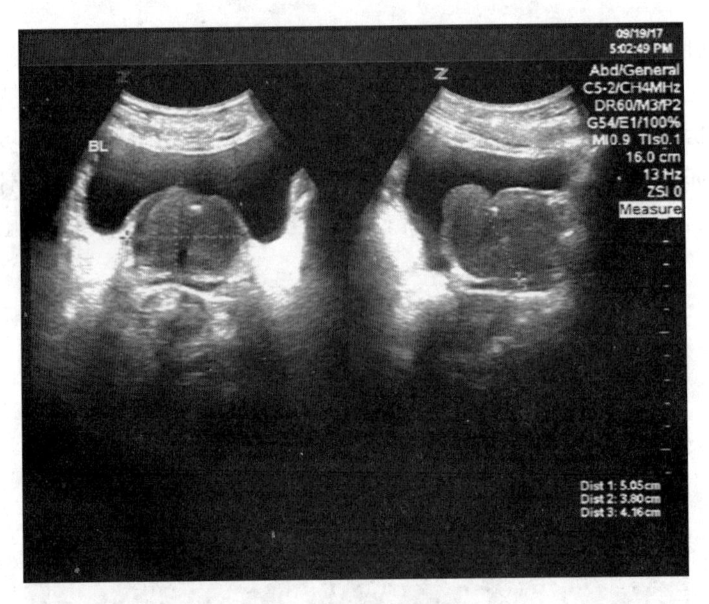

图 12-27 前列腺增生

十二、阴囊疾病的超声诊断

1．鞘膜积液 睾丸鞘膜积液表现为阴囊内可见无回声区围绕在睾丸周边，睾丸形态大小正常，无回声区内部可见较清晰的附睾头部。精索鞘膜积液表现为精索部出现椭圆形无回声区，边缘光滑，如果其向下与睾丸鞘膜积液无回声区相通者，即婴儿型鞘膜积液，如果向上与腹腔相通，向下与睾丸鞘膜相通者称交通性鞘膜积液。如果积液变混浊、血性、乳糜状，往往表明睾丸、附睾或精索有病变，多属继发性积液（图 12-28）。

2．隐睾 隐睾多数在腹股沟管内环附近的表浅部位找到，呈椭圆形均匀低回声；隐睾常伴发育不全以致萎缩，体积一般较小。位于腹膜后的隐睾可能由于肠气的干扰超声不易显示。

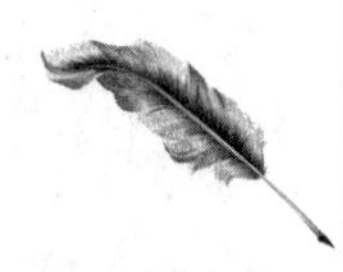

3．睾丸及附睾炎 其中附睾炎较常见，二者可同时发生。急性附睾炎超声表现为附睾体积增大，可局限于头部或尾部，也可表现为整个附睾肿大，病变部位内部回声不均匀；急性睾丸炎睾丸体积增大，内部回声密集、减低，均匀或不均匀，甚至可见小片状弱回声区，周边可见少量

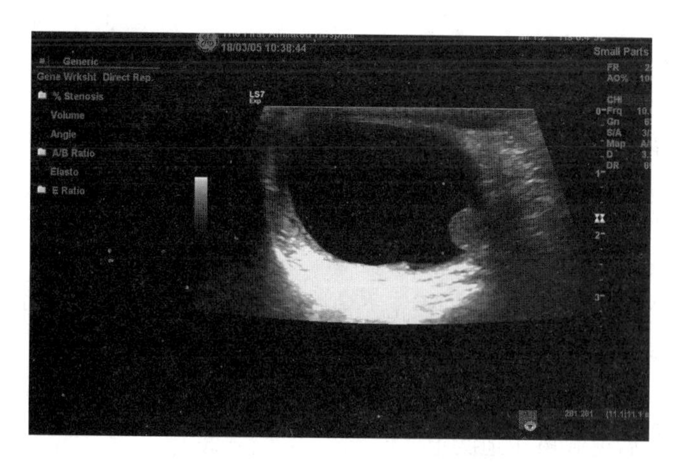

图 12-28 鞘膜积液

无回声区围绕，彩色多普勒均显示血流信号丰富（图 12-29）。

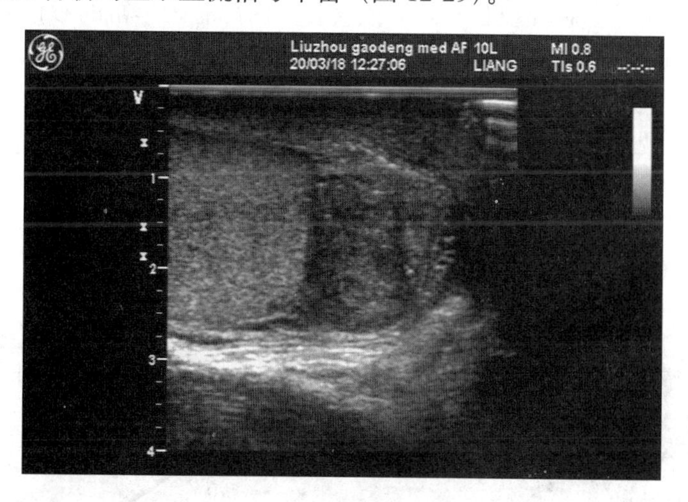

图 12-29 急性附睾炎

4．睾丸扭转 睾丸肿大后期可致睾丸缩小，内部回声增强、不均匀，睾丸周边可见少量无回声区，彩色多普勒显示睾丸内血流信号消失或减少。

5．腹股沟斜疝 疝内容物经内环、腹股沟管、皮下环至阴囊局部形成异常回声区，纵切呈条状、横切呈类圆形，边界尚清，内部回声若为肠管，则可见肠内容物气体、粪便、肠腔液体，并可见肠管活动；若为大网膜，则呈高回声混杂不均匀，疝囊内多可见液性无回声区（图 12-30）。

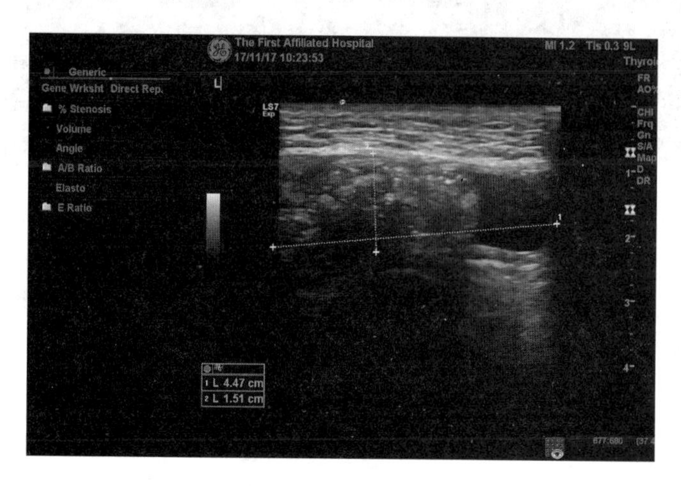

图 12-30 腹股沟斜疝

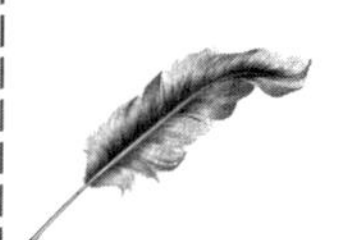

十三、妇科疾病的超声诊断

1．子宫肌瘤

（1）单发的肌瘤位于肌层内，子宫形态和大小可正常。若肌瘤位于子宫表面或有多个肌瘤时，子宫形态失常，且子宫增大。

（2）宫内肌瘤可呈低回声、等回声或强回声结节。较大的肌瘤内为旋涡状杂乱回声，后壁可有声衰减。

（3）子宫内膜可因肌瘤压迫变形、移位，黏膜下肌瘤宫腔线不规则且分离，宫腔内见中等或低回声团块。

（4）子宫前壁较大的肌瘤特别是浆膜下肌瘤，可压迫膀胱，引起膀胱变形移位和尿潴留。子宫后壁较大的肌瘤向后突起可压迫肠道。

（5）直径＞4cm 的肌瘤，发生变性或坏死时，肌瘤内相应部位出现低回声区或无回声区，边界不规则，后壁回声可增强。若肌瘤有钙化时，可见肌瘤周围钙化部分呈强回声带，后方伴声影。

（6）彩色多普勒显示富血管型肌瘤外周或（和）内部有较丰富的彩色血流信号，其动脉血流速率及阻力特性接近子宫内正常血管，浆膜下肌瘤及黏膜下肌瘤在基底部亦可有较丰富的条状或点状血流信号。

2．子宫腺肌症 见图 12-31。

（1）子宫弥漫性增大，一般呈球形。

（2）子宫内部回声不均匀，肌层内光点增粗、增强，宫后壁增厚较明显，月经期检查时可见到出血小囊。

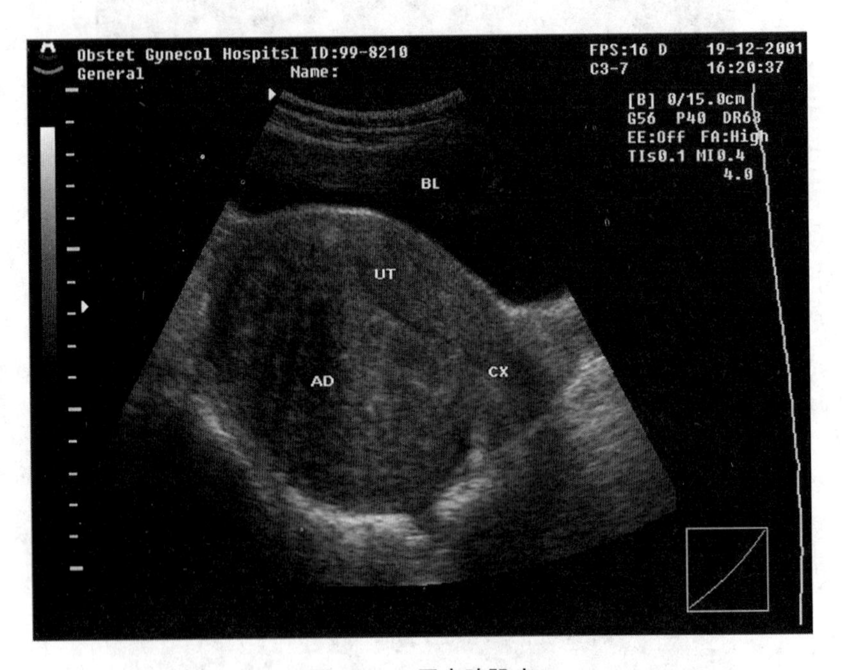

图 12-31 子宫腺肌症

3．子宫内膜息肉 宫腔内见中高回声区，一个或多个，该处宫腔线连续性可消失（图 12-32）。CDFI 可见滋养血管自蒂部伸入息肉内。

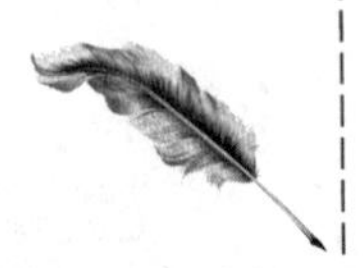

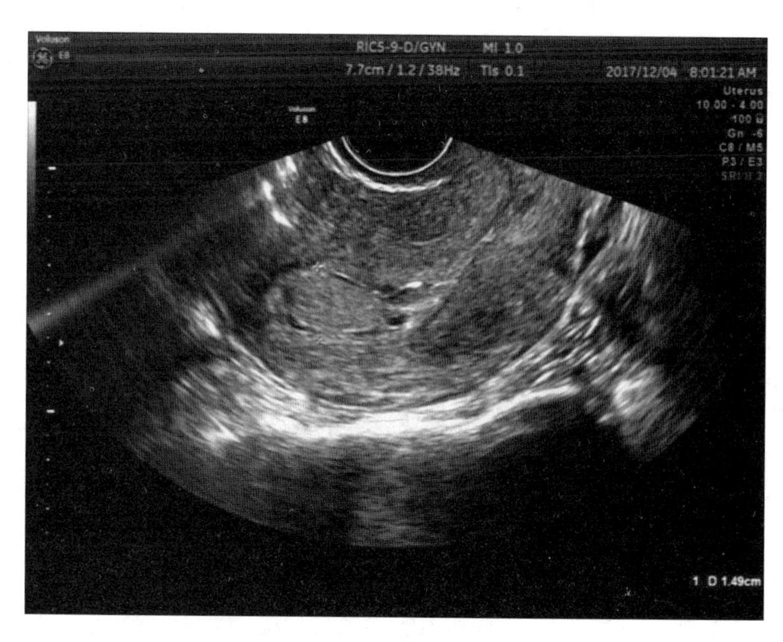

图 12-32　子宫内膜息肉

4．先天性无子宫　超声于充盈的膀胱后方做纵向、横向扫查，均不能显示子宫的图像，但双侧卵巢可显示正常。

5．始基子宫　超声显示子宫为一很小的低回声区，其纵径＜ 2cm，中央无宫腔内膜回声。

6．子宫发育不良　青春后期的妇女子宫各径线均较正常为小，前后径＜ 2cm，宫颈相对较长，宫颈与子宫底体部的比例为 1 ： 1，子宫常呈前屈或后屈位，其内膜较纤细或显示不清。

7．双子宫　自耻骨联合上做扇形纵切，可见两个完整的子宫图像，宫腔内均有内膜回声。横切面见两个子宫之间有凹陷，两宫体并列呈“蝴蝶状”，宫颈及阴道完全分开。亦可见双子宫、双宫颈合并成单一阴道，或阴道内有一纵隔（图 12-33）。

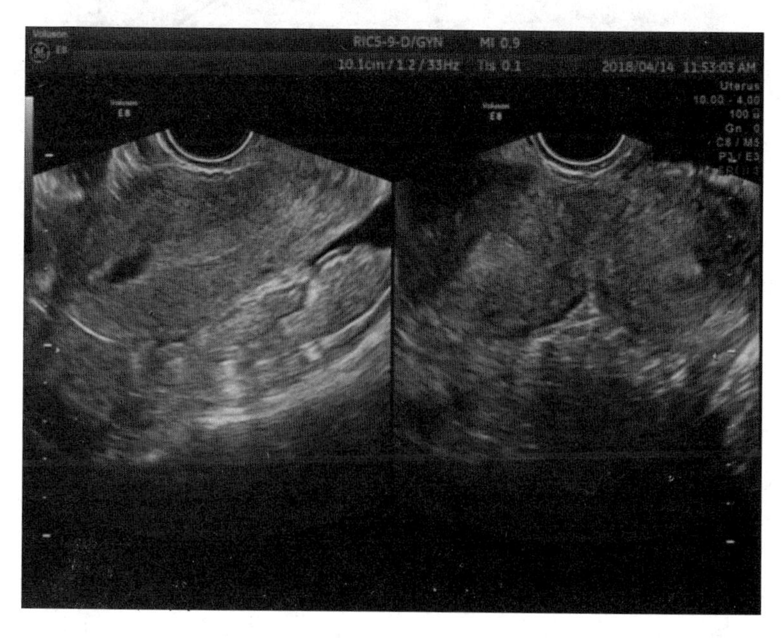

图 12-33　双子宫

8．双角子宫　子宫横切面见子宫底部增宽，中间有一切迹，呈“马鞍形”，形成左右双角。近宫底处可见两个宫腔，宫体、宫颈仅一个（图 12-34）。

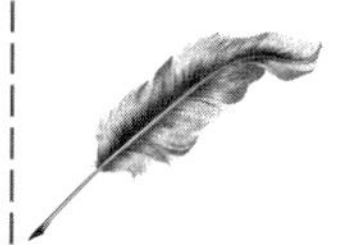

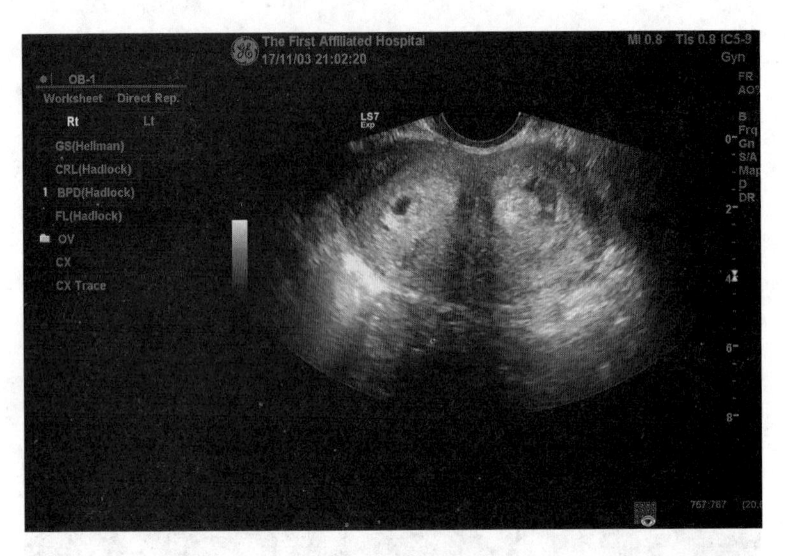

图 12-34 双角子宫

9．纵隔子宫 子宫纵切面形态正常，横切面时子宫底部平滑，子宫横径略宽，其内可见两个宫腔内膜回声，中央有一中隔呈条状低回声。若两部分内膜均延续至宫颈，为完全性纵隔子宫；若在宫腔中部或下部双侧内膜回声汇合，则为不完全性纵隔子宫。

10．宫内节育器 超声对宫内节育器的显示主要依靠节育器的形状及超声扫描方向而定。可分为点状、T 形与圆形等，多呈强回声伴“彗星尾征”（图 12-35）。节育器的位置判定应以纵切图像为准。

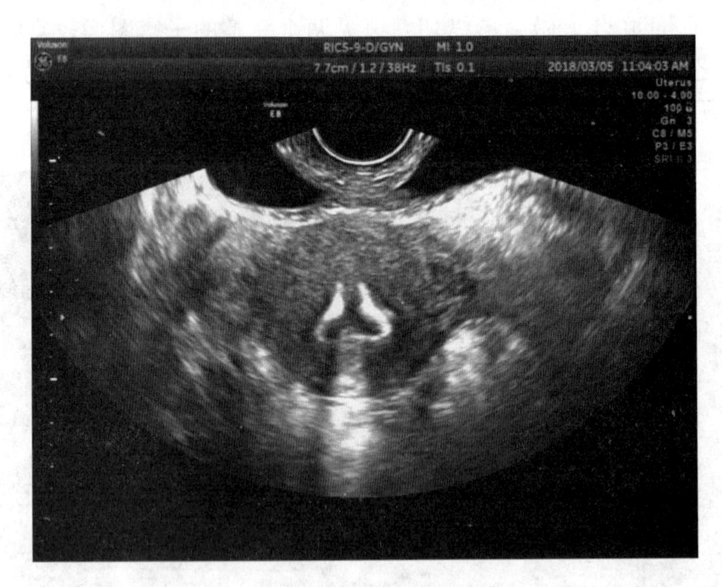

图 12-35 宫内节育器

11．滤泡囊肿 卵巢内出现圆形无回声区，边缘清晰光滑，常突出于卵巢表面，内径为 1 ~ 3cm，很少＞ 5cm，在定期随诊探测中，可见囊肿无回声区自行缩小或消失。

12．黄体囊肿 一般出现于月经后半期（黄体期）。卵巢切面内亦可出现无回声区囊肿图像，其内可有分隔的带状或片状高回声区。囊肿的内径一般为 3cm 左右，有时黄体囊肿或出血性黄体囊肿的大小可达 8cm 或更大。

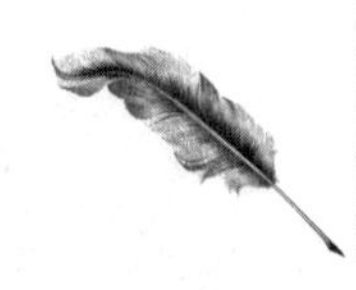

13．子宫内膜异位囊肿（巧克力囊肿） 子宫内膜异位症的声像图表现多样。多见子宫后方

出现圆形或不规则形无回声区，壁厚、内壁欠光滑、中等大小，一般为 5 ~ 6cm。由于血液机化和纤维素的沉积，其内可出现不均匀的回声，在月经期探测时，尚可显示肿块的增大及液化无回声区内细弱点状回声，可随体位移动。有时囊内可出现团块状回声，为局部极稠厚囊液、血块或组织细胞碎片沉积物所致（图 12-36）。

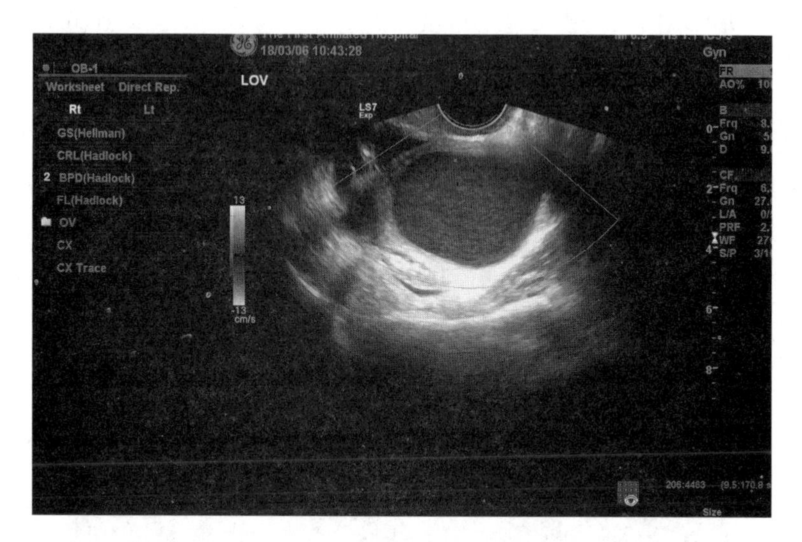

图 12-36　巧克力囊肿

14．成熟性囊性畸胎瘤（皮样囊肿）见图 12-37。

（1）囊实性包块内有弥散样强回声团，后方伴声影，是囊性畸胎瘤的特征性表现。以毛发和油脂为主要成分的囊性畸胎瘤，表现为整团的强回声，后方伴声影。

（2）点状或短线状的强回声，常由杂乱的毛发造成。

（3）脂 - 液分层。

（4）块状强回声后方伴声影，常由骨骼或牙齿造成。

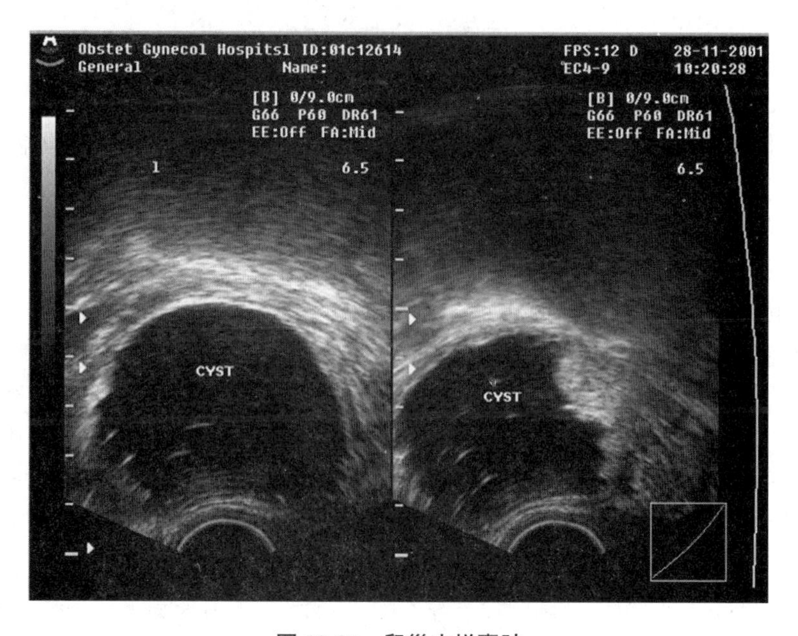

图 12-37　卵巢皮样囊肿

15．卵巢恶性肿瘤

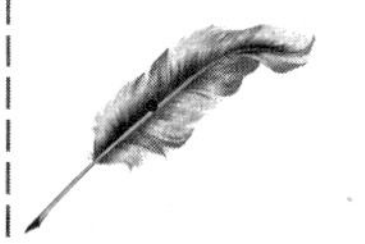

（1）肿块多为实质性或以实质性为主的混合性。

（2）实性肿块内部回声强弱不均，混合性肿块内的实质部分不规则，呈乳头状突起，回声不均。

（3）肿块形态多不规则，边缘不整齐，或囊壁及隔增厚，且厚薄不均。

（4）CDFI：肿块实质内或周边可显示丰富血流信号，动脉频谱呈高速低阻型。

（5）多数合并有腹水。

十四、正常妊娠子宫的超声诊断

1．早期妊娠

（1）子宫体积增大。

（2）一般在妊娠 5 ~ 6 周近子宫底部宫腔内可见囊性球形或椭球形的胚囊。

（3）妊娠 6 ~ 7 周在胚囊无回声区内可见豆芽状的胚芽（图 12-38）。

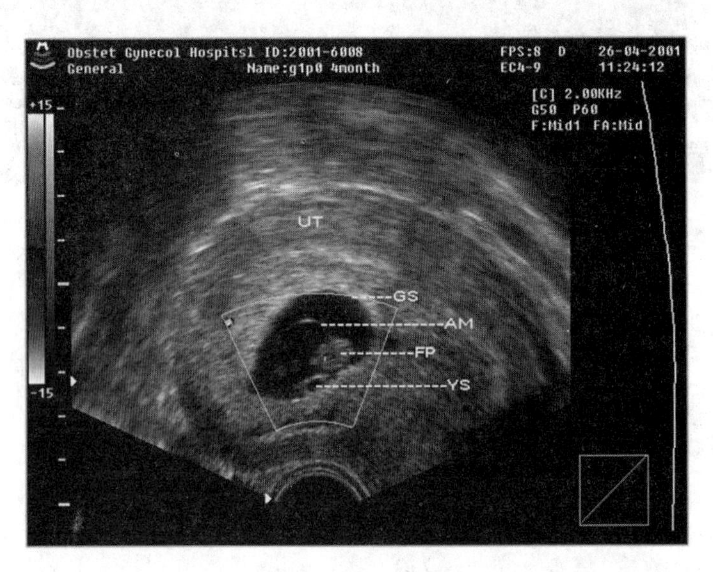

图 12-38 胚囊及胚芽

（4）于妊娠 7 ~ 8 周在胚芽内见原始心管搏动。

（5）妊娠 7 周时可见胚芽蠕动，8 ~ 9 周开始见四肢典型活动，12 周胎动活跃，表现为各部位的运动。

（6）妊娠 8 ~ 9 周可见胎盘，位于胚囊周边，其回声均匀比宫壁回声高。

（7）正常妊娠 7 ~ 11 周可见到卵黄囊，声像图上呈小环状。

（8）于早期妊娠子宫的一侧有时可见椭圆形的低回声区，为妊娠黄体。

2．中晚期妊娠

（1）孕 12 周后，便能清晰显示胎头，呈圆形或类圆形环状强回声，表面光滑，轮廓清晰。14 周后，颅内结构即可辨认。如胎头中央可见由大脑镰等形成的线样强回声（中线回声）。在中线两侧可分辨对称的侧脑室外侧壁线状回声及脑组织低回声区。侧脑室腔为无回声区，其中脉络丛为高回声，呈小团块或稍粗的条索状结构。丘脑位于头颅横切面的中心部，与大脑镰相邻，呈类圆形对称的低回声区。丘脑水平横切面要求清楚显示透明隔腔、两侧丘脑对称及丘脑之间的裂隙样第三脑室，同时，颅骨光环呈椭圆形，左右对称。该平面用来测量双顶径和头围。双顶径测量光标通常是从近侧颅骨的外侧缘至远侧颅骨的内侧缘，两光标垂直于脑中线。头围的测量包绕颅骨的外缘，不包括头皮软组织。胎头除观察上述结构外，还须观察小脑、眼、唇等组织（图 12-39）。

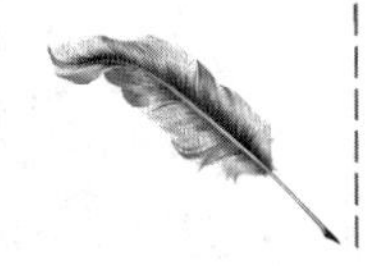

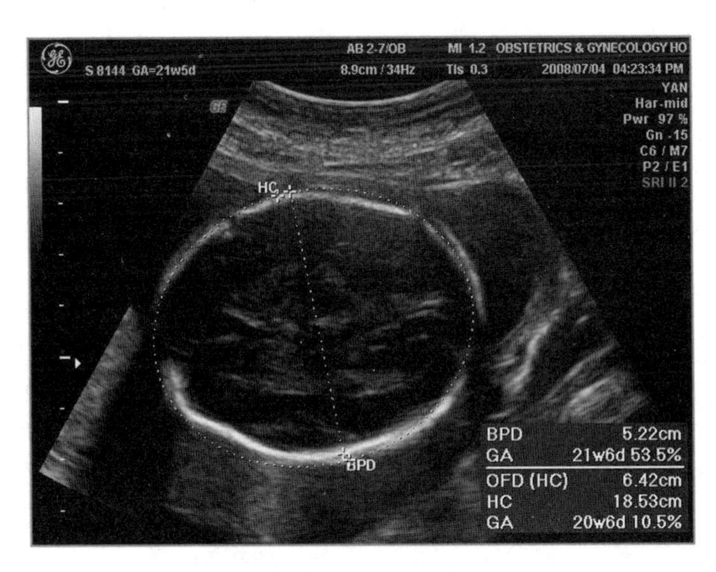

图 12-39　胎儿丘脑水平横切面

(2) 妊娠 10 ~ 11 周可见胎儿脊柱。沿着胎头从颈椎开始纵行观察颈、胸、腰、骶、尾椎。纵切面上胎儿脊柱为两条平行整齐排列念珠状较亮点状回声至尾椎合拢。侧动探头可见三条不连续的带状回声，中间为椎体回声。中期妊娠时可显示脊柱全貌及生理弧度，晚期妊娠时需分段观察脊柱各段。横切面见倒三角形的三个强点状回声系两个椎弓和一个椎体的骨化（图 12-40）。

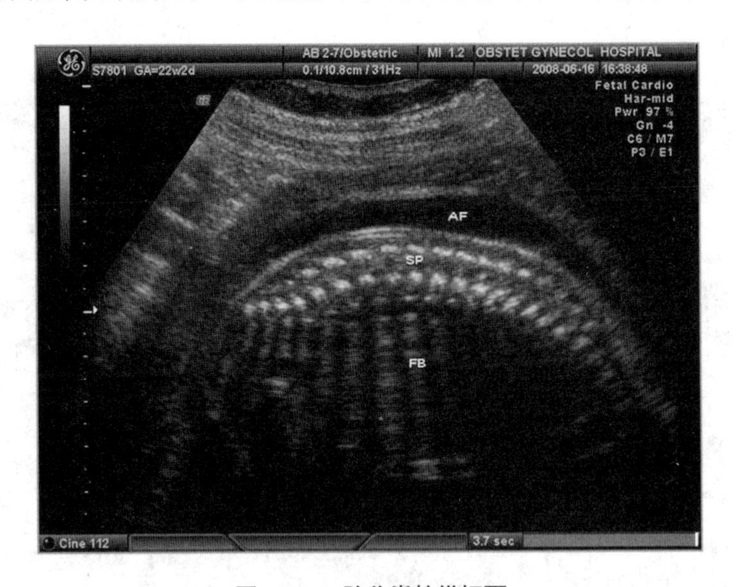

图 12-40　胎儿脊柱纵切面

(3) 胎儿胸部是通过肋骨轮廓和胎心搏动来确定的，胸廓顶部较窄，底部较宽。胎儿循环虽具特点，然其心脏声像切面仍沿用成人二维心动图显示的方法和命名。心脏四腔心切面是胎儿心脏显示最实用、最易获得的声像图。胎肺回声可较肝稍强或略低，位于心脏的两侧。

(4) 孕 20 周以后，胎儿腹腔较大的脏器皆可显示（图 12-41）。

1）膈肌下方左侧见椭圆形的无回声区为胃泡。

2）肝是胎儿腹内最大的实质脏器，几乎占胎儿右上腹全部。内为均匀细小点状回声，偶可见肝静脉及门静脉空腔，在肝平面横切可显示较粗大的脐静脉，其右侧葫芦样无回声区即为胆囊。

3）胃泡下方可见回声稍高的小肠，内有少量液体呈低回声区。结肠包绕小肠，在妊娠晚期

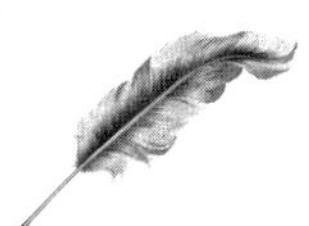

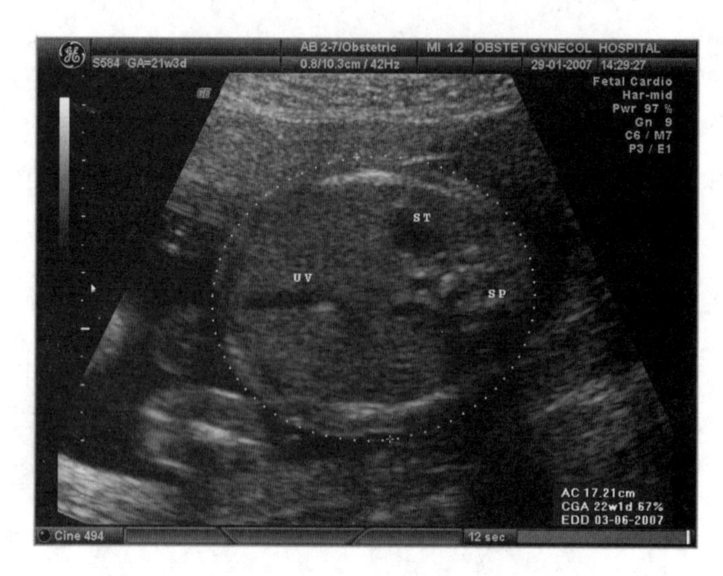

图 12-41 胎儿腹围横切面

可见稍扩张的结肠，内含胎粪。

4）胎肾位于腹膜外，在脊柱的两侧。双肾呈椭圆形，皮质回声低，中间集合系统回声稍高。

5）膀胱位于下腹部，呈球形无回声区。

（5）在中期妊娠羊水较多时，四肢能较好显示。股骨长度的测量，有助于胎龄的估测（图12-42）。

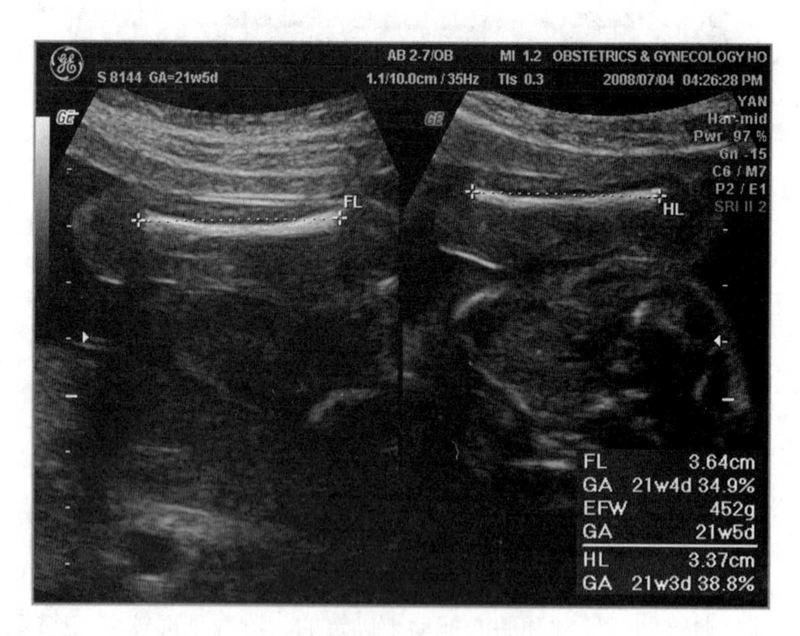

图 12-42 胎儿股骨

（6）可观察胎盘、羊水和脐带（图 12-43）。

十五、异常妊娠子宫的超声诊断

1．先兆流产

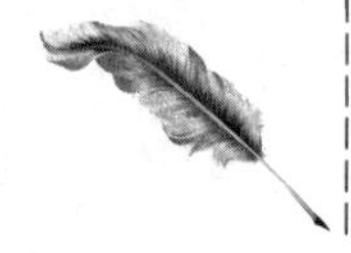

（1）子宫体或底部的腔内仍可显示妊娠囊，形态完整，厚度均匀。

（2）胚胎回声内可见一小的管状暗区，具有节律性搏动，此即胎心的搏动。

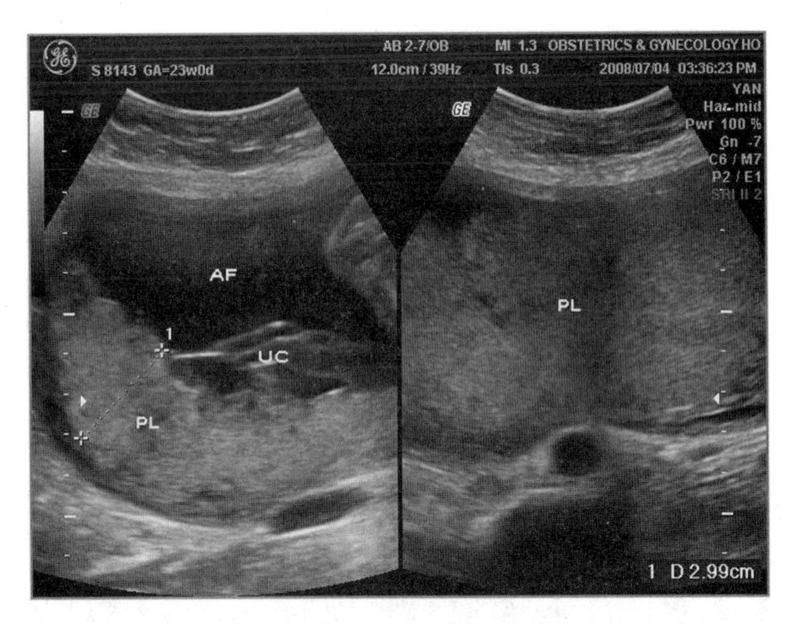

图 12-43　胎盘

（3）孕 7 ~ 11 周间超声可以显示卵黄囊的存在，为一小而圆的囊性结构，直径小于 1cm。

（4）孕 8 周后，胚胎可显示小的肢体及其运动，不具节律性。

（5）子宫腔内可见低回声或无回声区，形态不甚规则。

2．难免流产

（1）子宫腔内妊娠囊变形、皱缩，边界不完整。

（2）妊娠囊内胎心搏动消失，胚胎肢体停止活动。

（3）妊娠囊位置下移，移向子宫内口方向，宫颈管扩张。

3．输卵管妊娠　见图 12-44。

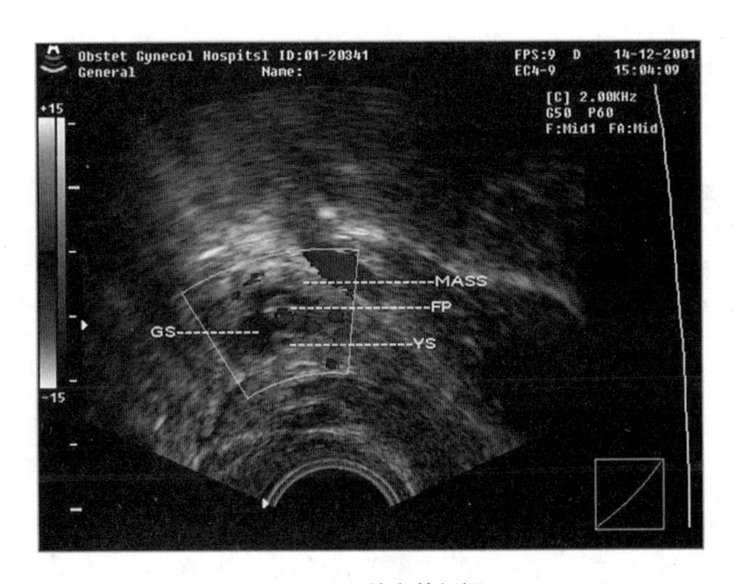

图 12-44　输卵管妊娠

（1）子宫腔内无胎囊。内膜增厚，可出现假胎囊（单环状无回声）。

（2）附件区包块：当异位妊娠未破裂时，可表现为环状回声，有时可见胎囊、胎芽，少部分可见胎心搏动，可以确定诊断；异位妊娠破裂时，附件区包块依据病程长短可表现为不均匀中低回声包块。

（3）子宫直肠窝内有积液，有时积液量大，内有点状强回声。

4．葡萄胎 见图12-45。

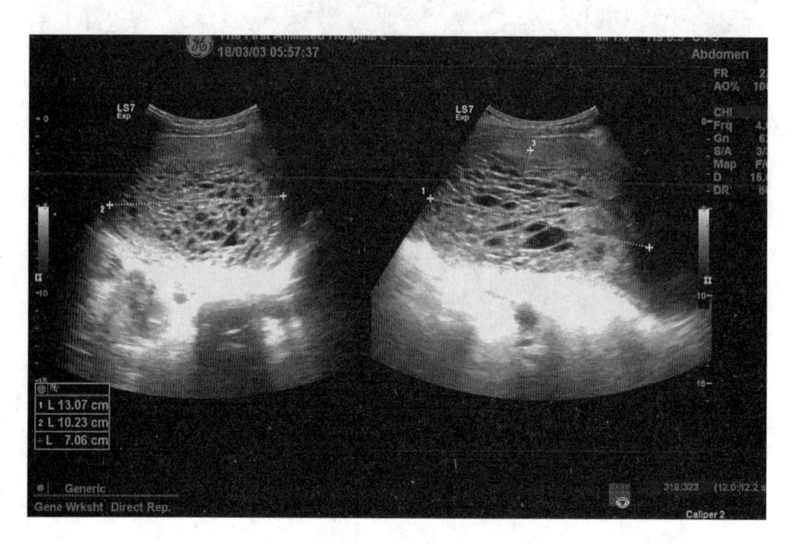

图12-45 葡萄胎

（1）子宫明显增大，远大于孕期。子宫形态尚规则，宫壁整齐光滑。

（2）宫腔内充满弥漫的点状或小囊泡样无回声区，或呈蜂窝状。若囊泡太小，不易显示出泡状无回声区，则呈弥漫分布的粗点状或落雪状声像图。

（3）部分病例子宫腔靠近子宫壁或蜂窝状无回声区中间可见一个或多个边缘不规则、境界不清的液性暗区，此系合并出血所致。

（4）宫腔内无妊娠囊，无胎儿结构及胎心搏动。但个别局限性胎盘水泡样变性者，可与存活的胎儿或死胎并存。

（5）多数葡萄胎伴有单侧或双侧卵巢黄素囊肿，位于宫旁，部分内可见间隔带状回声。葡萄胎被刮除后，黄素囊肿可逐渐消失。

5．无脑畸形 见图12-46。

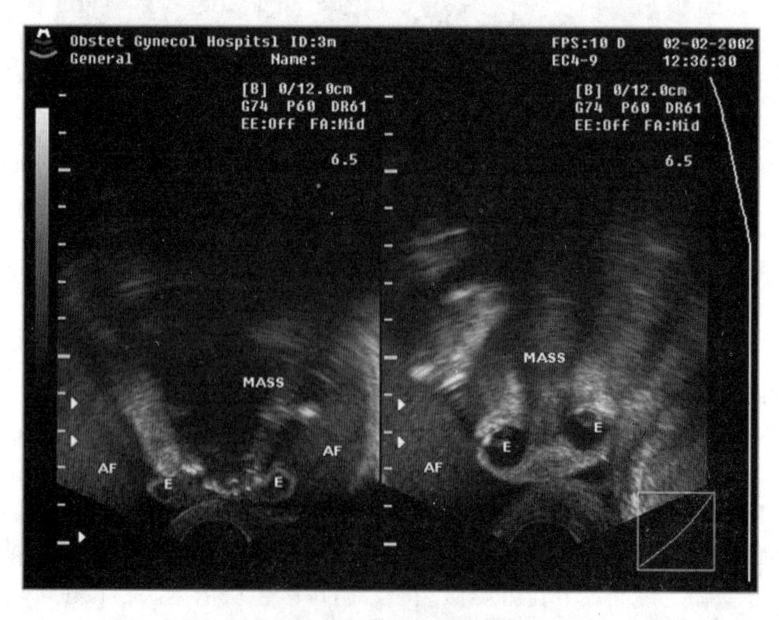

图12-46 胎儿无脑畸形

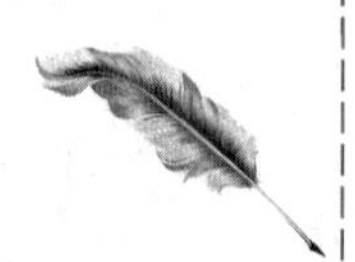

（1）颅骨强回声环缺失，仅显示颅底部强回声的骨化结构及脑干与中脑组织、颜面部结构。
（2）可伴有羊水过多。
（3）常合并脊膜膨出、脊柱裂。
6．脑积水
（1）侧脑室径大于 1.0cm，小于 1.5cm 为轻度脑室扩张。
（2）侧脑室径大于 1.5cm，应考虑有脑积水或明显脑室扩张。
7．脊柱裂 见图 12-47。

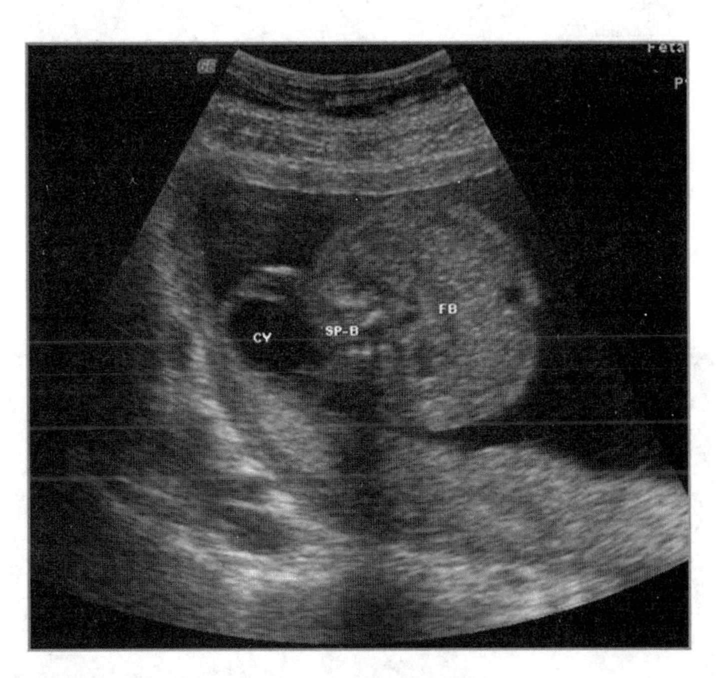

图 12-47 胎儿脊柱裂

（1）脊柱纵向扫查时串珠样结构中断。
（2）横向扫查时椎管呈“V”型或“U”型向外展开。
（3）缺损部外有皮肤轮廓线包绕时为隐性脊柱裂，无皮肤轮廓线包绕时为显性脊柱裂。
（4）合并脊膜膨出时，在脊柱裂处有囊状物由胎儿脊柱背侧膨入羊水中，合并脊髓脊膜膨出时，囊内有点状回声。
（5）常伴有“柠檬头征”和“香蕉小脑征”，可同时合并脑积水及羊水过多。
8．脑膨出及脑膜膨出 见图 12-48。
（1）颅骨局部回声缺如。
（2）在胎头的枕部或额部自颅顶向外突出囊状物，突入羊水中，单纯脑膜膨出时内为无回声区，有脑组织膨出时囊状物内可见实质性回声。
9．致死性骨发育不良
（1）严重四肢短小畸形，四肢所有长骨长度均低于正常孕周平均值的 4 倍标准差。
（2）严重胸部发育不良，胸腔狭窄。
10．内脏外翻 见图 12-49。
（1）通常显示脐带入口旁腹壁皮肤强回声线连续性中断。
（2）胃、肠等腹腔内脏器外翻至胎儿腹腔外，其表面无膜覆盖，在羊水内自由漂浮。

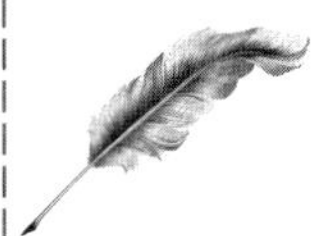

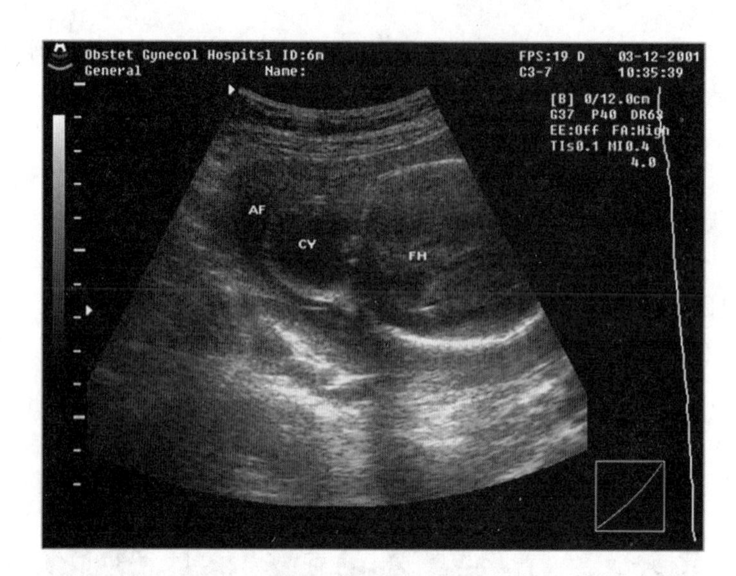

图 12-48 胎儿脑膨出

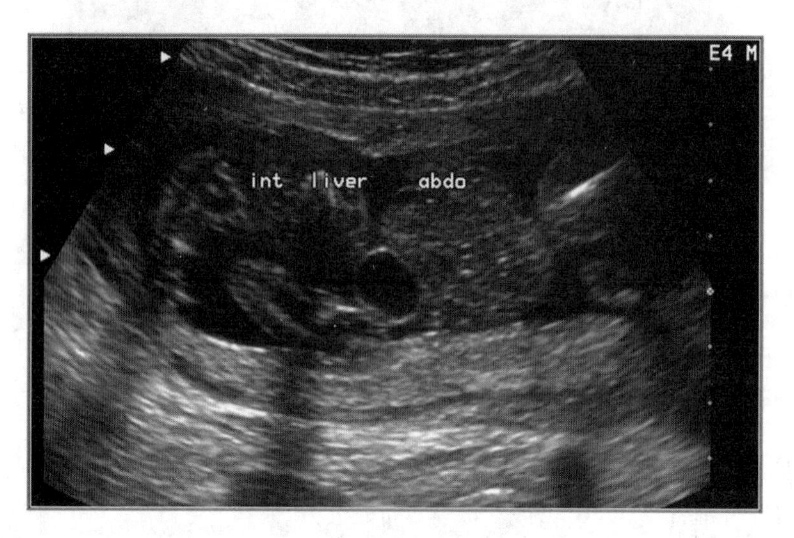

图 12-49 胎儿内脏外翻

十六、其他常见疾病的超声诊断

1．腮腺炎

（1）腮腺不同程度（多不严重）弥漫性增大。

（2）在急性期时，腮腺轮廓边缘不清晰，无明显轮廓线。慢性者有明晰的界限。

（3）腮腺内部回声分布均匀，回声强度因病程、病变情况而异；急性期为低回声，慢性期多表现为回声增强。

（4）腮腺内结构仍正常，导管无受压变形、弯曲等改变，但常显示不清。

（5）腮腺内实质回声无局限性占位样的异常改变，但有时因炎症进展不均有回声分布不均的表现。

（6）可因瘢痕、钙化出现强回声点或斑，甚至伴有声影。

（7）后侧无回声明显增强或衰减现象。

2．胸腔积液　见图 12-50。

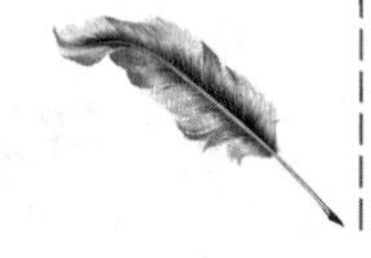

（1）胸膜腔内出现无回声区，可随体位改变形态不同。

（2）少量胸腔积液无回声区多积聚在肋膈角，扫查部位多在腋后线或肩胛线，低位肋间纵

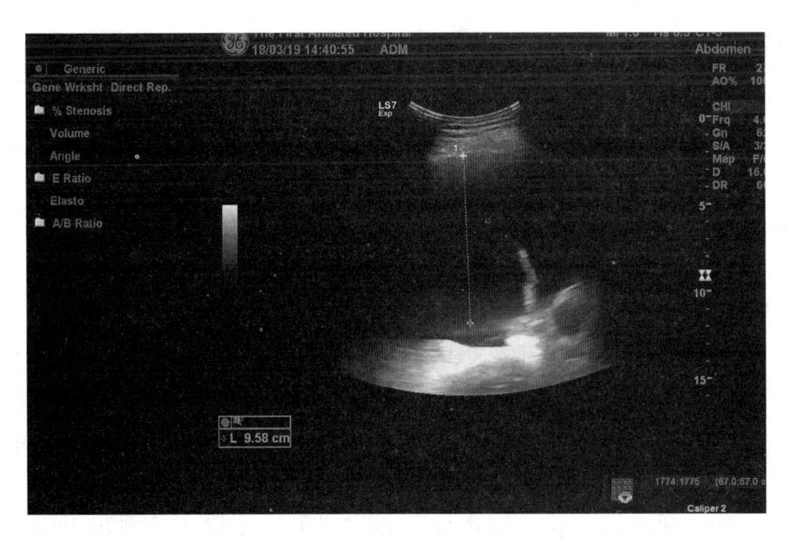

图 12-50　胸腔积液

行探测显示为三角形无回声区。

(3) 中等量胸腔积液，无回声区面积较大成片状，可达胸腔中部以上，其内可见被压缩飘动的肺组织实质性回声区，并可随呼吸改变形状，并伴有心脏、横膈等其他脏器被推挤。

(4) 包裹性积液，无回声区局限于胸腔某侧壁处常呈半圆形、扁平状或不规则形，近胸壁处基底较宽，内侧壁较光滑整齐清晰、不随体位运动而改变，常伴有胸膜增厚。

(5) 脓胸和血性胸腔积液在无回声区内出现回声较低散在漂浮的点状、团状、带状回声，甚至出现蜂窝状的回声区。

第三节　超声诊断报告的解读

一份完整的超声诊断报告深刻体现着医疗质量和学术思想水平，是超声医师综合素质的表现。

一、超声诊断报告的基本形式

目前国内超声诊断报告形式大致有两种，即文字化描述与规范化表格。

1. 文字化描述　是日常工作中经常采用的形式，其主体是检查所见的描述与检查结果的提示。这种形式不仅书写方便，而且描述无限制，书写时可充分表达检查所见，客观说明检查结果。

2. 规范化表格　是采用表格填写的方式，内容有限定，形式死板，但优点是内容规范，形式统一，便于检索和积累完整的科研资料，也有利于标准化质量管理。

二、超声诊断报告产生的基础

无论哪一种形式的超声诊断报告，都是超声医师对一系列检查结果进行客观地综合分析后而做出的。因此，可以说，声像图所获得的信息是进行超声诊断的主体或说成是重要基础，但绝不能因此而忽略了另一个重要的原则，即超声诊断与临床的充分结合，只有将超声与临床完整的统一起来，才能使超声诊断水平发挥至极致。

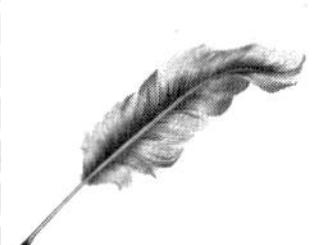

三、超声诊断报告的基本内容

一份完整的超声诊断报告应具有真实性和客观性，既要内容完整，又要重点突出，同时还要字迹清楚，文笔通顺，次序分明，标点符号正确。报告结束时应签名以示负责，注明年、月、日。

1．文字描述部分

（1）超声解剖定位的描述。

（2）超声测距的描述。

（3）声像图特征描述，包括：①边缘回声（包括外形）、边界回声特征（光滑、整齐或模糊、粗糙）；②内部回声，有无、多少、粗细、强弱、均匀程度等；③后方回声：衰减、增强、声影等。

2．图像记录部分 图像记录手段包括一次成像、多媒体成像或录像。虽然超声图像记录目前尚无统一的标准化要求，但其基本要求是典型、清晰，具有代表性，特别是重要的阳性结果，应该有图像记录。

3．超声结论部分 超声结论包括超声诊断和建议下一步检查等内容。超声结论中应包含：定位（解剖部位）、定性（物理性状）、病理病因等内容。前两者是超声诊断中应比较肯定或明确的，病理病因则依据检查结果做方向性提示（多数情况下使用考虑……，可能……，注意……等字样）。在某些特殊情况下提示病因、病理困难的，可做声学特征结论。

许多疾病的发生、发展及其病理改变过程是极其复杂的、多变的，这就决定了超声诊断的复杂性和多样性。有的结论很明确或比较明确；有的是不明确或很不明确；有的则是一部分明确而另一部分不够明确。

（1）明确的超声结论：声像图具有高度特异性、准确性和可重复性，往往由此导致明确的超声诊断结论，如肝肾囊肿、无脑畸形、胆囊结石、腹水等。

（2）部分明确的超声结论："同影异病"和"同病异影"是超声临床工作中经常遇到的现象，从而使超声诊断变得不完全肯定或难以充分肯定。这就是我们通常所讲的声像图表现的非特异性。例如，肝右叶囊性占位性病变，即明确的解剖部位诊断和物理性质诊断。因而当进一步判定这一占位性病变属于哪一种特定的疾病时，则面临诸多选择，如肝囊肿、包虫囊肿、脓肿、血肿、肝癌液化等。

（3）不明确的超声结论：如果声像图表现异常但又不典型，很难做出肯定结论，此时，在超声结论中可对声像图所见作客观描述并结合临床作恰当的推断。如肝左叶内低回声团，性质待定（局限性脂肪肝？）。有的病变在其发展过程中有回声图像的动态变化，因此，有必要进行系统的追查或复核最初诊断，检查者应提出复查的日期或要求内容。超声诊断是全面临床检查的一个环节，并非是唯一的和最后的诊断。

总之，在超声检查报告中，超声诊断的结论是临床医师最关注的部分，也是涉及被检查进一步临床处理的重要依据。但临床医师切记不可将超声诊断结果认为是患者的最终结果，或要求超声医师直接给予病理诊断，而应客观看待超声结论，将超声结论作为重要的参考依据，帮助解决临床问题。

（王高兴）

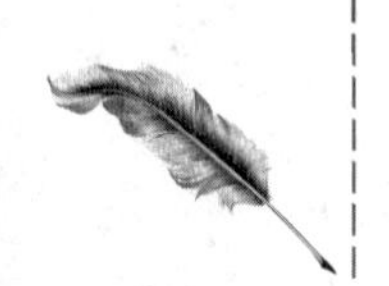

第十三章　实验室检查

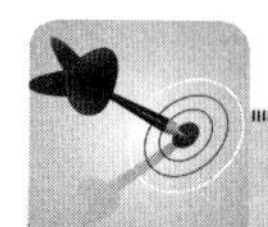

学习目标

1．掌握临床血液学、生物化学、免疫学、微生物学及体液的常规检验项目临床应用及参考区间。
2．熟悉各种检验项目所需的标本类型，学会根据临床诊疗需要选择相关的检验项目。
3．了解各种检验标本的采集方法。
4．通过学习，掌握各检验项目的参考区间及其临床意义，具备能正确评价和解释各检验项目结果的能力。

实验诊断学是指医生的医嘱通过临床实验室分析所得到的信息为医生的诊疗所用的医学临床活动，分为检验前、检验中和检验后三个部分。检验前主要是医生综合患者的情况选择检验项目并开具检验申请单，患者作相应检验前的准备，护理人员根据医嘱采集样本，护工运送样本到实验室及样本在实验室内的传输；检验中指实验室运用物理学、化学和生物学等的实验技术和方法，通过感官、试剂反应、仪器分析和动物实验等手段，对患者的血液、体液、分泌物、排泄物以及组织细胞等标本进行检验，以获得有关病原体、机体脏器功能状态以及病理变化等信息；检验后包括报告的审核，规范格式，结果的解释，授权发布，危急值的报告，报告的传递及样本的复查和储存等。

随着医学基础学科和边缘学科基础理论和技术的高速发展，学科相互交叉渗透，新的检验项目及新的检验技术日新月异，检验结果精密度和准确度越来越好，实验诊断学在临床医疗实践中所起的作用越来越重要，但仍存在一定的局限性，某些检验或者灵敏度有限，或者特异性不强，检验结果也可受多种因素影响，所以要求临床医生对检验项目和方法在临床中的使用价值做出评价，在解释检验结果时，必须结合患者的其他临床资料全面分析。医务人员应掌握下列常用的诊断性实验的评价指标。

1．诊断灵敏度　指某检验项目对某疾病具有鉴别、确认的能力，其表达的数学式为所有患者中获得真阳性结果的百分数。

2．诊断特异性　指某检验项目确认无某种疾病的能力，其表达的数学式为所有非患者中获得真阴性结果的百分数。

3．诊断准确度　指某检验项目在实际使用中，所有检验结果中结果诊断准确的百分比。

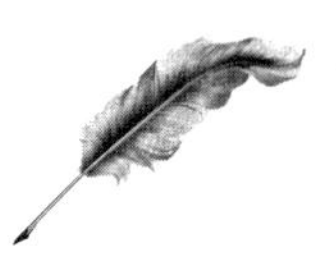

第一节 血液检验

【检验目的】

通过血液检验，根据正常参考区间分析患者血常规、凝血常规、血气分析的结果，并判断其临床意义。

一、血液常规检验

血液常规检验是指对患者周围血液中红细胞和白细胞数量及质量的检验，包括血红蛋白测定（Hb）、红细胞计数（RBC）、白细胞计数（WBC）及分类计数（DC），是临床应用最广泛的检验项目之一。

（一）红细胞计数和血红蛋白测定

【参考区间】

1．血红蛋白　男性 120 ～ 160g/L；女性 110 ～ 150g/L；儿童 120 ～ 140g/L；婴儿 110 ～ 120g/L；新生儿 170 ～ 200g/L。

2．红细胞数　男性（4.0 ～ 5.5）$\times 10^{12}$/L；女性（3.5 ～ 5.0）$\times 10^{12}$/L；儿童（4.0 ～ 4.5）$\times 10^{12}$/L；婴儿（4.0 ～ 4.3）$\times 10^{12}$/L；新生儿（6.0 ～ 7.0）$\times 10^{12}$/L。

【临床意义】

1．生理性变化

（1）年龄与性别差异：新生儿红细胞较高，出生 2 周后降至正常；男性在 6 ～ 7 岁最低，25 ～ 30 岁时达最高值，30 岁以后随年龄增长有所下降；女性在 13 ～ 15 岁时达最高值，21 ～ 35 岁维持最低水平，后又与男性水平相接近。

（2）高山居民、登山运动员红细胞高于正常。

（3）长期多次献血者红细胞代偿性增加。

（4）婴幼儿生长发育迅速、妊娠中后期孕妇血浆量增加致造血原料相对性不足，可出现生理性贫血。

2．病理性变化

（1）增多

1）相对增多：连续呕吐、严重腹泻、出汗过多、大面积烧伤等情况，由于大量失水，血浆量减少，血液浓缩致血细胞相对增多。

2）代偿性或继发性增多：多见于慢性肺心病、先天性心脏病、肾癌、肾上腺肿瘤等患者。

3）真性红细胞增多症，红细胞可达（7.0 ～ 12.0）$\times 10^{12}$/L。

4）反应性红细胞增多症：肾小球肾炎、高铁血红蛋白血症。

（2）减少

1）相对减少：血中红细胞总数并不减少，仅血浆增多所致，如肝硬化。

2）各种原因引起的贫血：如急慢性失血后贫血、营养不足或吸收不良使造血物质缺乏的贫血，红细胞破坏过多如溶血性贫血、骨髓造血功能障碍性贫血等。

3）继发性贫血：多种疾病如炎症、内分泌疾病及结缔组织病等都可致贫血。

3．血红蛋白增减的意义　基本上与红细胞增减相似，但能更好地反映贫血程度。各种不同类型贫血时，血红蛋白量减少与红细胞数减少程度不一定成平行关系。小红细胞性贫血（如缺铁性贫血）时，血红蛋白量减少程度较红细胞数减少明显；而大红细胞性贫血（如巨幼红细胞贫血）时，红细胞数减少程度较血红蛋白量减少明显。

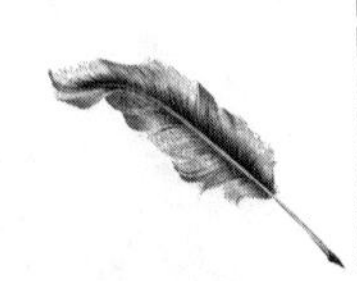

（二）白细胞计数及分类计数

【参考区间】

1．白细胞计数　成人（4 ～ 10）× 10^9/L；新生儿（15 ～ 20）× 10^9/L；6 个月～ 2 岁（11 ～ 12）× 10^9/L；儿童（5 ～ 12）× 10^9/L。

2．白细胞分类计数　见表 13-1。

表 13-1　成人白细胞分类计数参考区间

种类	参考区间	绝对值
中性粒细胞（N）杆状核	0.01 ～ 0.05（1% ～ 5%）	（0.04 ～ 0.5）× 10^9/L
分叶核	0.50 ～ 0.70（50% ～ 70%）	（2 ～ 7）× 10^9/L
嗜酸性粒细胞（E）	0.005 ～ 0.05（0.5% ～ 5%）	（0.02 ～ 0.5）× 10^9/L
嗜碱性粒细胞（B）	0 ～ 0.01（0% ～ 1%）	（0 ～ 0．1）× 10^9/L
淋巴细胞（L）	0.20 ～ 0.40（20% ～ 40%）	（0.8 ～ 4）× 10^9/L
单核细胞（M）	0.03 ～ 0.08（3% ～ 8%）	（0.12 ～ 0.8）× 10^9/L

【临床意义】

白细胞数的增减主要受中性粒细胞的影响，因此，白细胞增多或减少与中性粒细胞的增多或减少相一致，临床意义亦相同。

1．中性粒细胞

（1）中性粒细胞增多：生理性增多常见于新生儿、妊娠及分娩时、饱餐、剧烈运动后等；病理性增多常见于急性化脓性球菌引起的局部或全身性感染、组织损伤或坏死、急性大出血、急性溶血、急性中毒、白血病等。

（2）中性粒细胞减少：常见于 ①病毒感染：流感、重症肝炎、麻疹；②某些传染病：伤寒、副伤寒、疟疾；③再生障碍性贫血、粒细胞缺乏症、化学药物副作用如使用氯霉素、抗甲状腺药等。

2．嗜酸性粒细胞　增多主要见于哮喘、荨麻疹、血清病等变态反应性疾病，血吸虫、蛔虫、钩虫等寄生虫病。减少多见于伤寒、副伤寒以及长期应用肾上腺皮质激素者。

3．嗜碱性粒细胞　增多常见于慢性粒细胞性白血病、嗜碱性粒细胞性白血病、某些转移癌及骨髓纤维化等。嗜碱性粒细胞减少无临床意义。

4．淋巴细胞　增多主要见于病毒、结核、传染性单核细胞增多症等感染性疾病，淋巴细胞性白血病、淋巴瘤等。淋巴细胞减少多见于放射病、免疫缺陷病、长期应用肾上腺皮质激素及烷化剂等。

5．单核细胞　增多见于疟疾、结核、急性传染病恢复期、单核细胞性白血病、淋巴瘤、结缔组织病等。单核细胞减少一般无临床意义。

（三）血细胞比容测定

血细胞比容（HCT）又称血细胞压积（PCV），是指血细胞在血液中所占容积的比值。

【参考区间】 仪器法　成年男性 0.40 ～ 0.50；成年女性 0.35 ～ 0.45。

【临床意义】

1．血细胞比容增高　相对性增高常见于各种原因所致的血液浓缩，如脱水、腹泻、烧伤等；绝对性增高主要见于真性红细胞增多症。

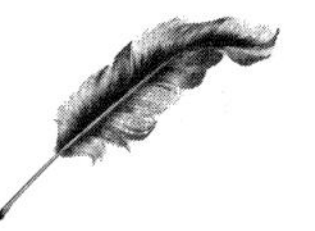

2．血细胞比容减低　见于各种贫血。

（四）红细胞三种平均指数

1．平均红细胞容积（MCV） 指每个红细胞的平均体积，以飞升（fl）为单位。

2．平均红细胞血红蛋白量（MCH） 指每个红细胞内所含血红蛋白的平均量，以皮克（pg）为单位。

3．平均红细胞血红蛋白浓度（MCHC） 指每升血液中平均所含血红蛋白浓度（克数），以g/L表示。

【参考区间】

1．手工法 MCV82 ~ 92fl；MCH 27 ~ 31pg；MCHC 320 ~ 360g/L。

2．仪器法 MCV 80 ~ 100fl；MCH 26 ~ 34pg；MCHC 320 ~ 360g/L（成年人）；
MCV 79 ~ 104fl；MCH 25 ~ 32pg；MCHC 280 ~ 350g/L（1 ~ 3岁）；
MCV 86 ~ 120fl；MCH 27 ~ 36pg；MCHC 250 ~ 370g/L（新生儿）。

【临床意义】

根据上述三项红细胞平均值可进行贫血的形态学分类，见表13-2。

表13-2 贫血的形态学分类

贫血分类	MCV	MCH	MCHC	贫血
正常细胞性贫血	正常	正常	正常	再生障碍性贫血、急性失血性贫血、多数溶血性贫血、白血病等
大细胞性贫血	增高	增高	正常	叶酸及（或）维生素 B_{12} 缺乏所引起的巨幼细胞贫血，恶性贫血
单纯小细胞性贫血	减低	减低	正常	慢性感染、慢性肝肾疾病性贫血
小细胞低色素性贫血	减低	减低	减低	缺铁性贫血及铁剂利用不良贫血，慢性失血性贫血

（五）血小板计数（PLT）

【参考区间】（100 ~ 300）$\times 10^9$/L。

【临床意义】

1．血小板减少 见于再生障碍性贫血、白血病、特发性血小板减少性紫癜及脾功能亢进等。

2．血小板增多 见于特发性血小板增多症、慢性粒细胞白血病、急性或慢性炎症、急性失血或溶血等。

二、血液的其他检验

（一）网织红细胞计数

网织红细胞（Ret）是晚幼红细胞到成熟红细胞之间尚未完全成熟的红细胞。其量的增减可反映骨髓造血功能的盛衰。

【参考区间】 百分数：0.005 ~ 0.015（成人、儿童）；绝对值：（24 ~ 84）$\times 10^9$/L（成人）。0.02 ~ 0.06（新生儿）。

【临床意义】

1．网织红细胞增多 表示骨髓红细胞系统增生旺盛，常见于溶血性贫血、急性失血性贫血；缺铁性贫血和巨幼红细胞性贫血治疗有效时，早期网织红细胞即可迅速升高。

2．网织红细胞减少 表示骨髓造血功能减低，常见于再生障碍性贫血。

（二）红细胞沉降率测定

红细胞沉降率（ESR）简称血沉，是指红细胞在一定条件下自然沉降的速率。

【参考区间】 男性0 ~ 15mm/h；女性0 ~ 20mm/h。

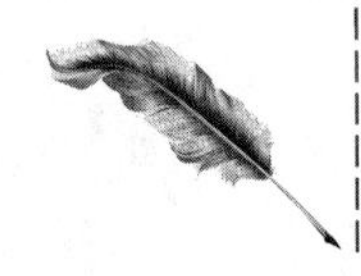

【临床意义】

1．生理性增快　60 岁以上的老年人、月经期及妊娠期 3 个月至产后 1 个月的妇女。

2．病理性增快　见于各种炎症，恶性肿瘤、白血病、急性心肌梗死、贫血、高胆固醇血症、高球蛋白血症、结核和风湿病活动期等。

3．血沉减慢　见于真性红细胞增多症、低纤维蛋白原血症、充血性心力衰竭、红细胞形态异常，如异性红细胞、球形红细胞、镰刀红细胞。

三、凝血检验

（一）凝血酶时间（TT）测定

【参考区间】 14 ～ 21s；超过正常对照 3s 以上为异常。

【临床意义】

1．TT 延长　见于血浆纤维蛋白原减低或结构异常；临床应用肝素，或肝病、肾病及系统性红斑狼疮时的肝素样抗凝物质增多等。

2．TT 缩短　见于血栓性疾病等。

（二）活化部分凝血活酶时间（APTT）测定

【参考区间】 32 ～ 43s，较正常对照延长 10s 以上为异常。

【临床意义】

1．APTT 延长　见于血友病 A、血友病 B 及血浆因子Ⅺ缺乏症、肝病、阻塞性黄疸、新生儿出血症及继发性或原发性纤维蛋白溶解功能亢进等。

2．APTT 缩短　见于血栓性疾病，如心肌梗死、脑血管病变及深静脉血栓形成等。

（三）凝血酶原时间（PT）测定

【参考区间】

1．PT 为 11 ～ 13s；超过正常对照 3s 以上为异常。

2．国际标准化比值（INR）为 0.8 ～ 1.2。

【临床意义】

1．PT 延长　见于先天性凝血酶原缺乏症、纤维蛋白原缺乏症、弥散性血管内凝血、原发性纤溶症及维生素 K 缺乏症等

2．PT 缩短　见于血栓性疾病、先天性凝血因子Ⅴ增多、多发性骨髓瘤及口服避孕药等。

（四）纤维蛋白原（FIB）测定

【参考区间】 2 ～ 4g/L。

【临床意义】

1．FIB 升高　见于急性心肌梗死、糖尿病、妊娠高血压综合征、急性肾炎、急性感染、恶性肿瘤及大手术后。

2．FIB 降低　见于 DIC 低凝期及纤溶期、原发性纤溶、重症肝炎和肝硬化。

（五）血浆 D- 二聚体（DD）测定

【参考区间】 0 ～ 1.5ug/ml。

【临床意义】 DD 增高见于 DIC、白血病、急性心肌梗死、脑血管疾病、恶性肿瘤、重症肝炎、妊娠、外科手术后、糖尿病、深静脉血栓形成及肾病综合征等。

四、血气检验

血气一般是指血液中所含的 O_2 和 CO_2 气体。血气分析是评价患者呼吸、氧化及酸碱平衡状态的必要指标，已普遍应用于临床，对急、重症患者的监护和抢救尤为重要。

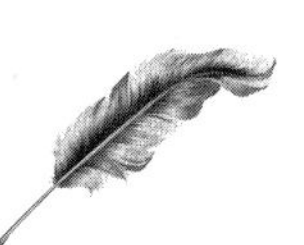

（一）酸碱度（pH）测定

【参考区间】 动脉血：pH 7.35 ～ 7.45；静脉血：pH 7.31 ～ 7.42。

【临床意义】 pH 测定主要反映血液酸碱程度，pH 高于 7.45 为碱血症，pH 低于 7.35 为酸血症，但 pH 正常并不能排除酸碱失衡。

（二）氧分压（PO_2）测定

氧分压（PO_2）指血浆中物理溶解氧的张力，氧在血液中溶解量的多少与氧分压成正比。

【参考区间】 动脉血 PO_2：10.0 ～ 14.0kPa；静脉血 PO_2: 4.0 ～ 6.8kPa。

【临床意义】 PO_2 是缺氧的敏感指标。

1. PO_2 下降　见于肺部通气和换气功能障碍，PO_2 低于 7. 31kPa（55mmHg）即示有呼吸衰竭。氧分压低于 4kPa（30mmHg）以下即有生命危险。

2. PO_2 升高　主要见于输 O_2 治疗过度，上升幅度与所用 O_2 的浓度有关。

（三）氧饱和度（O_2Sat）及血氧含量（O_2Cont）测定

【参考区间】

1. 氧饱和度　动脉血：90% ～ 98%；静脉血：60% ～ 80%。

2. 血氧含量　动脉血：6.6 ～ 10.2mmol/L；静脉血 4.4 ～ 8.0mmol/L。

【临床意义】 减低见于肺气肿等缺氧性肺疾病、循环性缺氧、组织性缺氧。增高见于高压氧治疗。

（四）二氧化碳分压（PCO_2）测定

【参考区间】 动脉血 PCO_2 4.8 ～ 5.9kPa。

【临床意义】

1. PCO_2 测定　主要用于判断是呼吸性酸中毒还是呼吸性碱中毒。升高表示肺泡通气量降低，为呼吸性酸中毒。降低则表示肺泡通气量增加，为呼吸性碱中毒。

2. 判断代谢性酸碱失衡的代偿情况　在代谢性酸中毒时，若 PCO_2 下降，提示已通过呼吸进行代偿；代谢性碱中毒时，若 PCO_2 上升，亦提示已有代偿。

（五）二氧化碳总量（TCO_2）测定

二氧化碳总量（TCO_2）指存在于血浆中各种形式的 CO_2 的总和。

【参考区间】 动脉血：TCO_2 22 ～ 31mmol/L。

【临床意义】 TCO_2 在体内受呼吸及代谢两方面因素的影响，但主要受代谢因素影响。减低见于代谢性酸中毒。增高见于代谢性碱中毒。

（六）二氧化碳结合力（CO_2CP）测定

二氧化碳结合力（CO_2CP）指来自 HCO_3^- 和 H_2CO_3 两者所含的 CO_2 的总量，故受代谢性和呼吸性两方面因素的影响。

【参考区间】 动脉血：CO_2CP 23 ～ 31mmol/L。

【临床意义】 CO_2CP 代谢性和呼吸性两方面因素的影响。减少可能是代谢性酸中毒或呼吸性碱中毒，增加则可能是代谢性碱中毒。

（七）实际碳酸氢盐（AB）和标准碳酸氢盐（SB）测定

【参考区间】 AB：动脉血 21 ～ 28mmol/L；静脉血 22 ～ 29mmol/L。SB：21 ～ 25mmol/L。

【临床意义】 AB 与 SB 两者皆正常，为酸碱平衡正常；AB 与 SB 两者均低于正常，为代谢性酸中毒失代偿；AB 与 SB 两者均高于正常，为代谢性碱中毒失代偿；AB ＞ SB 提示 CO_2 潴留，多见于通气功能不足所致的呼吸性酸中毒；AB ＜ SB 提示 CO_2 排出过多，见于通气过度所致的呼吸性碱中毒。

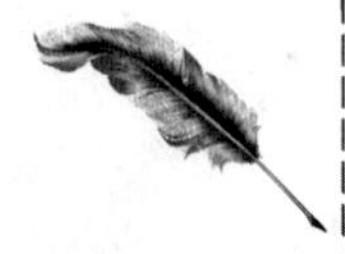

（八）缓冲碱（BB）测定

【参考区间】 血浆：BBp 41 ～ 42mmol/L；全血：BBb 47 ～ 48mmol/L。

【临床意义】 BB 升高时，表示有代谢性碱中毒；降低则有代谢性酸中毒存在。

（九）碱剩余（BE）测定

【参考区间】 BE −3 ～ +3mmol/L，均值为零。

【临床意义】 正常人 BE 值在 0 附近波动。BE 为正值增加时，说明缓冲碱增加，为代谢性碱中毒；BE 为负值增加时，说明缓冲碱减少，为代谢性酸中毒。呼吸性酸碱中毒时，由于肾的代偿也可使 BE 发生相应改变。

（十）阴离子间歇（AG）测定

阴离子间歇（AG）指血清中所测定的阳离子总数与阴离子总数之差。

【参考区间】

$Na^+ - [Cl^- + HCO_3^-]$ = 12mmol/L（7 ～ 14mmol/L）；

$Na^+ + K^+ - [Cl^- + HCO_3^-]$ = 16mmol/L（10 ～ 18mmol/L）。

【临床意义】 AG 是近年来评价体液酸碱状况的一项重要指标可鉴别不同类型的代谢性酸中毒：① AG 增加：$[H^+]$ 增加引起的代谢性酸中毒，如糖尿病酮症酸中毒、乳酸中毒和肾功能不全等；② AG 正常型：HCO_3^- 浓度降低而血氯增高的患者，如腹泻失去 HCO^-_3 而 CL^- 增加；③ AG 减少型少见。

第二节　血清学检验

【检验目的】 通过血清学检验，根据正常参考区间，分析患者生化、免疫、化学发光等检验项目的结果，并判断其临床意义。

一、临床常用生化检验

（一）血清钾、钠、氯化物、钙、磷测定

【参考区间】 血清钾 3.5 ～ 5.5mmol/L；血清钠 135 ～ 145mmol/L；血清氯 95 ～ 105mmol/L；血清总钙 2.25 ～ 2.58mmol/L；离子钙 1.10 ～ 1.34mmol/L；血清磷：成人 0.97 ～ 1.61mmol/L，儿童 1.29 ～ 1.94mmol/L。

【临床意义】

1．血清钾　①增高：常见于急、慢性肾衰竭、肾上腺皮质功能减退症、严重溶血、注射含钾液过多等；②降低：见于低钾饮食、频繁呕吐、长期腹泻、胃肠引流、长期应用排钾利尿剂及胰岛素等。

2．血清钠　①增高：见于高渗昏迷、尿崩症、大量出汗、高烧、烧伤、重复输血、动脉硬化高血压、糖尿病酸中毒、肾上腺皮质功能亢进、严重脱水、原发性或继发性醛固酮增多症等；②降低：见于肾上腺皮质功能减退、大量呕吐腹泻、慢性肾功能不全多尿期、肝功能不全、心功能不全、肾病综合征、重症肾盂肾炎、通气过度及大量应用利尿剂等。

3．血清氯　血氯增减的临床意义与血钠大致相同。

4．血清钙　①增高：见于原发性甲状旁腺功能亢进症、转移性骨癌和多发性骨髓瘤、静脉输入钙过量等；②降低：见于甲状旁腺功能减退、维生素 D 缺乏、佝偻病、慢性肾衰竭和肾性佝偻病等。

5．血清无机磷　①增高：见于甲状旁腺功能减退、骨折愈合期、多发性骨髓瘤、肾衰竭及补充过量的维生素 D 等；②降低：见于甲状旁腺功能亢进、佝偻病、肾小管疾病及糖尿病等。

（二）血清铁、总铁结合力测定

铁是人体不可缺少的微量元素，参与血红蛋白和肌红蛋白的合成，也是许多含铁酶，如细胞

色素 C、过氧化物酶的重要组成成分。临床上评价铁代谢情况需要血液学和生物化学两种指标，常用的生化指标如下：

血清铁测定

【参考区间】 成年男性：11 ～ 30μmol/L；成年女性 9 ～ 27μmol/L；儿童 9 ～ 22μmol/L。

【临床意义】

1．血清铁增高　见于溶血性贫血、再生障碍性贫血、巨幼红细胞性贫血、急性肝炎及铁剂治疗。

2．血清铁降低　见于缺铁性贫血、痔疮、消化性溃疡、钩虫病、感染、尿毒症及恶性肿瘤等。

血清总铁结合力（TIBC）测定

【参考区间】 TIBC：男 50 ～ 77μmol/L；女 54 ～ 77μmol/L。

【临床意义】

1．血清 TIBC 增加　常见于缺铁性贫血、妊娠后期、急性肝炎及肝细胞坏死。

2．血清 TIBC 降低　见于肝硬化、肾病综合征、尿毒症及慢性感染等。

（三）血清总胆固醇（TC）测定

血清中的胆固醇 70% 为胆固醇酯，30% 为游离胆固醇，二者合称为总胆固醇。血清 TC 测定常作为动脉粥样硬化的预防、发病估计及疗效观察的参考指标。

【标本采集方法】 素食或低脂饮食 3 天，抽取空腹静脉血 2ml。

【参考区间】 2.86 ～ 5.98mmol/L。

【临床意义】

1．TC 增高　常见于：①动脉粥样硬化所致的心、脑血管病；②高脂血症、糖尿病、肾病综合征、甲状腺功能减退症及阻塞性黄疸等；③长期高脂饮食、吸烟、饮酒及精神过度紧张等。

2．TC 降低　常见于严重肝病、甲状腺功能亢进、严重贫血、营养不良及恶性肿瘤等。

（四）血清三酰甘油（TG）测定

三酰甘油直接参与胆固醇及胆固醇酯的形成，与动脉粥样硬化及血栓的形成有密切关系。

【标本采集方法】 素食或低脂饮食 3 天，抽取空腹静脉血 2ml。

【参考区间】 0.56 ～ 1.70mmol/L。

【临床意义】

1．TG 增高　见于冠心病、心肌硬化动脉、粥样硬化、高血压病、原发性高脂血症、糖尿病、肥胖病、胆道阻塞及高脂饮食等。

2．TG 降低　见于严重肝病、甲状腺功能亢进、肾上腺皮质功能减退症及营养不良等。

（五）血清高密度脂蛋白胆固醇（HDL-C）测定

【参考区间】 男性：1.14 ～ 1.76 mmol/L；女性：1.22 ～ 1.91mmol/L。

【临床意义】

1．升高　见于慢性肝炎、慢性中毒性疾病、遗传性高 HDL 血症、雌激素治疗及长期体力活动。

2．降低　见于冠心病、动脉粥样硬化、糖尿病、肝炎、肝硬化及肾病综合征等。

（六）血清低密度脂蛋白胆固醇（LDL-C）测定

【参考区间】 2.1 ～ 3.1 mmol/L。

【临床意义】

1．升高　见于动脉粥样硬化、甲状腺功能减退症、肾病综合征、阻塞性黄疸及肥胖症等。

2．降低　见于肝硬化、营养不良、甲状腺功能亢进、恶性肿瘤及营养不良等。

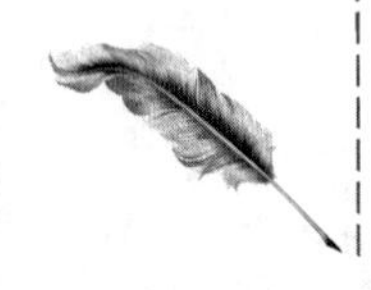

（七）载脂蛋白 AI（ApoA）

【参考区间】 1.0 ～ 1.7g/L。

【临床意义】

1．升高 用抗癫痫药升高约 20%，低血脂症升高约 15%，女性口服避孕药者升高约 10%。

2．降低 动脉粥样硬化（尤指引起阻塞者）、冠心病、脑血管病、糖尿病及高脂蛋白血脂等。

（八）载脂蛋白 B（ApoB）

【参考区间】 0.8 ～ 1.05g/L。

【临床意义】

1．升高 见于糖尿病、甲状腺功能低下、肾病综合征、肾衰竭及梗阻性黄疸等。

2．降低 见于恶性肿瘤、营养不良及甲状腺功能亢进等。

（九）血糖（GLU）测定

【参考区间】 葡萄糖氧化酶法：3.9 ～ 6.1mmol/L。邻甲苯胺法：3.9 ～ 6.4mmol/L。

【临床意义】

1．血糖增高 多见于各型糖尿病、皮质醇增多症、肢端肥大症、甲状腺功能亢进症、嗜铬细胞、颅内压增高、颅脑损伤、脑出血、急性心肌梗死、严重脱水、全身麻醉及窒息等。

2．血糖降低 见于胰岛素及降糖药使用过量、胰岛 B 细胞增生或肿瘤、生长激素及肾上腺皮质激素缺乏、重症肝炎、急性肝坏死、肝癌、急性乙醇中毒及严重营养不良等。

（十）血、尿淀粉酶（AMS）测定

【参考区间】 成人血清淀粉酶：35 ～ 135U/L；尿淀粉酶：＜ 1200U/L。

【临床意义】

1．血清淀粉酶增高 常见于急性胰腺炎、慢性胰腺炎急性发作、胰腺癌、胰腺囊肿等、消化性溃疡穿孔、机械性肠梗阻、胆道梗阻及急性胆囊炎、乙醇中毒及肾功能不全等。

2．尿淀粉酶增高 常见于急性胰腺炎、慢性胰腺炎、胰腺癌、胰腺囊肿及急腹症等。

二、肝病常用的实验室检验

（一）血清总蛋白及清蛋白、球蛋白比值测定

【参考区间】 血清总蛋白（TP)60 ～ 80g/L；清蛋白（A)40 ～ 50g；球蛋白（G)20 ～ 30g/L；清蛋白与球蛋白的比值（A/G）1.5 ～ 2.5 ：1。

【临床意义】

1．血清总蛋白及清蛋白降低 常见于亚急性重症肝炎、慢性肝炎、肝硬化、肝癌、长期营养不良、肾病综合征及恶性肿瘤等。

2．血清总蛋白及球蛋白增高 常见于慢性活动性肝炎、肝硬化、慢性酒精性肝病、疟疾、黑热病、系统性红斑狼疮及多发性骨髓瘤等。

3．A/G 倒置 见于肝硬化、原发性肝癌、多发性骨髓瘤及原发性巨球蛋白血症等。

（二）前白蛋白（PA）

【参考区间】 180 ～ 390mg/L。

【临床意义】

1．升高 见于急性肝炎恢复期、有肝损害者戒酒后、霍奇金病及肾病综合征（过度食用蛋白食物）。

2．降低 见于重症肝炎、急性肝炎、慢性活动性肝炎、非代偿性肝硬化、肝癌、阻塞性黄疸、溃疡性结肠炎、甲状腺功能亢进及营养不良等。

（三）血清总胆红素、血清结合胆红素和血清非结合胆红素测定

【参考区间】 血清总胆红素（STB)：3.4 ～ 17.1μmol/L；血清结合胆红素（CB)：0 ～ 6.8μmol/L；血清非结合胆红素（UCB)：1.7 ～ 10.2μmol/L。

【临床意义】

1．判断有无黄疸及黄疸的程度 血清总胆红素在 17 ～ 34μmol/L 时，患者皮肤黏膜尚未见黄染称为隐性黄疸；34 ～ 170μmol/L 为轻度；170 ～ 340μmol/L 为中度；＞ 340μmol/L 为重度。

2．鉴别黄疸的类型

（1）溶血性黄疸：总胆红素和非结合胆红素升高，常见于血型不合性输血反应、新生儿黄疸等。

（2）阻塞性黄疸：血清总胆红素及结合胆红素升高，常见于胆石症、胰头癌等。

（3）肝细胞性黄疸：血清总胆红素、结合胆红素及非结合胆红素均升高，常见于急性黄疸型肝炎、慢性活动性肝炎、肝硬化等。

（四）血清转氨酶测定

作为肝功能检验的转氨酶主要有丙氨酸氨基转移酶（ALT）和天门冬氨酸氨基转移酶（AST）。ALT 主要分布在肝，其次是骨骼肌、肾、心肌等组织中；AST 在心肌中含量最高，其次是肝。

【参考区间】

	终点法（Karmen 法）	速率法（37ºC）
ALT	5 ～ 25 卡门单位	0 ～ 40U/L
AST	8 ～ 28 卡门单位	0 ～ 40U/L
ALT/AST	≤ 1	

【临床意义】

1．急性病毒性肝炎 ALT 与 AST 均显著升高，可达正常上限的 20 ～ 50 倍以上，但 ALT 升高更明显，ALT/AST ＞ 1，为病毒性肝炎最敏感的重要检测指标。

2．慢性病毒性肝炎 转氨酶轻度上升或正常，ALT/AST ＞ 1，若 AST 升高较 ALT 显著，即 ALT/AST ＜ 1，则提示慢性肝炎转入活动期可能。

3．肝硬化 转氨酶活性取决于肝细胞进行性坏死程度，终末期肝硬化转氨酶活性可能正常或降低。

4．非病毒性肝病 酒精性肝病、药物性肝炎、脂肪肝、肝癌等，转氨酶轻度增高或正常，且 ALT/AST ＜ 1。

5．急性心肌梗死 急性心肌梗死后 6 ～ 8 小时，AST 开始升高，18 ～ 24 小时达高峰。

（五）血清碱性磷酸酶（ALP）测定

【参考区间】 磷酸对硝基苯酚速率法（30℃）：成人 40 ～ 110U/L；儿童＜ 250U/L。

【临床意义】

1．阻塞性黄疸 各种肝内、外胆管阻塞性疾病，ALP 明显增高。

2．原发性或转移性肝癌 ALP 明显增高。

3．骨骼疾病 如佝偻病、纤维性骨炎、骨软化症、成骨细胞瘤等 ALP 可增高。

（六）胆碱酯酶（CHE）

【参考区间】 胆碱酯酶（CHE）：男性：5 120 ～ 11 550U/L；女性：4 290 ～ 10 520U/L。

【临床意义】

1．升高 见于原发性肝癌、脂肪肝、原发性家族高 CHE 血症、神经系统疾病及甲状腺功能亢进等。

2．降低 见于有机磷中毒、重症肝炎、各种癌及低蛋白血症等。

（七）γ- 谷氨酰转肽酶（γ-GT）

【参考区间】 0 ～ 50U/L。

【临床意义】

1．升高 见于胆汁淤滞、慢性肝疾病、肝硬化、肝恶性肿瘤、慢性胰腺炎及急性心肌梗死等。

2．妊娠或口服避孕药 引起胆汁淤滞、肾衰竭等。

（八）α-L- 岩藻糖苷酶（AFU）

【参考区间】 α-L- 岩藻糖苷酶（AFU） 3 ～ 40U/L。

【临床意义】

1．升高 见于原发性肝癌、肝硬化、急性肝炎、卵巢肿瘤、肾脏疾病、糖尿病及白血病等。

2．降低 见于遗传性 AFU 缺乏引起的岩藻糖积蓄病、囊性纤维变性伴发胰腺炎及进行性椎体营养不良等。

（九）5′- 核苷酸酶（5′-NT）

【参考区间】 5′- 核苷酸酶（5′-NT）：0 ～ 11U/L。

【临床意义】 5′-NT 活性增高常见于肝胆系统性疾病，是诊断肝肿瘤非常灵敏的酶学指标，在诊断骨骼系统疾病中特异性高，有助于鉴别诊断肝细胞性黄疸和阻塞性黄疸等。

（十）腺苷脱氨酶（ADA）

【参考区间】 0 ～ 25U/L。

【临床意义】

1．肝胆疾病 急性及病毒性肝炎、慢性活动性肝炎、肝硬化和肝癌等肝病的 ADA 活性均有不同程度的升高，以肝硬化最明显。

2．结核性胸腹水 ADA 活性显著增高，癌性胸腹水 ADA 活性不升高，两者血清中的 ADA 无明显差别。

3．结核性脑膜炎 脑脊液 ADA 活性显著增高，而病毒性脑膜炎则不增高。

三、肾功能检验

（一）肾小球滤过功能

内生肌酐清除率（Ccr）

【标本采集方法】

1．检验前连续低蛋白饮食共 3 天，避免剧烈运动。第 4 日晨 8 时排净尿液弃去，收集此后 24h 尿液，容器内添加甲苯 3 ～ 5ml 防腐。

2．试验日抽取静脉血 2 ～ 3ml，注入抗凝管，与 24h 尿液同时送检。

【参考区间】 成人：80 ～ 120ml/min。

【临床意义】

1．肾功能损害的早期指标 成人 Ccr ＜ 80ml/min，提示肾小球滤过功能已有损害，而此时血清尿素氮、肌酐测定仍可在正常范围。急性肾小球肾炎患者首先出现 Ccr 下降。

2．判断肾小球功能损害程度 Ccr70 ～ 51ml/min，示肾小球功能轻度损害；50 ～ 30ml/min，示肾小球功能中度损害；＜ 30ml/min，示肾小球功能重度损害（肾衰竭）。

3．指导临床用药 肾小球滤过功能下降时，凡由肾代谢或从肾排出的药物均应根据 Ccr 降低的程度调节药物剂量和决定用药时间。

血清尿素氮（BUN）和肌酐（Cr）测定

【参考区间】 BUN：成人 3.2 ～ 7.1mmol/L；婴幼儿 1.8 ～ 6.5mmol/L。Cr：男性 53 ～ 106μmol/L；女性 44 ～ 97μmol/L。

【临床意义】

1．血肌酐和血尿素氮增高 见于急、慢性肾小球肾炎、肾动脉硬化症、严重肾盂肾炎、肾结核、肾肿瘤等所致肾小球滤过功能减退时。

2．鉴别肾前性和肾实质性少尿

(1) 肾前性少尿，如心力衰竭、脱水、休克、肝肾综合征等所致的血容量不足，肾血流量

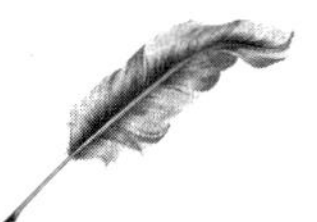

减少致少尿，此时 BUN 升高，但血肌酐升高不明显。

（2）肾实质性少尿，血肌酐上升常＞ 200μmol/L，BUN 常同时升高。

3．蛋白质分解或摄入过多　如上消化道大出血、大面积烧伤、甲状腺功能亢进、高蛋白饮食等可使 BUN 增高，但血肌酐多正常。

血清胱抑素 -C（Cys-C）

【参考区间】 男性：0.63 ～ 1.25mg/L；女性：0.54 ～ 1.15mg/L。

【临床意义】 Cys-C 是一种可反映肾小球滤过功能的较为理想的内源性物质，其浓度与肾小球滤过呈良好的线性关系。比血肌酐更能精确反映肾小球滤过率，特别是在肾功能仅轻度减退时，敏感性高于血肌酐。

（二）肾小管功能

酚红排泄试验（PSP 排泄试验）

【标本采集方法】

1．检验前 2h 开始至检验结束禁止吸烟、饮茶或咖啡等。检验开始时嘱患者一次性饮水 300 ～ 500ml，20min 后排净尿液。排尿后静脉注射 0.6% 酚红 1ml。

2．于静脉注射酚红后 15min、30min、60min 和 120min 分别收集患者尿液 4 次，将标本置于 4 个干燥清洁的容器中送检。

【参考区间】 15min 排泄量≥ 0.25；2h 排泄总量≥ 0.55。

【临床意义】

1．酚红排泌量减少　见于慢性肾盂肾炎、慢性肾小球肾炎、肾动脉硬化症等。此外，酚红排泄量减少尚可见于各种原因引起的肾血流量减少和尿路梗阻时。

2．酚红排泌量增高　见于甲状腺功能亢进、低蛋白血症等。

尿浓缩稀释试验

【标本采集方法】

1．3h 比重试验　试验日患者正常饮食和活动，晨 8 时排尿弃去，此后每隔 3h 排尿 1 次至次晨 8 时，分置于 8 个容器中，分别测定尿量和比重。

2．昼夜尿比重试验　试验日患者三餐如常进食，但每餐含水量不宜超过 500 ～ 600ml，此外不再进餐、饮水。晨 8 时排尿弃去，10 时、12 时、14 时、16 时、18 时、20 时及次晨 8 时各留尿 1 次，分别测定尿量和比重。

【参考区间】

1．3h 尿比重试验　白天排尿量应占全日尿量的 2/3 ～ 3/4，其中必有一次尿比重＞ 1.025；一次＜ 1.003。

2．昼夜尿比重试验　24h 尿总量 1 000 ～ 2 000ml，晚 8 时至晨 8 时夜尿量不应超过 750ml，昼尿量与夜尿量之比不应小于 3 ～ 4 ： 1，尿液最高比重应在 1.020 以上，最高比重与最低比重之差不应小于 0.009。

【临床意义】

1．早期肾功能不全　表现为夜尿量＞ 750ml，夜尿量＞日尿量。

2．浓缩功能不全　表现为最高尿比重＜ 1.018，最高与最低比重之差＜ 0.009。若尿比重固定在 1.010 称为等渗尿，表明肾小管浓缩功能严重障碍。常见于慢性肾小球肾炎、慢性肾盂肾炎及高血压、肾动脉硬化等疾病引起严重肾功能损害。

3．肾稀释功能不全　日尿比重固定在 1.018 或更高，常见于急性肾小球肾炎、脱水等。

血清 β2- 微球蛋白（β2-MG）

【参考区间】 血清：1.0 ～ 30.mg/L。

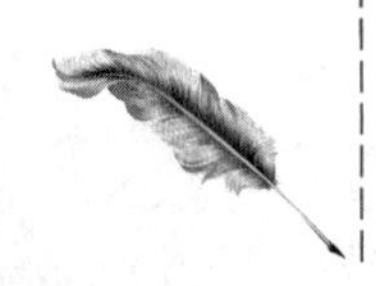

【临床意义】

1．增高　见于肾小球滤过功能减退，如肾炎、肾盂肾炎或某些药物导致的肾功能不全；恶性肿瘤。

2．白蛋白与 β2-MG 比值　有助于鉴别肾小管和肾小球疾病，有肾小球疾病时比值较有肾小管疾病时高。

血清视黄醇结合蛋白（RBP）

【参考区间】 血清：25 ～ 70mg/L。

【临床意义】

1．增高　见于慢性肾小球肾炎、肾硬化、糖尿病肾损害、系统性红斑狼疮等引起的肾功能不全。

2．降低　见于维生素 A 缺乏症、低蛋白血症、吸收不良综合征及阻塞性黄疸等。

四、心肌酶检测

（一）肌酸激酶（CK）测定

【参考区间】 速率法（37℃）：男性 38 ～ 174U/L；女性 26 ～ 140U/L。

【临床意义】

1．CK 增高　见于急性心肌梗死、病毒性心肌炎、多发性肌炎、进行性肌营养不良、重症肌无力、脑出血、脑梗死、急性颅脑损伤及脑膜炎等。

2．CK 减低　见于长期卧床、甲状腺功能亢进症及激素治疗等。

（二）乳酸脱氢酶（LDH）测定

【参考区间】 连续检测法：104 ～ 245U/L。速率法：95 ～ 200U/L。

【临床意义】 LD 升高见于急性心肌梗死、急性病毒性肝炎、肝硬化、原发性肝癌、恶性淋巴瘤及肺癌等。

（三）肌酸激酶同工酶（CK-MB）测定

【参考区间】 0 ～ 25U/L。

【临床意义】 当心肌损害，特别是心肌梗死时，3 ～ 8h 血清 CK-MB 水平可高于参考范围上限，10 ～ 24h 达峰值。若无再梗死或其他损伤，2 ～ 3d 恢复至正常水平。

（四）肌钙蛋白（cTnI）测定

【参考区间】 不同厂家提供的健康人群参考范围不一致，化学发光法（罗氏）：0.012 ～ 0.025ng/ml（血清）。

【临床意义】 cTnI 是诊断急性心肌梗死的首选标志物。心肌损伤后 4 ～ 8h 可检测到血中 cTnI 明显升高，24 ～ 48h 达峰值，可持续 4 ～ 7 天。cTnI 的诊断特异性优于 Mb 和 CK-MB，可用于评价不稳定心绞痛，其水平升高预示有较高的短期死亡危险性，连续监测 cTnI 有助于判断血栓溶解和心肌再灌注。

（五）肌红蛋白（Mb）测定

【参考区间】 免疫法（血清）：男性＜ 80ug/L；女性＜ 60ug/L；化学发光法（罗氏）：25 ～ 72ng/ml（血清）。

【临床意义】 当心肌损害，特别是心肌梗死时，1h 血清 Mb 水平可高于参考范围上限，4 ～ 12h 达峰值，是最早达到峰值的心肌梗死的血清标志物，但特异性不如 cTnI。若无再梗死或其他损伤，24 ～ 36h 恢复至正常水平。再梗死时又迅速上升，形成“多峰”现象，故连续测定可观察有无冠脉再梗死、梗死是否再扩展及判断再灌注的效果。

（六）α- 羟丁酸脱氢酶（α-HBDH）测定

【参考区间】 成人血清：72 ～ 182U/L。

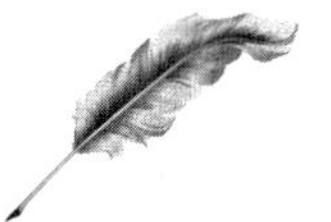

【临床意义】

1．心肌梗死时血清 α-HBDH 活性增高，其活性可持续 2 周或更长时间。

2．α-HBDH 用于鉴别肝病和心脏病。

五、化学发光学检验

（一）甲状腺功能检测

血清 T_3、T_4 测定

【参考区间】 T_3 1.6 ～ 3.0μmol/L；T_4 65 ～ 155μmol/L。

【临床意义】

1．T_3 和 T_4 均增高 多见于甲状腺功能亢进，但在 T_3 型甲状腺功能亢进时仅见 T_3 增高，而 T_4 正常，在甲状腺功能亢进早期或复发初期，T_3 可在 T_4 尚未升高前增高。

2．T_3 和 T_4 均减低 常见甲状腺功能减低；而在甲状腺全切除术后及地方性甲状腺肿患者，T_4 有时可降低而 T_3 正常或增高，但临床无明显甲状腺功能减退的表现。

血清反 T_3 测定

人体血浆中 97% 的反 T_3 是由 T_4 在末梢组织中经内环脱碘而生成 3，3′，5′- 三碘甲状腺原氨酸（称反 T_3 或 rT_3），仅 3% 属甲状腺直接分泌而来，其生物活性很低。

【参考区间】 0.5 ～ 1.3nmol/L。

【临床意义】 rT_3 增高常见于甲状腺功能亢进、急性心肌梗死、肝硬化、糖尿病、尿毒症等。

血清游离 T_3 和游离 T_4 测定

甲状腺激素直接发挥生理效应的是血循环中的游离 T_3（FT_3）、游离 T_4（FT_4），它不受甲状腺球蛋白（TBG）改变的影响。因此，测定 FT_3、FT_4 对了解甲状腺功能比测定 T_3、T_4 更有意义。

【参考区间】 成人 FT_3 3.5 ～ 10pmol/L；FT_4 10 ～ 31pmol/L。

【临床意义】 甲状腺功能亢进症 FT_3 升高早于 FT_4，且比总 T_3 和 T_4 敏感，如部分 T_4、T_3 正常的患者而 FT_3 及 FT_4 已升高。相反，甲状腺功能低下时二者均降低。

血清促甲状腺激素测定

促甲状腺素（TSH）是腺垂体分泌的糖蛋白，含有 α、β 两个亚单位，主要作用于甲状腺，调节甲状腺功能，促使甲状腺细胞的增生和甲状腺激素的合成和释放，检测血清 TSH 浓度，可进一步了解甲状腺的功能。

【参考区间】 成人（15 ～ 70 岁）：0.34 ～ 5.6μIU/ml。

【临床意义】

1．TSH 增高 见于原发性甲状腺功能减退、慢性淋巴性甲状腺炎、缺碘性地方性甲状腺肿、单纯性甲状腺肿、下丘脑性甲状腺功能亢进及放射性核素治疗或手术后。

2．TSH 降低 见于腺垂体功能减退症、继发性甲状腺功能减退。甲状腺功能亢进或过量使用甲状腺制剂时，血液中的甲状腺激素过多，亦可通过负反馈抑制 TSH 的分泌。

促甲状腺素受体抗体（TRAb）测定

TRAb 是一种甲状腺的自身抗体，是在弥漫性毒性甲状腺肿自身免疫过程中产生的，可以刺激甲状腺产生甲状腺激素。

【参考区间】 ＜ 30IU/ml（化学发光免疫夹心法）。

【临床意义】 对 Grave 氏病患者，TRAb 测量值的高低，可作为复发率判断标准。

甲状腺球蛋白（Tg）测定

Tg 由甲状腺上皮细胞合成，贮存于甲状腺滤泡腔内的大分子蛋白质。正常情况下，只有微量 Tg 进入血循环；甲状腺因癌肿、炎症、手术等被破坏、损伤，使 Tg 进入血液。

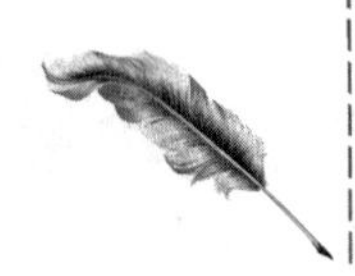

【参考区间】 ＜ 15IU/ml（化学发光免疫夹心法）。

【临床意义】

1．分化型甲状腺癌及其转移的诊断、疗效判定和随诊观察。

2．急性期亚急性甲状腺 Tg 增高，甲状腺腺瘤、囊性肿块、慢性淋巴性甲状腺炎、甲状腺功能亢进时也有部分患者血清 Tg 增高。

3．甲状腺摘除后的临床观察、甲状腺功能亢进症缓解的判定。

（二）性激素六项检测

促卵泡生成素（FSH）测定

【参考区间】化学发光免疫分析法（双抗体夹心法）：男性：1.27 ～ 19.26IU/L；青春期前：< 5.0IU/L；滤泡期：3.85 ～ 8.78IU/L；排卵期：4.54 ～ 22.51IU/L；黄体期：1.79 ～ 5.12IU/L；绝经期：16.74 ～ 113.59IU/L。（注：mIU/ml=IU/L）。

【临床意义】

1．升高　男性睾丸精原细胞瘤；提示女性卵巢功能高度底下，如先天性无卵巢或卵巢发育不全导致的 Turner 综合征等、原发性闭经、原发性性腺功能低下；更年期综合征或绝经期妇女。

2．降低　提示病变可能在垂体或下丘脑，如席汉综合征、库欣综合征、肢端肥大症等；多囊性卵巢综合征、肥胖性生殖无能综合征、长期服用避孕药、大量应用性激素。

促黄体生成素（LH）测定

【参考区间】化学发光免疫分析法（双抗体夹心法）：男性：1.24 ～ 8.62IU/L；滤泡期：2.12 ～ 10.89IU/L；排卵期：19.18 ～ 103.03IU/L；黄体期：1.2 ～ 12.86IU/L；绝经期：10.87 ～ 58.64IU/L。

【临床意义】

1．升高　多囊性卵巢综合征（持续无排卵及雄性激素过多等）、原发性性腺功能低下、卵巢功能早衰、卵巢切除术后。

2．降低　下丘脑 - 垂体促性腺功能不足、长期服用避孕药等。

雌二醇（E_2）测定

【参考区间】化学发光免疫分析法：男性：20 ～ 75ng/L；青春期前：< 19.86ng/L；滤泡期：24 ～ 114ng/L；排卵期：62 ～ 534ng/L；黄体期：80 ～ 273ng/L；绝经期：20 ～ 88ng/L。

【临床意义】

1．生理性升高　妊娠期妇女的胎盘可分泌大量雌激素；

2．病理性升高　下丘脑 - 垂体功能亢进如腺垂体肿瘤；卵巢功能亢进如卵巢肿瘤；腺垂体以外的组织分泌异源性促性腺激素如肺癌、胸腺癌等。

3．病理性降低　下丘脑 - 垂体功能低下如腺垂体萎缩、脑组织出血等；卵巢功能低下。

黄体酮（PROG）测定

【参考区间】化学发光免疫分析法：男性：0.10 ～ 0.84ug/L；青春期前：< 0.704ug/L；滤泡期：0.31 ～ 114ug/L；黄体期：5.16 ～ 18.56ug/L；绝经期：< 0.78ug/L。

【临床意义】

1．升高　妇女排卵的前一天、当天、第二天黄体酮含量成倍增加、正常妊娠、双胎和多胎妊娠时黄体酮合成量明显增加；妊娠毒血症、葡萄胎等。

2．降低　先兆流产、宫外孕、闭经、不孕症、黄体功能不全、卵巢黄体发育不全等。

泌乳素（PRL）测定

【参考区间】化学发光免疫分析法（双抗体夹心法）：男性：2.65 ～ 13.13ug/L；青春期前：< 5.04ug/L；女性：2.74 ～ 26.72ug/L。

【临床意义】PRL 的主要作用是刺激和维持女性泌乳，由垂体前叶分泌。在怀孕的第八周可检测到 PRL 水平升高，并在整个怀孕过程中持续升高。如果没有哺乳，PRL 在婴儿出生 3 周后恢复到正常水平。使 PRL 异常升高的疾病：女性不孕、男性阳萎和不育、原发性甲状腺功能

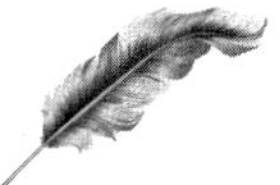

减退和垂体肿瘤。

睾酮（T）测定

【参考区间】 化学发光免疫分析法：男性：1.75 ～ 7.81ug/L；女性：0.1 ～ 0.75ug/L。

【临床意义】

1．升高　特发性男性性早熟、肾上腺皮质增生、肾上腺皮质肿瘤、睾丸肿瘤、多囊卵巢综合征、特发性多毛症、卵巢雄性化肿瘤等。

2．降低　男性睾丸发育不全、附睾炎、下丘脑或垂体性性腺功能降低、尿毒症、21- 三体综合征、甲状腺功能亢进、肾衰竭、肝硬化等。

（三）其他检测

血清甲胎蛋白测定

甲胎蛋白（AFP）是胎儿早期由肝合成的一种糖蛋白，出生后不久即转为阴性或含量甚微。AFP 在原发性肝癌或胚胎性癌时明显增加。

【参考区间】 ELISA 定性为阴性，定量＜ 25μg/L。

【临床意义】

1．原发性肝癌　AFP 明显增高是目前最有价值的肝癌标志物。原发性肝癌患者 AFP 增高率为 75% ～ 80%，常＞ 300μg/L，但约有 10% 的患者 AFP 为阴性。

2．肝炎　病毒性肝炎、肝硬化时 AFP 有不同程度升高，但多＜ 300μg/L，常呈一过性增高。

3．其他肿瘤　某些生殖腺胚胎癌（卵巢癌、睾丸癌、畸胎瘤等）、胃癌或胰腺癌时也可见 AFP 升高。

4．妊娠　妊娠 3 ～ 4 个月后 AFP 开始升高，7 ～ 8 个月达高峰，但多＜ 300μg/L，分娩后 3 周恢复正常。

六、免疫学检测

乙型肝炎病毒（HBV）是乙型肝炎的病原体，属 DNA 病毒。乙型肝炎标志物共有 3 对：①乙型肝炎病毒表面抗原（HBsAg）及表面抗体（抗 -HBs）；②乙型肝炎病毒核心抗原（HBcAg）及核心抗体（抗 -HBc）；③乙型肝炎病毒 e 抗原（HBeAg）及 e 抗体（抗 -HBe）。其中核心抗原全部存在于肝细胞核中，释放时抗原周围常被 HBsAg 包裹，故很难直接测定，所以临床上只对标志物中的其他两对半进行检验。

【参考值】 酶联免疫法（ELISA）和放射免疫法（RIA）均为阴性。

【临床意义】

1．HBsAg　阳性是 HBV 感染的标志，见于乙肝的潜伏期、急性期、慢性期，或为 HBV 携带者。

2．抗 -HBs　阳性表示机体对 HBV 有一定免疫力，见于急性乙型肝炎恢复期、注射过乙肝疫苗者。

3．HbeAg　阳性表明乙型肝炎处于活动期，提示 HBV 在体内复制、传染性较强。

4．抗 -HBe　阳性提示大部分 HBV 被消除，病毒复制减少，传染性降低。一些慢性乙型肝炎、肝硬化、肝癌患者可检出抗 -HBe。

5．抗 -HBc　抗 -HBc 可分为 IgM、IgG 和 IgA 三型。抗 HBc 总抗体对机体无保护作用，是诊断急性乙型病毒性肝炎和判断病毒复制活跃的指标，阳性可见于急慢性肝炎。

乙型病毒性肝炎标志物五项指标（两对半）检测结果的临床意义见表 13-3。

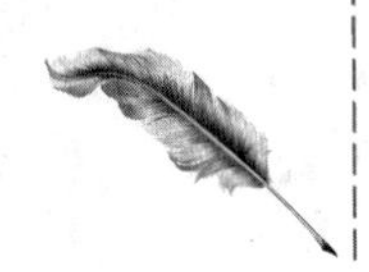

表 13-3　HBV 五项指标检测结果及临床意义

HBsAg	抗 -HBs	HBeAg	抗 -HBe	抗 -HBc	检测结果综合判断
-	-	-	-	-	未感染 HBV
-	-	-	-	+	曾感染 HBV，急性感染恢复期
-	-	-	+	+	乙肝恢复期，弱传染性
-	+	-	-	-	HBV 感染恢复或接种乙肝疫苗后
-	+	-	+	+	急性 HBV 感染恢复期
+	-	-	+	+	急性 HBV 感染趋向恢复
+	-	-	-	+	急、慢性乙肝，慢性 HBsAg 携带者
+	-	+	-	+	急性或慢性乙肝，传染性强，HBV 复制活跃
+	-	-	-	-	急性 HBV 感染早期，慢性 HBsAg 携带者
+	-	+	-	-	急性 HBV 感染中期
-	+	-	-	+	急性 HBV 感染恢复期或曾有感染史

第三节　尿液检验

【检验目的】 通过尿液检验，根据正常参考区间分析患者尿常规结果并判断其临床意义。

一、理学检验

（一）尿量

【参考区间】 正常成人尿量为 1 000 ～ 2 000ml/24h，1ml/(h·kg)；儿童按体重计算尿量为成年人的 3 ～ 4 倍。

【临床意义】

1．多尿　成人尿量＞ 2 500ml/24h 称为多尿。正常人可因饮水、饮茶、饮酒过量及精神紧张等因素致尿量暂时性增多。病理性多尿见于糖尿病、尿崩症、急性肾衰竭多尿期。

2．少尿或无尿　成人＜ 400ml/24h 或＜ 17ml/h 称为少尿；而 12 小时无尿或＜ 100ml/24h 称为无尿。常见原因有休克、严重脱水、心力衰竭、急性肾小球肾炎、各种肾实质疾病所致的肾衰竭等。

（二）外观

【参考值】 正常新鲜尿液呈淡黄色、清晰透明。

【临床意义】

1．血尿　多见于泌尿系统炎症、肾结石、肾结核、急性肾小球肾炎、血友病、血小板减少性紫癜等。

2．脓尿或菌尿　尿液常呈云雾状混浊，常见于泌尿系统感染如肾盂肾炎、膀胱炎等。

3．血红蛋白尿　尿液呈呈暗红色、棕红色甚至酱油色。见于蚕豆病、阵发性睡眠性血红蛋白尿、溶血性贫血、血型不合的输血反应、阵发性寒冷性血红蛋白尿、行军性血红蛋白尿等。

4．胆红素尿　尿液深黄色，振荡后出现黄色泡沫且不易消失。常见于阻塞性黄疸和肝细胞性黄疸。

5．乳糜尿　尿液呈乳白色，见于丝虫病、肾周淋巴管阻塞等。

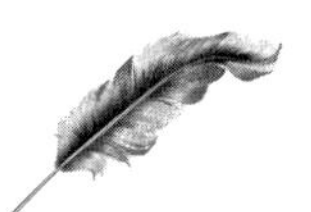

6．肌红蛋白尿　尿液呈粉红色或暗红色，常见于肌肉组织广泛损伤、变性，如急性心肌梗

死、大面积烧伤、创伤等。

7．卟啉尿 尿液呈红葡萄酒色，常见于先天性卟啉代谢异常等。

8．黑褐色 见于重症血尿、变性血红蛋白尿，也可见于酪氨酸病、酚中毒、黑尿酸症或黑色素瘤等。

9．蓝色 见于尿布蓝染综合征（blue-diaper syndrome）。

10．淡蓝色 见于铜绿假单胞菌感染。

（三）气味

正常尿液为微弱芳香味。尿液长时间放置后，尿素分解可出现氨臭味。若刚排出的尿即有氨味，见于慢性膀胱炎或尿潴留等；烂苹果味见于糖尿病酮症酸中毒；蒜臭味见于有机磷农药中毒；腐臭味见于泌尿系统感染或晚期膀胱癌；鼠尿味见于苯丙酮尿症。

（四）比重（SG）

【参考区间】 成人：随机尿 1.003 ～ 1.030；晨尿 ＞ 1.020；新生儿：1.002 ～ 1.004。

【临床意义】

1．尿比重增高 ①尿少比重增高：见于急性肾炎、肝病、心力衰竭、高热、脱水、周围循环衰竭等；②尿多而比重增高：见于糖尿病。

2．尿比重降低 见于慢性肾衰竭、尿崩症、急性肾衰竭多尿期、肾小管间质疾病及急性肾小管坏死等。

二、化学检验

（一）酸碱反应（pH）

【参考区间】 正常尿液多呈弱酸性，pH 约 6.5，波动在 4.5 ～ 8.0 之间。

【临床意义】

1．尿 pH 降低 见于酸中毒、糖尿病、高热、痛风、慢性肾小球肾炎、低血钾性碱中毒、尿酸盐或胱氨酸尿结石、白血病及口服氯化铵及维生素 C 等酸性药物。

2．尿 pH 增高 见于碱中毒、膀胱炎、肾盂肾炎、变形杆菌性尿路感染、肾小管性酸中毒及用碱性药物等。

（二）尿蛋白

【参考区间】 尿蛋白定性试验阴性，定量试验 0 ～ 80mg/24h 尿。

【临床意义】

1．生理性蛋白尿 剧烈运动、精神紧张、寒冷、直立较久可出现，尿蛋白定性一般不超过（+）。

2．病理性蛋白尿 见于急慢性肾小球肾炎、肾盂肾炎、肾病综合征及继发性肾小球疾病等。

（三）尿糖检验

【参考区间】 尿糖定性试验阴性，定量为 0.56 ～ 5.0mmol/24h。

【临床意义】 尿糖增多常见于糖尿病、慢性肾小球肾炎、肾病综合征、甲状腺功能亢进、库欣综合征及肢端肥大症等。

（四）尿液酮体

【参考区间】 尿酮体定性试验阴性，定量（以丙酮计）为 170 ～ 420mg/L，乙酰乙酸 ≤ 20mg/L。

【临床意义】 尿酮体检验常被用于糖代谢障碍和脂肪不完全氧化性疾病或状态的辅助诊断。

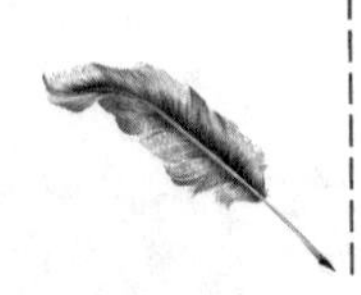

（五）尿液胆红素

【参考值】 定性试验阴性。

【临床意义】 胆红素阳性见于胆汁淤积性黄疸、肝细胞性黄疸。

（六）尿液亚硝酸盐

【参考值】 定性试验阴性。

【临床意义】 尿亚硝酸盐阳性表示有细菌存在，与大肠埃希菌感染的相关性高。

（七）尿隐血

【参考值】 定性试验阴性。

【临床意义】 隐血实验可与镜检互做补充，对血红蛋白和肌红蛋白敏感。

（八）尿液人绒毛膜促性腺激素（hCG）

【参考区间】 非孕妇正常健康人：阴性。正常妊娠妇女：阳性。

【临床意义】 hCG升高女性见于早期妊娠、异位妊娠、生化妊娠、先兆流产及滋养层细胞肿瘤（如葡萄胎、恶性葡萄胎、绒癌）等；男性升高见于精原细胞瘤、睾丸畸胎瘤等。

三、尿显微镜检验

尿显微镜检验指用显微镜对新鲜尿液标本中的沉渣进行镜检，寻找有无各种类型的细胞、管型和结晶体。

【参考区间】 红细胞：0 ~ 3/HP。白细胞：0 ~ 3/HP（成年男性），0 ~ 5/HP（成年女性）。管型：正常人尿中无管型或偶见透明管型 0 ~ 1/LP。上皮细胞：正常人尿中可出现少量上皮细胞，无肾小管上皮细胞。结晶：少见。

【临床意义】

1．上皮细胞　如出现肾小管上皮细胞则见于急性或慢性肾小球肾炎、肾移植后排异反应期。

2．白细胞和脓细胞　增多见于泌尿系炎症，如急性肾盂肾炎、急性肾小球肾炎等。

3．红细胞　增多常见于肾小球肾炎、泌尿系统结石、肾盂肾炎、急性膀胱炎、肾结核或出血性疾病等。

4．管型　颗粒管型见于急、慢性肾小球肾炎；透明管型增多见于急、慢性肾小球肾炎、急性肾盂肾炎；蜡样管型见于慢性肾小球肾炎晚期、肾衰竭等；脂肪管型见于肾病综合征及中毒性肾病等。

5．结晶体　尿中磷酸盐、尿酸及草酸钙结晶增多并伴有较多红细胞，应疑有结石的可能。

第四节　粪便检验

【检验目的】 通过粪便检验，根据正常参考区间，分析患者粪便常规结果并判断其临床意义。

（一）颜色与性状

【参考值】 正常粪便为黄褐色成形软便，婴儿略呈金黄。

【临床意义】

1．稀糊状或水样便　见于各种感染性和非感染性腹泻，最常见于急性肠炎。

2．黏液便　见于肠炎、阿米巴痢疾和细菌性痢疾。

3．米泔样便　见于霍乱、副霍乱。

4．柏油样便　见于上消化道出血，隐血试验呈阳性或强阳性。

5．白陶土样便　见于阻塞性黄疸或钡餐造影术后。

6．脓血便　见于痢疾、溃疡性结肠炎、局限性肠炎、结肠及直肠癌等。

7．鲜血便　见于痔疮、肛裂以及直肠下部癌症破溃。

8．乳凝块便　指乳儿夹杂着黄色乳凝块的粪便。见于小儿消化不良。

9．细条状便　粪便常呈细条状或扁条状，多见于直肠癌及肠道狭窄。

（二）显微镜检验

【参考值】 正常粪便中无红细胞、虫卵、原虫，偶见少量白细胞或上皮细胞。

【临床意义】

1．红细胞　增多见于细菌性痢疾、肠炎、结肠癌等。

2．白细胞　增多见于细菌性痢疾、过敏性肠炎、肠道寄生虫病。

3．巨噬细胞　正常粪便中少见，细菌性痢疾、直肠炎时多见，溃疡性结肠炎时偶见。

4．寄生虫　寄生虫卵或原虫（阿米巴滋养体及其包囊）见于肠道及肝胆寄生虫病。

（三）隐血试验

【参考值】 阴性。

【临床意义】 阳性多见于消化道出血，持续阳性可见于性消化道恶性肿瘤，如胃癌、结肠癌等。

第五节　常用体液检验

【检验目的】 通过常用体液检验，根据正常参考区间分析患者痰液检验、脑脊液检验及浆膜腔穿刺液的结果并判断其临床意义。

一、痰液检验

【标本采集】

1．作一般检验（常规检验、癌细胞检验、细菌及结核分枝杆菌检验）时，以收集清晨第一口痰最宜，采集前应先漱口，然后用力咳出气管深部痰液，盛于清洁容器内及时送检。

2．进行细菌培养时，需用无菌容器留取，并及时送检。

3．用浓缩集菌法查结核杆菌或作24小时痰量和分层检验时，需留取12～24小时的痰液，盛于含少许防腐剂（苯酚）的无色广口瓶内送检。

4．作细胞学检测时，取上午9～10时的支气管深部的痰液立即送检。

5．对无痰或少痰患者，可给予祛痰药物、蒸气吸入或超声雾化吸入法，使痰液稀释，易于咳出。

6．特殊情况下，可采用环甲膜穿刺术吸痰或采用纤维支气管镜吸取。

（一）理学检测

量

【参考值】 正常人无痰或仅有少量泡沫痰或黏液痰。

【临床意义】 呼吸道病变时痰量可增加（＞50ml/24h），见于慢性支气管炎、支气管扩张、肺脓肿及肺结核等。

颜色

【参考值】 正常为无色或灰白色黏液痰。

【临床意义】

1．红色或棕红色　血性痰见于肺癌、肺结核、支气管扩张等；粉红色泡沫样痰为急性肺水肿的特征性表现；铁锈色痰见于大叶性肺炎。

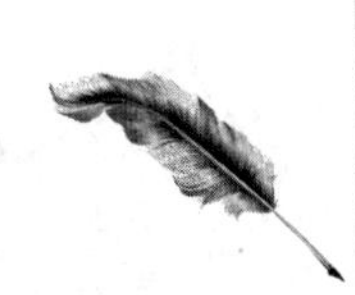

2．黄色或黄绿色　黄痰见于支气管或肺的化脓性感染，如支气管扩张、肺脓肿及肺结核等；

铜绿假单胞菌感染或干酪性肺炎时痰呈黄绿色。

3．棕褐色　见于阿米巴肺脓肿及慢性充血性心力衰竭肺淤血。

4．烂桃样灰黄色　因肺组织坏死分解所致，见于肺吸虫病。

5．黑色　由吸入大量灰尘或长期吸烟所致。

性状

【参考值】 稍黏稠状。

【临床意义】

1．黏液性痰　黏稠、无色透明或略呈灰色，见于支气管炎、支气管哮喘、早期肺炎等。

2．浆液性痰　稀薄而有泡沫，见于肺水肿等。

3．脓性痰　呈黄色、黄绿色脓性，见于呼吸道化脓性感染，大量脓痰静置可分为三层，上层泡沫黏液，中层浆液，下层为脓细胞及坏死组织。见于支气管扩张，肺脓肿及脓胸向肺内破溃等。

4．血性痰　痰中带血丝或血块，或为大量鲜红色带泡沫血痰，见于支气管扩张、肺结核、肺癌等。

（二）显微镜检验

不染色涂片

【参考值】 正常痰内含少量白细胞及上皮细胞，无寄生虫及虫卵。

【临床意义】

1．白细胞　痰内含大量白细胞提示呼吸道化脓性感染；大量嗜酸性粒细胞见于支气管哮喘等。

2．红细胞　见于支气管扩张、肺结核、肺癌等。

3．上皮细胞　大量出现见于慢性支气管炎或其他呼吸系统疾病。

4．肺泡巨噬细胞　吞噬含铁血黄素者称含铁血黄素细胞，又称心力衰竭细胞，见于左心衰肺淤血、肺梗死；吞噬炭粒者称炭末细胞，见于炭末沉着症及吸入大量烟尘者。

5．寄生虫及虫卵　肺吸虫病、肺包囊虫病、阿米巴肺脓肿等患者，可见寄生虫及虫卵。

6．结晶　夏科 - 雷登结晶见于支气管哮喘及肺吸虫病。

染色涂片

【参考值】 正常痰内含少量白细胞及上皮细胞，无致病菌及癌细胞。

【临床意义】

1．革兰染色　可用来检测细菌和真菌，如发现致病菌，应进一步作细菌培养加药物敏感试验，指导治疗。

2．抗酸染色　用于检测结核杆菌。

3．巴氏染色或 HE 染色　用于脱落细胞检验。肺癌患者痰中可带有脱落的癌细胞，如取材适当，检验方法正确，阳性率较高，对肺癌有较大诊断价值。

二、脑脊液检验

（一）一般性状检验

颜色

【参考值】 正常脑脊液呈无色透明水样。

【临床意义】 蛛网膜下腔出血呈均匀红色；陈旧性蛛网膜下腔出血呈透明黄色；化脓性脑膜炎呈乳白色。

透明度

【参考值】 正常脑脊液清晰透明。

【临床意义】 结核性脑膜炎呈毛玻璃样混浊；化脓性脑膜炎呈脓性混浊。

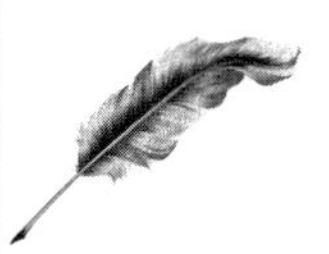

凝固物

【参考值】 正常脑脊液静置24h不出现凝块或薄膜。

【临床意义】 急性化脓性脑膜炎时，脑脊液静置1 ~ 2h即可出现凝块或沉淀物；结核性脑膜炎的脑脊液静置12 ~ 24h后，可见液面有纤细的薄膜形成。

（二）化学检验

蛋白定性和定量检验

【参考区间】

1．定性（pandy试验） 阴性或弱阳性

2．定量 成人0.20 ~ 0.45g/L，儿童0.20 ~ 0.40g/L。

【临床意义】 蛋白含量增加见于：①中枢神经系统炎症：化脓性脑膜炎增加最显著；结核性脑膜炎时中度增加；病毒性脑炎或脑膜炎轻度增加；②脑血管病：脑及蛛网膜下腔出血可轻度增加；③脑脊液循环障碍：如脑部肿瘤、脊髓肿瘤或蛛网膜下腔粘连引起的椎管内梗阻；④其他：如慢性炎症性脱髓鞘性多发性神经根病、神经梅毒、多发性硬化症等。

葡萄糖检验

【参考区间】 成人2.5 ~ 4.5mmol/L；儿童3.1 ~ 4.5mmol/L。

【临床意义】 脑脊液中糖含量减少主要见于细菌性脑膜炎，如化脓性脑膜炎时脑脊液中糖含量显著减少或缺如；结核性脑膜炎时糖减少不如化脓性显著；而病毒性脑炎或脑膜炎时多无明显改变。

氯化物检验

【参考区间】 成人120 ~ 130mmol/L；儿童111 ~ 123mmol/L。

【临床意义】 结核性脑膜炎时，脑脊液中氯化物明显降低；化脓性脑膜炎时下降不如结核性脑膜炎明显；而病毒性脑膜炎、脊髓灰质炎和脑肿瘤时多无明显改变。

（三）显微镜检验

细胞计数

【参考区间】 成人（0 ~ 8）$\times 10^6$/L；儿童（0 ~ 15）$\times 10^6$/L。

细胞分类

【参考区间】 正常脑脊液中主要为淋巴细胞和单核细胞，两者之比为7 ∶ 3。

【临床意义】 脑脊液中细胞增多见于：化脓性脑膜炎、结核性脑膜炎、病毒性脑炎、脑膜炎、脑寄生虫病、脑室和蛛网膜下腔出血。

（四）细菌学检验

【参考值】 正常脑脊液中无细菌。

【临床意义】 当发生细菌感染时，可查到相应的病原菌。一般采用直接涂片，用革兰染色或抗酸染色的方法查找有关的病原菌。新型隐球菌可用墨汁染色。亦可用培养或动物接种的方法检验。

常见中枢神经系统疾病脑脊液改变见表13-4。

表13-4 常见中枢神经系统疾病脑脊液改变

疾病	外观	蛋白质	葡萄糖	氯化物	细胞	细胞分类	细菌
化脓性脑膜炎	浑浊、脓性、有凝块	↑↑	↓↓	↓	↑↑	N为主	可见致病菌
结核性脑膜炎	雾状微浑，薄膜形成	↑	↓	↓↓	↑	早期：N为主 后期：L为主	抗酸染色阳性或结核分枝杆菌培养阳性

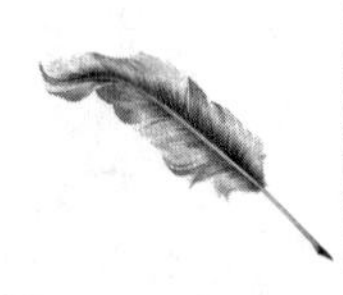

续表

疾病	外观	蛋白质	葡萄糖	氯化物	细胞	细胞分类	细菌
病毒性脑炎	清晰或微浑	↑	正常	正常	↑	L 为主	无
乙型脑炎	清晰或微浑	↑	正常	正常	↑	早期：N 为主 后期：L 为主	无
新型隐球菌脑膜炎	清晰或微浑	↑	↓	↓	↑	L 为主	新型隐球菌
脑室及蛛网膜下腔出血	红色浑浊	↑	↑	正常	↑	N 为主	无
脑肿瘤	清晰	↑	正常	正常	↑	L 为主	无
脑脊髓梅毒	清晰	↑	正常	正常	↑	L 为主	无

注：↑：增高或轻度增高；↑↑：显著增高；↓：减低或稍低；↓↓：显著减低；N：中性粒细胞；L：淋巴细胞。

三、浆膜腔穿刺液检验

（一）一般性状检验

颜色与透明度

【临床意义】 漏出液多为淡黄色、稀薄、透明的液体，渗出液较混浊，常为深黄色，但因病因不同可呈其他颜色。如化脓菌感染时呈黄色脓性；急性结核性胸、腹膜炎及恶性肿瘤等可呈淡红色、红色或暗红色；铜绿假单胞菌感染时呈绿色；淋巴管阻塞或破裂可呈乳白色。

比重

【临床意义】 漏出液比重多＜ 1.018，渗出液因含有多量蛋白及细胞，比重多＞ 1.018。

凝固性

【临床意义】 漏出液一般不易自凝，渗出液因含较多纤维蛋白原及组织碎片，静置后较易凝结。

（二）化学检验

黏蛋白定性试验

【临床意义】 漏出液多为阴性反应；渗出液多呈阳性反应。

蛋白定量测定

【临床意义】 漏出液蛋白总量多＜ 25g/L；渗出液蛋白总量多＞ 30g/L。

葡萄糖测定

【临床意义】 漏出液中葡萄糖含量与血糖浓度近似；渗出液中所含的糖因被细菌分解而减少。

（三）显微镜检验

细胞计数

【临床意义】 漏出液中细胞数少常＜ 100×10^6/L；渗出液中细胞数多常＞ 500×10^6/L。

细胞分类

【临床意义】 漏出液中主要为淋巴细胞和间皮细胞；渗出液则因病因不同而出现不同的细胞成分，如以中性粒细胞为主，见于化脓性和结核性积液的早期；以淋巴细胞为主，见于结核性及肿瘤积液；嗜酸性粒细胞增多，见于变态反应和寄生虫病所致的积液。

肿瘤细胞检验

【临床意义】 在浆膜腔积液中检出恶性肿瘤细胞是诊断癌肿的重要依据。

（四）细菌学检验

【临床意义】 对肯定或疑为渗出液，进行离心沉淀涂片染色检验和细菌培养，找到致病菌有助明确诊断。阳性标本同时作药物敏感试验，可供临床用药参考。漏出液与渗出液的鉴别见表 13-5。

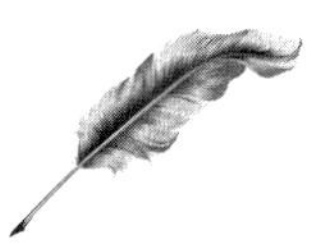

表 13-5　漏出液与渗出液的鉴别

项目	漏出液	渗出液
病因	非炎症性	炎症性、外伤、肿瘤或理化刺激
颜色	淡黄色	黄色、红色、乳白色
透明度	清晰透明或琥珀色样	浑浊或乳糜样
比重	< 1.015	> 1.018
pH	> 7.3	< 7.3
凝固性	不易凝固	易凝固
Rivalta 实验	阴性	阳性
蛋白质含量（g/L）	< 25	> 30
积液蛋白 / 血清蛋白	< 0.5	> 0.5
葡萄糖（mmol/L）	接近血糖水平	< 3.33
LD（U/L）	< 200	> 200
积液 LD/ 血清 LD	< 0.6	> 0.6
细胞总数（$\times 10^6$/L）	< 100	> 500
有核细胞分类	淋巴细胞为主，可见间皮细胞	急性炎症以中性粒细胞为主，慢性炎症或恶性积液以淋巴细胞为主
肿瘤细胞	无	可有
细菌	无	可有

第六节　即时检验（POCT）

【检验目的】 了解即时检验的重要性及其常见项目在临床应用的价值。

即时检验（point-of-care testing，POCT），指在患者旁边进行的临床检测（床边检测 bedside testing），通常由临床医师或护士来进行。由于是在采样现场即刻进行分析，省去标本在实验室检验时的复杂处理程序，从而快速得到检验结果的一类新方法。随着免疫技术的快速发展及更为复杂的技术，如芯片技术的应用，使 POCT 的应用更为便捷，检测和应用范围更为广泛，已单从检测血糖扩展到检测心肌损害、凝血功能、酸碱平衡、感染性疾病、药物浓度监测等。由于在建立卒中中心和胸痛中心时对检测心肌项目和 D 二聚体等有明确的时间要求，因而此类检测在心脑血管科、急诊科、手麻室、ICU 病房等应用越来越广泛。利用 POCT 的检测结果可大大提高医生在抢救和急诊中的诊断效率，其缺点是价格偏高、质量控制依从性相对较弱。

（一）全程 C 反应蛋白（hsCRP+ 常规 CRP）

【参考区间】 hsCRP：0 ~ 1.0mg/L；常规 CRP 0 ~ 10mg/L。

【临床意义】

1．感染类别的鉴别　细菌感染 CRP 显著升高（通常高于 25mg/L），病毒感染 CRP 没有明显升高（通常不高于 25mg/L），这为感染早期类别的鉴别提供重要的依据，及时指导临床用药。

2．监测病情　CRP 升高的程度反映炎症组织和感染的范围；严重程度和活动性。

3．监测感染　CRP 持续升高可以作为术后或产后感染的评价指标，减少院内感染的发生。

4．抗生素疗效观察　指导和监测治疗 CRP 是急性感染性疾病时抗生素治疗的最经济指标，可避免抗生素滥用和耐药性的产生。

5．心血管疾病的风险评估和指导治疗　超敏 CRP 是独立于脂类之外的危险因子，有研究报道认为超敏 CRP 达标更重于血脂达标。

（二）降钙素原（PCT）

【参考区间】 PCT：0 ~ 0.05ng/ml。

【临床意义】 降钙素原是一种用于细菌感染早期诊断、鉴别诊断、治疗监控及预后判断的具有创新意义的诊断指标。当发生严重细菌感染和脓毒症时，血浆 PCT 异常升高，3 ~ 6h 即可测得，6 ~ 12h 达高峰，2 ~ 3 天恢复正常。广泛用于 ICU 病房、血液科、肿瘤科、儿科、早产儿及新生儿监护室、外科、内科、器官移植科、急诊科、介入诊断和治疗实验室等。

（三）心肌肌钙蛋白 I（cTnI）

cTnI 增高提示患心肌梗死风险高。

（四）末梢血血糖

【参考区间】 Glu：3.9 ~ 6.1mmol/L。

【临床意义】 末梢血血糖的临床意义与静脉血血糖的临床意义基本一致。有报道显示，静脉血血糖比末梢血高 10% ~ 15%，但快速血糖仪厂家已做出校正，仪器显示的血糖结果与静脉血血糖一致。

（关小勇）

第四篇　临床诊疗思维训练

第十四章　临床思维与临床路径

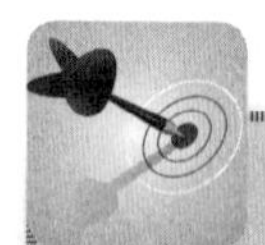

学习目标

1．掌握临床思维、临床路径的定义及相关要素。
2．熟悉临床诊断基本步骤及原则。
3．了解临床路径表单的内容及实施方法。

第一节　临床思维

一、临床思维的定义和要素

（一）临床思维的定义

临床思维是指对疾病现象进行调查研究、分析综合、判断推理，由此认识疾病、判断鉴别，做出决策，是将疾病的一般规律应用到判断特定个体所患疾病的思维过程。

（二）临床思维的要素

临床思维主要包含临床实践和科学思维两大要素。

1．临床实践　是通过病史采集、体格检查、必要的辅助检查以及诊疗操作等临床实践活动，观察病情，发现问题、分析问题并思考解决问题的方法。

2．科学思维　是对临床具体问题进行比较、推理、判断，在此基础上建立疾病的诊断、治疗决策。临床医生通过实践获得的资料越翔实、知识越广博、经验越丰富，这一思维过程就越快捷、越切中要害、越接近实际，也就越能做出正确的诊断。

二、临床思维的方法

（一）推理

推理包括演绎推理、归纳推理、类比推理。

1．演绎法　提出假说，进行演绎推理，再通过实验验证演绎推理的结论，比较患者临床表现是否符合诊断标准。

2．归纳法　从个别和特殊的临床表现推导出一般性或普遍性结论。

3．类比法　根据两个对象某些属性相同，推出其他属性也相同。

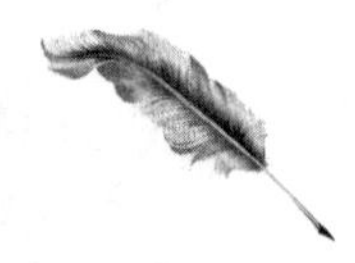

（二）缜密思维

缜密思维是指在分析和解决问题的过程中，周到而细密地考虑问题各种可能性的一种思维品质。为了使思维结果在付诸实践的过程得以顺利施行，必须多视角、多侧面、多因素、多向度地进行思考和论证。

（三）横向思维与纵向思维

纵向思维对现象采取最理智的态度从假设开始，依靠逻辑认真解决，直至获得问题的答案。横向思维则是横向地向空间发展、向四面八方扩散的思维。举一反三，对问题本身不断地提出问题，重构问题，不断探究、观察事物的不同方面。在临床实践中，一般先采用横向思维方式找到诊断的线索、发现诊断的特征，然后再采用纵向思维方式对疾病做出正确的诊断。

三、临床思维步骤

临床思维分为诊断思维和治疗思维两个阶段，培养临床思维能力除注重基础理论学习、坚持实践第一、全面搜集资料、认识疾病的本质和不断更新知识之外，还必须重视对临床思维步骤的把握（图 14-1）。

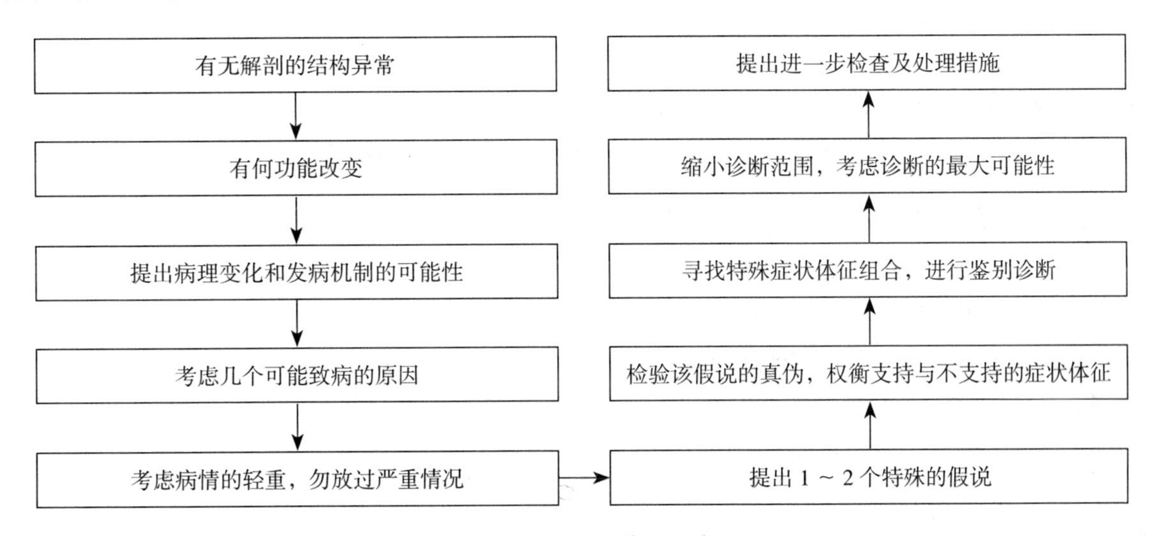

图 14-1　临床思维步骤示意图

四、临床思维中应该注意的问题

1．现象与本质的关系　在诊断过程中，应该透过现象（临床表现），分析疾病的演变过程，以揭示疾病的本质（疾病的病理改变）。要求现象能反映本质，现象要与本质统一。

2．主要与次要的矛盾　分析资料时，要能抓住主要矛盾及关键层次，分清哪些资料能反映疾病的缓急，有目的、有重点、有计划地进行诊断和治疗。主要矛盾与次要矛盾不是固定不变的，它们可以互相转化。主要矛盾予以及早解决，次要矛盾应注意观察、随访。

3．局部与整体的结合　一切事物是由各个局部构成的有机联系的整体，局部离不开整体，二者既相互区别，又相互联系、相互依赖及相互影响。

五、临床思维的基本原则

1．常见病与多发病原则　疾病的发病率可受多种因素的影响，疾病谱随不同年代、不同地区而变化。对主要症状或体征进行分析做出诊断时，首先应考虑产生该症状或体征的常见病或多发病，同时必须结合患者的性别、年龄、职业、发病季节与地域等具体分析。

2．一元论与多元论原则　一元论观点是尽量用一种疾病去解释多种临床表现，如有两种或几种疾病同时存在，则不应受此限制，须将所患疾病分清主次，先后排列，此为多元论。

3．器质性与功能性疾病原则　在器质性疾病与功能性疾病鉴别有困难时，首先考虑器质性

疾病的诊断，以免延误治疗，甚至给患者带来不可弥补的损失。

4．可治性疾病诊断原则 当疾病诊断有两种可能时，一种是可治且疗效好，而另一种是目前尚无有效治疗方法且预后甚差，这时在诊断上应首先考虑可治且疗效好的疾病，有利于及时处理。

5．实事求是原则 医师应客观对待临床现象，不能仅仅根据自己的知识范围和局限的临床经验任意取舍。不应将这些现象牵强附会地纳入自己理解的框架之中，以满足不切实际的所谓诊断的要求。

6．简化思维程序原则 简捷地把多种诊断倾向迅速归纳到一个最小范围中去选择最大可能的诊断，这就是简化思维程序。简化思维方式，有利于更快地抓住临床表现的因果关系。

六、诊断步骤

1．调查研究，收集资料 通过问诊、体格检查、特殊化验与检查进行调查研究，收集资料。要求资料必须体现真实性、系统性及完整性。

2．归纳分析，形成印象 根据病史询问、体格检查、辅助检查、治疗经过等资料归纳疾病的临床特点，结合已学的理论知识及既往的临床经验，得出初步诊断。

3．验证或修正诊断 通过进一步检查或诊断性治疗，最后明确诊断。

七、临床诊断的种类、内容

1．病因诊断 是对致病因素及其所引起的疾病名称的诊断。

2．病理形态诊断 是指诊断时指出病变的部位、范围、性质及组织结构的改变。

3．病理生理诊断 又称功能诊断，指明疾病所引起脏器的功能改变。

4．疾病的分型与分期 不少疾病有不同的型别与病期，其治疗及预后意义各不相同，诊断中亦应予以明确。

5．并发症的诊断 并发症是指原发疾病的发展，导致机体、脏器的进一步损害，虽然与主要疾病性质不同，但在发病机制上有密切关系。

6．伴发疾病诊断 伴发疾病是指同时存在的、与主要疾病不相关的疾病，其对机体及主要疾病可能产生影响。

医疗诊断书写时，一般将病因诊断写在最前面，其次是病理形态诊断，然后为病理生理诊断，并发症列于主要疾病之后，伴发病排列在最后。

例如：病因诊断（分型与分期）：风湿性心脏病

病理形态诊断（病理解剖）：二尖瓣狭窄与关闭不全

病理生理诊断（功能诊断）：心房纤颤

病理生理诊断（功能诊断）：心功能Ⅲ级 心力衰竭Ⅱ级

并发症：肺部感染

伴发疾病：2型糖尿病

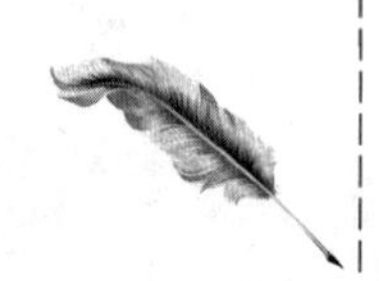

第二节　临床路径的概念及临床应用

一、临床路径的概念及特点

（一）临床路径的概念

临床路径（Clinical pathway）是指针对某一疾病建立一套标准化治疗模式与治疗程序，是一个有关临床治疗的综合模式，以循证医学证据和指南为指导来促进治疗组织和疾病管理的方法，最终起到规范医疗行为，减少变异，降低成本，提高质量的作用。临床路径是医疗小组共同合作，提供最好的患者管理办法。护士或医生单独做临床路径都是行不通的，必须是医护及辅导人员共同来参与。

（二）临床路径的特点

1．统一治疗方案　临床路径是相对于传统路径而实施的，传统路径即是每位医师的个人路径，不同地区、不同医院，不同的治疗组或者不同医师个人针对某一疾病可能采用的不同治疗方案。采用临床路径后，可以避免传统路径使同一疾病在不同地区、不同医院，不同的治疗组或者不同医师个人间出现不同的治疗方案，避免了其随意性，提高了费用、预后等的可评估性。

2．统一管理模式　依据循证医学发展而来的疾病临床路径管理，是由组织内成员根据某种疾病或某种手术方法制订的一种治疗模式，让患者由住院到出院都依此模式接受治疗。路径完成后，组织内成员再根据临床路径的结果分析和评价每一例患者的差异，以避免下一例患者住院时发生同样的差异或错误，依此方式来控制整个医疗成本并维持或改进医疗质量。

3．更强的操作性　相对于指南来说，其内容更简洁、易读、适用于多学科多部门具体操作，是针对特定疾病的诊疗流程、注重治疗过程中各专科间的协同性、注重治疗的结果、注重时间性。

4．规范医疗行为　临床路径通过设立并制订针对某个可预测治疗结果患者群体或某项临床症状的特殊的文件、教育方案、患者调查、焦点问题探讨、独立观察、标准化规范等，规范医疗行为，提高医疗执行效率，降低成本，提高质量。

二、临床路径的起源与背景

临床路径的概念起源于20世纪70年代的建筑与工程工业。80年代初，美国政府为了缩减难以承受的巨大卫生经费开支，通过了以诊断相关组（DRG）为基础的付费方式，明显地降低了患者的住院日数和住院费用。因此，减少医疗费用及提高服务质量就成为人们共同追求的目标。1985年美国波士顿的新英格兰医疗中心（New England Center）率先开始实行临床路径。1990年，美国波七顿的New England Medical Center报告了施行临床路径的经验，他们是以护理部为发展中心，参加人员为临床医师及护理人员，当时称为Critical Path，用来代替护理计划（nursing care plan）及作为护理人员照顾患者的参考。

三、临床路径的发展

临床路径发展经历了30多年的时间，能确实有效地控制医疗费用及改善医疗品质，20世纪90年代以来，在英国、澳大利亚的应用也逐渐增加。最近5年临床路径在美国得到更广泛的普及，被应用于各级各类健康服务机构，美国的60%医院相继采用临床路径的方法。亚洲区域，1996年新加坡樟宜综合医院首先在新加坡开展临床路径，继而日本、中国台湾也开展了临床路径管理模式，推行了住院费用案例计酬。

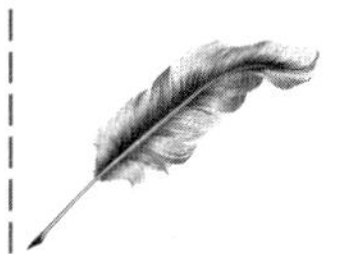

近十年来，我国对临床路径进行理论探讨和应用研究，2009年10月13日，卫生部全文下发了《临床路径管理指导原则（试行）》的通知，国内不少二级以上医院已实施临床路径管理。

四、临床路径的开展与制订

1．临床路径病种的选择原则　①常见病、多发病；②治疗方案相对明确，技术相对成熟，诊疗费用相对稳定，诊疗过程中变异较少；③参照卫生部已经制定的临床路径推荐参考文本的病种。

2．临床路径诊疗项目　包括医嘱类项目和非医嘱类项目。医嘱类项目应当遵循循证医学原则，同时参考卫生部发布或相关专业学会（协会）和临床标准组织制定的疾病诊疗常规和技术操作规范。非医嘱类项目包括健康教育指导和心理支持等项目。

3．临床路径文本　目前试行医师版临床路径表和患者版临床路径告知单。医师版临床路径表是以时间为横轴、诊疗项目为纵轴的表单，将临床路径确定的诊疗项目依时间顺序以表格清单的形式罗列出来。患者版临床路径告知单是用于告知患者其需要接受的诊疗服务过程的表单。

4．标准诊疗流程时间的制订　临床科室应当根据本科室实际情况，遵循循证医学原则，确定完成临床路径标准诊疗流程需要的时间，包括总时间和主要诊疗阶段的时间范围。

五、临床路径的实施

1．实施临床路径的科室　必须具备以下条件：①树立“以患者为中心”的服务理念；②临床路径文本所列诊疗项目的可行性、连续性有保障；③关键环节具有质量控制保障；④有良好的流程管理制度；⑤具备紧急情况处置能力和紧急情况警告值管理制度。

2．临床路径实施前的培训　应对有关业务科室医务人员培训：临床路径基础理论、管理方法和相关制度以及临床路径主要内容、实施方法和评价制度。

3．进入临床路径患者的条件　①诊断明确；②没有严重的合并症；③能够配合临床路径设计流程，完成诊疗项目。

4．临床路径实施流程　①经治医师会同科室个案管理员对住院患者进行临床路径的准入评估；②符合准入标准的，按照临床路径确定的诊疗流程实施诊疗，根据医师版临床路径表开具诊疗项目，向患者介绍住院期间为其提供诊疗服务的计划；③护理组向患者介绍其住院期间的护理计划以及需要给予配合的内容；④经治医师会同个案管理员根据当天诊疗项目完成情况及病情的变化，对当日的变异情况进行分析、处理，并做好记录；⑤诊疗项目完成后，执行（负责）人应当在相应的签名栏签名。

5．退出临床路径的情形　①患者出现了严重的并发症，需要改变原治疗方案；②发现患者诊断有误；③患者要求出院、转院；④其他严重影响临床路径实施的情况。

6．临床路径的变异　是指患者在接受诊疗服务的过程中，出现偏离临床路径程序或在根据临床路径接受诊疗过程中出现偏差的现象。

变异的处理应当遵循以下步骤：①记录：医务人员应当及时将变异情况记录在医师版临床路径表中，记录应当真实、准确、简明；②报告：经治医师应当及时向实施小组报告变异原因和处理措施，并提出解决或修正变异的方法；③分析：经治医师应当与个案管理员共同分析变异原因并制订处理措施；④讨论：对于较普通的变异，组织科内讨论，找出变异的原因，提出处理意见；对于临床路径中出现的复杂而特殊的变异，应当组织相关的专家进行重点讨论。

7．制订警告值管理制度　警告值是指患者在临床路径实施过程中出现严重异常情况，处于危险边缘的情况，应当迅速给予患者有效的干预措施和治疗。

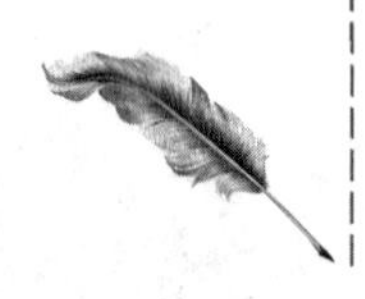

六、临床路径评价与改进

1．医院成立临床路径管理委员会和临床路径指导评价小组，临床科室成立临床路径实施小组，实施小组设立个案委员会。

2．指导评价小组每季度对临床路径实施的过程和效果进行评价、分析并提出质量改进建议。临床路径实施小组根据质量改进建议制订质量改进方案，并及时上报指导评价小组，体现出持续性改进。

3．临床路径实施的过程评价内容包括：相关制度的制订、临床路径文本的制订、临床路径实施的记录、临床路径表的填写、患者退出临床路径的记录等。

4．加强临床路径管理与信息系统的衔接。

5．非手术患者的临床路径实施效果评价应当包括以下内容：病情严重程度、主要药物选择、并发症发生情况、住院天数、住院费用、药品费用、医疗耗材费用、患者转归情况、健康教育知晓情况、患者满意度等。

6．手术患者的临床路径实施效果评价应当包括以下内容：预防性抗菌药物应用的类型、预防性抗菌药物应用的天数、手术后并发症、住院天数、手术前住院天数、住院费用、药品费用、医疗耗材费用、患者转归情况、健康教育知晓情况、患者满意度等。

七、临床路径实例——脑梗死临床路径

【脑梗死临床路径标准住院流程】

（一）适用对象

第一诊断为急性脑梗死（ICD-10：I63）。

（二）诊断依据

根据《中国急性缺血性脑卒中诊治指南 2014》（中华医学会神经病学分会脑血管病学组制定，中华神经科杂志；2015，48 ：246-257）。

1．急性起病。

2．局灶神经功能缺损（一侧面部或肢体无力或麻木，语言障碍等），少数为全面神经功能缺损。

3．症状或体征持续时间不限（当影像学显示有责任缺血性病灶时），或持续 24 h 以上（当缺乏影像学责任病灶时）。

4．排除非血管性病因。

5．脑 CT/MRI 排除脑出血。

（三）治疗方案选择依据

《中国急性缺血性脑卒中诊治指南 2014》（中华医学会神经病学分会脑血管病学组制定，中华神经科杂志；2015，48 ：246-257）。

1．一般治疗　维持呼吸循环功能，监测控制体温、血压、血糖。

2．改善脑血循环治疗　根据患者具体情况选择如溶栓、血管介入、抗血小板、抗凝、降纤、扩容等方法。

3．神经保护剂　结合患者具体情况选择。

4．中医中药　结合具体情况选择。

5．并发症处理　监测控制脑水肿及颅内压增高，必要时选择手术；癫痫防治；感染及压疮防治、深静脉血栓防治。

6．早期营养支持及康复治疗。

7．根据个体情况启动二级预防措施。

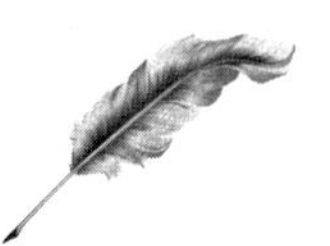

（四）标准住院日

为7～10天。

（五）进入路径标准

1．第一诊断必须符合脑梗死疾病编码（ICD-10：I63）。

2．当患者同时具有其他疾病诊断，但在住院期间不需要特殊处理也不影响第一诊断的临床路径流程实施时，可以进入路径。

（六）住院后检查项目

1．必需检查的项目

（1）血常规、尿常规、大小便常规。

（2）肝功能、肾功能、电解质、血糖、血脂、凝血功能、感染性疾病筛查（乙肝、丙肝、梅毒、艾滋病等）。

（3）胸部X线片、心电图。

（4）颈部动脉血管超声；经颅多普勒超声（TCD）。

（5）颅脑CT，有条件的可行颅脑MRI+DWI（弥散加权成像）。

2．根据具体情况可选择的检查项目

（1）自身免疫抗体［抗核抗体（ANA）、可提取性核抗原（ENA）、抗中性粒细胞质抗体（ANCA）等］、红细胞沉降率、同型半胱氨酸，纤维蛋白原水平、易栓检查、抗心磷脂抗体、维生素B_{12}、叶酸。

（2）TCD发泡试验。

（3）超声心动图、动态心电监测、腹部B超（肝、胆、胰、脾、肾）。

（4）头颅磁共振：磁共振血管造影（MRA）、磁共振静脉血管成像（MRV）、灌注加权成像（PWI）等。

（5）头颈CT血管造影（CTA）、CT灌注成像（CTP）。

（6）数字减影血管造影（DSA）。

（七）选择用药

根据《中国急性缺血性脑卒中诊治指南2014》，结合患者具体情况选择治疗药物。

1．溶栓治疗　可选择重组组织型纤溶酶原激活剂（rtPA）或尿激酶。

2．抗血小板治疗　根据患者情况可选择阿司匹林/氯吡格雷等。

3．抗凝、降纤、扩容、神经保护、中药　可根据具体情况选择使用。

4．降低颅内压　可选择甘露醇、甘油果糖、呋塞米、高渗盐水和白蛋白等。

5．并发症治疗　根据患者具体情况选择抗感染、控制癫痫发作及预防深静脉血栓形成药物。

（八）出院标准

1．患者病情稳定。

2．没有需要住院治疗的并发症。

（九）退出路径

当患者出现以下情况时，退出路径：

1．缺血性梗死病情危重，需要外科手术治疗时，退出本路径，进入相应疾病临床路径。

2．当患者存在颈动脉狭窄，根据现行诊治指南需要外科或血管介入干预时，进入相应疾病临床路径。

3．病情危重　意识障碍、呼吸循环衰竭，需转入ICU或手术治疗。

4．既往其他系统疾病加重而需要治疗，或出现严重并发症，导致住院时间延长和住院费用增加。

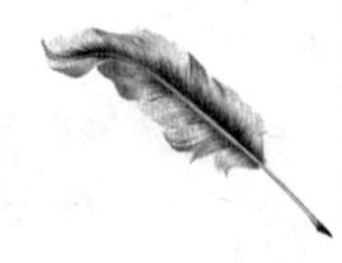

【脑梗死临床路径表单】

适用对象：______ ICD-10______ 住院号：______ 性别：______

住院日期：______年__月__日　出院日期：______年__月__日　患者姓名：__年龄：______

实际住院天数：________

时间	住院第 1 天	住院第 2 天	住院第 3 天
主要诊疗工作	□ 询问病史，体格检查 □ 查看既往检查：头颅 CT 或核磁 □ 初步诊断，急性脑梗死，确定治疗方案 □ 需要吸氧者吸氧 □ 阅读 CT 扫描结果，排除脑出血 □ 追访检查结果 □ 向患者家属交代病情，签医患沟通并管理血压 □ ABCD 评价 □ 神经功能状态评价 □ 完成首次病程及病程记录	□ 主治医师查房，完成上级医师查房记录 □ 评估检查结果，分析病因 □ 向患者及家属交代病情 □ 调整治疗方案 □ 评价神经功能状态防治并发症 □ 请相关科室会诊	□ 上级医师查房，完成上级医师查房记录 □ 调整治疗方案 □ 评价神经功能状态 □ 记录会诊意见 □ 向患者及家属交代病情变化，防治并发症
重点医嘱	长期医嘱： □ 一级护理 □ 神经内科护理常规 □ 低盐低脂饮食 □ 既往基础用药 临时医嘱： □ 血、尿、大便常规，生化全项、凝血七项，胸片、心电图、颈动脉彩超，头颅 CT，心脏彩超 □ 抗凝或溶栓治疗 □ 降纤治疗 □ 抗血小板治疗 □ 降脂治疗 □ 辨证施治中药治疗	长期医嘱： □ 一级护理 □ 神经内科护理常规 □ 低盐低脂饮食 □ 既往基础用药 临时医嘱： □ 凝血功能 □ 抗凝治疗 □ 抗血小板治疗 □ 辨证施治中药治疗 □ 降脂治疗	长期医嘱： □ 二级护理 □ 神经内科护理常规 □ 低盐低脂饮食 □ 既往基础用药 临时医嘱： □ 复查异常结果 □ 抗凝治疗 □ 抗血小板治疗 □ 辨证施治中药治疗 □ 降脂治疗
主要护理工作	□ 入院宣教及评估 □ 正确执行医嘱 □ 观察患者病情变化 □ 静脉取血 □ 护送患者到相关科室检查，如脑 CT、MRI 等 □ 掌握患者的心理反应，及时交流与开导，使其配合治疗，达到心理康复	□ 正确执行医嘱 □ 观察患者病情变化	□ 正确执行医嘱 □ 观察患者病情变化
病情变异记录	□无　□有，原因： 1. 2.	□无　□有，原因： 1. 2.	□无　□有，原因： 1. 2.
护士签名			
医师签名			

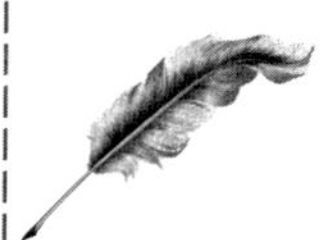

时间	第 4 ~ 6 天	第 7 ~ 10 天	第 11 ~ 14 天
主要诊疗工作	□ 三级医生查房 □ 评估辅助检查结果，评价神经功能状态 □ 如患者病情稳定，可进行早期康复、针灸	□ 上级医师查房，完成上级医师查房记录 □ 根据患者病情调整诊断和治疗方案 □ 评价神经功能状态 □ 记录会诊意见 □ 必要时向患者及家属介绍病情变化及相关检查结果	□ 再次向患者及家属介绍出院后注意事项 □ 患者办理出院手续，出院
重点医嘱	长期医嘱： □ 二级护理 □ 神经内科护理常规 □ 低盐低脂饮食 □ 既往基础用药 临时医嘱： □ 抗凝治疗 □ 抗血小板治疗 □ 辨证施治中药治疗 □ 降脂治疗 □ 康复、针灸治疗	长期医嘱： □ 二级护理 □ 神经内科护理常规 □ 低盐低脂饮食 □ 既往基础用药 临时医嘱： □ 抗血小板治疗 □ 辨证施治中药治疗 □ 降脂治疗 □ 复查头颅 CT，复查异常结果 □ 康复、针灸治疗	出院医嘱： □ 上级医师查房，确定能否出院 □ 通知住院处 □ 通知患者及家属准备出院 □ 向患者及家属交代出院后注意事项，预约复诊时间，将出院记录的副本交给患者 □ 如果患者不能出院，在病程记录中说明原因和继续治疗方案 □ 依据病情给予出院带药及建议 □ 出院带药 □ 门诊随诊
主要护理工作	□ 正确执行医嘱 □ 观察患者病情变化	□ 正确执行医嘱 □ 观察患者病情变化	□ 出院带药服用指导 □ 特殊护理指导 □ 告知复诊时间和地点 □ 交代常见的药物不良反应，嘱其定期门诊复诊
病情变异记录	□无 □有，原因： 1. 2.	□无 □有，原因： 1. 2.	□无 □有，原因： 1. 2.
护士签名			
医师签名			

（黄进瑜）

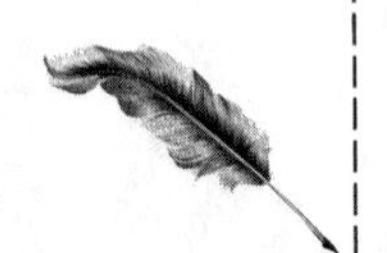

第十五章　病例分析

第一节　内科病例分析

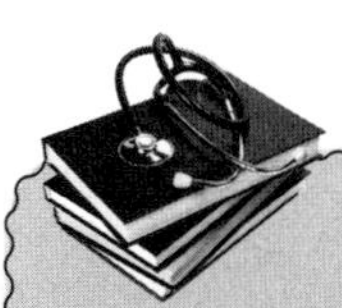

病例 15-1

男性，65 岁，退休工人，反复出现咳嗽咳痰 10 余年，伴气喘 5 年，加重 1 周。

患者十多年前开始反复出现咳嗽、咳痰，黄白黏痰，冬春季或天气变化易诱发加重，症状累计每年大于 3 个月。5 年来伴有活动耐力进行性下降，活动后气喘，多次咳嗽、咳痰、气促加重住院治疗，1 ～ 2 次 / 年，出院后间断药物治疗。1 周前上症再发加重，咳嗽、咳痰增多，黄色浓痰，气喘，时有低热，在家予以止咳化痰、吸入平喘药，无明显好转而就诊。此次病后纳差，睡眠差，大小便正常，体重无变化。有长期吸烟史 40 年，平均每天 1 包，已戒烟 2 年，否认糖尿病、高血压病史，无药物食物过敏史，家族史无特殊。

体格检查：T 37.5℃，P 95 次 / 分，R 22 次 / 分，BP 132/80mmHg。发育正常，营养中等，神志清楚。急性病容，口唇发绀，浅表淋巴结不大。头颅五官端正，无颈静脉怒张，气管居中。桶状胸，呼吸稍促，两肺叩诊过清音，呼气相延长。两肺闻及散在干啰音，两肺底少许湿啰音。心界不大，心率 95 次 / 分，律齐，心音剑突下明显。腹软，肝脾未及。

实验室检查：Hb 165g/L，WBC 13×10^9/L，中性粒细胞 83%，嗜酸 2%，淋巴 17%，PLT 150×10^9/L，尿常规（－），便常规（－）。

【分析步骤】

（一）初步诊断

慢性阻塞性肺疾病急性加重期

（二）诊断依据

1．慢性咳嗽咳痰 10 余年伴有活动耐力进行性下降，近期加重。

2．长期吸烟。

3．体温 37.5℃，桶状胸，呼吸稍促，两肺叩诊过清音，呼气相延长，两肺闻及散在干啰音，两肺底少许湿啰音。

4．血 WBC 数增高，伴中性粒细胞比例增高。

（三）鉴别诊断

1．支气管哮喘急性发作　发作性气喘，可伴有咳嗽，表现为突发突止，呼吸道感染和闻及刺激性异味等可诱发，平时非发作期活动耐力正常，胸部 X 线可正常。典型的病史和支气管舒张试验和支气管激发试验可确诊。

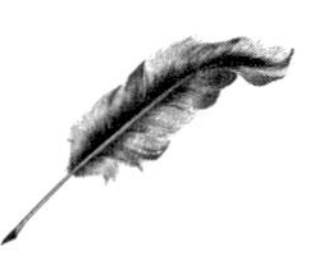

2．肺炎　咳嗽咳痰，但病程短，普通病例多无活动后气促，X线有助诊断。

3．肺结核　病程咳嗽伴有结核全身中毒症状，如午后低热、盗汗、疲乏无力、体重减轻、失眠、心悸等。X线胸片见病变多在肺尖或锁骨上下，密度不均匀，消散缓慢，且有空洞或肺内播散。痰可找到结核分枝杆菌。一般抗菌治疗无效。

4．肺癌　多无急性感染中毒症状，有时痰中带血丝。血白细胞计数不高，若痰中发现癌细胞可确诊。

（四）进一步检查

1．X线胸片或肺部CT检查。

2．痰培养+药敏试验。

3．肺功能检查。

4．动脉血气分析。

5．心脏彩超检查。

（五）治疗原则

1．吸氧。

2．抗感染。

3．对症治疗　止咳化痰解痉平喘。

4．抗炎治疗　酌情使用糖皮质激素。

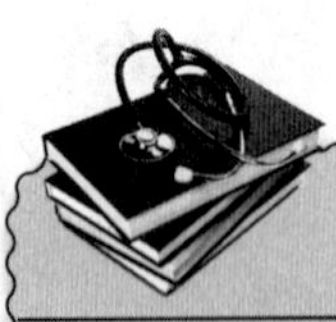

病例 15-2

女性，45岁，农民，反复咳嗽、气喘5年，再发3天。

患者5年前开始反复因受凉后或饮食不注意出现咳嗽、气喘，春天多发，自诉与闻及刺激性异味无关，每年发作4、5次不等，多在门诊用药数天后好转，平时活动正常，体力与同龄人相仿。3天前淋雨受凉后，出现咳嗽、咳痰，少量白色黏痰，伴气喘，自服药无好转，气喘反加重。无畏寒发热，无胸痛、血丝痰及粉红色泡沫痰，无咽痛及关节痛。病后纳差，睡眠差，大小便正常，体重无变化。儿时有类似气喘病史，家族中外祖母有哮喘病史，其余个人史、家族史无特殊。

体格检查：T 36.5℃，P 100次/分，R 26次/分，BP 120/80mmHg。发育正常，营养中等，神志清楚。急性病容，无皮疹，浅表淋巴结不大。头颅五官正常，咽无充血，扁桃体不大。无颈静脉怒张，气管居中。胸廓无畸形，呼吸急促，两肺叩诊清音，两肺闻及大量哮鸣音。心界不大，心率100次/分，律齐，无杂音。腹软，肝脾未及。

实验室检查：Hb 120g/L，WBC 5.2×10^9/L，分叶70%，嗜酸3%，淋巴17%，PLT 145×10^9/L，尿常规（－），大便常规（－）。

胸部X线：未见明显异常。

【分析步骤】

（一）初步诊断

1．支气管哮喘急性发作

2．上呼吸道感染

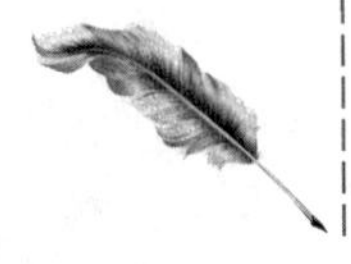

（二）诊断依据

1．反复发作性咳嗽气喘，春季或受凉后易诱发，发作时喘息明显，平时活动耐力正常。

2．儿时有类似发作史，家族中外祖母有哮喘病史。

3．查体见两肺大量哮鸣音。

4．血 WBC 计数不高、胸部 X 线未见明显异常。

（三）鉴别诊断

1．慢性阻塞性肺疾病　以长期咳嗽，咳痰为主要临床表现，每年发作累计时间大于 3 个月，连续大于 2 年，活动能力逐年进行性下降，行肺功能检查有通气功能障碍可明确诊断。

2．慢性支气管炎　多有慢性吸烟史，以长期咳嗽，咳痰为主要临床表现，喘息不明显，稳定期肺功能正常。

3．肺炎　急性起病，咳嗽咳痰发热，肺部可闻及湿啰音，血象高，伴中性粒细胞比例增高，胸部 X 线有助诊断。

4．急性左心衰　有心脏病史，端坐呼吸，夜间阵发性呼吸困难，心率增快，血压高明显。X 线可有肺水肿征象及心脏增大。

（四）进一步检查

1．肺功能检查，支气管舒张试验。

2．心脏彩超。

（五）治疗原则

1．支气管扩张剂解痉平喘。

2．糖皮质激素抗炎。

3．止咳化痰对症治疗。

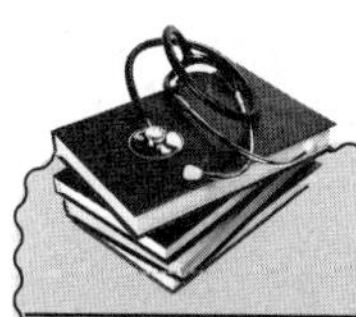

病例 15-3

男性，40 岁，农民，发热、咳嗽咳痰 3 天。

患者 3 天前受凉后，出现寒战，体温高达 40℃，伴咳嗽、咳痰，黄色浓痰，痰量中等。无胸痛，无痰中带血，无咽痛及关节痛。门诊给退热止咳药后，体温仍高，在 38 ~ 40℃之间波动。病后纳差，睡眠差，大小便正常，体重无变化。既往体健，个人史、家族史无特殊。

入院检查：T 38.5℃，P 100 次 / 分，R 20 次 / 分，BP 120/80mmHg。发育正常，营养中等，神志清楚。无皮疹，浅表淋巴结不大。头部器官大致正常，咽稍充血，扁桃体不大。颈静脉无怒张，气管居中。胸廓无畸形，呼吸平稳，左下肺语颤增强，左下肺叩诊浊音，可闻少量湿啰音。心界不大，心率 100 次 / 分，律齐，无杂音。腹软，肝脾未及。

实验室检查：Hb 125g/L，WBC 18.7×10^9/L，分叶 85%，嗜酸 1%，淋巴 20%，PLT 210×10^9/L。尿常规（-），大便常规（-）。

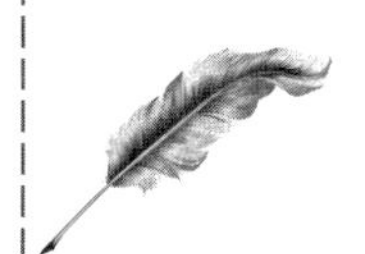

【分析步骤】

（一）初步诊断

左侧肺炎（肺炎球菌性可能性大）

（二）诊断依据

1．发病急，受凉后寒战、高热、咳嗽、咳痰。

2．左下肺叩诊浊音，语颤增强，可闻及湿啰音。

3．血 WBC 计数增高，伴中性粒细胞比例增高。

（三）鉴别诊断

1．其他感染性肺炎　革兰阴性杆菌肺炎常发生于老年，慢性疾病的患者，多为院内感染，葡萄球菌肺炎临床表现重，脓痰，可因败血症而伴有多发迁徙性脓肿，X 线、痰培养有助诊断。

2．肺结核　多有全身中毒症状，如午后低热、盗汗、疲乏无力、体重减轻、失眠、心悸等。X 线胸片见病变多在肺尖或锁骨上下，密度不均匀，消散缓慢，且有空洞或肺内播散。痰可找到结核分枝杆菌。一般抗菌治疗无效。

3．急性肺脓肿　早期临床表现和肺炎相似。但随病程进展，咳出大量脓臭痰为肺脓肿的特征。X 线显示脓腔及气液平，易与肺炎相鉴别。

4．肺癌　多无急性感染中毒症状，有时痰中带血丝。血白细胞计数不高，若痰中发现癌细胞可确诊。

（四）进一步检查

1．X 线胸片或肺部 CT。

2．痰培养 + 药敏试验。

（五）治疗原则

1．抗感染　抗感染治疗是肺炎治疗的最主要环节。

2．对症治疗　止咳化痰，补液，必要时降温。

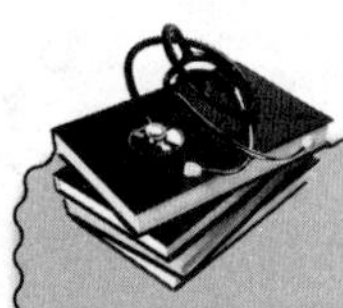

病例 15-4

男性，30 岁，技师，因低热伴咳嗽 1 个月来诊。

患者于 1 个月前无明显诱因下出现低热，下午明显，体温最高不超过 38℃。咳嗽，咳少量白色黏痰，无咯血和胸痛，自认为感冒，服用各种抗感冒药和止咳药，无明显好转，因工作忙未去医院检查，逐渐出现乏力，工作力不从心，时有夜间盗汗。病后进食和睡眠稍差，体重稍有下降，大小便正常。

既往体健，否认结核和支气管、肺疾患史，无药物过敏史。平时不吸烟，有肺结核接触史。

入院检查：T 37.8℃，P 86 次 / 分，R 20 次 / 分，BP 120/80 mmHg。正力体型，神志清楚，检查配合。无皮疹，浅表淋巴结无肿大。巩膜无黄染，咽无充血，扁桃体无肿大，气管居中。右上肺语颤稍增强，叩诊稍浊，可闻及支气管肺泡呼吸音和少量湿啰音。腹部检查未见异常。

实验室检查：Hb 130g/L，WBC 9.0×10^9/L，N 68%，L 32%，PLT 138×10^9/L。ESR 35mm/h。尿常规（－），大便常规（－）。PPD 试验强阳性。

【分析步骤】

（一）初步诊断

右上叶浸润型肺结核

（二）诊断依据

1．病史中有午后低热、咳嗽、咳少量白色黏痰、乏力、时有盗汗等结核中毒症状，有结核病接触史。

2．右上肺叩诊稍浊，语颤稍增强，可闻及支气管肺泡呼吸音和湿啰音。

3．红细胞沉降率增快，PPD 试验强阳性。

（三）鉴别诊断

1．肺炎球菌肺炎　起病急骤、高热、寒战、咳铁锈色痰，抗生素治疗有效。

2．肺脓肿　病变多位于下叶，咳嗽有大量脓臭痰，中毒症状重。

3．肺癌　有消瘦、乏力，但无明显感染中毒表现，常有刺激性咳嗽，伴血丝痰。

（四）进一步检查

1．X 线胸片　可帮助确定病变的部位；范围和性质，如有无干酪样坏死和空洞形成等。

2．痰结核分枝杆菌检查　直接涂片、集菌法或培养法检查痰中结核分枝杆菌，若阳性，不但可肯定诊断，而且说明有传染性。

（五）治疗原则

1．抗结核化疗　原则是早期、联用、适量、规律和全程用药。

2．对症治疗。

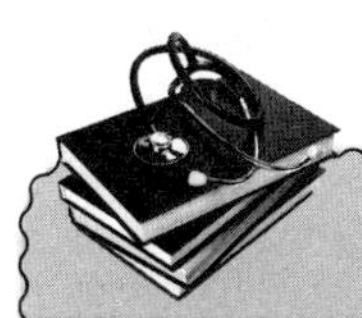

病例 15-5

女性，58 岁。渐进性劳累后呼吸困难 6 年，加重伴双下肢水肿 1 个月。

患者 6 年前，在一次登楼梯时突感心悸、气短、胸闷，休息约 1 小时稍有缓解。以后自觉体力日渐下降，稍微活动即感气短、胸闷，夜间时有憋醒，无心前区痛。曾在当地诊断为“心律失常”，服药疗效不好。1 个月前受凉后咳嗽，咳少量白色黏痰，气短明显，不能平卧，尿少，颜面及双下肢水肿，腹胀加重而来院。既往二十余年前发现高血压（170/100mmHg）未经任何治疗，8 年前有阵发心悸、气短发作；无结核、肝病和肾病史，无长期咳嗽，咳痰史，吸烟 40 年，不饮酒。

体格检查：T 37.1℃，P 92 次 / 分，R 20 次 / 分，BP 160/96mmHg。神清合作，半卧位。口唇轻度发绀，巩膜无黄染。颈静脉充盈，气管居中，甲状腺不大。两肺叩诊清音，左肺可闻及细湿啰音。心界向左侧扩大，心率 117 次 / 分，心律不齐，心前区可闻 3/6 级收缩期吹风样杂音。腹软，肝肋下 2.5cm，有压痛，肝颈静脉反流征（+），脾未及。移动性浊音（-）。肠鸣音减弱。双下肢明显凹陷性水肿。

实验室检查：血常规 Hb 129g/L，WBC 6.7×10^9/L。尿蛋白（±），比重 1.016，镜检（-）。BUN 7.0mmol/L，Cr 113μmol/L，肝功能 ALT 56u/L，TBIL 19.6μmol/L。

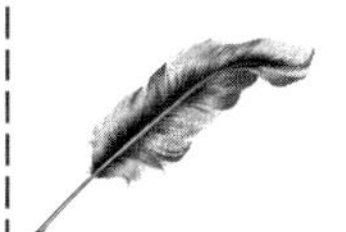

（一）初步诊断

1．原发性高血压 2 级（极高危险组）

2．高血压性心脏病　心脏扩大，心房纤颤，心功能 IV 级

3．肺部感染

（二）诊断依据

1．原发性高血压 2 级　有二十余年高血压病史（170/100mmHg）；入院检查 BP 160/100mmHg，伴靶器官损害。

2．高血压性心脏病　高血压病史长，未系统治疗；心功不全表现；劳力性呼吸困难，继之发生夜间阵发性呼吸困难，双下肢水肿，心脏向左侧扩大，心律不齐。

3．肺部感染　咳嗽，左肺闻及细湿啰音。

（三）鉴别诊断

1．冠心病（心绞痛）　病史中有危险或易患因素，典型心绞痛发作，持续时间短，休息或舌下含服硝酸甘油可迅速缓解，发作时心电图 ST 改变。

2．扩张性心肌病　表现为心脏扩大、心律失常和充血型心力衰竭应想到本病，如超声心动图证实有心腔扩大、心脏弥漫性搏动减弱等特异性改变有助诊断。

3．风湿性心脏病二尖瓣关闭不全　多见于青年女性，既往有风湿热病史，根据心尖区粗糙收缩期吹风样杂音并左心房左心室增大，彩色多普勒超声检查可明确诊断。

（四）进一步检查

1．心电图、超声心动图。

2．X 线胸片，必要时胸部 CT。

3．腹部 B 超。

4．血 A/G，血 K^+，Na^+，Cl^-。

（五）治疗原则

1．病因治疗　合理应用降血压药。

2．心衰治疗　吸氧、利尿、扩血管、强心药。

3．对症治疗　控制感染等。

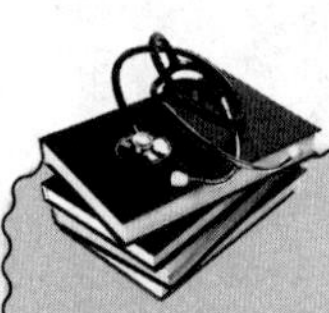

病例 15-6

男性，60 岁，劳累性心前区痛 1 周，加重 2 天。

患者 1 周前开始在骑车上坡时感心前区痛，并向左肩放射，经休息可缓解，两天来走路快时亦有类似情况发作，每次持续 3 ~ 5 分钟，含硝酸甘油迅速缓解，为诊治来诊。发病以来进食好，大小便正常，睡眠可，体重无明显变化。既往有高血压病史 5 年，血压 150 ~ 180/90 ~ 100mmHg，否认冠心病史，无药物过敏史，吸烟十几年，30 支 / 天，其父有高血压病史。

体格检查：T 36.5℃，P 84 次 / 分，R 18 次 / 分，BP 180/100mmHg。一般情况好，无皮疹，浅表淋巴结未触及。肺部叩诊清音，无啰音。巩膜不黄。心界不大，心率 84 次 / 分，律齐，无杂音。腹平软，肝脾未触及。下肢不肿。

【分析步骤】

（一）初步诊断

1．心绞痛（初发型）

2．原发性高血压3级（极高危险组）

（二）诊断依据

1．心绞痛（初发型）　过去从未发作，首次发作劳累性心绞痛时间小于1个月。心前区痛历时3～5分钟，含硝酸甘油迅速缓解。

2．原发性高血压3级（极高危险组）　有高血压病史5年，此次入院血压达180/100mmHg，伴靶器官损害。

（三）鉴别诊断

1．急性心肌梗死　疼痛剧烈、持续时间长，常伴休克、心律失常、心力衰竭表现，结合典型的心电图及心肌酶增高等检查结果可确诊。

2．反流性食管炎　以胃灼热和反酸为主要表现，胃镜结合活组织检查一般即可诊断。

3．动脉夹层　发病始出现剧烈、撕裂样、进行性、下行性（向背、腹、腰或下肢放射）胸痛并达高峰，两上肢血压和脉搏常有明显差别。心电图无急性心肌梗死表现，二维超声心动图示主动脉根部扩张，壁增厚，可见分离的内膜摆动。

（四）进一步检查

1．心绞痛时描记心电图或作动态心电图。

2．病情稳定后，病程大于1个月可作核素运动心肌显像。

3．化验血脂、血糖、肾功能、心肌酶谱。

4．眼底检查，超声心动图，冠状动脉造影。

（五）治疗原则

1．休息，心电监护。

2．药物治疗　硝酸甘油、硝酸异山梨酯、抗血小板聚集药、降压。

3．必要时行冠状动脉介入手术治疗。

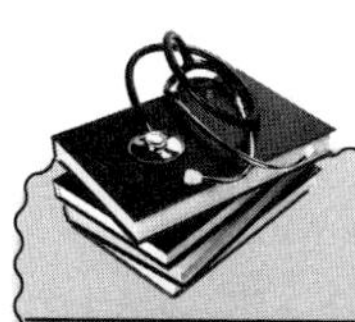

病例 15-7

男性，60岁。反复劳累后胸骨后疼痛3年，加重伴大汗2小时。

患者3年前无明显诱因出现劳累后胸骨后疼痛，被迫停止活动后可缓解。患者于2小时前搬重物时突然感到胸骨后疼痛，压榨性、有濒死感，休息与口含硝酸甘油均不能缓解，伴大汗、恶心，呕吐过两次，为胃内容物。二便正常。既往无高血压病史，无药物过敏史，吸烟20余年，每天30支。

体格检查：T 36.8℃，P 101次/分，R 20次/分，BP 100/60mmHg。急性痛苦病容，表情痛苦，平卧位。无发绀。颈软，颈静脉无怒张。肺部无啰音。心界不大，心率101次/分，有期前收缩5～6次/分，心尖部可闻及第四心音。腹平软，肝脾未触及。下肢不肿。

心电图检查提示：ST $V_{1\sim5}$ 升高，QRS $V_{1\sim5}$ 呈 QR 型，T 波倒置和室性期前收缩。

【分析步骤】

（一）初步诊断

冠心病　急性前壁心肌梗死，室性期前收缩，心功能Ⅰ级。

（二）诊断依据

1．典型心绞痛史，疼痛持续2小时，休息与口含硝酸甘油均无效，有吸烟史（危险因素）。

2．心电图显示急性前壁心肌梗死，室性期前收缩。

3．查体心率增快，出现第四心音，伴心律失常。

（三）鉴别诊断

1．心绞痛　胸痛程度较轻，持续时间较短，休息或舌下含化硝酸甘油可迅速缓解，发作时心电图无病理性Q波，血清心肌标记物浓度无增高。

2．主动脉夹层　发病始出现剧烈、撕裂样、进行性、下行性（向背、腹、腰或下肢放射）胸痛并达高峰，两上肢血压和脉搏常有明显差别。心电图无急性心肌梗死表现，二维超声心动图示主动脉根部扩张，壁增厚，可见分离的内膜摆动。

3．急性心包炎　多见于青壮年，疼痛因深呼吸、咳嗽加重，疼痛常与发热同时出现，起病早期可闻心包摩擦音。心电图无异常Q波，作心脏B超基本可确诊。

（四）进一步检查

1．心电图监测，观察其动态变化。

2．化验心肌酶谱。

3．凝血功能检查，以备溶栓抗凝治疗。

4．化验血常规、血脂、血糖，肾功，超声心动图检查。

5．冠脉造影。

（五）治疗原则

1．绝对卧床休息1周，持续心电、血压、呼吸、血氧饱和度、体温等监测，低脂流质饮食。

2．吸氧，解除疼痛、消除心律失常。

3．再灌注治疗　溶栓治疗（发病6小时内，无出凝血障碍及溶栓禁忌证）、抗凝药物治疗；介入治疗等。

4．保持大便通畅。

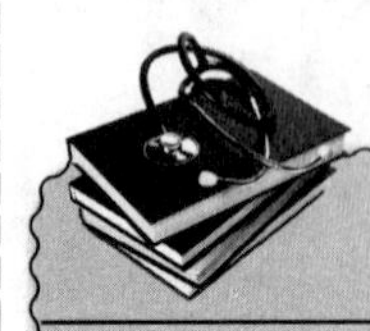

病例 15-8

女性，53岁，工人，反复上腹胀痛3年，加重1周。

患者3年前开始反复出现上腹胀痛，伴有反酸、嗳气，进食后饱胀感、疼痛明显，自服胃药时好时坏，进食辛辣冷食、休息不佳或劳累后易诱发加重。1周来因工作紧张劳累上症再发而就诊。发病后食欲稍差，大小便正常，无黑便，体重无明显改变。既往无其他病史。

体格检查：T 36.5℃，P 79次/分，R 18次/分，BP 110/80mmHg。一般状况尚可，体型中等，无贫血貌，浅表淋巴结不大。巩膜无黄染。心肺无异常。腹平软，剑突下有压痛，无反跳痛，肝脾肋下未触及，Murphy征阴性，无移动性浊音，肠鸣音5次/分，双下肢不肿。

实验室检查：Hb 128g/L，RBC 4.6×10^{12}/L，WBC 4.7×10^{9}/L，N 70%，L 30%，PLT 220×10^{9}/L。

腹部 B 超检查提示：肝、胆、胰、脾、肾未见异常。

【分析步骤】

（一）初步诊断

慢性胃炎

（二）诊断依据

1．慢性病程，反复上腹胀痛 3 年，进食后胀痛明显，与心情不佳、工作紧张、休息不好有关，疼痛无明显规律。

2．除剑突下压痛外，无其他阳性体征。

3．血常规正常，B 超检查未见异常。

（三）鉴别诊断

1．胃十二指肠溃疡　可有间断上腹痛，饥饿痛，进食可缓解。夜间疼痛明显。

2．胃癌　有上腹痛，但无规律，多以上腹饱胀为主要表现，进食后加重，常伴消瘦。

3．慢性胆囊炎、胆石症　腹痛位于右上腹，并向右背部放射，Murphy 征阳性，常伴有发热。

（四）进一步检查

1．粪便常规 + 隐血　了解有无消化道出血。

2．胃镜及黏膜活检、HP 检测　可直接观察到黏膜充血甚至糜烂，可排除溃疡、胃癌等疾病，可取活检病检和进行幽门螺杆菌（HP）检查。

（五）治疗原则

1．一般治疗　避免过度劳累、精神紧张，注意饮食等。

2．药物治疗　①抑酸剂或碱性抗酸剂；②胃黏膜保护剂；③对 HP 阳性者抗 HP 治疗。

3．预防复发。

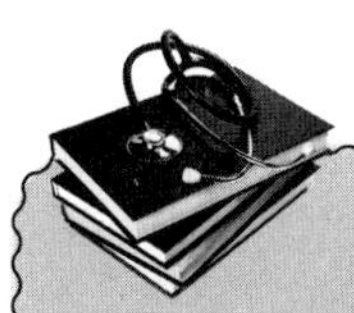

病例 15-9

男性，30 岁，汽车司机，间断上腹痛 5 余年，加重 5 天。

患者自 5 年前开始间断出现上腹胀痛，伴反酸、嗳气，无呕吐，空腹时明显，进食后可自行缓解，有时夜间痛醒，无放射痛，自服“胃药”好转，未到医院系统诊治。每年常于秋冬、冬春交季出现餐前及夜间上腹胀痛，伴反酸，进食后可减轻。5 天前开车劳累后再次出现上述症状，腹痛较前加重，但部位和规律同前，自服“胃药”未见好转。发病以来无恶心、呕吐，食欲好，二便正常，无黑便，体重无明显改变。既往无其他病史，吸烟 10 年。

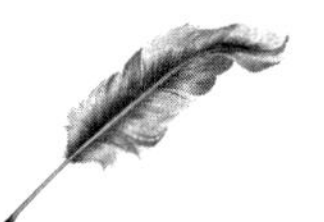

体格检查：T 36.8℃，P 76 次 / 分，R 16 次 / 分，BP 120/80mmHg。一般状况尚可，体型中等，无贫血貌，浅表淋巴结不大。巩膜无黄染。心肺无异常。腹平软，剑突下有压痛，无反跳痛，肝脾肋下未触及，Murphy 征阴性，无移动性浊音，肠鸣音 4 次 / 分，双下肢不肿。

实验室检查：Hb 130g/L，RBC 4.5×10^{12}/L，WBC 6.0×10^{9}/L，N 68%，L 32%，PLT 220×10^{9}/L。

腹部 B 超检查提示：肝、胆、胰、脾、肾未见异常。

【分析步骤】

（一）初步诊断

十二指肠球部溃疡

（二）诊断依据

1．慢性病程，反复上腹痛 5 年余，呈季节性发作（秋冬、冬春交季）、规律性疼痛（空腹明显，夜间痛，进食后减轻）。

2．除剑突下压痛外，无其他阳性体征。

3．血常规正常，B 超检查未见异常。

（三）鉴别诊断

1．胃溃疡　可有间断上腹胀痛和嗳气、反酸，但规律性疼痛是进食—疼痛—缓解，夜间痛少见。

2．慢性胃炎　可有间断上腹胀痛和嗳气、反酸，但腹痛无规律，于进食后更明显。

3．胃癌　有上腹痛，但无规律，多以上腹饱胀为主要表现，进食后加重，常伴消瘦。

4．慢性胆囊炎、胆石症　腹痛部位是右上腹，并向右背部放射，Murphy 征阳性，常伴有发热。

（四）进一步检查

1．粪便常规 + 隐血　若每日溃疡部位少量出血（＜ 5 ～ 10ml），可潜血阳性而无黑便。

2．胃镜及黏膜活检、HP 检测　可直接观察到溃疡和溃疡的部位，并可取活检病检和进行幽门螺杆菌（HP）检查。

3．X 线钡餐检查　可见龛影或十二指肠球部激惹征和变形。

（五）治疗原则

1．一般治疗　戒烟，避免过度劳累、精神紧张，注意饮食等。

2．药物治疗　①抑酸剂或碱性抗酸剂；②胃黏膜保护剂；③对 HP 阳性者抗 HP 治疗。

3．预防复发。

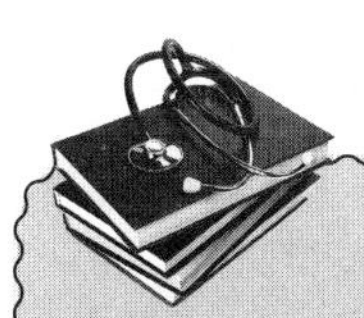

病例 15-10

男性，45 岁，间断左上腹痛 8 年，加重 3 天，呕血、黑便 6 小时。

患者 8 年前开始无明显诱因间断左上腹胀痛，伴反酸，无呕吐，餐后半小时明显，持续 2 ～ 3 小时，可自行缓解，或疼痛时服用一些制酸胃药可缓解。近 3 来天来加重，纳差，自服胃药未见好转。6 小时前突觉左上腹胀、恶心、头晕，先后两次解柏油样便，共约 600g，并呕吐咖啡样液 1 次，约 300ml，此后感心悸、头晕、出冷汗。发病来无眼黄、尿黄和发热，平素二便正常，睡眠好，自觉近期体重略下降。既往 10 年前查体时发现肝功能异常，经保肝治疗后恢复正常，无手术、外伤和药物过敏史，无烟酒嗜好。

体格检查：T 36.7℃，P 108 次 / 分，R 22 次 / 分，BP 90/70mmHg。神志清楚，面色稍苍白，四肢湿冷，皮肤黏膜无出血点和蜘蛛痣，全身浅表淋巴结不大。巩膜无黄染。心肺无异常。腹平软，未见腹壁静脉曲张，左上腹部轻压痛，无反跳痛。全腹未触及包块，肝脾未及。无移动性浊音。肠鸣音 10 次 / 分，双下肢无水肿。

实验室检查：Hb 80g/L，WBC 9.0×10^9/L，分类 N 72%，L 28%，PLT 200×10^9/L。大便隐血强阳性。

【分析步骤】

（一）初步诊断

1．胃溃疡合并出血

2．失血性贫血

3．休克早期

（二）诊断依据

1．规律性餐后左上腹痛，制酸药可缓解，左上腹部压痛，是胃溃疡的表现。

2．呕血，大便隐血强阳性，是上消化道出血的表现。

3．面色稍苍白，血红蛋白降低（Hb 80g/L），提示贫血。

4．面色稍苍白，四肢湿冷，心搏呼吸加快，脉压减小，可以是休克早期的表现。

（三）鉴别诊断

1．十二指肠球部溃疡　可有规律性上腹痛，反酸等表现，但特点是空腹痛，进食后可缓解。

2．肝硬化、食管胃底静脉曲张破裂出血　也有呕血和便血，但有肝硬化病史，肝功能检查、B 超检查等有助诊断。

3．胃癌　也可有左上腹痛，但疼痛无规律性，并有消瘦明显，纤维胃镜有助诊断。

4．出血性胃炎　也有呕血和便血，但有酗酒或服用非甾体抗炎药物史等。

（四）进一步检查

1．急诊胃镜和黏膜活检　能明确观察到出血的部位及性质，同时还可进行内镜下止血治疗。

2．X 线钡餐检查（出血停止后）　发现龛影可协助诊断出血的部位和性质。

3．肝肾功能检查　正常有助于排除肝硬化、肾衰竭等引起的上消化道出血。

（五）治疗原则

1．一般急救措施　包括卧床休息、监测生命征，暂禁食等。

2．积极补充血容量　补足液体，必要时输血。

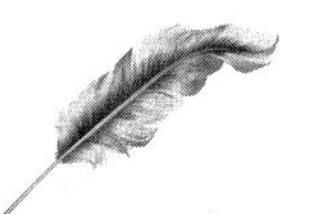

3．止血措施 药物止血，内镜下止血，必要时手术治疗。

4．抗溃疡药物治疗 静脉注射或滴注质子泵抑制剂或 H_2 受体拮抗剂等。

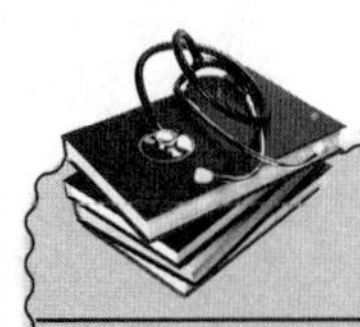

病例 15-11

男性，55 岁，反复腹胀 2 年，再发伴黑便 3 周，呕血 1 天。

患者 2 年来反复出现腹胀不适，腹围增大，双下肢轻度水肿，在个体诊所就诊予以对症治疗，可稍减轻，但未能完全改善。3 周前腹胀加重，上腹部不适，纳差，解黑色大便，大便软成形，1 ~ 2 次 / 天。1 天前，进食辣椒及烤馒头后，伴恶心，排出柏油样便约 600ml，并呕鲜血约 500ml，当即晕倒，家人急送医院，查 Hb 48g/L，收入院。发病以来乏力明显，睡眠、体重大致正常，无发热。10 年前发现 HbsAg（+）。否认高血压、心脏病史，否认结核史，药物过敏史。

体格检查：T 37℃，P 120 次 / 分，R 22 次 / 分，BP 90/70mmHg。重病容，皮肤苍白，无出血点，面颊可见蜘蛛痣 2 个。浅表淋巴结不大。结膜苍白，巩膜可疑黄染。心界正常，心率 120 次 / 分，律齐，未闻杂音。肺无异常。腹饱满，未见腹壁静脉曲张，全腹无压痛、肌紧张，肝脏未及，脾肋下 10cm，并过正中线 2cm，质硬，肝浊音界第 6 肋间。移动性浊音阳性，肠鸣音 3 ~ 5 次 / 分。

【分析步骤】

（一）初步诊断

1．上消化道出血——食管静脉曲张破裂出血可能性大

2．肝硬化门脉高压、腹水

（二）诊断依据

1．有乙肝病史及肝硬化体征（蜘蛛痣、脾大、腹水）。

2．出血诱因明确，有呕血、柏油样便。

3．腹部移动性浊音（+）。

（三）鉴别诊断

1．胃十二指肠溃疡 有反复上腹痛，疼痛有一定规律，可并发消化道出血出血黑便，可呕血，多为咖啡样物，不伴腹水，胃镜检查可明确诊断。

2．胃癌 上腹痛，纳差乏力，消瘦，慢性贫血，大便潜血阳性，可有锁骨上淋巴结肿大，胃镜检查及病理检查可确诊。

3．肝癌 左上腹隐痛，肝区叩痛，影像学见肝内占位，AFP 明显升高。

（四）进一步检查

1．肝功能检查，乙肝全套、AFP、血常规，凝血常规，乙肝 DNA 测定。

2．腹部 B 超、腹部 CT 检查。

3．胃镜检查。

（五）治疗原则

1．禁食、输血、输液。

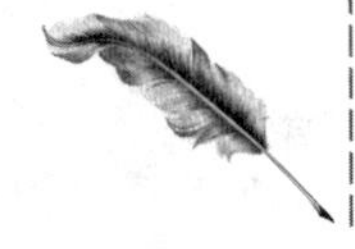

2．三腔二囊管压迫。

3．经内镜硬化剂注射及血管套扎术止血。

4．保肝，利尿，补充白蛋白对症支持治疗。

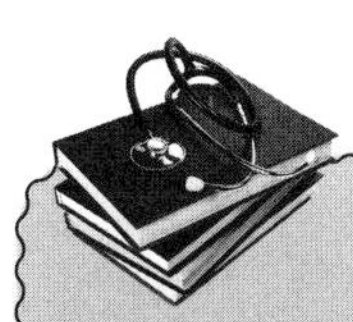

病例 15-12

男性，50 岁，突发剧烈上腹痛，伴腹胀、恶心、呕吐 1 天。

患者于发病当天无明显诱因突然发作剧烈腹痛，初起时觉剑突下偏右呈发作性胀痛，腹痛迅速波及全腹部转成持续性，刀割样剧烈疼痛，并向后背放射，伴恶心、呕吐，吐出胃内容物。发病以来未曾排便及排气，并且不敢翻身也不敢深呼吸，更不敢使腹部受压。12 小时前腹痛加重，并出现烦躁不安，憋气，伴体温升高来急诊。三年前体检发现胆囊结石，从无症状，未予治疗。既往无类似腹痛，无溃疡病史。

体格检查：T 38.9℃，P 110 次 / 分，R 32 次 / 分，BP 110/80 mmHg。急性病容，右侧卧位，全身皮肤及巩膜可疑黄染。头颈心肺（-）。全腹膨隆，伴明显肌紧张及广泛压痛，反跳痛。肝脾触诊不满意，肝浊音界在右第 6 肋间，移动性浊音（±），肠鸣音弱。

实验室检查：Hb 96.1g/L，WBC 18.9×10^{9}/L，AST 211U/L，BUN 9.9 mmol/L，TBIL 30μmol/L，DBIL 12μmol/L，血钙 1.75mmol/L。

卧位腹平片提示：肠管充气扩张，肠间隙增宽。

B 超检查提示：肝回声均匀，未发现异常病灶，胆囊 7cm × 3cm × 2cm 大小，壁厚 0.4cm，内有多发强光团，回声后有声影，胆总管直径 0.9cm。胰腺形态失常，明显肿大，尤其以胰头、胰体明显，胰周多量液性暗区，胰管增粗。

【分析步骤】

（一）初步诊断

1．急性胰腺炎

2．急性弥漫性腹膜炎

3．胆囊炎、胆石症

（二）诊断依据

1．急性上腹痛，向后腰背部放射，伴恶心呕吐，发热。

2．全腹肌紧张，压痛，反跳痛，有可疑腹水征。

3．WBC 升高，血钙下降。

4．影像学检查所见：B 超、腹平片。

（三）鉴别诊断

1．消化道穿孔　有消化道溃疡病史，腹肌紧张，腹部压痛反跳痛，影像学见膈下游离气体。

2．急性胆囊炎　暴饮暴食或油腻饮食后出现右上腹剧痛或绞痛，多为结石或寄生虫嵌顿梗阻胆囊颈部所致，病情进展疼痛可呈现放射性，最常见的放射部位是右肩部和右肩胛骨下角等处，伴恶心、呕吐、寒战、发热，腹部检查可见右上腹部及上腹中部腹肌紧张、压痛、反跳痛、Murphy 征阳性。

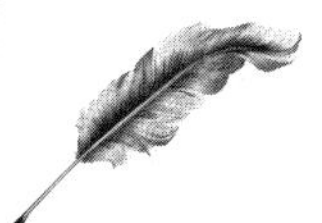

3．急性肠梗阻　多有腹部手术史或创伤史等，弥漫性腹痛，伴恶心呕吐，肛门停止排气，腹部平片见肠腔扩张及多个液平。

（四）进一步检查

1．血尿淀粉酶。

2．腹腔穿刺，腹水常规及淀粉酶测定。

3．腹部 CT。

（五）治疗原则

1．禁食，胃肠减压。

2．适当应用抗生素及生长抑素类制剂。

3．密切观察病情，有感染征象时，可手术探查。

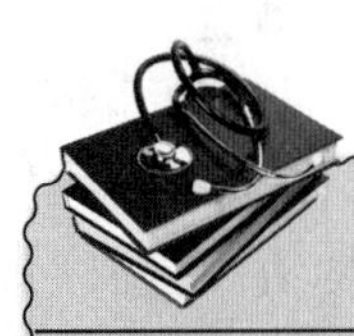

病例 15-13

男性，52 岁，农民，反复腹痛、低热 1 月余。

患者 1 个多月前腹痛，持续性隐胀痛，疼痛于脐周、下腹明显，时有发热，多在午后出现，体温低热，在 37.5 ~ 38℃之间，伴夜间盗汗，早上体温可自行下降正常，乏力，纳差，进行性消瘦。在当地卫生院不规则服用胃药及口服抗生素，病情不见好转而就诊，门诊以“腹痛查因”收入院。病后食欲下降，小便正常，大便秘结，睡眠欠佳，时有失眠，体重下降 10kg。10 年前有肺结核病史，已正规抗痨治疗治愈。

体格检查：T 38.1℃，P 102 次 / 分，R 18 次 / 分，BP 112/70 mmHg，体重 50kg。慢性病容，心肺听诊未闻及异常，腹部稍膨隆，腹肌软，柔韧感，脐周轻微压痛，反跳痛（±），移动性浊音（±），肠鸣音正常。

辅助检查：WBC 7.2×10^9/L，N 67%，Hb96.1g/L，PLT 150×10^9/L。ESR 70mm/h。尿常规（-），大便常规（-）。

胸部 X 线提示：左上肺陈旧性病灶。

【分析步骤】

（一）初步诊断

结核性腹膜炎

（二）诊断依据

1．腹部持续性隐胀痛，疼痛于脐周、下腹明显，伴午后低热、盗汗、乏力、纳差、消瘦等结核中毒症状，病程较长，抗生素无效。

2．既往有肺结核病史。

3．腹部柔韧感，脐周轻微压痛，反跳痛（±），移动性浊音（+）。

4．白细胞计数不高，红细胞沉降率增快。

（三）鉴别诊断

1．肝硬化失代偿　患者有肝功异常、门脉高压、脾功能亢进、肝病面容及蜘蛛痣等表现。

2．癌性腹水　有其他脏器相应肿瘤表现，多为血性腹水，反复腹水检查可找到瘤细胞。

3．克罗恩病　腹泻腹痛，发热，体重下降，腹部包块，结肠镜检及病理检查有特征性改变。

4．溃疡性结肠炎　腹泻腹痛，黏液脓血便，里急后重。结肠镜检及病理检查有特征性改变。

（四）进一步检查

1．结核菌素试验　呈强阳性者对诊断本病有帮助，但粟粒型结核或重症患者反而可呈阴性。

2．腹水检查　特别是腹水腺苷脱氨酶活性增高时，提示为结核性腹膜炎。

3．胃肠 X 线检查　钡餐检查如发现肠粘连、肠结核、肠瘘、肠腔外肿块等现象，对本病诊断有辅助价值。腹部平片有时可见钙化影，多系肠系膜淋巴结钙化。

4．腹腔镜肠镜检查　有腹膜广泛粘连者禁忌检查。适用于有游离腹水的患者，腹腔镜可窥见腹膜、网膜、内脏表面有散在或集聚的灰白色结节，活组织检查可确诊。

（五）治疗原则

1．抗痨治疗　药物治疗应足量、规律、联合、全程为治疗原则。疗程至少 18 个月。

2．可适当放腹水，于腹腔内注入醋酸地塞米松等药物，可以加速腹水吸收并减少粘连。

3．对症治疗，加强营养。

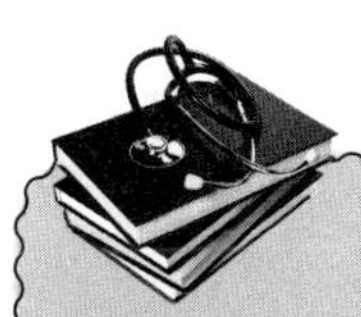

病例 15-14

男性，18 岁，学生，因咽部不适 3 周，双眼睑水肿伴尿少 1 周来诊。

患者 3 周前有咽部不适，轻咳等症状，无发热，自服诺氟沙星（氟哌酸）后症状未见好转。近 1 周来出现双眼睑水肿，晨起时明显，并感双腿发胀，同时尿量减少，200 ～ 500ml/d，尿色较红。曾在当地卫生院治疗，症状未见好转，而到我院治疗。发病以来精神、食欲尚可，常感乏力、头痛，有轻度腰酸，无尿频、尿急、尿痛，无关节痛及皮疹，体重 3 周来增加 6kg。既往体健，青霉素过敏，个人、家族史无特殊。

通过检查：T 36.5℃，P 80 次 / 分，R 18 次 / 分，BP 160/96 mmHg，全身皮肤黏膜未见黄染、皮疹、出血点，浅表淋巴结未触及。眼睑水肿，巩膜无黄染。咽红，扁桃体不大。心肺无异常。腹软，肝脾不大，移动性浊音（-）。双肾区无叩击痛。双下肢凹陷性水肿。

实验室检查：血 Hb 140g/L，WBC 7.7×10^9/L，PLT 210×10^9/L。尿蛋白（++），尿 WBC 0 ～ 1/ 高倍，RBC 20 ～ 30/ 高倍，偶见颗粒管型。肝功能正常，血清清蛋白（Alb）35.5g/L，BUN 8.0mmol/L，Scr 125μmol/L。血 IgG、IgM、IgA 正常，补体 C_3 0.35g/L，ASO 800IU/L。乙肝两对半（-）。

【分析步骤】

（一）初步诊断

急性肾小球肾炎

（二）诊断依据

1．病史　在咽部感染后 3 周发生少尿，双眼睑水肿，尿色红，血压高（160/96 mmHg）。

2．化验　尿蛋白（++），有镜下血尿（RBC 20 ～ 30/ 高倍），化验血有氮质血症，补体 C_3 低。

3．有链球菌感染史和 ASO 增高。

（三）鉴别诊断

1．其他病原体感染后急性肾炎　如感染性心内膜炎的致病菌引起的免疫复合物介导性肾炎，其有心脏病症状与体征，感染全身表现，血培养可助鉴别。

2．IgA 及非 IgA 系膜增殖性肾炎　临床常反复发作，无自愈倾向，最终需依靠肾活检确诊。

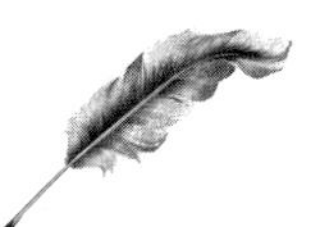

3．急进性肾小球肾炎 较短时间内即发展为肾衰竭，终至尿毒症，肾活检见大部分肾小球形成新月体为特征。

4．慢性肾炎急性发作 贫血、低蛋白血症明显，肾功能持久性损害，B超肾体积缩小等有助于慢性肾炎的诊断。

5．全身性疾病肾脏损害 如系统性红斑狼疮肾炎、过敏性紫癜等，均有其原发病表现。

（四）进一步检查

1．腹部B超检查了解双肾大小。

2．必要时肾活检。

（五）治疗原则

1．一般治疗 卧床休息，低盐饮食等。

2．抗感染治疗，避免肾损害药物。

3．对症治疗 利尿消肿，降压等。

4．若进展发生急性肾衰竭时可透析治疗。

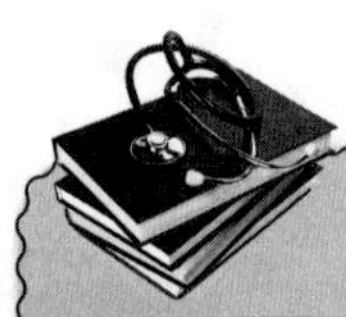

病例 15-15

男性，65岁，退休工人，因反复尿频、尿急、尿痛、腰痛伴发热30年，再发加重2天入院。

患者30年前因骑跨伤后“下尿路狭窄”，反复发作尿频、尿急、尿痛，有时伴腰痛、发热，经抗炎和对症治疗后好转，平均每年发作2～3次。入院前2天无明显诱因发热达38～39℃，无寒战，伴腰痛、尿频、尿急、尿痛，无肉眼血尿，无水肿，自服诺氟沙星（氟哌酸）无效，为进一步诊治入院。发病来睡眠、食欲尚可，大便正常，体重无明显变化。既往曾患“十二指肠溃疡”，经治疗已愈，无结核病密切接触史，无药物过敏史。

体格检查：T 38.9 ℃，P 120次/分，R 20次/分，BP 120/80 mmHg。急性热病容，全身皮肤黏膜未见黄染、皮疹、出血点，浅表淋巴结未触及。巩膜无黄染，眼睑无水肿。心肺无异常。腹平软，下腹部轻压痛，无肌紧张和反跳痛。肝脾未触及。双肾区叩痛（+）。双下肢无水肿。

实验室检查：血Hb 138g/L，WBC 28.9×10^9/L，中性分叶86%，杆状5%，淋巴9%。尿蛋白（+），WBC 70±/高倍，可见脓球和白细胞管型，RBC 5～10/高倍。

【分析步骤】

（一）初步诊断

慢性肾盂肾炎急性发作

（二）诊断依据

1．病史 反复发作的尿频、尿急、尿痛、腰痛伴发热，病程迁延。本次发病急剧，有下尿路引流不畅因素。

2．体征 下腹部轻压痛，双肾区叩痛（+）。

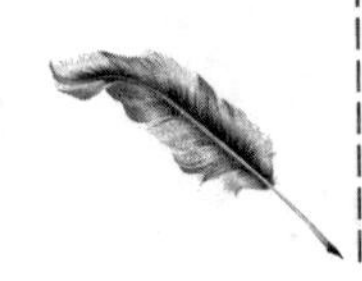

3．化验 血WBC计数和中性粒细胞比例均增高，尿蛋白（+），尿WBC多数，可见脓球和白细胞管型。

（三）鉴别诊断

1．下尿路感染　无全身中毒症状，无白细胞管型。

2．肾结核　多有肾外结核灶，尿沉渣涂片能找到结核分枝杆菌，X 线检查可发现结核钙化灶，肾盂造影肾盏有虫蚀样改变。

3．尿道综合征　无全身中毒症状，尿细菌培养阴性，尿常规检查白细胞可轻度增加。

4．慢性肾小球肾炎并尿路感染　有慢性肾炎的表现，肾小球功能损害较肾小管功能损害早而突出，双肾缩小一致，且无肾盂肾盏变化。

5．前列腺炎　前列腺 B 超检查和指检，前列腺液化验可以鉴别。

（四）进一步检查

1．血培养、尿培养、尿细菌菌落计数 + 药敏试验。

2．肾功能（BUN，Scr，尿浓缩试验，尿渗透压）。

3．泌尿系影像学检查（IVP），B 超检查。

（五）治疗原则

1．抗感染治疗　消灭病原体，控制临床症状，合理使用有效抗生素。

2．去除诱因，防止复发。

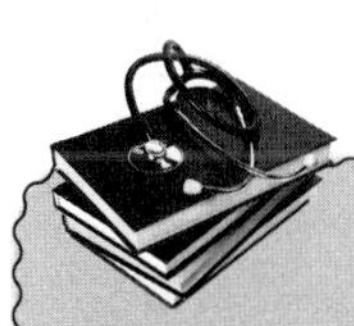

病例 15-16

女性，28 岁，公务员。因反复头晕、乏力、面色苍白 1 年余，加重伴心悸 1 个月来诊。

患者 1 年前无明显诱因出现头晕、乏力，并发现面色不如从前红润，但能照常上班。近 1 个月来症状加重，伴活动后心悸，曾到当地医院检查示血红蛋白低，给予硫酸亚铁口服，因胃部难受仅用过 1 天。病后进食正常，不挑食，大小便正常，无黑便、尿色异常、鼻衄和齿龈出血等症状。睡眠好，体重无明显变化。既往体健，无胃病史，无药物过敏史。结婚半年，月经初潮 14 岁，月经周期为 27 天，经期为 7 天，末次月经为半月前，近 2 年来月经量多，半年来更明显。

体格检查：T 36℃，P 104 次 / 分，R 18 次 / 分，BP 120/70 mmHg。一般状态好，贫血貌，皮肤黏膜无出血点，浅表淋巴结不大。巩膜不黄，口唇苍白，舌乳头正常。心肺无异常。肝脾不大。双下肢无水肿。

实验室检查：Hb 60g/L，RBC 3.0×10^{12}/L，MCV 70fl，MCH 25pg，MCHC 300g/L，WBC 6.5×10^{9}/L，N 70%，L 27%，M 3%，PLT 260×10^{9}/L，网织红细胞 1.5%，血清铁 7.89μmol/L。尿蛋白（–），镜检（–），大便潜血（–）。

【分析步骤】

（一）初步诊断

1．缺铁性贫血

2．月经过多原因待查

（二）诊断依据

1．病史　近 2 年来月经量增多，为缺铁性贫血的病因之一。

2．症状及体征　头晕、乏力、面色苍白，贫血貌，口唇苍白等贫血的症状及体征。

3．化验 Hb 60g/L，RBC 3.0×10^{12}/L，MCV 70fl，MCH 25pg，MCHC 300g/L。小细胞低色素性贫血。

4．血清铁检查 7.89μmol/L，血清铁降低。

（三）鉴别诊断

1．慢性病贫血 也为小细胞性贫血，骨髓铁染色细胞内铁减少、外铁增多，转铁蛋白饱和度正常或稍高，血清铁蛋白增多。

2．铁幼粒细胞贫血 也是小细胞低色素性贫血，骨髓中铁粒幼细胞增多，血清铁和铁蛋白均增高，总铁结合力降低。

3．珠蛋白生成障碍性贫血 也是小细胞低色素性贫血，属遗传性疾病，常有家族史。血红蛋白电泳异常，血清铁、转铁蛋白饱和度及骨髓可染铁均增高。

（四）进一步检查

1．骨髓检查 + 铁染色。

2．血清铁蛋白、总铁结合力、转铁蛋白饱和度。

3．妇科检查 包括 B 超、必要时诊刮。

（五）治疗原则

1．去除病因 治疗妇科疾病。

2．补充铁剂 是纠正缺铁性贫血的主要治疗方法，分口服和注射给药两种途径，口服铁剂方便、安全，是治疗本病首选用药途径。

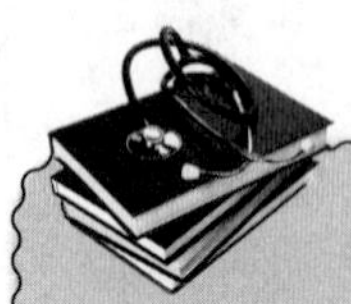

病例 15-17

男性，36 岁，教师。因反复头晕、乏力伴出血倾向半年，加重 2 周而入院。

患者半年前无诱因开始有头晕、乏力等症状，间断下肢皮肤有出血点，刷牙时牙龈出血，当时未太在意，2 周来上述症状加重。病后无鼻出血和黑便，二便正常，进食正常，无挑食和偏食，无酱油色尿，睡眠尚可，体重无变化。既往体健，无放射线和毒物接触史，无药敏史。

体格检查：T 36℃，P 100 次 / 分，R20 次 / 分，BP 120/70 mmHg。贫血貌，双下肢散在出血点，浅表淋巴结未触及。巩膜不黄，口唇苍白，舌乳头正常。胸骨无压痛。心肺无异常。肝脾未触及。双下肢无水肿。

实验室检查：Hb 55g/L，RBC 2.5×10^{12}/L，网织红细胞 0.5%，WBC 3.0×10^{9}/L，N 30%，L 655，M 5%，PLT 60×10^{9}/L。尿常规（-），大便潜血（-）。

【分析步骤】

（一）初步诊断

慢性再生障碍性贫血

（二）诊断依据

1．病史 头晕、乏力伴出血倾向半年。

2．体征 贫血貌，口唇苍白，双下肢散在出血点，肝脾不大。

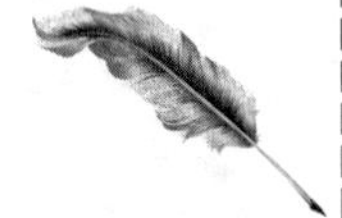

3．血象 三系减少，网织红细胞减低。

（三）鉴别诊断

1．阵发性睡眠性血红蛋白尿（PNH） 除全血细胞减少外，常有反复发作的血红蛋白尿、黄疸和脾大。

2．骨髓增生异常综合征（MDS） 常有全血细胞减少，骨髓象显示增重活跃且有病态造血，骨髓活检有特征性改变。

3．急性白血病 也有全血细胞减少，但本病多有脾大或淋巴结肿大，胸骨压痛，骨髓象显示原始或幼稚细胞明显增多。

（四）进一步检查

1．骨髓检查。

2．骨髓干细胞培养。

3．糖水试验、酸溶血试验（Ham 试验）及尿含铁血黄素试验（Rous）试验以除外 PNH。

4．肝肾功能以利于治疗（肝功能异常不能用雄激素）。

（五）治疗原则

1．支持及对症治疗 如成分输血，抗感染治疗。

2．雄激素 是治疗慢性再障的首选药物，大剂量可刺激骨髓造血干细胞分化增殖。

3．免疫治疗 是目前治疗重型再障的主要药物。

4．改善骨髓微循环药物 改善骨髓微循环，利于造血细胞生长。

5．造血细胞因子 主要用于重型再障。

6．造血干细胞移植 主要用于重型再障和药物治疗不能控制病情进展的患者，年龄在 40 岁以内，未经输血和未发生感染的早期，有合适的供髓者，尽早施行移植。

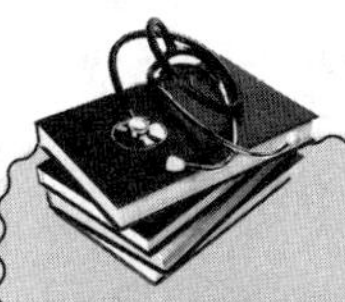

病例 15-18

男性，35 岁，发热，伴全身酸痛半个月，加重伴出血倾向 1 周。

患者半月前无明显诱因发热 38.5℃，伴全身酸痛，轻度咳嗽，无痰，二便正常，血化验异常（具体不详），给一般抗感冒药治疗无效。1 周来病情加重，刷牙时牙龈出血。病后进食减少，睡眠差，体重无明显变化。既往体健，无药敏史。

体格检查：T 38℃，P 96 次 / 分，R 20 次 / 分，BP 120/80 mmHg。前胸和下肢皮肤有少许出血点，浅表淋巴结不大。巩膜不黄，咽充血（+），扁桃体不大。胸骨轻压痛。心率 96 次 / 分，律齐。肺部叩诊清音，右下肺少许湿啰音。腹平软。肝脾未及。

实验室检测：Hb 82g/L，网织红细胞 0.5%，WBC 5.4×10^9/L，原幼细胞 20%，PLT 29×10^9/L。尿粪常规（-），大便常规（-）。

【分析步骤】

（一）初步诊断

1．急性白血病

2．肺部感染

（二）诊断依据

1．急性白血病 急性发病，有发热和出血表现；查体：皮肤出血点，胸骨压痛（+）；化验：Hb 和 PLT 减少，外周血片见到 20% 的原幼细胞。

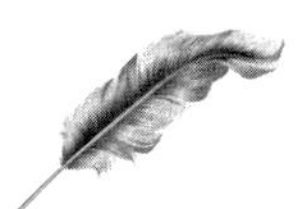

2．肺部感染　咳嗽，发热 38℃；查体发现右下肺湿啰音。

（三）鉴别诊断

1．白血病类型鉴别　骨髓检查、细胞化学、免疫学、染色体和分子生物学可鉴别。

2．骨髓增生异常综合征　骨髓检查和染色体异常可鉴别。

（四）进一步检查

1．骨髓穿刺检查及组化染色，必要时骨髓活检。

2．进行 MIC 分型检查。

3．胸片、痰细菌学检查。

4．腹部 B 超检查、肝肾功能检查。

（五）治疗原则

1．化疗　根据细胞类型选择适当的化疗方案。

2．支持对症治疗　包括抗生素控制感染。

3．有条件者完全缓解期进行骨髓移植。

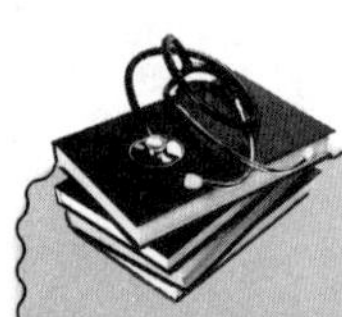

病例 15-19

女性，60 岁，退休教师。因多尿、多饮、多食伴消瘦 10 余年，下肢水肿伴麻木 1 个月入院。

患者 10 年前无明显诱因出现烦渴、多饮，每日饮水量达 3500 ~ 4000ml，伴尿量明显增多，主食由 250 克 / 日增至 500 克 / 日，体重在 6 个月内下降 5kg，门诊查血糖 12.5mmol/L，尿糖（++++），服用降糖药物治疗好转。近 1 年来逐渐出现视物模糊，眼科检查“轻度白内障，视网膜有新生血管”。一个月来出现双下肢麻木，时有针刺样疼痛，伴下肢水肿。大便正常，睡眠差。既往 7 年来有时血压偏高，无药物过敏史，个人史和家族史无特殊。

体格检查：T 36℃，P 78 次 / 分，R 18 次 / 分，BP 160/100 mmHg。全身皮肤黏膜未见黄染、皮疹、出血点，浅表淋巴结未触及。巩膜无黄染，双晶体稍混浊。颈软，颈静脉无怒张。心肺无异常。腹平软，肝脾未触及。双下肢凹陷性水肿，感觉减退，膝腱反射消失，Babinski 征（-），肌力正常。

实验室检查：血 Hb 123g/L，WBC 6.5×10^9/L，N 65%，L 35%，PLT 235×10^9/L。尿蛋白（+），尿糖（+++），WBC 0 ~ 3/ 高倍。血糖 13mmol/L，BUN 7.0mmol/L。

【分析步骤】

（一）初步诊断

1．2 型糖尿病　白内障，糖尿病周围神经病变，糖尿病肾病

2．原发性高血压病 2 级（中危组）

（二）诊断依据

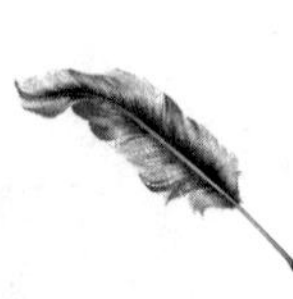

1．2 型糖尿病　糖尿病史 10 年以上，有多尿、多饮、多食伴消瘦等典型糖尿病症状。化验：空腹血糖≥ 7.0mmol/L，尿糖（+++）。有白内障。下肢麻木，时有针刺样疼痛，感觉减退，膝腱反射消失，支持糖尿病周围神经病变。尿蛋白（+）、下肢水肿。

2．原发性高血压病 2 级（中危组）　血压高于正常，无脏器损害客观证据。

（三）鉴别诊断

1．1 型糖尿病　起病较急，多发生于青幼年，易发生酮症酸中毒倾向，需要胰岛素治疗。

2．其他内分泌疾病　如甲状腺功能亢进症可有多食、易饥、怕热多汗、甲状腺肿大，甲状腺功能检查有助诊断。

3．胰腺疾病　如急性胰腺炎有暴饮暴食史，剧烈上腹痛伴呕吐、发热，血清淀粉酶检查有助诊断。

4．肾性高血压　先有肾脏疾病基础，后出现高血压。

（四）进一步检查

1．24 小时尿糖、尿蛋白定量。

2．糖化血红蛋白及胰岛素测定和 C 肽释放试验。

3．肝肾功能检查，血脂检查。

4．眼科检查。

5．B 超检查和超声心动图检查。

（五）治疗原则

1．积极治疗糖尿病　控制饮食、调整降糖药、适当运动。

2．对症治疗　肾、神经、眼科等合并症的处理。

3．控制血压　降压药物，低盐饮食。

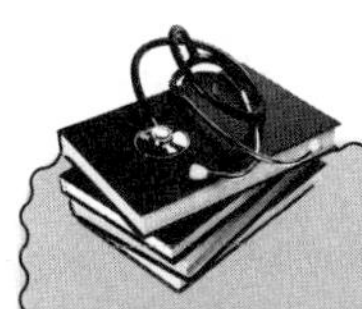

病例 15-20

女性，42 岁，多食、多汗、易怒 1 年，劳累后心悸、气短 2 个月

患者 1 年前与家人生气后，感心悸，易饥，食量由原来的 5 两 / 日增至 1 斤 / 日，同时怕热多汗，说话多，易怒、失眠，逐渐发现双眼突出，梳头困难，蹲下站起时困难。到医院检查：$T_3$600ng/dl（RIA 法），$T_4$20.5μg/dl，TSH ＜ 0.015IU/ml，给予口服他巴唑 30mg/d，分 3 次口服，1 月后病情好转，半年前自行停药。2 个月前再次出现多汗、多食，劳累后心悸、气短明显，夜间有时憋醒。病后大便每日两次，成形便，体重减轻 8kg。既往体健，无药物过敏史，月经初潮 14 岁，4 ～ 6 天 /30 天，近 1 年闭经，家中无类似患者。

体格检查：T 37℃，P 110 次 / 分，R 26 次 / 分，BP 110/60 mmHg。发育正常，消瘦，自动体位，皮肤潮湿，浅表淋巴结不大。双眼球突出，闭合障碍，唇无发绀。甲状腺Ⅱ°肿大，质软，无结节，两上极可及震颤，可闻血管杂音。无颈静脉怒张。双肺正常。心界稍向左扩大，心率 130 次 / 分，律不齐，心尖部可闻及 2/6 级收缩期杂音。腹软，无压痛，肝脾肋下未及。无移动性浊音。肠鸣音正常。双下肢不肿。双膝、跟腱反射亢进，双 Babinski 征（－）。

【分析步骤】

（一）初步诊断

1．Graves 病

2．甲亢性心脏病　心脏扩大，心房纤颤，心功能Ⅲ级

（二）诊断依据

1．Graves病　①病史：多食、多汗、消瘦、怕热、肌无力、闭经、易怒；②查体：心率快，脉压大，眼球突出，甲状腺肿大，有震颤及血管杂音；③曾有T3、T4增高和他巴唑治疗有效。

2．甲亢性心脏病　①有Graves病；②劳累后心悸、气短明显，夜间有憋醒；③心界稍向左大，心率150次/分，有脱落脉，提示心房纤颤。

（三）鉴别诊断

1．单纯性甲状腺肿　无甲状腺功能亢进（甲亢）症状，甲状腺肿大而其功能基本正常，有助鉴别。

2．自主性高功能甲状腺腺瘤　临床上无突眼，甲亢较轻，必要时作甲状腺扫描可助诊断。

3．其他原因　甲状腺功能亢进需详询病史，详查体征辅以必要化验非常重要，如垂体性甲亢必须测TSH水平方可确诊。

（四）进一步检查

1．甲状腺摄碘率。

2．T3、T4、TSH和TGAb、TPOAb。

3．甲状腺B超，核素扫描。

4．心电图。

5．血K^+、Na^+、Cl^-、Ca^{++}。

（五）治疗原则

1．可选择抗甲状腺药物治疗、放射性131碘治疗、手术治疗。

2．控制心力衰竭　利尿、强心、扩血管。

3．其他治疗　低盐、禁碘饮食和对症处理。

（梁新梅）

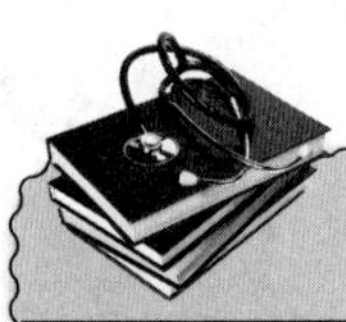

病例 15-21

女性，73岁，反复左侧肢体麻木、无力3月，不能活动6小时。

患者神志清楚，能正确回答问题。无发热、头痛、恶心、呕吐，大小便正常。既往有高血压史15余年。无脑、心、肾和肝疾病及糖尿病史，无药物过敏史。

体格检查：T 36.5℃，P 75次/分，R 22次/分，BP 170/90 mmHg。神志清楚，双瞳孔等大3mm，对光反射存在，颈无抵抗，左侧鼻唇沟浅，伸舌偏左。皱眉、皱额、闭眼正常。心、肺、腹无异常。左上下肢肌力0级，左侧巴氏征（+）。

实验室检查：血液检查正常，血糖5.5mmol/L。

头颅CT检查：右额叶、颞叶大片低密度病灶。

【分析步骤】

（一）初步诊断

1．脑梗死

2．高血压病3级（极高危险组）

（二）诊断依据

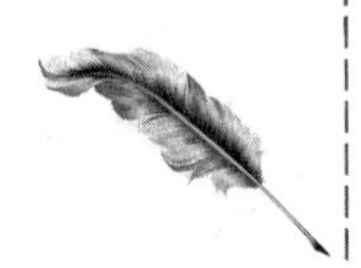

1．患者73岁，反复左侧肢体麻木、无力3月，既往有高血压病史。

2．体格检查见 BP 170/90 mmHg，左侧鼻唇沟浅，伸舌偏左，左上下肢肌力 0 级，左侧巴氏征（+）。

3．头颅 CT 检查　右大脑半球有低密度病灶。

（三）鉴别诊断

1．脑出血　激动时突然发病，具有头痛、呕吐、昏迷和偏瘫等脑损害症状，头颅 CT 呈高密度影。

2．脑栓塞　起病急，进展迅速，有风湿性心脏病或颈部动脉重度粥样硬化等栓子来源或/及身体其他部位（视网膜、肾、脾）栓塞的证据。神经系统查体有定位体征，颅脑影像学检查可以发现缺血或梗死区。

3．颅内占位病变　进行性颅内压增高，以头痛、呕吐、视盘水肿为主要症状，头颅 CT 可见占位性病变征象。

（四）进一步检查

1．头颅 MRI 检查。

2．脑血管造影。

3．颅脑及颈部血管多普勒超声。

4．脑脊液检查。

（五）治疗原则

1．一般治疗　注意防治压疮，保持生命体征平稳。

2．脱水降颅内压。

3．溶栓治疗。

4．抗凝和抗血小板聚集治疗。

5．血液稀释治疗。

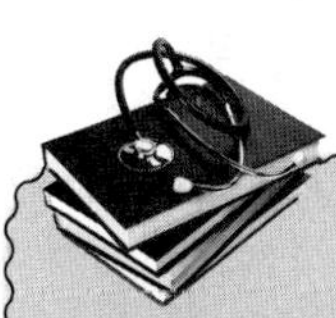

病例 15-22

王某，男性，55 岁，突发头痛、左侧肢体偏瘫并意识障碍 9 小时。

患者晨起后突发头痛，呕吐胃内容物 1 次，继而出现左侧肢体活动不灵活，家人呼唤发现其神志模糊，呼之不应。既往史患高血压 10 余年，不规律自服降压药治疗。无脑、心、肾和肝疾病及糖尿病史，无药物过敏史。

体格检查：T 36.5℃，P 91 次/分，R 22 次/分，BP 170/90 mmHg。浅昏迷，呼之不应。双侧瞳孔等大等圆，直径 3.0mm，光反射灵敏，双侧额纹对称，左侧鼻唇沟稍浅，左侧肢体肌张力增高，肌力 2 级，左下肢腱反射活跃。左侧巴氏征阳性，右侧肢体病理征（-）。

实验室检查：血液生化指标正常，凝血常规正常，血糖 6.5mmol/L。

头颅 CT：右侧侧基底节区高密度灶，中线结构稍移位。

【分析步骤】

（一）初步诊断

1．脑出血

2．高血压病 3 级（极高危险组）

（二）诊断依据

1．患者 55 岁，突发头痛、肢体偏瘫并意识障碍。既往有高血压病史。

2．发病快，在几分钟内出现肢体功能障碍及颅内压增高的症状。

3．体格检查 BP 170/90mmHg，浅昏迷，左侧鼻唇沟浅，左上下肢肌力 2 级，左侧巴氏征(+)。

4．头颅 CT 检查 右大脑半球有高密度病灶，中线结构稍偏移。

（三）鉴别诊断

1．脑血栓形成 常于安静时或睡眠中发病，可出现头痛头晕、口齿不清、口角歪斜、肢体麻木无力等症状，神经系统检查可发现定位体征。头颅 CT 为等密度或低密度灶。

2．脑栓塞 起病急，进展迅速，有风湿性心脏病或颈部动脉重度粥样硬化等栓子来源或/及身体其他部位（视网膜、肾、脾）栓塞的证据。神经系统查体有定位体征，颅脑影像学检查可以发现缺血或梗死区。

3．急性硬膜下血肿 患者有明确的外伤史，可迅速出现因血肿压迫而导致的局造性神经定位体征，头颅 CT 可见硬膜下高密度灶。

4．颅内占位病变 进行性颅内压增高，以头痛、呕吐、视盘水肿为主要症状，头颅 CT 可见占位性病变征象。

（四）进一步检查

1．头颅 MRI 检查。

2．脑血管造影。

3．颅脑及颈部血管多普勒超声。

4．脑脊液检查。

（五）治疗原则

1．卧床休息，保持安静，避免情绪激动和血压升高。

2．严密观察体温、脉搏、呼吸和血压等生命体征，注意瞳孔变化和意识改变。

3．保持呼吸道通畅，清理呼吸道分泌物或吸入物。必要时及时行气管插管或切开术；有意识障碍、消化道出血者禁食 24 ～ 48 小时，必要时应排空胃内容物。

4．明显头痛、过度烦躁不安者，可酌情适当给予镇静止痛剂；便秘者可选用缓泻剂。

5．积极控制血压。

6．控制脑水肿。

7．手术治疗。

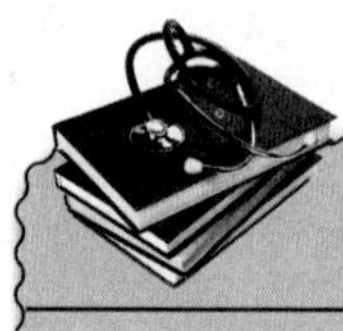

病例 15-23

女性，26 岁，工人，颜面红斑、水肿 2 周，咳嗽咳痰发热 1 周。

患者约 2 周前无诱因出现颜面红斑，晒太阳后红痛明显，伴眼睑水肿，晨起时明显，下肢轻度水肿，有轻度四肢关节疼痛，感乏力、头晕。1 周前受凉后咳嗽咳痰，白色稀薄痰，发热，体温最高 39℃，发热无明显规律，于当地卫生院诊断“肺炎”，予以抗感染治疗（具体不详），症状未见好转而到我院治疗。发病以来精神、食欲较差，大小便正常，夜间休息较差，体重无改变。

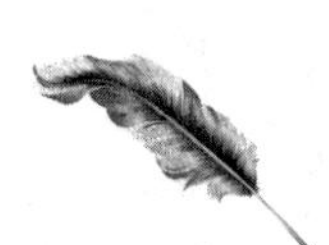

患者近半年反复口腔溃疡。个人、家族史无特殊，否认药物过敏史，无输血史。

体格查体：T 38.3℃，P 92 次 / 分，R 20 次 / 分，BP 132/68 mmHg。颜面对称性蝶形红斑，浅表淋巴结未触及。口腔可见多个浅溃疡，眼睑水肿，巩膜无黄染，咽红，扁桃体不大。双肺呼吸音粗糙，双下肺可闻湿啰音。心界不大，HR 92 次 / 分，各瓣膜听诊区未闻病理性杂音。腹软，肝脾不大。移动性浊音（-），双肾区无叩击痛，双下肢轻度凹陷性水肿。

化验检查：血 Hb 96g/L，WBC 3.2×10^9/L，PLT 168×10^9/L。尿蛋白（++），尿 WBC 0-1/ 高倍，血肝功能血清白蛋白（Alb）28.5g/L，BUN 6.8mmol/L，Scr 103μmol/L，乙肝两对半定性（-）。ANA 滴度 1 ∶ 20，1 ∶ 40，1 ∶ 80，1 ∶ 160 均为（+）。

【分析步骤】

（一）初步诊断

1．系统性红斑狼疮

2．肺部感染？间质性肺炎？

（二）诊断依据

1．病史　育龄期妇女，颜面红斑、水肿 2 周，有光过敏。

2．既往史　口腔溃疡。

3．体检　T 38.3℃，颜面对称性蝶形红斑，口腔可见多个浅溃疡。

4．化验　尿蛋白（++），血 Hb 96g/L，WBC3.2×10^9/L，ANA 滴度 1 ∶ 20，1 ∶ 40，1 ∶ 80，1 ∶ 160 均为（+）。

（三）鉴别诊断

1．肾小球肾炎　有水肿、尿少的临床表现，检查有蛋白尿、血尿、高血压、肾损害等。但累及皮肤、血液系统等，ANA。

2．药物性狼疮　有些药物如肼屈嗪，可以引发药物性狼疮，临床表现与 SLE 相似，但极少有肾炎表现，抗 dsDNA 抗体、抗 Sm 抗体阴性。

3．急进性肾小球肾炎　较短时间内即发展为肾衰竭，伴有肺部改变，肾活检见大部分肾小球形成新月体为特征。

（四）进一步检查

1．24 小时尿蛋白定量、肺部 CT。

2．抗核抗体谱监测，尤其抗 dsDNA 抗体、抗 Sm 抗体。

3．B 超检查双肾大小，皮质厚度等。

4．必要时肾活检。

（五）治疗原则

1．一般治疗　卧床休息，低盐饮食（每日 3 克以下），氮质血症者限制蛋白质摄入，禁食植物蛋白，少尿应限制液体入量，量出为入。

2．抗感染。

3．糖皮质激素治疗。

4．免疫抑制剂的使用。

5．必要时静注免疫球蛋白、血浆置换、生物制剂治疗等。

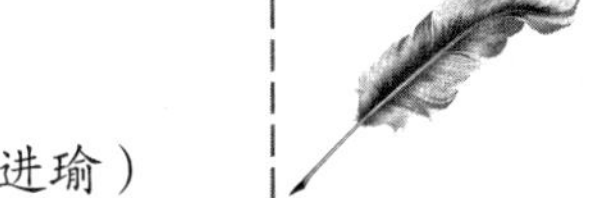

（黄进瑜）

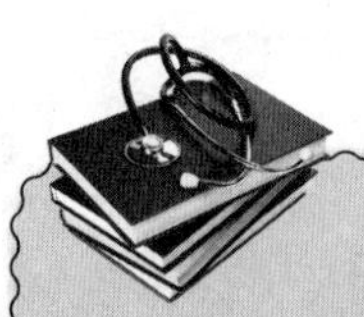

病例 15-24

男性，30 岁，个体户，因昏迷半小时来诊。

半小时前合租的朋友回到出租屋发现患者倒在洗澡间地上，唤之不醒，未见呕吐，之前刚洗过澡，用的是煤气热水器，室内通风差。平素健康，正常进食，未用任何药物，无异常情绪波动，卧室内未见异常药瓶。

既往体健，无高血压和心、肝、肾疾病及糖尿病史，无药物过敏史。

入院检查：T 36℃，P 115 次 / 分，R 24 次 / 分，BP 130/80mmHg。昏迷状态，皮肤黏膜无出血点，浅表淋巴结无肿大，巩膜无黄染，瞳孔等大等圆，直径 3mm，对光反射迟钝，口唇樱桃红色，颈软无抵抗，甲状腺未触及。心肺未见异常，腹平软，肝脾肋下未触及。Kernig 征（-），Brudzinski 征（-），双侧 Babinski 征（-），腱反射减弱。

实验室检查：Hb135g/L，WBC7.2×10^9/L，N70%，L30%，PLT 180×10^9/L。尿常规（-）。ALT 38IU/L，TP 68g/L，ALb 40g/L，TBIL 18μmol/L，DBIL 4μmol/L，Cr 95μmol/L，BUN 7.0mmol/L，血 K^+ 4.2mmol/L，Na^+ 142mmol/L，Cl^- 100mmol/L。

【分析步骤】

（一）初步诊断

急性一氧化碳中毒

（二）诊断依据

1．发病时间在冬季，病史中突然昏迷，之前刚洗过澡，用的是煤气热水器，室内通风差。有可能产生一氧化碳致患者中毒。无心、肝、肾疾病和糖尿病史及其他中毒情况。

2．查体见患者昏迷，口唇呈樱桃红色，无神经系统局限体征。

3．化验肝肾功能和血清电解质正常。

（三）鉴别诊断

1．全身性疾病引起的肝性昏迷、尿毒症昏迷、糖尿病酮症酸中毒昏迷等应有相应疾病史和实验室检查异常。

2．其他急性中毒　如安眠药中毒、有机磷农药中毒等，应有服用安眠药或接触有机磷农药史及相应的临床表现。

4．脑血管病　有高血压动脉硬化或风湿性心脏病史，有相应的神经系统体征。

（四）进一步检查

1．血液碳氧血红蛋白定性和定量试验。

2．血气分析。

3．必要时脑 CT。

（五）治疗原则

1．高浓度吸氧，有条件尽快进行高压氧舱治疗。

2．对症治疗。

3．防治脑水肿。

4．改善脑组织代谢。

5．防治并发症和预防迟发脑病发生等。

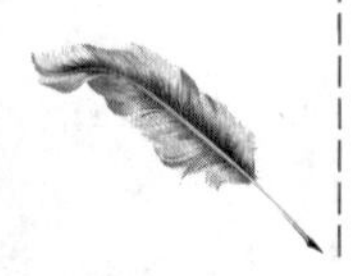

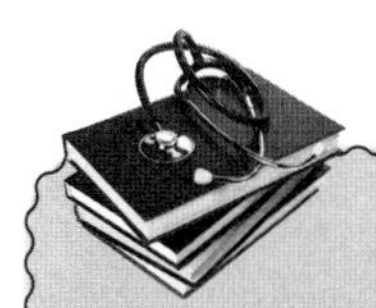

病例 15-25

女性，38 岁，因昏迷 2 小时来诊。

患者 1 个多小时前因琐事与家人争吵，自服 1 小瓶农药（约 100ml）后，把药瓶打碎扔掉。患者服农药后 10 分钟左右出现腹痛、恶心，呕吐 1 次，呕吐物有大蒜臭味，被家人发现。随后患者逐渐神志不清，呼之不应，同时伴有大小便失禁和多汗，送来急诊。

既往健康，无心、脑、肾、肝、精神疾病史，无食物药物过敏史，月经史、个人史及家族史无特殊。

入院检查：T36℃，P60 次 / 分，R30 次 / 分，BP110/70mmHg。平卧位，昏迷，压眶上神经有反应，皮肤湿冷，口唇发绀，肌束颤动，浅表淋巴结无肿大，巩膜无黄染，瞳孔呈针尖样大小，对光反射弱，流泪、流涕、流涎。肺叩诊清音，两肺闻较多痰鸣音和湿啰音，心界叩诊不大，心率 65 次 / 分，心律齐，无杂音。腹平软，肝脾肋下未触及，病理反射阴性。

实验室检查：Hb 125g/L，WBC 7.5×10^9/L，N 70%，L 30%，PLT 195×10^9/L。

【分析步骤】

（一）初步诊断

急性有机磷农药中毒

（二）诊断依据

1．有因琐事与家人争吵后，自服不明农药病史，突然起病，呕吐物有明显大蒜臭味是该中毒的特点，伴腹痛、恶心、呕吐、大小便失禁和多汗等中毒症状，并迅速神志不清。无其他引起昏迷的疾病史。

2．查体发现瞳孔针尖样缩小，流泪、流涕、流涎、肌纤维颤动、两肺闻痰鸣音和湿啰音及心率较慢等毒蕈碱样表现、烟碱样表现及中枢神经系统表现。

（三）鉴别诊断

1．全身性疾病引起的肝性昏迷、尿毒症昏迷、糖尿病酮症酸中毒昏迷均应有其相应疾病史和实验室检查异常。

2．其他毒物急性中毒　如镇静安眠药中毒等，均应有其相应的病史及临床特征和实验室检查特点。

3．急性脑血管疾病　有高血压动脉硬化或心脏病史，并有相应的神经系统体征。

（四）进一步检查

1．血清胆碱酯酶活力测定。

2．肝肾功能、血糖、血电解质测定、血气分析。

3．心电图检查。

（五）治疗原则

1．洗胃、活性炭吸附及导泻以清除体内毒物　敌百虫忌用 2% 碳酸氢钠溶液，对硫磷忌用高锰酸钾溶液。

2．特效解毒剂　①抗胆碱药：应用阿托品；②胆碱酯酶复活剂：应用解磷定等。

3．换血疗法、血液灌流吸附毒物。

4．对症支持治疗　包括维持正常心肺功能、保持呼吸道通畅，氧疗、必要时人工呼吸机等。

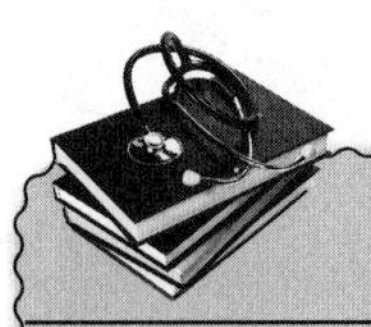

病例 15-26

男性，40 岁。农民，反复恶心、乏力，伴尿色黄 3 年余。

患者 3 年前开始，无明显诱因反复出现恶心、食欲减退、乏力，并伴尿色发黄，劳累后加重，但无腹痛、发热及腹胀等症状，曾多次检查发现肝功能异常（具体不详），未进行系统诊治。发病以来，间断出现尿色发黄，尿量正常；大便稀，1 ~ 2 次 / 日，无脓血便。睡眠质量差，体重无明显减轻。否认胃肠疾病史。近 10 年多次体检发现 HBsAg（+），但未经系统诊治。无手术及药物过敏史。无烟酒嗜好。

入院检查：T 36.8℃，P 72 次 / 分，R 16 次 / 分，BP 120/70mmHg。神志清，面色晦暗，全身皮肤黏膜无出血点和蜘蛛痣，浅表淋巴结未触及，巩膜轻度黄染。心肺检查未见异常。腹平软，未见腹壁静脉曲张，无压痛及反跳痛，肝肋下 2.0cm，质中等，无触痛，脾未触及，无移动性浊音，双下肢不肿。

实验室检查：Hb 130g/L，WBC 5.0 × 109/L，PLT 200 × 109/L。HBsAg（+），抗 HBcAb（+），HBeAg（+），ALT 95U/L，AST 75U/L，A/G1.8，总胆红素 50.58μmol/L，直接胆红素 30.32μmol/L。大便隐血试验阴性。

【分析步骤】

（一）初步诊断

慢性活动性乙型肝炎

（二）诊断依据

1．中年男性，有长期 HBsAg（+）史，未经系统治疗。

2．典型的临床表现：肝功能异常和消化不良症状及尿黄。

3．面色晦暗，巩膜黄染，肝大，肋下 2cm，质中。

4．血常规正常，肝功能异常（转氨酶升高、胆红素增高）。

5．HBsAg（+），抗 HBcAb（+），HBeAg（+），表示乙型肝炎病毒感染，病毒处于复制期，具有较强的传染性，是乙型肝炎活动期的表现。

（三）鉴别诊断

1．肝炎后肝硬化　早期肝大、质硬，有门脉高压的临床表现，肝功能异常，B 超或 CT 检查符合肝硬化图像。

2．胆囊炎、胆石症　发作时有诱因，右上腹疼痛伴发热，肝功能检查及腹部 CT 有助于诊断。

3．胆道系统及胰腺肿瘤　有原发疾病史，肝功能及 CT 检查有助于诊断。

（四）进一步检查

1．腹部 B 超或 CT 检查。

2．上消化道造影。

3．肿瘤标志物的检查　如 AFP。

4．必要时行肝穿刺检查。

（五）治疗原则

1．一般治疗　适当休息，合理营养饮食、避免烟酒及使用对肝有害的药物。

2．使用保肝药物　甘利欣或益肝灵等。

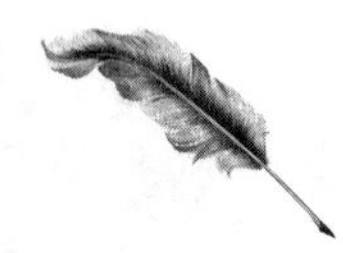

3．抗病毒治疗 恩替卡韦等抗病毒药。

4．中医药治疗。

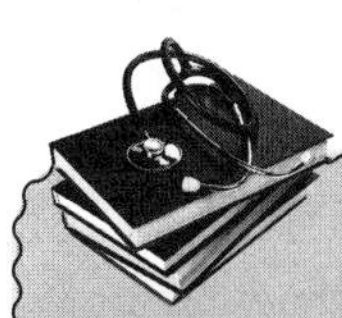

病例 15-27

女性，33 岁，农民，因发热、腹痛、脓血黏液便 2 天来诊。

患者有不洁饮食 2 天后，出现畏寒、发热、体温 38.8℃，伴下腹部阵发性疼痛、腹泻，大便每天 10 至 20 余次，为少量脓血黏液便，伴里急后重，无恶心和呕吐，自服对乙酰氨基酚（扑热息痛）片和盐酸小檗碱（黄连素）片无好转。发病以来进食少，睡眠稍差，体重似略下降，小便正常。

既往健康，无慢性腹痛、腹泻病史，无食物药物过敏史。无传染病疫区接触史。

入院检查：T 38.8℃，P 95 次 / 分，R 25 次 / 分，BP 110/70mmHg。急性病容，无皮疹和出血点，浅表淋巴结未触及，巩膜无黄染，咽（－）。心肺（－），腹部平软，左下腹部压痛，无肌紧张和反跳痛，肝脾肋下未触及，未触及肿块，移动性浊音（－），肠鸣音 8 次 / 分。

实验室检查：Hb 130g/L，WBC 15×10^9/L，N 90%，L 10%，PLT 260×10^9/L。粪便常规：脓血黏液便，WBC 10 ～ 30/HP，见成堆脓球，RBC 30 ～ 40/HP。尿常规（－）。

【分析步骤】

（一）初步诊断

急性细菌性痢疾

（二）诊断依据

1．不洁饮食后急性起病，发热、下腹痛、脓血黏液便，伴里急后重。

2．体格检查见急性热病容，发热 38.8℃，左下腹有压痛，肠鸣音活跃。

3．血 WBC 数和中性比例增高，粪便常规见脓血黏液便，成堆脓球，WBC 10 ～ 30/HP，RBC 30 ～ 40/HP。

（三）鉴别诊断

1．急性阿米巴痢疾 果酱样大便，血多脓少，粪便查阿米巴滋养体有助诊断。

2．其他急性肠道细菌感染 最主要鉴别是从粪便中检出不同的病原体。

（四）进一步检查

1．粪便细菌培养及药敏试验 检出痢疾杆菌可确诊为急性细菌性痢疾。

2．粪便检查找溶组织阿米巴滋养体。

（五）治疗原则

1．病原治疗 首选氟喹诺酮类药物，并应参照细菌药物敏感试验结果选择用药。

2．对症治疗。

（李彦嫦）

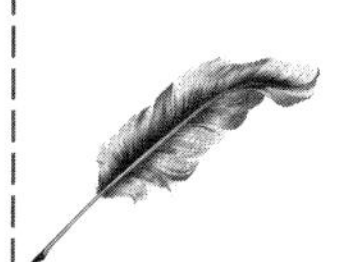

第二节 外科病例分析

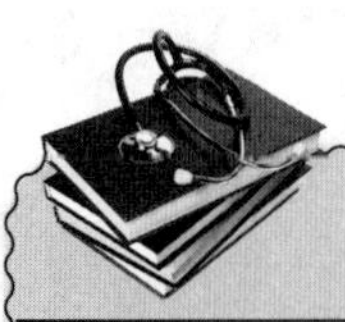

病例 15-28

男性，22岁。右前胸刀刺伤半小时。

陪同人员述患者半小时前与人打架，被刀刺伤右前胸，急诊入院。感胸闷、胸痛，无恶心、呕吐，无视物模糊，意识清楚。既往体健，无药物过敏史。

体格检查：T 36.7℃，P 102次/分，R 34次/分，BP 69/42mmHg。呼吸困难，气促，口唇发绀。右前胸部有一长3cm伤口，闻及空气出入响声，无活动性出血。右侧胸叩诊鼓音，听诊呼吸音消失，气管及心尖搏动明显左移。

胸部X线检查显示：右肺萎缩50%，右侧肋膈角消失，右侧胸膜腔大量积气，气管、心脏等纵隔器官向左侧移位。

【分析步骤】

（一）初步诊断

右侧外伤性开放性气胸

（二）诊断依据

1．明确的胸部刀刺伤史。

2．呼吸困难、气促、发绀等症状。

3．伤口闻及空气出入响声，右胸叩诊鼓音，右侧呼吸音消失，气管及心尖搏动明显左移。

4．胸部X线可见右肺萎缩，右侧肋膈角消失，右胸膜腔积气，气管、心脏等纵隔器官向左侧移位。

（三）鉴别诊断

1．支气管哮喘与慢性阻塞性肺疾病　①多见于中老年人；②有哮喘发作病史；③多有哮鸣音。

2．急性心肌梗死　①多有突发胸痛、胸闷，呼吸困难；②常有高血压、冠状动脉粥样硬化心脏病史。

3．张力性气胸　①发病急，呼吸困难明显；②患者烦躁不安、发绀；③常伴有皮下气肿。

（四）进一步检查

1．胸部CT检查　进一步明确诊断，同时可与张力性气胸鉴别，还有利于手术方案设计。

2．检查周围脏器有无损伤。

（五）治疗原则

1．封闭胸壁的伤口，一般用多层凡士林纱布加棉垫封闭。

2．清创缝合伤口，并行胸膜腔闭式引流。

3．抗生素及ATA治疗。

4．如有胸腔脏器损伤或进行性出血，则剖胸探查。

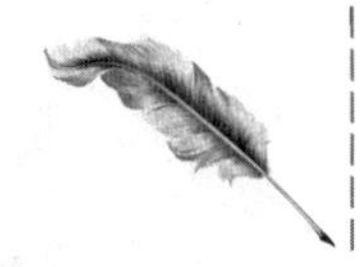

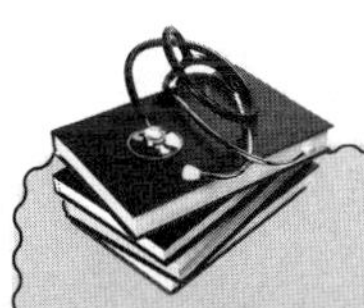

病例 15-29

男性，67 岁。吞咽哽噎半年，加重 2 个月。

患者自述半年前偶感吞咽哽噎，余无不适，未作特殊诊治。近 2 个月来，吞咽哽噎感加重并频繁，大块固体食物吞咽困难，伴下胸部隐痛，流质及半流质尚可。患者体重明显减轻，大小便正常。既往：高血压病史 10 年，饮白酒 10 余年，无过敏史。

体格检查：T 36.5℃，P 82 次 / 分，R 21 次 / 分，BP150/80 mmHg。面色暗，心肺未发现异常，其余无明显异常体征。

【分析步骤】

（一）初步诊断

食管癌

（二）诊断依据

1．进行性吞咽困难并加重、胸痛。

2．体重明显减轻。

（三）鉴别诊断

1．贲门失弛缓症　狭窄部位在贲门处，X 线检查呈现“鸟嘴征”。

2．食管憩室　吞钡 X 线检查可显示。

3．良性食管肿瘤　如食管平滑肌瘤，造影时可见“半月征”“涂抹征”“瀑布征”，内镜检查可见肿瘤表面黏膜光滑。

（四）进一步检查

1．食管吞钡 X 线检查。

2．食管拉网脱落细胞学检查。

3．食管镜活检。

4．完善胸片、胸部 CT、颅脑 CT、骨扫描，除外远处转移。

（五）治疗原则

1．手术治疗：食管切除，胃食管弓上吻合。

2．结合手术后病理结果选择放疗或化疗。

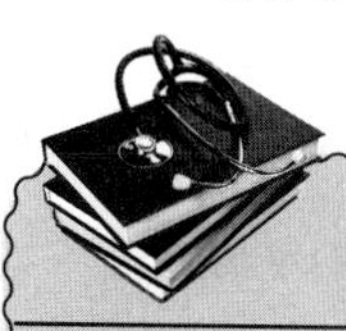

病例 15-30

女性，51 岁。右上腹绞痛 1 周，巩膜黄染 3 天。

患者自述 1 周前不明原因右上腹绞痛，伴恶心、呕吐，低热，给予抗炎治疗后缓解。3 天来，渐出现巩膜黄染、纳差而入院。

体格检查：T 37.2℃，P 80 次 / 分，R 20 次 / 分，BP140/86 mmHg。营养中等，发育良好，表情平静，神志清楚，体格检查合作。头颅无畸形，巩膜轻度黄染，甲状腺无肿大。心肺（-）。腹平软，无压痛，Murphy 征（+），肝区轻微叩击痛。未触及腹部包块，肠鸣音正常。脊柱四肢无异常，神经系统：生理反射存在，病理反射未引出。

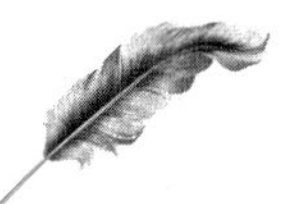

B 超：胆囊 10cm×5cm，其内可见多个强回声光点，随体位变化移动，胆总管上段直径 1.2cm，肝内胆管轻度扩张。

【分析步骤】

（一）初步诊断

1．胆囊多发性结石

2．梗阻性黄疸

（二）诊断依据

1．胆囊多发性结石

（1）持续右上腹绞痛伴恶心、呕吐，低热。

（2）Murphy 征（+）。

（3）B 超：胆囊内多个强回声。

2．梗阻性黄疸

（1）巩膜黄染。

（2）B 超：胆总管扩张。

（三）鉴别诊断

1．急性胰腺炎　①有进食后急性腹痛的症状；②血尿淀粉酶可有改变。

2．急性胃十二指肠穿孔　①有上腹部疼痛及腹膜炎表现；②立位腹平片。

3．其他急腹症如肠梗阻　①有排气排便改变；②立位腹平片。

4．心绞痛　①胸骨后疼痛；②可有反射性上腹痛；③心电图有改变。

（四）进一步检查

1．血尿淀粉酶　了解胰腺情况。

2．立位腹平片　除外消化道穿孔。

3．心电图　除外心绞痛等引起的反射上腹痛。

（五）治疗原则

1．禁食，补液、应用抗生素抗感染治疗。

2．急诊手术治疗，行胆囊切除术。

3．若病情稳定，可行经内镜逆行胰胆管造影术（ERCP）。

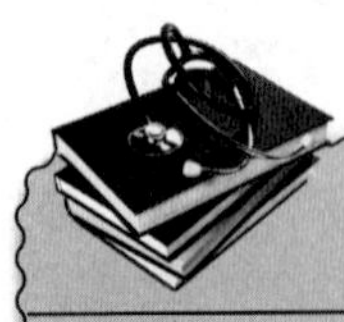

病例 15-31

男性，51 岁，右上腹绞痛伴寒战、高热 3 天。

患者自述 3 天前进食煎蛋后突发右上腹绞痛，疼痛向右肩部放射，伴恶心呕吐，继而寒战、高热、谵妄。次日尿呈浓茶色。6 年前曾在外院作“胆总管切开取石术”。近几年来类似腹痛反复发作数次，较轻。在当地予补液抗炎治疗后好转。

体格检查：T 39.5℃，P 120 次 / 分，R 30 次 / 分，BP 80/47mmHg。神志模糊，巩膜及皮肤黄染。右上腹可见 12cm 长手术瘢痕，剑突偏右，腹肌紧张，肝肋下 2cm 可及，质软，叩击肝或深压胆总管区均有拒检动作反应。

实验室检查：WBC 20×10^9/L，N90%，PLT 70×10^9/L，血清总胆红素 50μmol/L。尿胆红素（+），尿胆原（－），尿胆素（－）。

【分析步骤】

（一）初步诊断

急性梗阻性化脓性胆管炎

（二）诊断依据

1．曾有胆总管结石切开取石术，以及术后多次右上腹痛、发热、黄疸史。

2．近期出现“夏洛特”三联征后，出现典型雷诺五联征（右上腹痛、寒战高热、黄疸、休克、神志障碍）表现。

3．血清总胆红素及 WBC 增高。

（三）鉴别诊断

1．医源性胆道损伤　①既往有胆道手术史；②手术并发症导致的狭窄、梗阻。

2．胆道下段肿瘤　①胆管癌、十二指肠乳头癌及胰头癌等，均可导致胆道梗阻；② CT 等影像学检查可明确诊断。

（四）进一步检查

1．首选腹部 B 超，必要时可以做 CT 或 MRCP，用以观察肝内外胆管是否扩张，胆总管内有无结石。

2．血、尿常规和凝血功能检查，用以做好术前准备，因黄疸会影响凝血功能。

（五）治疗原则

1．补液抗感染，积极做好术前准备工作。

2．急诊行胆总管切开、探查、引流。

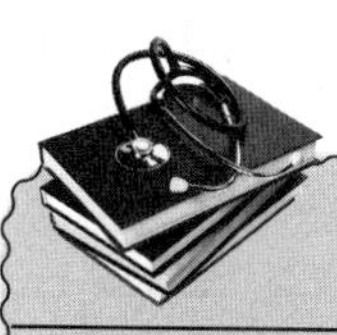

病例 15-32

男性，42 岁。阵发性腹痛 3 天，停止排便、排气 2 天。

患者自述 3 天前开始出现阵发性中腹部痛，伴恶心、呕吐较频繁，停止排便、排气 2 天。20 年前曾行阑尾切除术，十余年来有慢性腹痛发作约十余次，其中两次住院经禁食、输液、胃肠减压后缓解。

体格检查：T 36.5℃，P 80 次 / 分，R 20 次 / 分，BP 120/80mmHg。急性痛苦病容，皮肤黏膜干燥，眼窝凹陷，心肺（－），中腹部稍膨隆，偶见肠型，脐右侧有固定轻压痛，无腹肌紧张，肝脾触诊不满意，未触及腹部包块，无移动性浊音，肠鸣音亢进。余检查均未见异常。

【分析步骤】

（一）初步诊断

1．机械性肠梗阻

2．单纯性肠梗阻

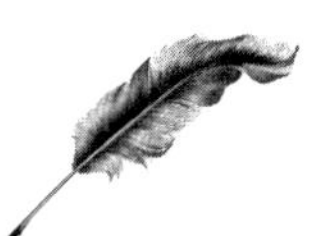

（二）诊断依据

1. 机械性肠梗阻

(1) 腹痛为阵发性绞痛伴频繁呕吐。

(2) 体格检查腹部仅脐右侧轻压痛。

(3) 听诊肠鸣音亢进。

2. 单纯性肠梗阻

(1) 腹痛呈阵发性伴频繁呕吐，停止排便排气，腹部触诊无腹肌紧张。

(2) 听诊：肠鸣音亢进，病程已 3 天，一般情况尚可，生命体征均正常。

(3) 既往有腹腔手术史，且有反复发作不完全性肠梗阻的病史。

（三）鉴别诊断

1. 急性胃肠炎 ①有腹痛、呕吐；②无停止排气、排便；③常有腹泻。

2. 输尿管结石 ①腹部或腰背部剧痛；②尿液检查可有红细胞；③ B 超检查可发现结石。

（四）进一步检查

1. 尿粪常规检查 协助与输尿管结石、急性胃肠炎相鉴别。

2. 影像学检查 B 超或 CT 可观察疾病进展情况。

3. 肝肾功能、血清电解质 为治疗提供参考。

（五）治疗原则

1. 禁饮食、留置胃管进行持续的胃肠减压。

2. 输液维持血容量和水、电解质平衡，适当补钾。

3. 保守治疗无效则手术治疗。

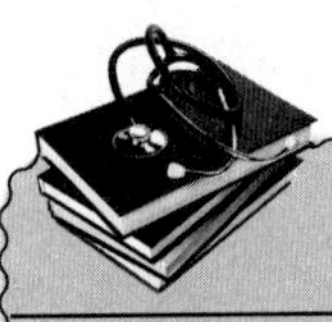

病例 15-33

女性，33 岁，已婚。腹痛 1 天。

患者自述 1 天前突发脐周痛，开始为阵发性，时轻时重，但逐渐加重并呈持续性疼痛，8 小时后局限于右下腹，伴有恶心、呕吐 1 次，为胃内容物。追询病史：月经过期 10 天。

体格检查：T 38.5℃，P 86 次 / 分，R 20 次 / 分，BP 100/70mmHg。右下腹压痛、反跳痛并有腹肌紧张，腹水征（-），肠鸣音正常。

实验室检查：血常规 WBC 12×10^9/L，N 88%。尿常规：WBC 0 ~ 1/Hp，RBC 0 ~ 2 个 /Hp。

【分析步骤】

（一）初步诊断

急性阑尾炎

（二）诊断依据

1. 转移性右下腹痛的病史。

2. 发热，有右下腹压痛、反跳痛及腹肌紧张。

3. WBC 计数上升，中性粒细胞比例增高。

（三）鉴别诊断

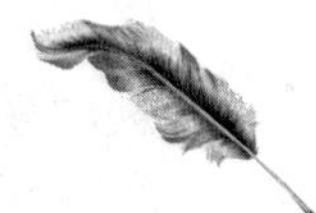

1. 消化性溃疡穿孔 ①有剧烈腹痛；②腹痛不局限于右下腹。

2. 右输尿管结石 ①有腰腹部绞痛；②可有血尿或尿中有红细胞。

3．急性胃肠炎　①常伴有恶心、呕吐或腹泻；②压痛部位不固定。

4．右侧输卵管妊娠破裂　①妊娠试验；② B 超检查。

5．右侧附件炎　①多有生殖道感染史；②妇科检查可有阳性体征；③ HCG 检查。

（四）进一步检查

1．尿、粪便常规检查　协助与胃肠炎、尿路结石鉴别。

2．腹部 B 超检查　观察回盲部情况，并可与胆囊炎尿路结石等鉴别。

（五）治疗原则

1．应用抗感染药物。

2．手术治疗，行阑尾切除术。

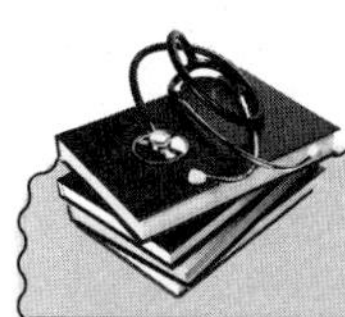

病例 15-34

男性，59 岁。右侧阴囊肿痛 3 小时。

患者自述患右腹股沟斜疝多年。3 小时前搬重物时突感疝块增大并有疼痛，伴恶心，无呕吐，来院急诊。

体格检查：T 36.5℃，P80 次 / 分，R 20 次 / 分，BP 150/90mmHg。发育正常，营养良好，神志清楚，皮肤黏膜无出血点及黄染，浅表淋巴结无肿大。甲状腺无肿大。心肺听诊未见异常。腹平软，无压痛及腹肌紧张，脾肋缘下未触及。肠鸣音正常，右侧阴囊肿大，可触及质硬并有压痛的肿块。

【分析步骤】

（一）初步诊断

右侧腹股沟斜疝嵌顿

（二）诊断依据

1．右侧腹股沟斜疝病史多年。

2．搬重物（使腹内压增高时）疝块突然增大并疼痛（较多疝内容物突出并嵌顿）。

3．疝块突然增大并有疼痛 3 小时。

（三）鉴别诊断

1．脂肪瘤　①较柔软实质性包块，无压痛；②不能还纳。

2．鞘膜积液　①肿物不会突然增大；②不伴全身症状；③透光试验（+）。

3．绞窄性疝　嵌顿疝血液循环受影响后，易进展为绞窄性疝。

（四）进一步检查

1．立位 X 线腹部平片，了解有无肠梗阻甚或肠穿孔表现。

2．术前血、尿常规检查。

（五）治疗原则

1．补液，给予抗生素，做好术前准备。

2．急诊手术治疗　①如无肠坏死，还纳肠管后行疝修补术；②如已发生肠坏死，行肠切除一期肠吻合术和疝囊高位结扎术，一般不作疝修补术。

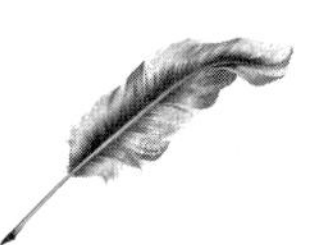

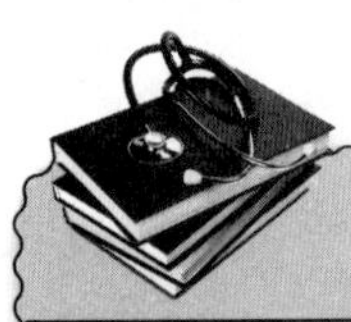

病例 15-35

男性，25 岁。左上腹疼痛 1 小时。

患者述 1 小时前骑自行车被汽车撞伤，伤后感左季肋部疼痛，呈持续性，并逐渐扩散全腹，伴有口渴、头晕，不能行走。站立时头晕加剧，并有心悸、气短，被他人急送医院。患者受伤后，无呕血及血便，无明显呼吸困难，未排尿。

体格检查：T 36.8℃，P 110 次 / 分，R 20 次 / 分，BP 90/60mmHg。急性痛苦病容，表情淡漠，面色苍白，贫血貌。胸部体征（-）。腹略胀，腹式呼吸减弱，全腹压痛（+），轻度肌紧张及反跳痛，肝脾未触及，肝上界在右锁骨中线第 5 肋间，移动性独音（+），腹部听诊肠鸣音减弱。其他体格检查未见异常。

实验室检查：WBC 9.8 x10^9/L，Hb105 g/L。

【分析步骤】

（一）初步诊断

腹部闭合性损伤（脾破裂可能性大）

（二）诊断依据

1．有腹部外伤史。

2．伤后腹痛以左季肋部为主，同时有口渴、头晕心悸、面色苍白。

3．血压低（BP90/60 mmHg），脉搏增快（110 次 / 分），全腹轻度压痛、反跳痛及肌紧张，移动性浊音阳性。

4．血红蛋白降低（Hb105 g/L）。

（三）鉴别诊断

1．肝破裂　①受伤部位一般位于右上腹；②腹腔穿刺抽出液体中含有胆汁；③腹膜刺激征明显。

2．肠系膜血管破裂　①可有腹内急性出血；②但受伤部位多在腹中部。

3．空腔脏器穿孔　①引起炎症、休克有一个过程；②腹腔穿刺液中有胃肠道内容物；③腹膜刺激征明显。

（四）进一步检查

1．血、尿常规及腹腔穿刺液常规和淀粉酶检查。

2．影像学检查　① X 线胸片可观察有无肋骨骨折和气液胸，腹平片可排除空腔脏器穿孔；② B 超检查主要用于诊断肝、脾、胰、肾的损伤；③ CT 检查对实质性脏器的损伤及其范围程度有重要的诊断价值。

（五）治疗原则

1．备血、输液抗休克治疗；全身应用抗生素。

2．急诊手术行脾切除或脾修补。

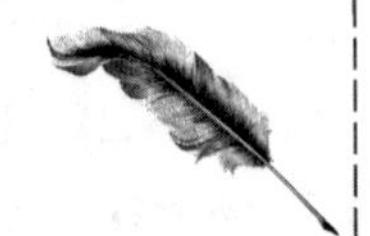

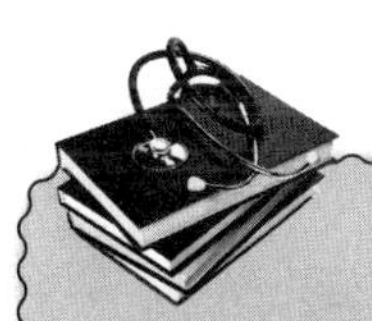

病例 15-36

女性，66 岁。外伤后髋部疼痛，左下肢疼痛、不能活动 5 小时。

患者述 5 小时前在菜市场跌倒，左膝部着地受伤，伤后左大腿变型、肿胀、疼痛，不能活动，由他人协助前来就诊。病程中无意识障碍，无呼吸困难、心悸，无胸、腹部疼痛，未排二便。既往有高血压病史，否认药物过敏史。

体格检查：T 36.5℃，P 90 次 / 分，R 20 次 / 分，BP 150/85mmHg。意识清楚。左下肢外旋畸形约 50°，左髋部有压痛，活动受限。左下肢缩短，Bryant 三角底边较健侧缩短，股骨大转子上移在 Nelaton 线之上，有轴向叩击痛。

左髋关节正位 X 线片显示：左股骨头下见骨折线，断端分离成角移位，Pauwels 角大于 50°。

【分析步骤】

（一）初步诊断

左股骨颈骨折（头下型）

（二）诊断依据

1．老年女性，左髋部摔伤病史。

2．左髋部疼痛，不能站立行走。

3．左下肢 50° 外旋畸形，左髋部压痛，有轴向叩击痛，左下肢缩短，Bryant 三角底边较健侧缩短，股骨大转子上移在 Nelaton 线之上。

4．X 线检查：左股骨头下骨折线，断端分离成角移位 Pauwels 角大于 50°。

（三）鉴别诊断

1．股骨粗隆间骨折　①下肢外旋畸形更明显，可达 90°；②大粗隆骨折多有皮下瘀斑。

2．髋关节后脱位　①髋关节屈曲，内收、内旋，缩短畸形；②并有弹性固定。该患者为外旋畸形，无弹性固定，故可排除该病。

（四）进一步检查

患者年龄大，有高血压病史，需要较全面的检查，并为可能需要的手术做准备。

（五）治疗原则

患者为老年女性，不稳定性股骨颈头下型骨折，不适合非手术疗法，选择手术治疗。

1．入院后处理　卧床，患肢皮牵引。做手术前常规检查。待各项检查回报，如无手术禁忌证，限期全麻下行人工股骨头或全髋关节置换术。手术前常规准备。

2．术后处理　患肢保持中立位。复查双侧髋关节正位片。切口定期换药，拔除切口引流管，拆线。指导患者进行早期功能锻炼。

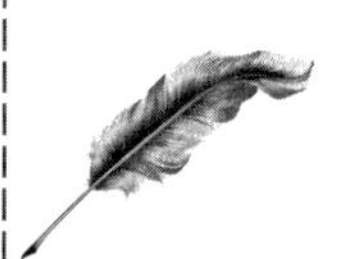

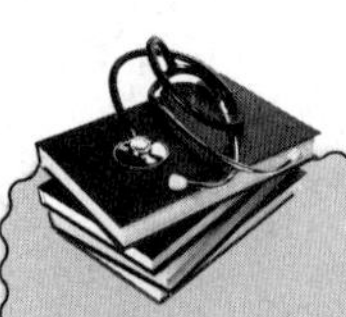

病例 15-37

女性，42 岁。车祸致伤 2 小时。

患者自述 2 小时因车祸致伤。伤后右大腿变形、肿胀、疼痛，不能活动。无胸、腹部疼痛。既往体健，否认有药物过敏史。

体格检查：T 36.6℃，P 85 次 / 分，R 20 次 / 分，BP 90/60mmHg。意识清楚，右大腿肿痛、异常扭曲、缩短畸形，髋、膝不能主动活动，大腿中段压痛（++），局部畸形、肿胀，可触及骨折断端，足背动脉可触及。其他体格检查未见异常。

辅助检查：X 线片显示右股骨干中 1/3 粉碎性骨折。

【分析步骤】

（一）初步诊断

右股骨干粉碎性骨折

（二）诊断依据

1．有外伤史（车祸）。

2．右大腿缩短，肢体异常扭曲畸形，髋、膝不能主动活动，右大腿中 1/3 压痛（++），可触及骨折断端。

3．X 线片显示右股骨干粉碎性骨折。

（三）鉴别诊断

根据典型病史，体征及 X 线表现，可明确诊断，一般无需鉴别。

（四）进一步检查

需要较全面的检查，并为可能需要的手术做准备。

（五）治疗原则

1．积极预防失血性休克，大腿骨折处夹板固定，收骨科积极术前准备。

2．全身麻醉下行清创、骨折复位内固定术。内固定材料可根据需要选择钢板或带锁髓内钉。

3．术后生命体征监测，抗生素预防感染。观察下肢肿胀、血液循环及肢体感觉运动情况。复查右股骨干 X 线片。指导患者进行康复锻炼。

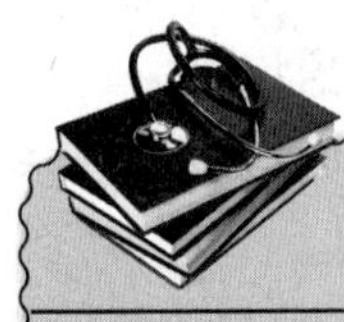

病例 15-38

女性，25 岁。产后 2 周，左乳胀痛伴发热 2 天。

患者自述 2 周前顺产一女婴，产后进行母乳喂养。2 天前开始出现左乳胀痛伴发热，食欲欠佳。无头晕、呕吐，无胸闷、胸痛，精神欠佳。既往体健，否认药物过敏史。

体格检查：T 38.7℃，P 90 次 / 分，R 20 次 / 分，BP 90/60mmHg。左乳外上象限红肿，皮温高，触有痛性肿块，约 5cm × 5cm 大小，中心波动感（+）。

实验室检查：WBC 13×10^9/L，N 80%。

【分析步骤】

（一）初步诊断

乳腺脓肿

（二）诊断依据

1．产后2周，为急性乳腺炎高发人群。

2．左乳胀痛伴发热，有炎症典型红、肿、热、痛，伴发热、乏力等全身症状。

3．白细胞及中性粒细胞均高。

（三）鉴别诊断

1．乳房内积乳囊肿 无局部的红、肿，亦无发热等全身表现。

2．乳房皮肤丹毒 ①全身毒血表现明显；②局部红肿，鲜血色，界线清楚，伴烧灼样疼痛；③乳房实质松软，无炎性肿块。

（四）进一步检查

1．行细针穿刺验证有无脓肿形成，抽出脓液送细菌培养，同时做药物敏感实验。

2．乳房B超检查，了解有无脓肿形成。

（五）治疗原则

1．消除感染、排空乳汁。患侧乳房停止哺乳，感染严重时应终止乳汁的产生。

2．脓肿形成前应用抗生素治疗。

3．脓肿形成后行切开引流。

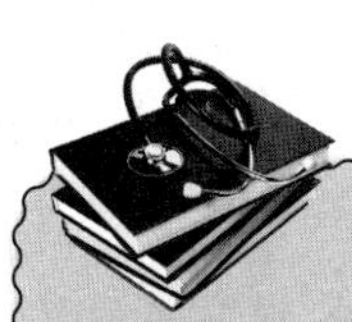

病例 15-39

女性，48岁，职员。发现左乳肿块1个月。

患者述1个月前洗澡时发现左乳外上象限质硬肿块，无痛、无乳头溢液、无发热、盗汗、咳嗽等全身不适。12年前曾患乳房囊性增生症，左乳明显，已愈3年，已绝经1年。

体格检查：T 37℃，P 78次/分，R 18次/分，BP 110/80 mmHg。发育正常，营养中等。巩膜、皮肤无黄染，全身浅表淋巴结无肿大。头颈心肺未发现异常。肝脾未触及，脊柱四肢无异常。专科情况：左侧乳房外观无异常，两乳对称，乳头对称，左乳外上象限可扪及一大小约2cm×1.5cm肿块，表面粗糙不平，质硬，边界不甚清楚，与皮肤及胸壁无粘连，但在乳房内活动性较差，无压痛。同侧腋窝淋巴结无肿大。右侧乳房无异常发现。

左乳腺钼靶X线检查：可见边界不规则、呈毛刺状的高密度影。

【分析步骤】

（一）初步诊断

左侧一期乳腺癌（早期）（$T_1N_0M_0$）

（二）诊断依据

1．中年妇女（48岁），左侧乳房肿块大小约2cm×1.5cm。

2．肿块质硬，表面不平，分界不清，活动度差。

3．12年前曾患乳房囊性增生病（癌前期病变）。

4．乳腺钼靶X线检查：可见边界不规则、呈毛刺状的高密度影。

（三）鉴别诊断

1．纤维腺瘤 ①常见于青年女性；②肿块光滑，边界清楚，活动度好；③钼靶X线检查肿

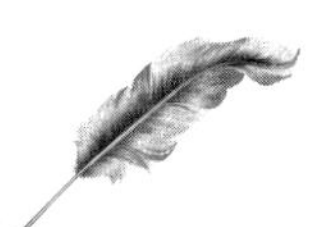

块影像。

2．乳腺囊性增生病 ①有乳房周期性的胀痛和肿块；②增厚腺体无明显边界，即无局限性的肿块。

（四）进一步检查

1．B 超检查 可以表现为后方回声衰减的低回声团块。

2．针吸活检 核心针活组织检查从病理组织学可以明确乳腺癌的诊断。

（五）治疗原则

1．积极术前准备行乳腺癌改良根治术。

2．术后化疗与放疗、内分泌治疗、靶向治疗等综合治疗，可提高疗效。

（黄 丁 班 剑）

第三节 妇产科病例分析

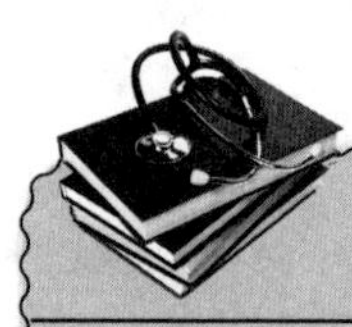

病例 15-40

女性，29 岁，已婚。停经 60 天，因腹痛伴阴道流血半小时来院就诊。

患者述末次月经 60 天前，停经 40 天，自查尿 HCG（+），未产检。半小时前重体力劳动后，腰酸腰痛明显，休息无好转。出现明显腹痛后，阴道有异物流出并出现大量阴道流血。家人急送来诊。

体格检查：T 36.3℃，P100 次 / 分，R 22 次 / 分，BP 90/60 mmHg。面色苍白，神志清楚，所穿裤子全部血染。妇科检查：子宫如孕 40 天大小，阴道大量出血，宫颈口扩张，有组织物嵌于宫颈口处，看见有血液涌出。

【分析步骤】

（一）初步诊断

不完全流产

（二）诊断依据

1．已婚女性，停经 60 天后出现腹痛及阴道流血。

2．在阴道流血前有异物流出。

3．出血量多，裤子全部血染，血压 90/60mmHg，面色苍白，呼吸急促。

4．妇科检查：子宫比孕周小，宫颈口扩张，有组织物嵌于宫颈口处，看见有血液涌出。

（三）鉴别诊断

1．先兆流产 阴道流血量少，腹痛轻。子宫大小与孕周相符，宫颈口闭合。

2．难免流产 子宫大小与孕周相符，宫口松。胚胎或胎儿在宫腔内。

3．完全流产 阴道流血量少，腹痛轻。子宫大小与非孕期相同。宫口闭合，宫腔内无组织物。

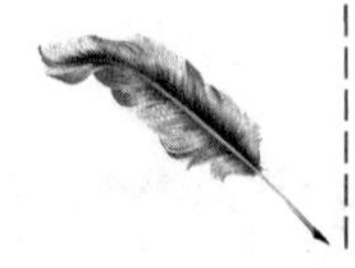

（四）进一步检查

B 超检查宫腔内胚胎或胎儿的完整性。

（五）治疗原则

1．立即补充血容量，防止休克。

2．在补充血容量的同时，马上行清宫术。

3．术后留院观察，使用抗生素预防感染。

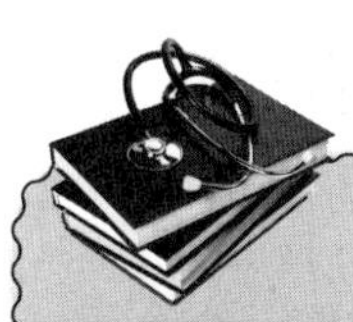

病例 15-41

女性，27 岁，已婚。因孕 40^{+1} 周，阵发性腹痛 5 小时入院。

孕妇末次月经为 2017 年 5 月 4 日，停经 40 多天时确诊早孕。孕 20 周起定期在医院孕检未发现异常，孕期无畏寒、发热、头昏、恶心、呕吐现象，无药物、毒物及射线接触史。今晨 4 时，出现阵发性腹痛，5 ~ 6 分钟一次，持续 30 秒，伴阴道少量血性分泌物，无阴道流液，于 9AM 入院。孕 2 产 0，2 年前人流 1 次。

体格检查：T 36.5℃，P 78 次 / 分，R 20 次 / 分，BP 100/60 mmHg。神志清楚，检查合作。产科检查：宫高 35cm，腹围 100 cm，宫缩 40 秒 /5 ~ 6 分钟，胎心音 130 次 / 分。宫口开 1.5 cm，头先露，S^0，未破膜，坐骨棘不突，尾骨不翘。入院诊断：孕 2 产 0，孕 40^{+1} 周头位临产。

入院后按常规处理，予清洁灌肠，10AM 宫缩增强，约 40 秒 /2 ~ 3 分钟一次，11AM 自然破膜，羊水清。查：胎心 140 次 / 分，宫口开 4 cm，S^{+1}。12AM 在会阴侧切下娩出一活男婴，重约 3800g，立即肌内注射催产素 10U，15 分钟后胎盘自然娩出，检查胎盘胎膜娩出完整。产妇产时出血约 500ml，诉头昏、乏力。查体：BP 90/50 mmHg，P 94 次 / 分，产妇面色苍白。宫缩欠佳，子宫软，轮廓欠清，可见阴道有暗红色血流出，间断性，按压宫底时阴道流血增多。检查软产道未见明显裂伤。

【分析步骤】

（一）初步诊断

1．产后出血（宫缩乏力）

2．失血性休克

（二）诊断依据

1．产妇产时出血已达 500 ml，且出现面色苍白、血压下降、心率加快等早期休克表现。

2．产妇产程进展顺利，但产后出现宫缩欠佳，子宫软，轮廓欠清，阴道有暗红色血间断流出，为宫缩乏力表现。

3．检查软产道未见明显裂伤。

（三）鉴别诊断

1．产后出血（软产道损伤）　多见于阴道助产手术操作不当、胎儿过大、急产等。在胎儿娩出后立即出现持续性阴道出血，色鲜红，有血凝块。宫缩好。

2．产后出血（胎盘因素）　胎盘娩出延迟，胎盘娩出前有多量阴道出血，暗红色，间断性，有血块。

3．产后出血（凝血功能障碍） 有引起凝血功能障碍的疾病史，出现持续性阴道出血，血液不凝，同时可出现全身多部位出血。

（四）进一步检查

1．血常规 了解失血程度。

2．尿常规。

3．凝血功能检查。

4．输血相关检查。

（五）处理原则

1．补液抗休克 迅速建立静脉通道，按先盐后糖，先快后慢的原则输液。必要时输血治疗。

2．加强子宫收缩 按摩子宫的同时加 10U 催产素至上液，并予米索前列醇 2 片塞肛门。

3．密切观察患者病情，血压、心率、呼吸、子宫收缩、阴道流血及肛门有无坠胀感等。

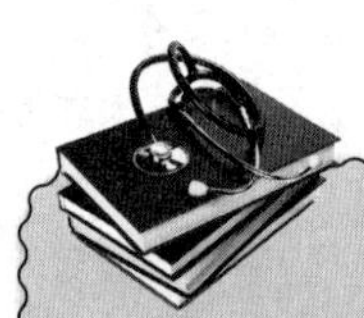

病例 15-42

女性，44 岁，因接触性阴道流血 3 个月入院。

患者近 3 个月来无明显诱因出现同房后阴道少许流血，色鲜红，无腹痛、腹胀，伴白带增多，呈水样，无异味。既往史、个人史无特殊。月经史：13 岁初潮，周期 28 ～ 30 天，经期 3 ～ 6 天，经量中等，色暗红，无血块，无痛经。婚育史：21 岁结婚。孕 5 产 3，育 2 女 1 男，自然流产 2 次，否认家族中有类似病史。

体格检查：T3 6.8℃，P 80 次 / 分，R 20 次 / 分，BP 110/70 mmHg。发育正常，营养中等，神志清楚，自动体位，检查合作。全身皮肤无黄染，浅表淋巴结无肿大。心肺正常。腹软，无压痛、反跳痛。肝脾肋下未扪及。肾区无叩痛。肠鸣音正常。双下肢无水肿。妇科检查：外阴发育正常，已婚经产型。阴道通畅，内有中量稀薄水样分泌物，无异味，黏膜无充血。宫颈呈桶状，后唇见一约 5cm × 4cm × 4cm 大小的菜花状赘生物，质脆，触之易出血。宫体前位，稍萎缩，质中，无压痛，表面光滑，活动可，宫旁弹性尚可，未触及明显增厚与结节。双侧附件区未见明显异常。三合诊：直肠、子宫后壁、主韧带及骶韧带弹性均可，未扪及增厚及结节。

实验室检查；血常规 WBC 5.7×10^9 /L，RBC 3.25×10^{12} /L，PLT 188×10^9 /L，Hb 98g/L。

【分析步骤】

（一）初步诊断

宫颈癌（Ⅰ期）

（二）诊断依据

1．患者 44 岁，接触性阴道流血 3 个月。

2．白带增多，呈水样。

3．孕 5 产 3。

4．妇科检查：宫颈呈桶状，后唇见一约 5cm × 4cm × 4cm 大小的菜花状赘生物，质脆，触之易出血。

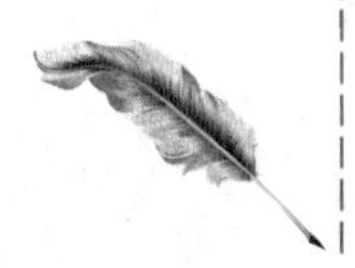

（三）鉴别诊断

1．慢性宫颈炎 宫颈糜烂或宫颈息肉均可引起接触性出血，外观也难与宫颈癌相区别。

2．宫颈结核 可表现为不规则出血和白带增多，局部可见多个溃疡，甚至菜花样赘生物。

3．宫颈乳头状瘤 为良性病变，一般多见于妊娠期，表现为接触性出血和白带增多，外观乳头状或菜花状。

以上疾病需经活检，病理检查才可确诊。

（四）进一步检查

1．B 超检查，排除肝、肾、脾有无转移，了解宫颈肿物情况。

2．宫颈活组织检查，确定肿物性质。

（五）治疗原则

1．手术治疗。

2．放射治疗。

3．定期随访。

（吴佩玲）

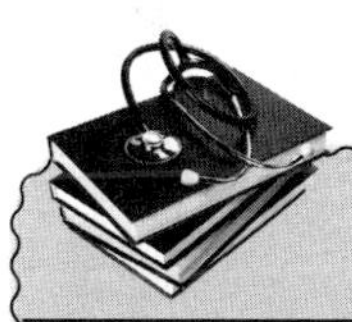

病例 15-43

女性，30 岁，已婚。停经 48 天，右下腹痛 2 天。

患者 48 天前末次月经。停经约 6 周出现头晕、恶心、乏力、食欲减退等早孕反应，自测尿 HCG（+）。近 2 天来自觉右下腹胀痛不适，无畏寒、发热、肛门坠胀等，不影响日常生活。12 岁月经初潮，平素月经规律，周期 4 ~ 5 天 /28 ~ 30 天，量中，无痛经。25 岁结婚，孕 2 产 0，3 年前曾行人工流产术，术后未避孕。既往体健。

体格检查：T 36.5°C，P 80 次 / 分，R 20 次 / 分，BP 100/60 mmHg。心肺查体未见异常。全腹软，右下腹轻度压痛，无肌紧张，无反跳痛。移动性浊音（-）。妇检：外阴（-）。阴道通畅，内有中量白色分泌物。后穹窿无明显饱满、触痛。宫颈着色，举痛（+）。子宫略大，质软，右附件区可触及约 5cm × 4cm × 3cm 的不规则包块，质软，轻微压痛，左附件区未触及异常。

【分析步骤】

（一）初步诊断

1．右侧输卵管妊娠

2．继发不孕

（二）诊断依据

1．右侧输卵管妊娠

（1）有停经、早孕反应，右下腹胀痛不适。

（2）右下腹轻度压痛，宫颈着色，举痛（+）。子宫略大，质软，右附件区可触及约 5cm × 4cm × 3cm 的不规则包块，质软，轻微压痛。

（3）自测尿 HCG（+）。

2．继发不孕

（1）孕 2 产 0，3 年前曾行人工流产术。

（2）人工流产术术后未避孕，3 年未孕。

（三）鉴别诊断

1．流产　①多无不孕病史；②阴道流血量与失血量一致；③ B 超子宫增大，宫腔内可见孕囊。

2．急性输卵管炎　①多有生殖道感染史，也可有不孕病史；②妇科检查常见阴道炎、宫颈炎表现，宫颈举痛明显，伴发热、腹部肌紧张。阴道穹后部可抽出脓性分泌物；③ HCG（-），白细胞计数增高。

3．黄体破裂出血　①好发于黄体期，多无停经史；② HCG（-）。

4．卵巢囊肿蒂扭转　①既往有盆腔包块病史；②突发一侧下腹剧痛，伴恶心、呕吐，肌紧张较局限。妇科检查附件包块边界清楚，张力较大，压痛以瘤蒂部明显；③ B 超检查可明确诊断。

5．急性阑尾炎　①多有生殖道感染史，也可有不孕病史；②妇科检查常见阴道炎、宫颈炎表现，宫颈举痛明显，伴发热、腹部肌紧张。阴道穹后部可抽出脓性分泌物；③ HCG（-），白细胞计数增高。

（四）进一步检查

1．子宫、双附件 B 超　宫腔内空虚，宫旁可见低回声区，未发生流产或破裂时，可探及胚芽及原始心管搏动。

2．血 β-HCG 测定　显著低于宫内妊娠。

3．腹腔镜检查　在确诊的同时行镜下手术治疗。

（五）治疗原则

手术治疗。

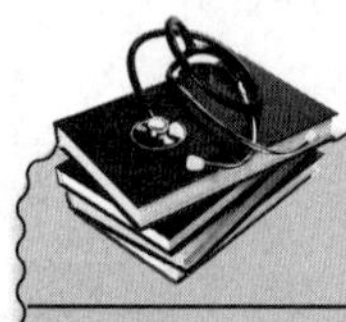

病例 15-44

女性，33 岁，已婚。白带增多、外阴瘙痒 3 天。

患者 3 前无明显诱因出现白带增多、色黄，伴外阴瘙痒、灼痛，自行用“洁尔阴”坐盆，效果欠佳，外阴瘙痒日渐加剧，无畏寒、发热、尿频、尿急等症状。孕 2 产 1，28 岁顺产 1 女，2 年前行人工流产术，术后用避孕套避孕。既往体健。有冶游史。

体格检查：T 36.5°C，P 75 次 / 分，R 20 次 / 分，BP 95/60 mmHg。心肺检查未见异常。妇科检查：外阴发育正常，阴毛呈女性分布，已婚经产型。外阴潮红。阴道通畅，内有大量黄色、泡沫状分泌物，阴道壁充血、潮红。宫颈光滑。子宫前位，大小正常，质地中等，活动好，无压痛。双附件区未触及异常。

实验室检查：白带常规：TV（+）、FV（-）、脓球（+++）、线索细胞（-）、清洁度（Ⅳ）。

【分析步骤】

（一）初步诊断

阴道毛滴虫病（滴虫性阴道炎）

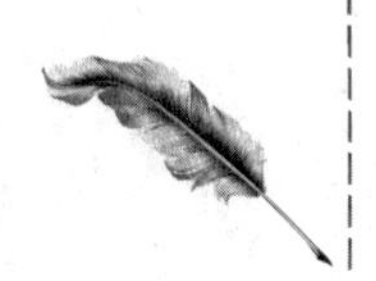

（二）诊断依据

1．白带增多、外阴瘙痒 3 天。无畏寒、发热、尿频、尿急等症状。

2．妇科检查：外阴潮红。阴道通畅，内有大量黄色、泡沫状分泌物，阴道壁充血、潮红。宫颈光滑。子宫前位，大小正常，质地中等，活动好，无压痛。双附件区未触及异常。

3．白带常规：TV（+）、FV（-）、脓球（+++）、线索细胞（-）、清洁度（Ⅳ）。

（三）鉴别诊断

1．外阴阴道假丝酵母菌病 ①外阴瘙痒，白带增多，白带白色稠厚，呈凝乳状或豆腐渣样；②妇科检查：阴道黏膜充血、水肿，有白色膜状物附着，擦去白膜露出红肿黏膜面，甚至见糜烂及浅表溃疡；③白带常规：FV（+）。

2．细菌性阴道病 ①主要症状为阴道排液增多，伴有鱼腥臭味，偶有外阴瘙痒和阴道灼热感；②妇科检查：阴道内有大量灰白色、稀薄分泌物，擦去分泌物，阴道黏膜无充血；③白带常规：线索细胞（+）。氨臭味实验（+）。

3．淋病 ①有不洁性生活史；②阴道分泌物增多、脓性，外阴瘙痒、灼痛；③妇科检查：阴道内有大量脓性分泌物，阴道黏膜充血，宫颈水肿、充血；④分泌物涂片见革兰阴性双球菌，淋菌培养可确诊。

（四）进一步检查

阴道分泌物培养加药敏试验，排除合并其他细菌感染或支原体、衣原体感染，并按药敏结果选择敏感药物治疗。

（五）治疗原则

1．全身用药 常用甲硝唑口服。

2．阴道冲洗、放药 常用冲洗液：① 1 ∶ 5000 高锰酸钾溶液；② 1% ～ 2.5% 的乳酸溶液；③ 0.5% 的醋酸溶液。常用药物：甲硝唑、双唑泰阴道泡腾片等。

3．性伴侣需同时治疗。

4．避免重复感染 内裤及洗涤用的毛巾应煮沸 5 ～ 10 分钟以杀灭病原体；治疗后检查滴虫阴性，应于下次月经后继续治疗一个疗程；月经后复查白带，连续 3 次滴虫阴性为治愈。

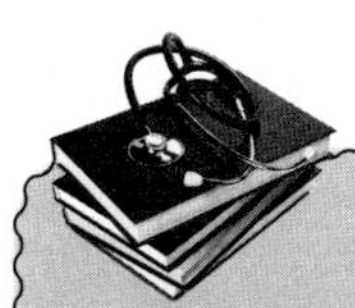

病例 15-45

女性，15 岁，学生，阴道不规则流血半月余。

患者 13 岁月经初潮，此后月经周期为 20 ～ 60 天，经期 6 ～ 10 天，经量多，有小血块。约半月前无诱因开始出现阴道流血，初时流血量少，持续 2 天后阴道流血量开始明显增多，色鲜红，有血块，1 周后阴道流血量减少，至今仍淋漓不净，伴头晕、乏力，无畏寒、发热、腹痛等症状。既往体健，否认肝炎、血液病史。否认性生活史。

体格检查：T 36.7℃，P 90 次 / 分，R 20 次 / 分，BP 90/60 mmHg。贫血面容，心肺查体未见异常。全腹软，无压痛、反跳痛及肌紧张。妇科检查：外阴发育正常，阴毛呈女性分布，未婚型。阴道口血污。肛腹诊：子宫前位，稍小，质中，无压痛，活动好。双侧附件未触及异常。血常规：Hb80g/L。

【分析步骤】

（一）初步诊断

1．功能失调性子宫出血

2．中度失血性贫血

（二）诊断依据

1．功能失调性子宫出血

（1）患者处于青春期，阴道不规则流血半月余。

（2）月经初潮后2年，否认性生活史。

（3）妇科检查：外阴发育正常，未婚型。阴道口血污。肛腹诊：子宫前位，稍小，质中，无压痛，活动好。双侧附件未触及异常。

2．中度失血性贫血

（1）患者月经量多，有小血块。

（2）阴道不规则流血半月余，流血量多。

（3）有头晕、乏力症状。

（4）查体：贫血面容。

（5）血常规：Hb80g/L。

（三）鉴别诊断

1．流产　①有性生活史，有停经史；②有腹痛、阴道流血；③尿HCGB常为阳性；④B超：子宫增大，宫腔内可见孕囊。

2．生殖器官肿瘤（子宫内膜癌、子宫颈癌、子宫肌瘤等）　①多发生与育龄妇女；②以阴道不规则流血为主要症状；③妇科检查：有子宫增大等相应体征；④B超：可有肿瘤征象。

3．全身性疾病（血液病、甲状腺功能亢进或减退等）　①常有病史可循；②有相应疾病症状、体征：如出血等；③辅助检查：有相应疾病阳性结果。

（四）进一步检查

1．子宫、双附件B超　明确子宫及双附件情况，排除生殖器官肿瘤。

2．激素测定　①女性激素六项：了解患者体内性激素情况；②甲状腺激素等：排除其他内分泌疾病。

3．凝血功能检查　排除血液病。

（五）治疗原则

药物治疗，先用雌激素止血，血止后用雌、孕激素序贯疗法进行调经治疗，3个周期为一疗程。同时加强营养，纠正贫血，预防感染。

（陈晓敏）

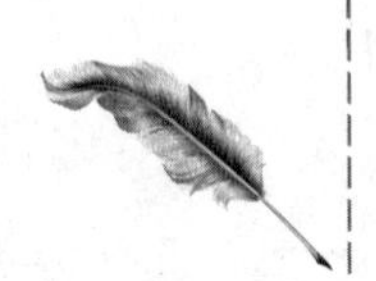

第四节 儿科病例分析

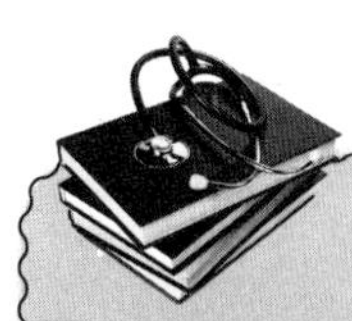

病例 15-46

男，10 个月，因腹泻，呕吐 3 天就诊。

患者于3天前开始腹泻伴呕吐，大便每天10次左右，为水样便或蛋花样便，无腥臭味，无黏液脓血，发热，T 37 ~ 38℃，近半天来尿少伴意识障碍。

体格检查：T 38℃，P 132 次 / 分，R 46 次 / 分，体重 9kg。急性危重病容，浅昏迷，皮肤弹性极差。前囟眼眶明显凹陷，双瞳孔等大等圆，直径 3mm，对光反射迟钝。口唇樱桃红，口腔黏膜干燥。呼吸 46 次 / 分，深快，双肺呼吸音清，无啰音。心率 132 次 / 分，律齐，心音较弱，无杂音。腹平软，无压痛。肝脾肋下未及。肠鸣音活跃。四肢冰冷，脉细速。颈软，克氏征（-）、布氏征（-），双侧巴氏征（-）。

实验室检查：血常规：WBC 9×10^9/L，N 0.52，L 0.48，Hb116g/L。血 Na^+125 mmol/L，血 K^+3.3mmol/L，Cl^-102mmol/L。大便常规：大便镜检见大量脂肪球，偶见少量白细胞。

【分析步骤】

（一）初步诊断

1．急性重型腹泻病（轮状病毒肠炎？）

2．重度低渗性脱水

3．低钾血症

4．代谢性酸中毒?

（二）诊断依据

1．急性重型腹泻病 ①病史特点：发病 3 天，腹泻频繁，每天大便 10 余次，水样便或蛋花样便，无腥臭味，无黏液脓血，发热，尿少，意识障碍；②大便常规：大便镜检见大量脂肪球，偶见少量白细胞。

2．重度低渗性脱水 ①体征特点：急性危重病容，浅昏迷，皮肤弹性极差。前囟眼眶明显凹陷。双瞳孔等大等圆，直径 3mm，对光反射迟钝。口腔黏膜干燥，四肢冰冷，脉细速；②血 Na^+125 mmol/L，$<$ 130 mmol/L 属低渗性脱水。

3．低钾血症 血 K^+3.3mmol/L，$<$ 3.5mmol/L。

4．代谢性酸中毒? 重度脱水表现，口唇樱桃红，呼吸深快。

（三）鉴别诊断

1．生理性腹泻 多见于 6 个月以内婴儿，生后不久即腹泻，除大便次数增多外，无其他症状，食欲好，不影响生长发育。

2．细菌性痢疾 有流行病学史，明显里急后重，大便有黏液脓血。大便镜检有较多脓细胞、红细胞和吞噬细胞，大便培养有痢疾杆菌生长。

3．坏死性肠炎 全身中毒症状重，大便为赤豆汤样血便，常伴休克。腹部立、卧位 X 线摄片表现小肠局限性充气扩张，肠间隙增宽，肠壁积气等。

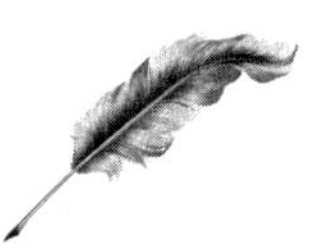

（四）进一步检查

1．大便轮状病毒检测　明确病原学。

2．大便细菌培养　排外肠道内细菌感染。

3．血气分析　明确判断酸碱失衡。

（五）治疗原则

1．饮食疗法。

2．纠正水、电解质紊乱及酸碱失衡　静脉补液：第1天补液方案如下：

（1）定补液总量：重度脱水150～180ml/kg，体重9kg，补液总量约为1600ml。

（2）定性：低渗性脱水，选用2/3张含钠液，即4：3：2液。

（3）定速：重度脱水循环障碍先扩容，2：1等张含钠液20ml/kg×9=180ml，30～60分钟快速输入。累积损失量（1/2总量－扩容量）800−180=620ml，4：3：2液8～12小时内补完。继续损失量＋生理需要量（1/2总量）800ml，1/3张生理维持液12～16小时内补完。

（4）纠正低钾血症：见尿补钾，浓度＜0.3%，每日补钾时间不少于8小时，严禁静脉推注，持续时间4～6天。

3．药物治疗。

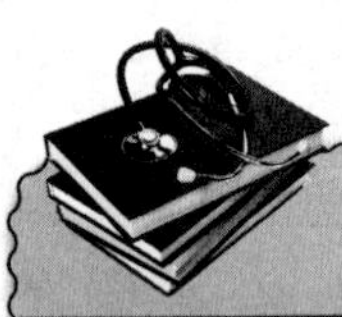

病例15-47

男，13个月，因发热、咳嗽3天，气促伴昏睡1天入院。

患儿入院前3天因受凉后出现发热、咳嗽，体温38～39℃，咳嗽开始为干咳，继之喉中有痰鸣，给阿莫西林、小儿止咳冲剂等口服无好转。1天前病情逐渐加重，出现呼吸急促、口周发绀，嗜睡、呕吐。入院前3小时抽搐1次，为四肢阵发性抽动，伴口吐白沫，持续2～3分钟后缓解，来我院急诊入院。

体格检查：T 38.3℃，R 52次/分，P 172次/分，体重10kg。急性危重病容，嗜睡状。皮肤黏膜及淋巴结无异常。前囟0.8cm，隆起，张力高。双瞳孔等圆等大，直径3mm，光反射迟钝。口周发绀，咽充血，呼吸急促，呼吸52次/分，三凹征阳性，双肺闻及大量细湿啰音。心率172次/分，心律齐，心音低钝，心脏各听诊区未闻杂音。腹平软，无压痛，肝肋下3cm，剑突下3.5cm，脾未触及。肠鸣音正常。双下肢无水肿。颈软，克氏征（−）、布氏征（−），双侧巴氏征（−）。

实验室检查：血常规WBC 18×10^9/L，N 80%，L 16%，M 4%，Hb 112g/L。血气分析：pH 7.18，PaO_2 45mmHg，Pa CO_2 55mmHg，HCO_3^- 13mmol/L，SaO_2 82%，BE-8.5mmol/L。脑脊液检查：压力220mmH_2O，外观清亮，WBC 8×10^6/L，蛋白0.30g/L，糖2.0mmol/L。

【分析步骤】

（一）初步诊断

1．重症肺炎合并心力衰竭

2．中毒性脑病

（二）诊断依据

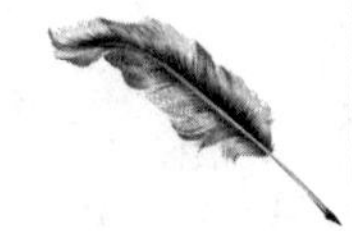

1．重症肺炎合并心力衰竭

（1）男，13个月，急性起病3天，发热、咳嗽，体温38～39℃，出现呼吸急促、口周发绀，嗜睡、呕吐。

（2）体征特点：急性危重病容，嗜睡状，口周发绀，呼吸急促，52 次 / 分，三凹征阳性，双肺闻及大量细湿啰音。

（3）心力衰竭：心率增快达 172 次 / 分，心音低钝，肝大，肝肋下 3cm，剑突下 3.5cm。

（4）血常规 WBC18 × 10^9/L，N 80%，L 16%，M 4%。血气分析：pH7.18，PaO_2 45mmHg，Pa $CO_2$55mmHg，HCO_3^-13mmol/L，SaO_2 82%，BE-8.5mmol/L。

2．中毒性脑病

（1）入院前 3 小时抽搐 1 次，为四肢阵发性抽动，伴口吐白沫，持续 2 ～ 3 分钟后缓解。

（2）急性危重病容，嗜睡状，前囟 0.8cm，隆起，张力高，有意识障碍，颈软，克氏征（-）、布氏征（-），双侧巴氏征（-）。

（3）脑脊液检查：压力 220 mmH_2O，外观清亮，WBC8 × 10^6/L，蛋白 0.30g/L，糖 2.0mmol/L。

（三）鉴别诊断

1．重症肺炎

（1）一般肺炎：仅有发热、咳嗽表现，无其他系统受累。

（2）支气管炎：以咳嗽为主，全身症状较轻，肺部听诊呼吸音粗或不固定的啰音。

（3）肺结核：有结核中毒症状，结核接触史、结核菌素试验、红细胞沉降率、胸部 X 线检查可鉴别。

2．中毒性脑病

（1）化脓性脑膜炎：鉴别重点为腰穿脑脊液检查，脑脊液脓性改变，细胞数达数百上千，多核为主，涂片、培养可找到细菌。

（2）病毒性脑炎：鉴别重点为腰穿脑脊液检查，细胞数正常～数百，淋巴为主，病毒抗体阳性。

（3）结核性脑膜炎：亚急性起病，有结核中毒症状，PPD 试验阳性，腰穿脑脊液检查，外观毛玻璃状，涂片可发现抗酸杆菌，培养结核分枝杆菌。

（四）进一步检查

1．X 胸片检查　以证实诊断，观察病灶范围、性质。

2．痰液细菌检查　明确病原菌。

3．血细菌培养　明确病原菌，排外败血症。

4．头颅 CT 检查　了解颅内病变，用以鉴别诊断。

5．血清电解质　了解有无电解质紊乱。

（五）治疗原则

1．抗感染治疗。

2．抗心力衰竭治疗　镇静、给氧、强心、利尿、血管活性药。

3．对症治疗

（1）退热、止咳，雾化、翻身拍背吸痰，保持呼吸道通畅。

（2）脱水、降颅压。

（3）糖皮质激素。

4．生物制剂　血浆和静脉注射用免疫球蛋白。

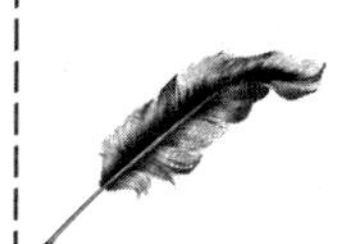

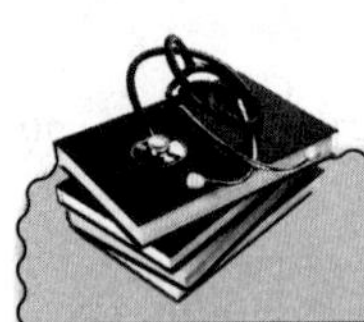

病例 15-48

男，2岁。发热、流涕3天，皮疹1天。

患儿近3天反复发热，最高体温达39℃，病程中伴流涕、咽痛，食欲下降，在家给予口服“双黄连口服液、小儿氨酚黄那敏颗粒”无效，仍反复发热。1天前发现头面部及躯干部出现淡红色皮疹，部分可见透明水疱，并伴明显瘙痒。病后精神尚可，睡眠欠佳，大小便正常。

体格检查：T 39℃，R 36次/分，P 132次/分，体重12kg。精神尚好，全身浅表淋巴结未及肿大。头面部及躯干可见淡红色斑丘疹，部分可见透明水疱，有少许结痂。眼结膜无充血，咽充血，口腔无疱疹。呼吸36次/分，双肺呼吸音清，未闻及啰音，心率132次/分，律齐，无杂音。腹部及神经系统检查无异常。

【分析步骤】

（一）初步诊断

水痘

（二）诊断依据

1．病史特点　男，2岁，反复发热，体温最高达39℃，皮疹以头面部及躯干斑丘疹为甚，部分有水疱，伴有皮肤瘙痒。

2．体征特点　T 39℃，精神尚好，头面部及躯干可见淡红色斑丘疹，部分可见透明水疱，有少许结痂，咽充血，口腔无疱疹。

（三）鉴别诊断

1．脓疱疮　好发鼻唇周或四肢暴露部位，初为疱疹，其后为脓疱，再结痂。

2．丘疹样荨麻疹　梭形水肿性红色丘疹，中心有针尖的丘疱疹或水疱，较硬，无结痂。

3．手足口病　发热、皮疹分布于手、足，为斑丘疹和疱疹，无结痂，口腔见疱疹和溃疡。

（四）进一步检查

1．外周血白细胞计数。

2．血清学抗体检查。

3．病毒抗原检测。

4．病毒分离。

（五）治疗原则

1．对症治疗。

2．抗病毒药物。

（周宇芳）

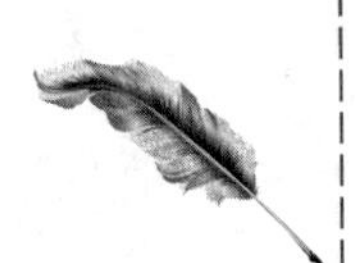

第五节　眼耳鼻喉科病例分析

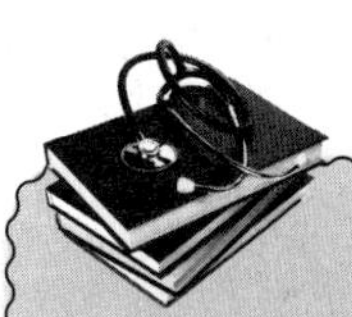

病例 15-49

张某，男性，23 岁，双眼红痛、畏光、流泪 2 天。

患者于 2 天前早晨起床后出现双眼红痛，分泌物增多，畏光、流泪而来医院就诊。近日该患者每天下午都去同一游泳池游泳，其同伴中也有类似病史患者。

体格检查：双眼远视力 1.0，眼睑水肿，结膜高度充血，球结膜下有点状出血点，结膜囊有较多的浆液性分泌物。角膜无明显混浊。虹膜及晶体、眼底无异常。双侧耳前淋巴结肿大、压痛。

【分析步骤】

（一）初步诊断

流行性出血性结膜炎

（二）诊断依据

1．双眼红痛，分泌物增多，畏光、流泪。

2．有与类似患者的接触史。

3．分泌物为浆液性。

4．结膜充血，球结膜下有点状出血点。

5．双侧耳前淋巴结肿大、压痛。

（三）鉴别诊断

1．流行性角结膜炎　也有结膜充血、耳前淋巴结肿大、压痛，但主要以角膜损害为主，角膜可见大小基本一致的灰白色的点状混浊。

2．急性卡他性结膜炎（“红眼病”）　一般无角膜损害，也无耳前淋巴结肿大，分泌物以脓性或黏脓性为主。

3．淋球菌性结膜炎　可有耳前淋巴结肿大及角膜损害，但分泌物早期为浆液性，然后转为大量浆液脓性分泌物。

（四）进一步检查

眼分泌物涂片以排除细菌感染。

（五）治疗原则

1．冷敷　以减轻疼痛。

2．抗病毒眼药水　频繁滴眼可有效缩短病程。为防止合并细菌感染，可加用抗生素眼药水。

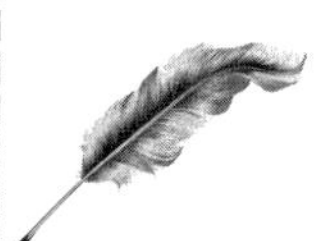

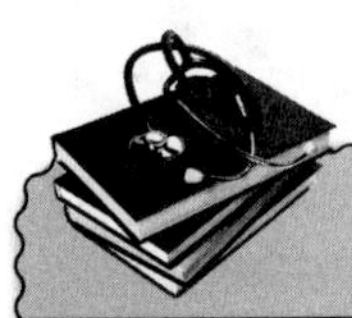

病例 15-50

李某，女性，56岁，退休工人。右眼疼痛伴同侧头痛1天，视物不清半天。

患者昨晚上7点左右与邻居发生剧烈争吵，半夜即右眼剧烈疼痛，伴同侧头痛，呕吐1次，无畏寒、发热、腹泻。服止痛药勉强入睡。今晨起床后发现右眼视物不清，仍有胀痛伴同侧头痛，十分着急，由儿子陪同来院就诊。

体格检查：生命体征正常，左眼视力1.2，余未发现异常。右眼视力眼前光感，结膜混合充血，角膜水肿，前房变浅，瞳孔8mm，眼压T_{n+2}，眼底未窥清。

【分析步骤】

（一）初步诊断

1．右眼急性闭角型青光眼急性发作期

2．左眼临床前期

（二）诊断依据

1．右眼疼痛伴同侧头痛　为右眼眼压增高压迫三叉神经引起的同侧头痛。

2．前房变浅　前房浅房角闭塞，导致房水外流受阻，引起眼压增高。

3．眼压增高　右眼指测T_{n+2}。

4．瞳孔增大　高眼压使瞳孔括约肌麻痹引起瞳孔散大。

5．诱发因素　情绪波动（争吵）。

（三）鉴别诊断

与急性虹膜睫状体炎相鉴别，应掌握以下鉴别要点：①角膜后沉着物为棕色色素而不是灰白色细胞；②前房极浅；③瞳孔中等扩大而不是缩小；④虹膜有节段性萎缩；⑤可能有青光眼斑；⑥以往可有小发作病史；⑦对侧眼具有前房浅、虹膜膨隆、房角狭窄等解剖特征。急性虹膜睫状体炎一般无角膜上皮水肿，眼压也常常偏低。

（四）进一步检查

1．前房角镜检查　以判断是否房角狭窄及其程度。

2．眼压计测量眼压　检查眼压增高程度。

3．眼底检查　检查其视盘是否有损害。

（五）治疗原则

1．缩小瞳孔　1%毛果芸香碱滴眼以减轻前房角堵塞。

2．降低眼压　β-肾上腺能受体阻滞剂、碳酸酐酶抑制、高渗剂。

3．手术治疗　从根本上解决房角闭塞。

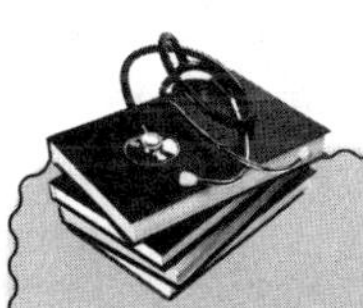

病例 15-51

男性，26 岁，咽痛伴畏寒、发热 2 天。

患者于 2 天前因打球后洗冷水澡不久出现咽痛，当时未予特殊诊治。此后咽痛加重，并放射至耳部，伴吞咽困难、畏寒、发热，食欲下降。个人史，家族史无特殊。

体格检查：患者呈急性面容，咽部黏膜弥漫性充血，腭扁桃体肿大，其表面有黄白色脓点，下颌角淋巴结肿大。

实验室检查：血常规：WBC 13.1×10^9/L。

【分析步骤】

（一）初步诊断

急性化脓性扁桃体炎

（二）诊断依据

1．咽痛，全身症状重。

2．腭扁桃体肿大，其表面有黄白色脓点。

3．下颌角淋巴结肿大。

4．血常规白细胞明显增多，涂片为链球菌、葡萄球菌、肺炎球菌。

（三）鉴别诊断

1．咽白喉　咽痛轻，有灰白色假膜，常超出扁桃体范围，假膜坚韧，不易擦去，强剥易出血。淋巴结有时肿大，呈“牛颈”状。精神萎靡、面色苍白，低热，脉搏微弱呈现中毒症状。涂片：白喉杆菌，血液：白细胞一般无变化。

2．樊尚咽峡炎　单侧咽痛。一侧扁桃体覆盖灰色或黄色假膜，擦去后可见下面有溃疡。牙龈常见类似病变。患侧淋巴结有时肿大。全身症状较轻。涂片：梭形杆菌及樊尚螺旋菌。血液：白细胞略增多。

（四）进一步检查

咽拭子培养 + 药敏试验。

（五）治疗原则

1．抗生素应用　为主要治疗方法。首选青霉素，根据病情轻重，决定给药途径。

2．局部治疗　含漱。常用复方硼砂溶液、复方氯已定含漱液或 1 ∶ 5 000 呋喃西林液漱口。

3．手术治疗　本病有反复发作的倾向，应在急性炎症消退后施行扁桃体切除术。

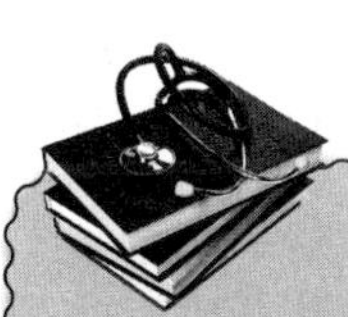

病例 15-52

李某，男性，45 岁，发现左颈部肿块伴抽吸性血痰 3 个月。

患者 3 个月前无意中发现左颈出现一拇指头大小肿物，当时无疼痛，但晨起出现抽吸性血痰，伴左耳鸣、堵塞感、听力下降。无发热、咳嗽、吞咽不适、头痛、头晕等。当时未予诊治，此后肿物渐大。16 岁时曾患过肺结核。

体格检查：鼻腔无异常，鼻咽部左咽隐窝可见一约 0.5cm × 0.5cm 的菜花状肿物，无出血。口咽及喉咽未发现异常。左颈部胸锁乳突肌前缘中上 1/3 处可触及一约 3cm × 4cm 肿物，质硬，无压痛，活动差，边欠清。

【分析步骤】

（一）初步诊断

鼻咽癌

（二）诊断依据

1．左颈部胸锁乳突肌前缘中上 1/3 处肿块半年，质硬，无压痛，活动差，边欠清。

2．鼻咽部咽隐窝可见一约 0.5cm × 0.5cm 的菜花状肿物。

3．左耳鸣、堵塞感、听力下降。

（三）鉴别诊断

1．颈淋巴结结核　见于青年，颈部肿物质软，多可活动，可形成脓肿、破溃，结核抗体可呈阳性。

2．鼻咽纤维血管瘤　青年男性多见，肿物光滑，多呈红色。

3．恶性淋巴瘤　颈部及全身可及肿大淋巴结，肿块活检可确定。

（四）进一步检查

1．鼻咽部肿物活检。

2．查 EB 抗原、抗体。

（五）治疗原则

1．首选放射治疗，多采用钴 60 或直线加速器高能放疗。

2．鼻咽部或颈部放疗后残余病灶及复发病灶可考虑手术切除。

3．可结合中医中药及免疫治疗。

（罗　兵）

第五篇　医学相关法律法规与医疗安全

第十六章　临床执业法律法规

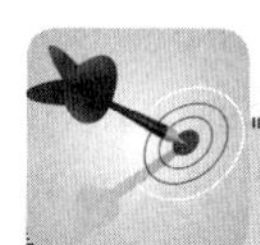

学习目标

1．掌握医师基本执业规则与法律责任。
2．熟悉临床执业相关的卫生法律和行政法规的主要内容。
3．了解卫生法的渊源内容。

医务人员在执业过程中，除了规范诊疗行为外，还要学习、领会国家颁布的各项卫生法律法规、部门规章，并在执业过程中自觉遵守，真正做到依法执业。医务工作者依法执业是尊重生命的基本要素，是维护社会就医秩序的保障，更是卫生事业健康发展的需要。

第一节　卫生法的渊源

卫生法的渊源又称卫生法的法源，是指卫生法律规范的外部表现形式和根本来源。根据我国宪法和法律的规定，我国卫生法的渊源主要有以下几种。

一、宪法

宪法是国家根本大法，具有最高法律效力，是所有立法的依据。我国现行宪法中有关卫生方面的法律规定主要有：第二十一条："国家发展医疗卫生事业，发展现代医药和我国传统医药，鼓励和支持农村集体经济组织、国家企事业组织和街道组织举办各种医疗卫生设施，开展群众性的卫生活动，保护人民健康。"第二十五条："国家推行计划生育，使人口的增长同经济和社会发展计划相适应。"第四十五条："中华人民共和国公民在年老、疾病或者丧失劳动能力的情况下，有从国家和社会获得物质帮助的权利。国家发展为公民享受这些权利所需要的社会保险、社会救济和医疗卫生事业。"第四十九条："夫妇双方有实行计划生育的义务"等。

二、卫生法律

卫生法律是指由全国人民代表大会及其常务委员会制定的卫生方面的专门法律，其效力低于宪法，可分为两种：一是由全国人民代表大会制定的卫生基本法（目前我国还未制定）；二是由全国人民代表大会常务委员会制定的卫生基本法律以外的卫生法律，现已有《中华人民共和国食品卫生法》《中华人民共和国药品管理法》《中华人民共和国国境卫生检疫法》《中华人民共和国传染病防治法》《中华人民共和国红十字会法》《中华人民共和国母婴保健法》《中华人民共和国献血法》《中华人民共和国执业医师法》《中华人民共和国职业病防治法》《中华人民共和国人口

与计划生育法》《中华人民共和国侵权责任法·医疗损害责任》等。

三、卫生行政法规

卫生行政法规是指由国务院制定颁布的有关卫生方面的专门行政法规，其法律效力低于卫生法律，如《医疗事故处理条例》《公共场所卫生管理条例》《精神药品管理办法》《中华人民共和国传染病防治法实施办法》等。

四、地方性卫生法规、卫生自治条例与单行条例

地方性卫生法规是指省级人民代表大会及其常务委员会、省会所在地的市或经国务院批准的较大城市的人民代表大会及其常务委员会依法制定和批准的，可在本行政区域内发生法律效力的有关卫生方面的规范性文件，如《大连市医疗机构管理办法》《黑龙江省发展中医条例》、《江苏省职业病防治条例》等。

卫生自治条例与单行条例是指民族自治地方的人民代表大会依法在其职权范围内根据当地民族的政治、经济、文化的特点，制定发布的有关本地区卫生行政管理方面的法律文件。

五、卫生行政规章

卫生行政规章是国务院卫生行政部门在其权限内发布的有关卫生方面的部门规章，是我国卫生法数量最多的渊源，如《医疗事故分级标准（试行）》《结核病防治管理办法》《保健食品管理办法》等。卫生行政规章的法律地位和法律效力低于宪法、卫生法律和卫生行政法规。

六、地方性卫生规章

地方性卫生规章是指省、自治区、直辖市以及省会所在地的市或经国务院批准的较大的市的人民政府，依法在其职权范围内制定、发布的有关本地区卫生管理方面的卫生法律文件。地方性卫生规章仅在本地方有效，其法律效力低于宪法、卫生法律、卫生行政法规和地方性卫生法规，且不得同国家卫计委制定的卫生规章相抵触。

七、卫生国际条约

卫生国际条约是指我国与外国缔结的或者我国加入并生效的有关卫生方面的国际法规范性文件，按我国宪法和有关法律的规定，除我国声明保留的条款外，这些条约均对我国产生法律约束力，如《国际卫生条例》《1961年麻醉品单一公约》和《1971年精神药物公约》等。

第二节 医师基本执业规则与法律责任

《中华人民共和国执业医师法》明确了医师是依法取得执业医师资格或者执业助理医师资格，经注册在医疗、预防、保健机构中执业的专业医务人员。

国家实行医师资格考试制度和医师执业注册制度。医师资格考试成绩合格，可取得执业医师资格或者执业助理医师资格；取得医师资格的，可以向所在地县级以上人民政府卫生行政部门申请注册；医师经注册后，可以在医疗、预防、保健机构中按照注册的执业地点、执业类别、执业范围执业，从事相应的医疗、预防、保健业务。未经医师注册取得执业证书，不得从事医师执业活动。

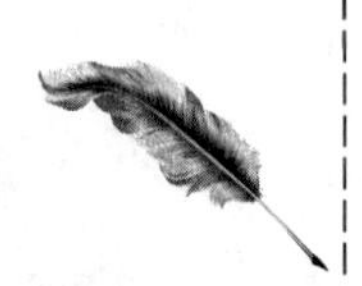

一、患者的权利

根据我国有关法律规定，患者享有的权利包括生命健康权、身体权、隐私权、平等医疗保健权、知情同意权、自主决定权等。

1．生命健康权 包括生命权和健康权。生命权是指自然人的生命安全不受侵犯的权利。健康权是指人体器官及各系统乃至身心整体的安全运行，以及功能的正常发挥。

2．身体权 是自然人对其肢体、器官和其他组织的支配权。

3．隐私权 是指公民以自己的个人私生活秘密和个人生活自由为内容，禁止他人干涉的一种人格权。隐私资料的公开将严重侵犯患者的名誉权、人格权。

4．平等医疗保健权 公民患有疾病或损伤时，享有从医疗保健机构获取医疗保健服务的权利。

5．知情同意权 是指患者有权知晓自己的病情，并可以对医务人员所采取的防治医疗措施决定取舍。医师应当如实向患者或者其家属介绍病情，但应注意避免对患者产生不利后果。

6．自主决定权 是患者权利中一种最基本的权利，是保障其生存与健康的基本条件是医疗活动中权利制衡、防止医务人员滥用权利的重要因素。

二、医师的权利与义务

（一）医师在执业活动中享有下列权利

1．在注册的执业范围内，进行医学诊查、疾病调查、医学处置、出具相应的医学证明文件，选择合理的医疗、预防、保健方案。

2．按照国务院卫生行政部门规定的标准，获得与本人执业活动相当的医疗设备基本条件。

3．从事医学研究、学术交流，参加专业学术团体。

4．参加专业培训，接受继续医学教育。

5．在执业活动中，人格尊严、人身安全不受侵犯。

6．获取工资报酬和津贴，享受国家规定的福利待遇。

7．对所在机构的医疗、预防、保健工作和卫生行政部门的工作提出意见和建议，依法参与所在机构的民主管理。

（二）医师在执业活动中履行下列义务

1．遵守法律、法规，遵守技术操作规范。

2．树立敬业精神，遵守职业道德，履行医师职责，尽职尽责为患者服务。

3．关心、爱护、尊重患者，保护患者的隐私。

4．努力钻研业务，更新知识，提高专业技术水平。

5．宣传卫生保健知识，对患者进行健康教育。

三、医师执业的基本规则

1．医师实施医疗、预防、保健措施，签署有关医学证明文件，必须亲自诊查、调查，并按照规定及时填写医学文书，不得隐匿、伪造或者销毁医学文书及有关资料。医师不得出具与自己执业范围无关或者与执业类别不相符的医学证明文件。

2．对急危患者，医师应当采取紧急措施进行诊治；不得拒绝急救处置。

3．医师应当使用经国家有关部门批准使用的药品、消毒药剂和医疗器械。除正当诊断治疗外，不得使用麻醉药品、医疗用毒性药品、精神药品和放射性药品。

4．医师应当如实向患者或者其家属介绍病情，但应注意避免对患者产生不利后果。医师进行实验性临床医疗，应当经医院批准并征得患者本人或者其家属同意。

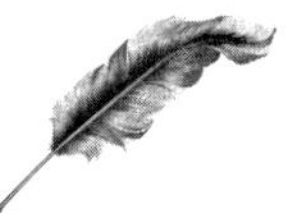

5．医师不得利用职务之便，索取、非法收受患者财物或者牟取其他不正当利益。

6．遇有自然灾害、传染病流行、突发重大伤亡事故及其他严重威胁人民生命健康的紧急情况时，医师应当服从县级以上人民政府卫生行政部门的调遣。

7．医师发生医疗事故或者发现传染病疫情时，应当按照有关规定及时向所在机构或者卫生行政部门报告。医师发现患者涉嫌伤害事件或者非正常死亡时，应当按照有关规定向有关部门报告。

8．执业助理医师应当在执业医师的指导下，在医疗、预防、保健机构中按照其执业类别执业。在乡、民族乡、镇的医疗、预防、保健机构中工作的执业助理医师，可以根据医疗诊治的情况和需要，独立从事一般的执业活动。

四、法律责任

（一）民事责任

医师在医疗、预防、保健工作中造成事故的，依照法律或者国家有关规定处理。未经批准擅自开办医疗机构行医或者非医师行医，给患者造成损害的，依法承担赔偿责任。

（二）行政责任

1．以不正当手段取得医师执业证书的，由发给证书的卫生行政部门予以吊销；对负有直接责任的主管人员和其他直接责任人员，依法给予行政处分。

2．医师在执业活动中，有下列行为之一的由县级以上人民政府卫生行政部门给予警告或者责令暂停六个月以上一年以下执业活动：违反卫生行政规章制度或者技术操作规范造成严重后果的；由于不负责任延误急危患者的抢救和诊治，造成严重后果的；造成医疗责任事故的；未经亲自诊查、调查，签署诊断、治疗、流行病学等证明文件或者有关出生、死亡等证明文件的；隐匿、伪造或者擅自销毁医学文书及有关资料的；使用未经批准使用的药品、消毒药剂和医疗器械的；不按照规定使用麻醉药品、医疗用毒性药品、精神药品和放射性药品的；未经患者或者其家属同意，对患者进行实验性临床医疗的；泄露患者隐私，造成严重后果的；利用职务之便，索取、非法收受患者财物或者牟取其他不正当利益的；发生自然灾害、传染病流行、突发重大伤亡事故以及其他严重威胁人民生命健康的紧急情况时，不服从卫生行政部门调遣的；发生医疗事故或者发现传染病疫情，患者涉嫌伤害事件或者非正常死亡，不按照规定报告的。对于以上行为情节严重的，吊销其执业证书。

3．未经批准擅自开办医疗机构行医或者非医师行医的予以取缔，没收其违法所得及其药品、器械，并处十万元以下罚款；对医师吊销其执业证书。

4．阻碍医师依法执业，侮辱、诽谤、威胁、殴打医师或者侵犯医师人身自由、干扰医师正常工作、生活的依照《中华人民共和国治安管理处罚条例》的规定处罚。

（三）刑事责任

根据《中华人民共和国刑法》第三百三十六条规定，未取得医生执业资格的人非法行医情节严重的，处三年以下有期徒刑、拘役或者管制并处或者单处罚金；严重损害就诊人身体健康的处三年以上十年以下有期徒刑并处罚金；造成就诊人死亡的处十年以上有期徒刑并处罚金。

第三节 临床执业相关的卫生法律、行政法规

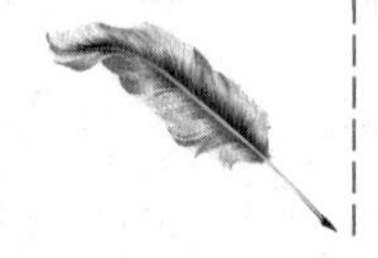

一、母婴保健法律制度

《中华人民共和国母婴保健法》共七章一百三十五条，其核心内容有：

（一）婚前保健

1．婚前保健服务　包括下列内容：

（1）婚前卫生指导：关于性卫生知识、生育知识和遗传病知识的教育。

（2）婚前卫生咨询：对有关婚配、生育保健等问题提供医学意见。

（3）婚前医学检查：对准备结婚的男女双方可能患影响结婚和生育的疾病进行医学检查。

2．婚前医学检查　包括对下列疾病的检查：

（1）严重遗传性疾病。

（2）指定传染病。

（3）有关精神病。

经婚前医学检查，医疗保健机构应当出具婚前医学检查证明。

（二）孕产期保健

1．孕产期保健服务　包括下列内容：

（1）母婴保健指导：对孕育健康后代以及严重遗传性疾病和碘缺乏病等地方病的发病原因、治疗和预防方法提供医学意见。

（2）孕妇、产妇保健：为孕妇、产妇提供卫生、营养、心理等方面的咨询和指导，以及产前定期检查等医疗保健服务。

（3）胎儿保健：为胎儿生长发育进行监护提供咨询和医学指导。

（4）新生儿保健：为新生儿生长发育、哺乳和护理提供医疗保健服务。

2．医学指导和医学意见　包括：

（1）对患严重疾病或者接触致畸物质，妊娠可能危及孕妇生命安全或者可能严重影响孕妇健康和胎儿正常发育的，医疗机构应当给予医学指导。

（2）医师发现或者怀疑患严重遗传性疾病的育龄夫妻应提出医学意见。育龄夫妻应根据医学意见采取相应措施。

（3）经产前检查，胎儿可能患严重遗传性疾病或者有严重缺陷或者因患严重疾病继续妊娠可能危及孕妇生命安全或者严重损害其健康的，医师应说明情况并提出终止妊娠的医学意见。

3．施行终止妊娠或者结扎手术　应当经本人同意并签署意见。本人无行为能力的应当经其监护人同意并签署意见。

4．医疗保健机构应按规定提供婴儿保健服务　医疗保健机构为产妇提供科学育儿、合理营养和母乳喂养的指导。医疗保健机构对婴儿进行体格检查和预防接种逐步开展新生儿疾病筛查、婴儿多发病和常见病防治等医疗保健服务。

（三）医疗保健机构和母婴保健工作人员的管理

1．各级人民政府应当采取措施加强母婴保健工作，提高医疗保健服务水平，积极防治由环境因素所致严重危害母亲和婴儿健康的地方性高发性疾病，促进母婴保健事业的发展。

2．县级以上地方人民政府卫生行政部门管理本行政区域内的母婴保健工作。

3．省、自治区、直辖市人民政府卫生行政部门指定的医疗保健机构负责本行政区域内的母婴保健监测和技术指导。

4．医疗保健机构按照国务院卫生行政部门的规定负责其职责范围内的母婴保健工作，建立医疗保健工作规范，提高医学技术水平，采取各种措施方便人民群众做好母婴保健服务工作。

5．医疗保健机构依照规定开展婚前医学检查、遗传病诊断、产前诊断以及施行结扎手术和终止妊娠手术的，必须符合国务院卫生行政部门规定的条件和技术标准，并经县级以上地方人民政府卫生行政部门许可。严禁采用技术手段对胎儿进行性别鉴定但医学上确有需要的除外。

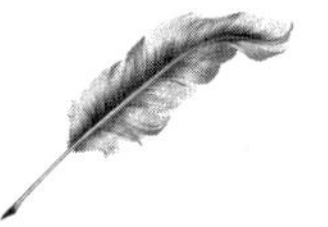

6．从事规定的遗传病诊断、产前诊断的人员必须经过省、自治区、直辖市人民政府卫生行政部门的考核并取得相应的合格证书。

从事规定的婚前医学检查、施行结扎手术和终止妊娠手术的人员以及从事家庭接生的人员，必须经过县级以上地方人民政府卫生行政部门的考核并取得相应的合格证书。

7．从事母婴保健工作的人员应当严格遵守职业道德为当事人保守秘密。

（四）法律责任

1．民事责任 母婴保健机构及其工作人员在提供母婴保健服务的过程中，因诊疗护理过失造成当事人人身损害后果的，应当承担民事赔偿责任。

2．行政责任 医疗保健机构及其工作人员未取得卫生行政部门许可，擅自从事婚前医学检查、遗传病诊断、产前诊断、终止妊娠手术和医学技术鉴定或者出具有关医学证明的，由卫生行政部门给予警告，责令停止违法行为，没收违法所得、罚款等行政处罚。

已取得执业证书的母婴保健工作人员，如果出具虚假医学证明或者违反规定进行胎儿性别鉴定，将受到警告，责令停止违法行为，没收违法所得、罚款、撤销其相应的母婴保健技术执业资格或医师执业证书等行政处罚。

3．刑事责任 未取得执业医师资格的人擅自为他人进行节育手术，将被追究刑事责任。

二、传染病防治法律制度

（一）传染病分类

法定传染病分为甲、乙、丙三类。对乙类传染病中传染性非典型肺炎、炭疽中的肺炭疽和人感染高致病性禽流感采取甲类传染病的预防、控制措施。其他乙类传染病和突发原因不明的传染病需要采取甲类传染病的预防、控制措施的由国务院卫生行政部门及时报经国务院批准后予以公布、实施。

（二）疫情报告

任何单位和个人发现传染病患者或者疑似传染病患者时，应当及时向附近的疾病预防控制机构或者医疗机构报告。有关卫生专业机构及其执行职务的人员发现疫情，按属地管理原则和规定的内容、程序、方式和时限报告，不得隐瞒、谎报或缓报。

（三）疫情控制

1．医疗机构发现甲类传染病时，应当及时对患者、病原携带者予以隔离治疗；对疑似患者确诊前在指定场所单独隔离治疗；对医疗机构内的患者、病原携带者疑似患者的密切接触者，在指定场所进行医学观察和采取其他必要的预防措施。

2．医疗机构发现乙类或者丙类传染病患者，应当根据病情采取必要的治疗和控制传播措施。

（四）医疗救治

县级以上人民政府指定具备相应条件和能力的医疗机构承担传染病救治任务。医疗机构应当对传染病患者或者疑似传染病患者提供医疗救护、现场救援和接诊治疗书写病历记录以及其他有关资料并妥善保管。医疗机构应当实行传染病预检、分诊制度；对传染病患者、疑似传染病患者应当引导至相对隔离的分诊点进行初诊。医疗机构不具备相应救治能力的应当将患者及其病历记录复印件一并转至具备相应救治能力的医疗机构。

（五）法律责任

1．行政责任 医疗机构在传染病防治工作中凡不履行规定的预防、控制和医疗救护职责的，由县级以上人民政府卫生行政部门责令改正通报批评给予警告；造成传染病传播、流行或者其他严重后果的对负有责任的主管人员和其他直接责任人员，依法给予降级、撤职、开除的处分，并可以依法吊销有关责任人员的执业证书；构成犯罪的依法追究刑事责任。

2．刑事责任 违反《中华人民共和国刑法》第三百三十条或第三百三十一条规定的人员构成妨害传染病防治罪或传染病菌种、毒种扩散罪将被追究刑事责任。

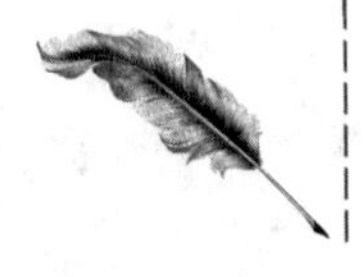

三、血液管理法律制度

（一）无偿献血

1997 年的《中华人民共和国献血法》从法律上明确了我国目前实行的是无偿献血制度。

（二）临床用血的管理

无偿献血的血液必须用于临床不得买卖。血站、医疗机构不得将无偿献血者的血液出售给单采血浆站或者血液制品生产单位。临床用血的包装、储存、运输必须符合国家规定的卫生标准和要求。

（三）法律责任

1．行政责任　医疗机构的医务人员违反献血法规定，将不符合国家规定标准的血液用于患者的责令改正；给患者健康造成损害的对直接负责的主管人员和其他直接责任人员依法给予行政处分。

2．刑事责任　违反《中华人民共和国刑法》第三百三十三条、第三百三十四条规定的人员构成非法组织卖血罪，强迫卖血罪，非法采集、供应血液、制作、供应血液制品罪，采集、供应血液、制作、供应血液制品事故罪，将被追究刑事责任。

四、医疗事故处理的法律制度

（一）医疗事故的概念与构成要件

医疗事故是指医疗机构及其医务人员在医疗活动中违反医疗卫生管理法律、行政法规、部门规章和诊疗护理规范、常规，过失造成患者人身损害的事故。构成医疗事故的主体必须是合法医疗机构中的合法医疗专业技术人员，行为违反医疗卫生管理法律、行政法规、部门规章和诊疗护理规范、常规，对医疗损害的发生具有主观上的过错，过失造成患者人身损害，过失行为与患者损害存在因果关系。

（二）医疗事故的分级

根据对患者人身造成的损害程度，医疗事故分为四级。

一级医疗事故：造成患者死亡、重度残疾的。

二级医疗事故：造成患者中度残疾、器官组织损伤导致严重功能障碍的。

三级医疗事故：造成患者轻度残疾、器官组织损伤导致一般功能障碍的。

四级医疗事故：造成患者明显人身损害的其他后果的。

（三）医疗事故的预防与处置

1．医疗事故的预防

（1）医疗机构及其医务人员在医疗活动中，必须严格遵守医疗卫生管理法律、行政法规、部门规章和诊疗护理规范、常规，恪守医疗服务职业道德。

（2）医疗机构应当设置医疗服务质量监控部门或者配备专（兼）职人员，具体负责监督本医疗机构的医务人员的医疗服务工作，检查医务人员执业情况，接受患者对医疗服务的投诉，向其提供咨询服务。同时，医疗机构应当对其医务人员进行法律法规培训和医德教育工作。

（3）医疗机构应当制定防范、处理医疗事故的预案，预防医疗事故的发生，减轻医疗事故所造成的损害后果。

2．医疗事故的报告制度

（1）医疗机构的内部报告制度：医务人员发现医疗事故、可能引起医疗事故的医疗过失行为或者发生医疗事故争议的，应当立即向所在科室负责人报告，科室负责人应当及时向本医疗机构负责医疗服务质量监控的部门或者专（兼）职人员报告；负责医疗服务质量监控的部门或者专（兼）职人员接到报告后应当立即进行调查、核实将有关情况如实向本医疗机构的负责人报告并

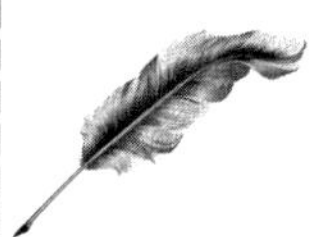

向患者通报、解释。

(2) 医疗机构的外部报告制度：对有可能导致医患矛盾激化，危及医疗机构、医务人员和患者安全、扰乱医疗机构正常工作秩序的重大事件，医疗机构有关人员在做好解释疏导工作、妥善进行处理的同时，还要立即向其所在地的县级卫生行政部门报告，对于可能因医疗纠纷引发恶性事件的，还要及时向当地公安机关报告。

发生下列重大医疗过失行为的，医疗机构应当在12小时内向所在地卫生行政部门报告：①导致患者死亡或者可能为二级以上的医疗事故；②导致3人以上人身损害后果；③国务院卫生行政部门和省、自治区、直辖市人民政府卫生行政部门规定的其他情形。

（四）医疗事故技术鉴定

1．医疗事故技术鉴定概念　医疗事故技术鉴定是指由医学会组织有关临床医学专家和（或）法医学专家组成的专家组，运用医学、法医学等科学知识和技术，对涉及医疗事故行政处理的有关专门性问题进行检验、鉴别和判断并提供鉴定结论的活动。

2．医疗事故技术鉴定的启动　卫生行政部门接到医疗机构关于重大医疗过失行为的报告或者医疗事故争议当事人要求处理医疗事故争议的申请后，对需要进行医疗事故技术鉴定的，交由负责医疗事故技术鉴定工作的医学会组织鉴定。负责组织医疗事故技术鉴定工作的医学会，应当自受理医疗事故技术鉴定之日起5日内通知医疗事故争议双方当事人提交进行医疗事故技术鉴定所需的材料。

医患双方协商解决医疗事故争议，需要进行医疗事故技术鉴定的，由双方当事人共同委托负责医疗事故技术鉴定工作的医学会组织鉴定。

（五）与医疗事故相关的证据及证据规则

1．可疑物品的封存与检验　在疑似输液、输血、注射、药物等引起不良后果的医疗纠纷过程中，医患双方应当共同对现场实物进行封存和启封。对于需要检验的，由双方共同商定或由卫生行政部门指定检验机构进行检验。疑似输血引起不良后果，需要对血液进行封存保留的医疗机构应当通知提供该血液的采供血机构派员到场。

2．尸体解剖检查　患者死亡，医患双方当事人不能确定死因或者对死因有异议的，应当在患者死亡后48小时内进行尸检；具备尸体冻存条件的可以延长至7日。尸检应当经死者近亲属同意并签字。医疗事故争议双方当事人可以请法医病理学人员参加尸检，也可以委派代表观察尸检过程。拒绝或者拖延尸检超过规定时间，影响对死因判定的，由拒绝或者拖延的一方承担责任。

（六）法律责任

1．民事责任　医疗事故的民事责任主要表现为经济赔偿。应当考虑下列因素确定具体赔偿数额：①医疗事故等级；②医疗过失行为在医疗事故损害后果中的责任程度；③医疗事故损害后果与患者原有疾病状况之间的关系。

2．行政责任　行政处理分为对医疗机构的处理和对医务人员的处理。对于发生医疗事故的医疗机构，可以根据医疗事故的等级和情节，给予警告、罚款、限期停业整顿，直至吊销执业许可证。对发生医疗事故的医务人员可以做出责令暂停执业、吊销执业证书等行政处罚。

3．刑事责任　《中华人民共和国刑法》第三百三十五条规定医务人员由于严重不负责任造成就诊人死亡或者严重损害就诊人身体健康的处三年以下有期徒刑或者拘役。

五、《中华人民共和国侵权责任法》中的“医疗损害责任”

“医疗损害责任”作为《中华人民共和国侵权责任法》的重要组成部分，为医疗纠纷的民事处理提供了法律依据，是各级医疗机构避免职业风险、保障患者安全、防范和排解医疗纠纷、维护患者和医护人员合法权益、正确实施医疗事故技术鉴定的法律条文。归纳几条如下：

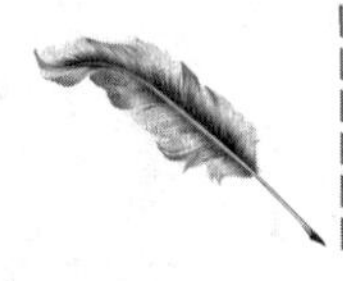

1．体现了在民事法律关系中主体地位平等的特征，既要保护患者的合法权益，同时又要保护医疗机构及其医务人员的合法权益。

2．明确了医疗损害侵权责任的基本归责原则。患者在诊疗活动中受到损害，医疗机构及其医务人员有过错的，由医疗机构承担赔偿责任。

3．规定了患者的知情同意权。医务人员未尽到向患者说明病情的义务造成患者损害的，医疗机构应当承担赔偿责任。

4．规定了医务人员应尽的诊疗义务。医务人员在诊疗活动中未尽到与当时的医疗水平相应的诊疗义务造成患者损害的，医疗机构应当承担赔偿责任。

5．明确了过错推定的情形。患者有损害因下列情形之一的，推定医疗机构有过错：

（1）违反法律、行政法规、规章以及其他有关诊疗规范的规定。

（2）隐匿或者拒绝提供与纠纷有关的病历资料。

（3）伪造、篡改或者销毁病历资料。

6．规定了医疗机构使用缺陷产品所应承担的连带责任。

7．加强了对医疗机构及其医务人员的保护。《中华人民共和国侵权责任法》的第六十条明确规定了医疗机构免责的法定条件；第六十四条进一步规定了对医疗机构和医务人员权益的保护。

8．明确了医疗机构在紧急情况下的医疗处置权和应尽的义务。《中华人民共和国侵权责任法》第五十六条明确了在紧急情况下医方有单方行医权，有不得拒绝抢救的义务。这样的规定，法律既授权了医疗机构在紧急情况下的医疗处置权，但同时也必然承担不作为的法律后果。

9．其他 《中华人民共和国侵权责任法》第六十一条规定医疗机构及其医务人员应当按照规定填写并妥善保管住院志、医嘱单、检验报告、手术及麻醉记录、病理资料、护理记录、医疗费用等病历资料。患者要求查阅、复制前款规定的病历资料的医疗机构应当提供。第六十二条明确了医疗机构及其医务人员应当对患者的隐私保密。泄露患者隐私或者未经患者同意公开其病历资料造成患者损害的应当承担侵权责任。第六十三条明确了医疗机构及其医务人员不得违反诊疗规范实施不必要的检查。

（古 旗）

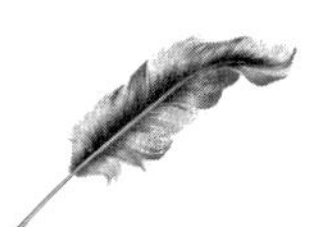

第十七章　医务人员的职业素质

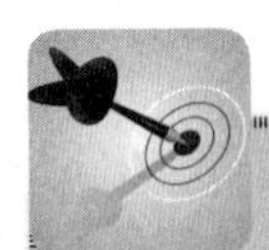

学习目标

1. 掌握医德医风规范。
2. 熟悉医患沟通技巧及人文关怀的基本内容。
3. 通过学习医患沟通技巧及人文关怀的基本内容，具备医患沟通能力，在医疗实践中具备良好的医德医风。

现代医学模式的转变，医疗改革的不断深入，人民医疗保健需求的日益增加以及社会各方面的快速发展与进步，要求当代医务人员不仅要有丰富的医学知识，更要有良好的职业素质和终生学习的能力。只有重视医学生职业素质教育，才能提高其未来一生的职业素质，促使其更好地履行社会赋予的救死扶伤的责任。下面就三个方面的素质提出要求。

一、医德医风

医德是医务工作者在医疗实践活动中所应遵循的道德规范，它随着医学的出现而产生。中国最早的医书《黄帝内经》中就有《疏五过》《征四失》等论述医德的专著。唐代名医孙思邈在他的巨著《千金要方》中有一章专门写医德，系统地提出了医生的道德准则。医德医风是指执业医师应具有的医学道德和风尚，它属于医学职业道德的范畴。医学作为一种特殊职业，面对的是有思想、有感情的人类。执业医师担负着维护和促进人类健康的使命，关系到人的健康利益和生命，而人的健康和生命又是世界万物中最宝贵的。因此，执业医师在执业活动中不仅在医疗技术上要逐渐达到精良，还需要有亲切的语言、和蔼的态度、高度的责任感和高尚医学道情操，只有这样才能使自己成为德才兼备的医学人才，担负起“救死扶伤，治病救人”的光荣使命，成为一个受人民群众爱戴的医师。

医学职业道德是从事医学职业的人们在医疗卫生保健工作中应遵循的行为原则和规范的总和。因此，执业医师要达到医德医风的优良，必须接受医学道德教育和进行自我道德修养，并且要求做到：

（一）提高对医学道德基本原则的认识和理解

执业医师要提高对医学道德的基本原则，即不伤害原则、有利原则、尊重原则和公正原则的认识和理解，并用这些基本原则指导自己的执业活动。同时，要提高对医疗卫生保健实践中伦理问题的敏感性及运用上述基本原则分析和解决伦理问题，把医疗技术和医学伦理统一起来。

（二）认真履行国家卫健委制定的医务人员医德医风规范

1．救死扶伤，实行社会主义的人道主义，时刻为患者着想，千方百计为患者解除病痛。

2．尊重患者的人格和权利，对待患者不分民族、性别、职业、地位、财产状况，都应一视同仁。

3．文明礼貌服务，举止端庄，语言文明，态度和蔼，同情、关心和体贴患者。

4．廉洁奉公，自觉遵纪守法，不以医谋私。

5．为患者保守医密，实行保护性医疗，不泄露患者隐私与秘密。

6．互学互尊，团结协作，正确处理同行同事间的关系。

7．严谨求实，奋发进取，钻研医术，精益求精。不断更新知识、提高技术水平。

（三）培养良好的医学道德信念和行为习惯

在执业活动中，要不断提高履行上述医学道德基本原则和规范的自觉性和责任感，逐渐形成良好的医学道德信念和养成良好的医学道德行为、习惯和风尚。

（四）增强医学道德敏感性，促进学科发展

随着生物医学的进步，医学高科技术迅速发展，过去医学未曾涉及的领域而今成了医务人员活动的舞台，现在人们可以操纵基因、精子、卵子、受精卵、胚胎、人脑、人体和控制人的行为等。这种增大了的力量可以被正确使用，也可以被滥用，对此应如何控制？而且这种力量的影响可能涉及这一代、下一代以及后几代人，而这一代人的利益和子孙后代的利益发生冲突怎么办？医学领域出现了不少医学道德难题，这些难题不解决，就会影响医学的进一步发展或向健康方向发展。因此，执业医师应结合自己的专业，增强对本专业中出现的医学道德难题敏感性，进而去分析和研究解决的办法，以保障或促进医学科学的发展。

二、医患沟通能力

临床医学教育之父奥斯勒曾说过：医学是不确定的科学，也是概率的艺术。正因为这种不确定性，临床工作想做到万无一失是不大可能的。良好的医患关系缘于沟通，和谐的医疗环境缘于交流，沟通和交流是医患关系的润滑剂。执业医师在执业活动中，要与其他医务人员、医院管理人员、医院后勤人员，特别是与患者及患者家属进行沟通，在此重点讲述医患间的沟通。良好的医患沟通，需要从技术与心理两个方面入手。

（一）技术沟通

技术沟通的目标是完成医生与患者及其家属的信息交换，应注意四个方面：

1．沟通的对象　很多时候，医生面对的不只是患者，还有患者家属、一个家庭。有时还要面对患者的朋友、同事、领导。因此，需要选择重点沟通对象。很多时候，可以和患者本人沟通；如果患者病情危重，或者病情不允许和患者本人沟通，那就需要和家属沟通。

2．沟通的最佳时间　患者入院后即抢救，那就需要在抢救的同时立即沟通；病情较重的患者应在紧急处理后沟通；病情较轻的患者则可以找一个双方都方便的时间来沟通。第一次沟通非常重要，投入的时间与精力应该是最多的，为以后的沟通打下良好的基础。如果第一次沟通不成功，无论以后的沟通多么努力也很难挽回。但第一次沟通只是开始，一次沟通也不可能说清楚所有问题，住院期间需要间断而持续地沟通。

3．沟通的内容　正式沟通之前，首先需要一个正式和简短的自我介绍，这样可以让患者及家属感受到医生的专业性与规范性；其次，需要充分了解患者的家庭背景，尤其是家庭成员、谁在这个家庭占主导地位、经济状况等尤为重要。了解这些有助于医生有方向、有重点的交代。

接下来就进入正式沟通阶段。医患沟通应从患者及家属最想知道的开始。患者或家属最想知道的是诊断。最让患者和家属担心的是不知道得了什么病，因此，在患者及家属心目中，诊断最重要。对于诊断明确的疾病，要毫不迟疑地告知患者或家属。诊断不明确的疾病也应该尽量说的明确一些。持续的沟通会让患者及家属感受到医生的关心与负责。

诊断之后应该是治疗计划的沟通。这个治疗计划要包括急性期、康复期以及最重要的预防。接下来应该是进一步的检查安排，尤其是对那些诊断不清楚的患者。很多患者或家属认为，住院了意味着可以进行全面的检查了，这样可以明确诊断，因此，检查在患者及家属的心目中很重要。

费用也应该是医生交代的问题之一，尤其家境不太好的患者，交了几千元的住院押金就会想当然地认为足够这次住院的费用，作为患者的主治医生，有必要告知大概的花费并帮他们做好规划。

4．怎样使沟通达到最佳效果　医患沟通最重要的首先应该是倾听。倾听可以充分了解对方的想法，体会他们的感受，在这个基础上才能有针对性的沟通。其次，清晰的思路同样重要。沟通之前要对本次沟通的内容、重点、沟通内容的次序想好。自己心中想清楚了才能讲清楚，对方才能听清楚。如果事先没有任何计划，想到哪说到哪，会给人以杂乱无章、毫无头绪之感，自己也会觉得沮丧。再者，还要注意沟通用词的选择。不要用医学术语，最好用患者或家属的词汇来表达。医患沟通当中要学会恰当地使用形体语言，例如眼神、声音、语调及肢体语言。眼睛是心灵的窗口，是最需要注意的。医生的眼神应该是正视对方，要让对方从医生的眼神中读到沉稳与坚定，如果能带上一点关切那就更好了。声音要洪亮、清晰，语调一定要有变化，该强调的地方语调一定要重，要让对方感受到要说的重点是什么。

（二）心理沟通

要想完成高水平的沟通，必须经历心理沟通的阶段，这方面需要有良好的心态。所谓心态，指的是热忱、设身处地与无微不至的关怀。心态好，会由内而外指导你的沟通，达到直达对方内心的效果。应认真体会如何用心沟通，目的是建立良好的医患关系。行医对某些人来说，或许是烦恼、操心，是一辈子的困扰；对有些人，则是每日的喜悦，是可以造福人类的快乐人生。对医生这个职业的不同理解，会产生不同的医患关系，如一般工作关系、服务关系及敌对关系等。实际上，治疗同盟或合作伙伴更适合医患关系。医生和患者及家属是平等、友好的关系，并且具有共同的目标。

沟通无所不在，医患沟通只是其中的一部分。我们还要面对家人、朋友、同事以及任何可能与我们接触的人，我们还要进行多种多样的沟通。如果上班时我们戴着面具，医患沟通相当成功，身处其他情境时就摘了面具，换成了另外一种沟通模式，那就很难在医患沟通中丢掉刻意的影子。优秀的沟通模式应该是统一的，无论是在工作还是在生活中。只有这样，才能达到沟通的“从心所欲不逾矩”。需要在生活中随时随地去实践所获得的成功的医患沟通模式，完成工作与生活中沟通的整合与统一。当完成这种融会贯通以后，我们任何时候的沟通包括医患沟通，都将是发自内心的、自然的过程。

三、人文关怀

医学是一门充满了人文精神的科学，除了具有科学技术的一般属性以外，还在于医学是一门直接面对人的科学，既以人为研究客体，又直接服务于人。因此，医学比其他任何科学都更强调人文关怀。

西方医学之父希波克拉底认为：“医术是一切技术中最美和最高尚的”。严谨的科学态度、精湛的医学技术和温暖的人文关怀，从来就是医疗服务中不可或缺的组成部分。目前，人文精神的缺失已成为制约医疗卫生事业健康可持续发展的障碍，医务人员的人文素养直接影响群众就医体验和改革“获得感”。坦率地讲，一些医患沟通上的问题甚至医患矛盾的发生，与有的医务人员人文素养不足有直接关系。因此，加强医学人文建设，弘扬医学人文精神，已成为保证医疗卫生事业健康发展、推进健康中国建设的一项重要工作。

执业医师要对患者实施人文关怀，应该做到：

1．要具备一定的医学人文素质，在此基础上逐渐培养医学人文精神的理念和开展医学人文精神的实践，即医学人文关怀的实践。为此，执业医师要学习和丰富自己的医学人文知识，如医学与哲学、医学伦理学、医学心理学、医学社会学、医学史、医学美学及卫生法学等医学与人文科学相互交融、结合与统一的学科，以提高其医学人文素质。

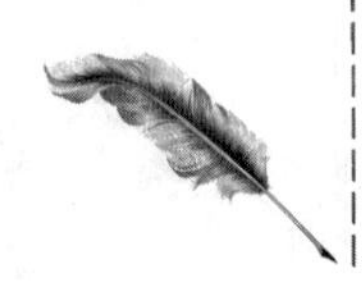

2．树立医学人文精神的理念，即对患者健康和生命权利的敬畏，关爱患者的生命价值，尊重患者的人格和尊严，维护患者的自主性。

3．要进行医学人文精神的实践，即医学人文关怀的实践，具体表现在：

（1）要改变单纯的生物医学模式，树立生物 - 心理 - 社会的整体医学模式，即在医疗卫生保健活动中，既要重视患者的躯体疾病，又要了解和关注患者的心理状态和社会环境，以整体的观点对待疾病和患者，防止局部的、片面的观点。

（2）在医疗卫生保健服务活动中，要以患者为中心，时刻把患者的健康和生命利益放在首位，当患者的利益需要服从社会利益时，也要使患者利益的损失减低到最小限度。

（3）提供热忱、负责地最优化服务，即执业医师要改变患者“求医”的观念，要对患者开展热忱、负责地服务；同时，在医疗卫生保健服务中，对患者采取的措施是在当时的医学科发展水平和客观条件下痛苦最小、耗费最少、效果最好和安全度最高的方案。

（古　旗）

第十八章　医疗质量安全核心制度

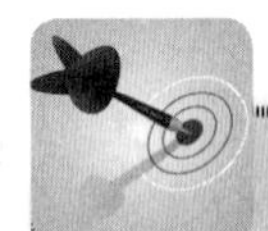

学习目标

1．掌握 18 项医疗质量安全核心制度的定义。
2．熟悉 18 项医疗质量安全核心制度的基本要求。

医疗质量直接关系到人民群众的健康权益和对医疗服务的切身感受。持续改进质量，保障医疗安全，是卫生事业改革和发展的重要内容和基础，对当前构建分级诊疗体系等改革措施的落实和医改目标的实现具有重要意义。

为进一步规范医疗服务行为，更好地维护人民群众健康权益，保障医疗质量和医疗安全，国家卫健委组织制定了《医疗质量管理办法》，并于 2016 年 7 月 26 日经国家卫生计生委委主任会议讨论通过颁布，自 2016 年 11 月 1 日起施行，《办法》共分 8 章 48 条。在高度凝练总结我国改革开放以来医疗质量管理工作经验的基础上，充分借鉴国际先进做法，重点进行了以下制度设计：建立国家医疗质量管理相关制度，总结提炼了 18 项医疗质量安全核心制度，要求医疗机构及其医务人员在临床诊疗工作中严格执行；明确医疗质量管理的责任主体、组织形式、工作机制和重点环节；强化监督管理和法律责任。

医疗质量安全核心制度是指医疗机构及其医务人员在诊疗活动中应当严格遵守的相关制度，其要点是医疗机构实施医疗质量安全核心制度的基本要求。主要包括：首诊负责制度、三级查房制度、会诊制度、分级护理制度、值班和交接班制度、疑难病例讨论制度、急危重患者抢救制度、术前讨论制度、死亡病例讨论制度、查对制度、手术安全核查制度、手术分级管理制度、新技术和新项目准入制度、危急值报告制度、病历管理制度、抗菌药物分级管理制度、临床用血审核制度及信息安全管理制度等。

2018 年 4 月 18 日，为进一步贯彻落实《医疗质量管理办法》，指导医疗机构加强医疗质量安全核心制度建设，保障医疗质量与医疗安全，国家卫生健康委员会制定了《医疗质量安全核心制度要点》，具体如下：

一、首诊负责制度

（一）定义

首诊负责制度指患者的首位接诊医师（首诊医师）在一次就诊过程结束前或由其他医师接诊前，负责该患者全程诊疗管理的制度。医疗机构和科室的首诊责任参照医师首诊责任执行。

（二）基本要求

1．明确患者在诊疗过程中不同阶段的责任主体。
2．保障患者诊疗过程中诊疗服务的连续性。
3．首诊医师应当作好医疗记录，保障医疗行为可追溯。

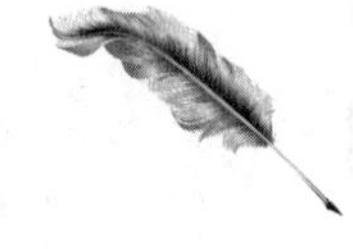

4．非本医疗机构诊疗科目范围内疾病，应告知患者或其法定代理人，并建议患者前往相应医疗机构就诊。

二、三级查房制度

（一）定义

三级查房制度指患者住院期间，由不同级别的医师以查房的形式实施患者评估、制订与调整诊疗方案、观察诊疗效果等医疗活动的制度。

（二）基本要求

1．医疗机构实行科主任领导下的三个不同级别的医师查房制度。三个不同级别的医师可以包括但不限于主任医师或副主任医师 - 主治医师 - 住院医师。

2．遵循下级医师服从上级医师，所有医师服从科主任的工作原则。

3．医疗机构应当明确各级医师的医疗决策和实施权限。

4．医疗机构应当严格明确查房周期。工作日每天至少查房 2 次，非工作日每天至少查房 1 次，三级医师中最高级别的医师每周至少查房 2 次，中间级别的医师每周至少查房 3 次。术者必须亲自在术前和术后 24 小时内查房。

5．医疗机构应当明确医师查房行为规范，尊重患者、注意仪表、保护隐私、加强沟通、规范流程。

6．开展护理、药师查房的可参照上述规定执行。

三、会诊制度

（一）定义

会诊是指出于诊疗需要，由本科室以外或本机构以外的医务人员协助提出诊疗意见或提供诊疗服务的活动。规范会诊行为的制度称为会诊制度。

（二）基本要求

1．按会诊范围，会诊分为机构内会诊和机构外会诊。机构内多学科会诊应当由医疗管理部门组织。

2．按病情紧急程度，会诊分为急会诊和普通会诊。机构内急会诊应当在会诊请求发出后 10 分钟内到位，普通会诊应当在会诊发出后 24 小时内完成。

3．医疗机构应当统一会诊单格式及填写规范，明确各类会诊的具体流程。

4．原则上，会诊请求人员应当陪同完成会诊，会诊情况应当在会诊单中记录。会诊意见的处置情况应当在病程中记录。

5．前往或邀请机构外会诊，应当严格遵照国家有关规定执行。

四、分级护理制度

（一）定义

分级护理制度指医护人员根据住院患者病情和（或）自理能力对患者进行分级别护理的制度。

（二）基本要求

1．医疗机构应当按照国家分级护理管理相关指导原则和护理服务工作标准，制订本机构分级护理制度。

2．原则上，护理级别分为特级护理、一级护理、二级护理、三级护理 4 个级别。

3．医护人员应当根据患者病情和（或）自理能力变化动态调整护理级别。

4．患者护理级别应当明确标识。

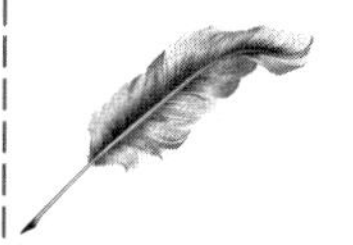

五、值班和交接班制度

（一）定义

值班和交接班制度指医疗机构及其医务人员通过值班和交接班机制保障患者诊疗过程连续性的制度。

（二）基本要求

1．医疗机构应当建立全院性医疗值班体系，包括临床、医技、护理部门以及提供诊疗支持的后勤部门，明确值班岗位职责并保证常态运行。

2．医疗机构实行医院总值班制度，有条件的医院可以在医院总值班外，单独设置医疗总值班和护理总值班。总值班人员需接受相应的培训并经考核合格。

3．医疗机构及科室应当明确各值班岗位职责、值班人员资质和人数。值班表应当在全院公开，值班表应当涵盖与患者诊疗相关的所有岗位和时间。

4．当值医务人员中必须有本机构执业的医务人员，非本机构执业医务人员不得单独值班。当值人员不得擅自离岗，休息时应当在指定的地点休息。

5．各级值班人员应当确保通讯畅通。

6．四级手术患者手术当日和急危重患者必须床旁交班。

7．值班期间所有的诊疗活动必须及时记入病历。

8．交接班内容应当专册记录，并由交班人员和接班人员共同签字确认。

六、疑难病例讨论制度

（一）定义

疑难病例讨论制度指为尽早明确诊断或完善诊疗方案，对诊断或治疗存在疑难问题的病例进行讨论的制度。

（二）基本要求

1．医疗机构及临床科室应当明确疑难病例的范围，包括但不限于出现以下情形的患者：没有明确诊断或诊疗方案难以确定、疾病在应有明确疗效的周期内未能达到预期疗效、非计划再次住院和非计划再次手术、出现可能危及生命或造成器官功能严重损害的并发症等。

2．疑难病例均应由科室或医疗管理部门组织开展讨论。讨论原则上应由科主任主持，全科人员参加。必要时邀请相关科室人员或机构外人员参加。

3．医疗机构应统一疑难病例讨论记录的格式和模板。讨论内容应专册记录，主持人需审核并签字。讨论的结论应当记入病历。

4．参加疑难病例讨论成员中应当至少有 2 人具有主治及以上专业技术职务任职资格。

七、急危重患者抢救制度

（一）定义

急危重患者抢救制度指为控制病情、挽救生命，对急危重患者进行抢救并对抢救流程进行规范的制度。

（二）基本要求

1．医疗机构及临床科室应当明确急危重患者的范围，包括但不限于出现以下情形的患者：病情危重，不立即处置可能存在危及生命或出现重要脏器功能严重损害；生命体征不稳定并有恶化倾向等。

2．医疗机构应当建立抢救资源配置与紧急调配的机制，确保各单元抢救设备和药品可用。建立绿色通道机制，确保急危重患者优先救治。医疗机构应当为非本机构诊疗范围内的急危重患者的转诊提供必要的帮助。

3．临床科室急危重患者的抢救，由现场级别和年资最高的医师主持。紧急情况下医务人员参与或主持急危重患者的抢救，不受其执业范围限制。

4．抢救完成后 6 小时内应当将抢救记录记入病历，记录时间应具体到分钟，主持抢救的人员应当审核并签字。

八、术前讨论制度

（一）定义

术前讨论制度指以降低手术风险、保障手术安全为目的，在患者手术实施前，医师必须对拟实施手术的手术指征、手术方式、预期效果、手术风险和处置预案等进行讨论的制度。

（二）基本要求

1．除以紧急抢救生命为目的的急诊手术外，所有住院患者手术必须实施术前讨论，术者必须参加。

2．术前讨论的范围包括手术组讨论、医师团队讨论、病区内讨论和全科讨论。临床科室应当明确本科室开展的各级手术术前讨论的范围并经医疗管理部门审定。全科讨论应当由科主任或其授权的副主任主持，必要时邀请医疗管理部门和相关科室参加。患者手术涉及多学科或存在可能影响手术的合并症的，应当邀请相关科室参与讨论，或事先完成相关学科的会诊。

3．术前讨论完成后，方可开具手术医嘱，签署手术知情同意书。

4．术前讨论的结论应当记入病历。

九、死亡病例讨论制度

（一）定义

死亡病例讨论制度指为全面梳理诊疗过程、总结和积累诊疗经验、不断提升诊疗服务水平，对医疗机构内死亡病例的死亡原因、死亡诊断、诊疗过程等进行讨论的制度。

（二）基本要求

1．死亡病例讨论原则上应当在患者死亡 1 周内完成。尸检病例在尸检报告出具后 1 周内必须再次讨论。

2．死亡病例讨论应当在全科范围内进行，由科主任主持，必要时邀请医疗管理部门和相关科室参加。

3．死亡病例讨论情况应当按照本机构统一制订的模板进行专册记录，由主持人审核并签字。死亡病例讨论结果应当记入病历。

4．医疗机构应当及时对全部死亡病例进行汇总分析，并提出持续改进意见。

十、查对制度

（一）定义

查对制度指为防止医疗差错，保障医疗安全，医务人员对医疗行为和医疗器械、设施、药品等进行复核查对的制度。

（二）基本要求

1．医疗机构的查对制度应当涵盖患者身份识别、临床诊疗行为、设备设施运行和医疗环境安全等相关方面。

2．每项医疗行为都必须查对患者身份。应当至少使用两种身份查对方式，严禁将床号作为身份查对的标识。为无名患者进行诊疗活动时，须双人核对。用电子设备辨别患者身份时，仍需口语化查对。

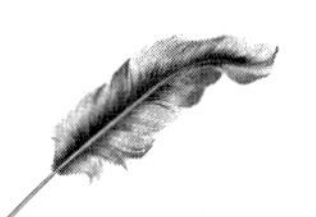

3．医疗器械、设施、药品、标本等查对要求按照国家有关规定和标准执行。

十一、手术安全核查制度

（一）定义

手术安全核查制度指在麻醉实施前、手术开始前和患者离开手术室前，对患者身份、手术部位、手术方式等进行多方参与的核查，以保障患者安全的制度。

（二）基本要求

1．医疗机构应当建立手术安全核查制度和标准化流程。

2．手术安全核查过程和内容按国家有关规定执行。

3．手术安全核查表应当纳入病历。

十二、手术分级管理制度

（一）定义

手术分级管理制度指为保障患者安全，按照手术风险程度、复杂程度、难易程度和资源消耗不同，对手术进行分级管理的制度。

（二）基本要求

1．按照手术风险性和难易程度不同，手术分为四级。具体要求按照国家有关规定执行。

2．医疗机构应当建立手术分级管理工作制度和手术分级管理目录。

3．医疗机构应当建立手术分级授权管理机制，建立手术医师技术档案。

4．医疗机构应当对手术医师能力进行定期评估，根据评估结果对手术权限进行动态调整。

十三、新技术和新项目准入制度

（一）定义

新技术和新项目准入制度指为保障患者安全，对于本医疗机构首次开展临床应用的医疗技术或诊疗方法实施论证、审核、质控、评估全流程规范管理的制度。

（二）基本要求

1．医疗机构拟开展的新技术和新项目应当为安全、有效、经济、适宜、能够进行临床应用的技术和项目。

2．医疗机构应当明确本机构医疗技术和诊疗项目临床应用清单并定期更新。

3．医疗机构应当建立新技术和新项目审批流程，所有新技术和新项目必须经过本机构相关技术管理委员会和医学伦理委员会审核同意后，方可开展临床应用。

4．新技术和新项目临床应用前，要充分论证可能存在的安全隐患或技术风险，并制订相应预案。

5．医疗机构应当明确开展新技术和新项目临床应用的专业人员范围，并加强新技术和新项目质量控制工作。

6．医疗机构应当建立新技术和新项目临床应用动态评估制度，对新技术和新项目实施全程追踪管理和动态评估。

7．医疗机构开展临床研究的新技术和新项目按照国家有关规定执行。

十四、危急值报告制度

（一）定义

危急值报告制度指对提示患者处于生命危急状态的检查、检验结果建立复核、报告、记录等管理机制，以保障患者安全的制度。

（二）基本要求

1．医疗机构应当分别建立住院和门急诊患者危急值报告具体管理流程和记录规范，确保危急值信息准确，传递及时，信息传递各环节无缝衔接且可追溯。

2．医疗机构应当制订可能危及患者生命的各项检查、检验结果危急值清单并定期调整。

3．出现危急值时，出具检查、检验结果报告的部门报出前，应当双人核对并签字确认，夜间或紧急情况下可单人双次核对。对于需要立即重复检查、检验的项目，应当及时复检并核对。

4．外送的检验标本或检查项目存在危急值项目的，医院应当和相关机构协商危急值的通知方式，并建立可追溯的危急值报告流程，确保临床科室或患方能够及时接收危急值。

5．临床科室任何接收到危急值信息的人员应当准确记录、复读、确认危急值结果，并立即通知相关医师。

6．医疗机构应当统一制订临床危急值信息登记专册和模板，确保危急值信息报告全流程的人员、时间、内容等关键要素可追溯。

十五、病历管理制度

（一）定义

病历管理制度指为准确反映医疗活动全过程，实现医疗服务行为可追溯，维护医患双方合法权益，保障医疗质量和医疗安全，对医疗文书的书写、质控、保存、使用等环节进行管理的制度。

（二）基本要求

1．医疗机构应当建立住院及门急诊病历管理和质量控制制度，严格落实国家病历书写、管理和应用相关规定，建立病历质量检查、评估与反馈机制。

2．医疗机构病历书写应当做到客观、真实、准确、及时、完整、规范，并明确病历书写的格式、内容和时限。

3．实施电子病历的医疗机构，应当建立电子病历的建立、记录、修改、使用、存储、传输、质控、安全等级保护等管理制度。

4．医疗机构应当保障病历资料安全，病历内容记录与修改信息可追溯。

5．鼓励推行病历无纸化。

十六、抗菌药物分级管理制度

（一）定义

抗菌药物分级管理制度指根据抗菌药物的安全性、疗效、细菌耐药性和价格等因素，对抗菌药物临床应用进行分级管理的制度。

（二）基本要求

1．根据抗菌药物的安全性、疗效、细菌耐药性和价格等因素，抗菌药物分为非限制使用级、限制使用级与特殊使用级三级。

2．医疗机构应当严格按照有关规定建立本机构抗菌药物分级管理目录和医师抗菌药物处方权限，并定期调整。

3．医疗机构应当建立全院特殊使用级抗菌药物会诊专家库，按照规定规范特殊使用级抗菌药物使用流程。

4．医疗机构应当按照抗菌药物分级管理原则，建立抗菌药物遴选、采购、处方、调剂、临床应用和药物评价的管理制度和具体操作流程。

十七、临床用血审核制度

（一）定义

临床用血审核制度指在临床用血全过程中，对与临床用血相关的各项程序和环节进行审核和评估，以保障患者临床用血安全的制度。

（二）基本要求

1．医疗机构应当严格落实国家关于医疗机构临床用血的有关规定，设立临床用血管理委员会或工作组，制订本机构血液预订、接收、入库、储存、出库、库存预警、临床合理用血等管理制度，完善临床用血申请、审核、监测、分析、评估、改进等管理制度、机制和具体流程。

2．临床用血审核包括但不限于用血申请、输血治疗知情同意、适应证判断、配血、取血发血、临床输血、输血中观察和输血后管理等环节，并全程记录，保障信息可追溯，健全临床合理用血评估与结果应用制度、输血不良反应监测和处置流程。

3．医疗机构应当完善急救用血管理制度和流程，保障急救治疗需要。

十八、信息安全管理制度

（一）定义

信息安全管理制度指医疗机构按照信息安全管理相关法律法规和技术标准要求，对医疗机构患者诊疗信息的收集、存储、使用、传输、处理、发布等进行全流程系统性保障的制度。

（二）基本要求

1．医疗机构应当依法依规建立覆盖患者诊疗信息管理全流程的制度和技术保障体系，完善组织架构，明确管理部门，落实信息安全等级保护等有关要求。

2．医疗机构主要负责人是医疗机构患者诊疗信息安全管理第一责任人。

3．医疗机构应当建立患者诊疗信息安全风险评估和应急工作机制，制订应急预案。

4．医疗机构应当确保实现本机构患者诊疗信息管理全流程的安全性、真实性、连续性、完整性、稳定性、时效性、溯源性。

5．医疗机构应当建立患者诊疗信息保护制度，使用患者诊疗信息应当遵循合法、依规、正当、必要的原则，不得出售或擅自向他人或其他机构提供患者诊疗信息。

6．医疗机构应当建立员工授权管理制度，明确员工的患者诊疗信息使用权限和相关责任。医疗机构应当为员工使用患者诊疗信息提供便利和安全保障，因个人授权信息保管不当造成的不良后果由被授权人承担。

7．医疗机构应当不断提升患者诊疗信息安全防护水平，防止信息泄露、毁损、丢失。定期开展患者诊疗信息安全自查工作，建立患者诊疗信息系统安全事故责任管理、追溯机制。在发生或者可能发生患者诊疗信息泄露、毁损、丢失的情况时，应当立即采取补救措施，按照规定向有关部门报告。

（古　旗）

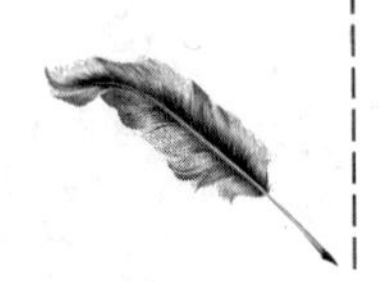

第十九章　医疗纠纷的防范

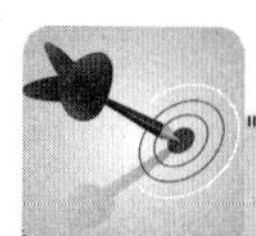

学习目标

1. 掌握医疗纠纷的防范措施。
2. 熟悉医疗纠纷产生的原因。

医疗纠纷是指医患双方对医疗后果及其原因产生分歧而向医疗机构、卫生行政部门或司法机关提请处理所引起的纠纷。随着人们法律意识的不断提高，医疗纠纷发生率呈上升趋势。

一、医疗纠纷产生的原因

（一）医方原因

1. 由于差错事故引发医疗纠纷　由于医方技术原因或因粗心大意，不负责任，不遵守诊疗常规，确有差错事故发生，但医患双方对差错事故的处罚力度、赔偿额度不能达成共识，患方提出的要求医方不能满足，导致纠纷的发生。

2. 服务意识不强引发医疗纠纷　医疗纠纷中最常见的一种类型就是患者及其家属对医务人员的服务态度不满意。主要表现在服务态度生硬、冷漠，不主动与患者沟通，语言及行为也没有把患者放在平等的位置上，对患者缺乏应有的尊重；工作作风散漫，岗位意识不强，甚至因随意脱岗延误患者诊疗；“以患者为中心”的服务理念更多地停留在口头上，服务意识不强，医务人员的形象受到损害，医患关系日趋紧张，一旦对诊疗结果认识不一致就发生纠纷。

3. 盲目开展新技术、新项目　一些医院为了一味追求医院技术水平的“档次”，而不顾医院的现实技术条件、设备条件、整体技术水平的高低，盲目开展新技术，对参加新技术的人员的资质条件、技术准入、设备条件、患者的选择、技术开展前后的预案等因素不认真进行讨论，最后因技术受限、设备不配套、抢救设施不具备导致诊疗结果不满意而出现纠纷。

4. 治疗缺陷引发的医疗纠纷　在医疗过程中由于医护人员技术不熟练，以及主观和客观上的原因，在医疗操作过程中存在着某些缺陷，被患者或家属得知后很难理解，如儿科给患儿输液注射时不能一针见血，家属迁怒于护士的技术不佳；有的是在治疗过程中存在缺陷，如妇产科患者未及时将患者的阴部遮掩、输液产生回血等均可引发医疗纠纷。

（二）患方原因

不是所有的医疗纠纷都起因于医方的因素。但几乎可以说，所有的医疗纠纷都缘于患方的不满意。患方为什么不满意，分析其原因主要有以下几点：

1. 患方对医院期望值过高　无法理解医疗行业的高风险性、复杂性和治疗结果的不可预知性，认为只要进了医院就一定能治好病，要求“医到病除”，立竿见影，而当疗效不佳则常常责怪医生，对医生的解释不理解或不愿理解，认为是医生不努力造成的。

2. 对医疗服务的特殊性缺乏认识　医疗服务是一项科技含量高、业务风险大的特殊服务，

患者到医院就诊希望得到良好的医治，但现代医学水平尚未达到人们预期的目标，目前医学领域还有许多未知的、不可预测的、不能诊断与不可治疗的疾病，要求患者和医务人员一起来面对医疗的高风险共同负责。在临床上，许多患者及其家属由于缺乏对医疗服务特殊性的认识，仅从诊疗效果或预后状况判定医方的服务质量，认为诊断不出来就是误诊，出现并发症就是误治，当出现难以预料的问题时就不能冷静面对，一口咬定是差错、是事故，于是吵闹、殴打、围攻，纠纷不断升级。

3．患者维权趋于便捷　社会的进步带动了公民的维权意识，与此同时，新的《医疗事故处理条例》允许患方复印病历以及司法部门在审理医疗纠纷案件时采取“举证倒置”的原则，给处于弱势地位的患方维护自身权益提供了一条相对畅通的途径，使医患双方的地位更平等，对患者来说，申请医疗事故鉴定的门槛大大降低，维权渠道更加通畅。

4．经济利益驱动　目前由于许多医院为了保障医务人员的人身安全和医院的正常工作秩序，在面对一些医疗纠纷时不得不采取以钱息事宁人的做法，这种做法无形中增加了医疗纠纷动力，产生“攀比”心理。

（三）社会方面的因素

1．新闻媒体不适宜的报道引起的纠纷　由于医疗具有极强的专业性，一些媒体记者缺乏相应的医学知识，片面追求所谓“新闻”和“轰动效应”，在事实未查清之前就过早地、不恰当地将“事实”公布于众，甚至连续炒作，肆意渲染。这不但无助于医疗纠纷的公正解决，反而使问题更加复杂化、扩大化。而且社会舆论总偏向于“弱者”，导致许多人对医院或医务人员的误解，从而助长了患者及家属的对抗心态和势力。

2．社会矛盾的转移　我国在计划经济体制时期实行的是公费医疗制，干部和职工无需自己掏钱看病，人们在享受平等的医疗消费时就掩盖了许多矛盾，医患之间不需过多地考虑经济问题。随着我国医疗卫生事业的改革，医疗成本逐年上升，使得医疗费用变得越来越高，即使实行了医疗保险制度，但仍有一部分医药费需要自负，部分患者和家属对高昂的医药费用难以接受。因此，矛盾就转向了医院，他们要求花最少的钱提供最好的医疗服务，在治疗过程中只要稍有不如意，就会导致医疗纠纷。

二、医疗纠纷的防范措施

在医疗卫生机构中，医疗纠纷很难完全杜绝，一旦形成医疗纠纷，会直接或间接地涉及医患双方的权益、道德和法律责任问题。因此，必须重视医疗纠纷的防范工作，只有有效地防范医疗纠纷的发生，才是解决医疗纠纷的关键所在。

（一）加强医务人员的职业道德教育

医务人员的职业道德即医德，是医务人员应具有的思想品质。高尚的职业道德是防范医疗纠纷的基础。医务人员只有良好的医德，才会自觉磨练意志，刻苦钻研业务，从而具有精湛的医疗技术。同时，良好的医德也是调节医患关系的杠杆和准则，是执行规章制度的基础。综观医疗纠纷的起因，几乎每一起纠纷中都涉及医德医风问题，有一些非医源性纠纷，则纯粹由医德医风问题引起，所以，加强医务人员的职业道德教育，抵制和纠正行业不正之风，使医务人员做到恪守医疗服务职业道德是最基本的要求。

（二）加强法治教育，增强法律意识

增强医务人员法律意识、明确医患关系的法律地位及医疗纠纷的法律责任，对有效防范与处理医疗纠纷有着积极的促进作用。医疗机构及其医务人员在严格遵守国家的宪法和法律的同时，还必须遵守有关的医疗卫生管理法律、法规和规章，遵守有关的诊疗护理规范常规。规章制度是管理科学的结晶，各行各业都有规章制度，临床医疗也不例外，而且因临床工作的复杂多变，其规章制度更详细、更全面。这对于保证医疗质量，保障医疗安全，防范医疗纠纷的发生意义

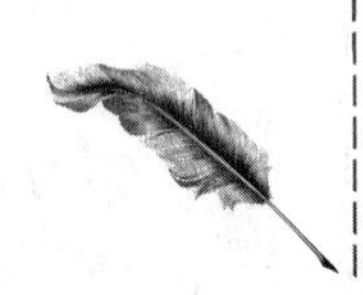

重大。

医务人员要做到守法，必须先做到学法和知法。临床医疗和法学是两个专业性都比较强的学科，医务人员懂医不懂法，对相关的法律知识不甚了解，在日常工作中，法律意识淡漠，不严格按操作规程和技术规范进行检查和治疗，直至出现差错，产生纠纷，才体会到法律意识的重要性。这就要求医疗机构对其医务人员进行法律法规的培训和教育。对医务人员的法制教育和培训，要坚持法制宣传教育和岗位实际工作相结合的原则，提高医务人员的法律意识，使其能够做到严格依法执业，认真贯彻执行有关法律、法规和部门规章，保证各项规章制度落到实处。知法能够使医疗机构及其医务人员在保护患者合法权益的同时，也依法保护自身的合法权益。为了防范医疗纠纷的发生，妥善处理医疗纠纷争议，医疗机构还要加强对医务人员进行《医疗事故处理条例》及其相关法律法规的培训。

此外，也应对患者开展法制教育，提倡就医道德，医疗单位是公共场所，有其正常的医疗秩序，是不容任意破坏的。医务人员除了职业上的特殊性以外，他们与其他公民法律地位是平等的，他们同样有自身合法权益要受到法律保护。有些患者及其家属缺乏应有的就医道德，稍有不满就对医务人员出口、大打出手，造成恶劣的影响，扰乱了医疗单位的医疗秩序。对此，也应严格依照法律，对责任者予以应有的惩治，保护医务人员的合法权益。

（三）建立完善的岗前培训和继续医学教育制度

现代的医患关系是一种平等的民事法律关系，具有契约性，它强调的是医患双方互相尊重与平等，强调患者的自主权应高于最佳利益原则（这对医生的干涉权是一种限制），患者自主权的建立，很大程度上是以要求对病情的知情权、治疗知情权和费用知情权为基础的，这从侧面反映了社会的进步，如果我们不能正确认识和顺应这种进步，就可能因此而引发医疗纠纷。所以，医院要对新分配到岗的职工实行上岗前教育，对在岗医师进行继续医学教育。通过不断学习，转变观念，提高认识。教育的主要内容包括：①政治思想教育；②医疗卫生事业的方针政策教育；③医德规范教育；④医院工作制度、操作常规、医疗安全措施及各类人员岗位职责；⑤当地医疗卫生工作概况及所在医院情况；⑥现代医院管理和发展的有关内容；⑦最新医学知识，前沿医疗技术等。岗前教育要由院方考核合格者方可上岗。

（四）提高医务人员的整体业务素质

医务人员努力钻研业务，不断提高诊疗护理水平是防止医疗纠纷发生的根本所在。医疗是高技术集中的特殊服务事业，医务人员面对的是复杂、繁多的疾病和人体活动不断运动的特殊性。在医学领域中，人们对疾病和人体的研究和认识还有许多的未知数和变数，这就决定了医疗活动的复杂性和危险性。实践中，不少的医疗纠纷是由于医务人员的诊疗护理水平不高，面对复杂或意外情况不能解决，导致患者发生不应有的损害后果而引起的。

医务工作是关系人民生命健康的特殊行业，医务人员必须加强自身业务学习，提高业务素质和服务质量，这是减少医疗过失、防范医疗纠纷的关键所在。因为一切医疗过程都是发生在医疗技术基础之上的，没有高超的医疗技术水平，救死扶伤就是一句空话。除医务人员自身应增强学习的自觉性外，作为医院也要对各级各类人员进行业务学习和培训，建立和完善继续医学教育制度，严格考核，开展科研，进行学术交流，团结协作，使医疗水平不断提高，更好地为患者服务。

（五）医疗机构应加强医疗质量监控工作

医院必须把医疗质量放在首位，把医疗质量管理纳入医院的各项工作中。医疗机构应当设置医疗服务质量监控部门或者配备专职或兼职人员，具体负责监督本医疗机构的医务人员的医疗服务工作，检查医务人员执业情况接受患者对医疗服务的投诉，向其提供咨询服务。根据不同的规模和等级，医疗机构具备条件的可以设置单独的医疗服务质量监控部门，不能设置单独的医疗服务质量监控部门的，医疗机构应当配备专职或兼职人员负责医疗服务质量监控工作，保证责任落

实到具体部门和具体责任人，确保医疗工作正常运转和医疗安全。医疗服务质量监控部门要监督医务人员认真履行工作职责，严格遵守法律、法规和各项规章制度，恪守职业道德。在监督过程中，如果发现医务人员的违纪违章行为应当及时纠正和处理。医疗服务质量监控部门或人员应接受患者对医疗服务的投诉并及时受理投诉。对于患者投诉的问题，要做必要的核实和调查工作。如果确实是由于医疗方的原因引起患者投诉的，医疗服务质量监控部门或人员要立即采取措施，告知临床和相关部门及有关工作人员，妥善处理，消除医疗纠纷隐患和减轻损害后果。

（六）制订防范及处理医疗纠纷的预案

医疗机构还应当制订防范、处理医疗事故的预案。除了设立医疗质量监控部门或人员、加强医疗质量监督管理、提高医务人员技术水平、改善服务态度外，医疗机构还应制订切实可行的应急预案。所谓预案是指事前制订的一系列应急反应程序，明确应急机制中各成员部门及其人员的组成、具体职责、工作措施以及相互之间的协调关系，预案在其针对的情况出现时启动。医疗机构制订的应急预案应包括两种：防范医疗事故预案和处理医疗事故预案。在两种预案中应建立相应的工作机制，明确组织机构和人员职责。在防范医疗事故预案中要明确领导机构和承担具体工作的相关部门，分别明确工作职责和工作范围，针对容易引起医疗纠纷的医疗质量、医疗技术水平、服务态度等因素制订各项预防措施；在处理医疗事故预案中也要明确领导机构和承担具体工作的相关部门，明确医疗纠纷发生后各部门的职责和应采取的措施。

（七）建立完善的社会监督制度

有效防范医疗纠纷，还必须自觉接受社会的监督。医院要设立社会监督电话和意见箱，由专人负责管理。定期向患者发放“征求意见卡”，进行满意度调查。聘请社会义务监督员，定期召开有关人员座谈会，征求意见。医院应实施下列公开制度：①上岗人员必须佩戴附有本人照片、姓名或编号、科室、职称或职务等内容的胸卡；②公开张贴国家卫健委制定的医务人员医德规范及实施办法；③公开主要检查、治疗、手术、住院的收费项目及标准；公开常用药品价格和自费药品品种；④对出院患者出具其费用结算凭证；⑤公开专家门诊姓名、职称、专科、时间、诊疗费标准等；⑥公开重大检查和手术的时间安排。

（八）规范病案书写工作

病案是重要的法律文件，《医疗事故条例》对病案管理和允许患者复印、封存病案的规定以及《最高人民法院关于民事诉讼证据的若干规定》中关于医疗诉讼举证责任倒置的规定，要求医务人员必须按《病案书写规范》及时、真实、详细、完整地记录患者诊断治疗的全部过程。在发生纠纷时，完整的病案资料可以避免许多不必要的麻烦。

（古 旗）

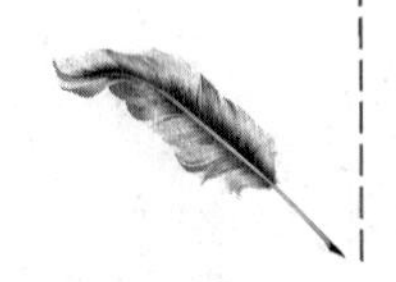

附录

2018年临床执业助理医师资格考试
实践技能考试大纲

一、职业素质

（一）医德医风
（二）沟通能力
（三）人文关怀

二、病史采集

（一）发热
（二）疼痛
头痛、胸痛、腹痛、腰痛、关节痛。
（三）咳嗽与咳痰
（四）咯血
（五）呼吸困难
（六）心悸
（七）水肿
（八）恶心与呕吐
（九）呕血与便血
（十）腹泻
（十一）黄疸
（十二）消瘦
（十三）无尿、少尿与多尿
（十四）尿频、尿急与尿痛
（十五）血尿
（十六）抽搐与惊厥
（十七）意识障碍

三、体格检查

（一）一般检查

1．全身状况

生命征（体温、脉搏、呼吸、血压）、发育（包括身高、体重、头围）、体型、营养状态、意识状态、面容、体位、姿势、步态

2．皮肤

3．淋巴结

（二）头颈部

1．眼

外眼检查（包括眼睑、巩膜、结膜、眼球运动）、瞳孔的大小与形状、对光反射（直、间接）、集合反射。

2．口

咽部、扁桃体。

3．颈部

甲状腺、气管、血管。

（三）胸部

1．胸部视诊

（1）胸部的体表标志

包括骨骼标志、垂直线标志、自然陷窝、肺和胸膜的界限

（2）胸壁、胸廓、胸围

（3）呼吸运动、呼吸频率、呼吸节律

2．胸部触诊

胸廓扩张度、语音震颤、胸膜摩擦感

3．胸部叩诊

叩诊方法、肺界扣诊、肺下界移动度

4．胸部听诊

听诊方法、正常呼吸音、异常呼吸音、啰音、胸膜摩擦音

5．乳房检查（视诊、触诊）

6．心脏视诊

心前区隆起与凹陷、心尖搏动、心前区异常搏动

7．心脏触诊

心尖搏动及心前区异常搏动、震颤、心包摩擦感

8．心脏叩诊

心界叩诊及左锁骨中距前正中线距离的测量

9．心脏听诊

心脏瓣膜听诊区、听诊顺序、听诊内容（心率、心律、心音、心音改变、额外心音、心脏杂音、心包摩擦音）

10．外周血管检查

（1）脉搏

脉率、脉律

（2）血管杂音

静脉杂音、动脉杂音

（3）周围血管征

（四）腹部

1．腹部视诊

（1）腹部的体表标志及分区

（2）腹部外形、腹围

（3）呼吸运动

（4）腹壁静脉

（5）胃肠型和蠕动波

2．腹部触诊

（1）腹壁紧张度

（2）压痛及反跳痛
（3）肝脾触诊及测量方法
（4）腹部包块
（5）液波震颤
（6）振水音
3．腹部叩诊
（1）腹部叩诊音
（2）肝浊音界
（3）移动性浊音
（4）肋脊角叩击痛
（5）膀胱叩诊
4．腹部听诊
（1）肠鸣音
（2）血管杂音
（五）脊柱、四肢、肛门
1．脊柱检查
（1）脊柱弯曲度
（2）脊柱活动度
（3）脊柱压痛与叩击痛
2．四肢、关节检查
3．肛门指诊
（六）神经
1. 神经反射
（1）深反射
跟腱、肱二头肌、膝反射
（2）浅反射（腹壁反射）
2．脑膜刺激征
颈强直、Kernig 征、Brudzinski 征
3．病理反射（Babinski 征）

四、基本操作

（一）手术区消毒、铺巾
（二）手术刷手法
（三）穿、脱手术衣
（四）戴无菌手套
（五）外科手术基本操作
切开、缝合、结扎、止血
（六）清创术
（七）开放性伤口的止血包扎
（八）脓肿切开术
（九）换药与拆线
（十）吸氧术
（十一）吸痰术

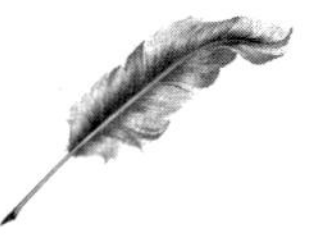

（十二）胃管置入术
（十三）三腔二囊管止血法
（十四）导尿术
（十五）静脉穿刺术
（十六）胸腔穿刺术
（十七）腹腔穿刺术
（十八）脊柱损伤的搬运
（十九）四肢骨折现场急救外固定术
（二十）心肺复苏
（二十一）简易呼吸器的使用
（二十二）穿、脱隔离衣

五、辅助检查

（一）心电图
1．正常心电图
2．窦性心动过速
3．窦性心动过缓
4．房性期前收缩
5．心房颤动
6．阵发性室上性心动过速
7．室性期前收缩
8．室性心动过速
9．心室颤动
10．房室传导阻滞
11．急性心肌梗死
（二）X线片影像诊断
1．正常胸片
2．肺炎
3．浸润型肺结核
4．肺癌
5．心脏增大
二尖瓣型、主动脉型和普大型
6．气胸
7．胸腔积液
8．正常腹部平片
9．消化道穿孔
10．肠梗阻
11．泌尿系统阳性结石
12．长骨骨折
（三）颅脑CT影像诊断
1．颅脑外伤
颅骨骨折、急性硬膜外血肿、急性硬膜下血肿
2．脑出血

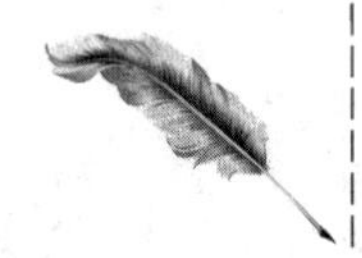

3．脑梗死

（四）实验室检查结果判读

1．血、尿、粪常规

2．红细胞沉降率

3．凝血功能检查

PT、APTT、血浆纤维蛋白原

4．痰液病原学检查

5．脑脊液常规及生化检查

6．胸腔积液常规及生化检查

7．腹水常规及生化检查

8．肝功能

9．肾功能

10．血清电解质

11．血糖

12．血脂

13．心肌损伤标志物

CK-MB、肌钙蛋白

14．血、尿淀粉酶

15．血清铁、铁蛋白、总铁结合力

16．乙肝病毒免疫标志物

17．血气分析（PaO_2、$PaCO_2$、血氧饱和度、pH）

18．肿瘤标志物

AFP、CEA、CA_{125}

19．血、尿 HCG 检测

六、病例分析

（一）呼吸系统

1．慢性阻塞性肺疾病

2．支气管哮喘

3．肺炎

4．肺结核

5．血胸和气胸

6．肋骨骨折

（二）心血管系统

1．心力衰竭

2．冠状动脉性心脏病

3．高血压

（三）消化系统

1．食管癌

2．胃炎

3．消化性溃疡

4．消化道穿孔

5．胃癌

6．肝硬化
7．胆石病、胆道感染
8．急性胰腺炎
9．肠梗阻
10．结、直肠癌
11．结核性腹膜炎
12．急性阑尾炎
13．肛管、直肠良性病变
14．腹外疝
15．腹部闭合性损伤
肝、脾、肾损伤。

（四）泌尿系统

1．急性肾小球肾炎
2．慢性肾小球肾炎
3．尿路感染

（五）女性生殖系统

1．异位妊娠
2．急性盆腔炎

（六）血液系统

1．缺铁性贫血
2．再生障碍性贫血
3．急性白血病

（七）代谢、内分泌系统

1．甲状腺功能亢进症
2．糖尿病

（八）神经系统

1．脑出血
2．脑梗死

（九）运动系统

1．四肢长管状骨骨折
2．大关节脱位

（十）风湿免疫性疾病

系统性红斑狼疮

（十一）儿科疾病

1．肺炎
2．腹泻病
3．常见发疹性疾病
麻疹、幼儿急疹、水痘

（十二）传染病

1．病毒性肝炎
甲型病毒性肝炎、乙型病毒性肝炎
2．细菌性痢疾

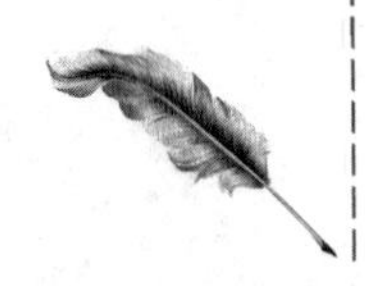

（十三）其他

1．浅表软组织急性化脓性感染

2．急性乳腺炎

3．乳腺癌

4．一氧化碳中毒

5．急性有机磷农药中毒

参考文献

1．医师资格考试指导用书专家编写组．临床执业助理医师资格考试实践技能指导用书．北京：人民卫生出版社，2018.
2．陈红．中国医学生临床技能操作指南．2 版．北京：人民卫生出版社，2014.
3．吴文其，冯丽华．临床实用基本技能．西安：第四军医大学出版社，2013.
4．郭毅，聂景蓉．临床技能．北京：北京大学医学出版社，2011.
5．陈翔，吴静．湘雅临床技能培训教程．北京：高等教育出版社，2016.
6．魏启玉，陈向阳．护理解剖学．北京：中国医药科技出版社，2014.
7．唐红梅，杜望春，黄旭元．基层医生技能操作手册．上海：上海科学技术出版社，2014.
8．广西壮族自治区卫生厅．广西壮族自治区医疗机构病历书写规范与管理规定.3 版．南宁：广西科学技术出版社，2011.
9．2015 年美国心脏协会（AHA）心肺复苏指南．
10．茅清，李丽琼．妇产科学．7 版．北京：人民卫生出版社，2014.
11．魏碧蓉．高级助产学．2 版．北京：人民卫生出版社，2002.
12．李映桃，蔡文智．助产技能实训．北京：人民卫生出版社，2015.
13．常青，刘兴会，邓黎．助产理论与实践．2 版．北京：人民军医出版社，2015.
14．韩萍，于春水．医学影像诊断学．4 版．北京：人民卫生出版社，2016.
15．周进祝，李彩娟．超声诊断学．2 版．北京：人民卫生出版社，2014.
16．赵群．临床综合技术训练．北京：人民卫生出版社，2013.
17．祝墡珠．全科医生临床能力培养．北京：人民卫生出版社，2013.
18．尚红，王毓三，申子瑜，等．全国临床检验操作规程．4 版，北京：人民卫生出版社，2015.
19．巫向前，仲人茸，吕元，等．临床检验结果的评价．北京：人民卫生出版，2000.
20．刘成玉、罗春丽，吴晓蔓，等．临床检验基础．5 版，北京：人民卫生出版社，2012.
21．韦叶生，卢冬，罗斌，等．医学常用检验项目及临床意义．南宁：广西科学技术出版社，2013.